863 项目——数字化医疗卫生区域示范

项目编号：2012AA02A614

现代智慧医院建设
策略与实践

主　审　李兰娟　王威琪

主　编　沈剑峰

人民卫生出版社

·北　京·

图书在版编目（CIP）数据

现代智慧医院建设策略与实践 / 沈剑峰主编 . —北京：人民卫生出版社，2021.9

ISBN 978-7-117-32020-7

Ⅰ. ①现… Ⅱ. ①沈… Ⅲ. ①医院 – 管理 – 信息化建设 Ⅳ. ①R197.324

中国版本图书馆 CIP 数据核字（2021）第 177579 号

人卫智网	www.ipmph.com	医学教育、学术、考试、健康，购书智慧智能综合服务平台
人卫官网	www.pmph.com	人卫官方资讯发布平台

现代智慧医院建设策略与实践

Xiandai Zhihui Yiyuan Jianshe Celüe yu Shijian

主　　编：沈剑峰
出版发行：人民卫生出版社（中继线 010-59780011）
地　　址：北京市朝阳区潘家园南里 19 号
邮　　编：100021
E - mail：pmph @ pmph.com
购书热线：010-59787592　010-59787584　010-65264830
印　　刷：人卫印务（北京）有限公司
经　　销：新华书店
开　　本：889×1194　1/16　印张：32
字　　数：991 千字
版　　次：2021 年 9 月第 1 版
印　　次：2021 年 11 月第 1 次印刷
标准书号：ISBN 978-7-117-32020-7
定　　价：195.00 元

打击盗版举报电话：**010-59787491**　E-mail：**WQ @ pmph.com**
质量问题联系电话：**010-59787234**　E-mail：**zhiliang @ pmph.com**

主 审 简 介

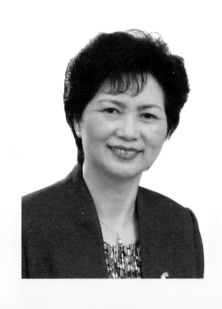

李兰娟，中国工程院院士，浙江大学教授、主任医师、博士生导师，传染病诊治国家重点实验室主任，国家感染性疾病临床医学研究中心主任，国家内科学(传染病)重点学科学术带头人。担任中国医师协会感染科医师分会主任委员、国家卫生和计划生育委员会第一届人口健康信息化专家咨询委员会主任、全国人工肝培训基地主任、国际血液净化学会理事、《中华临床感染病杂志》、*Infectious Microbes & Diseases*、《中国微生态学杂志》主编等。

李兰娟院士主编出版了我国首部《人工肝脏》《感染微生态学》等专著和教育部规划教材《传染病学》等，在 *Nature*、*Lancet*、*NEJM* 等国际顶级期刊上发表 SCI 论文 300 余篇。荣获国家科技进步奖特等奖 1 项，国家科技进步奖(创新团队)1 项，国家科技进步奖一等奖 2 项，国家科技进步奖二等奖 2 项，省科技进步奖一等奖 7 项。荣获全国优秀科技工作者、全国杰出专业技术人才、全国优秀共产党员称号，何梁何利基金科学与技术进步奖、光华工程科技奖、谈家桢科学奖临床医学奖、全国创新争先奖章、全国三八红旗手和全国抗击新冠肺炎疫情先进个人，浙江省科技大奖等。李兰娟院士作为总负责人承担了国家科技支撑计划课题"国家数字卫生关键技术和区域示范应用研究"项目，为实现数字卫生、健康中国作出了积极贡献，该项目荣获 15 年浙江省科技进步一等奖。

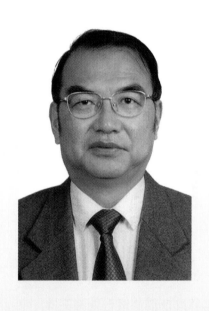

　　王威琪，中国工程院院士、博士生导师、复旦大学首席教授、中国医学科学院（首届）学部委员兼生物医学工程和信息学部主任。现任复旦大学生物医学工程研究所所长、复旦大学信息学院学术委员会主任、复旦大学超声医学与工程研究所名誉所长。他曾任教育部科学技术委员会委员兼信息学部委员、复旦大学学术委员会副主任兼工程技术学部主任、复旦大学学位委员会委员及信息学科分学位委员会主席、复旦大学电子科学与技术博士后流动站站长。

　　此外，王威琪院士还担任上海市突出贡献专家协会副会长、上海市高端医疗装备工程研究中心工程技术委员会主任、上海超声医学研究所名誉所长、上海健康医学院学术委员会主任、上海交通大学数字医学临床转化教育部工程中心技术指导委员会主任、上海交通大学生物医学工程学院顾问委员会委员、上海理工大学医疗器械与食品学院名誉院长、上海中医药大学名誉教授、同济大学医学院超声医学研究所名誉所长。他还担任中国声学学会名誉理事及医学超声分科学会名誉主任委员、中国仪器仪表学会名誉理事、中国医学影像技术研究会名誉理事、中国生物医学工程学会名誉理事，同时担任《中国医疗器械杂志》编委会主任、《生物医学工程进展》编委会主任，以及《仪器仪表学报》《声学学报》《中国生物医学工程学报》等10余种学术刊物的副主编或编委。王威琪院士曾任日本东京大学、东京工业大学等4所国立大学客座教授。曾是世界医学生物超声联盟（WFUMB）学报《Ultrasound in Med.& Biol.》的荣誉编委。王威琪院士曾获得世界医学生物超声联盟（WFUMB）的Pioneer奖，国家科技发明二等奖，光华科技基金二等奖，教育部科技进步奖二等奖，上海市科技进步奖二等奖5次和10多项省部级奖项，发表论文350余篇，著作（合编）7本，有2项发明专利。

主 编 简 介

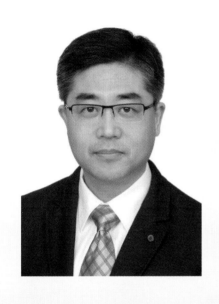

沈剑峰,现任国家卫生健康委规划发展与信息化司大数据办(事业统计处)调研员,研究员、医学博士。曾任浙江大学医学院附属第一医院副主任医师、浙江省卫生信息中心副主任、国家卫生健康委规划发展与信息化司大数据办(事业统计处)副处长。兼任中国通信标准化协会 5G 医疗健康标准子工作组指导委员、浙江省医学会数字医学分会副主任委员、中国数字医学杂志编委。主要从事医院信息化、信息化标准和新兴信息技术卫生健康行业应用推进管理工作。

沈剑峰调研员发表 SCI、国家级和省级论文 50 余篇,主编及参编专著 3 部,参与制定国家和行业标准 18 项,主持和参与国家级、省部级和厅局级科研项目 19 项。主编《个性化健康医疗管理服务》《现代医院信息化建设策略与实践》等书。承担"十一五"国家科技支撑计划重点项目"国家数字卫生关键技术和区域示范应用研究"、国家高技术研究发展计划("863"计划)课题"数字化医疗卫生区域示范"。获得浙江省科技进步奖一等奖和三等奖各 1 项、浙江省医药卫生科技奖一等奖 1 项,中国卫生信息学会"优秀论文奖"1 项。

沈剑峰调研员参与《关于促进和规范健康医疗大数据应用发展的指导意见》和《关于促进"互联网 + 医疗健康"发展的意见》编制。参与《省统筹区域人口健康信息平台应用功能指引》《医院信息平台应用功能指引》《医院信息化建设应用技术指引》《全国医院信息化建设标准与规范》《全国基层医疗卫生机构信息化建设标准与规范》《全国医院数据上报管理方案》《全国医院上报数据统计分析指标集》《关于加强全民健康信息标准化体系建设的意见》《全国基层医疗卫生机构信息化建设标准与规范》《全国公共卫生信息化建设标准与规范》等标准规范的研究和制定。参与承办 2016 年第三届世界互联网大会"智慧医疗分论坛",被评选为优秀个人。

专家委员会

- ➤ 樊　嘉　　中国科学院院士、复旦大学附属中山医院院长、教授、博士生导师
- ➤ 李兰娟　　中国工程院院士、浙江大学传染病诊治国家重点实验室主任、教授、博士生导师
- ➤ 杨胜利　　中国工程院院士、中科院上海生命科学研究院研究员、博士生导师
- ➤ 王威琪　　中国工程院院士、复旦大学首席教授、信息科学与工程学院学术委主任、博士生导师
- ➤ 郑树森　　中国工程院院士、卫生部多器官联合移植研究重点实验室主任、浙江大学器官移植研究所所长、教授、博士生导师
- ➤ 罗智泉　　中国工程院外籍院士、香港中文大学(深圳)副校长、深圳市大数据研究院院长、教授、博士生导师
- ➤ 姚育东　　加拿大工程院院士,东北大学医工学院教授、博士生导师
- ➤ 毛群安　　国家卫生健康委规划发展与信息化司司长
- ➤ 刘文先　　国家卫生健康委规划发展与信息化司副司长、中国卫生信息与健康医疗大数据学会副秘书长
- ➤ 叶全富　　国家卫生健康委医院管理研究所书记、所长、研究员
- ➤ 高学成　　国家卫生健康委医疗管理服务指导中心副主任、研究员
- ➤ 胡建平　　国家卫生健康委统计信息中心副主任、教授、研究员
- ➤ 刘殿奎　　中国医学装备协会副理事长、中国医学装备杂志社社长
- ➤ 刘　惟　　新疆生产建设兵团卫生健康委党组成员、副主任
- ➤ 沈剑峰　　国家卫生健康委规划发展与信息化司调研员、研究员、副主任医师、医学博士
- ➤ 向　准　　国家卫生健康委医疗管理服务指导中心数据运行处处长、研究员
- ➤ 蔡秀军　　浙江大学医学院附属邵逸夫医院院长、教授、博士生导师
- ➤ 金昌晓　　北京大学第三医院党委书记、研究员
- ➤ 周行涛　　复旦大学附属眼耳鼻喉科医院院长、主任医师、教授、博士生导师
- ➤ 洪朝阳　　浙江省人民医院党委书记、教授、博士生导师
- ➤ 严　静　　浙江医院党委书记、教授、博士生导师
- ➤ 孙晓伟　　北京大学第一医院副院长、主任医师
- ➤ 顾建英　　复旦大学附属中山医院副院长、教授、博士生导师
- ➤ 王　杉　　北京大学人民医院外科学教授、外科肿瘤研究室主任、医学大数据研究中心主任
- ➤ 蔡　亮　　浙江大学软件学院副院长、教授、区块链研究中心常务副主任
- ➤ 万遂人　　东南大学生物医学工程学院教授、中国生物医学工程学会副理事长
- ➤ 王志勤　　中国信息通信研究院院长
- ➤ 臧萝茜　　北京市卫生健康委信息统计处二级巡视员
- ➤ 冯　骏　　上海市卫生健康委信息化管理处副处长

- 王爱年　江苏省卫生健康委规划信息处处长
- 黄　凤　浙江省卫生健康委规划处处长
- 洪　涛　福建省卫生健康委医政管理处处长
- 杨光明　天津市卫生健康委网络安全和信息化办公室主任
- 韩志江　广东省卫生健康委规划发展与信息化处处长
- 曾　伟　四川省卫生健康委信息与统计处处长
- 魏安明　辽宁省卫生健康委规划发展与信息化处监察专员
- 何　萍　上海申康医院发展中心、医联工程与信息化部主任、教授级高级工程师
- 高　峰　云南省健康医疗大数据中心负责人、高级程序员
- 狄　岩　河北省卫生健康委统计信息中心主任
- 刘小舟　浙江省卫生健康委信息中心主任
- 萧　锴　江西省卫生健康委信息中心主任
- 肖兴政　湖北省卫生健康委信息中心主任、教授级高级工程师
- 钟卫军　湖南省卫生健康委信息统计中心主任、高级工程师
- 雷永贵　湖南省卫生健康委信息统计中心副主任、高级工程师
- 陈光焰　海南省卫生健康委员会统计信息中心副主任
- 吴德刚　陕西省卫生健康信息中心副主任
- 路　杰　甘肃省卫生健康委统计信息中心副主任、高级工程师
- 李宝山　中国医学装备协会医院建筑与装备分会副会长兼秘书长、筑医台总编辑、副编审
- 张武军　中山大学附属第一医院信息数据中心主任、副研究员
- 樊新荣　中国中医科学院主任医师
- 陈校云　《中国数字医学》杂志社社长、研究员
- 孔德兴　浙江求是数理医学研究院院长、教授、博士生导师,浙江大学求是特聘教授、应用数学研究所所长
- 郑　杰　浙江数字医疗卫生技术研究院常务副院长、树兰医疗集团总裁
- 闫　勇　首都医科大学附属北京世纪坛医院副院长、主任医师、教授
- 赵　剡　武汉中南医院副院长
- 王光彬　山东大学附属山东省医学影像学研究所所长、教授、博士生导师
- 俞益洲　香港大学计算机科学系终身教授,美国伊利诺伊大学香槟分校终身教授、IEEE FELLOW、美国计算机协会杰出科学家
- 任冠华　中国标准化研究院健康信息研究室主任、副研究员
- 郑忠斌　中国信息通信研究院工业互联网创新中心(上海)有限公司总经理、正高级工程师
- 申俊龙　南京中医药大学教授、博士生导师
- 王亦洲　北京大学前沿计算研究中心副主任、教授
- 徐礼胜　东北大学医工学院教授、博士生导师
- 张成文　北京邮电大学计算机科学与技术学院教授
- 周修庄　北京邮电大学自动化学院教授

编写委员会

- 沈剑峰　国家卫生健康委规划发展与信息化司调研员、研究员、副主任医师、医学博士
- 李济宇　上海市第十人民医院副院长
- 洪佳旭　复旦大学附属眼耳鼻喉科医院干眼中心主任、副主任医师、硕导
- 莫晓芬　复旦大学附属眼耳鼻喉科医院院长助理、研究员、博导
- 李　棣　浙江大学医学院附属杭州市第一人民医院眼科副主任、主任医师
- 徐仁根　南昌大学医学院兼职教授、主任医师、硕士生导师江西省肿瘤医院副院长、江西省癌症中心副主任、江西省政协委员、中国抗癌协会肿瘤影像专业委员会常务委员
- 陈肖鸣　浙江省智慧医疗工程技术研究中心主任、温州医科大学附属第一医院原院长
- 陈史敏　浙江大学医学院附属第一医院北仑分院党政办副主任、中级会计师、公共管理硕士
- 迟　锐　北京大学第六医院信息化建设办公室副主任、博士
- 曹战强　北京大学口腔医院信息中心主任
- 郜　勇　华中科技大学同济医学院附属协和医院骨科副教授、医院西院副院长、信息中心主任
- 鞠　睿　复旦大学附属中山医院计算机网络中心工程师、工程硕士
- 马靖翔　北京大学第一医院信息中心
- 钱　琨　复旦大学附属中山医院信息中心主任
- 闵　栋　中国信息通信研究院云计算和大数据所智慧医疗部主任
- 林　辉　浙江大学医学院附属邵逸夫医院,互联网与人工智能办公室主任、主任医师、博士生导师
- 尹思艺　国家卫生健康委医管中心数据运行处、运动医学硕士
- 万　爽　国家卫生健康委医管中心数据运行处副研究员
- 张纪阳　复旦大学附属中山医院大数据人工智能中心办主任、副教授
- 朱洪涛　中南大学湘雅二医院信息网络中心主任
- 鲍　瀛　南京大学医学院附属鼓楼医院计算机中心主任
- 陈　航　陕西省人民医院信息处处长、正高级工程师
- 邓科穗　江西中医药大学附属医院(江西省中医院)护理部主任、主任护师
- 董　亮　上海中医药大学附属龙华医院信息科主任
- 杜鹏磊　清华大学精准医学研究院高级系统架构师、硕士研究生
- 费科锋　浙江医院信息中心主任
- 黄　昊　重庆市陆军特色医学中心信息中心主任、高级工程师
- 何前锋　浙江大学医学院第一附属医院信息中心高级工程师
- 姜　磊　江西中医药大学附属医院(江西省中医院)统计信息科负责人、高级工程师

- 吕发金　重庆医科大学第一附属医院放射科主任、教授
- 陆慧菁　广州医科大学附属第二医院信息中心主任、广东省健康医疗大数据标准工作组组长、广东省医院协会医院信息化专业委员会副主任委员
- 陆奕敏　健康报记者兼编辑
- 刘鸿齐　山西医科大学第二医院信息处处长
- 罗鹏程　武汉大学附属同仁医院副院长、教授、主任医师、博士生导师
- 李　达　中国人民解放军总医院第一医学中心主任
- 李申扬　上海市(复旦大学附属)公共卫生临床中心信息科主任
- 李　鑫　延安大学附属医院信息管理办公室主任
- 郦永平　江苏省中医医院主任中医师
- 郎义青　浙江省人民医院信息中心主任
- 梁志刚　首都医科大学宣武医院信息中心主任
- 闵　栋　中国信息通信研究院云计算与大数据所智慧健康部主任
- 强　宏　湖北省中西医结合医院副院长
- 潘传迪　皖南医学院弋矶山医院医学信息中心主任
- 彭建民　新疆维吾尔自治区人民医院信息中心主任
- 潘伟华　上海交通大学医学院附属新华医院大数据中心主任
- 王慈勇　中国科学院大学附属肿瘤医院(浙江省肿瘤医院)信息中心主任
- 王忠民　江苏省人民医院信息处处长
- 吴庆斌　暨南大学附属第一医院信息科科长、高级工程师、广东医院协会信息化专业委员会副主委
- 徐　兵　中国科学技术大学附属第一医院信息中心主任
- 郗　群　兰州大学第二医院信息中心主任
- 叶正强　复旦大学附属眼耳鼻喉科医院信息中心主任、计算机专业高级工程师
- 张　茜　新疆医科大学附属肿瘤医院信息网络中心主任
- 张琼瑶　福建省立医院信息管理中心主任
- 张晓河　甘肃中医药大学信息工程学院院长、甘肃省中医药数据中心常务副主任
- 赵振威　吉林大学第一医院信息中心主任
- 贾立明　江西省智慧健康研究院院长
- 于　华　青岛市中心(肿瘤)医院副院长
- 杨　昆　自贡市第四人民医院(自贡市急救中心)副院长、副主任医师、四川省医学会外科专委会常委
- 庞晓燕　浙江大学医学院附属邵逸夫医院互联网与人工智能办公室工程师
- 任海英　中国信息通信研究院云计算与大数据所智慧健康部工程师
- 孙　波　中国信息通信研究院云计算与大数据所工程师
- 王河翔　延安大学附属医院总务部副主任
- 马　锐　中山大学附属第一医院信息数据中心工程师、医学硕士
- 胡可慧　复旦大学附属中山医院党委办公室研究实习员
- 王方也　浙江省人民医院信息中心助理工程师
- 朱烨琳　浙江数字医疗卫生技术研究院 OMAHA 秘书长
- 程　宁　嘉兴市第二医院信息科主任
- 冯　骏　沧州市中心医院信息科主任
- 王松山　滨州市人民医院信息中心主任
- 王　泳　江南大学附属医院信息处处长助理
- 易应萍　南昌大学附属第二医院信息处主任
- 郑晓渊　常州市第二人民医院信息科科室秘书

➢ 范书茂　北京平安联想智慧医疗信息技术有限公司售前顾问
➢ 侯仁杰　北京左医科技有限公司咨询顾问
➢ 胡　胤　无锡识凌科技有限公司高级咨询顾问
➢ 李剑华　万达信息股份有限公司部门总经理
➢ 李木子　东软集团股份有限公司通信与企业互联事业部食药监管业务中心咨询部部长
➢ 刘　涛　中电万维信息技术有限责任公司副总经理
➢ 刘　伟　安徽科大讯飞医疗信息技术有限公司战略总监
➢ 廉　笑　国药国华网络科技有限公司解决方案工程师
➢ 李秀莲　新华三技术有限公司医疗物联网产品经理
➢ 牛宝童　中电万维信息技术有限责任公司软件事业部副总经理
➢ 钱远之　杭州数钮科技有限公司 CEO
➢ 王　凯　国新健康保障服务集团股份有限公司新业务事务部副总经理
➢ 王廷飞　上海森亿医疗科技有限公司高级产品经理
➢ 温　伟　医惠科技有限公司北京研发总监
➢ 邢海宁　杭州数钮科技有限公司 CTO
➢ 相　萌　杭州聪宝科技有限公司产品总监
➢ 於　进　北京天健源达科技股份有限公司医院产品市场经理
➢ 殷宪法　江苏曼荼罗软件股份有限公司高级咨询顾问
➢ 颜子夜　中国生物医学工程学会医学人工智能分会常委
➢ 赵　赫　东软集团股份有限公司技术战略与发展部研究员
➢ 张楚俊　联众智慧科技股份有限公司副总裁、首席技术官
➢ 张　健　平安国际智慧城市科技股份有限公司咨询副总监
➢ 张　伟　北京深睿博联科技有限责任公司市场产品经理
➢ 张　勇　易普森智慧健康科技(深圳)有限公司产品总监
➢ 周兴国　安徽科大讯飞医疗信息技术有限公司产品总监

参 编 单 位

- ➤ 安徽科大讯飞医疗信息技术有限公司(讯飞医疗)
- ➤ 北京嘉和美康信息技术有限公司(嘉和美康)
- ➤ 北京平安联想智慧医疗信息技术有限公司(安想智慧医疗)
- ➤ 北京深睿博联科技有限责任公司(深睿医疗)
- ➤ 北京天融信网络安全技术有限公司(北京天融信)
- ➤ 北京天健源达科技股份有限公司(北京天健)
- ➤ 北京左医科技有限公司(左医科技)
- ➤ 东软集团股份有限公司(东软集团)
- ➤ 国药国华网络科技有限公司(国药国华)
- ➤ 杭州聪宝科技有限公司(聪宝科技)
- ➤ 杭州数钮科技有限公司(数钮科技)
- ➤ 联众智慧科技股份有限公司(联众智慧)
- ➤ 江苏曼荼罗软件股份有限公司(曼荼罗)
- ➤ 平安国际智慧城市科技股份有限公司(平安国际智慧城市)
- ➤ 上海森亿医疗科技股份有限公司(森亿医疗)
- ➤ 上海蓬海涞讯数据技术有限公司(蓬涞数据)
- ➤ 树兰医疗管理集团(树兰医疗)
- ➤ 太极计算机股份有限公司(太极股份)
- ➤ 万达信息股份有限公司(万达信息)
- ➤ 望海康信(北京)科技股份公司(望海康信)
- ➤ 卫宁健康科技集团有限公司(卫宁健康)
- ➤ 无锡识凌科技有限公司(识凌科技)
- ➤ 新华三技术有限公司(新华三)
- ➤ 医惠科技有限公司(医惠科技)
- ➤ 易普森智慧健康科技(深圳)有限公司(深圳易普森)
- ➤ 医锐联科技有限公司(医锐联)
- ➤ 浙江德尚韵兴医疗科技有限公司(德尚韵兴)
- ➤ 浙江数字医疗卫生技术研究院(浙江数研院)
- ➤ 中国电信集团有限公司(中国电信)
- ➤ 中国移动通信有限公司(中国移动)
- ➤ 中国信息通信研究院(中国信通院)

前　言

人类社会进入 21 世纪以来，"云、大、物、移、智、链"为代表的新兴信息技术应用是当今时代最具有挑战性的新技术创新发展。对于卫生健康行业而言，面临人口老龄化的巨大压力和负担，现有的医疗资源还不足以满足人民群众的需求，再加上优质医疗卫生资源大都分布在大城市，如何借助新兴信息技术优化优质医疗资源分布，提升医疗卫生行业服务能力和服务质量，这是极其具有现实意义的一种创新思路和发展路径。

2019 年 8 月，在全国众多专家和有识之士的大力协作和积极推动下，《现代医院信息化建设策略与实践》一书正式出版，该书回顾了二十年来医院信息化的发展历程，全面解读了 10 年来国家发布的医院信息化功能、技术、业务流程、建设要求等相关文件，该书有力促进和规范了医院信息化标准化建设，降低了学习掌握信息化建设理论的难度，提高了信息化建设的实操性，有力推动了医院信息互通共享，已经成为医院信息化管理者、从业者案头的工具书，成为信息技术企业开展信息技术开发的参考书。

在医院完成信息化基础建设以后，如何才能更快、更好地发展？如何选择医院创新应用的方向？如何解决现有医院信息系统和新应用的无缝衔接？在控制合理投入的情况下获取更好的创新应用？这一系列疑惑已经成为大多数医院信息化建设先行者、先进者面临的主要问题。

在众多医院信息化热心人士的推动和帮助下，在原有工作团队的基础上，联合 30 余家国家级、省级综合医院，吸引了 31 家信息化创新型机构和企业，共有医学、信息学等相关专家和高级研究人员 180 余人，从人工智能、大数据、区块链、5G、互联网、云计算、物联网等技术创新应用角度思考，精选了 42 项医疗健康行业创新应用，主要包括：一是人工智能技术在医学影像辅助诊断、临床专科专病辅助诊疗、医学科研智能辅助、智能语音门诊应用、病历质量管理、医疗设备智能管理、结构化医学术语等应用；二是大数据技术在医改监测管理、医院绩效评价、传染病监测等应用；三是区块链技术在加强特许药械管理、中医处方版权保护、药品供应链管理、医院财务管理等应用；四是 5G 技术在优化远程会诊、开展远程手术等应用；五是互联网技术加强医疗供应链、医联体、临床资料共享等应用；六是云计算技术在区域健康档案一体化、区域电子病历管理、医疗影像云等应用；七是物联网技术在规范医疗废弃物监管、慢性病管理、婴儿防盗等应用；八是机器人在护理健康教育、医疗物流等应用。

本书在医院信息化建设从单个系统建设再集成的传统路径全面转向依托信息平台建设以后，医院信息化向平台化、模块化、云化、智能化等方向发展的背景下，针对新兴信息技术强化医疗健康行业信息化应用建设提出的发展新思路。从新兴信息技术的一个个具体的实际应用着手，通过规范的文本、通俗的语句、创新的思路来展示新兴信息技术给我们带来的可落地的实际应用，给医院管理者和信息化从业者带来极大的信息冲击，希望能够给完成信息化基础系统建设的医院一些启迪，可以依此看清楚下一步可以开展应用的方向、明确新兴技术的落地思路。这是对于医院信息化发展思路和建设路径的创新发展，也是人类社会进入互联网时代以来，对于新兴信息技术应用发展的初步探索。对于医院信息化建设未来逐步走向"云上医院操作系统"架构体系也具有极强的促进和推动作用。

这是中国医疗卫生健康行业信息化专业人士在积极落实"以民为本,全民健康"国家策略的有效实践,积极迎接智慧时代到来的主动作为,有利于推进新兴信息技术快速落地医院,有利于提升现代医院管理水平,有利于提升医院的医疗服务能力和效率,有利于降低医疗差错提高医疗服务医疗质量,有利于支撑医院改善医疗服务和就医获得感。新兴信息技术对于卫生健康行业来说,既是机遇也是挑战,面对即将到来的智慧医疗时代、智慧健康时代,我们只有张开双臂,积极主动迎接挑战,全力拥抱新技术,我们才能不负韶华,顺应时代发展,不断前进,为全人类的健康,为实现人民对美好生活的向往而不懈努力。

编者

2021 年 6 月

专业术语

1. 2D   two dimensional   平面图形

2. 5G   5th generation mobile networks   第五代移动通信技术

3. AC   adenocarcinoma   腺癌

4. ADR   adverse drug reaction   药品不良反应

5. AGC   atypical glandular cells   非典型腺细胞

6. AGV   automated guided vehicle   自动导引运输车

7. AHRQ   Agency for Healthcare Research and Quality   美国医疗保健研究与质量局

8. AI   artificial intelligence   人工智能

9. AIOTI   Alliance for Internet of Things Innovation   物联网创新联盟

10. AIS   adenocarcinoma in situ of endocervx   子宫颈管原位腺癌

11. AJCC   American Joint Committee on Cancer   美国癌症联合委员会

12. AMD   age related macular degeneration   年龄相关黄斑变性

13. ANN   artificial neural network   人工神经网络

14. ANSI   American National Standards Institute   美国国家标准学会

15. AP   access point   接入点

16. API   application programming interface   应用程序编程接口

17. APP   application   应用程序

18. APT   advanced persistent Threat   高级可持续威胁攻击

19. AR   augmented reality   增强现实技术

20. ASC-H   atypical squamous cells,cannot exclude high-grade squamous intraepithelial Lesion   非典型鳞状上皮细胞,不排除高级别鳞状上皮病变

21. ASC-US   atypical squamous cells of undetermined significance   意义不明确的非典型鳞状上皮细胞

22. ASP   application service provider   应用服务提供商

23. ATC   anatomical therapeutic chemical classification system   药品的解剖学、治疗学及化学分类系统

24. ATM   asynchronous transfer mode   异步传输模式

25. AUC   area under curve   曲线下面积

26. B/S   browser/server   浏览器 / 服务器模式

27. B2B   business-to-business   企业对企业的电子商务模式

28. B2C   business-to-consumer   企业对消费者的电子商务模式

29. BaaS   blockchain as a service   区块链即服务

30. BCLC Barcelona clinic liver cancer 巴塞罗那癌症临床分期

31. BI business intelligence 商业智能

32. BIGMEDILYTICS big data for medical analytics 医疗大数据分析

33. BIM building information modeling 建筑信息化模型

34. BI-RADS breast imaging reporting and dada system 乳腺影像报告和数据系统

35. BMI body mass index 身体质量指数

36. BRFSS behavioral risk factor surveillance system 行为危险因素监测系统

37. C/S client/server 结构 客户机 / 服务器结构

38. C/S/S client/application server/database server 三层架构模式,客户 / 应用服务器 / 数据库服务器三层架构模式

39. C2B2M consumer-to-business-to-manufacturer 通过平台让商家直连消费者和生产者的电子商务模式

40. CAD computer aided diagnosis 计算机辅助诊断

41. CC challenge collapsar 拒绝服务攻击的一种类型

42. CDC centers for disease control 疾病预防控制中心

43. CDC change data capture 变更数据捕获

44. CDN content delivery network 内容分发网络

45. CDSS clinical decision support system 临床决策支持系统

46. CFDA China Food and Drug Administration 国家食品药品监督管理总局

47. CHPO Chinese human phenotype ontology 人类表型术语集

48. CIS clinical information system 临床信息系统

49. CMI case-mix index 病例组合指数

50. CMS Centers for Medicare and Medicaid Services 医疗保险和医疗补助服务中心

51. CNCERT National Internet Emergency Center 国家互联网应急中心

52. CPOE computerized physician order entry 计算机医嘱录入系统

53. CPR cerved projection reformation 曲面重建

54. CRF case report form 病例报告表

55. CT computed tomography 电子计算机断层扫描

56. CTS2 Common Terminology Services 2 通用术语服务规范(第 2 版)

57. D3 data-driven documents 基于数据的文档操作编程语言库

58. DB2 关系型数据库

59. DBS deep brain stimulation 脑深部刺激术

60. DDD domain driven design 领域驱动设计

61. DDoS distributed denial of service 分布式拒绝服务攻击

62. DICOM digital imaging and communications in medicine 医学数字成像和通信

63. DRGs diagnosis related groups 疾病诊断相关分组

64. DSA digital subtraction angiography 数字减影血管造影

65. DVT deep vein thrombosis 深静脉血栓形成

66. DW data warehouse 数据仓库

67. EDC electronic data capture system 电子数据采集系统

68. EDR endpoint detection and response 终端威胁防御系统

69. EHR electronic health record 电子健康档案

70. EMPI enterprise master patient index 患者主索引

71. EMR electronic medical record 电子病历

72. EPC electric products code 电子产品编码

73. ERP enterprise resource planning 企业资源计划系统

74. ES elasticsearch 一种基于 Lucene 的搜索服务

75. ESB enterprise service bus 企业服务总线

76. ESTI European Telecommunications Standards Institute 欧洲电信标准化协会

77. ETL extract transform load 数据提取、转换和加载

78. EWS early warning score 早期预警评分

79. FCC Federal Communications Commission 美国联邦通信委员会

80. FDA Food and Drug Administration 美国食品药品监督管理局

81. FDAAA Food and Drug Administration Amendments Act 美国食品药品管理修正法案

82. FDCA Federal Food, Drug, and Cosmetic Act 联邦食品、药品与化妆品法案

83. FDSA Blockchain Committee 区块链专业专委会

84. FTP file transfer protocol 文件传输协议

85. GA genetic algorithm 遗传算法

86. GBD Global Burden of Disease 全球疾病负担

87. GGM Good Governance For Medicines Programme 药品良好治理项目

88. GMP Good Manufacturing Practice 生产质量管理规范认证

89. GSP Good Supply Practice 药品经营质量管理规范

90. GPS global position system 全球定位系统

91. GS1 globe standard 1 全球标识标准体系

92. HCRM hospital customer relationship management 医院客户关系管理

93. HDFS hadoop distributed file system 分布式文件系统

94. HDMI high definition multimedia interface 高清多媒体接口

95. HELP health evaluation through logical processing 基于逻辑处理的健康评价系统

96. HF high frequency 高频

97. HHS Department of Health and Human Services 美国卫生与公众服务部

98. HIPPA Health Insurance Portability and Accountability Act/1996, Public Law 104-191 HIPAA 法案

99. HIS hospital information system 医院信息系统

100. HIT hospital information technology 医疗信息技术

101. HITL human in the loop 人机回圈

102. HL7 health level seven 卫生信息用户层交换协议

103. HPV human papilloma virus 人类乳头瘤病毒

104. HRP hospital resource planning 医院资源规划

105. HSIL high-grade squamous intraepithelial lesion 高级别鳞状上皮内病变

106. HTML hyper text markup language 超文本标记语言

107. HTTP hyper text transfer protocol 超文本传输协议

108. HTTPS hypertext transfer protocol over secure socket layer 安全的 HTTP 通道

109. IAAS infrastructure as a service 基础设施即服务

110. ICD international classification of diseases 国际疾病分类

111. ICU intensive care unit 重症加强护理病房

112. IHE integrating the healthcare enterprise 医疗信息系统集成

113. IHME Institute For Health Metrics And Evaluation 医疗度量和评估机构

114. IM instant messaging 即时通信

115. IMT intima and media thickness 颈动脉内中膜厚度

116. IOT internet of things 物联网

117. IOT-EPI   internet of things european platform initiative   物联网创新平台

118. IPS   intrusion prevention system   入侵防御系统

119. IP Sec   internet protocol security   网络安全协议

120. ISDN   integrated services digital network   综合业务数字网

121. ISO   International Organization for standardization   国际质量认证组织

122. IT   internet technology   互联网技术

123. ITSM   IT service management   IT 服务管理

124. JMS   Java messaging service   Java 消息服务

125. JSON   Javascript object notation   一种轻量级数据交换格式

126. JVM   Java virtual machine   Java 虚拟机

127. LDAP   lightweight directory access protocol   轻量目录访问协议

128. LDCT   low-dose computed tomography   胸部低剂量计算机断层扫描

129. LIS   laboratory information management system   实验室信息管理系统

130. LOINC   logical observation identifiers names and codes   观测指标标识符逻辑命名与编码系统

131. LORA   long range radio   远距离无线电

132. LSIL   low-grade squamous intraepithelial lesion   低级别鳞状上皮内病变

133. LVS   Linux virtual server   Linux 虚拟服务器

134. MAC   media access control   介质访问控制

135. Map Reduce   大规模数据集的并行运算

136. MDM   master data management   主数据管理

137. MDR   medical device reporting   医疗器械报告

138. MDT   multiple disciplinary team   多学科诊疗

139. MEC   mobile edge computing   移动边缘计算

140. MEC   multi-access edge computing   多接入边缘计算

141. MedDRA   medical dictionary for regulatory activities   监管活动医学词典

142. MeSH   medical subject headings   医学主题词

143. MeTA   medicines transparency alliance   药品透明度联盟

144. MIMIC-Ⅲ   medical information mart for intensive care   重症监护数据集

145. MIP   maximum intensity projection   最大信号投影

146. MODS   pediatric logistic organ dysfunction-2 PELOD-2   儿童逻辑器官功能障碍 -2 评分

147. MOF   meta object facility   元对象设施

148. MOLAP   multidimension online analytical processing   多维联机分析处理

149. MOS   mean opinion score   平均主观意见分

150. MPP   massive parallel process   大规模并行处理计算

151. MPR   multi planar reformation   多平面重建

152. MQTT   message queuing telemetry transport   消息队列遥测传输协议

153. MVC   model view controller   模型视图控制

154. NAS   network attached storage   网络附加存储

155. NDC   National Drug Code   国家药品编码

156. NFV   network functions virtualization   网络功能虚拟化

157. NHS   National Health Service   英国国家医疗服务体系

158. NIH   National Institutes of Health   美国国立卫生研究院

159. NILM   negative for intraepithelial lesion or malignancy   无上皮内病变或恶性病变, 也称为 "阴性"

160. NLP   natural language processing   自然语言处理

161. NoSql   not only SQL   分布式的非关系型数据管理系统

162. O2O   online to offline   线上到线下

163. OAUTH   open authorization   一种开放的授权协议

164. OCR   optical character recognition   光学字符识别

165. OCT   optical coherence tomography   视网膜光学相干断层扫描

166. ODS   operational data store   数据仓库临时区域的数据库

167. OECD   Organization for Economic Co-operation and Development   经济合作与发展组织

168. OLAP   online analytical processing   联机分析处理

169. OOS   object-oriented storage   对象存储

170. OSHA   Occupational Safety & Health Administration   美国职业安全和健康管理局

171. P2P   peer to peer   对等网络结构,即对等计算机网络

172. PACS   picture archiving and communication systems   影像归档和通信系统

173. PAD   portable android device   平板电脑

174. PC   personal computer   个人计算机

175. PDA   personal digital assistant   掌上电脑

176. PDF   portable document format   可携带文档格式

177. PICU   pediatric intensive care unit   儿童重症监护室

178. PIVAS   pharmacy intravenous admixture services   静脉用药集中调配中心

179. POMR   problem oriented medical record   个人健康导向记录

180. POP3   post office protocol-version 3   邮局协议(版本 3)

181. PPP   public-private partnership   政府民间合作制

182. PSOFA   pediatric sequential organ failure assessment   儿童 SOFA 评分

183. PTE   pulmonary thromboembolism   肺动脉血栓栓塞症

184. QoS   quality of service   服务质量管理

185. qSOFA   quick sequential organ failure assessment   快速 SOFA 评分

186. RADIUS   remote authentication dial in user service   远程用户拨号认证系统

187. RBRVS   resource-based relative value scale   资源利用公平性的相对价值评价体系

188. RCRA   the Resource Conservation and Recovery Act   资源保护和回收法

189. RDBMS   relational database management system   关系数据库管理系统

190. REST   representational state transfer   表述性状态转移

191. RFID   radio frequency identification   射频识别技术

192. RIS   radiology information system   放射信息管理系统

193. RMW   regulated medical waste   管制类医疗废弃物

194. ROI   region of interest   感兴趣区域

195. ROLAP   relational OLAP   关系型联机分析处理

196. RPA   robotic process automation   机器人流程自动化

197. RS-232   串行通信接口

198. RSNA   Radiological Society of North America   北美放射学会

199. S3   simple storage service   简单存储服务

200. SaaS   software as a service   软件即服务

201. SAN   storage area network   存储区域网络

202. SCC   squamous cell carcinoma   鳞状细胞癌

203. SDN   software defined network   软件定义网络

204. SGR   sustainable growth system   可持续增长系统

205. SIP   session initiation protocol   会话初始协议,用于多方多媒体通信

206. SIRS   system inflammatory reaction syndrome   系统性炎症反应综合征

207. SLAM   simultaneous localization and mapping   同步定位与构图

208. SLB   server load balancing   服务器负载均衡

209. sNDC   serialized National Drug Code   序列化的国家药品编码

210. SNI   standardized numerical identification   应用于处方药跟踪与追溯系统的标准化数码标识

211. SNOMED   systematized nomenclature of medicine   医学系统命名法

212. SNOMED CT   systematized nomenclature of medicine - clinical terms   临床医学术语体系

213. SOA   service oriented architecture   面向服务架构

214. SOFA   sequential organ failure assessment   序贯器官功能衰竭评分

215. SPD   supply processing distribution   供应链管理系统

216. SQL   structured query language   结构化查询语言

217. SSH   secure shell   安全外壳协议

218. SVM   support vector machine   支持向量机

219. TACACS   terminal access controller access-control system   终端访问控制器访问控制系统

220. TBS   the bethesda system   宫颈细胞学诊断报告

221. TCCS   transcranial color-coded duplex sonography   经颅双功能彩色多普勒超声

222. TCD   transcranial doppler   经颅多普勒

223. TCT   thinprep cytologic test   薄层液基细胞学检查

224. TiDB   定位于联机事务处理 / 联机分析处理的融合型数据库产品

225. TI-RADS   thyroid imaging reporting and dada system   甲状腺影像报告与数据系统

226. TNM   tumor (topography) lymph node metastasis   肿瘤解剖学分期

227. UDI   unique device identification   唯一器械标识

228. UHF   ultra high frequency   特高频

229. UMW   unregulated medical waste   非管制类医疗废弃物

230. URL   uniform resource locator   统一资源定位符

231. USB   universal serial bus   通用串行总线

232. VPN   virtual private network   虚拟专用网络

233. VR   virtual reality   虚拟现实技术

234. VTE   vein thromboembolism   静脉血栓栓塞症

235. WAF   web application firewall   网站应用级防火墙

236. sWCF   windows communication foundation windows   通信开发平台

237. Web service   基于可编程的网页的应用程序

238. WHO   World Health Organization   世界卫生组织

239. WPF   Windows presentation foundation   基于 Windows 的用户界面框架

240. WSI   whole slide image   数字化切片

241. XDS   cross-enterprise document sharing   跨企业文档共享技术框架

242. XML   extensible markup language   可扩展标记语言

目　录

第一章　人工智能技术应用

第一节　人工智能在胸部 CT 影像辅助诊断的应用

一、概念

运用人工智能技术实现胸部 CT 影像的快速读片和智能辅助诊断。AI 在胸部 CT 影像辅助诊断是对经过一定计算机视觉技术处理后的图像数据进一步进行智能化分析,实现定位胸部 CT 影像异常征象、定量定性分析异常征象、智能随访分析影像进展、辅助医生病灶标注和影像诊断或者手术,从而提升诊断效率和精准度,深入发掘影像数据中潜藏的医疗与科研价值。

具体内容包括:AI 影像阅片、AI 影像重建、胸部 CT 影像征象的检出与量化分析、AI 智能随访、AI 结构化报告等。

涉及技术包括:计算机视觉、机器学习、深度学习、医学影像压缩复杂均衡技术、私有云服务、边缘云服务、互联网技术、计算机前端等技术。

二、建设背景

(一)现状分析

基于深度学习的人工智能(artificial intelligence,AI)胸部电子计算机断层扫描(computed tomography,CT)影像辅助诊断目前已经覆盖病灶检测、影像辅诊、患者随访和结构化报告等临床工作。

1. 国外现状分析　AI 与医学影像的结合起步很早,1963 年美国放射学家洛德威克(Gwilym S. Lodwick)等人提出 X 线片数字化的方法。1966 年美国的莱德利(Ledley)正式提出了"计算机辅助诊断"(computer aided diagnosis,CAD)的概念,希望通过计算机来减轻医生的工作负担。1972 年,第一台 CT 机在英国诞生,CT 机的临床使用开创了医学影像数字化的先河,推动了医学图像资料的存储、传输系统的发展,为医学影像 CAD 打下基础。CAD 技术对数字化影像进行计算和分析,得出最终诊断结果,作为重要意见供诊断医师参考。

传统肺结节 CAD 系统发现小结节一般分四步:肺组织分割,肺结节提取,肺结节切割,肺结节诊断。针对上述步骤的计算机分类算法被不断挖掘,随着计算机深度学习方法的兴起,AI 算法模型已经能自动分割胸腔区域,快速准确地定位疑似肺结节的病灶。虽然部分模型筛选的结果中包含了一些假阳性结节,但从大数据集学习所得到的算法模型可以避免主观偏差,明显降低了假阴性的发生,大大减轻了影像科医师的工作量。此外,AI 算法模型不仅能提取肺结节的位置、形态信息,还能进一步提供肺结节分类,包括实性、亚实性及钙化等,乃至肿瘤良恶性分级等一些决策意见供医师参考。2018 年,美国动脉公司(Arterys)研发的人工智能辅助诊断工具影像平台 Lung AI 获得美国食品药品监督管理局(Food and Drug

Administration,FDA)批准,用于辅助医生分析肺结节。2019 年,谷歌公司(Google)人工智能部门与斯坦福、纽约大学等机构的研究人员合作,开发了一个深度学习模型,该模型可以通过胸部 CT 图像检测恶性肺结节,检测水平超过专业放射科医生。

2. 国内现状分析 基于计算机硬件水平的提升和深度学习等核心技术的发展,国外公开的胸部数据集给了中国创业者机会,利用国外公开数据集建立各自模型,在国内的大数据集中进行训练,使得肺结节人工智能技术如火如荼地发展起来,肺结节筛查模型也成为大多数人工智能创业公司的标配。2017 年,深睿医疗发布肺结节 AI 辅助筛查系统,实现肺部结节 83% 的检出率,显著高于放射科医师。2018 年,联影医疗发布人工智能平台 uAI,以及肺结节智能筛查系统等智能应用。2019 年,深睿医疗推出基于胸部 CT 影像的全肺 AI 医学辅助诊断系统,实现全肺的多病种检测。AI 应用由单病种肺结节检测拓展至胸部多病种多征象检测,包括炎症、结节、肿瘤、肺气肿、肺大疱、胸腔积液、骨质病变等,实现了定性诊断、量化分析、多时点随访、标准结构化报告等全流程诊疗过程支持。2020 年,新冠肺炎(COVID-19)在全球大流行,一大批肺炎 CT 影像 AI 辅诊应用在抗击疫情中表现出色,针对 CT 影像进行肺炎快速检测,代表企业有深睿医疗、平安科技等。

（二）需求分析

肺癌在我国的发病率、死亡率极高。早期胸部 CT 筛查是肺癌防治的重要手段,传统阅片模式存在医疗从业人员短缺、人工分析精准度有限、基层医疗机构诊断水平参差不齐、高年资医生匮乏、漏诊、误诊等问题。使用 AI 技术的胸部 CT 辅助诊断应用,实现了胸部 CT 影像多征象的精准检出与分析,提高了医生工作效率,缓解了工作压力,使影像医生的工作整体流程更为便捷,从而可以服务更多患者。

1. 影像多征象检出的需求 胸部疾病具有发病病种多、病情复杂、临床症状明显等特点,胸部 CT 影像包括肺部、胸膜、纵隔、胸廓等多个部位,现有胸部 CT 影像 AI 辅诊应用局限于单个病种,无法满足胸部多征象检出的需求。

2. 提高医生诊断精度的需求 胸部 CT 影像复杂,影像的精确诊断要求医生具备丰富医学影像诊断经验,基层医院、医疗机构诊断水平参差不齐,有经验的医生较匮乏,易出现漏诊、误诊等状况,严重影响患者的就医质量。

3. 提高医生工作效率的需求 胸部 CT 影像阅片需要切换多个窗口,费时费力。一名胸部 CT 影像医生每日审核 120~150 份胸部 CT 报告,每日阅片总量在 2 万 ~3 万幅,工作量巨大,长时间工作导致疲劳阅片,工作效率降低。

三、应用场景

基于肺部、胸膜、胸廓、纵隔等部位异常征象的图像识别技术,借助 AI 技术,实现对胸部 CT 影像的分析,自动检出肺结节、肺炎、肺部疾病、胸膜疾病、骨质病变和纵隔疾病 6 大类胸部异常征象,实现多病种检出与深度分析,辅助医生提高诊断精度与工作效率。

（一）医学影像辅助诊断

在各级医院影像科,胸部 CT 检查的患者数量众多,一名患者一次胸部 CT 检查平均产生 300 幅胸部 CT 薄层图像,一次诊断需逐帧阅片,会出现病灶征象检出不全,微小病灶易漏诊等问题。病灶定量测量也使得读片难度增加,繁重、枯燥的阅片工作增加影像科医生的疲劳度,提高误诊、漏诊的风险。利用 AI 辅助胸部 CT 影像诊断,可以发挥 AI 快速、精准的能力,借助 AI 实现深度分析病灶、多维量化病灶参数、三维可视化胸部骨质病变、智能随访病灶进展,进行全面地智能分析与辅助诊断。AI 在胸部 CT 影像辅诊中的应用,降低医生工作负担、减轻随访工作量、降低人力成本、挖掘多维信息、直观定位病灶,为临床诊断提供更多信息,实现精准医疗,提升科研能力。

（二）胸部疾病体检筛查

肺癌是中国发病率最高的肿瘤,呼吸系统疾病对中国人民健康危害大,越早诊断和治疗,患者预后受益越明显,肺癌防治任务艰巨。各级医院与体检中心开展胸部 CT 胸部疾病体检筛查,检查人数多,影像阅片任务繁重。体检中心应用 AI 辅助胸部 CT 影像诊断,借助 AI 快速、精准阅片的能力,从海量影像中,准确快速发现微小病灶,实现胸部疾病的精准早筛。AI在胸部CT影像筛查中的应用,可以提升体检中心早期诊断精度和工作效率,方便体检机构进行大规模筛查,并且降低漏诊、误诊概率。

(三)胸部医学影像科研

传统胸部医学影像科研基于形态学,无法提供高维度的量化信息,难以实现胸部疾病在影像学上的量化研究。医学科研机构应用AI辅助分析胸部CT影像,多维量化分析影像,提供高分辨率的特征影像数据。AI在胸部医学影像科研中的应用,可以开展影像组学研究,提高数据研究和分析的效率,为科研工作者提供更多的科研参数和更广阔的选题方向。

四、建设原则

(一)符合相关法律法规和技术标准

医学影像AI辅助诊断应用构建需要符合国家发布的医疗器械法律法规,如《深度学习辅助决策医疗器械软件审评要点》《医疗器械生产质量管理规范附录独立软件》等法律法规,参考医学数字成像和通信3.0(digital imaging and communications in medicine,DICOM 3.0)等技术标准。

(二)注重AI辅助诊断应用工作效率

应用AI辅助胸部CT影像诊断在于提高影像业务的工作效率,优化工作流程,大幅缩短医生阅片时间,快速实现肺结节、肺炎、肺部疾病、胸膜疾病、骨质病变和纵隔疾病6大类胸部异常征象的精准检出,开展病灶征象的定量与定性分析,提供智能随访,自动生成结构化报告。

(三)保证AI辅助诊断应用检出精度

医学影像AI辅诊主要用于辅助医生分析医学影像的异常征象,通过合理的AI应用算法设计、高质量的数据标注、完备的AI数据集训练,AI准确识别各种形状、各种尺寸、多个位置的胸部CT影像异常征象,精准区分各类病灶征象与正常的组织结构,保证AI应用对微小病灶检出的高敏感性和低特异性。

五、建设内容

AI在胸部CT影像中的应用,实现胸部CT影像的自动传输、查询、浏览、处理、重建与调阅,可有效提高医生诊断的效率和准确率,更好地服务患者。

(一)AI影像阅片

供影像医生阅览胸部CT影像,提供丰富的AI阅片工具,方便医生进行影像阅片操作。

具体功能:查看影像序列、窗口布局调整、窗宽调整、窗位调整、图像移动、缩放、旋转、翻转、放大镜、影像联动、交互式多平面重组(multi-planar reformatting,MPR)阅览、最大密度投影(maximal intensity projection,MaxIP)、最小密度投影(minimum intensity projection,MinIP)、参数测量、影像数据传输等。

适宜技术:①影像数据传输。实现影像数据在影像设备、影像归档和通信系统(picture archiving and communication systems,PACS)与AI辅诊系统之间的传输。②影像阅览。提供多种影像阅览方式。③影像操作。基于前端技术的多种影像操作方式。④影像多平面重建。实现影像的三维阅览。

业务流程见图1-1-1。

建设要求见表1-1-1。

(二)AI影像辅诊

为影像医生提供基于AI技术的胸部CT影像辅助服务,包括病灶自动检出、病灶定位、定量分析等。

1. 肺结节AI影像辅诊 检出各种类型的肺结节,自动定位结节的位置,自动测量结节的参数,进行结节特征分析。

具体功能:肺结节自动检出、结节自动位置标记、结节自动轮廓勾画、结节解剖位置自动定位、结节影像诊断参数自动测量、结节自动分为实性、部分实性、磨玻璃、钙化、肿块等五类、结节特征分析等。

适宜技术:①肺结节检出。对不同尺寸、不同类型的肺结节检出。②肺结节轮廓勾画。基于深度学习技术的肺结节分割算法,勾画出结节的轮廓。③肺结节分类。通过肺结节的局部特征融合,将肺结节分为五类。④肺结节良恶性预测。基于深度学习算法的肺结节多征象良恶性预测算法,预测肺结节的良

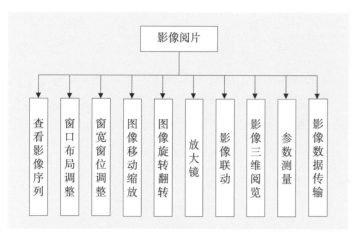

图 1-1-1 影像阅片业务流程

表 1-1-1 影像阅片建设要求

指标	具体内容和要求
影像阅片	① 具备 CT 影像阅览、交互式多平面重组、最大密度投影、最小密度投影 4 项功能 ② 支持点、长度、角度、椭圆、四边形、多边形 6 种参数测量技术 三级甲等医院 具备 4 项功能、支持 6 种技术 三级乙等医院 同上 二级医院 具备 2 项功能、支持 6 种技术

恶性概率。

业务流程见图 1-1-2。

建设要求见表 1-1-2。

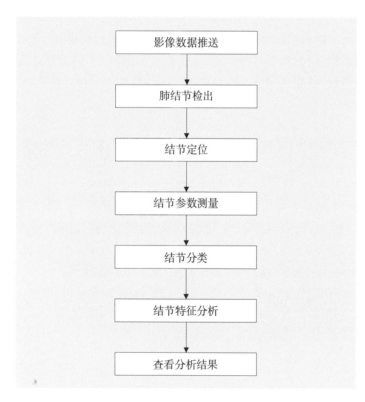

图 1-1-2 肺结节 AI 影像辅诊业务流程

表 1-1-2 肺结节 AI 影像辅诊建设要求

指标	具体内容和要求
肺内结节	① 具备定位至肺叶肺段、胸膜、叶间裂 3 项功能 ② 支持结节的直径、体积、表面积、密度、质量、实性占比、良恶性概率 7 种量化技术 三级甲等医院 具备 3 项功能、支持 7 种技术 三级乙等医院 具备 3 项功能、支持 6 种技术 二级医院 具备 1 项功能、支持 4 种技术

2. 肺部疾病 AI 影像辅诊 检出并定位肺部疾病征象,多维度量化分析肺炎病灶,实现肺部疾病的 AI 影像辅助诊断。

具体功能:肺部疾病征象检出与解剖位置定位、肺炎征象轮廓勾画、炎性病灶量化分析、全肺功能分析等。

适宜技术:①肺部多征象检出。基于深度学习的肺部征象检测算法,检出并定位肺部多种疾病征象。②肺炎病灶分割。分割出肺炎病灶,并且渲染。③肺炎病灶量化。基于神经网络的肺炎病灶分诊与量化,包括病灶体积、密度、占比等。

业务流程见图 1-1-3。

建设要求见表 1-1-3。

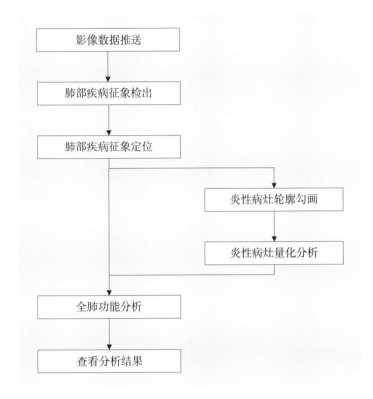

图 1-1-3 肺部疾病 AI 影像辅诊业务流程

表 1-1-3 肺部疾病 AI 影像辅诊建设要求

指标	具体内容和要求
肺部疾病	① 具备网格影、条索影、肺大疱、肺气肿、胸膜增厚、胸腔积液、气胸、实变影、磨玻璃密度影 9 项检出与定位功能 ② 支持炎性病灶的数量、体积、密度、占比、密度分布图 5 种量化技术 ③ 分析肺部体积、密度、密度标准差、密度分布图 4 项参数 三级甲等医院 具备 9 项功能、支持 5 种技术,分析 4 项参数 三级乙等医院 具备 9 项功能、支持 4 种技术,分析 2 项参数 二级医院 具备 5 项功能、支持 2 种技术

3. 骨质病变 AI 影像辅诊 检出并定位胸部 CT 影像骨质病变,利用影像重建技术对胸部 CT 影像重建,方便观察患者情况。

具体功能:骨质病变检出与定位、骨质病变分类、肋骨自动计数、椎骨自动计数、容积再现(volume rendering technique,VRT)功能、肋骨曲面重建(curved planar reformation,CPR)功能等。

适宜技术:①骨质病变检出。检出胸部 CT 影像骨质病变,包括胸骨、锁骨、椎骨、肩胛骨和肋骨等。②骨质病变分类。支持骨质病变分为疑似骨折、完全骨折、不全骨折、陈旧性骨折、骨质破坏、植入物 6 种类型。③肋骨计数。④肋骨中心线提取。

业务流程见图 1-1-4。

建设要求见表 1-1-4。

(三) AI 智能随访

AI 智能随访针对肺结节和肺炎病灶,对比分析,评估病情进展。

1. 肺结节 AI 智能随访 AI 智能随访肺结节,自动匹配结节病灶,自动对比结节参数,肿瘤倍增时间自动计算,简化结节随访流程,提升随访工作效率。

具体功能:随访对比阅片、结节自动匹配、结节参数自动对比、计算肿瘤倍增时间、图表展示随访结果,随访数据导出等。

适宜技术:①病灶配准,AI 自动配准随访病灶,并且联动显示,对比病灶参数的变化。②信息展示方式。支持表格和图形的方式展示参数变化。③基于肺内外配准的肺结节随访技术。

业务流程见图 1-1-5。

建设要求见表 1-1-5。

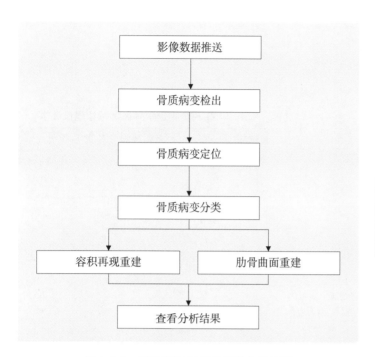

图 1-1-4　骨质病变 AI 影像辅诊业务流程

表 1-1-4　骨质病变 AI 影像辅诊建设要求

指标	具体内容和要求
骨质病变	①具备骨质病变检出、骨质病变定位、骨质病变分类、肋骨自动技术、椎骨自动技术 5 项功能
	②支持骨骼容积再现重建、肋骨曲面重建 2 种技术
	三级甲等医院　具备 5 项功能、支持 2 种技术
	三级乙等医院　同上
	二级医院　具备 5 项功能、支持 1 种技术

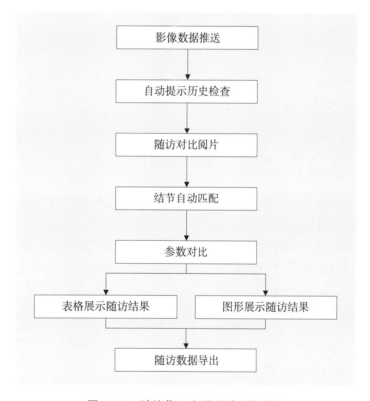

图 1-1-5　肺结节 AI 智能随访业务流程

表 1-1-5　肺结节 AI 智能随访建设要求

指标	具体内容和要求
结节随访	①具备结节长短径、最大面积、体积、密度、类型、恶性概率、实性占比 7 项自动对比功能
	②支持表格式、图形式 2 种结果展示技术
	三级甲等医院　具备 7 项功能、支持 2 种技术
	三级乙等医院　同上
	二级医院　具备 6 项功能、支持 1 种技术

2. 炎性病灶 AI 智能随访　AI 智能随访炎性病灶,自动匹配炎性病灶,自动对比病灶参数,对比肺内病灶变化,随访多次检查,观察肺炎发展趋势。

具体功能:随访对比阅片、病灶自动匹配、参数自动对比、病灶密度分布图对比、多次随访与随访曲线、随访数据导出等。

适宜技术:①三维体积测量技术。量化肺炎病灶体积,计算病灶的体积占比。②信息展示方式。支持表格和图形的方式展示参数变化,绘制多次随访的变化曲线。

业务流程见图 1-1-6。

建设要求见表 1-1-6。

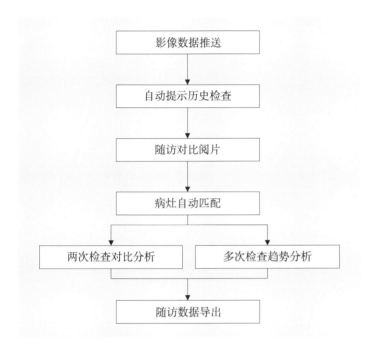

图 1-1-6 炎性病灶 AI 智能随访业务流程

表 1-1-6 炎性病灶 AI 智能随访建设要求

指标	具体内容和要求
肺炎随访	①具备炎性病灶体积、数量、肺叶病灶体积、全肺病灶体积、肺叶占比、全肺占比 6 项参数自动对比功能 ②支持密度分布图、密度分布表 2 种密度分布随访展示技术 三级甲等医院 具备 6 项功能、支持 2 种技术 三级乙等医院 同上 二级医院 具备 4 项功能

(四) AI 结构化报告

AI 一键生成结构化报告,提供病灶信息,节省时间,简化医生报告流程。

具体功能:自动生成结构化报告、病灶自动截图、自动生成影像描述、自动生成基于美国国家综合癌症网络(national comprehensive cancer network,NCCN)、肺部影像报告和数据系统(lung imaging reporting and data system,LUNG-RADS)、弗莱希纳(Fleischner)、亚太肺结节评估指南、肺结节中国专家共识、肺结节亚洲共识的影像建议等。

适宜技术:①影像规范化描述。按照预置报告模板,生成规范的影像描述语句。②病灶截图。自动截取病灶的代表性图像,粘贴在报告内。③影像建议。基于专家指南,结合病灶信息,生成影像建议。

业务流程见图 1-1-7。

建设要求见表 1-1-7。

(五) 未来展望

AI 在胸部 CT 影像中的应用,提升了影像医生的阅片与影像应用能力。在诊疗过程中,仅靠医学影像无法完成对患者病情的判断和诊疗方案的制定,因此融合患者的健康档案、影像数据、检验数据、病理数据、基因信息等多模态数据,建立智能精准诊断模型与智能疗效评估模型,覆盖全流程决策环节,实现胸部疾病的整体解决方案。

采用独立于医院业务系统的 AI 医疗平台,共享算力与算法,整合分散在各个系统中的多源异构数据,利用 AI 图像处理、图像识别、语音识别和语义分析等技术,形成面向临床多模态数据类型的各种 AI 应用,解决临床中包括诊断、治疗评估、预后恢复等多方面的问题。

六、建设方法

(一) 建设策略

医学影像 AI 辅诊系统服务于医院影像科室及患者,医学影像信息系统是医院信息系统的重要组成

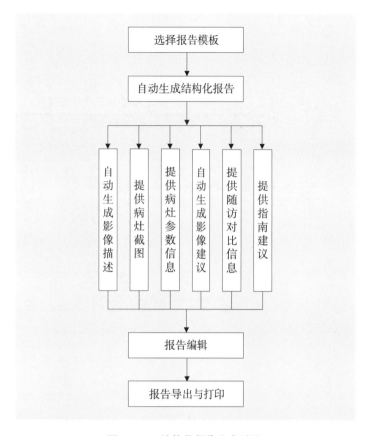

图 1-1-7 结构化报告业务流程

表 1-1-7 结构化报告建设要求

指标	具体内容和要求
结构报告	①具备肺结节、肺炎、肺部疾病、胸膜疾病、骨质病变和纵隔疾病6项病灶描述自动生成功能 ②支持基于美国国家综合癌症网络、肺部影像报告和数据系统、弗莱希纳、亚太肺结节评估指南、肺结节中国专家共识、肺结节亚洲共识建议6种指南建议生成技术 三级甲等医院 具备6项功能、支持6种技术 三级乙等医院 具备4项功能、支持4种技术 二级医院 具备1项功能、支持2种技术

流程图节点（自上而下、自左而右）：

选择报告模板 → 自动生成结构化报告 → [自动生成影像描述｜提供病灶截图｜提供病灶参数信息｜自动生成影像建议｜提供随访对比信息｜提供指南建议] → 报告编辑 → 报告导出与打印

部分,这要求医学影像 AI 辅诊系统建设要充分调研,了解系统具体负载的大小与使用环境,并且遵循标准,重视系统的标准性、功能性、可扩展性和稳定性,不能改变现有的医院信息环境。

在标准遵从上,医学影像 AI 辅诊系统是基于与医学影像信息系统的交互而建立起来的,需满足医学影像信息系统信息传输的标准体系,要注重对供应商进行相关行业认证及资质的考察。

在功能实现上,充分考虑医院影像业务的发展重点和方向,注重对提升业务质量、业务效率的功能的实现。

在应用扩展上,注重对未来业务发展的思考,考虑系统进一步的功能扩展的便利性,并且预留扩展空间。

在稳定性上,以保障影像科室、临床科室正常工作为出发点,对影像传输、影像后处理、影像诊断等方面全面调研,选取稳定性高的系统,并建立行政制度和应急方案。

(二) 应用技术

建议的应用技术主要包括:①系统开发语言,如 Java、Python、C++ 等。②数据库,如 MySQL。③计算机前端技术,如 html5。④应用系统架构,如 B/S 架构。⑤计算机视觉,如图像分割、图像分类、图像配准、目标检测等。⑥深度学习,如卷积神经网络、图神经网络、循环神经网络、生成对抗网络等。⑦云技术,如虚拟化技术。⑧影像数据传输技术。⑨影像重建技术,如 MPR、VRT 等。⑩病灶定量测量技术,如图像体素分类、三维体积测量等。

(三) 建议建设模式

1. 局域网建设模式 医学影像 AI 辅助诊断系统可采用局域网本地化建设方案,服务器部署于影像科检查设备的相同局域网内或信息科的医院整体机房,CT 影像检查设备将获取的数据重建成可阅读的 DICOM 格式影像数据,通过 DICOM 3.0 协议自动或手动推送到医学影像 AI 辅助诊断系统数据库中进行自动处理,系统将 AI 检测结果保存在本系统中或医院的 PACS 中供医生进一步确认。医学影像 AI 辅助诊断应用可以安装在医院的 PACS 所有的终端计算机上,并与 AI 系统检测主机无缝联接,医生登录任何的 PACS 终端就可以访问到 AI 检测结果,使用非常便捷,大幅提升医生阅片效率和准确性。

2. 互联网云建设模式　医学影像 AI 辅助诊断系统可采用互联网云建设模式,通过互联网或者专网,将 AI 医学影像辅诊同区域 PACS 结合,实现一体化平台设计,融合云 PACS、云 RIS、云 AI、云胶片等应用,具备远程协同阅片诊断功能。可同时面向多中心机构,上下级等医院模式,形成面向区域医联体的具有智能、远程、协同、高效于一体的泛在服务医学影像 AI 辅助诊断系统,实现 AI 服务效能和服务范围最大化。

（四）未来建设模式

5G+ 云 + 医学影像 AI 辅诊 + 诊断专家模式,将医学影像 AI 辅诊系统以 PaaS 模式打造,与各类远程医疗、PACS、全民健康信息平台、多模态科研等平台端相结合,并融入 5G、云计算、边缘计算等云网能力以及专家资源,形成面向大型医疗机构、医联体及医疗平台的集 AI 辅助诊断、区域影像协同阅片、远程专家会诊、大数据分析于一体的创新性医学影像智能阅片分析诊断的 AI 引擎系统。

七、建设流程

（一）建议建设流程

1. 建设范围（1 天）　各级医疗机构影像科的 PACS 系统和影像设备不尽相同,医学影像 AI 辅诊系统建设时需充分考虑现有设备和系统条件,并且把影像科每日患者数量与所需系统软件功能纳入考量范围,搭载合适的 AI 系统硬件配置与软件系统功能。常规建设内容包括以下四个方面:①AI 影像阅片。提供窗宽调整、影像三维阅览、参数测量影像阅片功能。②AI 影像辅诊。提供肺结节 AI 影像辅诊、肺部疾病 AI 影像辅诊、骨质病变 AI 影像辅诊。③AI 智能随访。提供肺结节 AI 智能随访、炎性病灶 AI 智能随访。④AI 结构化报告。具备自动生成结构化报告、病灶自动截图、自动生成影像描述、自动生成影像建议等功能。

2. 技术选择（1 天）　在胸部 CT 影像 AI 辅诊系统建设的技术选择时,从系统的版本发布情况、开源社区情况、软件的关注情况等方面进行分析,考察系统的可持续性和可进化能力,确保系统的活跃度。分析系统集成方案和云计算服务,关注系统的行业认可与服务支持情况,考察候选技术在该应用范畴中的功能特性,比较所实现的胸部 CT 影像 AI 辅诊功能。关注应用的吞吐率、响应时间等性能效率问题,注重系统的安全性与安全机制,关注系统的可扩展性,第三方插件以及插件开发要可配置可集成,代码可维护,注释规范,具备管理、监控和测试工具。

3. 系统设计（7 天）　胸部 CT 影像 AI 辅诊系统实施前要经过全面调研,与需求发起人充分沟通需求,理解意图,确定需求边界,并对需求进行分析,整合和模块化,输出需求规格说明书,给出最恰当的整体实现解决方案。在应用过程中,对需求进行讲解,协助项目组成员理解需求,保证项目成果符合用户要求,构建一个相对完备的胸部 CT 影像数据库,科学合理地进行数据标注,用于算法训练和验证。设计 AI 算法的输入输出,完成视觉和交互设计稿。需求规格说明书包括:AI 应用功能列表、AI 应用功能描述、功能交互、交互描述、非功能需求、AI 应用流程描述、异常流程描述等,并基于视觉设计规范和功能交互完成视觉设计稿。

4. 系统开发（35 天）　与需求人员进行沟通,充分理解需求,并验证需求的合理性和可实施性,设计 AI 应用程序系统结构、详细处理过程和数据库模式等整体框架。依据设计说明书,对系统进行配置与开发。根据算法需求设计,考虑包括胸部 CT 影像数据、标注、算法、算力和验证五个方面,通过定性和定量评估该算法的运行时间和在测试集上的指标,进行相应的临床测试,来验证该方法在实际场景中达到需求的时间,以及方法的效果,验证该算法是否具有实用性,保证胸部 CT 影像病灶征象检出的高敏感性与低特异性,验证影像重建与后处理的准确性,以确保功能的可靠性。

5. 系统测试（7 天）　测试组长组织胸部 CT 影像 AI 应用开发小组完成测试任务,制订测试计划,包括任务分解、人员分工、时间进度和监控点（里程碑）。编写测试计划,明确测试的内容和测试通过的准则,如异常征象的检出率指标,组织小组人员设计完整合理的胸部 CT 影像 AI 应用测试用例,以便系统实现后进行全面测试,对测试进度和质量进行监控和管理。系统测试内容包括:AI 应用功能测试、集成测试、安全性测试、性能测试。测试内容包括影像数据传输与调阅、AI 处理、AI 辅助诊断、数据回传、报告生成与打印等功能,测试的问题需统一记录和反馈,协调相关研发人员处理,并由测试人员全程跟踪。测试完成后根据结果提供测试报告。

6. 试运行和交付（7 天）　在医院完成 AI 辅诊应用的部署工作,实现阅片终端计算机与 AI 应用主机无缝联接,厂商提供胸部 CT 影像 AI 应用的使用培训,保证院方的正确操作和使用后,可开始应用试运行工作。在试运行期间,请不同角色的用户进行模拟使用,例如阅片医师、审核医师、报告医师,以充分暴露系统应用问题,并且及时解决问题,经院方确认 AI 应用平稳运行后,进行正式验收和交付。

7. 运维保障(长期) 定期进行胸部 CT 影像的需求收集和反馈、AI 应用的日常使用问题反馈和解决跟踪,确保帮助客户正确使用 AI 应用,提高工作效率与诊断精准度。运维服务内容包括 AI 应用的日常维护、AI 应用支撑软硬件的日常维护、AI 应用定期升级及维保服务。

8. 规范建设流程(图 1-1-8)

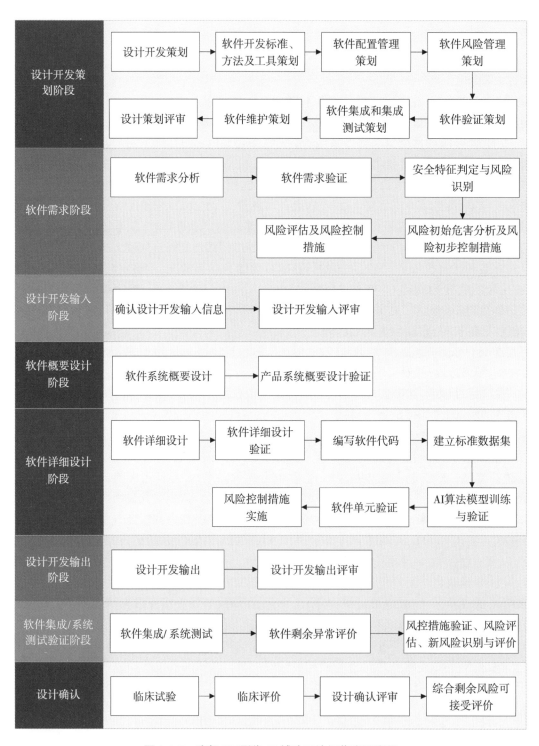

图 1-1-8 胸部 CT 影像 AI 辅诊系统规范建设流程

（二）未来建设流程

"5G+ 云 + 医学影像 AI 辅诊 + 诊断专家"模式,以 5G 高带宽、低延时的网络环境与"云 + 边缘"的计算资源作为医学影像 AI 辅诊系统的建设基础,通过将 5G 移动通信、AI、云计算远程协同等信息通信技术(information communications technology,ICT)结合,AI 应用与远程医疗、区域 PACS、全民健康信息平台或者多模态科研平台对接,构建一套远程协同智能化 AI 影像辅助诊断应用。在远程医疗场景、区域影像场景、移动检查业务场景或者医院、医联体内多中心多模态数据科研领域提供胸部 CT 医学影像 AI 辅诊应用的调用,提供新一代移动化体检、AI 辅助诊断等服务。

八、建设关键点

（一）影像数据标准采集

影像数据标准化采集关系到医学影像 AI 辅诊系统的正确运行,一方面要求医学影像以标准的 DICOM3.0 格式传输至 AI 系统,另一方面要把非标准格式的影像数据转换为标准格式,以方便后续的影像处理。

（二）异常征象准确检出

提升胸部 CT 影像异常征象的检出率,阅片效率,提升患者的检查满意度为目标,重点实现微小肺结节、肺部异常征象、肺炎和骨质病变的准确检出,并且提供肺结节和肺炎的随访功能。

（三）病灶征象精准量化

传统的影像医学模式基于形态学,根据医生视觉诊断,AI 技术可实现病灶征象的多维度分析与深度信息挖掘,提供精准医疗所需要的量化信息,便于定量随访对比,清晰直观地评估病情进展。

九、建设注意事项

（一）产品设计符合操作习惯

医学影像 AI 辅诊系统的建设,要符合影像医生的操作习惯,接近医生的日常临床工作模式,降低医生的学习成本,提升医疗的效率、准确性和标准化。

（二）与 PACS 系统信息交互

医学影像 AI 辅诊系统要充分实现与 PACS 系统的信息交互机制,支持临床业务系统查看医学影像 AI 系统处理结果和报告,与临床诊疗信息互为参考,提升业务质量和效率。

（三）医院网络系统信息安全

医学影像 AI 辅诊系统中的数据依靠网络传输,系统安全性方面要满足国家的标准规范,自动记录操作日志,并且制定维护制度和管理制度,提高人员的信息安全素养。

参 考 文 献

［1］付海天,田辰.医学影像中人工智能技术应用现状及展望［Z］.机器之能智周核心版,2019.

［2］萧毅,刘士远.肺结节影像人工智能技术现状与思考［J］.肿瘤影像学,2018,27（04）:249-252.

［3］蒋红兵.计算机辅助诊断的应用简述［J］.现代医学仪器与应用,2007,（5）:8-10.

［4］崔宝成.浅析医学影像技术学 -CT［J］.世界最新医学信息文摘,2015,15（72）:111-112.

［5］印为武.肺结节人工智能辅助诊断系统的初步应用研究［D］.江苏:苏州大学,2018.

［6］U.S. Department of Health & Human Services. Food and Drug Administration:510（k）Premarket Notification［DB/OL］.(2020-10-12). https://www.accessdata.fda.gov/scripts/cdrh/cfdocs/cfpmn/pmn.cfm? ID=K173542.

［7］ARDILA,DIEGO,KIRALY,ATILLA P.,et al. End-to-end lung cancer screening with three-dimensional deep learning on low-dose chest computed tomography［J］. Nature medicine,2019,25（6）:954-961.

［8］LINLIN QI,JIANWEI WANG,ZHEN ZHOU,et al. A Novel DeepWise CAD System for Detection of Pulmonary Nodules［C］// Radiological Society of North America. 2017:05-07.

［9］联影.联影 @CMEF:三大智能设备,十款智能诊断应用重磅发布［EB/OL］.(2018-04-12).http://www.united-imaging.com/cn/news/2018/.

[10] 深睿. China Hospeq 2019：深睿医疗重磅发布单器官多病种全肺 AI 产品 [EB/OL].（2019-08-16）. http://www.deepwise. com/article？id=151.

[11] 中国信息通信研究院 CAICT. 肺炎 AI 影像辅助诊断产品评测结果发布，花落 7 家科技创新型企业 [EB/OL].（2020-07-12）. https://www.sohu.com/a/407207270_735021.

[12] 宋亚波. 2018 年全国癌症统计数据公布 [J]. 中华医学信息导报，2018，33（7）：6-6.

[13] 张扬，姜凯燕，金建华. 中国医学影像行业报告 [Z]. 爱分析，2019.

第二节 人工智能在超声辅助诊断的应用

一、概念

超声人工智能（artificial intelligence，AI）辅助诊断系统采用深度学习技术，通过学习超声影像大数据，实现对疾病的智能诊断等功能。系统通过部署在单机多卡或分布式的具有图形处理设备（GPU）的硬件环境中，设计适合超声图像信息处理的卷积神经网络，采用有监督方法学习模型。针对超声图像，使用包含注意力机制的搜索网络结构和数据增广方法，设计参数少、计算复杂度低的深度卷积神经网络，结合小样本和迁移学习等技术，提高病灶分割和识别精度，并满足超声诊断的实时性要求。超声 AI 系统对于超声科室的智能化、提高医生的诊断效率和水平、癌症早筛、分级诊疗具有重要意义。

具体功能包括：病灶自动探测、自动测量、自动分级、特征分析、良恶性诊断等。

涉及技术包括：AlexNet、ZeilerNet、VGGNet、ResNet、DenseNet 等网络结构的图像分割和图像识别的深度学习技术、AI 特征可视化技术、二阶曲线、阈值法、主流关系型或非关系型数据库等。

二、建设背景

（一）现状分析

人工智能发展至今已有 60 余年的历史，然而国内外 AI 在超声领域的发展仍处于起步阶段。AI 在超声领域的应用需求大，吸引了众多的医学专家和数学家、计算机科学家致力于超声 AI 的融合研究。

1. 国外现状分析 Pavlopoulos 等用模糊神经网络智能化识别肝脏弥散性病变，智能区分脂肪肝、肝纤维化和正常肝脏。Stotoitsis 等利用模块化软件系统可对血管超声图像进行自动化辅助解析，简化了血管超声检查流程，减少了对操纵者的依赖性，缩短了检查时间。Swiercz 等利用传统人工神经网络建模，并将经 TCD 和 TCCS 获得的数据处理后的输出值与 DSA 的结果进行匹配，以匹配程度最高的模型作为评判 TCD 和 TCCS 诊断准确性的仲裁者，该模型避免了超声医生判断的主观性。

相比以上的学术研究，超声领域的行业巨头和初创 AI 公司已将 AI 商业化落地。①三星医疗。2018 年 11 月发布的 S-Detect 功能采用深度学习算法分析乳腺和甲状腺病变。但 S-Detect 不能自动探测病灶，需要完全依赖医生的经验框出病灶。另外，对图像的质量要求较高，目前搭载在旗舰超声机 RS80A 上，应用范围有限。②GE 医疗。2019 年 9 月推出的旗舰款全身超声 LOGIQ E20，搭载了 A to A "知·行" 数字引擎技术，可实现 48 倍极速缓存及 10 倍算力突破，为大数据捕获与分析提供了硬件支撑。在 AI 辅助智能识别上，侧重实现组织脏器结构甄别、智能测量，非诊断类功能。③Caption-Health 公司。2020 年 2 月 Caption Guidance 软件成为被美国 FDA 授予上市许可的首个超声 AI 软件。该软件可指导非超声专家经过短期培训后，获取具有诊断质量的超声心动图图像和视频。

2. 国内现状分析 国内超声人工智能领域开拓者孔德兴等用深度卷积神经智能诊断甲状腺结节良恶性，准确率达到 85% 以上。梁萍等利用影像组学的方法无创鉴别诊断良恶性肝占位，以实现良恶性肝占位个体化精准诊断，提高良恶性肝占位超声诊断能力。赵佳琦等实现 AI 对超声造影后肌肉损伤区域模糊边缘的分割。佟彤等利用深度学习技术完成胎儿颅脑标准切面以及胎心切面的自动识别。

与国外相比，中国的数据优势推进了超声 AI 系统的落地速度。①德尚韵兴医疗科技。国内最早研发超声 AI 的创业团队，基于自主研发的深度学习技术平台 DE-Light 开发的甲状腺和乳腺等几款成熟的

AI 辅助诊断软件已在全国大规模推广应用。2018 年参加国家卫生健康委主办的全国甲状腺癌超声读片大赛，其准确率为 90%，100 家顶级医院的参赛选手平均成绩为 74.46%。②开立医疗。2019 年 3 月发布最新研发的高端彩超 S60，搭载了 Wis+ 智能平台，利用深度卷积神经网络学习大量超声影像数据，并用于图像特征推理，能够帮助医生快速获取切面、简化操作、提高检查效率。③迈瑞医疗。2019 年在其高端彩超机 RESONA 系列上搭载了 X-Insight 系列智能应用，具有胎儿面部自动导航、产科自动容积导航、自动工作流、智能血流跟踪、自动左室心功能分析等功能，对减少操作时间起到积极的作用。

虽然超声 AI 的研究者众多，真正落地案例相对少，即使落地的产品大多数做的是流程优化、自动测量、扫查质控类的工作。由于手术病理数据相对稀缺和开发难度大，诊断类的产品很少。超声 AI 的发展空间还很大。

（二）需求分析

超声 AI 要商业化成功落地，必须要满足临床的需求和商业化应用的需求。

1. 超声医学的工作现状及智能化需求　超声检查具有便捷、经济、无损伤、无辐射、报告快速等优势，使得超声检查的需求急剧增加，从而导致超声医生的工作量、工作强度和责任风险大，以及诊断水平主观差异大、质量缺乏统一标准等问题。AI 系统的出现可以满足目前医疗环境对于超声诊断快速、准确、统一标准的急迫需求。除此以外，超声诊断的非标化导致医生的学习周期长，超声医生在全国目前缺口巨大，达 15 万人。临床医学经验的不可复制性，导致分享和传承都存在较大难度。这么大的缺口依照现在的医生成长轨迹不能短期解决。超声 AI 系统的建设能够让低年资医生的诊断水平迅速提高，缩短学习周期，尽快扩充超声医生的队伍。

2. 分级诊疗和癌症早筛的需求　早诊早治是国际公认对抗癌症的最有效手段。不同于 CT 和 MRI，超声在基层医院广泛使用，是癌症筛查的重要影像学检查手段，如超声是甲状腺癌唯一的影像学检查手段。虽然国家和各地区政府对基层医疗的重视一直在加强，但基层医疗机构的专业人才培养面临重重困难，特别是超声等临床技能医师严重缺乏，制约了包括癌症筛查在内的许多临床诊疗服务的开展。尽管国家加大了对基层医生的培养，但是由于缺乏新技术、新技能的学习及各类疑难复杂疾病的临床实践机会，基层医生的诊疗服务水平提升困难，从而影响到分级诊疗的实施效果。而 AI 系统能够在短期内迅速提高基层超声医生水平，成为解决分级诊疗建设和癌症早筛的有效手段之一。

3. 针对超声影像的特定 AI 技术需求　超声图像具有非标、实时、分辨率较低的特点。传统的机器学习和现有开源的深度学习技术不能满足临床对于 AI 诊断准确率和检测速度的需求，针对超声图像的特点需要研发特定的 AI 技术。①模型可解释性。AI 是个黑盒子，未来需要研究 AI 可解释性技术，更直观地展示 AI 的诊断依据，更有利于医生接受和产品推广。②设计针对超声图像的网络结构。目前，超声 AI 系统应用的基于搜索的深度卷积神经网络结构主要是在大规模自然图像上搜索得到的，当前超声领域公开可用的数据仍然很有限，未来需要研究小样本学习、迁移学习，提高模型的泛化能力和罕见病种探测的敏感性，针对超声图像设计合适的搜索空间和评价方法，结合高效的搜索策略，得到更加适合超声图像的网络结构和图像增强方法，进一步提高深度学习在超声图像分析中的应用精度和范围。③自主设计深度学习开发平台。目前主流的开源深度学习开发平台（如 PyTorch、TensorFlow）提供高级应用接口，可以快速构建常用的网络结构，但由于底层封装限制导致调试困难，不利于开发新功能和生产部署，因此需要开发更加高效的深度学习开发平台。

三、应用场景

在我国医疗资源缺乏和分布不均衡，导致大型医院和基层医院是两个完全不同的应用场景，AI 应用走出了两条完全不同的路线。

（一）大型医院侧重诊断和治疗

在大型医院，AI 让使用超声设备的科室工作更加智能化。AI 系统成为集数据采集质控、数据管理、诊断分析于一体的智能终端。而在其他科室，AI 超声不止于诊断，AI 还可以辅助实时的引导、手术评估。超声在麻醉科、急诊科、ICU 等多个科室主要是帮助医师做出更加准确的评估，提高对威胁患者生命安全危急症的诊治效率,更有效地进行基本生命功能监测、调控及重要器官的保护与支持。当然,对于大型医院来说,AI 的作用目前还是锦上添花,但是可以预见在未来,AI 的作用将越来越重要。

(二)基层医院侧重病灶检出

在大型医院之外,国内有近 90 万家基层医疗机构,医、药、检三个环节中,破解医疗结构性矛盾必不可少的加大投入的环节就是"检"。基层医院侧重在检出病灶,在基层医院发现可疑病灶后,患者将转诊去大型医院诊断和治疗。相应地,AI 系统对基层医院的帮助以扫查质控、自动测量、病灶检出为主的防漏和提高效率为主,诊断功能为辅。基层不可能培养成为三甲医院医生,基层的赋能是依靠 AI 系统承担的。基层超声医生借助 AI 系统短时间达到中高级医生诊断水平,在短时间内提升诊疗效率和构建分级诊疗体系具备可行性。

四、建设原则

(一)标准化原则

系统遵循 DICOM 3.0 国际标准,并符合原卫生部《医院信息系统基本功能规范》要求,同时按照 ISO 9001 国际质量管理体系进行开发与系统实施。按照 IHE 的建议进行流程设计。

(二)灵活性原则

为了满足不同用户的需求,系统应该在设计上体现高度灵活性,既可直连超声机独立使用,亦可按需接入院内系统,兼容不同品牌型号的超声机,功能模块按需配置,预留 AI 功能扩展。

(三)经济性原则

充分利用医院现有基础设施、设备和信息技术资源,同时全面考虑系统升级时对现有设施的利用,保证用户在系统中的投资及实现其价值的最优化。

五、建设内容

(一)超声 AI 辅助诊断系统

1. 甲状腺超声智能诊断　自动探测甲状腺结节及判断结节良恶性,防止漏诊及辅助提高甲状腺结节的诊断水平和效率。

具体功能:自动探测甲状腺结节、自动判断结节良恶性并给出良恶性的概率值、自动 TI-RADS 分级、结节特征量化分析、结节特征可视化、自动生成结构化报告等。

适宜技术:①分割的深度学习技术。自动探测甲状腺结节并将结节轮廓勾画出来。②识别的深度学习技术。自动判断甲状腺结节良恶性并给出良恶性的概率值、自动 TI-RADS 分级、结节特征自动量化分析。③AI 特征可视化技术。将结节良恶性特征以热力图的形式展示出来。

业务流程见图 1-2-1。

建设要求见表 1-2-1。

2. 乳腺超声智能诊断　自动探测乳腺肿块及判断肿块良恶性,防止漏诊及辅助超声医生提高乳腺的诊断水平和效率。

具体功能:自动探测乳腺肿块、自动判断肿块良恶性并给出良恶性的概率值、自动 BI-RADS 分级、肿块特征量化分析、肿块特征可视化、自动生成结构化报告等。

适宜技术:①分割的深度学习技术。自动探测乳腺肿块并将肿块轮廓勾画出来。②识别的深度学习技术。自动判断乳腺肿块良恶性并给出良恶性的概率值、自动 BI-RADS 分级、肿块特征自动量化分析。③AI 特征可视化技术。将肿块良恶性特征以热力图的形式展示出来。

业务流程见图 1-2-2。

建设要求见表 1-2-2。

3. 盆底超声智能诊断　自动精准测量,辅助诊断盆底功能障碍疾病,提高盆底超声的检查效率和诊断精准率,通过软件的标准操作流程加强盆底的规范化检查。

具体功能:简便标记疾病位置,自动分析功能性疾病;自动测量肛提肌裂孔面积;快速自动生成标准

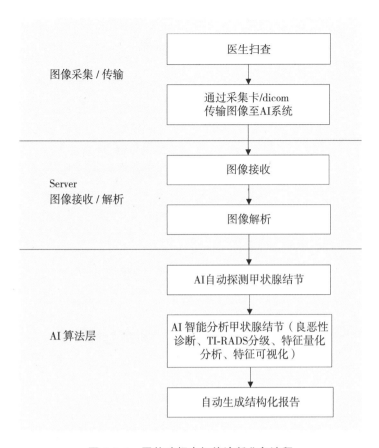

图 1-2-1　甲状腺超声智能诊断业务流程

表 1-2-1　甲状腺超声智能诊断建设要求

指标	具体内容和要求
甲状腺超声智能诊断	具备自动探测甲状腺结节、自动判断结节良恶性并给出良恶性的概率值、自动 TI-RADS 分级、结节特征自动量化分析、结节特征可视化、自动生成结构化报告功能 6 项功能
	三级甲等医院　具备 6 项功能
	三级乙等医院　具备 6 项功能
	二级医院　具备 5 项功能

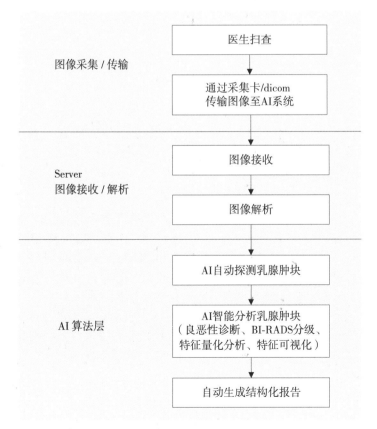

图 1-2-2　乳腺超声智能诊断业务流程

表 1-2-2　乳腺超声智能诊断建设要求

指标	具体内容和要求
乳腺超声智能诊断	具备自动探测乳腺肿块、自动判断肿块良恶性并给出良恶性的概率值、自动 BI-RADS 分级、结节特征自动量化分析、结节特征可视化、自动生成结构化报告功能 6 项功能
	三级甲等医院　具备 6 项功能
	三级乙等医院　具备 6 项功能
	二级医院　具备 5 项功能

盆底超声报告等。

适宜技术:①分割的深度学习技术。全自动勾画肛提肌裂孔并计算其面积、周长、前后径、左右径,自动分析功能性疾病。②二阶曲线技术。提供手动点击后自动勾画。

业务流程见图1-2-3。

建设要求见表1-2-3。

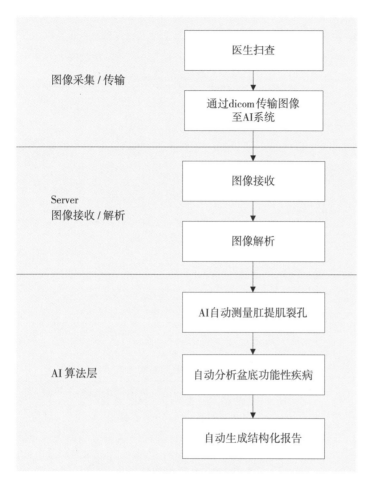

图 1-2-3　盆底超声智能诊断业务流程

表 1-2-3　盆底超声智能诊断建设要求

指标	具体内容和要求
盆底超声智能诊断	简便标记疾病位置,自动分析功能性疾病;自动测量肛提肌裂孔面积;快速自动生成结构化报告 3 项功能
	三级甲等医院　具备 3 项功能
	三级乙等医院　具备 3 项功能
	二级医院　具备 3 项功能

4. 颈动脉斑块超声智能诊断　自动探测并测量颈动脉内中膜厚度 IMT,自动分析斑块的超声特征,降低医生诊断主观性并提升检查效率。

具体功能:自动探测及勾画血管及内中膜(斑块)、自动测量血管管径、自动计算血管面积及血管狭窄率、自动测量内中膜厚度、自动诊断内中膜增厚及斑块、自动量化及可视化分析斑块的超声特征、快速生成数字化报告等。

适宜技术:①分割的深度学习技术。自动探测血管及内中膜(斑块),将轮廓勾画出来并计算。②阈值法。通过计算斑块内部不同像素点的灰阶,定义阈值从而判断特征。

业务流程见图1-2-4。

建设要求见表1-2-4。

(二)未来展望

1. 横向覆盖多病种,纵向覆盖多诊疗环节　从病种上看,目前市场上超声 AI 系统只覆盖几个病种,对诊断单一病种有较高的使用价值,但远不能满足超声科室的所有临床需求。因此,需要开发更多病种,形成整体解决方案;从诊疗环节看,AI 系统目前多涉及超声扫查和诊断环节,未来还要向治疗环节拓展。"横向覆盖多病种、纵向覆盖多诊疗环节"是超声 AI 产品未来发展趋势。

表 1-2-4　颈动脉斑块超声智能诊断建设要求

指标	具体内容和要求
颈动脉斑块超声智能诊断	自动探测血管及内中膜(斑块)、自动测量血管管径、自动计算血管面积及血管狭窄率、自动测量内中膜厚度、自动诊断内中膜增厚及斑块、自动量化及可视化分析斑块的超声特征、快速生成数字化报告 7 项功能
	三级甲等医院　具备 7 项功能
	三级乙等医院　具备 7 项功能
	二级医院　具备 7 项功能

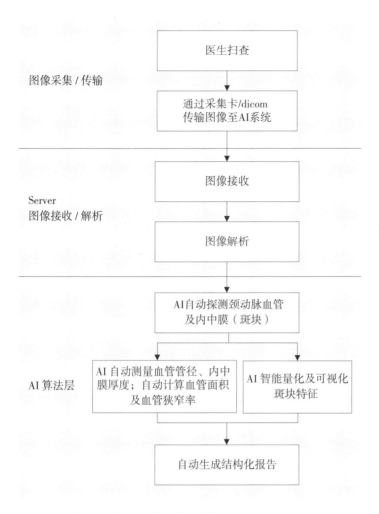

图 1-2-4　颈动脉斑块超声智能诊断业务流程

2. **自动扫查和自动诊断融合的超声诊断机器人**　超声 AI 系统的准确率如果要进一步大幅度提升,需要从图像采集的源头入手。研发超声自动扫查机器人,模拟医生的扫查手法无缝地全自动扫查各脏器的标准切面,并融合自动诊断功能,自动出具相关报告,在未来必将改变超声从业人员的工作方式,成为超声医生诊疗工作中不可或缺的重要辅助工具,从根本上解决医生缺口大和超声检查非标的问题。

六、建设方法

（一）建设策略

1. **AI 系统的独立开发和代理商实施相结合**　超声 AI 系统专业性强,须由专业的 AI 公司独立研发,该 AI 公司需要具备自主研发深度学习技术平台的能力,以保证产品的高准确率。由于医院分散在全国,超声 AI 系统的大规模实施和后期维护成本相对高,故易采用当地的代理商实施和售后维护的方式。

2. **AI 系统灵活部署策略**　考虑不同等级的医院和降低实施维护成本的需求,AI 的部署方式需要高度灵活。AI 系统是一套完整与独立的系统,可直接对接超声机,无须依附于院内系统,亦可按需跟院内网部署,满足用户更高层次需求。如果是医联体的分级诊疗模式,还可同时部署超声远程会诊系统。

（二）应用技术

1. **AI 技术**　AI 技术即深度学习技术,常用的网络结构:①AlexNet、ZeilerNet、VGGNet 早期使用的浅层基础网络结构,不同网络结构收敛速度和泛化能力不一样,网络越深越难收敛,而且很容易过拟合。②ResNet 网络结构使用残差映射和跳跃连接方式,解决了网络较深时的梯度消失或爆炸问题,可以提高收敛速度和模型准确率。③DenseNet 使用了更加密集的连接方式,但却具有较少参数量,可以有效抑制过拟合。在自然图像上搜索的网络结构如 EfficientNet、RegNet 等,在保持比较宽和深的网络结构的同时具有更少参数和计算复杂度,在超声图像分割和识别任务上具有很高精度和推理速度。

2. 软件系统搭建技术 软件系统应用技术主要包括:①系统开发语言,如 C++、.Net、Python 等。根据用户规模、并发响应和外设要求、数据处理深度等选择。②主流关系型或非关系型数据库。根据业务的事务性、完整性、一致性以及对于应用场景数据实时性的不同,选择更强调时序性、事务性、一致性的关系型数据库完成文本、图像的检索(如 Oracle、SQL Server、MySQL 以及各种国产主流数据库等)。对于交换数据、患者信息存储、非实时历史报告内容查阅等可采用非关系型数据库(如 HBase、MongoDB 等)方案进行非结构化存储。对于经常会被客户端反复加载的字典数据、用户状态数据、用户会话控制数据等可升级为内存数据库集群(如 Memcache、Redis、SAP HANA 等)并与关系数据库联动,提供相关服务等。③应用系统架构。采用 C/S 架构的体系完成多系统之间的集成。

（三）建议建设模式

AI 系统直接连接超声机背后的视频输出口,通过采集卡或 DICOM 方式将图像传输至 AI Server,客户端软件安装在超声工作站上呈现 AI 诊断结果。该对接方式由 AI 系统直接连接超声机,操作简单,实施成本低,只需网线或采集卡,部署时间只需几分钟。如果用户需要连接院内网,则需要配置 PACS 连接参数(图 1-2-5)

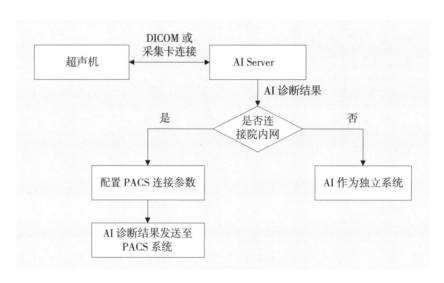

图 1-2-5 AI 系统部署模式

（四）未来建设模式

利用互联网、云计算、远程音视频互动等技术建立完善的超声远程会诊平台,将 AI 系统部署在远程会诊平台上,有利于目前国家大力推进的分级诊疗普及、医疗资源的互联共享、偏远地区的医疗水平提升。云平台的部署方式已经成为未来的发展趋势。通过云平台的部署模式,AI 系统的实施、升级或维护都将在线上进行,变得简单易行。

七、建设流程

（一）建议建设流程

超声科室的智能化须结合医院专业方向、服务规模、患者特点进行统筹设计、中长期规划。以不打乱原有超声检查流程为原则,将各种 AI 系统融入其中。通过技术和业务场景的融合,按需规划设计,或者单机部署 AI 系统,或者以外部公网或区域内网的形式,将上下级医院进行融合对接,建立区域医联体医共体。

1. 建设范围(1 个月) 对超声科服务场景和智能化建设现状进行整体调研。智能化服务不仅要方便科室医生,更是为患者提供优良的就医体验。常规建设内容目前包括以下四大方面:

（1）甲状腺超声智能诊断:提供基于深度学习技术的自动探测甲状腺结节、自动判断结节良恶性、自动 TI-RADS 分级、结节特征量化分析、结节特征可视化等功能。

（2）乳腺超声智能诊断：提供基于深度学习技术的自动探测乳腺肿块、自动判断肿块良恶性、自动 BI-RADS 分级、肿块特征量化分析、肿块特征可视化等功能。

（3）盆底超声智能诊断：提供自动精准测量，辅助诊断盆底功能障碍疾病，通过软件的标准操作流程加强盆底的规范化检查，提高盆底超声的检查效率和诊断精准率。

（4）颈动脉斑块超声智能诊断：提供自动探测血管及内中膜（斑块）、测量血管管径、计算血管面积及血管狭窄率、测量内中膜厚度、诊断内中膜增厚及斑块、量化及可视化分析斑块的超声特征等功能，降低医生诊断主观性并提升检查效率。

通过以上范围明确的功能建设，实现对超声科室智能化和用户体验的提升，提高超声医生的整体水平和工作效率。

2. **技术选择**（1 个月）　在超声 AI 系统建设过程中，需要结合该超声科室的特点和重点建设范围进行技术需求调研与适配，推动以移动互联网技术、大数据等新应用，将已有业务场景服务能力升级与新技术、新方法、新思路的引入有机融合。

（1）图像分割的深度学习技术：分割是从超声图像中识别器官或病灶的边界，这是超声 AI 分析中最具挑战性的任务之一，其目的是传递和提取有关这些器官或者病灶的形状和面积的关键信息。由于超声图像分辨率较低，很多病灶边界模糊，传统的机器学习方法如阈值法、活动轮廓模型、图割法、条件随机场等无法精确分割。基于深度学习的方法，使用人工勾画和标记的大量样本训练，可以学习到超声图像的高级特征，在应用时不需要医生参与就可以自动分割，是 AI 辅助诊断系统中首要的组成部分。

（2）图像识别的深度学习技术：图像识别技术的好坏关键在于识别（如病灶的自动良恶性诊断、分级、病灶的特征分析）的正确率和检测速度，这也直接关系到超声 AI 系统的实用性和可行性。传统的机器学习方法不仅过程烦琐，而且需要人工手动设计特征、导致识别效果较差、训练耗时等问题。而深度学习能够模拟人脑神经系统的分层结构，将特征提取和分类融为一体，实现自动提取复杂特征，具有强大的数据表征能力。

（3）AI 特征可视化技术：超声医生根据病灶的几个灰阶特征判断其良恶性和分级。AI 经过大数据的学习，提取的特征多达上千，这些特征除了医生命名的几个特征以外，其他特征都没有命名，因此就无法解释。循证医学要求 AI 诊断结果具有可解释性，这样更有利于 AI 系统的推广。AI 特征可视化技术即利用病灶区域与周围正常组织特征的不同以及病灶内部的各个像素点的特征不同，以彩色编码直观地显示病灶内部及周边良恶性特征的分布。

3. **系统设计**（1 个月）　根据不同等级医院超声科室的发展规划，针对具体的用户场景选择相应的 AI 技术实现，以满足超声科室的智能化发展需求。实施前经过全面调研后，将超声科室对 AI 系统的功能需求进行汇总，然后由项目经理进行最终确认和评估，在系统设计中针对该科室的应用场景给出最恰当的整体解决方案，并对超声科室既有资产进行利用。通过对用户对 AI 系统不同的功能需求、超声机品牌规格、超声机对接方式、该病种的各种亚型、数据获得的难易度和代价等因素综合考虑、整体设计实现。详细设计中着眼于 AI 系统的"技术实现"，并阐明技术细节、解决主要难点、系统使用的前提条件，并搭建 AI 系统的业务框架和算法架构。从需求设计到运维升级的每个细节都要细化落实，达到高效率实现、便捷维护和持续升级。

4. **系统开发**（12 个月）　系统开发阶段将根据系统详细设计说明，对应业务需求的各模块／功能，进行数据清洗和标注、AI 模型算法训练、AI 模型准确率分析、SDK 封装、用户界面软件开发、单元测试和 AI 系统打包发布工作，在功能模块单元中验证实现和设计说明的一致性。考虑到不同用户采用不同的诊断标准、测量的指标不同、超声机不同品牌规格等因素的影响、AI 系统在产品设计上预留一部分参数或功能配置，在现场通过简单的配置即可满足用户的个性化需求。这样的软件在建设过程中无须二次开发或者客户化工作，实现"开盒即用"，大大降低实施和维护升级成本。

5. **系统测试**（2 个月）　当系统开发工作基本完成之后，在系统正式上线前，一般会将系统测试细化为"前四"＋"后一"共五个阶段："AI 模型测试、单元测试、集成测试、系统测试"（试运行和交付阶段前）＋"验收测试"(试运行和交付阶段后)。

(1) AI 模型测试:将事先准备好的测试集输入到 AI 模型中,测试其各项技术指标的准确率。不同功能模块根据临床要求有不同的准确率要求,对应的测试集数据组成也不同。AI 模型测试分 2 个阶段,分别是算法测试和产品测试。算法测试的目的是调参,产品测试的目的是内部验收。算法测试和产品测试应使用不同的测试集。

(2) 单元测试:按照设定好的最小测试单元进行单元测试,主要是测试软件的程序代码,确保各 AI 模块被正确的编译,测试单元一般细化到具体模块的测试,还有具体到类、函数的测试等。

(3) 集成测试:单元测试完成后,将各单元组合成完整的体系运行并验证结果。主要测试各模块间组合后的功能联动实现情况,确定模块接口连接的成功与否,数据传递的正确性、接口调用返回的结果是否符合设计预期等内容。集成测试在系统集成过程中需要进行多轮次的迭代测试,其主要目的是检查 AI 各个功能模块之间的接口调用影响与返回值的及时性、正确性和稳定性。

(4) 系统测试:经过单元测试和集成测试以后,将相关系统按照配置说明进行部署,并依据系统设计规格说明书中,测试整体 AI 系统的性能、功能等是否满足临床需求和用户的个性化需求,系统运行是否存在漏洞等。

(5) 验收测试:由用户作为测试主体,在上线部署并通过试运行后,根据建设范围和审批过的设计变更申请记录,以及规格说明书来做全面相应测试,以确定 AI 系统满足所有的建设内容要求,确保功能达到符合的效果。用户的测试结果特别是 AI 各项技术指标的准确率需要特别关注和分析。

6. 试运行和交付(2 个月) AI 系统的试运行和交付环节按照建设内容和后期参与应用、运维管理的用户对象特点,建议可以分为以下 4 个步骤:

(1) 软硬件环境准备:①连接方式准备。了解超声机品牌和规格及对应的接口,选择 DICOM 或是采集卡连接方式。如果用户需要对接超声工作站,则需要配置 PACS 连接参数。②硬件环境准备。根据用户选择的 AI 系统功能,准备好项目建设所需的硬件环境,包括培训环境、测试环境、上线环境等所需的硬件设备。③软件部署环境准备。根据 AI 功能模块的选择,准备项目建设所需要搭建的软件环境,并完成集成上线环境和用户验收环境的集成联调和多次上线模拟。

(2) 系统试运行:除了常规的系统稳定性测试以外,AI 系统的准确率测试是试运行的核心。由于手术病理前瞻性数据累积较慢,用户一方面可以用大量的回顾性数据测试系统的准确率,另一方面在试运行期间尽可能收集前瞻性数据测试。用回顾性数据测试时需注意数据的有效性。除了准确率,用户需要体验软件的交互和诊断流程是否符合临床需求。

(3) 系统交付:系统上线包括了试运行和正式运行两个阶段,AI 系统的准确率和用户对 AI 系统的理解和操作规范是保障系统成功启动运行的关键。在系统启动运行期间,超声科室作为 AI 系统建设的主体,全面组织协调系统启动运行事宜,实施方制订启动方案建议案,提供技术保障,解决启动运行中出现的各种技术和 AI 系统的理解问题,全力保障系统顺利上线。

(4) 上线培训:系统管理员、试用医生的培训贯穿于数据录入、数据测试和专业培训的始终,这些人员在测试和试运行过程中已经掌握了系统的基本应用,也目睹了系统运行的常见错误和解决办法,因此系统正式上线以后,这些人员将帮助指导本科室其他人员正确使用系统。针对系统管理和维护人员的培训包括:熟练使用管理工具,熟悉业务流程,掌握系统各模块的配置和调试方法。针对超声医生的培训包括:超声 AI 的诊断原理,AI 系统对于数据输入和扫查规范的要求,独立操作并会使用超声 AI 软件的各种功能。

7. 运维保障(1 年) 对于 AI 系统的运维管理需要规划并制订系统支持落实计划,保障相关系统能够满足医生日常工作需要。

(1) 运维手册:针对日常使用中遇到的问题,特别是 AI 的诊断原理、AI 系统的正确使用方法等都会影响 AI 的诊断效果和用户体验,将这些常见问题汇集成册提供给用户,用户自己可以解决一部分常见问题,降低运维成本并提高工作效率。

(2) 远程支持:运维手册解决不了的问题,用户可以通过拨打服务热线电话或网络等方式进行技术咨询或对产品提出意见和建议,实施方需提供 7×24 小时响应机制。如果可能,用户可以将脱敏后的图片上传给实施方供分析问题并可用于将来的 AI 系统升级优化。

(3) 现场支持:如果出现的问题远程无法解决,实施方需提供现场支持,安排技术人员对整个系统进行检测,对系统存在的故障隐患进行分析,并提出相应的解决方案,并排除故障,解决问题。

(4) 定期巡检:实施方需定期对用户系统进行例行检查,尽量将产生故障的可能性降至最低,同时由于 AI 系统的准确率是不断优化的,定期巡检的时候应给用户安装最新版本,确保用户使用的 AI 系统的准确率始终是最高版本。

8. 规范建设流程　AI 系统整个建设流程按照建设实施规划进行规范,一般分为项目启动、项目实施、系统上线和运维保障四个阶段(图 1-2-6)。

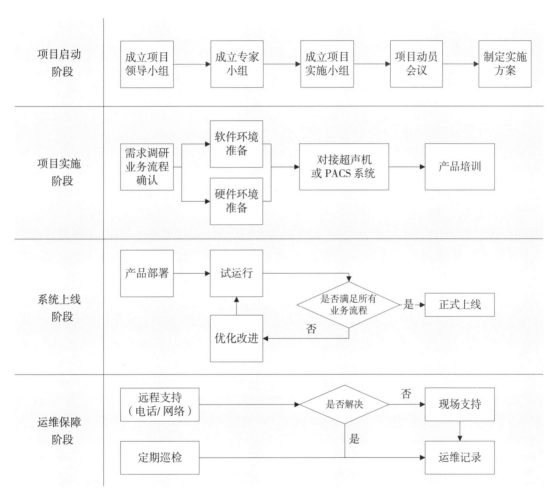

图 1-2-6　规范建设流程

(二) 未来建设流程

未来 AI 系统建设需要满足"互联网+"的场景应用,可以更多使用移动互联网技术和服务平台技术。一是可以考虑引公有云服务模式。实现统一规划、集中部署、自动运维、标准化扩展的医疗信息化建设治理。二是在 AI 模型不变的情况下,将 AI 自动升级系统部署在云平台,AI 识别错误的数据,经过脱敏回传给部署在云平台的 AI 系统,AI 不断自我纠错,不断提升准确率。

八、建设关键点

(一) 系统稳定安全可控化

医疗健康数据具有特殊性和保密性。AI 系统作为独立系统直接对接超声机,在不连接外网的情况下,安全可控。如果需要安装超声远程会诊系统,由于连接外网,则需要高度重视网络安全,安装防病毒软件,定期的漏洞扫描和修复,及时更新和定期改密,密码使用复杂的强密码等强制的技术策略进行保障。

(二)系统持续优化

AI系统需要学习不同疾病类型的超声影像特征,兼容不同用户因扫查手法的不同而产生的影像差异化,兼容各种品牌规格超声机,兼容各种图像质量,因此训练的数据量越多、覆盖面越广,准确率就越高。即使系统已经上线,AI系统也需要持续升级以提高准确率。

(三)加强用户的使用培训

AI作为一个新兴事物,普通用户对其认知相对薄弱;而医学又是非常严谨的领域,本着对患者负责的态度,需对系统管理员(医院信息科技术人员)、系统使用者(超声医生)进行全流程的多次强化培训,包括管理工具、基础数据录入、AI诊断原理、系统操作方法、故障排除等。

九、建设注意事项

(一)使用AI系统的质控要求

超声图像的质控不合格会导致AI误判,用户应注意以下3点。①超声图像中的病灶需结构清晰、完整;②图像格式需没有压缩的高清图像或DICOM原图,分辨率>640pix×480pix;③没有出现严重的分辨率降低或明显的伪影,增益可看清病灶特征且病灶没有测量标记。

(二)使用AI系统的风险

AI学习了大量病例,虽然诊断水平达到一定高度,但也存在误判的可能,另外超声AI系统只是对超声影像做出判断,还需要医生结合患者的临床信息、其他检查数据等进行综合判断。

(三)重视收集用户的反馈

患者的个体化差异、医生的主观性、超声扫查的非标性,意味着打磨一个超声AI产品需要经过大量的临床测试,测试越多,暴露的信息与问题越多,继而越能够预测后续可能产生的风险,这就需要在建设过程中重视收集用户的反馈,及时优化产品业务流程或产品性能。

参 考 文 献

[1] PAVLOPOULOS S,KYRIACOU E,KOUTSOURIS D,et al. Neuralnetwork - based texture analysis of ultrasonic images [J]. IEEE Eng Med Biol Mag,2000,19:39-47.

[2] STOITSIS J,GOLEMATI S,NIKITA K S. A modular software system to assist interpretation of medical images-application to vascular ultrasound images [J]. IEEE Trans Instrum Meas,2006,55:1944-1952.

[3] SWIERCZ M,SWIAT M,PAWLAK M,et al. Narrowing of the middle cerebral artery:artificial intelligence methods and comparison of transcranial color coded duplex sonography with conventional TCD[J]. Ultrasound Med Biol,2010,36:17-28.

[4] 搜狐网.三星成功实现医学影像与人工智能的结合[CP]. https://www.sohu.com/a/278443861_783593.2018.11.28.

[5] 搜狐网.双擎聚力 智慧先行 - GE医疗旗舰款全身超声LOGIQ E20中国上市[CP]. https://www.sohu.com/a/339865456_120057163.2019.9.9.

[6] 36氪.首个获FDA批准的AI辅助心脏超声采集系统诞生,AI医疗产品成监管热[CP]. https://36kr.com/p/1725094658049.2020.2.11.

[7] JINLIAN MA,FA WU,JIANG ZHU,et al.A Pre-trained Convolutional Neural Network Based Method for Thyroid Nodule Diagnosis[J]. Ultrasonics,2017,73,221-230.

[8] QI YANG,JINGWEI WEI,XIAOHAN HAO,et al. Improving ultrasound diagnostic performance for focal liver lesions by deep convolutional neural network:a multicentre study[J]. Ebiomedicine,2020,56:102777.

[9] 赵佳琦,徐琪,章建全,等.骨骼肌超声诊断迈向人工智能新领域:计算机辅助骨骼肌损伤超声定量诊断[J].第二军医大学学报,2017,38:1217-1224.

[10] 佟彤,熊奕.智能三维超声成像在胎儿领域的应用进展[J].中国介入影像与治疗学,2016,13:188-191.

[11] 人民网.全国首届超声读片大赛在京举办推进医学影像大数据在超声诊断学中应[CP].http://health. people.com.cn/n1/2018/1111/c14739-30393640.html.2018.11.11.

[12] TOM网."智引未来",开立医疗智能新品亮相CMEF[CP].http://news.tom.com/201810/4392969309.html.2018.10.30.

［13］腾讯网.迈瑞发布 X-Insight 超声产品　智能化工具提高诊疗效率［CP］.https://new.qq.com/omn/20190424/201904
　　24A07H3P.html.2019.4.24.

［14］动脉网.AI 超声:面对 20 亿人次的诊断量,这条 AI 影像中的晚熟赛道将如何爆发［CP］https://36kr.com/p/679959387
　　095426.2020.4.25.

第三节　人工智能在眼表疾病辅助诊断的应用

一、概念

运用人工智能(artificial intelligence,AI)技术实现眼表影像的快速读片和智能辅助诊断。人工智能在眼表影像的辅助诊断是对经过一定计算机视觉技术处理后的图像数据进一步进行智能化分析,实现定位眼表影像的异常征象、定量定性分析异常征象、智能随访分析影像进展、辅助医生病灶标注和影像诊断或者手术,从而提升诊断效率和精准度,深入发掘影像数据中潜藏的医疗与科研价值。

具体内容包括:AI 影像阅片、AI 影像重建、眼表影像异常征象的检出与量化分析、AI 智能随访、AI 结构化报告等。

涉及技术包括:计算机视觉、机器学习、深度学习、医学影像压缩复杂均衡技术、私有云服务、边缘云服务、互联网技术、计算机前端等技术。

二、建设背景

(一)现状分析

视觉是人类最重要的感官功能之一,人体感知的 80% 外界信息来源于视觉系统。随着我国社会经济水平的发展及社会的老龄化,人们对视觉健康、高质量的眼科诊疗也有了更高的要求。当前,我国是世界上盲与低视力人数最多的国家。其中,角膜病与白内障、视网膜病及青光眼等仍然是最主要的致盲性眼病。多数致盲性眼病是可防、可治、可控、可改善的。最重要的手段就是通过早期预防、早诊早治降低盲的发病率、提高患者生活质量并降低家庭的经济负担。遗憾的是,长期以来社会对眼病的关注更强调治疗水平的提高,而对筛查、诊断和预防缺乏关注,使得大部分致盲性眼病不能够被筛查出来,也就无法做到早发现、早治疗,这是我国致盲性眼病患病率居高不下的重要原因。我国的眼科诊疗资源难以满足日益增长的眼科诊疗需求。根据国家卫生健康委官方数据报道,我国现有眼科医疗机构六千余家,眼科医师 3 600 余名;眼科门诊患者从 2012 年的 8 000 万余人次增加至 2016 年的 1 亿余人次,预计该人数到 2021 年将达 1.5 亿人次。另一方面,眼科住院患者数量仍以 10% 的复合年增长率在持续增长,预计 2021 年该人数将达 700 万余人次。然而,我国居民当前平均每万人仅有眼科医师 0.2 人,每名眼科医生平均每日接诊患者 82.5 人次。与此同时,根据全国眼科联盟统计数据,7/10 的眼科患者分布在地级市以下地区,而 3/10 的眼科医生却分布在大中型城市大医院,欠发达地区在眼科医生以及眼科筛查设备方面极度匮乏。

近年来,人工智能在医疗健康领域的应用越来越广泛,医疗行业越来越多地采用这一先进技术来改善患者就医体验,提高医疗流程效率。人工智能已经跨越了医学方面的许多核心领域,从诊断到健康治疗,再到智能设备。可以说,人工智能技术已经成为医疗健康行业的有力辅助和支持。为进一步平衡医疗资源分布、提升整体医疗服务水平、适当缓解医患矛盾、一定程度上减轻医护工作者工作压力,政府、企业和医院纷纷积极探索推进人工智能技术在临床医疗中的深入应用。自 2016 年起,国家逐步颁布《“健康中国 2030”规划纲要》《“十三五”国家战略性新兴产业发展规划》《促进健康产业高质量发展行动纲要(2019—2022 年)》等政策确立医疗健康产业在国家长期发展规划中的核心地位,逐步提出将互联网技术、大数据、云技术、人工智能技术等新一代信息通信技术融合并在实际医疗服务场景中深度运用。因此,使用人工智能(AI)诊断系统解决以上难题,在提高临床诊疗效率的同时并为医疗资源匮乏地区提供诊疗服务已成为社会共识。人工智能是一门综合了信息科学、医学的交叉学科。理论上,任何使用机器替代人类实现对问题认知、识别、分析、决策等的均属于人工智能技术。研发临床 AI 的目的就是从医疗大数据中获取数据,然后利用 AI 挖掘有效信息,以实现临床辅助决策。在未来,AI 的研究与应用无可避免地将改变眼科临床医师的诊断思维及患者的临床路径。

1. 国外现状分析　2016 年,谷歌公司在美国临床医学杂志(JAMA)发表文章介绍利用谷歌 AI 在印度不发达地区开展筛查糖尿病性视网膜病变(diabetic retinopathy,DR)的研究,其结果显示在使用十余万张眼底彩照及神经网络技术构建 AI 算法后,并将其在临床中应用于五千余例糖尿病患者眼底筛查,结果发现该算法诊断早期 DR 的敏感度及特异度均达到 90% 以上。该研究的主要局限在于这类算法是应用于已知糖尿病患者的眼底筛查,能否将其应用于普通人群和真实临床病例的 DR 筛查仍然有待明确。另一方面,该应用尚不能用于患病率更高的年龄相关性黄斑变性(age related macular degeneration,AMD)仍未验证。2018 年加州大学圣地亚哥分校眼科教授张康等在 Cell 发表文章显示利用视网膜光学相干断层扫描(optical coherence tomography,OCT)图像构建的人工智能应用已能在 30 秒内快速筛查致盲性视网膜疾病并决定是否需要治疗。该人工智能应用算法基于 207 130 张 OCT 图像,涵盖 4 686 名患有脉络膜新生血管、糖尿病性黄斑水肿、玻璃膜疣的患者,其鉴别脉络膜新生血管、糖尿病黄斑水肿、玻璃膜疣以及正常视网膜的准确率、敏感度、特异度均在 95% 以上,与谷歌 AI 相比其可诊断视网膜疾病已扩展到 3 个以上。

2. 国内现状分析　我国眼科界在人工智能部分临床领域也处于国际先进水平。中山大学中山眼科中心林浩添等利用机器学习建立了先天性白内障人工智能诊断平台,该人工智能应用算法在诊断先天性白内障方面具有较好的准确性,使用者在嵌合该算法的云平台上传图像即可获得相应的诊断、风险评估及治疗方案。刘奕志教授团队利用十年百余万次的近视眼医学验光大数据研究青少年近视眼发生、进展与稳定的规律,其人工智能系统预测患者近视进展的 3 年内准确率达 90%,10 年内准确率达 80% 以上,为近视眼的防控提供了重要科学工具。何明光教授团队利用 4 万多张青光眼患者构建的人工智能算法能从独立的 8 000 张数据库中较好地诊断出青光眼患病与否,其敏感度、特异度均达到 92.0% 以上,具有较好的临床应用前景。与之相对,国内外仍未见可用于临床使用的角膜病人工智能应用诊断系统报道。

(二)需求分析

目前我国在医疗领域面临的主要矛盾是当下提供医疗服务的能力无法满足人民群众日益增长的对医疗服务的需求,供需矛盾非常突出。在需求侧,随着经济社会的发展、人口老龄化加剧和疾病谱的改变,对医疗服务的需求急速增加;在供给侧,我国卫生资源总量明显不足、优质医疗资源过度集中。因此我国医疗服务的供需失衡问题将会持续存在。近年来,人工智能技术广泛应用于疾病的预测与诊疗,极大地提升了医院的医疗服务能力,一定程度上缓解了上述问题、促进了医疗健康的变革发展。通过大力推进"人工智能 + 医疗健康",能给予医疗行业新的活力,将有效促进医疗服务的创新供给和信息资源的开放共享。

1. 解决医疗资源不足现状的需求　我国医疗领域目前亟须解决的问题是优质医疗资源不足。三级医院只占全国医院总数的约 8%,而就医人数比例却超过 50%,稀缺的医疗资源使很多患者很难挂上号看上病。人工智能可以通过机器辅助诊断治疗,提升医生治疗效率,在一定程度上缓解医疗资源不足的问题。例如,新冠肺炎抗疫期间,由于疫情的需要,在上海市卫健委的统一部署下,复旦大学附属眼耳鼻喉科医院的眼科临床医生开展互联网咨询,在此基础上我们构建了基于知识引导构建的人工智能应用导诊系统并在该院微信平台上线,累计服务 4.3 万余人次,92% 线上咨询的问题均能通过该人工智能应用导诊解决,仅有 8% 不到的临床问题需要转诊至人工服务,大大提高了医师的工作效率。因此,人工智能赋能医院建设将会提升运行效率,放大优质医疗资源服务能力。

2. 助推落实分级诊疗制度的需求　分级诊疗是满足人们医疗需求和解决看病难问题的重要举措,其难点是基层医疗水平亟待提高,特别是县乡村级医疗卫生技术力量难以满足当地群众日益增长的医疗健康需求,成为基层医疗服务的"通病"。人工智能的普及可以将顶尖医学专家的知识和诊治经验快速复制,为基层医生提供实效、实时的医疗支持,弥补基层医务人员能力不足,解决患者对基层医生的不信任问题。通过互联智慧分级诊疗协同平台和智能培训平台,以研究型医院为主体的医联(共)体,可与基层医院建立紧密的协作及帮带关系,推动分级诊疗落实。

3. 缓解医疗经济负担的需求　2013—2017 年,全国财政医疗卫生累计支出 59 502 亿元,年均增幅 11.7%,远超 GDP 年均增速。我国人工智能学会在 2017 年发布的《中国人工智能创新应用白皮书》预测:人工智能技术通过提高药物研发成功率、提供辅助疾病诊断和疾病监护等提高服务效率的应用,可以带来约 4 000 亿元人民币的医疗成本降低。据测算,我国基层医疗的误诊率至少在 50% 以上,陕西某偏远山区的误诊率更高达 74%,人工智能根据海量过往医疗数据和文献做出诊断,可以辅助基层医生减少误诊、漏诊率,从而减少错误的医疗投入。利用智能穿戴式传感器等技术,可实现对人体生理状况的实时观察,及早发出疾病预警并提出可能的预防方案,实现"治未病",从而帮助减轻患者医疗负担。

三、应用场景

基于眼前节段照相、前段 OCT、角膜共聚焦显微镜等检查的异常征象图像识别技术,借助 AI 技术,实现对眼表影像的分析,自动检出真菌性角膜炎、棘阿米巴角膜炎、细菌性角膜炎、暴露性角膜炎、角膜老年环、边缘性角膜变性、神经麻痹性角膜炎、圆锥角膜、上皮型、基质型及内皮型角膜营养不良、带状角膜病变、翼状胬肉、角膜皮样瘤、角结膜新生物 14 种眼表疾病的异常征象,实现多病种检出与深度分析,辅助医生提高诊断精度与工作效率。

四、建设原则

(一) 眼表影像诊断的准确性

尽管机器学习在眼表影像诊断方面表现强势,但由于眼表疾病多种多样且往往缺乏图像特征,所以在数量巨大、多样的电子病历数据分析方面,仍面临巨大挑战。鉴于电子病历的数据信息之广、数据类型之多,以及某些方面的数据贫乏及可能出现的特殊案例等,会导致机器学习难以进行精确的数据分析。为保证诊断结果的准确性,需要完成大量基础性工作,比如高质量数据的集成便是一个长期的过程,大数据的收集和分析需要算法工程师、临床医生、流行病学专家等在内的多领域专家通力合作。此外,人工智能学习了海量数据后,其诊断结果的准确性仍然需要更大范围的数据对其进行验证和比对。

(二) 数据使用存储的安全性

数据开放共享是健康医疗信息化发展的重要目标。但数据开放共享也对个人隐私与数据安全带来严峻挑战,在开放共享的同时必须强化健康医疗信息安全的技术支撑。一要加强健康医疗行业网络信息安全等级保护、网络信任体系建设,提高信息安全监测、预警和应对能力;二要建立信息安全认证审查机制、数据安全和个人隐私影响评估体系,以流程化、制度化确保信息安全;三要从技术上采取数据封装、数据分离、去除个人标识信息等措施以保护个人隐私。

(三) 可靠数据采集的标准性

人工智能系统需要大量数据,并且收集的数据必须来自可靠的来源,从不可靠的来源收集数据可能会对人工智能解决方案的输出产生不利影响。因此,为了获得准确的输出,医院必须从可靠、标准的数据采集设备来获取数据。同时,每家医院信息化建设都涉及数个甚至数十个公司的不同产品,而每个公司的数据标准、采集存储方式都不尽相同。因此,即便是在同一家医院,也会出现多个数据系统之间数据无法分享、系统难以交互的情况。因此医院需要尽早确定所需的结果并相应地标准化数据,确保数据与构建过程一致。

五、建设内容

随着上海人工智能先导区和其他各区对医疗人工智能各细分场景的挖掘和探索,人工智能在医疗健康领域的应用越来越广泛。在众多临床科室中,眼科由于具有丰富的图像资源及应用场景,是医疗人工智能应用的一个重要切入点,在眼科疾病诊断中的应用受到了广泛重视。

(一) AI 影像阅片

供眼科医生阅览眼部影像,如眼前节照相、眼前节 OCT 及共聚焦显微镜图像等,提供丰富的人工智能阅片工具,方便医生进行影像阅片操作。

具体功能:查看影像序列、窗口布局调整、窗宽调整、窗位调整、图像移动、缩放、旋转、翻转、放大镜、影像联动、参数测量、影像数据传输等。

适宜技术:①影像数据传输。实现影像数据在影像设备、影像归档和通信系统(picture archiving and communication systems,PACS)与辅诊系统之间传输。②影像阅览。提供多种影像阅览方式。③影像操作。基于前端技术的多种影像操作方式。④影像三维阅览。

业务流程见图 1-3-1。

建设要求见表 1-3-1。

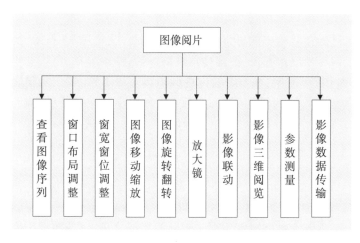

图 1-3-1 影像阅片业务流程

表 1-3-1 影像阅片建设要求

指标	具体内容和要求
影像阅片	①具备眼部图像查阅、图像三维阅览、图像缩放、图像联动 4 项功能 ②支持病灶直径、深度、表面积、表面色泽、边缘光滑度、血供情况 6 种参数测量技术 三级甲等医院 具备 4 项功能、支持 6 种技术 三级乙等医院 同上 二级医院 具备 4 项功能、支持 2 种技术

(二)AI 影像辅诊

为眼科医生提供基于 AI 技术的眼表疾病影像辅助服务,包括病灶自动检出、病灶定位、眼表疾病诊断等。

具体功能:眼表病灶自动检出、病灶自动位置标记、病灶自动轮廓勾画、病灶解剖位置自动定位、病灶特征分析、眼表疾病的三级分类等。

适宜技术:①眼表病灶检出。对不同尺寸、不同类型的眼表病灶检出。②眼表病灶轮廓勾画。基于深度学习技术的眼表病灶分割算法,勾画出病灶的轮廓。③眼表病灶解剖定位。通过眼表的病灶定位和局部组织特征,将病灶进行解剖定位。④眼表疾病的三级分类诊断。利用计算机预先设置算法,通过对大量已标注疾病信息标签的图像等数据进行学习训练,实现疾病的自动诊断和预测。

业务流程见图 1-3-2。

建设要求见表 1-3-2。

(三)AI 智能随访

AI 智能随访针对眼表病灶,对比分析,评估病情进展。自动匹配病灶,自动对比病灶参数,简化随访流程,提升随访工作效率。

具体功能:随访对比阅片、病灶自动匹配、病灶参数自动对比、比较病灶演化趋势、图表展示随访结果,随访数据导出等。

适宜技术:①病灶配准,AI 自动配准随访病灶,并且联动显示,对比病灶参数的变化。②信息展示方式。支持表格和图形的方式展示参数变化。③基于病灶参数配准的眼表疾病随访技术。

业务流程见图 1-3-3。

建设要求见表 1-3-3。

(四)AI 结构化报告

一键生成结构化报告,提供病灶参数,预测诊断信息,节省时间,简化医生报告流程。

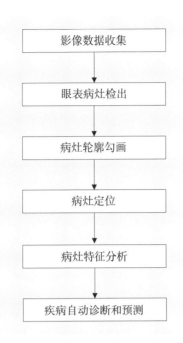

图 1-3-2 眼表疾病 AI 影像辅诊业务流程

表 1-3-2 眼表疾病 AI 影像辅诊建设要求

指标	具体内容和要求
眼表疾病三级分类诊断	① 具备定位至眼睑、角膜、结膜、睑缘 3 项功能 ② 支持病灶的直径、深度、表面积、表面色泽、边缘光滑度、血供情况 6 种量化技术 三级甲等医院 具备 3 项功能、支持 6 种技术 三级乙等医院 具备 3 项功能、支持 5 种技术 二级医院 具备 3 项功能、支持 4 种技术

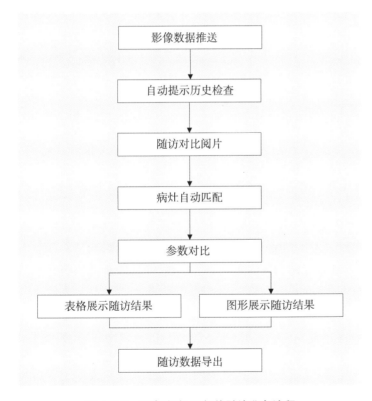

图 1-3-3 眼表疾病 AI 智能随访业务流程

表 1-3-3 眼表疾病 AI 智能随访建设要求

指标	具体内容和要求
眼表疾病随访	① 具备直径、深度、表面积、表面色泽、边缘光滑度、血供情况 6 项自动对比功能 ② 持表格式、图形式 2 种结果展示技术 三级甲等医院 具备 6 项功能、支持 2 种技术 三级乙等医院 同上 二级医院 具备 5 项功能、支持 1 种技术

具体功能:自动生成结构化报告、病灶自动截图、自动生成影像描述、自动生成眼表疾病的三级诊断及自动生成影像建议等。

适宜技术:①图像规范化描述。按照预置报告模板,生成规范的影像描述语句。②病灶截图。自动截取病灶的代表性图像,粘贴在报告内。③眼表疾病的三级诊断。通过对大量已标注疾病信息标签的图像等数据进行学习训练,实现疾病的自动诊断和预测。

业务流程见图 1-3-4。
建设要求见表 1-3-4。

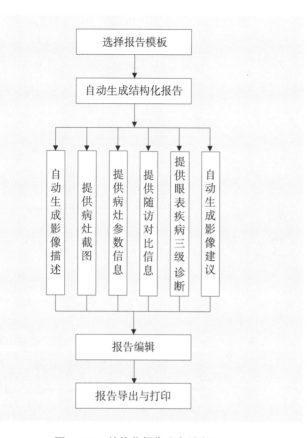

图 1-3-4 结构化报告业务流程

指标	具体内容和要求
结构化报告	①具备对病灶直径、深度、表面积、表面色泽、边缘光滑度、血供情况 6 项病灶描述自动生成功能 ②通过对大量已标注疾病信息标签的图像等数据进行学习训练,支持包括但不仅限于真菌性角膜炎、棘阿米巴角膜炎、细菌性角膜炎、暴露性角膜炎、角膜老年环、边缘性角膜变性、神经麻痹性角膜炎、圆锥角膜、上皮型、基质型及内皮型角膜营养不良、带状角膜病变、翼状胬肉、角膜皮样瘤、角结膜新生物 14 种眼表疾病的自动诊断 三级甲等医院 具备 6 项功能、支持 8 种疾病诊断 三级乙等医院 具备 6 项功能、支持 6 种疾病诊断 二级医院 具备 4 项功能、支持 4 种疾病诊断

表 1-3-4 结构化报告建设要求

（五）未来展望

建立基于裂隙灯显微镜的 AI 诊断系统、云计算和物联网技术的常见眼表疾病诊断网络协作平台,依托承担单位及合作单位,联合基层社区等各级医疗机构,建立多级医疗协作模式,并完成常见眼表疾病临床筛检和诊疗,推广该 AI 系统的临床应用;拟在十家以上医疗机构完成 10 万人次以上病例的临床筛查及诊断,并通过云健康系统实现各终端的数据采集、数据传输及数据管理。未来建设的目的是在各级医疗机构、社区卫生中心等真实临床场景验证基于裂隙灯显微镜的常见眼表疾病 AI 诊断系统的有效性及可靠性,使其具备申报国家药品监督管理局医疗器械的条件。

六、建设方法

（一）建设策略

应用人工智能进行眼表疾病的诊断是一项复杂的工程,涉及多方面的问题,关系到广大人民群众的切身利益,因此,建立这种智能系统,必须保证科学合理,严格遵守国家的有关规定。系统建设中,应充分借鉴其他行业的先进经验,充分考虑自身成本约束,选择性价比高、成熟、先进的产品。发展人工智能诊断系统,首先要做好充分的准备,对系统的所有问题进行全面的分析,然后成立专门的专家组进行系统的开发,与此同时,要严格遵守软件开发的标准,考虑到应用对象的需要,确保系统能满足社会的需要,满足病人的多种需要。当进行建设时,必须保持正确的态度,明确整个建设过程,并在确认无误后开始建设。具体有以下四方面的建设策略。

1. 整合多维数据集多眼表疾病诊断 AI 平台 人工智能在诊断单眼疾病中的应用已经取得了一定的成果,但由于缺乏多维的眼科诊疗数据,目前 AI 还不能诊断多种眼科疾病。所以迫切需要整合多源眼科数据,建立智能化操作平台,将 AI 应用于临床实践。多维眼科影像资料包括不同类型的辅助检查、不同采集方式以及来自不同医疗单位的资料来源。不同于肉眼对眼表的可视化特征识别,多种眼部辅助检查诊断方法都能获得特定层次或视角的信息。不同检查设备的信息来源是否一致,决定了该信息能否作为智能辅助诊断系统的可靠指标。因此,在建立眼表疾病影像资源库时,首先要考虑多维影像的整合,包括裂隙灯显微镜、前节 OCT 及其他影像资料等。多维眼科成像技术是未来评价方法、标准制定和相关研究的开展的重要依据。

2. 保证 AI 系统中眼科图像质量及格式的标准化　　AI 学习所使用的数据实际上就是训练学习模型的教材,教材的质量最终决定着学习的效果,如何获得高质量的教材是 AI 诊断所面临的共同问题,因此眼科影像质量的标准化也不能忽视。由于设备影像质量在不同参数下有差异,以及检查人员未受过正规、规范的操作培训等,所以在图像采集这个关键步骤上,有必要建立简单可行,对后续机器学习有重要影响的行业标准。

另外,在 AI 诊断系统的感知层要完成在不同条件和不同医疗设备下的信息采集,存在较多的设备种类,感知的方法不尽相同,在这样的条件下,如果没有采用统一的数据格式标准,就很有可能导致感知层所采集、处理的数据格式不统一,向其他层面传递消息时,容易发生混乱,导致数据丢失或其他问题出现。因此,在建设智慧医疗系统时,必须采用统一的数据格式标准,保证所感知信息标准的统一。

3. 加强多学科融合 AI 人才的培养　　基于眼科图像数据库的眼表疾病 AI 辅助诊断平台建设是一项长期而艰巨的工程,人才培养是关键。另外,AI 诊断系统的建立改变了传统的医院职能,医院也亟须培养一支专业化的信息化人才队伍,加强医院内部的信息化管理意识,提高员工信息化技能和知识水平,以保证医院的智慧医疗建设。同时,鼓励医护人员运用智慧医疗技术,加强业务学习和临床实践,根据病人的具体情况,依托智慧医疗数据,为病人提供更高质的诊疗服务,提高医疗效率。

4. 加强以患者为中心的智能诊断系统建设　　AI 在医疗领域的服务理念是以患者为中心,是面向患者的"智能服务",最终是让患者感受更加方便和快捷的医疗服务。破解人民群众普遍关心的"看病难"问题,是我国医疗卫生工作的重点,智能诊断系统建设可以加强信息互通,实现基层医院与优质医疗的连接,可以极大提高基层医生的诊治效率,也将对缓解"看病难"起到重要作用,同时,医疗机构未来能提供更多智能护理、智能医疗、智能药房、智能服务,为人民健康保驾护航,提升人民群众的幸福感、获得感。

（二）应用技术

应用技术主要包括:①数据增强。组织专科医师及专家团队将现有常见角膜病原始数据标记至三级分类(包括但不仅限于真菌性角膜炎、棘阿米巴角膜炎、细菌性角膜炎、暴露性角膜炎、角膜老年环、边缘性角膜变性、神经麻痹性角膜炎、圆锥角膜、上皮型、基质型及内皮型角膜营养不良、带状角膜病变、翼状胬肉、角膜皮样瘤、角结膜新生物等)、扩充并统一进行数据质控。此后,通过一系列随机变形、剪切等方式对数据进行增强提升。②数据生成。采用 DCGAN 模型生成数据,将卷积神经网络和对抗网络联合构建模型。③数据不平衡的解决方案。使用 Easy Ensemble 从大众类数据集中选取多个采样集,将小众类样本各自与大众类采样集结合,得出多个训练模型,并进行最优化组合得到最终结果。④非标签数据的利用。基于现有标签数据使用自训练算法训练得到的 AI 模型,对无标签数据再次进行预测。⑤构建专家知识库。基于患者病史和专家经验设置算法提取的关键参数,包括但不限于患者的起病原因(有无外伤史)、发作频率、起病时间、全身并发症、病程进展等,从患者体征提取眼红、眼痛、视力下降等信息,并在此基础上做出决策树,排除最不可能疾病,并为后续分析奠定基础。⑥跨病种迁移学习模型与增量训练优化。在数据类型相近的病种之间建立快速迁移模型,并基于层级模型的知识迁移模型构建算法。⑦模型训练。该部分拟采用两种备选方案进行优化,包括自定义深度神经网络及上述迁移学习方法。⑧通过目标检测与语义分割进行特征增强。通过目标检测加上图像语义分割的方法来进行特征增强训练。⑨AI模型的整合及应用场景建立。基于裂隙灯检查系统的多模态角膜病,根据角膜病亚类的不同分别测试一种或者多种基于知识引导与数据驱动的 AI 模型并评估其诊断效率,明确最优化 AI 诊断策略。

（三）建议建设模式

1. 基于知识库引导建立并优化 AI 诊断系统　　目前国际上眼科 AI 的应用以单病种为主,如糖尿病视网膜病变、先天性白内障及青光眼等,而多病种的 AI 诊断系统仍鲜见报道。目前,已有实体开发了多病种的眼表疾病 AI 诊疗系统,虽然能够对临床上四大常见致盲性眼病(感染性角膜病、免疫性角膜病、角膜变性及营养不良及角结膜新生物)进行精确诊断,但仍不能对这些疾病的三级分类进行明确诊断。如该系统会将常见的真菌性角膜炎、病毒性角膜炎、细菌性角膜炎等统一标记为感染性角膜病,边缘性角膜溃疡、过敏性结膜炎导致角膜溃疡等标记为免疫性角膜病。另外,对于缺乏图像特征的其他角膜病如干眼、睑缘炎相关角结膜病变,该 AI 诊断系统更是力不从心。究其根本,还是因为当前 AI 诊断系统仍以临床图像为分析素材,在实际的临床诊断中,医师通常要结合患者的病史、辅助检查进行诊断,如有植物外伤史通常提示真菌性角膜炎、有干燥综合征病史通常提示患者干眼可能。在这种情况下,使用知识库引导成为解决以上问题的重要方向。所谓知识库引导是指借鉴专家的经验运用知识解决问题的工作原理,通过获取知识和推理解释的过程解决问题的一种人工智能方法。因此,构建知识引导的人工智能模型,自动选择从患者病史中提取到的有效信息,自适应地将相关数据进行有效融合训练,并自动寻找深度学习模型的最佳超参数集,可以极大提高 AI 算法的诊断效率。

2. 将 AI 诊断系统整合至裂隙灯显微镜　不同国家、不同地区、不同医疗机构所使用的检查设备有所不同,而不同检查设备所获取的图片在成色、分辨率等方面均有差异,这势必会影响图像获取的精度从而影响诊断的准确率。该差异对于人工智能技术的大范围推广会造成一定的阻碍,而解决这一问题的关键在于对检查设备实行统一化、规范化。因此,构建一种基于知识引导、多种医学影像的眼表疾病 AI 诊断系统,并研发整合裂隙灯系统的眼表疾病 AI 诊断一体机,克服现有 AI 技术局限,在夯实基础角膜病数据集和专家知识库的算力基础上,通过软硬件结合的方式实现人工智能诊断常见眼表疾病,并使其准确率不低于 90%,假阴性率不高于 5%。研制这种 AI 诊断一体机有利于其在社区及各级医疗机构的应用,明确其可行的应用场景,并促进其在临床实践中进一步明确该 AI 系统诊断常见眼表疾病三级分类的准确性、可行性,使其具备申报国家药品监督管理局医疗器械的条件。

(四) 未来建设模式

当前 AI 诊断系统仍无法实现在多种眼部疾病中进行诊断,因此未来眼部 AI 诊断系统的建设模式,是将 AI 诊断系统优化成对多种,乃至全部类型眼部疾病诊断的统一解决框架。另外,基于知识引导与数据驱动相结合的技术开发 AI 算法,通过迁移学习自动传递有效信息并将数据进行有效融合训练,未来将探索深度学习模型的最佳超参数集,提高疾病诊断效率。最后,将患者病史与影像数据相结合的 AI 算法模型在未来的真实应用场景(临床诊断及社区筛查等)中加以验证及优化。

七、建设流程

(一) 建议建设流程

AI 诊断目前实现了对电子影像的病灶自动识别与标注这一功能,但这只是影像诊断的第一步,距离成为医生的辅助诊断工具,真正实现在医生整个诊断决策过程中提供帮助的定位还远远不够,还需考虑将人工智能技术结合大数据挖掘、分析,使医学影像大数据在人工智能的筛选、梳理和提取后,切实转换成有效的临床决策,真正做到智能诊断。

1. 建设范围(6 个月)　构建一种基于知识引导、多种医学影像的常见眼表疾病 AI 诊断系统,并研发整合裂隙灯系统的眼表疾病 AI 诊断一体机,克服现有 AI 技术局限,在夯实基础角膜病数据集和专家知识库的算力基础上,通过软硬件结合的方式实现人工智能诊断常见角膜病。研制角膜病 AI 诊断一体机有利于其在社区及各级医疗机构的应用,明确其可行的应用场景,并促进其在临床实践中进一步明确 AI 诊断常见角膜病三级分类的准确性、可行性,使其具备申报国家药品监督管理局医疗器械的条件。建设内容包括以下 4 个方面:

(1) 常见眼表疾病多级分类专家知识库和临床影像数据集的建立及扩展。通过建立足够数量、足够优质的常见角膜病知识库、数据集可为后续的算法改进、建模及训练提供可信度高的数据。

(2) 构建知识导向和数据驱动相结合的人工智能算法模型。其重点是建立数据驱动和知识导向相结合的人工智能模型,自动选取病人病史中的有效信息,对相关数据进行自适应有效融合训练,自动寻找深度学习模型的最佳超参数集,提高 AI 算法的诊断效率。

（3）AI 诊断眼表常见疾病的算法模型及与裂隙灯显微镜系统的集成。重点在于通过建立多模态 AI 模型并将其整合到临床常用的裂隙灯显微镜,以扩大其临床应用场景并提高其使用效率。

（4）AI 诊断系统在常见眼表疾病中的验证及应用场景探讨。在各级医疗机构、社区卫生中心等真实临床场景验证基于裂隙灯显微镜的常见角膜病 AI 诊断系统的有效性及可靠性,使其具备申报国家药品监督管理局医疗器械的条件。

2. **技术选择(3 个月)**　在开发一个基于知识引导和数据驱动相结合的常见眼表疾病人工智能诊断系统,并降低 AI 算法在常见眼表疾病多分类诊断问题上对数据数量、类型和质量的苛刻要求,助力面向各级医疗机构的智能诊断及辅助决策。

（1）数据增强技术建设:组织专科医师及专家团队将现有常见角膜病原始数据标记至三级分类(包括但不仅限于真菌性角膜炎、棘阿米巴角膜炎、细菌性角膜炎、暴露性角膜炎、角膜老年环、边缘性角膜变性、神经麻痹性角膜炎、圆锥角膜、上皮型、基质型及内皮型角膜营养不良、带状角膜病变、翼状胬肉、角膜皮样瘤、角结膜新生物等),扩充并统一进行数据质控。此后,通过一系列随机变形、剪切等方式对数据进行增强提升。如图 1-3-5 中前期 AI 诊断系统分析常见致盲性眼病所示技术,左边一张眼底照片通过以上操作得到右边增强后的图片。

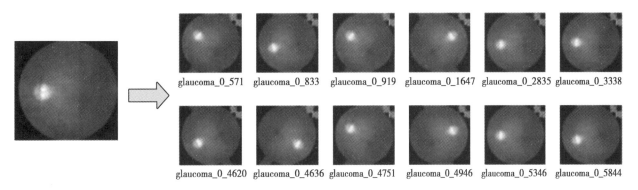

图 1-3-5　中前期 AI 系统分析常见致盲性眼病所示技术

（2）数据生成技术建设:采用 DCGAN 模型生成数据,将卷积神经网络和对抗网络联合构建模型。该模型网络包括判别模型和生成模型,结构大致如图 1-3-6 所示:

（3）数据不平衡解决方案的技术建设:使用 Easy Ensemble 从大众类数据集中选取多个采样集,将小

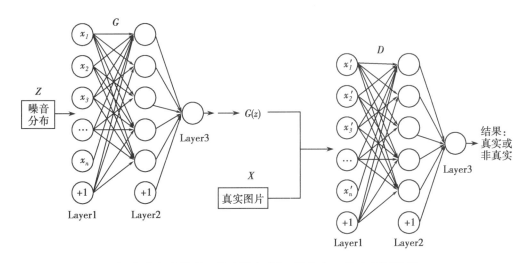

（G 代表生成模型;Z 代表噪声,即 G 的输入;D 代表判别模型）

图 1-3-6　对抗生成网络模型

众类样本各自与大众类采样集结合,得出多个训练模型,并进行最优化组合得到最终结果。使用 Balance Cascade 进行一次欠采样生成训练集并训练一个分类器,而后对大众类中的样本进行分类;针对分类错误的样本再次使用欠采样生成训练集,训练第二个分类器,多次循环,最后融合所有分类器结果得到最优分析。

(4) 利用非标签数据的技术建设:基于现有标签数据使用自训练算法训练得到的 AI 模型,对无标签数据再次进行预测。置信度高的数据被赋予标签后加入训练集,进行模型训练,即首先通过现有训练数据训练模型来预测无标签数据,而后将置信度比较高的无标签数据和被模型赋予标签的数据共同放入训练集,在同时满足训练集和模型符合要求的情况下则输出当前的训练集及模型,否则,重新回到(1)。

(5) 专家知识库构建的技术建设:基于患者病史和专家经验设置算法提取的关键参数,包括但不限于患者的起病原因(有无外伤史)、发作频率、起病时间、全身并发症、病程进展等,从患者体征提取眼红、眼痛、视力下降等信息,并在此基础上做出决策树,排除最不可能疾病,并为后续分析奠定基础。

(6) 跨病种迁移学习模型与增量训练优化的技术建设:在数据类型相近的病种之间建立快速迁移模型,并基于层级模型的知识迁移模型构建算法,我们在已有的眼科分类模型的基础上,对角膜病亚型进行层级迁移与在线增量学习,可降低对新类别数据量的要求并实现在学习新类别时不遗忘已有知识的目的(图 1-3-7)。

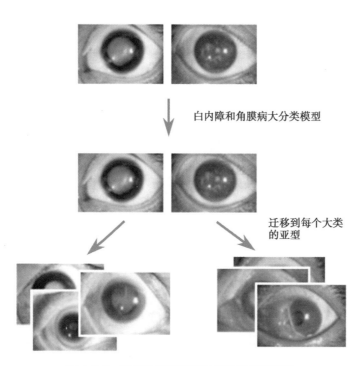

白内障和角膜病大分类模型

迁移到每个大类
的亚型

图 1-3-7　跨病种学习与增量训练优化的应用

(7) 模型训练的技术建设:该部分拟采用两种备选方案进行优化,包括自定义深度神经网络(图 1-3-8)及上述迁移学习方法。整合研究内容一的角膜病数据集训练并微调现有度模型的参数(图 1-3-9),以达到学习常见角膜病不同种类高级抽象特征的目的。

(8) 通过目标检测与语义分割进行特征增强的技术建设:通过目标检测加上图像语义分割的方法来进行特征增强训练。优化用于角膜病诊断的深度学习模型,对模型训练中的高关注度区域进行解析,将疾病诊断拆分为区域分割和医疗识别两个步骤。在分析图像时,先分割关注区域,而后对其进行疾病分类(图 1-3-10)。

(9) 基于知识引导的病史资料分析模型设计的技术建设:①专家建库。根据角膜病专家经验,从问诊信息中挑选备选对诊断有用的信息,包括但不限于以下 5 类:患者眼部症状、性别、年龄、病程及全身并发症等。每个亚类角膜病用一套多维特征进行描述;②精细化特征。将角膜病发病频率分为"永不、很少、

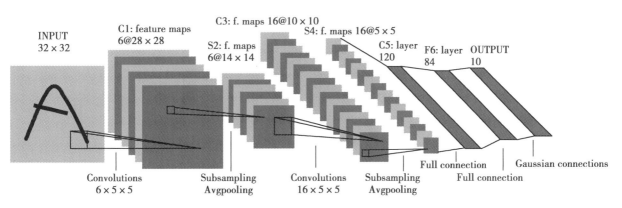

图 1-3-8 自定义网络图

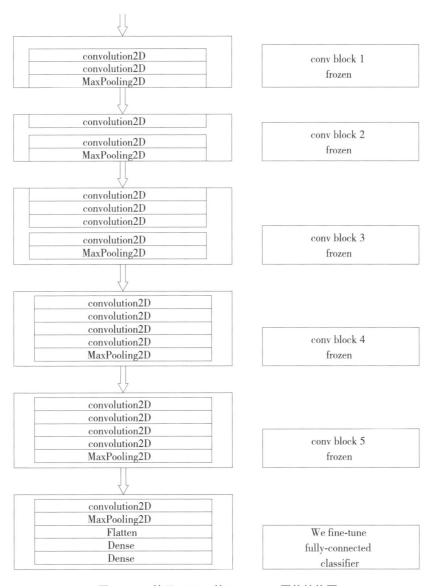

图 1-3-9 基于 VGG9 的 Fine-tune 网络结构图

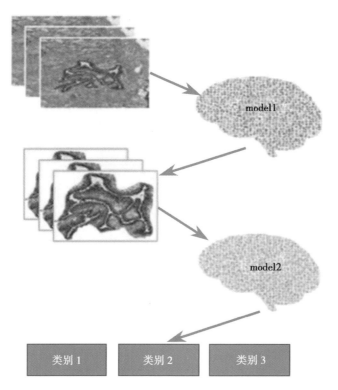

model1

model2

| 类别 1 | 类别 2 | 类别 3 |

图 1-3-10　利用该种注意力机制,通过去除图像冗余信息来达到降低深度学习模型所需数据的数量级的目的

偶尔、经常、总是出现"五个等级进行分析;③疾病预测。待测试病例首先采用决策树方式初步筛除完全不可能的角膜病类型。

(10) 角膜临床影像学识别分析的技术建设:对数据库中的角膜病患者及正常人的角膜影像学信息进行整理归档,以患者身份证号作为唯一识别 ID。新收病例按照病变程度轻重通过人工读片对图像进行分类,统计并分类样本;同时根据图像噪声产生的原因(无法识别、光照引起、光线太暗引起、镜头引起等)对图像进行初步分类筛选。

(11) 基于裂隙灯检查系统的多模态角膜病 AI 模型的整合及应用场景的技术建立:根据角膜病亚类的不同分别测试一种或者多种基于知识引导与数据驱动的 AI 模型并评估其诊断效率,明确最优化 AI 诊断策略。基于本研究团队成熟的裂隙灯显微镜平台(图 1-3-11)研发整合可视化屏幕及外接电脑上安装角膜病 AI 软件的一体化设备,以便于在各级医院使用,并使其具备申报国家药品监督管理局医疗器械的条件。

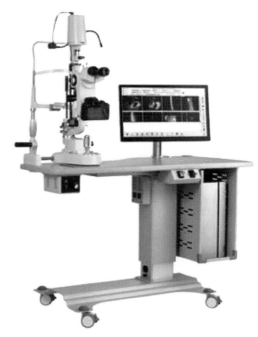

3. 硬件选型(1 个月)

(1) 存储设备:用于医院核心机房存储扩容,以应对日益扩大的业务数据需求。

(2) 防火墙:应三级等保要求,不断完善医院信息系统防护安全所需,为医院核心服务器做前端防护。

(3) 态势感知设备:用于提前感知病毒,漏洞等,为医院信息安全做提前预警及防护。

(4) 网络设备改造:用于优化改造医院网络布局,提高网

图 1-3-11　具有完全知识产权的裂隙灯显微镜及其可视化平台,可在其基础上研制整合多模态角膜病 AI 模型的一体化设备

络效率。

（5）物理主机:用于医院核心机房服务器更替,以应对日益扩大的业务数据需求。

4. 软件选型(3个月)

（1）正版化软件:用于全力推动软件正版化工作,提高正版化使用率,需配套采购。

（2）门诊医生工作站系统优化:用于包括数据上报,自助机刷脸支付,窗口自助机人证核验,预约平台接入,支付宝自助出入院等功能优化。

（3）5级电子病历改造:对医院信息系统进行改造。

（4）业务系统保障与优化系统:用于监测及分析业务系统各核心软件运行性能。

（5）财务系统优化:用于新制度下实现医院信息化成本管理。

（6）移动护理系统:对医院移动护理及护理看板实现一体化管理。

（7）三级等保测评:每年对医院相关系统做等级保护安全测评管理。

5. 规范建设流程　眼表疾病 AI 诊断系统是通过知识引导和数据驱动双结合(图 1-3-12),从而降低 AI 算法在常见眼表疾病多分类诊断问题上对数据数量、类型和质量的苛刻要求,助力面向各级医疗机构的智能诊断及辅助决策。该系统一般有医院端、移动端、云端三个平台。

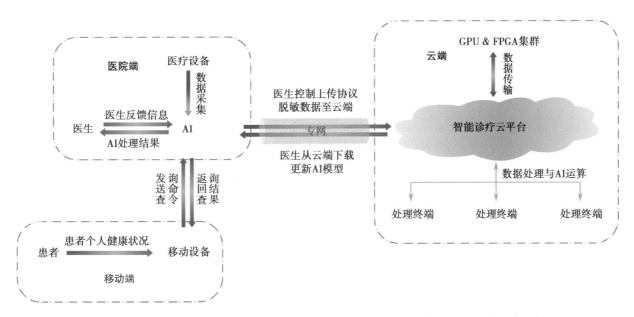

图 1-3-12　基于知识引导和数据驱动相结合并整合云平台的常见眼表疾病 AI 诊断系统示意图

(二)未来建设流程

现有的机器学习方法对疾病的诊断还缺乏解释能力,其输出结果仅仅是根据训练集中学习所得,只是单纯从图像的区别中给出单一定论,仍无法解释为何要给出这一结论,病理或机制依据是什么等问题,这也会在一定程度上影响临床应用时医生的认可度,甚至是给临床医生带来更多的困惑。鉴于此,未来 AI 在医疗领域的应用需要与计算机科学、数学、认知科学、神经科学和社会科学等学科进行深度融合。在超分辨率光学成像、光遗传学调控、透明脑、体细胞克隆等技术上的进行突破,可以开启脑与认知科学发展的新纪元,使机制转化为可计算的模型,最终使 AI 将进入生物启发性智能阶段。

八、建设关键点

该智能诊断系统拟解决的核心科学问题是如何整合知识引导提取患者病史信息并将其与图像识别技术,重构 AI 算法及眼表疾病 AI 诊断模型,研制基于裂隙灯显微镜的常见眼表疾病 AI 诊断一体机,真正实现对常见眼表疾病的多级分类诊断。为此,有以下三个关键科学技术问题需要探索和研究:

（一）知识引导与数据驱动如何实现分析建模

临床医师在实际的临床工作中并不会单纯依赖得到的临床图片做出医学诊断。因此，现有基于单纯医学影像构建的 AI 算法显然无法对具有相同临床表现但隶属不同临床疾病实现准确判断。知识引导与数据驱动为解决该难题提供了一种可能，构建整合临床病史信息和影像学资料的多维度、多模态 AI 诊断模型是本研究的重点和难点。本研究拟在专家知识库的基础上，采用决策树的方式分析病史数据初步筛除完全不可能的疾病。在建模的同时，将每个小类角膜病用一个多维特征来描述。另一方面，需要探索常见角膜病三级分类诊断的最优化，如植物外伤史病史高度提示真菌性角膜炎感染可能、散光的快速进展提示患者圆锥角膜可能。

（二）从有限的临床数据提取信息并完成算法建模

解决方案是开发知识迁移算法，自适应地将该疾病需要的数据进行有效融合计算，并根据疾病种类自动寻找深度学习模型的最佳超数据集；通过优化深度学习模型，实现对于小数据、新数据的机器学习应用。在前期工作中，课题组在已有的眼科大类分类模型的基础上，已经实现对其亚型进行层级迁移和在线的增量学习分析。另一方面，新冠肺炎抗疫期间，复旦大学附属眼耳鼻喉科医院构建了基于知识引导构建的 AI 导诊系统并在医院微信平台上线，累计服务 4 万余人次，92% 线上咨询的问题均能通过该 AI 导诊解决，仅有 8% 不到的临床问题需要转诊至人工服务。该研究前期工作基础为该 AI 系统的进一步建设提供了保障。

（三）基于裂隙灯显微镜的 AI 诊断一体机的研制

从方便基层运用的角度考虑，直接在裂隙灯显微镜系统做可视化屏幕，角膜病 AI 系统在分析给出诊断后直接显示结果，该方法的缺点是使用单位需要重新采购机器，增加了基层的负担。从方便各级医院使用的角度出发，由于多数眼科医院已经常规配备裂隙灯拍照系统，理论上只要在其外接电脑上安装角膜病 AI 软件即可完成分析，该方法的缺点是不利于在基层医院使用。在研发的工作中，需要对一体机的最佳整合模式进行探索，以便于在各级医院使用。

九、建设注意事项

（一）技术风险

1. 数据库及算法开发

主要风险点：在需求开发、需求理解、需求管理上的偏差和风险；综合技术、开发能力（包括设计、编程、测试等）的风险。

控制措施：加强需求调研方法的培训，制定完善的调研策略，调研内容，且经过评审；加强沟通管理，无法调和的分歧请管理组协调；开发人员加强业务与技术的内部、外部培训；正确识别项目风险，控制风险在可承受范围内；严格遵守先设计再开发的工作流程，设计文档需经过项目组评审，评审不通过退回重新设计；质量保证安排专业测试团队进行全过程开发跟踪测试，业务人员充分参与测试工作；建立完备的版本控制与变更制度，加强制度的培训与执行监督；项目启动时建立完善可行的质量计划，且经过项目组的评审。从而降低技术方面风险。

2. 软硬件开发与应用

主要风险点：该项目长期运行风险除了上述市场风险、政策风险、经营管理风险外，最主要的风险来源于本项目长期运行开发的过程中，在硬件、软件、信息等方面都会不同程度上受到长期运行过程中技术冲击所带来的风险。

控制措施：硬件方面，大数据环境对硬件的存储容量、运算性能、扩展性能等有了更高的要求。长期运行过程中，不可避免地会出现海量数据对硬盘存储的冲击风险，这需要项目建立之初做好远景规划，并解决的是整个 IT 结构的重新架构，提升对不断增长的海量数据的存储、处理能力。

软件方面，在对软件内部控制的过程中，主要涉及需求分析与规划、软件设计、编码与测试、运行维护等不同过程。本项目采用将通过分布式数据存储、分布式计算和分布式调度技术，支撑医疗人工智能公共训练平台的相关建设，增强应对软件风险的能力。

信息安全方面,本项目在建设过程中对数据信息安全高度重视程,在挖掘分析数据的同时做好数据信息的安全管理工作,防止数据的篡改、泄露,以及造成医疗数据隐私的暴露和信息系统的崩溃等严重后果。

(二)政策风险

在当前我国经济与科技环境下,美国政府针对中国等国家在2020年1月3日之后采取了措施来限制人工智能软件的出口。应用于智能化传感器、临床医疗、等其他自动化设备的目标识别软件(无论民用或军用)都会在限制范围之内。

政策因素风险点:政府或者其他公司对本项目建设的限制。

控制措施:在充分了解当地法律法规、相关政策,行业规范的基础上,认为本项目与国家的人工智能政策方针相契合,所面临的政策风险较小,与此同时,项目组将积极与政府相关部门接洽沟通,积极学习国家各项经济政策和产业政策,汇聚各方信息,提炼最佳方案,统一指挥调度,合理确定该项目的发展目标和战略。

(三)财务风险

主要风险点:本项目所需资金量较大,在资金运筹、财务等诸多方面对项目提出高标准的要求。

控制措施:本单位具有较好的现金流及储备,且目前无任何贷款。尽管如此,仍需推行目标成本全面管理,加强成本控制;倡导组织创新、思想创新,以适应不断变化的外部环境;项目将根据各阶段估算所需资金量,并做到开发经费(软硬件)独立使用分配;在项目财务预算中,设有专门的项目储备基金;按照项目进度,审核资金使用情况,实现良好的财务管理。从而应对投融资等方面风险。

(四)市场风险

主要风险点:不可预测的市场动荡;竞争对手不正当的竞争行为;项目亏本可能。

控制措施:本项目顺应人工智能与医疗的发展大势,有着良好的市场前景和旺盛的市场需求。在项目建设的过程中,项目组将本着提高市场敏锐性的原则,制定相关预案;依托政府相关部门、行业协会、主管单位进行前期的市场推广,并定期组织专家进行评估认证;将财务部列入项目干系人,进行成本控制。从而根本上消除市场风险对项目的影响。

总的来说,目前人工智能技术在医疗方面的应用,不论在国内还是国外都还没有开始大规模的临床验证。基本的应对方案是与有很深的临床功底的专家团队合作,确保用于训练的数据质量,并用多种临床数据来验证产品。同时,项目将建立健全的财务风险防范机制。建立预算模型,量入为出,使支出成本既符合实际需求,又控制在预算范围内。项目负责人定期召开风险评估会议,对各项支出预算的必要性和支出额度进行充分讨论。

参 考 文 献

[1]中国《人工智能标准化白皮书2018》发布[J].智能建筑,2018,(02):11.

[2]孔鸣,何前锋,李兰娟.人工智能辅助诊疗发展现状与战略研究[J].中国工程科学,2018,20(02):86-91.

[3]吴宇,吴晓力.人工智能在计算机网络技术中的应用探究[J].计算机产品与流通,2020,(10):92.

[4]SONG X,XIE L,TAN X,et al.A multi-center,cross-sectional study on the burden of infectious keratitis in China[J].PLoS One,2014,9(12):e113843.

[5]赵乾,沈琳琳,赖铭莹.基于机器学习的人工智能技术在眼科中的应用进展[J].国际眼科杂志,2018,18(09):1630-1634.

[6]肖璐璐,窦晓燕.人工智能在眼部疾病中的应用及其挑战[J].国际眼科杂志,2020,20(07):1197-1201.

[7]曹艳林,王将军,陈璞,等.人工智能对医疗服务的机遇与挑战[J].中国医院,2018,22(06):25-28.

[8]孙铁,张雨晴,邵毅.人工智能及其在眼科疾病诊疗中的应用[J].眼科新进展,2020,40(08):793-796+800.

[9]黑环环,吴惠琴.人工智能在眼科领域的应用进展[J].国际眼科杂志,2020,20(06):1003-1006.

[10]周吉银,刘丹,曾圣雅.人工智能在医疗领域中应用的挑战与对策[J].中国医学伦理学,2019,32(03):281-286.

[11]KERMANY DS,GOLDBAUM M,CAI W,et al.Identifying Medical Diagnoses and Treatable Diseases by Image-Based Deep Learning[J].Cell,2018,172(5):1122-1131.e9.

［12］LONG ERPING,LIN HAOTIAN,LIU ZHENZHEN,et al.An artificial intelligence platform for the multihospital collaborative management of congenital cataracts［J］.Nat Biomed Eng,2017,1(2):0024.

［13］LIN H,LONG E,DING X,et al.Prediction of myopia development among Chinese school-aged children using refraction data from electronic medical records:A retrospective,multicentre machine learning study［J］.PLoS Med,2018,15(11):e1002674.

［14］LI Z,HE Y,KEEL S,et al.Efficacy of a Deep Learning System for Detecting Glaucomatous Optic Neuropathy Based on Color Fundus Photographs［J］.Ophthalmology,2018,125(8):1199-1206.

［15］高奇琦,吕俊延.智能医疗:人工智能时代对公共卫生的机遇与挑战［J］.电子政务,2017,(11):11-19.

［16］王青云.《2019年我国卫生健康事业发展统计公报》公布［J］.中医药管理杂志,2020,28(11):3.

［17］陈意.分级诊疗模式下患者就医行为与机构选择研究［D］.合肥工业大学,2019.

［18］孙芳,安枫,邓兆滨.一种实用互联网智慧分级诊疗的实现方法［J］.软件,2017,38(08):118-124.

［19］王延军.应用人工智能推进研究型医院创新发展——智能研究型医院:大势·态势·趋势［J］.中国研究型医院,2019,6(06):7-13.

［20］徐亮,阮晓雯,李弦,等.人工智能在疾病预测中的应用［J］.自然杂志,2018,40(05):349-354.

［21］林浩添,吴晓航.加快基于眼科图像数据库的眼病人工智能辅助诊断平台建设［J］.中华实验眼科杂志,2018,36(08):577-580.

第四节 人工智能在宫颈癌病理辅助诊断的应用

一、概念

人工智能在宫颈癌病理的辅助诊断技术,是指基于人工智能理论技术开发、经临床试验验证有效、对于宫颈癌诊断临床决策具有重大影响(包括排除阴性病例、报告疑似阳性病例并提供辅助决策证据)的计算机辅助诊断软件及临床决策支持系统。为实现计算机辅助诊断而前置的制片、染色、数字化扫描等软硬件系统也包括在内。

具体功能包括:标准化染色制片、细胞玻片自动扫描、排除阴性病例、辅助诊断(含病变细胞判断、定位、计数等)、远程会诊等。

涉及技术包括:细胞保存与制片技术、病理数字成像技术、景深拓展技术、深度学习技术等。

二、建设背景

（一）现状分析

宫颈癌是威胁女性健康最常见的恶性肿瘤之一,液基细胞学检查是宫颈癌早期筛查的重要手段。近年来,随着人工智能(artificial intelligence,AI)技术的不断成熟,以液基细胞学检查为基础,根据宫颈异常细胞的特殊形态、颜色、边界、核型等特点与计算机技术结合,衍生出了能够智能筛查宫颈异常细胞的软硬件工具或产品。

1. 国外现状分析 宫颈细胞图像的自动化识别研究在很早就已经开展,截至目前,国外已有3种具有代表性的检测设备,分别为 AutoPap、PAPNET、ThinPrep。

（1）AutoPap 辅助检查系统是一种计算机化的扫描装置,设计用于检测传统制备的宫颈细胞涂片。该装置会根据涂片上细胞异常的可能性制定一个分数从而进行疾病诊断。有研究表明,AutoPap 辅助检查系统使宫颈癌筛查的阳性检出率提高了 13.4%,为宫颈癌的有效筛查提供了便利。

（2）PAPNET 计算机数字化玻片检查仪,是近年来由美国计算机专家与细胞病理学专家合作开发的高新科技产品,它运用电脑扫描细胞及先进的"脑神经网络模拟"技术发现宫颈癌细胞。PAPNET 检查仪的检测分两步进行,先在检测中心由计算机对涂片上的每个细胞进行初步辨认筛选,从每张涂片上找出最可疑的 128 个细胞,将含有该细胞的视野用高敏显像器拍摄记录;然后在中间细胞室,由细胞学专家对记录的资料进行复验,如遇到有疑义的细胞图像,再在显微镜下进行肉眼检查。该系统按巴氏涂片法分类法区分各类细胞,对宫颈涂片检查的准确度可达 97%,是传统肉眼显微镜的 10 倍,而且诊断速度是纯光学显微镜的 2 倍,对宫颈癌的早期筛查有着重要意义。

(3) ThinPrep 是国际上最先进的宫颈细胞学分析设备之一,获得美国食品药品管理局认证。该设备能够检测出制片不满意的标本,拒绝不满意的标本进入阅片系统中。这种做法能够有效降低乃至避免不确定的判读结果,提高对病变或异常细胞的筛查准确度,使宫颈癌细胞检出率达到 95% 以上。与此同时该设备还可以检测出部分病毒和霉菌等导致的感染病变,相对传统宫颈巴氏细胞学检查有了很大的提升。但是由于该设备价格昂贵,增加了宫颈细胞涂片检查的额外成本,因此国内很多医院仍然无法将这项技术引入到宫颈细胞学涂片检查中。

2. 国内现状分析 国内关于宫颈癌涂片的自动识别有很多研究,但大部分停留在实验和科研阶段。部分学者从学术研究的角度,对宫颈癌人工智能辅助诊断技术进行了一些探索,具体包括:学者张璐通过对宫颈细胞图像的预处理,采用改进的 Otsu 双阈值算法实现宫颈细胞图像的粗分割,提取感兴趣区域(region of interest,ROI),利用支持向量机(support vector machine,SVM)分类器设计五分类器对宫颈细胞图像进行分类。该方法对单个异常宫颈细胞的检出率达 95.72%。学者严明洋以液基薄层宫颈微生物感染细胞为研究对象,将人眼视觉感知和粗糙集理论相结合,通过对宫颈微生物感染细胞的物理特征进行分析,从而快速定位和提取宫颈微生物感染细胞。实验结果显示微生物感染细胞的检出率为 92.30%,检测的准确率可达到 74.58%,提示该宫颈微生物感染检测方法是有效的。

近年来,随着人工智能技术的不断成熟,国内还涌现出了一批从事于宫颈癌人工智能辅助诊断技术研发与应用的科技型企业,包括深圳易普森、杭州迪英加、北京深思考等,其技术和产品正处在快速成熟和推广应用阶段。

(二)需求分析

1. 妇女健康权益保障的需求 宫颈癌是威胁女性健康最常见的恶性肿瘤之一,全球每年新发宫颈癌患者约 50 万例,死亡超过 26 万例,约 80% 的患者集中在经济欠发达的发展中国家。宫颈癌病因明确,由人乳头瘤病毒(human papilloma virus,HPV)感染所致,通过筛查、早期诊断和早期治疗,能够有效地减少发病率和死亡率。宫颈癌的防治,成功的关键在早期筛查。我国宫颈细胞筛查人员尤其是病理医师严重缺乏,成为控制宫颈癌发病率和死亡率的瓶颈之一。

2. 病理医师提高工作效率的需求 在宫颈癌的检测方法方面,最常用的宫颈癌筛查检查方法是 HPV 检测和细胞学检查。细胞学检查是指通过对患者病变部位脱落、刮取和穿刺抽取的细胞,进行病理形态学的观察并做出定性诊断。宫颈细胞学检查法包括传统宫颈细胞涂片(巴氏涂片)法、薄层液基细胞学检查(thinprep cytologic test,TCT)。无论是 HPV 检测还是细胞学检查,都离不开病理医师的诊断。然而,在我国,作为"医学之本"的病理医师严重短缺,全国 14 亿人口中仅有 1.3 万名病理科医生。实际上,病理医师短缺是欠发达国家的普遍现状,印度全国只有 2 300 名病理医师,撒哈拉以南的非洲地区每百万名病人仅有 1 名病理科医生。而作为对比的是,美国病理医师数量达到了 44.3 个 / 百万人,挪威病理医师数量达到了 90 个 / 百万人。

同时,我国病理医师资源分布极不均衡。优质病理资源集中于三甲医院,绝大部分病理医师就职于三级医院和二级医院,部分基层偏远地区甚至没有一名病理医师,完全无法开展宫颈癌检查筛查工作。《2019 年全国病理质量报告》显示:全国约 62% 的病理医师就职于三级医院,约 37% 的病理医师就职于二级医院,就职于一级医院的病理医师仅为 1% 左右。而且,当前病理医师在宫颈细胞学检查中,进行诊断的工作方式仍然是肉眼目视显微镜,这种原始的工作方式有如下 5 个缺陷:①单片耗时长;②易疲劳,导致准确率下降;③诊断视野可能存在遗漏,导致漏诊;④受经验、身体等因素影响;⑤受限于上下班工作时间。

3. 实现两癌筛查目标的需求 党和国家非常重视妇女健康权益,重视两癌筛查工作,自 2009 年提出《农村妇女"两癌"检查项目管理方案》以来,国家不断推出关于两癌筛查工作的推进方案和管理政策,并纳入政府工作报告当中,部分省市将推进两癌筛查工作列入重点工程而推进。然而,受制于病理医师资源不足、基层医疗机构医疗资源不足等现实原因,当前宫颈癌筛查的覆盖率距离两癌筛查的工作目标还相去甚远。

(三) 技术需求

虽然近年来国内外学者、医疗机构、科技型企业投入越来越多的精力和资源以完善宫颈癌人工智能辅助诊断技术,但还存在如下技术问题亟须完善解决:

(1) 宫颈细胞数字图像缺乏质量控制。AI辅助宫颈细胞筛查的首要问题是数字化。目前宫颈癌检查中临床取材、固定染色、细胞制片等环节尚未达到流程标准化和质量标准化,宫颈细胞筛查所用的标本玻片因医院、标本固定方式、染色方法、仪器试剂等的不同而存在较大差异。因此,做好细胞病理制片标准化和质量控制,是保证AI辅助筛查准确可靠的首要因素。另外,不同数字病理扫描仪的时景深浅、颜色饱和度、参数设置、文件格式、扫描倍数、扫描方式等亦存在多样性,也会对AI辅助诊断算法造成系统性偏倚、不兼容和不确定性等影响。因此,数字化扫描成像环节需要标准规范。

(2) 宫颈细胞标注缺乏"金标准"是制约AI辅助宫颈细胞筛查开发的难点。人工智能医疗产品严重依赖于精准标注的训练集数据,然而由于宫颈癌液基细胞学检查没有行业统一标准,尤其是对于部分处于病变过渡阶段的细胞缺乏统一的金标准,这就导致AI算法模型学习的训练集是缺乏金标准的,这会导致不同医生的标注结果是有差异的,进而导致系统的输出结果是非标准化的。若要致力于提升系统的筛查特异性与敏感性,需要大量的精准标注的数据作为训练集。

(3) 宫颈细胞病理数字玻片数据库建设不足。宫颈细胞病理数字玻片数据库应具备广泛性、兼容性、标准化、完整性、科学性、多样性、动态性等特征,目前全世界公开的宫颈细胞病理数据集包括 Herlev(herlev hospital pap smear databases)数据集、ISBI(international symposium on biomedical imaging)数据集、HEMLBC(H&E stained manual LBC database)数据集等。一方面,目前的数据集存在数据量较小、标注格式不规范等问题,数据库建设不足;另一方面,数据管理安全性涉及个人隐私和数据伦理问题,目前国内外法律、法规尚未对宫颈细胞病理图像数据所属权与使用权形成统一、清晰的共识。

三、建设原则

(一) 标准性与规范性

人工智能技术是多维度、多角度的综合性技术,人工智能技术在医疗领域的应用,面临着标准化、规范化的要求与考验。宫颈癌细胞学检查医疗数据量大,但数据质量参差不齐。数据量大并不代表数据好,数据需要的是规范、标准和精准标注。缺乏标准化、规范化的病理数据实则为"信息垃圾",对于技术和产品起到反向作用。

在人工智能辅助诊断技术的开发过程中,首先要借助精准标注好的数据作为训练数据来训练模型,因此,训练数据的标注质量对于技术效果至关重要,对数据的标准化获取、对数据的规范化标注,是宫颈癌AI辅助诊断技术的重要基石。在实际研发中,应依靠经验丰富的病理医师对数据进行交叉标注,不同医师给予相同标注结论的数据才能纳入训练数据集,以保证数据的标准化和规范化。

(二) 实用性与泛化性

宫颈癌人工智能辅助诊断技术的根本目标是帮助病理医师快速完成宫颈癌细胞学玻片的初步诊断,筛除阴性病例,报告疑似阳性病例并提供相关证据。因此,要求该技术及产品应当是实用的,具体而言就对技术的敏感度、特异度、阴性检出率等指标应提出具体要求,应达到病理医师的使用要求,并符合病理医师的工作习惯。

此外,膜式、沉降式、离心式等不同的标本制片方法,不同品牌的细胞保存液、染色液,以及不同型号参数的数字扫描仪,都会导致图像数据规格的不一致性,这就对算法技术的泛化性提出了较高的要求,要求技术及相关产品能够兼容多样化的制片方式、染色耗材、扫描设备,甚至包括受检查对象的地域差异、种群差异等。

(三) 安全性与保密性

医疗技术产品的设计必须将病人的信息安全和数据保密置于首位。系统在各个层次对数据管理都应进行控制,设置严格的操作权限;并通过身份认证、授权、系统日志、系统监控、系统容错、数据加密等多种技术手段保障系统和数据的安全性、可审计性。

同时,人工智能辅助诊断技术的医疗使用机构应当建立病例数据库,在完成每例人工智能辅助诊断技术临床应用后,都应当按要求保留、安全保存相关病例数据信息。还要定期对辅助诊断技术和病例数据库进行评估,做好本单位内的质控工作。

四、应用场景

(一) 大型医疗机构病理科

国内尖端医疗资源集中在三甲医院等大型医疗机构,病理医师诊断水平普遍较强,但病理诊断任务繁重、工作重复性高。宫颈癌病理人工智能辅助诊断技术可对细胞病理玻片进行扫描、采集、辅助诊断、传输、存储、归档。与医院信息系统对接,提供相关辅助诊断工具,支持医生修正辅助诊断结果和签发检查报告等功能,能够有效解决大型医疗机构病理科室工作人员工作压力大、两癌筛查工作繁重等问题。

大型医疗机构病理科场景下的应用流程如下:①在院内部署人工智能细胞学辅助诊断平台(含数字扫描仪、AI辅助诊断系统、远程会诊系统等)。②患者通过临床医生开单进行病理检查。③病理科医生在病理管理系统工作站进行医技检查登记(如实现与院内系统集成,则通过院内信息系统直接调取检查单据进行补申请)。④将液基细胞标本进行制片、染色,制作成达到诊断标准的细胞学玻片。⑤将细胞学片放入全自动扫描分析仪玻片仓盒,病理医师在电脑端应用程序上操作一键扫描,设备识别、记录玻片上打印体数字、条码或二维码。⑥数字扫描仪对玻片进行高通量、超快速、清晰化扫描,将物理玻片转化成全视野的高清数字图像,可实现图像缩放、移动、截图、测量等辅助功能。⑦人工智能细胞学辅助诊断系统借助AI技术对玻片数字图像进行有效识别并精确定位出可疑病变细胞和微生物,对所标记的可疑病变细胞实现识别、分析、标记、分类与统计功能,得出阴性或阳性结论。⑧病理医师从病例列表中选择疑似阳性结论病例进行复核,对玻片中标记的可疑病变细胞进行图像浏览、诊断分析并签发宫颈细胞学诊断(the bethesda system,TBS)报告。

(二) 基层医疗机构

基层医疗机构的病理科医技人员构成较为复杂,科室设备较为简陋,资深的病理医师非常匮乏,漏检、错检发生率高。日常病理诊断工作中遇到疑难病例需有上级专家指导,协同解决疑难病例诊断难题,亟须提升病理诊断水平。

在基层医疗机构的应用场景中,人工智能辅助诊断技术应借助远程会诊平台完成,应用流程如下:①在院内部署人工智能细胞学辅助诊断平台(含数字扫描仪、AI辅助诊断系统、远程会诊系统等)。②病理医师根据患者的病情和意愿,签署远程医疗服务知情同意书。③病理医师通过新建或调取院内系统申请信息完成远程病理申请单的填写。④完善远程申请信息和患者病历信息,调取本地扫描仪设备扫描的病理玻片图像,并将诊断所需的病历文件上传。⑤在确定资料齐全后保存至远程病理平台,完成病理会诊申请和玻片数据自动上传。⑥上级医院会诊平台接收后通过自动短信提醒等方式分配病例,并通知上级专家诊断,确保会诊时效性。⑦上级专家通过调阅玻片数字图像和病历资料,了解病情,出具诊断报告。⑧本地医院医生实时获取诊断报告,在诊断管理模块查看诊断意见,检查报告并打印报告单。⑨全程由客服团队对病例进行监督管控,必要时进行视频语音交流,平台对有效数据和影像集中存储和管理。

(三) 第三方医学检验实验室

第三方医学检验实验室的标本来源广、检测工作量大、监管力度弱、行业竞争大,检验质量有待提升。同时,第三方医学检验实验室还面临着提高送检服务效率的压力,而第三方实验室的高端病理人才严重缺乏,病理科室人员工作压力大,人工智能辅助诊断技术可以快速提升检查效率,为第三方实验室的病理医师分担压力。

在第三方医学检验实验室的场景下,应用流程如下:①在实验室部署人工智能细胞学辅助诊断平台(含数字扫描仪、AI辅助诊断系统、远程会诊系统等)。②病理医师将细胞学玻片放入数字扫描仪玻片仓盒,在电脑端应用程序上操作扫描,设备开始对玻片上标签及图像进行识别。③数字扫描仪对玻片进行高通量、超快速、清晰化扫描,将物理玻片转化成全视野的高清数字图像,可实现图像缩放、移动、截图、测量等辅助功能。④人工智能细胞学辅助诊断系统借助AI技术对玻片数字图像进行有效识别并精确定位出可疑病变细胞和微生物,对所标记的可疑病变细胞实现识别、分析、标记、分类与统计功能,得出阴性或阳性结论。⑤病理医师从病例列表中选择疑似阳性结论病例进行复核,对玻片中标记的可疑病变细胞进行浏览、诊断分析并签发 TBS 报告。⑥实验室其他病理医师可在其他客户端登录同一账户平台,对已诊断病例进行浏览、分析、共享。第三方医学检验实验室在应用人工智能辅助诊断技术产品时,也可以采用远程诊断等方式展开。

五、建设内容

(一)标准化标本制备系统

人工智能辅助诊断依托于高质量、高标准的样本玻片,这依赖于高质量、性能稳定的试剂耗材和标准化的标本玻片制备技术。试剂主要包括细胞保存液、巴氏染色液等;耗材主要包括一次性宫颈采样拭子、黏附载玻片、制片染色仓、离心管、吸头等。细胞保存液可以最大限度地保存细胞的原始形态,去除影响结果判读的血液、杂质等干扰因素。收集和保存标本之后,制作标本玻片并染色,清晰展示细胞形态,以用于医生或 AI 软件开展诊断工作。对制片染色的要求是:细胞充足、排列紧密、呈立体单层分布、颜色鲜明、结构清晰、背景干净、诊断成分充足、阳性检出率高。

具体功能:保存细胞标本、清洗分离标本杂质、细胞染色、自动化批量化制作玻片等。

适宜技术:①细胞保存技术。细胞保存液中包含多种成分:固定剂可固定细胞形态;溶血成分可将干扰的红细胞破坏;缓冲液可维持溶液酸碱度和渗透压等等。细胞保存液开发技术的核心为各种成分及配比的筛选、研究。②巴氏染色技术。巴氏染色液为多组分产品,包括标本分离液、苏木素染色液、EA/OG染色液、缓冲液和冲洗液,通过各组分之间的相互配合完成整个染色过程,呈现清晰的细胞结构,便于细胞形态观察。巴氏染色液开发技术的核心为各组分产品中配方的筛选、研究及各组分之间的配合研究。③标准化耗材研发技术。配套的标准化耗材为制片染色过程中所用到的系列产品,主要包括用于取样的一次性宫颈采样拭子、制片时的黏附载玻片、制片染色仓、离心管、吸头等。标准化耗材开发技术的核心在于产品性能的稳定。④梯度离心技术。用该技术可以去除标本中的黏液、杂质、炎性细胞等干扰成分。⑤自然沉降技术。根据病变细胞异质后核比重大、沉降速度快的原理,优先捕获病变细胞及其他有用成分。⑥滴染技术。在独立染色室里自动滴加新的染液染色、无交叉污染。

业务流程见图 1-4-1。

建设要求见表 1-4-1。

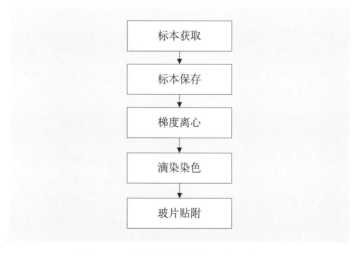

图 1-4-1 标准化标本制备系统业务流程

表 1-4-1 标准化标本制备系统建设要求

指标	具体内容和要求
标本标准化制备试剂系统	①具备保存细胞标本、清洗分离标本杂质、细胞染色、自动化批量化制作玻片等功能
	②提供收集标本、保存标本、制作标本玻片、管理样本玻片等服务
	三级甲等医院 具备 4 项功能、提供 4 项服务
	三级乙等医院 具备 4 项功能、提供 4 项服务
	二级医院 具备 4 项功能、提供 4 项服务

(二)细胞病理玻片数字扫描成像系统

制备完标准化细胞病理玻片后,通过全自动显微镜或光学放大系统,扫描细胞病理玻片采集得到高分辨数字图像,再应用计算机对得到的图像自动进行高精度多视野无缝隙拼接和处理,获得优质的可视化数据以应用于病理学诊断。

具体功能:玻片自动装载、扫描区域识别、自动对焦、自动扫描、图像拼接、图像显示等。

适宜技术:①自动装载技术:玻片自动装载进入待扫描位置;②区域识别技术:利用图像算法,识别聚焦点,得到玻片中有细胞、待扫描的区域;③自动对焦技术:区域识别焦点位置,利用反差对焦算法实现自动对焦,大幅缩短人为对焦时间;④图像拼接技术:通过景深拓展技术对图像进行融合,利用高斯影像金字塔算法对图像进行显示。

业务流程见图 1-4-2。

建设要求见表 1-4-2。

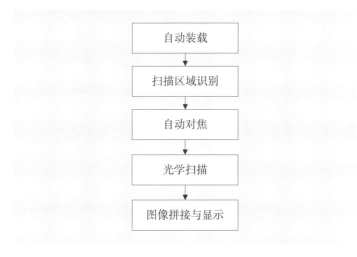

图 1-4-2　细胞病理玻片数字扫描成像系统业务流程

表 1-4-2　细胞病理玻片数字扫描成像系统建设要求

指标	具体内容和要求
细胞病理玻片数字扫描成像系统	① 具备玻片自动装载、扫描区域识别、自动对焦、自动扫描、图像拼接、图像显示等功能
	② 提供细胞玻片扫描、图像缩放、图像标记、图像数据保存、图像数据管理等服务
	三级甲等医院　具备6项功能、提供5项服务
	三级乙等医院　具备6项功能、提供5项服务
	二级医院　具备6项功能、提供4项服务

(三) 人工智能辅助诊断系统

基于深度学习算法模型开发而成的人工智能辅助诊断系统,分析判断标本玻片数字图像中每一个细胞的形态等综合信息,对单个细胞和整个标本病例作出阳性或阴性的初步诊断结果。如果系统对病例的整体判断为阴性(negative for intraepithelial lesion or malignancy,NILM),则直接给出 TBS 报告,从而减轻医生工作量;如果系统对病例的整体判断为阳性,包括意义不明确的非典型鳞状上皮细胞(atypical squamous cells of undetermined significance,ASCUS)、低级别鳞状上皮内病变(low-grade squamous intraepithelial lesion,LSIL)、非典型鳞状上皮细胞但不除外高级别鳞状上皮病变(atypical squamous cells,cannot exclude high-grade squamous intraepithelial lesion,ASCH)、高级别鳞状上皮内病变(high-grade squamous intraepithelial lesion,HSIL)、鳞状细胞癌(squamous cell carcinoma,SCC)、非典型腺细胞(atypical glandular cells,AGC)、腺癌(adenocarcinoma,AC)、子宫颈管原位腺癌(adenocarcinoma in situ of endocervx,AIS)等类别,应计算分析得出疑似病变细胞的类别、数量,并定位疑似病变细胞位置,能够还原展示疑似病变细胞图像以供病理医师复核诊断,从而为病理医师临床决策提供支持,提高医生工作效率。在精度方面,要求系统的排阴率不低于 60%,临床门诊敏感性不低于 99%,ASCUS 敏感性不低于 99%,其余阳性类别敏感性达到 100%。

具体功能:单细胞病变判断、病例整体病变判断、排除阴性病例、判断疑似阳性细胞类别、定位疑似阳性细胞位置、计数疑似阳性细胞数量、出具 TBS 报告等。

适宜技术:深度学习技术。学习样本图像数据的内在规律和表示层次,最终目标是让系统能够像人一样具有分析学习能力,能够识别宫颈液基细胞图像数据,将图像数据分类,并达到一定的分类精度。

业务流程见图 1-4-3。

建设要求见表 1-4-3。

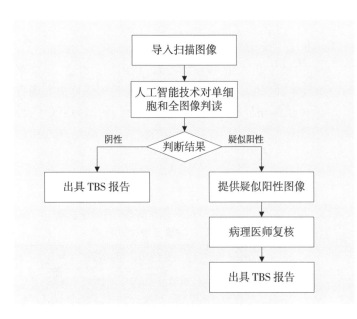

图 1-4-3　人工智能辅助诊断系统业务流程

表 1-4-3　人工智能辅助诊断系统建设要求

指标	具体内容和要求
人工智能辅助诊断系统	①具备单细胞病变判断、病例整体病变判断、判断疑似阳性细胞类别、定位疑似阳性细胞位置、计数疑似阳性细胞数量、出具 TBS 报告等功能 ②提供排除阴性病例、疑似阳性病例辅助诊断、病例数据管理等服务 三级甲等医院　具备 6 项功能、提供 3 项服务 三级乙等医院　具备 6 项功能、提供 2 项服务 二级医院　具备 5 项功能、提供 2 项服务

(四) 远程会诊服务系统

远程病理诊断由接入医疗机构提出申请并提供病人临床资料和病理数字玻片,包括部分视频资料,并在平台上选择指定的病理专家;专家登录平台后,由中心端专家通过客户端进行数字玻片浏览、分析与诊断,并发送病理咨询诊断报告,出具诊断意见。

具体功能:上传病例、会诊申请、会诊查询、留言交流、会诊管理、玻片浏览、诊断模板、诊断统计、病例审核、病例分配、统计报告等。

适宜技术:数据传输技术。按照一定的规程,通过一条或者多条数据链路,将宫颈液基细胞数字图像数据从基层医疗机构的数据源传输到上级医疗机构的数据终端,它的主要作用就是实现点与点之间的信息传输与交换。好的数据传输方式可以提高数据传输的实时性和可靠性。

业务流程见图 1-4-4。

建设要求见表 1-4-4。

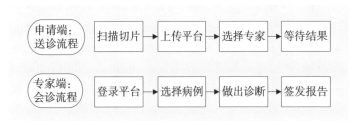

图 1-4-4　远程会诊服务系统业务流程

表 1-4-4　远程会诊服务系统建设要求

指标	具体内容和要求
远程会诊服务系统	①具备上传病例、会诊申请、会诊查询、留言交流、会诊管理、玻片浏览、诊断模板、诊断统计、病例审核、病例分配、统计报告等功能 ②提供远程会诊申请、远程会诊受理、远程会诊数据管理等服务 三级甲等医院　具备 7 项功能、提供 2 项服务 三级乙等医院　具备 7 项功能、提供 2 项服务 二级医院　具备 4 项功能、提供 1 项服务

六、建设方法

(一) 建设策略

1. 技术开发数据标准化　宫颈癌人工智能辅助诊断技术设计开发过程中所有数据都应采用标准化数据,从制片、染色、扫描、数据存储到数据分析,每个影响最后诊断结果的因素都采用标准化的设计思路,从源头上将所有数据标准化,促使后面流程中的每个环节都能达到高效、精准、可追溯,从而为提高其临床应用价值和广泛普及性提供技术支持。具体包括:制片、染色的标准化;扫描成像数据的标准化;数据云平台存储、传输的标准化;阳性病例标本的归类统计分析的标准化;多地域、多模式地采集大样本数据,提高数据的泛化能力;数据标注的标准化,应联合行业顶尖专家医师制定液基细胞图像数据标注标准。

2. 场景应用数据标准化　宫颈癌人工智能辅助诊断技术在场景应用当中,也应当加强数据的标准化管理,具体包括:检测报告模板、格式的标准化;检测报告中选取的病例图像的标准化;检测报告中的预估诊断结果的描述的标准化;阳性标本的检测报告上传病理数字云平台,及如何供机器深度学习和远程会诊的标准化,以及病例隐私管理和数据安全管理的标准化。

3. 软件开发与硬件制造相结合　本系统是软件开发与硬件产品相结合的系统性、系列性产品,应注重软硬件开发的结合,具体包括:①软件开发中用到的景深拓展(extended depth of field,EDF)技术应与数字扫描仪相结合,实现 AI 软件嵌入到扫描仪硬件当中;②基于卷积神经网络的深度学习技术与辅助诊断软件、远程会诊平台、数字病理云平台相结合,实现宫颈癌的快速诊断、远程诊断,并有效覆盖基层地区。

(二) 应用技术

1. 细胞保存与制片技术　细胞是生物体基本的结构和功能单位,宫颈细胞的形态、颜色、边界、核型等特点是宫颈癌病变诊断的重要依据。细胞保存技术通过一定的方法将细胞中的多能细胞保存一定的期限,保证细胞的形态、核型等不受明显的影响。细胞学制片的目的是将采集的细胞成分均匀置于载玻片上,以便镜下检查,要求涂布均匀、细胞不因挤压损伤或变形。针对宫颈液基细胞的制片,当前主流的方法有膜式制片法、沉降式制片法、离心式制片法等。

2. 病理数字成像技术　病理数字成像技术,利用数字显微镜或放大系统在低倍物镜下对玻璃切片进行逐幅扫描采集成像,显微扫描平台自动按照切片 xy 轴方向扫描移动,并在 z 轴方向自动聚焦。然后,由扫描控制软件在光学放大装置有效放大的基础上利用程控扫描方式采集高分辨数字图像,图像压缩与存储软件将图像自动进行无缝拼接处理,制作生成整张全视野的数字化切片(whole slide image,WSI)。再将这些数据存储在一定介质中建立起数字病理切片库。随后就可以利用相应的数字病理切片浏览系统,对一系列可视化数据进行任意比例放大或缩小以及任意方向移动的浏览和分析处理,就如同在操作一台真实的光学显微镜,完成病理诊断工作。

3. 景深拓展技术　由于景深受限,明视野显微镜无法对厚样本(如细胞团)实现全聚焦成像。通过基于反卷积的欠采样景深拓展技术,可以有效地去除相邻采样面之间的离焦模糊与融合块效应,从而实现快速图像采集与较高的全聚焦成像质量。

4. 深度学习技术　近年来,基于卷积神经网络的深度学习技术在目标检测、实例分割等多个领域取得了突飞猛进的发展。大量的研究表明,深度学习技术在细胞检测识别、细胞核分割等领域具有显著的有效性。但是值得提醒的是,在应用深度学习技术的同时,需要解决好神经网络的可解释性与泛化性问题。

(三) 未来建设内容

为了更广泛地应用宫颈癌人工智能辅助诊断技术,覆盖更基层的病理医师资源匮乏地区,同时为了实现两癌管理的数字化,未来的建设重点内容是开发建设数字病理云平台。

在国务院《关于加强远程医疗会诊管理的通知》《远程医疗信息系统建设技术指南》等政策文件的思想引领下,在 2018 年国家卫生健康委员会、国家中医药管理局共同颁发的《远程医疗服务管理规范(试行)》的规范指导下,响应国家信息化建设的要求,应用移动互联网、物联网、云计算、人工智能等新技术,与医院联合建设标准统一、独立开放、互联互通、资源共享的多级多中心的"AI+病理诊断云平台",是未来建设的重点。借助成熟的病理 AI 辅助诊断产品,使用标准化的、配套制片染色技术,结合 5G 技术和大数据中心平台,建设以省级医院为龙头,以市县级医院为枢纽,以乡镇卫生院、社康中心为基层网底的、覆盖全省各级医疗机构的 AI+ 云病理网络,为本省各级医疗卫生机构提供远程病理诊断(细胞学、组织学、免疫组化)、肿瘤多学科综合会诊、手术示教、临床指导、远程医学教育、病理制片染色教学培训、质控管理及科研等服务。促进优质医疗资源有效下沉,提高基层医疗机构服务能力,提升医疗服务体系整体效能。充分利用各个省内外高端医疗资源为本省内各级医疗机构提供优质、高效、便捷的远程医疗服务,以弥补省内医疗资源不足,提升各省各级医疗机构的服务质量、服务能力和对周边地区的区域影响力,促进分级诊疗和双向转诊制度的落实,缓解医患矛盾,改善就医体验,减轻医疗负担,提高医疗水平。

七、建设流程

(一) 建议建设流程

1. **建设范围**(2 周)　为明确项目边界,系统建设包括:①硬件建设。包括各级医疗机构的全自动自然沉降式液基细胞制片染色一体机、细胞病理玻片数字扫描仪、远程诊断视频会议终端设备、平台存储服务器等;②软件建设。数字扫描成像系统,AI 辅助诊断系统,远程病理会诊系统,远程医学教育系统;③服务建设。分布式系统底层服务,远程过程调用,分布协同服务,高可扩展性的分布式文件存储服务,集群部署,运行监控服务等。

2. **技术选择**(2 周)　在技术选择方面,基于稳定可靠的数据传输要求,选择 TCP/IP 通信协议作为扫描仪与软件系统的通信协议。基于性能要求高效、操纵要求响应快速、成像要求达到有效时间的要求,选择 C++ 开发语言作为控制扫描仪的开发技术。基于用户体验要求友好,图像呈现清晰美观,图像诊断准确的要求,选择 C#、H5 和 JavaScript 作为客户端开发技术,并确定开发工具为 Visual Studio 2017 及以上、Microsoft.NET Framework、Visual Studio Code、node.js 和 Chromium Embedded Framework。为满足数据存储、呈现和统计的需求,选用 DbVisualizer、SQLite3 工具进行数据存储和处理。为满足代码安全和测试需要,选用 Git、GitLab、NUnit 3 Test Adapter 等开发工具。

3. **系统设计**(4 周)　系统的数据采集、成像及标注部分的设计分为硬件部分和软件部分。

(1) 硬件拓扑设计:细胞图像扫描分析仪内部的全局相机以及扫描相机用于采集图像,电脑主机与扫描相机和全局相机使用通用串行总线(universal serial bus,USB)线连接。电脑主机通过网线控制细胞图像扫描分析仪内部的平台移动。电脑主机通过高清多媒体接口(high definition multimedia interface,HDMI)线与显示器连接,鼠标与键盘通过 USB 线连接电脑主机。

(2) 软件系统设计:软件系统是基于 Windows 系统环境下研发的,配合硬件完成图像数据采集、细胞图像标注分析和数据管理功能。软件系统拟设计 8 个模块:用户登录、病例列表、玻片扫描、阅片标注、统计分析、病例库、系统设置和系统帮助(图 1-4-5)。

各模块详细功能包括:①用户登录。通过输入正确的账号密码,登录软件系统首页。②病例列表。对患者信息进行搜索查询、数据导入导出、患者病例信息列表和病例信息删除等功能。③玻片扫描功能。用户可以通过操作控制设备,按照扫描的操作流程进行玻片扫描,主要包括进片、出片、开始扫描、停止扫描、扫描计时等。④统计分析。针对患者病例信息的数据统计和分析的功能,提供样品满意度、阴性或阳性等信息。⑤阅片标注。用户可以通过标注测量工具对玻片内细胞信息进行标注和测量等操作来辅助分析。⑥病例库。作为用户,医师可以收藏比较感兴趣的病例组建病例库。病例库主要用于向医师用户呈现已收藏的病例,包含玻片列表、阅片区、镜下所见列表等维度信息。⑦辅助诊断。针对通过扫描得到的细胞玻片数字图像,人工智能软件将逐个分析其中的细胞类别,进而对整张玻片的病变类别进行初步诊断。如果初步诊断结果为阴性,则直接出具 TBS 报告;如果初步诊断结果为阳性,则由病理医师根据所提供的疑似病变细胞图像、结合辅助诊断的初步结果,最终给予 TBS 分类结果,出具 TBS 报告。⑧系统设置。为系统管理员、用户等提供设备运行参数配置、账号及权限管理、角色管理等操作,包括用户管理、角色权限管理、文件地址管理、厂商配置管理、报告模板管理、关于软件 6 个功能模块。⑨系统帮助。显示

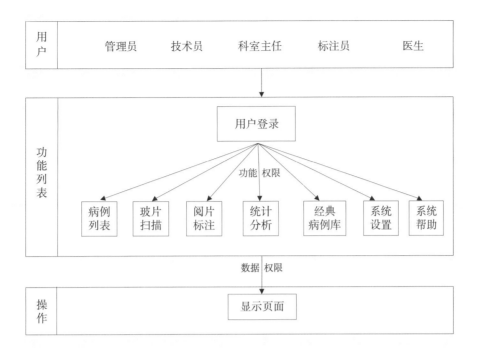

图 1-4-5　软件系统设计

细胞图像扫描分析仪说明书,主要功能为方便用户查阅相关操作和注意事项。

4. 系统开发(2~4 个月)　系统开发推荐采用瀑布模型进行开发,包含开发策划、需求分析、配置、设计、实施、测试、发布、维护 8 个阶段,具体包括:①开发策划。研究、分析项目可行性。从经济、技术两个方面进行分析,对用户各方面需求进行论证,得出软件的需求初稿,在经过严格研讨后最终确定可行方案,并制订设计开发计划表。②配置。确定项目可行后,需要对项目开发进行规范管理,包括对项目开发文档、开发计划、测试计划、缺陷管理、变更管理、版本管理等进行规范。③需求分析。在设计开发前,产品小组分析需求,与用户和研发团队深入沟通,修订需求细项,并据此确定需求说明。④设计。完成需求分析后,设计组长需根据需求规格书对项目进行整体架构设计,并制定软件详细设计说明,软件概要设计说明等。⑤代码编写及单元测试。开发小组接收到开发任务及相关开发文档后,开始编写代码。每完成单元编码后,需要进行单元测试,测试通过后方可继续编码。⑥测试。代码编写完成且通过单元测试后,需要对软件进行集成测试,测试软件各个功能和软件整体稳定性能。⑦发布。验证和确认完成后,编辑用户手册以及操作指引,最后打包软件。⑧维护。版本发布成功后,根据运行状况和用户需求分阶段维护软件。

5. 系统测试(2~4 周)　为了保证系统质量,需要在版本发布之前分阶段开展测试,包括:①单元测试。按照设定好的最小测试单元进行单元测试,主要是测试程序代码,确保各单元模块被正确的编译,测试单元的具体划分按不同的单位或不同的系统类型有所不同,一般细化到具体模块的测试,还有具体到类、函数的测试等。②模块测试。开发人员单独测试某个模块的功能,依赖的其他模块或公共接口可以通过模拟或打桩实现。主要验证单个模块的质量,为后续测试提供基础质量保障。③集成测试。经过模块测试后,根据集成测试计划,将模块或其他软件单位组装成越来越完整的复杂系统,将各单元组合成完整的体系运行并验证结果。主要测试同系统各模块间或者多个相关系统之间组合后的功能联动实现情况,确定模块接口连接的成功与否,数据传递的正确性、接口调用返回的结果是否符合设计预期等内容。④系统测试。经过集成测试以后,将相关系统按照配置说明进行部署,并依据系统设计规格说明书中,测试整体系统的性能、功能等是否和用户需求相符合,系统运行是否存在漏洞等。⑤验收测试。由用户作为测试主体,在上线部署并通过试运行后,根据建设范围和审批过的设计变更申请记录,以及规格说明书来做全面相应测试,以确定软件满足所有的建设内容要求或者设计变更,确保功能达到符合的效果。

6. 试运行和交付(2 周) 在系统的试运行和交付阶段,建议按照建设内容和后期参与应用、运维管理的医院用户对象的特点,采取不同的步骤和时间周期进行。

7. 运维保障(2 年) 对于宫颈癌人工智能辅助诊断系统,为保证连续稳定运行,需提供以下多种运维能力支持:①远程支持。针对日常使用中遇到的问题,医院技术人员或业务人员可以通过拨打服务热线电话进行技术咨询或对产品提出意见和建议,实施方需提供 7×24 小时响应机制。②现场支持。如果出现的问题远程无法解决,实施方需提供现场支持,安排技术人员对整个系统进行检测,对系统存在的潜在安全或故障隐患进行分析,并提出相应的解决方案,并排除故障,解决问题。③定期巡检。实施方需定期对用户系统进行例行检查,尽量将产生故障的可能性降至最低,充分发挥和利用在以往其他项目中所积累的经验,采取科学严谨的分析方法,做出准确的分析和判断,为系统正常运行提供有力的保障。

8. 规范建设流程(2 周) 根据人工智能辅助诊断系统建设内容与实现特点,可将整个建设流程按照建设实施规划进行规范,建议规范为项目启动、项目实施、系统上线和运维保障 4 个阶段。

（二）未来建设流程

为了更广泛地应用宫颈癌人工智能辅助诊断技术,覆盖更基层的病理医师资源匮乏地区,同时为了实现两癌管理的数字化,未来的建设重点是开发建设数字病理云平台。

通过分级建设以省级病理诊断中心医院、AI+ 云病理智慧实验室为核心的区域 AI+ 病理诊断云平台,能够让省级医疗机构及时获取病理诊断中心医院及省内外的高端医疗资源提供的细胞学诊断、远程疑难病理诊断服务,并逐级向市县或周边地区的区县、乡镇级、社康中心医疗机构辐射,以提升市级以上医疗服务能力和对周边县乡级地区的区域影响力。依托入网专家医院资源,建立远程病理会诊医学专家资源库及查询系统,为基层医院提供专家会诊服务。专家库应能按所属医院、科室类别查询,详列专家基本信息及特长,并附有近期照片,方便基层医院和患者会诊时选择。建议采取分级建设数字病理云平台如下:

1. AI+ 云病理诊断中心 以省级病理诊断中心医院、AI+ 云病理智慧实验室为省级"AI+ 云病理诊断中心",通过线上 / 线下方式相结合,为各基层医疗卫生机构提供远程病理诊断(细胞学、组织学、免疫组化)、肿瘤多学科综合会诊、手术示教、远程医学教育、病理制片染色教学培训、质控管理及科研等服务。协助各基层医疗机构对病理科室建设规划、人员配置、设备、耗材严格按照国家相关标准及法规执行,帮助各基层医疗机构共同提高病理诊断水平,提升医疗服务质量。

2. 市级病理诊断分中心 依靠地市级大型综合医院或地市级妇幼保健院成立病理诊断分中心,配备高年资医师完成标本搜集、取材、制片、诊断、教学培训等工作,主要通过线上或线下的方式,承担各县级及以下基层医院病理诊断(细胞学、组织学、免疫组化)、肿瘤多学科综合会诊、远程医学教育、病理制片染色教学培训、质控管理及科研等工作。本院内有疑难病例也可向省级病理诊断中心医院发起远程会诊申请,通过上级专家协助解决病理诊断难题。

3. 县级医院 县级医院医生负责完成本院及部分一级医疗机构的病理标本搜集、取材、制片、染色、玻片上传等工作,有疑难病例或两癌筛查任务超负荷工作的情况下,可由上级专家通过平台为本级医疗机构提供远程病理诊断(细胞学、组织学、免疫组化)、肿瘤多学科综合会诊、手术示教、远程医学教育、病理制片染色教学培训、质控管理及科研等服务。同时,基层医生还可通过平台享受到省级专家的操作指导、技术培训、医学教育、病理质控等综合服务。

4. 社康中心与乡镇卫生院 以社康中心和乡镇卫生院作为基层网底,医生负责标本收集,通过物流冷链服务送至上级医院,由上级医生完成制片、染色、诊断等工作,在平台上出具 TBS 报告回传给基层医院。

八、建设关键点

（一）标准化取材制片以控制质量

宫颈细胞筛查的取材与制片过程,因医院、标本固定、染色方法、仪器、试剂不同而异。目前从临床取材、固定染色、细胞制片等尚未达到标准化和质量控制。因此,首先做好细胞病理技术标准化和质量控制,是保证 AI 辅助宫颈细胞筛查准确可靠的首要因素。

（二）标准化数字扫描以规范图像输出

数据标准化的另一项控制要素是数字病理扫描仪的相对标准化。扫描仪的参数设置、文件格式、扫描倍数、扫描方式等多样性，导致扫描景深不同、颜色深浅不同等，都会对 AI 辅助筛查模型可造成系统性偏倚、不兼容和不确定性影响。因此，规范玻片数字扫描成像系统也是必要的。

（三）标准化标注数据以准确训练算法

宫颈细胞的标注必须由有经验和训练有素的细胞病理医师来完成。对于重叠细胞团和腺细胞的标注尤其困难，使细胞分割和机器学习也变得非常困难。宫颈细胞片中各种异常细胞的数据集不足，将使 AI 辅助筛查算法不可靠，导致误诊和漏诊。应采用多名病理医师交叉标注的方式，结论一致的图像才纳入训练集。

九、建设注意事项

（一）新技术融合下的临床质量管控

人工智能并非病理医师，人工智能技术应用于宫颈癌辅助诊断，应当注重结合新技术以后的临床诊断质量管控。在设计上，应把握诊断智能化和诊断精确性之间的平衡，通过基于卷积神经网络的深度学习技术，结合数字病理云平台，使产品不断提高智能诊断的精确性的同时不断提高智能诊断的效率。

（二）智能化辅助诊断与医师工作习惯的平衡

人工智能辅助诊断技术致力于改善和提高病理医师工作效率，但是在应用中，不可避免地将会改变病理医师的工作方式和工作流程，因此，要平衡智能化辅助诊断与病理医师的工作习惯。一方面，技术和产品研发过程中，要更多地向病理医师沟通学习，使得技术和产品更加贴近其工作习惯；另一方面要加强后评估和技术改进，在使用中不断修正完善技术和产品。

参 考 文 献

［1］周东华，田杰，王夷黎，等．计算机辅助阅片与单纯人工阅片在宫颈液基细胞学诊断中对比观察［J］．临床与实验病理学杂志，2013，29（7）：782-784.

［2］郑珂，张声，唐坚清．计算机辅助阅片系统在宫颈细胞学筛查中的应用［J］．诊断病理学杂志，2015，22（6）：364-366.

［3］张璐．医学图像智能分类技术研究与应用［D］．博士学位论文：电子科技大学，2017.

［4］严明洋．微生物感染宫颈细胞图像检测方法研究［D］．硕士学位论文：南昌航空大学，2016.

［5］车拴龙，刘栋，刘斯，罗丕福．人工智能技术在宫颈细胞筛查中的应用进展和挑战［J］．中华临床实验室管理电子杂志，2019，7（04）：193-198.

［6］王金花，宋金维，王建东．人工智能在宫颈癌筛查中的研究进展［J］．癌症进展，2019，17（13）：1503-1505.

［7］瑞图，戴维．子宫颈细胞学 Bethesda 报告系统［M］．陈小槐，译．北京：科学出版社，2018.

［8］上海交通大学人工智能研究院，上海市卫生和健康发展研究中心，上海交通大学医学院，等．中国人工智能医疗白皮书［R］.2019-1.

［9］卢朝辉，陈杰．2019 年全国病理质量报告［J］．中华病理学杂志，2020，49（07）：667-669.

［10］吕永金，谢沁玲，郑宝文，等．子宫颈癌筛查大样本数据引发的思考［J］．中华临床实验室管理电子杂志，2016，4（1）：8-12.

［11］F AGUET，DVD VILLE，M UNSER，et al. "Model-based 2.5-d deconvolution for extended depth of field in brightfield microscopy," IEEE Trans. Image Process. 2008，17（7）：1144-1153.

［12］YI LI，HAOZHI QI，JIFENG DAI，et al.Fully convolutional instance-aware semantic segmentation，Proc. IEEE Conf. Comp. Vis. Patt. Recogn.，2017，4（1）：2359-2367.

［13］BRAY F，FERLAY J，SOERJOMATARAM I，et al. Global cancer statistics 2018：GLOBOCAN estimates of incidence and mortality worldwide for 36 cancers in 185 countries［J］．CA Cancer J Clini，2018，68（6）：394-424.

［14］X ZHOU，R MOLINA，Y MA，et al. "Parameter-Free Gaussian PSF Model for Extended Depth of Field in Brightfield Microscopy," in IEEE Transactions on Image Processing，2020，29：3227-3238.

［15］胡卉，蔡金清．基于深度卷积神经网络的宫颈细胞涂片的病变细胞分类［J］．软件工程，2018，21（8）：23-26.

［16］廖欣，郑欣，邹娟，等．基于神经网络集成模型的宫颈细胞病理计算机辅助诊断方法［J］．液晶与显示，2018，33（4）：90-

99.

[17] BERA K,SCHALPER KA,RIMM DL,et al. Artificial intelligence in digital pathology - new tools for diagnosis and precision oncology[J]. Nat Rev Clin Oncol,2019,10:210-252.

第五节　人工智能在基层医生辅助决策的应用

一、概念

应用人工智能技术,在不干预医生诊疗流程的行为下,为医生提供辅助决策帮助。辅助决策系统的建设将辅助基层医疗机构提升服务水平,降低医护人员的压力,提升医疗机构服务规范与效能。

具体功能包括:电子健康档案管理、医学检索、智能辅助决策、智能病历质控、智能运行监管等。

涉及技术包括:知识图谱技术、医学推理技术、医学知识库检索、ICD 智能编码技术、数据统计分析技术、行为监控技术等。

二、建设背景

(一)现状分析

1. 国外现状分析　关于辅助决策系统的研究始于 20 世纪 50 年代末,最早的研究方向是医学专家通过推理引擎,将专业知识和临床经验经过整理后存储于知识库中,利用逻辑推理和模式匹配的方式,帮助用户进行诊疗推断。1976 年,美国斯坦福大学的肖特里菲等人针对细菌感染病研发了一套专家咨询系统,系统里存放着大量细菌感染方面的知识,通过与患者对话进行推理判断。之后相继出现了美国匹兹堡大学的内科疾病辅助决策系统、Umbaugh 等人开发的皮肤癌辅助决策系统、Birndorf 等人开发的贫血辅助决策系统等。之后,辅助决策系统逐渐由"专家经验"上升到"系统知识"。20 世纪 90 年代,美国犹他大学开发的智能化医院信息系统"HELP",主要帮助医护人员分析、解释、处理临床数据,并进行一些合理用药的检查。21 世纪初,英国 Isabel Healthcare 开发了一个可以预防误诊的临床技术系统,主要是防止医生忽略可能存在的罕见疾病,造成误诊。2010 年,起源于英国剑桥大学的 Autonomy 医疗集团发布 Auminence 平台,对病人病史、现有症状和医生获得信息等临床资料进行分析。该系统在临床所提供的患者资料中,寻找与之对应的可能疾病类型,并列出各类型发生的统计概率;还能做出鉴别判断,以帮助医生确诊疾病。所有分析结果最终以操作盘形式呈现。近些年来,随着人工智能技术的不断发展,知识图谱技术与医学推理技术的应用也促使辅助决策系统得到了快速发展。

2. 国内现状分析　20 世纪 70 年代末,我国开始研发医学专家系统,涉及中西医等不同领域。1978 年,北京中医医院的"关幼波肝病诊疗程序"率先将关幼波治疗肝病的经验与计算机结合,通过计算机程序辅助进行肝病诊疗,并取得不错的成效。1982 年,又对"关幼波肝病诊疗程序"进行升级,其诊疗能力与效率几乎与关幼波本人持平。1990 年底,完成了"关幼波治疗胃脘痛专家系统"。经临床观察,取得了符合率及有效率分别为 93% 和 84% 的满意效果。在国家"七五"科技攻关成果展览会上,被认定为国内先进水平。20 世纪 80 年代,国内相继出现了"邹云翔中医肾脏疾病计算机诊疗、教学、护理和咨询系统""姚贞白妇科专家诊疗系统及医学智能通用编辑系统 MT-GIES-1""孙同郊乙型肝炎专家诊疗系统""中医辨证论治电脑系统数学模型及软件设计"等医学辅助诊疗系统。但受限于计算机技术的发展阶段,这些诊疗系统的作用发挥很受限。近十年来,随着人工智能技术的飞速发展,辅助决策系统也发展迅速。从实践应用看,可以从诊前、诊中、诊后三大场景出发,为医生提供全面的帮助。2017 年 4 月,零氪科技发布"HUBBLE 医疗大数据辅助决策系统",利用深度学习构建辅助决策模型,帮助医生提出建议,降低医生工作量。2017 年 8 月,科大讯飞的智能辅助决策系统"智医助理"参加了"2017 年国家医师资格考试临床综合笔试",结果以 456 分的成绩通过考试,超过 96.3% 的人类考生,成为全球首次且唯一一通过国家医师资格测试的机器人。这也证明了人工智能技术在辅助决策中是可行的,甚至会超过人类的判断。之后,百度、东软等公司相继推出了自己的辅助决策系统,极大地推动了辅助决策系统的发展。

（二）需求分析

1. 提升基层医生临床业务水准　基层医生相较三甲医院的专家,无论经验还是诊疗水平都有一定的差距。智能辅助决策系统能让每个基层医生都拥有一个人工智能医学助手。系统基于患者病历数据进行智能化分析和判断,协助医生对病情进行准确判断,避免出现漏诊误诊的情况。

2. 提高基层医疗机构服务水平　我国基层医疗机构发展水平相对较低,尤其在经济发展相对落后的偏远地区,医疗水平落后,信息化建设滞后,无法为患者提供很好的服务,基层医疗机构的整体水平亟须提升。辅助决策系统能有效帮助基层医疗机构提升服务水平,降低医护人员的压力,提升医疗机构服务规范与效能。

3. 提升患者对基层机构认可度　相较于基层医疗机构,患者往往更信任大医院的专家,无论大病小病宁愿排队找专家也不愿直接在基层医疗机构就诊。究其原因,还是患者对基层医疗机构的不认可。只有真正提升了基层医疗机构的工作水平,才能提高患者对基层医疗机构的认可度。

三、应用场景

辅助决策系统服务的对象是基层医生和患者。患者来基层医疗机构看病时,医生将患者的主诉现病史等信息录入系统,系统自动对患者情况进行判断,并为医生推荐患者最可能的病况,医生可以根据推荐结果结合自己的经验进行最终决策。如果人机判断不一致,可以寻求上级医生的帮助,实现区域间优质医疗资源的互联互通。

四、建设原则

（一）需求导向创新服务

以人民群众健康需求为导向,以信息技术应用发展为牵引,拓展服务渠道,延伸服务内容,通过构建辅助决策系统,提升基层医生服务效率与诊疗水平,更好地满足人民群众多层次、多样化的健康需求。

（二）顶层设计统筹建设

辅助决策系统的建设工作应符合统一制定的建设规范,明确系统架构、系统功能、安全保障等建设内容,采用知识图谱、医学推理等技术增强系统的诊断能力,统筹建设,组织实施项目建设、评估和验收等工作。

（三）整合资源共建共享

辅助决策系统的建设工作应注重与基层医疗卫生信息化各相关工作的整合与融合,主要包括:基层公共卫生服务信息化服务系统、基层医疗服务信息化服务系统、家庭医生签约服务、医共体建设等,充分利用现有的软硬件资源,实现医疗信息系统的互联互通。

（四）强化标准确保安全

遵守国家卫生行政健康管理部门颁发的健康医疗数据标准,建立统一的辅助决策系统标准管理体系,完善信息安全管理机制和制度,加强涉及居民隐私的信息安全防护体系建设,确保系统运行安全和信息安全,实现信息共享与隐私保护同步发展。

五、建设内容

（一）智能辅助决策系统

1. 电子健康档案管理　为患者管理电子健康档案,支持第三方健康档案调取。

具体功能:电子健康档案管理、修改、收藏、截取、一键发送等。

适宜技术:①电子病历和电子健康档案信息共享。支持各级各类医疗卫生机构之间的电子病历、健康档案共享调阅。②电子健康档案调阅权限。根据医生的职责、管理范围等分配合适的健康档案调阅权限。③知识图谱技术。构建医学知识图谱,让系统掌握更多的医学知识。

业务流程见图1-5-1。

建设要求见表1-5-1。

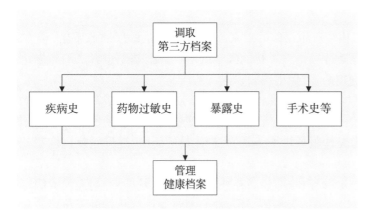

图 1-5-1　电子健康档案管理业务流程

表 1-5-1　电子健康档案管理建设要求

指标	具体内容和要求	
电子健康档案管理	具备调阅疾病史、药物过敏史、暴露史、手术史、外伤史等 5 项功能	
	三级甲等医院	具备 5 项功能
	三级乙等医院	具备 4 项功能
	二级医院	具备 3 项功能

2. **医学检索**　通过医学知识检索的功能,医生能够根据自己的需要,在系统中进行知识检索,辅助医生提高自身医学水平。

具体功能:疾病知识、诊疗信息、医学知识学习等。

适宜技术:①医学知识库,整合权威知识库,并支持知识库拓展。②构建学习平台。提供专业学习知识供医护人员进行学习。

业务流程见图 1-5-2。

建设要求见表 1-5-2。

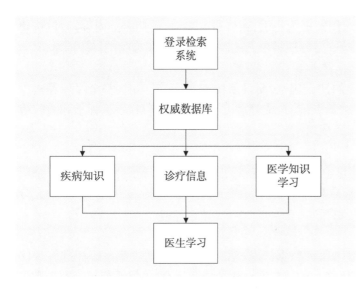

图 1-5-2　医学检索业务流程

表 1-5-2　医学检索建设要求

指标	具体内容和要求	
医学检索	① 具备疾病知识、诊疗信息、医学知识学习等 3 项功能	
	② 支持医学检索数据来源国内权威知识库,包括教科书,以及疾病、药品、治疗等专业临床数据库	
	三级甲等医院	具备 3 项功能、支持所有数据库
	三级乙等医院	具备 2 项功能、支持所有数据库
	二级医院	具备 2 项功能、支持所有数据库

3. **智能辅助决策**　提供病历质检、病历书写助手等功能,方便医生对病历进行管理。

具体功能:疑似诊断提示、危重病提示、用药提示、疾病图谱、处置建议、诊断详情等。

适宜技术:①使用知识图谱技术构建辅助决策数据库。②使用医学推理技术为辅助决策系统赋能,使其可以辅助医生完成疑似诊断提示、处置建议等。

业务流程见图 1-5-3。

建设要求见表 1-5-3。

(二)智能病历质控

通过病历质检质控服务,对输入的病历进行病历规范性检测。

具体功能:病历缺项质检、病历内容质检、病历规范性质检等。

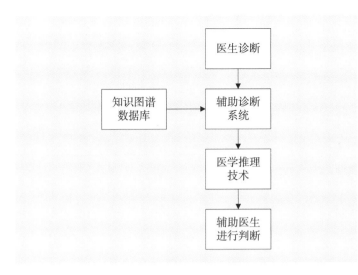

图 1-5-3　智能辅助决策业务流程

表 1-5-3　智能辅助决策建设要求

指标	具体内容和要求
智能辅助决策	① 具备疑似诊断提示、危重病提示、用药提示、疾病图谱、处置建议、诊断详情6项功能
	② 支持典型病例、指南文献2种应用
	三级甲等医院　具备6项功能、支持2种应用
	三级乙等医院　具备5项功能、支持1种应用
	二级医院　具备4项功能、支持1种应用

适宜技术:①统计分析。支持相关工具辅助分析,如柱状图等。②质量管理。对病历质量进行管理,通过质控改进病历质量。③国际疾病分类(international classification of diseases,ICD)智能编码。实现智能化ICD编码、多诊断情况下主要诊断选择。

业务流程见图 1-5-4。

建设要求见表 1-5-4。

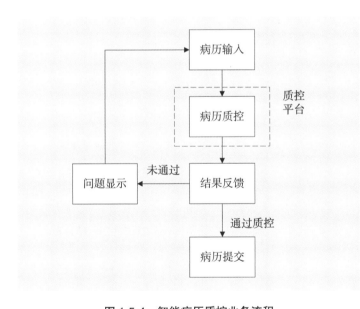

图 1-5-4　智能病历质控业务流程

表 1-5-4　智能病历质控建设要求

指标	具体内容和要求
智能病历质控	① 具备病历缺项质检、病历内容质检、病历规范性质检3项功能
	② 支持主诉、现病史、诊断、患者信息、病历内容书写质量监控5种应用
	三级甲等医院　具备3项功能、支持5种应用
	三级乙等医院　具备3项功能、支持4种应用
	二级医院　具备2项功能、支持4种应用

(三) 智能审核平台

通过人工智能技术对危重病风险、处方风险等进行审核,提供更完备的诊疗安全保障。

具体功能:危重病风险审核、误诊风险审核、处方风险审核等。

适宜技术:风险审核。对诊疗存在的各类风险进行审核。

业务流程见图 1-5-5。

建设要求见表 1-5-5。

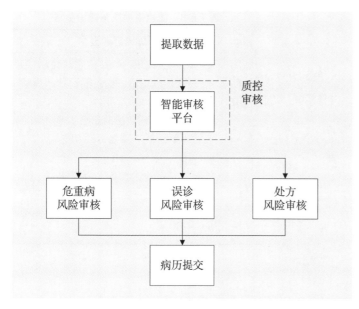

图 1-5-5 智能审核平台业务流程

表 1-5-5 智能审核平台建设要求

指标	具体内容和要求
智能审核平台	具备危重病风险审核、误诊风险审核、处方风险审核 3 项功能
	三级甲等医院 具备 3 项功能
	三级乙等医院 具备 3 项功能
	二级医院 具备 2 项功能

(四) 智能运行监管平台

1. 智能运行监管 通过后台数据管理,对门诊用药、抗菌药物、辅诊数据等进行监控,防止各类错误发生。

具体功能:病历质量监控、合理用药监控、门诊用药统计、抗菌药物统计、活跃用户数监控、区域机构排名、辅诊数据统计等。

适宜技术:①数据统计分析。应用数据挖掘技术对辅诊数据进行统计分析。②行为监控。通过数据统计分析对异常行为进行提取并监控。

业务流程见图 1-5-6。

建设要求见表 1-5-6。

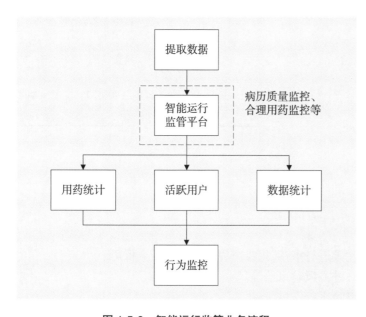

图 1-5-6 智能运行监管业务流程

表 1-5-6 智能运行监管建设要求

指标	具体内容和要求
智能运行监管	①具备病历质量监控、合理用药监控、门诊用药统计、抗菌药物统计、活跃用户数监控、区域机构排名、辅诊数据统计 7 项功能
	②支持根据选择的时间、区域或机构按辅诊次数、活跃用户数、柱形图从高到低排名 4 种应用
	三级甲等医院 具备 7 项功能、支持 4 种应用
	三级乙等医院 具备 6 项功能、支持 3 种应用
	二级医院 具备 5 项功能、支持 2 种应用

2. 数据分析　对诊疗数据进行统计分析,从中发现问题并反馈。

具体功能:病历规范性分析、区域机构排名、诊断风险监控、易误诊疾病、统计报表、长周期统计与区域疾病谱等。

适宜技术:①专业统计分析工具。对辅诊过程进行监督和分析,支持散点图、直方图等数据分析工具,提高质量管理工作效率。②多角度分析。对工作量、病历等进行多角度、多维度统计分析,更全面进行把控。

业务流程见图1-5-7。

建设要求见表1-5-7。

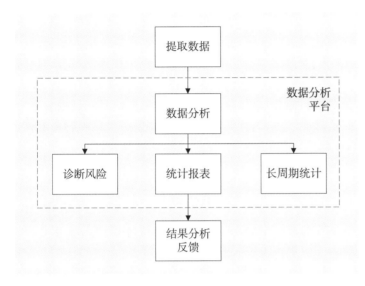

图 1-5-7　数据分析业务流程

表 1-5-7　数据分析建设要求

指标	具体内容和要求
数据分析	① 具备病历规范性分析、区域机构排名、诊断风险监控、易误诊疾病、统计报表、长周期统计 6 项功能 ② 支持病历诊断质检统计、展现诊断质检结果、不合理诊断病历原因分类误诊、诊断质量单位级数据监控、诊断出错病历的疾病维度分析 5 种应用 三级甲等医院　具备 6 项功能、支持 4 种应用 三级乙等医院　具备 5 项功能、支持 3 种应用 二级医院　具备 4 项功能、支持 3 种应用

(五) 未来展望

1. 临床诊疗知识库扩充　随着人工智能技术的不断突破,可以为系统提供更加完善、先进的知识图谱。通过与专业知识库,如人卫等的合作,从技术和数据来源两个方面进行升级,训练更加专业的知识库,为基层医生辅助决策打下更加牢固的基础。

2. 诊断信息智能提醒　智能辅助决策系统通过升级并且对接智能语音病历系统,可以不仅在全部结果录入后才给出诊断提示。也可以在采集到的部分信息后就开始进行预判,并根据预判提示医生询问患者一些更有针对性的问题,进而进行更精准的判断。

六、建设方法

(一) 建设策略

1. 贯彻分级诊疗制度落实　2016 年的全国卫生与健康大会明确分级诊疗制度是五项基本医疗卫生制度之首,要大力推进。构建分级诊疗制度是重构我国医疗卫生服务体系,提升服务效率的根本策略,是"十三五"深化医药卫生体制改革的重中之重。分级诊疗制度的关键就在于提升基层医生的水平,但培养一个医生是无法速成的,辅助决策系统的出现为解决这一问题提供了新的思路。

2. 辅助决策系统的可靠性　辅助决策系统采用成熟的人工智能技术,通过大量医学知识的学习,使系统拥有更接近人类医生的能力。例如科大讯飞的智医助理系统,2017 年首次通过国家医师资格考试,并且超过 96.3% 的人类考生,这也印证了辅助决策系统的可靠程度是值得信赖的。

3. 人工智能技术的先进性　辅助决策系统基于知识图谱技术和医学推理技术,知识图谱技术将庞杂的医疗知识融合在知识图谱中,并且不断地更新迭代,为辅助决策系统提供强有力的支撑。再通过医学推理技术,根据患者的症状从海量的医学数据中找出最符合情况的疾病类型。

（二）应用技术

1. 知识图谱技术 知识图谱是通过将应用数学、图形学、信息可视化技术、信息科学等学科的理论与方法、计量学引文分析、共现分析等方法结合，并利用可视化的图谱形象地展示学科的核心结构、发展历史、前沿领域以及整体知识架构达到多学科融合目的的现代理论。它把复杂的知识领域通过数据挖掘、信息处理、知识计量和图形绘制而显示出来，揭示知识领域的动态发展规律，为学科研究提供切实的、有价值的参考。对于庞杂的医疗知识来说，当前多数知识库都是针对某个科室或者某类疾病或药物来构建的，若要得到更完善的医疗知识图谱，需要对不同的医疗知识库进行融合以及将尚未涵盖的知识和不断产生的新知识融合到已有的知识图谱中。所以，医疗知识图谱的构建是一个不断迭代更新的过程。

2. 医学推理技术 推理是从已有知识中挖掘出隐含信息，而知识推理更注重知识与方法的选择与运用，尽量减少人工参与，推出缺失事实，完成问题求解。在医学知识图谱中，知识推理帮助医生完成病患数据搜集、疾病诊断与治疗，控制医疗差错率。然而，即使对于相同的疾病，医生也会根据病人状况作出不同的诊断。因此，医学推理技术结合医学知识图谱，根据患者的信息，从海量数据中推理出患者的疾病类型，给医生作参考。

3. 数据分析技术 整合多维度数据，将数据分类打标签，从中快速提取有价值的信息。利用数据分析将特征相似的患者聚类到一起，以便医生在诊断时加以参考。通过数据分析评估病历在内容真实性、细致度、丰富度等方面的表现，结合辅助决策模块，综合评价在一定粒度（县区、乡镇卫生院、医生个人等）的诊断与治疗水平。

（三）建议建设模式

1. 基于医生赋能的高质量服务 辅助决策系统以为患者提供更好的服务为核心，在诊疗过程中给医生提供辅助提示，从而为医生赋能。在辅助决策系统的建设中要充分考虑医生和患者的实际需求，合理运用辅助决策系统，为医生提供精准的判断，为患者提供更优质的服务。

2. 基于人工智能的新技术应用 辅助决策系统是基于人工智能技术建立的应用。基于知识图谱技术构建整个系统的知识体系，进而通过不断学习扩充知识库。系统根据患者的情况，基于医学推理技术，在海量图谱中进行寻找，推理出最符合的疾病，并推荐给医生。随着人工智能技术的不断成熟，系统服务能力的不断完善，并深入到实际的应用场景中去，实现与医疗诊断的紧密结合。

（四）未来建设模式

随着技术的不断革新、突破，除了更精准的辅助诊疗技术推荐患者病情外，在知识图谱的不断更新与升级基础上，可提高诊断准确性，扩大临床辅助应用范围，支持更多的病种，包括各类专科病种和疑难杂症；增加小概率危重疾病问诊辅诊提示，给出各阶段复发概率提醒，实现个性化诊断。在未来，辅助决策系统不仅在基层不可或缺，还将在综合医院起到举足轻重的作用，并逐步纳入初级医疗保健和未来的远程医疗服务中去。

七、建设流程

（一）建议建设流程

1. 建设范围（2 周） 辅助决策系统主要面向基层医疗机构，建设范围包括四部分，智能辅助决策系统、智能病历质控、智能审核平台以及智能运行监管平台。其中智能辅助决策系统包括电子健康档案管理、医学检索和智能辅助决策。智能运行监管平台包括智能运行监管和数据分析。

2. 技术选择（1 周） 为使辅助决策系统可以更精准地识别患者的真实情况，系统以知识图谱和医学推理技术为核心，通过人工智能技术的合理应用，为系统提供保障。

3. 系统设计（1 周） 患者就诊后，医生根据问诊内容，在基层 HIS/EMR 系统中录入患者病历。HIS/EMR 系统将患者主诉、现病史等病历信息提供给辅助决策模块，在辅诊系统中根据症状信息的优先级，细化问诊内容，继续完善病历信息录入，同时辅诊系统对完善的病历进行回写到 HIS 业务系统中。

4. 系统开发（2 周） 详细了解基层医疗机构诊疗业务流程与实际需求后，开发团队针对基层医疗机构进行系统开发，从智能辅助决策、智能病历质控、智能审核平台、智能运行监管平台四个版块进行开发，开发过程中保证各版块与整体系统之间顺利运行。

5. **系统测试(1周)**　测试人员在充分了解业务需求后,及时参与系统调试,在搭建好的环境中进行测试。针对常见、不常见的病症进行分类测试,将症状输入系统后,查看系统的判断是否符合实际情况,并采用各种测试方法验证系统是否完善,功能是否齐全,发现问题后及时反馈,并做好记录及归档。

6. **试运行与交付(2周)**　系统测试完成后进行试运行,试运行阶段配置好网络、数据库、各终端设备等,并部署好各软件系统。同时,针对基层医生进行培训,使其学会使用智能辅助决策系统。

7. **运维保障(2周)**　在系统交付后,根据方案合同进行运维保障,包括智能辅助决策、智能病历质控、智能审核平台、智能运行监管平台等。

8. **规范建设流程**　建立规范的建设流程,在交互、系统前后台服务、诊断建议等方面健全建设流程(图 1-5-8)。

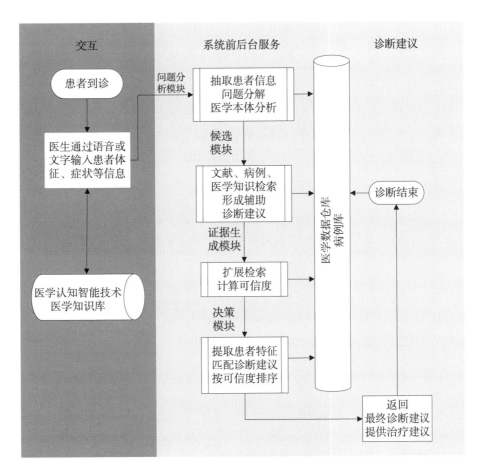

图 1-5-8　辅助决策系统建设流程

(二)未来建设流程

随着人工智能技术的发展以及在传统领域的进一步应用,辅助决策系统也会越来越成熟,将辅助医生解决更多的问题。辅助决策系统在算法更新、技术突破、知识图谱升级后会越来越智能,支持的疾病种类也会越来越多。系统不仅对一般疾病可以精准识别、给出建议,还可准确识别疑难杂症。此外,通过融合智能语音技术,系统还可以根据医生与患者的交谈自动生成结构化病历,彻底解放医生双手。今后也会不断融合 VR、AR 等先进技术,实现辅助决策系统的智能化与可视化。

八、建设关键点

(一)构建人机耦合新型诊疗模式

智能辅助决策系统让每个基层医疗机构的医生都拥有一个人工智能医学助手。在诊断过程中,系统基于医生输入的患者病历数据进行智能化分析和判断,协助基层医生对病情进行准确判断,避免出现漏诊误诊的情况。这种人机耦合的新型诊疗服务模式不仅能够帮助基层医生提高诊疗水平,也大大提升基层医疗机构的诊疗能力。为了保证系统的可靠性,系统还需通过权威认证,如官方认证的考试等。

（二）推进分级诊疗制度落实完善

随着分级诊疗制度的不断完善,基层医疗机构扮演的角色越来越重要,借助知识图谱、医学推理技术等人工智能技术构建的辅助决策系统可以辅助医生为患者提供更优质的服务,有助于提升患者的获得感和满意度,提升患者对基层诊疗的信心,加速推进分级诊疗制度的实施。同时,系统需要有权威的知识库做支撑,例如人卫知识库、医学智库等。

（三）构建监管平台强化管理抓手

辅助决策系统监管平台可基于不同维度的数据分析结果,为各级监管机构提供可视化服务界面,以可视化形式展现全省、市、县基层诊疗业务数据动态。按照时间、行政区域和机构名称等多条件精确展示所有基层医疗机构电子病历、诊断等诊疗相关业务信息,为管理部门监管基层诊疗质量提供抓手。

九、建设注意事项

（一）规范诊疗标准

辅助决策系统旨在帮助基层医疗机构医生提高诊疗水平,前提在于规范诊疗,务必符合规范诊疗标准。辅助决策系统的电子病历要符合卫生行政健康管理部门颁发的《病历书写规范》《电子病历共享文档规范》《电子病历基本架构与数据标准》《电子病历数据组与数据元标准》《电子病历基础模板数据集标准》等标准规范。

（二）明确责任分工

辅助决策系统是为辅助医生更好地完成工作而存在的,并不能替代医生。因此,医生不能产生依赖心理,辅助决策系统提出的建议仅作为参考,面对疑难杂症难以处理时应及时向上级转诊。

参 考 文 献

［1］SHORTLIFFE EDWARD H, BUCHANAN BRUCE G. A model of inexact reasoning in medicine［J］. Elsevier, 1975, 23 (3-4).

［2］UMBAUGH SCOTT E, MOSS RANDY H, STOECKER WILLIAM V. An automatic color segmentation algorithm with application to identification of skin tumor borders［J］. Pergamon, 1992, 16 (3).

［3］CATHERINE A. Birndorf, Alison Madden, Laura Portera, Andrew C. Leon. Psychiatric Symptomsc, Functional Impairment, and Receptivity toward Mental Health Treatment among Obstetrical Patients［J］. The International Journal of Psychiatry in Medicine, 2001, 31 (4).

［4］赵志升,张晓,宋晨晏. 医学决策支持系统的发展现状与趋势分析［J］. 医学与哲学（B）, 2015, 36 (01): 5-8+30.

［5］ANONYMOUS. Information Technology Service Companies; Autonomy Auminence Features in New Healthcare OEM Agreement With Kainos［J］. Computers, Networks & Communications, 2011.

［6］宗相卿,代林田. 微机应用关幼波肝病诊疗程序 196 例分析［J］. 辽宁中医杂志, 1992 (06): 26-27.

［7］谭德高. 邹云翔教授中医肾系疾病计算机诊疗和咨询系统［J］. 中医药信息, 1985, (3): 20-20.

［8］金二澄. 计算机在中医药行业的开发与应用［J］. 中医药管理杂志, 1994 (5): 28-30.

［9］张德政,彭嘉宁,范红霞. 中医专家系统技术综述及新系统实现研究［J］. 计算机应用研究, 2007, (12): 6-9

第六节　人工智能在肝癌临床决策支持系统的应用

一、概念

利用人工智能技术在肝癌临床决策支持系统（clinical decision support system, CDSS）中提供智能化服务。人工智能在肝癌 CDSS 中的应用覆盖临床肝癌诊疗全过程,利用语音技术识别医生的医嘱录入,转换成结构化电子病历。通过自然语言处理、知识库技术为医生推荐疑似诊断、鉴别诊断、肝癌临床分期、合理用药方案,提供提示、推荐、阻断式提醒。通过计算机视觉技术实现病灶识别、提取,为医生诊疗过程提供智能辅助决策,降低误诊风险,合理利用医疗资源,提升医疗质量及效率。

具体内容包括:门诊肝癌辅助诊断、医嘱开立辅助决策、入院诊断辅助决策、住院治疗辅助决策、临床质控辅助决策等。

涉及技术包括:语音识别、语音转换等智能语音处理,智能病历信息识别、智能推荐、智能提示提醒等自然语言处理,诊断规则、药品知识图谱等知识库,肝癌识别,病灶提取等计算机视觉处理,Python、Java 等主流系统开发语言,主流关系型或非关系型数据库,B/S、C/S 等应用系统架构,消息队列、Socket 等消息交互机制等技术。

二、建设背景

(一) 现状分析

发达国家 CDSS 的发展已经历了近 70 年时间,CDSS 应用相对成熟,功能覆盖临床所有业务。而以机器视觉、自然语言处理为代表的新一代人工智能技术在临床辅助决策领域的研究,国内外几乎同时开展研究和应用。

1. 国外现状分析 CDSS 研究始于 20 世纪 50 年代末,早期研究方向为构建专家系统,医学专家通过推理引擎,将医疗专业知识和临床经验整理后存储在知识库中,利用逻辑推理和模式匹配的方式,帮助用户进行诊断推断。20 世纪 70 年代中期,斯坦福大学发布了第一代 CDSS 系统 MYCIN。MYCIN 能够根据医生输入的检验信息,帮助医生对住院的感染患者进行诊断和选用相应的抗生素类药物。但 MYCIN 也存在如未与临床环境相结合导致临床接受程度低,需要较高的时间成本,医疗事故责任未明确等缺点。由于该系统的设计远远早于台式机和网络的出现,实际应用受到了很大阻碍。

为规避第一代 CDSS 的缺点,研究人员开始研究 CDSS 与计算机医嘱录入系统(Computerized Physician Order Entry,CPOE)、电子病历系统(Electronic Medical Record/Electronic Health Record,EMR/EHR)、临床信息系统(Clinical Information System,CIS)等系统集成的方法。集成 CDSS 可以基于主动触发机制,实现对医务人员或患者的主动警报、提醒等功能。其中美国犹他大学于 1967 年开发的基于逻辑处理的健康评价系统(Health Evaluation Through Logical Processing,HELP),是首次为帮助临床医生进行辅助决策的医院信息系统。由于 CDSS 临床知识表达无统一标准的问题仍然未得到解决,后来的 CDSS 系统发展主要致力于临床知识表达的标准化,使得 CDSS 再次从集成的临床信息系统中独立出来,成为独立的应用模块,以服务的方式提供应用程序编程接口,供不同的临床信息系统使用。

2. 国内现状分析 国内早期 CDSS 研究主要以单病种或单学科诊断为主,大多停留在理论研究和实验室研究阶段,如上海大学的产科 CDSS、第四军医大学的骨肿瘤 CDSS、重庆大学的泌尿外科 CDSS 等。2014 年以后,CDSS 受到越来越多的医疗机构和 IT 公司的重视,其中基于知识库的 CDSS 是市面上主流的设计模式,该类型 CDSS 通过预设好的规则为治疗过程提供决策支持。另一大类是非基于知识库的 CDSS,这类系统不依赖人的规则设定,通过机器学习从大量的实例中自动获取知识,是国内 IT 厂商在医疗领域的重点发力方向之一。

国家政策层面也持续推动 CDSS 在临床实践中的研究与应用发展。2011 年,原卫生部发布《电子病历系统功能应用水平分级评价方法及标准(试行)》,将电子病历系统应用水平划分为 8 个等级,每一等级的标准包括电子病历系统局部的要求和整体信息系统的要求;从第 3 级开始要求具备初级医疗决策支持,分级越高对医疗决策支持的要求越高,从 5 级开始 CDSS 的标准就需要达到系统能够参与决策,最终建立起完整的电子病历系统,实现区域医疗信息共享。2016 年 10 月,国家卫生健康委发布《医院信息平台应用功能指引》,指出临床辅助决策具体功能包括临床知识库管理、临床策略管理、智能获取病历信息、智能审查、实时警示或提醒、临床诊断和治疗建议与查询等。2018 年 4 月,国家卫生健康委员会办公厅发布《全国医院信息化建设标准与规范(试行)》,指出大数据利用的具体内容和要求即利用数据中心的大数据资源,对医疗服务、科研管理、医院治理等的辅助决策支撑应用;支持实时统计分析的管理辅助决策、病案首页智能化处理、相似病案信息推荐、基于大数据的疾病分析、具备统计模型的大数据科研平台、临床辅助决策诊断支持等应用。

（二）需求分析

肝癌是我国常见的癌症之一，在癌症图谱中具有高发病率和高死亡率的特征，肝癌诊断和治疗水平将直接影响到医院的社会声誉和经济效益。随着当今社会信息化技术的不断发展，人们对医疗行业服务质量要求的逐步提高，提升肝癌诊疗质量和医治效率，持续发展精准化诊疗是医院未来发展的必然要求。

1. **肝癌智能化辅诊需求**　提升肝癌诊疗质量和医治效率是肝癌 CDSS 的核心任务。肝癌诊断需要将专业的临床医学知识、参考文献知识与患者临床信息相结合，才能开展针对性诊疗服务。肝癌临床治疗过程涉及一系列的过程化数据，包括患者主诉信息、检查检验数据、影像诊断记录、治疗方案等。在此过程中，通过自然语言处理、知识图谱等人工智能技术与医院数据和患者数据相结合，可以为医生提供必要的肝癌相关医学知识查阅、肝癌辅助诊断、治疗方案建议、合理用药建议等，从而提升医生工作效率、保障医疗质量、改善患者的就医体验。

2. **数据标准化管理需求**　肝癌患者每次就诊过程的完整信息通常以电子病历的形式记录。首先，电子病历要基于国家发布的电子病历基本数据元、数据集、值域代码等相关标准，结合肝癌的专病领域因素，针对性的形成结构化电子病历，实现院内科室、院外机构的互联互通，为医生从事临床、科研提供参考依据。其次，要结合必要的数据安全隐私保护机制，利用人工智能技术为医生诊断提供决策支持，为医嘱开立过程提供建议和提示。数据的规范化录入和管理，是人工智能学习生成通用模型的基础，也是肝癌智能辅助诊断持续向前发展的关键一环。

3. **肝癌精准化诊疗需求**　肝癌 CDSS 应用的精准化是未来重要的发展方向。当前，肝癌专病 CDSS 的研究仍处于探索阶段，应用场景多存在于大型医院，肝癌 CDSS 建设需要深入了解肝癌治疗的临床路径，将人工智能技术与肝癌诊疗的全方位、个性化数据（如患者病史、用药、检查检验结果以及既往史等）相结合，形成契合细分场景的智能应用，辅助医生分析现实中复杂的病情，提升诊疗质量，从而使肝癌智能辅助决策系统不断朝着"专""精"方向发展，实现真正意义上的智慧医疗。

三、应用场景

（一）门诊业务决策支持

患者初诊时，门诊医师问询患者病史信息，系统识别患者高危因素、易遗漏的关键信息项，辅助医生做好肝癌疾病的风险预警，推荐肝癌疾病的关键检查项目、检验项目。在患者复诊时，门诊医师问询患者近期身体状况、术后不良反应等信息，系统根据患者以往的就诊信息和治疗方案，识别患者可能发生的疾病风险，提示医生对关键体征变化、用药变化的跟踪提示。

（二）住院业务决策支持

患者首次入院时，医生记录患者病情及各项检验检查项目，系统识别给出患者的肝癌评估评分，包括 Child-Pugh 评分、巴塞罗那癌症临床分期评估（barcelona clinic liver cancer，BCLC）等疾病关键信息。患者住院期间，医生在日常查房、病程记录、开医嘱时，系统根据患者体征、检验、检查项目结果，得到患者病情的变化信息，自动更新相应的评估评分项目供医生查看。在患者手术前、手术后，系统可以通过人工智能技术自动分析患者的病历数据、医嘱数据等，帮助医生自动完成术前评估，给出关键指标风险提示，如禁忌证等信息。患者出院前，医生可以复盘患者状况，对患者住院治疗的全部过程进行回顾，在系统中快速查询患者的肝癌疾病指标项、体征变化、术前术后对比、评估对比，实时查看患者诊治的全景视图。

四、建设原则

（一）精准专病服务

肝癌 CDSS 的精准化服务要结合肝癌的诊疗特征，提供肝癌治疗领域基础场景和特有场景的辅助诊断、辅助治疗、提示预警服务。在患者治疗过程中，通过精准定量数据分析，在诊前、诊后为患者提供精细化的服务和建议，在诊中为医生提供评估审核、推荐肝癌治疗方案、肝癌介入术式、智能提示、智能预警等功能，从而降低医疗风险，提高医生诊疗精准度，提升医疗质量。

（二）诊疗过程安全

肝癌 CDSS 要保障临床辅助决策的安全性，推荐正确的肝癌诊断的操作规程，正确推荐肝癌相关诊断鉴别特征。根据患者诊断、现病史、用药史等综合信息，推荐有价值的治疗方案；针对医嘱下达、诊断合理性、合理用药等方面做到即时检查并给出提示。在辅助临床医生制订诊疗方案时，给出最恰当的参考方案，减少了误诊误治，改善用药，减轻患者本身的负担，同时也节约了医疗资源，降低了医疗成本。

（三）业务信息共享

肝癌相关医学知识库和患者电子病历是智能辅助决策应用的重要数据源头，应基于循证医学，为医院建立权威、可靠、统一的知识库体系供相关科室使用。不同系统调用相同知识逻辑的结果相同，可对多个系统的数据进行检查与提示。电子病历要符合国家相关数据标准和医疗业务规范，保证患者病历信息的规范性、完整性、有效性为支持电子病历区域内流转提供技术基础。

五、建设内容

（一）门诊辅助诊断业务

1. **门诊肝癌辅助诊断**　基于肝癌诊疗指南、文献及专家共识，通过识别患者主诉、现病史、既往史、体格检查、家族史、个人史、检查检验等综合结果，结合鉴别诊断为医生提供诊断类相关的辅助决策。

具体功能：智能信息识别、智能推荐、实时警示与提醒、建议与查询、知识库管理、策略管理等。

适宜技术：①智能病历信息识别。支持获取患者基本信息、病史信息、检查检验结果等。②诊断因素推荐。支持分析患者病情信息，智能化推荐与肝癌症状相似疾病的诊断因素项，包括体征症状、疾病史、遗传史、检查与检验解读等。③鉴别诊断推荐。支持提示与某一疾病相鉴别的其他疾病列表，包含鉴别所需注意的体征、症状、检查结果等。④疑似诊断推荐。支持推荐显示疑似诊断的列表并按照置信度和危急值进行排序。⑤治疗方案推荐。提供用药方案建议，手术方案建议等。

业务流程见图 1-6-1。

建设要求见表 1-6-1。

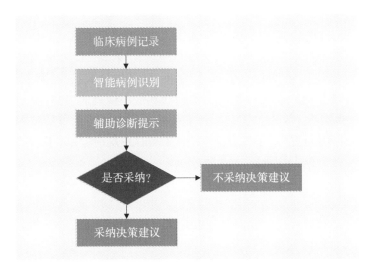

图 1-6-1　门诊辅助诊断决策流程

表 1-6-1　门诊辅助诊断建设要求

指标	具体内容和要求
门诊肝癌辅助诊断	① 具备智能获取信息、智能推荐、实时警示与提醒、建议与查询、知识库管理、策略管理 6 项功能
	② 支持智能病历信息识别、诊断因素推荐、鉴别诊断推荐、疑似诊断推荐、治疗方案推荐 5 种技术
	三级甲等医院　具备 6 项功能、支持 5 种技术
	三级乙等医院　具备 5 项功能、支持 4 种技术
	二级医院　不做要求

2. **医嘱开立辅助决策**　根据患者基本信息、病史信息、诊断信息、过敏信息等给出合理医嘱项目申请建议；医生开立医嘱时，可智能获取合理性提醒和警示信息。

具体功能：智能信息识别、智能推荐、实时警示与提醒、建议与查询、知识库管理等。

适宜技术：①智能病历信息识别。支持获取患者基本信息、疾病信息、医嘱信息、过敏信息等。②合理用药提示。系统提供用药审核功能，智能推荐药品说明、药物相互作用、配伍禁忌、适应证等信息。

③检验申请推荐。支持根据患者基本信息、病史信息等自动审核并给出合理检验项目和提醒信息。④检查申请推荐。支持根据患者基本信息、病史信息等自动审核并给出合理检查项目和提醒信息。

业务流程见图1-6-2。

建设要求见表1-6-2。

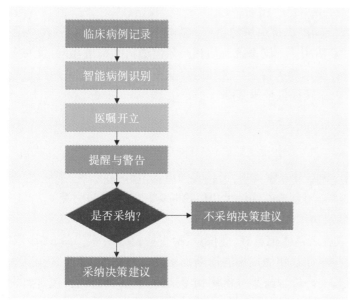

图 1-6-2　门诊医嘱开立辅助决策流程

表 1-6-2　门诊医嘱开立辅助决策建设要求

指标	具体内容和要求
医嘱开立辅助决策	① 具备智能获取信息、智能推荐、实时警示与提醒、建议与查询、知识库管理5项功能 ② 支持病例信息智能识别、合理用药提示、检验申请推荐、检查申请推荐4种技术 三级甲等医院　具备5项功能、支持4种技术 三级乙等医院　具备4项功能、支持3种技术 二级医院　不做要求

（二）住院辅助诊断业务

1. 入院诊断辅助决策　根据临床诊疗知识库、结合患者基本信息、入院病史与查体、检查检验等结果与鉴别诊断进行入院诊断以及专病分期分型评估。

具体功能：智能获取信息、智能推荐、实时警示与提醒、建议与查询、知识库管理、策略管理等。

适宜技术：①智能病历信息识别。支持获取患者基本信息、病史信息、检查检验结果等。②诊断因素推荐。支持分析患者病情信息，智能化推荐与肝癌症状相似疾病的诊断因素项，包括体征症状、疾病史、遗传史、检查与检验解读等。③鉴别诊断推荐。支持提示与某一疾病相鉴别的其他疾病列表，包含鉴别所需注意的体征、症状、检查结果等。④疑似诊断推荐。支持推荐显示可能疾病的列表并按照置信度和危急重值进行排序。⑤治疗方案推荐。支持推荐用药方案、手术方案、术中及术后并发症提示，术后的放/化疗方案等。⑥肝癌分期评估。支持肝癌诊疗分期分型智能评估。

业务流程见图1-6-3。

建设要求见表1-6-3。

2. 住院治疗辅助决策　患者入院治疗期间，通过肝癌诊疗知识结合患者实时身体状态为医生推荐全过程治疗相关建议及危险因素、规避降低风险、提高医疗服务质量。

具体功能：智能信息识别、智能推荐、实时警示与提醒、建议与查询、知识库管理、策略管理等。

适宜技术：①相似病例推荐。支持推荐与当前患者相似的病例，为医生制定个性化诊疗方案提供参考。②合理用药提示。支持提供用药审核功能，智能推荐药品说明、药物相互作用、配伍禁忌、适应证等信息。③手术风险评估。支持提示适应证、禁忌证，并给出风险提示。④住院不良反应提醒。支持实时分析患者体征、检验与检查结果并自动提示不良反应事件。⑤患者全病情视图。支持浏览查询患者全病程周期内的临床记录。

业务流程见图1-6-4。

建设要求见表1-6-4。

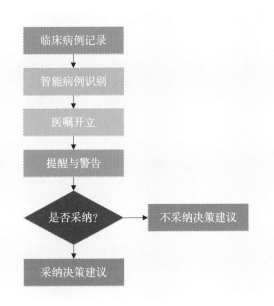

图 1-6-3 入院诊断辅助决策流程

表 1-6-3 入院诊断辅助决策建设要求

指标	具体内容和要求
入院 诊断 辅助 决策	① 具备入院患者基本信息、症状体征、既往病史、检验项目、检查项目 5 项医学实体识别功能 ② 支持智能病历信息识别、诊断因素推荐、鉴别诊断推荐、疑似诊断推荐、治疗方案推荐、肝癌分期评估 6 种技术 三级甲等医院 具备 5 项功能、支持 6 种技术 三级乙等医院 具备 5 项功能、支持 5 种技术 二级医院 不做要求

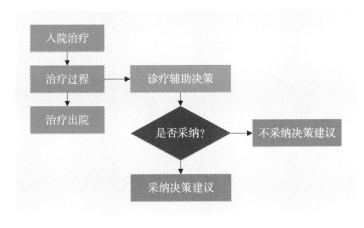

图 1-6-4 住院治疗辅助决策流程

表 1-6-4 住院治疗辅助决策建设要求

指标	具体内容和要求
住院 治疗 辅助 决策	① 具备入院患者基本信息、症状体征、既往病史、检验项目、检查项目 5 项医学实体识别功能 ② 支持相似病例推荐、合理用药提示、手术治疗风险评估、住院不良反应提醒及患者病历视图 5 种技术 三级甲等医院 具备 5 项功能、支持 5 种技术 三级乙等医院 具备 4 项功能、支持 4 种技术 二级医院 不做要求

3. 临床质控辅助决策 根据单病种质量指标,以病种为单位,依托国内、外权威的指南、专家共识,选择具有循证医学结论,经多中心、大样本论证推荐的指标作为单病种质量指标及知识。

具体功能:智能信息识别、智能推荐、实时警示与提醒、建议与查询等。

适宜技术:①智能病历信息识别。支持获取患者诊疗相关信息。②关键项缺失检查。支持反馈缺失专病诊疗相关的检查、检验、医嘱执行、手术及操作等关键项。③关键项时序检查。支持对专病诊疗关键项的执行顺序及发生时间、持续时间进行检查,反馈异常关键项执行信息。④关键项结果判定。支持查看肝癌诊疗关键项是否输出相关结果以及结果的逻辑正确性。

业务流程见图 1-6-5。

建设要求见表 1-6-5。

(三) 未来展望

1. 智能辅助诊断 深度结合诊疗过程,提升肝癌专病辅助诊断的全面性和精准性,利用自然语言处理技术全面分析患者的"一诉五史"、就诊信息等,多模态数据融合分析,全面提升和优化疑似诊断推荐、相似诊断推荐,诊断鉴别特征(化验指标、影像学、病理学、体征、症状等)推荐等辅助诊断功能。

2. 智能辅助治疗 持续提升辅助治疗的可靠性,利用机器学习模型和深度学习技术,学习医生历史

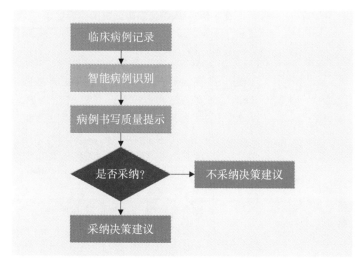

图 1-6-5 临床质控辅助决策流程

表 1-6-5 临床质控辅助决策建设要求

指标	具体内容和要求
临床质控辅助决策	① 具备智能获取信息、智能推荐、实时警示与提醒、建议与查询等 4 项功能 ② 支持智能病历信息识别、关键项缺失检查、关键项时序检查、关键项结果判定等 4 种技术 三级甲等医院　具备 4 项功能、支持 4 种技术 三级乙等医院　具备 3 项功能、支持 3 种技术 二级医院　不做要求

的诊断记录,相关文献知识,构建医学智能知识图谱,结合专家知识的人在回路(human in the loop,HITL)优化,持续提升辅助检查推荐、治疗方案推荐、介入式式推荐等辅助治疗功能。

3. **智能提示预警** 提升业务支持的全维度实时性提示提醒,全面支持对医嘱内容、临床医疗记录合理性、用药合理性、配伍禁忌、给药途径等自动检查并给出提示;支持对病历书写内容给出分析及预警;依据知识库模型对医生治疗过程全方位提供提示、阻断、推荐式提醒,真正实现对医生的辅助决策。

六、建设方法

(一)建设策略

人工智能在肝癌 CDSS 中的应用是对医生与患者服务升级,是体现智慧医院建设的重要方面。这就要求 CDSS 建设不仅要从临床局部建设出发,还要基于行业长远建设考虑,注重临床数据的标准化采集,统一的互联互通规范,智能技术的深度研究,构建覆盖全诊疗流程的临床质量管理闭环。

1. **在标准遵从上** 人工智能在肝癌 CDSS 中的应用要基于现有的通用的医疗健康标准体系,包括基础标准、数据类标准、管理类标准、技术与服务类标准。以通用的医学标准为建设基础,对肝癌 CDSS 未来智能化演进至关重要。

2. **在技术实现上** 加强人工智能技术的应用,使得 CDSS 更便捷、更精准、可信赖,不断提升其学习、检索、计算、分析等能力,从训练依赖型转变成自主学习型,使当前弱人工智能向强人工智能方向演进。

3. **在医学应用上** 进一步拓宽肝癌 CDSS 产品的全面性、加大肝癌 CDSS 的应用范围,同时进行更有针对性的医学逻辑思维训练、条件权重分析训练,让肝癌 CDSS 能真正看懂病历、读懂医学文献,提供有价值的决策。

4. **在系统设计上** 更多地考虑肝癌专病的细分场景和关联领域,从使用者的角度提升体验,将用户真正的需求和痛点整合到产品中,提高 CDSS 应用的使用体验,确保 CDSS 被有效利用。

(二)应用技术

建议的应用技术主要包括:①系统开发语言,如 Python、Java 等。根据数据处理深度、系统兼容性、并发响应等选择更具优势的编程语言。②主流关系型或非关系型数据库,根据业务的事务性、完整性、一致性以及对于应用场景数据实时性、数据规模等特点或者用户对象的不同,选择适合的数据库类型。③应用系统架构,根据用户响应和系统集成要求的不同,可以采用 B/S 架构、C/S 架构、N 层架构、分布式架构等不同的应用架构体系完成多系统之间的集成或者新系统的开发。④消息交互机制,如消息队列、Socket 等。⑤智能语音技术,如语音识别、语音转换等。⑥自然语言处理,如智能病历信息识别、诊断因素推荐、鉴别诊断推荐、疑似诊断推荐、治疗方案推荐、合理用药提示、手术风险评估、关键项检查、患者全病情视图等。⑦知识库技术,如诊断规则、药品知识图谱等。⑧计算机视觉技术,如肝癌识别,病灶提取等。

（三）建议建设模式

1. 基于临床数据中心数据应用　临床数据中心集成院内各科室临床信息系统数据,包含患者所有重要的临床数据,如医嘱、病历、检验、心电、超声、病理等。医生可在医院桌面办公终端、授权的智能移动终端调阅患者的就医全流程数据信息,借助肝癌 CDSS 对患者多维度信息进行挖掘和分析,对于普通的临床病例,提供智能便捷的临床指南的规范性指导和建议。对于疑难病例,为医生提供有统计意义的大量真实历史案例经验和总结,作为临床决策的参考。

2. 基于电子病历一体化建设　医院现已实现了以电子病历为核心的信息化建设,以临床为核心对各个业务系统进行了全面的集成,在肝癌 CDSS 建设过程应考虑对接和优化现有的业务系统和管理系统,促进临床一体化,对数据多维度的整合与利用,形成肝癌诊疗数字化全覆盖,流程全闭环。由于肝癌治疗方式多种多样,IT 实现停留在局部需求状态中,导致肝癌类专病的治疗信息、治疗过程零散分布,因此一体化的建设模式有利于形成一套有计划、有步骤、流程闭环的诊疗方案。

（四）未来建设模式

肝癌诊疗信息标准化、知识库建设与共享、肝癌 CDSS 的持续性发展建设是肝癌 CDSS 未来建设三个重要方面,信息的标准化是实现跨系统数据共享和互操作的基础。知识库建设与共享有助于人工智能在肝癌 CDSS 领域应用的通用性。肝癌 CDSS 的持续性发展建设能够促进人工智能应用提供方与医疗机构的临床实践结合起来,形成良性循环,不断完成知识库的设计与肝癌 CDSS 应用的智能化程度,提升系统的应用价值。

七、建设流程

（一）建议建设流程

1. 建设范围(4 周)　要明确人工智能在肝癌 CDSS 中应用的建设范围,软件产品经理、需求分析师等相关技术人员通过深入医院临床科室,调研医生的临床业务需求以及对软件实现的未来期望,将收集的调研内容,结合和其他应用的业务交互,如护理模块、检查检验模块、手术模块、药事管理模块等,实现肝癌诊疗全流程辅助决策,形成肝癌辅助诊断、鉴别诊断、检验检查分析、推荐治疗方案、推荐手术、质控提醒、合理用药等应用的系统需求规格说明书及项目建设方案。

2. 技术选择(2 周)

（1）智能病历信息识别。应支持从非结构化/结构化临床记录描述中智能识别获取患者基本信息、病史信息、检查检验结果等。

（2）诊断因素推荐。支持根据患者病情信息,智能化推荐关联疾病诊断范围内的诊断因素项。

（3）鉴别诊断推荐。应支持提示与肝癌相鉴别的其他疾病列表及相关项。

（4）疑似诊断推荐。推荐疑似病症的列表并按照置信度和危急值进行排序。

（5）肝癌分期评估。应支持智能计算分期分型。

（6）相似病例推荐。应为医生提供相似病例及个性化诊疗方案提供参考。

（7）合理用药提示。应提供智能用药审核及药物说明、禁忌等。

（8）手术风险评估。应给出相关风险提示。

（9）住院不良反应提醒。应支持自动提示不良反应事件。

（10）患者全病情视图。应支持浏览查询患者全病程周期内的临床记录。

3. 系统设计(4 周)　人工智能在肝癌 CDSS 中的应用所涉及智能化应用包括诊疗过程中的智能辅助诊断,智能鉴别诊断、体征标签提醒、病史标签提醒、智能诊断分期、智能评估评分、推荐检查检验、推荐治疗方案、推荐介入术服务、智能提醒服务等,涉及临床过程数据及其他相关系统数据的交互、共享。通过概要设计、详细设计明确业务需求对应的系统特性及功能,明确肝癌 CDSS 运行需具备的软硬件配置要求,明确各业务模块之间的交互、肝癌诊疗知识库和其他应用的融合等接口实现方式,对具体功能及特性实现的技术细节进行详细说明。

4. 系统开发(8周)　依据设计说明书对人工智能在肝癌 CDSS 中的应用进行模块智能化设计、算法集成。软件功能实现后,可组织软件技术人员、肝癌专家及其他相关人员一起完成基础数据应用模板的维护工作。在软件实现过程中,着手准备网络布线、本地服务器及云端服务器的配置、机房建设等医院的 CDSS 运行环境,以及医生用 PC 机、移动智能终端等硬件设备的软件配置。

5. 系统测试(4周)　在完成软硬件实现后,应由项目实施人员或肝癌相关科室的医护人员,依据需求产品说明文档及业务应用场景,对系统进行功能验证及集成测试,按照门诊、住院的业务场景,分别进行肝癌辅助诊断、医嘱开立辅助决策、治疗辅助决策、质控辅助决策的功能测试,同时特别关注推荐准确度、质控覆盖率等 AI 技术的精度测试,对测试的问题需统一记录管理,并协调相关研发人员及时处理,由测试人员全程跟踪至所有问题均修改,并且回归测试通过。

6. 试运行和交付(2周)　肝癌疾病相关科室完成软硬件部署,对医生进行软件使用培训后,可开始系统试运行工作。在正式使用前,组织相关科室对人工智能在肝癌 CDSS 中的应用的业务场景模拟演练,对相关有业务交互的系统处理相关业务全部进行模拟使用,以充分暴露系统中可能潜在的问题,排出系统自身以及院内集成使用的问题再正式上线试运行,经院方确认系统平稳运行后,完成验收正式交付使用。

7. 运维保障(每周定期)　肝癌 CDSS 与 HIS 等其他医疗系统有一定的关联性,系统上线使用后,要建立有效的运维管理机制,可基于医院信息平台,对系统运行情况及数据库状态进行监控,及时处理突发问题。诊疗过程数据是人工智能学习和改进的基础,应对原始数据做好备份,对标注数据做好审核。除定期的软硬件维护,医院信息科应有专人对 CDSS 使用人员信息、权限设置、基础数据进行管理和维护。①对于系统运行中出现的问题,可请系统供应商的技术支持人员远程支持。②对于需求变更、政策要求等需要修改功能的,可申请需求变更流程,有系统供应商提供现场支持。③为降低故障发生的可能性,系统供应商应定期对系统例行巡检,精准分析和判断系统运行状态,采取相应措施保障系统稳定运行。

8. 规范建设流程　依据医院信息化建设方案,按照系统工程的规范来实施项目管理,科学地划分工作阶段。在符合医院整体信息化建设规划的前提下,可将癌症 CDSS 建设分为明确建设范围、技术选择、系统设计等 7 个阶段。建议建设流程见图 1-6-6。

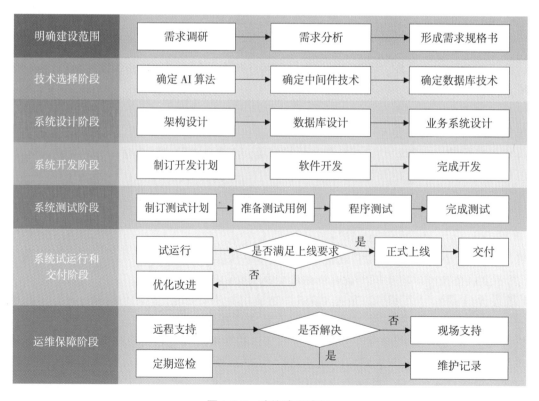

图 1-6-6　建议建设流程

（二）未来建设流程

遵循国家卫生健康委的信息化建设方针和政策，以医院信息化建设规划为指导，加快医院智慧化建设步伐出发，充分考虑未来医疗智慧化趋势，适度超前，高起点建设，遵循开放式标准，使之具备良好的兼容性，以便利用现有信息化资源，扩展专科专病 CDSS 的建设内容。结合实际，充分考虑肝癌 CDSS 建设持续性，做到规划设计具有前瞻性，具体建设注重实用性，积极探索肝癌 CDSS 与大数据、人工智能等先进技术相结合的建设及运行机制。同时，充分利用现有资源，产学研相结合，分步实施，先易后难，在实施中力求稳定与安全，积极稳妥逐步推进。

八、建设关键点

（一）肝癌专病领域建模

肝癌专病领域建模是肝癌 CDSS 重要的基础工程，涉及专家知识库如教材、文献、医学专家知识抽取，临床数据库如病史类（如肝硬化、病毒性肝炎等）、查体类（如肝区疼痛、黄疸等）、检查检验类（如肝功能等）、鉴别诊断类（如胆管癌等）、治疗过程类等。依据肝癌临床路径建立肝癌相关病史及体征数据知识库、检查检验项目知识库、肝癌关联疾病知识库，根据疾病治疗过程，结合知识图谱等技术为医生提供治疗相关提示信息和注意事项，降低医疗差错，提供医疗质量与效率。

（二）人工智能肝癌领域建模

人工智能肝癌领域建模是智能辅助诊断的重要手段，主要包括：

1. **推荐提示类**　如支持在门诊场景中推荐辅助诊断、检鉴别诊断、检查检验等。在住院场景中推荐辅助诊断、手术评估、介入术方案等。在出院场景推荐用药方案、康复教育等。

2. **量表计算类**　提供自动计算 Child-Pugh 评分、自动评估 BCLC 等。

3. **风险预警类**　在肝癌治疗过程中提示禁忌证、指标异常等风险预警。

（三）电子病历结构化信息提取

电子病历结构化信息提取包括对新生成病历以及历史遗存病历的提取，是实现人工智能在肝癌 CDSS 中应用的前提条件。①基于医学自然语言处理和医学知识库。采用深度学习模型和规则提取的混合命名实体识别技术路线，通过迭代式的标注过程，建立准确率可用的信息模型。②电子病历结构化信息提取。支持门诊病历、住院病历首页、首次病程、手术记录、影像报告、病理报告、医嘱信息、出院小结等临床文本数据的结构化信息提取。

九、建设注意事项

（一）系统持续优化

临床智能辅助决策是持续优化的过程，人工智能在肝癌 CDSS 中应用的成熟度，一方面取决医学标注专家、临床医生的领域知识和经验，医生在实际业务场景对数据修正的参与度等，需要肝癌 CDSS 与医生工作流程相融合，提升医生使用的积极性，产出高质量数据，供人工智能训练利用。另一方面可参与医疗智慧化生态建设和分享，引领形成肝癌 CDSS 相关行业标准或行业示范，促进全行业的发展建设。

（二）系统高效易用

医院信息系统复杂，肝癌 CDSS 系统一方面应具备一定的整合处理能力，应加快医院信息平台建设，依托信息平台实现院内各系统间等数据互联互通，协同分析与肝癌相关的 PACS、LIS、EMR 系统数据，提升肝癌诊治效率。另一方面应为使用者提供友好的交互方式，在医生诊断过程提供平滑的辅助决策提示，当系统决策信息与实际情况存在误差时，为医生提供操作方便的修改方式。

（三）数据持续供给

人工智能模型的优化需要持续的标注数据的供给、训练。首先，肝癌 CDSS 需要被有效利用，由系统自身形成规范化的增量数据，供人工智能训练使用。其次，需要保障数据的质量，建立数据的验证规则机制，保证业务相关数据的完整性，避免数据缺失造成的失真或无效，规范数据使用的术语、数据集，遵循元数据、技术接口、服务与应用互联互通标准，强化数据对内涵质控等。

参 考 文 献

［1］乔凯,庞晓燕,张文娟.基于大数据技术的临床诊断决策系统［J］.科技资讯,2015,013(011):17.
［2］盛赞,张越.美国临床决策支持系统发展与启示［J］.中国卫生信息管理杂志,2016,013(003):257-261.
［3］李理,汪鹏,左锋,等.医院临床决策支持系统设计与应用［J］.医学信息学杂志,2019,40(02):26-28.

第七节　人工智能在深静脉血栓辅助诊疗的应用

一、概念

应用人工智能技术为临床医护人员在恰当的时间,提供智能化的深静脉血栓防治诊疗服务。通过智能评估提升 VTE 风险评估率、降低漏误诊率,贯穿全诊疗过程的个性化辅助诊疗推荐,促进院内 VTE 预防和治疗流程更加规范,临床质控指标的量化管理,为临床质量持续改进提供数据依据,全面促进院内 VTE 防治管理的质量建设。

具体内容包括:数据质量管理、知识配置、知识推理、智能评估、诊疗推荐、疾病早筛、临床质量管理等。

涉及技术包括:数据集成、数据变更捕获、主数据管理、患者主索引、自然语言处理、医学知识图谱、机器学习建模、服务器容器集群、规则引擎、消息处理等技术。

二、建设背景

(一)现状分析

我国的流行病学资料显示,重症加强护理病房(intensive care unit,ICU)的患者、脑卒中患者及心血管疾病患者中,静脉血栓栓塞症(vein thromboembolism,VTE)患病率分别为 27.0%、21.7% 和 4.0%。VTE 存在发病症状隐蔽、评估不准确、发病率高、漏诊率高、死亡率高等特征,给临床规范化诊治带来巨大挑战。

1. 国外现状分析　在美国,VTE 的发病人数从 2002 年的 317 例 /10 万人增长到 2006 年的 422 例 /10 万人,发病率增长 33.1%。两项国际急症住院患者 VTE 预防研究(IMPROVE 和 ENDORSE)分别显示仅有 39%、40% 的内科 VTE 高危患者接受了 VTE 预防性治疗。2001 年美国医疗保健研究与质量局(Agency for Healthcare Research and Quality,AHRQ)将 VTE 预防定义为患者 VTE 防治的首要安全措施;2003 年 AHRQ 强调需要提高对 VTE 的认识;2006 年 NQF/the Joint Commission/CMS,出台多项 VTE 预防政策、措施;2009 年 WHO 将 VTE 预防列入手术安全评价标准。

2. 国内现状分析　我国积极推进 VTE 的防治,在多个临床专业也制订了 VTE 防治指南,将院内 VTE 防治管理,提升到医院绩效管理、医疗质量管理以及患者安全管理的高度。2008 年 5 月,原卫生部印发《2008 年"以病人为中心,以提高医疗服务质量为主题"的医院管理年活动方案》,明确术后 VTE 是髋膝关节置换术质量控制指标;2011 年 12 月,原卫生部颁布了《三级综合医院医疗质量管理与控制指标》,指出院内 VTE 防治工作纳入医疗质量管理和监控体系,要求三级医院应有能力评估大型手术及高危手术 VTE 的发生风险,采取 VTE 预防常规措施,以降低肺动脉血栓栓塞症(pulmonary thromboembolism,PTE)和深静脉血栓形成(deep vein thrombosis,DVT)的发生率与病死率;2016 年 11 月,原国家卫生计生委脑卒中防治工程委员会办公室组织制定了《医院卒中中心建设与管理指导原则(试行)》,明确预防卒中相关性深静脉血栓形成要采取的必要防治措施;2018 年 12 月,国家卫生健康委员会颁发《关于同意开展加强肺栓塞和医院内静脉血栓栓塞症防治能力建设项目》,全国肺栓塞和深静脉血栓形成防治能力建设项目启动实施。医院内血栓防治项目通过标准推广、质控体系、上下转诊、科学研究等方面规范我国院内 VTE 项目的临床管理,构建各级院内 VTE 防治管理体系,推动我国整体院内 VTE 防治水平的提升,减少致死性 VTE 的发生,促进分级诊疗政策落地;2019 年 1 月,国务院办公厅印发《国务院办公厅关于加强三级公立医院绩效考核工作意见》,将围手术期静脉血栓防治纳入公立医院绩效考核指标。

（二）需求分析

VTE 是住院患者常见疾病，是造成住院患者非预期死亡的重要原因，已成为医院管理者和临床医务人员面临的严峻问题。在 VTE 预防方面，VTE 危险因素复杂，人工评估的效率、准确性、实时性不高，导致预防不及时；在 VTE 的治疗方面，对房颤、肿瘤、产褥期等不同患者群体，医护人员缺乏个性化治疗知识的获取渠道，通常采用单一药物进行治疗，治疗效果不理想；在院内 VTE 防治质量管理方面，医务管理者缺乏有效的质量管理工具。因此，院内 VTE 的风险评估、规范化治疗、临床质量管理成为院内 VTE 防治建设的关键内容。

1. VTE 风险智能评估需求　VTE 风险评估的准确性会直接影响医护人员对患者所采取的诊疗方案。按照 VTE 诊疗指南，每个住院患者在入院、手术前、手术后、转科或病情变化时都需要进行 VTE 风险评估。VTE 风险评估较为复杂，常用评估量表包含 Caprini 评分、Padua 评分、手术出血风险评分、非手术出血风险评分、Wells 评分等。其危险因素涉及患者既往就诊及当次就诊的诊断、病史、体格检查、生命体征、检验检查结果、手术、医嘱等内容，医护人员难以全面掌握患者全部病情信息。仅凭医生经验和人工统计方式对患者 VTE 风险进行评估，不仅耗时耗力，准确率也不高，容易造成患者漏诊、误诊、治疗不及时，导致患者病情加重、致残、死亡等问题。基于人工智能技术，提供系统、有效、前瞻性的 VTE 风险动态智能评估工具，自动捕捉患者病情数据的变化，采集患者数据对 VTE 风险评估量表进行自动填充和计分，对高风险患者进行预警提示，由医生对评估结果进行确认，不仅能保障风险因素采集的客观性，弥补医护人员对患者信息掌握不全的问题，同时也能节省评估时间，提升诊疗效率和质量。

2. VTE 规范化治疗需求　疾病的诊疗决策要求临床医生具备多学科、多领域的医学知识，而随着医学专业的细分，医生对自己专业范围的疾病了解较多，而对其他专科的疾病了解较少，在诊断时，往往从自己比较了解的疾病出发，对跨学科疾病了解不足，从而导致漏诊、误诊、治疗不规范、不及时的情况发生。VTE 防治体系的建立，在临床知识体系层面，要求综合考虑低年资、高年资医生的不同需求，面向多学科、多病种建立病种知识体系，面向不同的患者群体，个性化进行辅助诊疗建议推荐。在实际诊疗过程中，实习医生和低年资医生经验相对不足，全面的临床辩证思维能力不强，专业水平不高，需要借助于辅助诊疗应用，快速获取最新的诊疗知识和建议，结合自身临床经验，实现精准、合理的临床诊疗决策，实现 VTE 的规范化治疗。

3. VTE 医疗质量监管需求　深静脉血栓形成具有高发病率、高漏诊率、高死亡率三大特征。临床医务管理者要了解深静脉血栓防治情况，以往需要通过数据库查询等信息化技术，将诊断为深静脉血栓形成的患者评估、预防、诊断、检查、治疗、转归、结局等数据从不同业务系统中进行采集，再通过手动统计工具，分析出自己想要的临床指标，普遍存在数据采集不全、采集效率低、统计指标不全面不精确、指标详情难以回溯等问题。借助于人工智能技术，对院内深静脉血栓相关患者的全量临床数据进行集成和标准化治理，让临床医生或医院管理团队能够深入细致地了解医院患者就诊情况，实时、动态、持续显示医院、科室、医疗组、个人临床质量报告，包括门（急）诊患者的等待时间、全院所有深静脉血栓发病人数和风险比例、深静脉血栓伴随脑卒中并发症患者比例等。智能化的临床质量指标监管体系，是保障临床患者安全，降低临床管理成本，推动医院诊疗绩效持续改进的关键措施。

（三）技术需求

1. **数据集成治理**　患者在医院就诊的数据存储在医院信息系统（hospital information system，HIS）、电子病例系统（electronic medical record，EMR）、医学影像存档与通信系统（picture archiving and communication systems，PACS）、实验室信息管理系统（laboratory information management system，LIS）等业务系统，数据集成转换（extraction transformation loading，ETL）的主要工作是将这些分散、异构的数据进行清洗、转换、集成，最后加载到应用数据库中，不论三级医院还是二级医院，数据的集成都是建立 VTE 信息化防治系统的必要条件之一。①采用数据库复制技术和数据变更捕获技术（change data capture，CDC）建立实时复制库，在复制库采用 CDC 技术获取实时变更数据，使用 ETL 技术进行实时数据集成，不影响生产库性能。②病历后结构化。使用自然语言处理、深度学习等技术将病历文书、检查报告等非结构化数据进行结构化转换，建立结构化数据中心。将患者不同时期、不同系统中的诊疗数据进行关联，建立患者唯一标识，以患者为中心进行数据集成。③数据抽取。从源数据库抽取应用所需要的数据到应用数据库,因为患者医疗数据较多且分散,应用既要保证数据的完整性,也要保证数据的及时性,所以数据的抽取方面,初始是全量抽取,后续进行增量抽取。④数据转换。按照业务需求,将源数据库数据转换为应用需要的数据,包含字段映射、过滤、数据清洗和加工等。⑤数据载入。将转换后的数据保存到应用数据库,保存的方式可以直接采用结构化查询语言(structured query language,SQL)进行操作,也可以提供保存数据的应用程序接口(application programming interface,API)。

2. **自然语言处理**　医学自然语言处理的根本目的是能够从非结构化医疗文本数据中获取用户所需要的临床信息。医学自然语言处理涉及多个方面关键技术要求。①自然语言处理解析器,主要目标围绕解析文本上下文信息展开,将输入的医疗文书数据进行字符编码和格式清洗,经过分词、命名实体识别、依存分析后,识别文本中实体和依存关系,输出依存树。②自然语言处理解释器。主要目标围绕整合上下文信息与外部医学知识信息展开,将解析器输出的依存树结构,进过词义消歧、实体链接、结构映射并结合语义网络,输出标准医学信息表结构实例。③语义网络。可被理解为医学知识库、知识图谱,主要目标围绕医学知识信息的累积和维护展开,包含概念本体库及语义关联两个组成部分,通过本体概念的定义以及语义关联,帮助词义消歧、实体链接,提高图结构映射算法识别实体与依存关系并进行标准化结构转换过程中的准确性。④中文分词。对传入文本将连续的字序列按照一定的规则重新组合成词序列。通常采用监督式机器学习,使用深度神经网络模型,主体结构为轻量级双向转换解码表示、双向长短程记忆网络、条件随机场嵌合,使用联合层参数共享的方式进行迁移学习。⑤命名实体识别。将非结构化文本中提到的命名实体定位,并分类为预定义的类别,包括疾病、症状、身体结构、药品、检查等。⑥依存句法分析。把存在关系的一些实体用语义或逻辑关系类别将它们联系起来,去掉自然语言一维结构的限制,得到一个由实体构成的依存关系树。⑦实体链接。对待处理的文本片段,经过命名实体消歧后正确识别片段中包含的命名实体,实现文本片段信息同语义网络、本体库或知识库中标准概念实体间的映射。由于标准概念实体一般会对应标准概念表达,这个过程也可以被看作对概念变体进行标准化的过程。

3. **医学术语体系**　深静脉血栓辅助诊疗所使用的技术需要符合标准化和开放性原则,特别在临床数据的处理和转换需要符合国际、国内标准,涉及国际疾病分类(international classification of diseases,ICD)、医学系统命名法 - 临床术语(systematized nomenclature of medicine-clinical terms,SNOMED-CT)、国家市场监督管理总局药品库 3.0 等术语标准体系。

4. **医学知识图谱**　语义网络由医学概念实体、概念关联构成,目的是模拟医务人员认知中对文本理解和知识体系运作的机制。在医学语言的"理解"中至关重要,从算法层面而言,基于领域知识的可计算语义网络能提高自然语言处理算法解析能力;从数据层面而言,语义网络提供实现数据共享和互操作的基础。医学知识图谱描述概念实体和概念关联。①概念实体。包含基础概念实体、复杂概念实体、功能概念实体,用于描述真实世界医疗事件的概念,包括疾病术语概念"急性髓细胞白血病"、操作术语概念"胃癌根治术"、检查术语概念"血清红细胞计数"、药物术语概念"枸橼酸芬太尼注射液"等。②概念关联。包含层级关联和逻辑关联,体现概念实体间的分类关系和医学领域知识的逻辑关系(图 1-7-1)。

5. **知识推理引擎**　知识推理引擎是把提交给引擎的数据对象与加载在引擎中的业务规则进行适配,激活符合当前数据状态下的业务规则,根据业务规则中声明的执行逻辑,触发应用程序中对应的操作。知识推荐引擎涉及三部分关键技术。①规则集。解决临床决策事务的一组规则,工作存储器中的数据发生改变后,引擎需要迅速根据工作区中的对象现状,调整规则执行队列中的规则。②工作存储器。存放规则引擎运行所需要的各种信息,用来与规则容器中的规则进行适配。③推理引擎。决定哪些规则满足事实或目标,并授予规则优先级,满足事实或目标的规则被加入议程,议程中存放的是根据需要进行排序的规则冲突集,整个过程将一直循环下去,最终得到执行结果(图 1-7-2)。

6. **机器学习建模**　根据疾病发生风险指标,确定相应的信息采集口径,提取相关变量,并对研究变量进行机器学习,通过各种机器学习算法,最终确定风险指标和变量,并选择一套准确率高的预测模型。在数据标准化治理基础上,机器学习主要涉及五方面技术要求。①变量衍生推理。基于知识图谱提供的推理信息知识,推导衍生变量。②建模数据集构建。综合利用筛选、分组聚合、函数计算、关联等多种数据

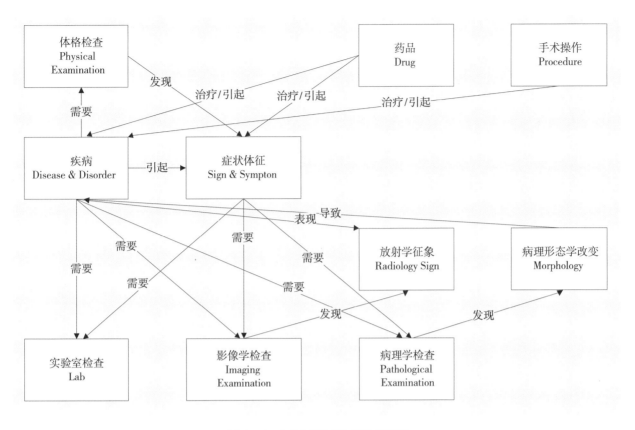

图 1-7-1　知识图谱实体关联示意图

处理方法,从原始变量衍生计算建模用的数据集。③机器学习建模。基于建模数据,利用机器学习算法,计算患者变量和预测疾病风险之间的关系。④变量自动化筛选。基于遗传算法等优化搜索算法,自动筛选出最优化变量集,提升模型的效果。⑤机器学习建模实验。自动化筛选特征变量,对多种机器学习算法进行建模实验,择优选择最恰当的模型算法(图 1-7-3)。

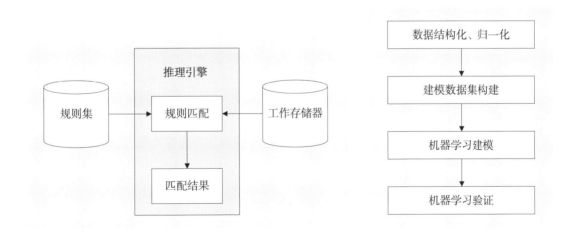

图 1-7-2　知识推理引擎示意图　　**图 1-7-3　机器学习建模示意图**

三、建设原则

(一)标准化和开放性
遵循系统的标准化和开放性原则,实现信息通信与共享,规范信息技术标准。采用标准的技术体系和设计方法,使系统具备与周边关联业务系统的兼容性。在使用新技术的同时,充分考虑技术的国际标准化,严格按照国际、国内相关标准设计实施。

(二)稳定性和实时性

临床辅助决策支持应用与临床业务深度融合,贯穿于每一个诊疗环节,以患者病情数据的实时变化来驱动,确保辅助决策推出的内容正确、时机正确,是其在临床落地应用的关键因素。必须从系统结构、设计方案、技术选型、系统性能、维护响应能力等多方面保障系统的稳定性和实时性。

(三)实用性和普适性

临床辅助决策支持类应用以满足临床医护人员对专业知识的及时获取、关键诊疗事件信息的及时了解,达到规范治疗行为、提升医疗质量的目的。首先要保证实用性,应与临床业务系统进行深度融合,保证医疗质量的同时提高医护工作者的工作效率。其次,要综合考虑不同地区、不同等级医院的信息化建设水平,不仅适用于三级医院,也适用于二级及社区卫生院,具备普适性。

(四)扩展性和前瞻性

在实用可靠的前提下,系统应该具备灵活的扩展性,支撑后续深静脉血栓辅助诊疗的更多场景化应用。技术上立足于长远发展,坚持选用开放性系统,使系统和将来的新技术能平滑过渡。采用先进的体系结构和技术发展的主流应用,确保整个系统高效运行。

四、应用场景

(一)智能评估替换人工评估

对住院患者的 VTE 风险评估,目前都是医护人员根据患者的病情变化进行人工评估,按照 VTE 防治指南,如果对每个住院患者在入院后、手术前后、转科或者病情变化时均要进行 VTE 风险评估,那么这项工作会耗费医护人员大量时间和精力。一方面,通过智能化的静脉血栓险评估工具、以机器评分替换传统人工评分,解放医务人员的大量时间。另一方面,以人工智能技术,构建静脉血栓早筛预警模型,更全面覆盖院内 VTE 患者的早期筛查。确保 VTE 风险识别的准确性和全面性。

(二)全场景临床辅助决策支持

结合深静脉血栓国内防治指南和最新前沿循证医学,面向不同患者群体,个性化、精准推荐检验检查方案、治疗方案、疾病知识等辅助决策内容。一次诊疗决策要求临床医生具备多学科、多领域的医学知识,而随着医学专业的细分,大多数医生都只对自己专业范围的疾病非常了解,对其他专科了解较少,在诊断时往往只从自己的专业出发,很少考虑到其他专业,从而导致误诊。VTE 辅助诊疗应用,内置大量相关医学知识,知识库持续更新、扩充,为医护人员提供全面、及时的知识获取方式。

(三)临床诊疗质量数字化管理

数字化实现深静脉血栓疾病相关的临床质量指标动态统计和分析,包括风险评估和预防类指标、诊断检查类指标、治疗类指标、结局相关指标、运营效率指标等。可针对重点指标进行统计,帮助管理者发现问题,并提供相应的分析数据,包括统计高危患者抗凝、溶栓治疗占比等。根据患者实际数据情况,协助管理者洞察高危患者未抗凝的原因,以有针对性地指导临床医生提高诊疗规范,提升医院管理效率,节约管理成本,提升患者就医体验。

五、建设内容

深静脉血栓辅助诊疗,通过人工智能技术的应用,对院内海量临床数据进行标准化治理。在诊中,以数据驱动服务,实现对 VTE 风险的智能评估和预警,提前干预 VTE 的防治,推荐个性化治疗方案,减少漏误诊,规范诊疗行为,提升诊疗质量。在诊后,基于沉淀的专病数据资产,对 VTE 临床质控管理要点,包括风险评估和预防、疾病诊断和治疗、防治结局等进行客观的统计和分析,助力医务管理部门洞察临床问题,持续改进临床质量。

(一)数据质量管理

1. 数据集成　患者在医院就诊的数据存储在 HIS、EMR、PACS、LIS 等临床业务系统,数据集成的主要目的是通过工程化的方式,将分布在不同业务系统的数据进行抽取、清洗、转换、集成和存储,形成支撑深静脉血栓辅助诊疗的数据基础,不论三级医院还是二级医院,数据的集成都是建立 VTE 信息化防治系统的必要条件之一。

具体功能:复制库创建、数据变更捕获、数据池创建、源数据抽取、患者主索引、数据清洗、数据转换、数据合并、数据存储等。

适宜技术:①变更数据捕获(change data capture,CDC)。动态监控患者增量数据变更,并持续采集和集成。②患者主索引(enterprise master patient index,EMPI)。将来自多个系统的患者标识进行关联,实现同一患者多业务的关联和患者信息的统一。③数据转换。将含义相同、类型不同的数据进行统一的格式转换。④数据清洗。根据原业务系统数据内涵,过滤无效数据和脏数据。

业务流程见图 1-7-4。

建设要求见表 1-7-1。

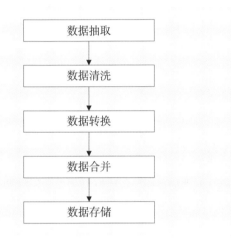

图 1-7-4　数据集成业务流程

表 1-7-1　数据集成建设要求

指标	具体内容和要求
数据集成	① 具备复制库创建、数据变更捕获、数据池创建、源数据抽取、患者主索引、数据清洗、数据转换、数据合并、数据存储等 9 项功能 ② 支持变更数据捕获、患者主索引、数据转换、数据清洗等 4 种技术 三级甲等医院　具备 9 项功能、支持 4 种技术 三级乙等医院　同上 二级医院　同上

2. **数据治理**　基于自然语言处理、知识图谱、深度学习等人工智能技术,实现病历文书、护理文书、检查报告等临床数据的结构化、标准化和归一化处理。针对数据驱动的临床辅助决策场景,能够将医院积存的海量临床数据自动结构化、标准化成可被 VTE 辅助诊疗直接分析、利用的数据,为后续的临床应用奠定数据基础。

具体功能:主数据管理(master data management,MDM)、诊断名称标准化、药品名称标准化、检查项目标准化、检验项目标准化、手术名称标准化、病历文本结构化、检查报告结构化、系统字典对照等。

适宜技术:①主数据管理。基于国际疾病分类(international classification of diseases,ICD)、医学系统命名法 - 临床术语(systematized nomenclature of medicine -- clinical terms,SNOMED-CT)、监管活动医学词典(medical dictionary for regulatory activities,MedDRA)、医学主题词(medical subject headings,MeSH)、人类表型术语集(Chinese human phenotype ontology,CHPO)、观测指标标识符逻辑命名与编码系统(logical observation identifiers names and codes,LOINC)、放射医学术语标准(radiology lexicon,Radlex)、国家市场监督管理总局药品库 3.0 等国际、国内术语标准体系,对院内的诊断、药品、检验检查项目、手术项目等进行主数据管理。②自然语言处理(natural language processing,NLP)。采用中文分词、命名实体识别、句法依存分析、实体链接等自然语言处理技术,实现病历文本内容、检查报告内容等离散数据的后结构化处理。③字典自动匹配对照。通过机器学习,自动建立诊断、药品等标准术语字典与院内 HIS 对应字典的映射关系表,实现院内数据治理阶段的数据字典自动对照。

业务流程见图 1-7-5。

建设要求见表 1-7-2。

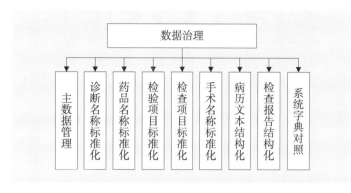

图 1-7-5　数据治理业务流程

表 1-7-2　数据治理建设要求

指标	具体内容和要求
数据治理	① 具备主数据管理、诊断名称标准化、药品名称标准化、检查项目标准化、检验项目标准化、手术名称标准化、病历文本结构化、检查报告结构化、系统字典对照 9 项功能 ② 支持主数据管理、自然语言处理、字典自动对照 3 种技术 三级甲等医院　具备 9 项功能、支持 3 种技术 三级乙等医院　同上 二级医院　同上

（二）知识推理服务

1. 规则推理　系统中所有决策推荐都由医学规则决策逻辑所决定。系统配置医学规则可以满足深静脉血栓辅助诊疗已有医学规则需求，还支持新增和修改相关医学规则，系统提供医学规则维护功能，支持导入和导出医学规则。系统支持医学规则的导入校验，医学规则开发人员可以对医学规则进行测试运行。

具体功能：医学规则导入和导出、医学规则的测试和校验、医学规则推理运行等。

适宜技术：①规则引擎。通过规则引擎可以将医学规则与程序逻辑分开管理，支持医学规则的运行功能。②统一规则逻辑描述规范。医学规则通过系统转换成规则引擎可以读取的统一的规则逻辑描述，通过对规则逻辑内容管理实现医学规则的修改和新增。

业务流程见图 1-7-6。

建设要求见表 1-7-3。

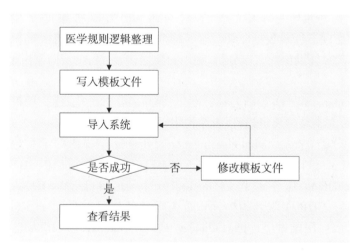

图 1-7-6　规则导入业务流程

表 1-7-3　规则推理建设要求

指标	具体内容和要求
规则推理	① 具备规则逻辑文件上传服务、上传错误提示、结果查看 3 项功能 ② 支持规则逻辑文件解析、规则逻辑文件解析错误提示、规则逻辑结果展示 3 种技术 三级甲等医院　具备 3 项功能、支持 3 种技术 三级乙等医院　具备 2 项功能 二级医院　具备 1 项功能

2. 决策管理　提供决策结果和具体医学知识内容对应关系的管理。医学规则处理的结果为决策结果，决策结果代表的是具体的医学知识内容，用于展示给医生或者患者。

具体功能：医学知识内容，决策结果，医学知识内容与决策结果关系管理等。

适宜技术：医学知识内容管理。实现医学知识内容，决策结果内容，医学知识与决策结果的关联。

业务流程见图1-7-7。

建设要求见表1-7-4。

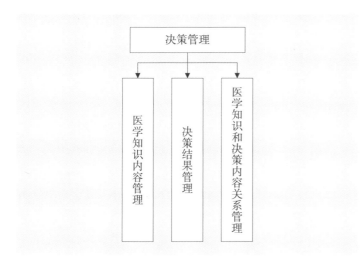

图1-7-7 决策管理业务流程

表1-7-4 决策管理建设要求

指标	具体内容和要求
决策管理	①具备医学知识内容和决策结果关联、医学知识内容、决策结果管理等3项功能 ②支持医学知识内容管理1种技术 三级甲等医院 具备3项功能、支持1种技术 三级乙等医院 同上 二级医院 具备1项功能

3. **数据提取** 提供医学规则需要的患者各项检验、检查、护理等基础数据的提取服务,可以直接通过已经定义的数据提取任务,批量提取医学规则所需要的所有基础数据。

具体功能:数据提取任务编辑、数据提取任务运行等。

适宜技术:①数据提取逻辑编辑。根据具体的医学规则需要的基础数据和数据源的结构,编辑数据提取逻辑。②数据源选择。支持关系型数据库、非关系型数据库等多种数据源(图1-7-8)。

建设要求见表1-7-5。

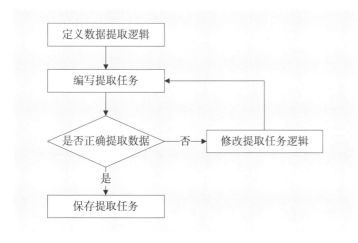

图1-7-8 数据提取业务流程

表1-7-5 数据提取建设要求

指标	具体内容和要求
数据提取	①具备数据提取任务编辑、运行2项功能 ②支持关系型数据库、非关系型数据库2种技术 三级甲等医院 具备2项功能、支持2种技术 三级乙等医院 具备2项功能、支持1种技术 二级医院 具备1项功能、支持1种技术

(三)辅助诊疗推荐

1. **智能评估** 将VTE风险评估相关的Caprini量表、Padua量表、出血风险量表、Wells量表等形成电子化表单,并对疑难评估选项进行评估方法说明。系统自动采集患者数据,实现相关评估量表的机器自动评分,医护人员对机器自动打分的结果进行修改或确认即可。对历次评估结果以时间轴形式进行记录,支持按单次、多次评估记录进行打印归档,高危风险患者可配置自动打印患者风险告知书等。

具体功能:机器自动评分、评估项说明、评估结果解读、评估历史记录、评估量表打印、患者风险告知书等。

适宜技术：①变更数据捕获。动态监控患者数据变更，当患者数据发生变更时，自动触发对VTE相关评估量表进行自动打分。②逻辑推理技术。系统监测到患者数据发生变更时，自动触发规则引擎，执行对相关量表的自动打分。③数据自动采集技术。按量表评估项的数据采集逻辑，自动对患者数据进行逻辑处理，并与相关量表的评估项自动匹配和勾选。

业务流程见图1-7-9。

建设要求见表1-7-6。

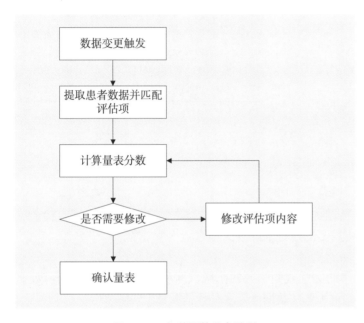

图1-7-9 智能评估业务流程

表1-7-6 智能评估建设要求

指标	具体内容和要求
智能评估	① 具备机器自动评分、评估项说明、评估结果解读、评估历史记录、评估量表打印、患者风险告知书6项功能 ② 支持变更数据捕获、逻辑推理技术、数据自动采集3种技术 三级甲等医院 具备6项功能、支持3种技术 三级乙等医院 同上 二级医院 同上

2. **诊疗推荐** 根据患者人工智能（artificial intelligence，AI）诊断筛查，结合患者主诉、现病史、既往病史、体格检查、检查检验报告内容的解读，自动推荐诊断、检验检查项目。系统自动监测患者危急值、不良事件等信息，并进行阻断弹窗、消息按钮等预警提醒。依据医生开立的患者诊断信息和VTE风险评估结果，推荐个性化的VTE的预防、治疗措施。预防措施包含药物预防、机械预防、联合预防等内容，如果用户采纳相关推荐内容，并开立至医嘱中，相应推荐信息自动消失。

具体功能：合理用药提醒、危急值提醒、异常值提醒、检验检查报告解读、不良事件提醒、推荐诊断、推荐病情评估、推荐检验检查、推荐治疗方案、推荐疾病知识、治疗方案详情、监控历史记录、推荐内容引用、消息自动消除等。

适宜技术：①变更数据捕获。动态监控患者数据变更，当患者数据发生变更时，自动触发规则引擎推荐辅助诊疗建议。②逻辑推理技术。系统监测到患者数据发生变更时，自动触发规则引擎，自动推演医学规则，推荐辅助诊疗建议。③数据自动采集技术。自动采集医学规则所涉及的全部临床变量信息。④诊疗监控。自动监测患者危急值、不良事件、院感等信息，并实时推荐提醒。⑤多种方式消息提醒。提供信阻断弹窗、信息按钮、短信等多种方式的决策消息提醒方式，提醒方式可配置。⑥消息自动消除机制。对医护人员已处理的辅助诊疗推荐内容，系统会自动消除，避免消息过度提醒。

业务流程见图1-7-10。

建设要求见表1-7-7。

3. **VTE早筛** 除了VTE防治指南中推荐的评估量表外，医院还可借助于人工智能技术，通过采集的患者数据建立VTE患者早筛模型，对院内VTE患者进行早期筛查和风险预测，与标准评估量表相辅相成，最大程度降低VTE的漏诊、误诊、误治。

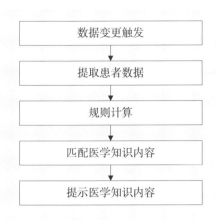

图 1-7-10　诊疗推荐业务流程

表 1-7-7　诊疗推荐建设要求

指标	具体内容和要求
诊疗推荐	① 具备合理用药提醒、危急值提醒、异常值提醒、检验检查报告解读、不良事件提醒、推荐诊断、推荐病情评估、推荐检验检查、推荐治疗方案、推荐疾病知识、治疗方案详情、监控历史记录、推荐内容引用、消息自动消除 14 项功能 ② 支持变更数据捕获、逻辑推理技术、数据自动采集技术、诊疗监控、多种方式消息提醒、消息自动消除机制 6 种技术 三级甲等医院　具备 14 项功能、支持 6 种技术 三级乙等医院　同上 二级医院　同上

具体功能:VTE 筛查结果、关键变量展示、预警依据、保护因素、危险因素、预警提醒、预测记录、预测趋势、模型说明等。

适宜技术:①数据归一化。提取医学文本中的概念信息,转化成结构化存储的数据。②数据后结构化。将同一概念的不同表述方式,映射到统一的概念。③变量衍生推理。基于知识图谱提供的推理信息知识,由基础的后结构化概念,推导出新的衍生变量。④建模数据集构建。综合利用筛选、分组聚合、函数计算、关联等多种数据处理方法,从原始的变量,衍生计算建模用的数据集。⑤机器学习建模。基于建模数据,利用机器学习算法,准确、定量的计算患者变量和预测疾病风险之间的关系。⑥变量自动化筛选。基于遗传算法、模拟退火等优化搜索算法,自动筛选出最有效的变量集,提升模型的效果。⑦机器学习建模实验。自动化筛选特征,并且批量对多种机器学习算法进行建模实验,择优选择最恰当的模型算法。

业务流程见图 1-7-11。

建设要求见表 1-7-8。

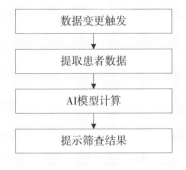

图 1-7-11　VTE 早筛业务流程

表 1-7-8　VTE 早筛建设要求

指标	具体内容和要求
VTE 早筛	① 具备 VTE 筛查结果、关键变量展示、预警依据、保护因素、危险因素、预警提醒、预测记录、预测趋势、模型说明 9 项功能 ② 支持数据归一化、数据后结构化、变量衍生推理、建模数据集构建、机器学习建模、变量自动化筛选、机器学习建模实验 7 种技术 三级甲等医院　具备 9 项功能、提供 7 种技术 三级乙等医院　具备 9 项功能、提供 2 种技术 二级医院　同上

（四）临床质量管控

1. 运营效率　住院患者分布分析,展示出院患者总人数、DVT 人数、PTE 人数,以及统计 VTE 患者平均住院费用、平均住院天数,支持用户快速阅览科室运营效率。

具体功能:住院人数统计、DVT 患者分布统计、PTE 患者分布统计、平均住院费用统计、平均住院天数统计等。

适宜技术:①数据集成治理。对院内 VTE 相关患者数据进行统一的集成和治理。②数据统计分析。按运营效率相关指标定义,对特定属性的患者数据逻辑处理和统计分析计算。

业务流程见图 1-7-12。

建设要求见表 1-7-9。

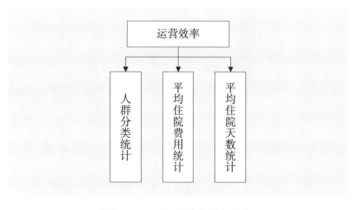

图 1-7-12　运营效率业务流程

表 1-7-9　运营效率建设要求

指标	具体内容和要求
运营效率	①具备住院人数统计、DVT 患者分布统计、PTE 患者分布统计、平均住院费用统计、平均住院天数统计 5 项功能 ②支持数据集成治理、数据统计分析 2 种技术
	三级甲等医院　具备 5 项功能、支持 2 种技术
	三级乙等医院　同上
	二级医院　同上

2. 临床质量　通过高质量、多维度的 VTE 诊疗过程数据、结局数据,了解每一个科室、病区、诊疗组,甚至某一位医生对 VTE 防治的效果,洞察诊疗过程中存在的客观问题,从而持续改进 VTE 防治能力。

具体功能:VTE 风险评估比率统计、出血风险评估比率统计、预防措施比率统计、恰当预防措施实施比率统计、住院患者实施静脉超声检查比率统计、CTPA 实施比率统计、住院患者实施抗凝治疗比率统计、住院患者实施溶栓治疗比率统计、医院相关性 VTE 发生比率统计、VTE 相关病死率统计、漏诊比率统计、出血高危采取药物预防百分率统计、指标变化趋势分析、指标科室下钻、指标病区下钻等。

适宜技术:①数据集成治理。对院内 VTE 相关患者数据进行统一的集成和治理。②数据统计分析。按运营效率相关指标定义,对特定属性的患者数据逻辑处理和统计分析计算。

业务流程见图 1-7-13。

建设要求见表 1-7-10。

3. 诊疗路径　根据患者疾病发生的不同危险程度、预防措施及最终事件,分析患者的诊疗路径,系统可显示不同诊疗阶段的患者群体数量及占比,可通过任意诊疗阶段查看患者下一阶段的去向占比情况,包括评估高危的患者不同预防措施的人数、采用机械预防的最终 VTE 发生人数及比率等。

具体功能:科室筛选、患者诊疗路径动态展示、单一诊疗路径选择查看、多重诊疗路径查看、诊疗细分阶段数据查看等。

适宜技术:①数据集成治理。对院内 VTE 相关患者数据进行统一的集成和治理。②数据统计分析。按运营效率相关指标定义,对特定属性的患者数据逻辑处理和统计分析计算。

业务流程见图 1-7-14。

建设要求见表 1-7-11。

4. 评估监控　对患者住院期间的所有评估结果分布进行统计,包括 Caprini 评分、Padua 评分、出血风险评分、Wells 评分等。根据患者所处状态,包括新入院、手术前、手术后、转科后、出院前等,系统自动判断患者当前是否需要评估,可统计未评估者分布。根据患者的评估结果情况,系统自动判断患者当

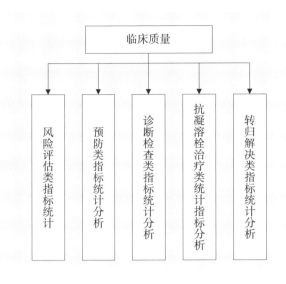

图 1-7-13 临床质量业务流程

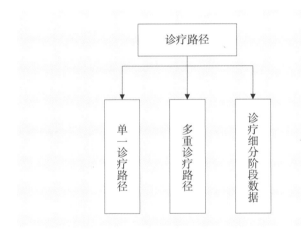

图 1-7-14 诊疗路径业务流程

表 1-7-10 临床质量建设要求

指标	具体内容和要求
临床质量	①具备 VTE 风险评估比率统计、出血风险评估比率统计、预防措施比率统计、恰当预防措施实施比率统计、住院患者实施静脉超声检查比率统计、CTPA 实施比率统计、住院患者实施抗凝治疗比率统计、住院患者实施溶栓治疗比率统计、医院相关性 VTE 发生比率统计、VTE 相关病死率统计、VTE 漏诊率统计、出血高危采取药物预防比率统计、指标变化趋势分析、指标科室下钻、指标病区下钻 15 项功能
	②支持数据集成治理、数据统计分析 2 种技术
	三级甲等医院 具备 15 项功能、支持 2 种技术
	三级乙等医院 同上
	二级医院 同上

表 1-7-11 诊疗路径建设要求

指标	具体内容和要求
诊疗路径	①具备科室筛选、诊疗路径动态展示、单一诊疗路径选择查看、多重诊疗路径选择查看、阶段诊疗数据查看 5 项功能
	②支持数据集成治理、数据统计分析 2 种技术
	三级甲等医院 具备 5 项功能、支持 2 种技术
	三级乙等医院 同上
	二级医院 同上

前是否需要进行 VTE 预防,可统计未预防患者分布,给临床评估管理提供数据参考。

具体功能:评估结果分布统计、未评估患者分布统计、未预防患者分布统计等。

适宜技术:①数据集成治理。对院内 VTE 相关患者数据进行统一的集成和治理。②数据统计分析。按运营效率相关指标定义,对特定属性的患者数据逻辑处理和统计分析计算。

业务流程见图 1-7-15。

建设要求见表 1-7-12。

(五)基础数据服务

1. **数据回写** 深静脉血栓辅助诊疗中所产生的病情评估数据、诊疗推荐数据(包括推荐诊断、推荐病情评估、推荐检验检查、推荐治疗方案等)是病历记录、护理记录中需要记录的内容。将辅助诊疗所产生的数据通过统一的方式回写到业务系统中,能有效提升医护人员的工作效率,使数据来于临床,用于临床。

具体功能:对外数据同步服务、数据同步工具集等。

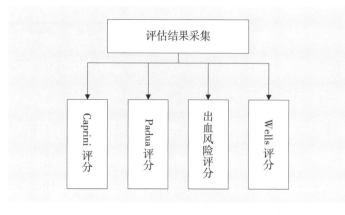

图 1-7-15　评估监控业务流程

表 1-7-12　评估监控建设要求

指标	具体内容和要求
评估监控	① 具备评估结果分布统计、未评估患者分布统计、未预防患者分布统计 3 项功能 ② 支持数据集成治理、数据统计分析 2 种技术 三级甲等医院　具备 3 项功能、支持 2 种技术 三级乙等医院　同上 二级医院　同上

适宜技术:①存储过程。由深静脉血栓辅助诊疗所推荐的内容,可通过存储过程传输给其他业务系统使用。②Web Service 服务。由深静脉血栓辅助诊疗所推荐的内容可通过 Web Service 服务传输给其他业务系统使用。③数据传输接口。由深静脉血栓辅助诊疗所推荐的内容,其他业务系统可通过封装的标准数据传输接口按需自主请求和获取所要数据。④数据库视图。其他业务系统可通深静脉血栓辅助诊疗系统内置的数据库视图请求所需推荐内容。

业务流程见图 1-7-16。

建设要求见表 1-7-13。

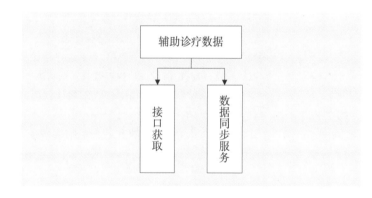

图 1-7-16　数据回写业务流程

表 1-7-13　数据回写建设要求

指标	具体内容和要求
数据回写	① 具备对外数据同步服务、数据同步工具集 2 项功能 ② 支持存储过程、Web Service 服务、数据传输接口、数据库视图 4 种技术 三级甲等医院　具备 2 项功能、支持 4 种技术 三级乙等医院　具备 2 项功能、支持 2 种技术 二级医院　具备 2 项功能、支持 1 种技术

2. **使用报告**　对深静脉血栓辅助诊疗系统的使用情况进行采集和分析,是院内医务管理人员对临床医生、护士对该应用的关注度、关注点的度量依据。通过使用报告,对系统不足提出改进建议,推进系统的进一步改进和优化。

具体功能:业务操作埋点、用户行为记录、用户行为分析报告等。

适宜技术:①用户使用行为自助埋点。归纳深静脉血栓辅助诊疗系统中的关键业务节点,进行用户操作行为的自定义埋点,可定义鼠标点击、停留的关键事件,为后续用户使用行为分析进行数据收集。②用户使用行为自动分析。通过收集的用户使用行为数据,自动生成用户使用报告,便于医务管理者全面了解深静脉血栓辅助诊疗系统的实际应用情况。

业务流程见图 1-7-17。

建设要求见表 1-7-14。

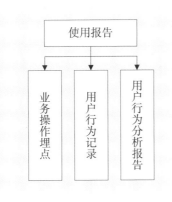

图 1-7-17 使用报告业务流程

表 1-7-14 使用报告建设要求

指标	具体内容和要求
使用报告	① 具备业务操作埋点、用户行为记录、用户行为分析报告 3 项功能 ② 支持用户使用行为自助埋点、用户使用行为自动分析 2 种技术 三级甲等医院 具备 3 项功能、支持 2 种技术 三级乙等医院 同上 二级医院 同上

（六）未来展望

1. 区域一致性质控 依托 5G 通信、云计算、人工智能等先进技术，实现跨区域、多中心分布的静脉血栓患者大数据中心建设，形成多中心单病种大数据集，建立多中心深静脉血栓的一致性质控可视化平台。在此基础上，开展深静脉血栓多中心临床科研、流行病学、防治策略的研究，带动区域 VTE 整体防治水平的提升，减少 VTE 疾病的发生，提高医疗质量与安全，促进分级诊疗政策落地，增强专业领域学术和科研交流，助力学科发展。

2. 患者端智能管理 依托移动互联网、智能穿戴设备等技术，实现静脉血栓患者院内、院外的全程健康和随访管理。患者在住院期间，通过智能穿戴设备、自助问诊、病情观察等应用，采集更多患者病情信息供医护人员参考，对患者进行更好的治疗。患者出院后，通过院内数据平台，以患者端移动应用为媒介，智能化地为患者制订随访计划、随访通知、健康宣教等。通过患者端移动应用，结合智能穿戴设备，为患者进行院外健康状况智能评估、健康报告输出、推荐管理建议等。

六、建设方法

（一）建设策略

基于数据驱动与 AI 的临床质量控制平台，通过医学自然语言处理和深度学习，整合医院内部病历、检查、检验等各个信息系统，采集 VTE 的风险关键指标。通过深度学习，形成一套智能化的静脉血栓栓塞风险预测工具、推荐个性化治疗的辅助诊疗工具，并嵌入医院的电子医师系统，实时监控、预测每个患者的 VTE 发生风险，从而降低 VTE 的发生率，提高肺栓塞的抢救成功率。临床质量测量和单病种质量控制让临床医生或医院管理团队能够深入细致地了解医院患者就诊情况，实时、动态、持续显示医院、科室、医疗组、个人临床质量报告，包括门（急）诊患者的等待时间、全院所有 VTE 发病人数和风险比例、全院脑卒中患者并发症比例等。通过持续的临床质量测量指标而成的临床质量监控，可极大提高临床患者安全，降低临床管理成本，并推动医院的一系列绩效改进措施。该系统可提升临床 VTE 防治工作效率、降低院内患者 VTE 发生风险，同时可有效提高医院多 VTE 临床管理能力，节约临床管理成本（图 1-7-18）。

（二）应用技术

深静脉血栓辅助诊疗应用主要技术包括以下 3 个方面：

（1）通用技术：①系统架构。根据用户响应和系统集成要求的不同，采用 B/S 架构、C/S 架构。②应用开发语言。如 .Net、Java 等。③数据库。关系型数据库如 Oracle、SQL Server、MySQL 以及各种国产数据库等，非关系型数据库如 Redis、MemCached 等。④服务器容器集群。保障应用的高可用性，采用 Kubernetes 等主流容器集群技术。⑤消息处理。如消息队列、Socket 等。⑥Web Service 服务。

（2）人工智能技术：①机器学习建模。面向 VTE 疾病早筛、风险预测采用逻辑回归（logistic regression）、SVM、深度学习（deep learning）、XGBboost、随机森林（random forest）等机器学习算法，也可以多种机器学习

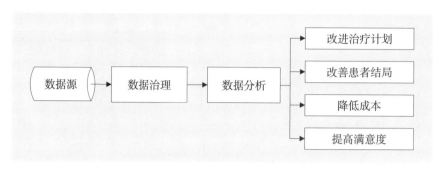

图 1-7-18　临床质量管理业务流程

算法并行训练,择优使用。②医学自然语言处理。采用中文分词、命名实体识别、依存分析对病历文本等非结构化数据进行后结构化处理。③医学知识图谱。构建医学概念实体及其概念实体之间的逻辑关系。④规则引擎。数据触发临床辅助决策规则引擎服务,个性化推荐医学诊疗知识。

(3) 数据处理技术:①数据变更捕获。实现临床变更数据的动态捕获。②主数据管理。③患者主索引。④数据集成治理。⑤数据库存储过程和视图。⑥消息自动提醒和自动消除。

(三) 建议建设模式

1. 基于数据治理的 VTE 智能评分　VTE 风险因素复杂且动态多变,尽早、准确的识别患者的 VTE 风险,是采取 VTE 恰当防治措施的关键。VTE 相关风险评估,包括 Caprini 评分、Padua、内外科出血、Wells 评分等贯穿于患者整个住院期间,在患者入院、手术前后、转科、病情变化、出院等各环节,都需要及时地进行相关风险评估,这对于工作繁重的医务工作者,是一个巨大的挑战。基于数据的集成和治理,以机器智能评分替代传统人工评分,能有效避免医护人员对患者信息了解不全面、评估标准拿捏不准、工作量大、费时等诸多客观问题。

2. 基于机器学习的 VTE 患者早筛　全面采集患者病历记录、处方医嘱、诊断检查、生命体征、护理记录、手术记录等全量数据,基于深度学习(deep learning)、随机森林(random forest)、XGBoost 等机器学习算法,构建 VTE 疾病早期筛查模型,应用于住院或门诊场景,扩大 VTE 患者的筛查覆盖度,尽早识别潜在的 VTE 高危风险患者,提高筛查率,减少漏诊。

3. 基于规则引擎的辅助诊疗推荐　在数据集成治理的基础上,基于规则引擎,实现面向住院患者的辅助诊疗应用。与临床业务系统深度结合,在患者病历编写、保存,或诊断开立、医嘱开立等关键环节,自动捕获患者病情数据的变化,动态监控患者用药、检验检查结果等情况,对危急值、不良事件等进行动态预警,并基于患者个体情况推荐个性化治疗方案等辅助决策内容,辅助临床医生提升医疗质量。

4. 基于数据治理的临床质量监管　在数据集成治理的基础上,基于数据的逻辑处理、统计分析,实现面向医务的临床质量智能监管应用。采集患者全诊疗过程的临床数据,包括患者病案首页、诊断记录、检验报告、检查报告、门诊处方、住院医嘱、住院记录、手术记录、护理数据、住院天数、住院费用等。按医务管理需求,从患者分布、评估预防、诊断检查、治疗结局、诊疗过程等多维度进行质控指标的统计分析和明细下钻查阅,并自动生成质控报表,以实现 VTE 诊疗过程质量、终末质量的精细化管理。

(四) 未来建设模式

现阶段,人工智能在深静脉血栓辅助诊疗中的应用,主要还是围绕个体医院内部的医务质量管理为目标展开,解决院内 VTE 风险人工评估耗时、信息获取不全面、治疗不规范、医疗质量难以量化管理等问题。未来人工智能在深静脉血栓辅助诊疗中的应用,应该不再局限于院内,会依托于高速 5G 通信、语音识别、智能穿戴等技术,从院内 VTE 防治管的闭环建设,延伸到多中心、多机构参与的一体化平台建设,建设模式上具备灵活性和普适性,应用能全面覆盖三级、二级、社区医院的不同诉求,形成区域一致性的质量监管要求和诊疗规范。同时通过智能穿戴、语音识别等技术的应用落地,患者将全面参与到 VTE 的防治管环节中来,实现多机构、医护、患者多方共同参与的一体化平台建设。

七、建设流程

(一) 建议建设流程

1. **建设范围(1 个月)**　基于人工智能的静脉血栓辅助诊疗,VTE 智能化防治管建设范围主要包括以下 5 个方面:

(1) 数据治理服务:患者临床数据的集成和治理,在医院就诊的数据存储在 HIS、EMR、PACS、LIS 等业务系统,将这些分布的、异构的数据源抽取到临时中间层后进行清洗、转换、集成,最后加载到 VTE 数据库中。不论三级医院还是二级医院,数据的集成和治理都是建立 VTE 信息化防治系统的必要条件之一。

(2) 知识推理服务:知识推理服务是整个 VTE 防治应用的核心,是所有知识规则运转起来的标准内容。知识的生产按照病种进行,既保障了知识的专业性,同时保障相应的产能。

(3) 辅助诊疗推荐:依据患者住院期间的就诊信息,进行 VTE 风险评估数据的自动采集和填充,风险实时提醒。依据患者评估情况,基于 VTE 防治指南,推荐个性化治疗方案。

(4) 临床质量管理:对患者诊疗过程中产生的临床数据,进行 VTE 运营效率、评估预防、诊断检查、治疗方案、治疗结局等临床质控指标的统计,及具体临床质量明细的过程质控查阅。

(5) 基础数据服务:对临床辅助决策应用中产生的数据,包括评估结果、推荐知识、质控指标等,通过统一数据同步服务,提供给 HIS、EMR、护理等临床业务系统使用,提高临床工作效率。

2. **技术选择(2 周)**　以数据驱动的深静脉血栓辅助诊疗应用,数据质量、数据逻辑处理、数据存取效率是应用关注的核心要点,需结合不同医院数据生产和存储特点以及数据应用需求,进行技术选型,尝试使用新的方法和技术把数据处理作为独立的组件,集中资源解决重点问题。

(1) 数据治理服务建设:数据治理服务分为数据集成和数据治理两大内容,数据集成的主要目的是通过工程化的方式,将这些分布在不同业务系统的异构数据进行抽取、清洗、转换、集成和存储,形成支撑深静脉血栓辅助诊疗的数据基础。而数据治理则是将原始临床数据进行结构化、标准化和归一化处理,为后续的深静脉血栓辅助诊疗形成可以直接分析、利用的数据。在具体实现上,适宜技术着重基于自然语言处理、知识图谱、机器学习等人工智能技术在数据治理上的应用。

(2) 知识推理服务建设:知识推理服务是深静脉血栓辅助诊疗的大脑,辅助诊疗的医学规则的配置管理和决策知识的配置管理是深静脉血栓辅助诊疗应用的关键步骤。知识推理服务的高灵活性的配置方便医院根据现有的数据特点做出一些医学规则的合理调整。知识推理服务运行的高稳定和高性能可以保障辅助诊疗推荐信息的及时生成和推送。在具体实现上,需要提供体验优良的维护管理界面,适宜技术着重在后端服务化治理技术应用和规则引擎的技术应用,达到规则逻辑文件的维护管理。

(3) 辅助诊疗推荐服务建设:深静脉血栓辅助诊疗推荐服务自动采集患者数据,实现相关评估量表的机器自动评分,同时对院内 VTE 患者进行早期筛查和风险预测,与标准评估量表相辅相成,最大程度降低 VTE 的漏诊、误诊、误治。在具体实现上,适宜技术上以机器学习应用技术为主。

(4) 临床质量管控建设:通过高质量、多维度的 VTE 诊疗过程数据、结局数据,在临床质量管控服务中了解每一个科室、病区、诊疗组,甚至某一位医生对 VTE 防治的效果,洞察诊疗过程中存在的客观问题,从而持续改进 VTE 防治能力。在具体实现上,适宜技术上着重前端数据可视化技术应用,后端服务化治理技术的应用。

(5) 基础数据服务建设:辅助诊疗所产生的数据,通过统一的方式回写到业务系统中,能有效提升医护人员的工作效率,使数据来于临床,用于临床。在具体实现上,适宜技术着重后端的数据服务总线机制技术应用,实现对其他业务系统数据的多样化的集成需求。

3. **系统设计(2 周)**　结合 VTE 诊疗的医学知识,在医院现有信息系统和医疗数据的基础上,对院内系统中产生的医疗数据进行采集、清洗、转换、存储,以患者为中心将院内不同应用的异构数据进行高度整合,建立结构化的临床信息数据模型,存储到应用数据库中,为临床决策提供数据支持。通过结构化的患者数据,建立包含医学知识库、模型库和规则库的临床知识库。医生在操作临床系统过程中通过业务触发应用数据流,将患者结构化的数据构建成患者数据模型,应用根据患者所在的科室获取知识数据,再将知识数据和患者数据模型一同传递给规则引擎,规则引擎推理决策结果,应用根据决策结果提示诊断检查、合理用药、诊疗方案、病情评估等信息。

4. 系统开发(3个月) 系统开发阶段将根据需求说明书,进行应用架构设计、程序详细设计,对业务需求的各功能模块进行编码实现、编译、静态分析、单元测试和打包发布工作,在程序单元中验证实现和设计说明的一致性。根据需求的共性化和个性化的差异情况不同,静脉血栓辅助诊疗应用建设内容可以大致分为基于数据驱动的基础决策服务、应用层推荐知识呈现用户交互页面、临床业务系统统一对接服务三部分内容。

(1)基于数据驱动的基础决策服务:包含1个数据平台,由数据集成、数据治理、数据质控和数据驱动服务四大模块组成。3个智能处理引擎,即数据逻辑处理引擎、医学知识推理引擎和AI早筛模型。基础服务之间,通过内部接口进行集成,形成以数据为驱动的底层基础决策服务。

(2)面向临床应用的推荐知识呈现:从临床应用场景出发,按知识推荐场景、推荐时机、推荐类型、推荐内容等进行统一的用户交互页面设计。

(3)辅助决策应用与临床业务系统的融合:梳理临床辅助决策应用场景,以数据驱动与业务事件驱动相结合,通过标准化的数据传输方式设计及关键临床事件的埋点,让临床业务系统,包括HIS、EMR等与临床辅助决策系统无缝集成。

5. 系统测试(1个月) 测试是软件项目质量控制的重要手段,通常分为测试设计、单元测试、集成测试、系统测试和验收测试5个阶段。而测试设计要根据不同的应用类型,设计适宜的测试方案,确保应用的正确性和健壮性。在深静脉血栓辅助诊疗应用中医学知识和数据的正确性,程序应用功能的正确性、稳定性、响应速度是测试的重点。

(1)测试设计:深静脉血栓辅助诊疗应用的测试设计,在内部要考虑数据治理、数据处理逻辑、医学知识推荐、用户交互设计等多方面的内容;在外部要考虑三级甲等医院、三级乙等医院、二级医院的数据采集模式、数据质量、患者就诊量等因素;这些内外部因素都会影响到应用的正确性、稳定性和响应速度,这直接关系到用户的使用满意度及是否能为临床带来价值。采用"5W"规则创建测试计划,明确测试目的(why),测试范围和内容(what),测试开始和结束日期(when),指出测试方法和工具(how),给出测试文档和软件的存放位置(where)是完成深静脉血栓辅助诊疗应用测试的基本原则。

(2)单元测试:在程序编码层面,主要验证程序代码编写的正确性,确保各单元模块被正确的编译和运行。在数据质量层面,验证每一条取数逻辑的正确性,保证知识推理服务中的每一条规则所需要的数据都能被正确获取。

(3)集成测试。主要验证静脉血栓辅助诊疗应用各模块间或多个应用模块组合后的功能联动实现情况、验证接口是否与设计相符合、确定模块接口连接的成功与否、数据传递的正确性、接口调用返回结果是否符合设计预期、知识是否能被正确推荐、接口性能是否能满足产品性能需求等内容。其主要目的是验证应用模块之间的接口调用及其返回值的正确性、稳定性和响应速度。

(4)系统测试:按深静脉血栓辅助诊疗的应用配置说明,搭建软硬件环境,依应用设计说明书对应的各项功能、性能、易用性、兼容性、安全性和安装性等进行全面验证。同时基于实际诊疗业务场景,验证数据获取、治理、存储的正确性,及基于数据驱动的临床辅助决策推荐内容正确性及及时性。

(5)验收测试:在完成了系统测试之后、应用发布之前,以用户作为测试主体,根据应用需求规格说明书(包括项目或产品验收准则),对应用系统进行安装测试、功能性测试、易用性测试、兼容性测试、数据质量测试、知识内容测试、知识推荐测试和验收文档集(包括用户手册、操作手册等)测试等。尽可能地发现软件中存留的缺陷,从而为应用的进一步改善提供帮助,保证应用真正满足最终用户的要求。

6. 试运行和交付(2个月) 深静脉血栓辅助诊疗应用的试运行和交付环节按照建设内容和医院运维管理的需求、医护工作者的使用情况,可以分为以下3个步骤:

(1)软硬件环境准备:①网络环境准备。包括患者诊疗数据采集、辅助决策应用集成、临床质控管理等服务准备端口和网络环境,并验证服务间的网络连通性。②硬件环境准备。根据临床辅助决策应用的并发情况、性能要求,准备服务器硬件设备。

（2）软件部署环境准备：准备应用部署所需要的服务器操作系统、数据库系统、容器服务、监控服务等，并完成深静脉血栓临床辅助决策应用的开发环境、测试环境安装和部署。

（3）系统交付：包括深静脉血栓辅助诊疗应用上线的模拟测试和故障回退测试，由医院信息技术人员共同参与上线交付的验证，同时对医学推荐内容的测试用例进行验证。在模拟运行阶段，重点关注应用数据的准确性、完整性、有效性是否符合应用的要求，诊疗推荐内容是否满足各个科室实际诊疗过程的需要，临床质量统计结果与科室实际数据是否相符，报表展现形式是否直观易懂。

7. 运维保障(12个个月)　对于深静脉血栓辅助诊疗应用，会与 HIS、EMR 等临床业务系统进行深度融合，承担 VTE 风险智能评估、诊疗方案推荐干预、临床质控指标数据采集等多项任务，应用稳定性、数据正确性、知识迭代更新是运维保障的关键任务。需明确制定远程支持、现场支持、定期巡检等多种运维保障措施，确保应用无间断稳定运行。

（1）远程支持：针对日常使用中遇到的问题，包括诊疗推荐不准确、医学知识内容不完整、患者基础数据息错漏等，医院技术人员或业务人员可以通过即时通信工具、服务电话等方式申请运维保障，实施方需提供 7×24 小时响应机制。

（2）现场支持：如果出现规则引擎服务、数据治理服务等关键服务故障无法解决，实施方需安排专业技术人员提供现场支持，对系统存在的问题进行分析和排查，提出相应解决方案，排除故障解决问题。

（3）定期巡检：实施方需定期对应用中患者数据正确性、完整性情况，规则引擎服务、数据治理服务、应用服务等服务运行情况、应用使用情况、应用的运行日志等进行汇总分析，尽量将产生故障的可能性降至最低，为系统长期、稳定运行提供有力的保障。

8. 规范建设流程(1周)　根据患者服务的信息化建设内容与实现特点，可将整个建设流程按照建设实施规划进行规范，一般分为项目启动、项目实施、系统上线和运维保障四个阶段(图 1-7-19)。

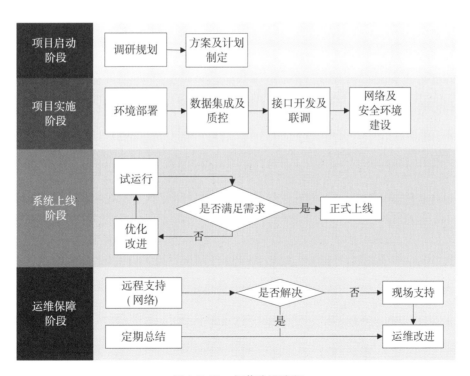

图 1-7-19　规范建设流程

（二）未来建设流程

当前临床辅助决策支持应用普遍存在知识与临床业务系统集成度不高的问题，并未真正融入患者的每一个诊疗环节上，最大化发挥出临床辅助决策的真正价值。未来临床辅助决策的建设，在知识推荐推荐层面更趋向于个体化的精准治疗。在业务系统整合层面，与 HIS、EMR 等系统进行更加深度的融合，嵌入在每一个诊疗环节中。在应用场景层面,应该定位在更高的层次,除了面向三级、二级、社区个体医院的应用建设,还应该着眼于多地区、多中心,甚至国家层面的一体化临床辅助决策支持平台建设。更加系统化的谋划人工智能在深静脉血栓辅助诊疗中的应用,全面纳入患者、医护人员、医院管理者、周边企业、公共预防等相关利益方,实现优质医疗资源和应用的共享。

八、建设关键点

(一) 数据集成治理

数据质量是临床应用"智能化"的基础,VTE 防治结局的好坏,取决于医护人员对每一位患者 VTE 相关危险因素信息的掌握程度。只有实时掌握全面、准确的信息,才能采取最佳的防治策略。首先,以患者为中心,采集患者 VTE 相关的全量临床数据信息,包含院内的历次就诊信息,诊前预问诊和出院随访信息等,从而建立完备的 VTE 专病数据库,是保障有数据可用的第一步。其次,由于院内系统的复杂性,仅将各大业务系统的数据进行集成,其数据是杂乱无章的,难以支撑智能化的临床应用。因此除了数据的集成,数据标准化治理将是保障数据质量,将数据变为数据资产的核心能力。

(二) 数据逻辑处理

确保数据完整性,建立患者唯一标识(EMPI),将患者历次就诊信息从各个系统中进行全面的集成。确保数据实时性,在保障不影响生产系统性能前提下,通过 ETL 工程捕获增量数据,尽可能实时进行数据的集成;确保数据可用性,对于患者病历记录、护理记录、检查报告等非结构化数据,通过 NLP 等医学自然语言处理技术,将非结构化数据转变为结构化的临床变量进行存储,确保数据是可用的。

九、建设注意事项

(一) 知识更新维护

临床知识更新和维护是一项长期的任务,通过在实际的使用中去不断发展完善,促进知识内容更加丰富和准确,通过长期的积累和沉淀来提高同类应用的竞争优势。一方面,在科室医生和医护工作人员实际的运用中,验证知识内容从理论走向实际过程中的不足的地方;另一方面,通过长期的知识积累逐步走向成熟后,也是对一些经验不足科室医生和医护工作者工作有更好的教育和引领作用。为了达到临床知识有足够的广度和深度,必然需要医护工作者能在实际的工作中能提供有效的反馈、建议,促进临床知识的更新迭代朝着内容丰富、准确的方向进步。

(二) 应用可扩展性

应用的建设过程中,为了更好地利用决策的各项结果,最大限度的配合医院其他系统的更好地运作,充分考虑今后的功能扩展、应用扩展、集成扩展等多层面的延伸,设计过程中需遵循面向数据价值,注重业务实效,保证应用的开放性和扩展性。组件化各个独立功能,例如数据提取,规则计算,AI 模型计算等模块保持功能独立,应用服务统筹组件功能,实现应用功能;标准化接口,采用统一标准的接口设计,提高组件之对接以及其他应用集成的可靠性和稳定性。

参 考 文 献

[1]《内科住院患者静脉血栓栓塞症预防的中国专家建议》写作组,中华医学会老年医学分会,中华医学会呼吸病学分会,等.内科住院患者静脉血栓栓塞症预防中国专家建议(2015)[J].中华老年医学杂志,2015,34(4):345-352.

[2] TRAN HA,GIBBS H,MERRIMAN E,et al. New guidelines from the Thrombosis and Haemostasis Society of Australia and New Zealand for the diagnosis and management of venous thromboembolism. Med J,2019,210(5):227-235.

[3] TRITSCHLER T,KRAAIJPOEL N,LE GAL G,et al. Venous Thromboembolism:Advances in Diagnosis and Treatment. JAMA,2018,320(15):1583-1594.

[4] WELLS PS,IHADDADENE R,REILLY A,et al. Diagnosis of Venous Thromboembolism:20 Years of Progress. Ann Intern Med,2018,168(2):131-140.

[5] 孙湛,张敏,秦净,等.静脉血栓院内防治管理体系的中山模式[J].中国卫生质量管理,2019,26(1):39-41.

[6] 任爽,李大江,胡果,等.医院规范化静脉血栓栓塞症预防与管理体系的建立[J].华西医学,2017,(2):258-261.

［7］李想,高薇,苏玉成,等.静脉血栓栓塞症智能评估与自动预警系统的开发与应用［J］.医疗卫生装备,2017,38(10):48-51.

第八节 人工智能在儿童脓毒症辅助预警的应用

一、概念

应用人工智能技术,在儿童脓毒症的诊断过程中实现快速筛查、建模推理、病情评估、疗效预测的临床应用。通过脓毒指标项的实时采集与监测,医生决策模型的训练,评分算法驱动评估,实现儿童脓毒症实时及若干时间后发病风险的可能性分析。采用一定规则进行多源数据融合,得到不同并发症的置信度分布,不断通过学习训练优化疾病模型结构,实现对儿童脓毒症群体的疾病预测。

具备功能包括:指标数据项实时采集、儿童脓毒指标监测、脓毒模型训练与优化、评分算法驱动评估、医生审核校对管理、病情预警交互、接口与用户权限管理等。

涉及技术包括:人工智能数据采集、智能模型构建与训练、深度学习、大文本对比、插件部署、脓毒专病数据分布式存储与高效检索、专病数据标准化清理和数据后结构化处理等技术。

二、建设背景

(一)现状分析

随着大数据和人工智能等新一代信息通信技术的兴起,新型医疗服务模式正改变着原有的临床诊疗和医学研究模式。据世界卫生组织(World Health Organization,WHO)统计,每年全球有120万儿童感染脓毒症,脓毒症已经成为导致感染儿童致死致残的重要疾病。人工智能在儿童脓毒症中的应用是通过提供一定的算法(如机器学习和深度学习)来解析数据,学习数据规律,对现实事件做出决策和预测,进而使脓毒症患者得到更好的诊断和治疗。

1. 国外现状分析。

(1)美国:是较早开展重症监护下数据集建设和数据挖掘的国家之一。重症监护室电子病例数据集-Ⅲ(medical information mart for intensive care-Ⅲ,MIMIC-Ⅲ)数据库是麻省理工学院计算生理学实验室于2016年发布的重症监护下脓毒症数据集包含近6万条ICU住院记录,其引用量已经超过1 400次,是儿童脓毒症领域著名的科研数据集。许多研究者利用MIMIC-Ⅲ对重症监护下儿童脓毒症数据进行数据挖掘,产生新的临床预警模型。美国Emory大学医学院Nemati等人对超过31 000例ICU成人患者进行研究,排除ICU之前及进入ICU4小时内发生脓毒症的患儿,最终27 527例重症患儿纳入分析,其中2 375例患儿发展成脓毒症;脓毒症重症患儿实时监测的常用临床数据,通过机器学习方法构建模型预测脓毒症的发生,预测准确性曲线下面积(area under curve,AUC)为0.83~0.85;通过纳入超过42 000例脓毒症的重症患者进一步验证了该预测模型的准确性,为临床早期识别脓毒症提供了新方法。杜克大学研发的"Sepsis Watch"系统于2017年在美国约翰·霍普金斯医院启用运行。Sepsis Watch通过深度学习进行训练,根据数十个变量(包括生命体征、实验室检测结果和病史等)来识别病例,其训练数据包括5万份患者记录,3 200万多个数据元。在运行时,该系统每5分钟从患者的医疗记录中提取一次信息,以评估他们的状况,从而为医生提供密集的实时分析。AI系统在确定患者符合脓毒症早期症状的标准之后,就会向医院快速反应团队的护士发出警报。该团队在2020年针对真实世界数据应用发布研究结果。

(2)德国:Lamping等人于2018年开发并验证了一个早期诊断模型以区分重症监护下的脓毒症患儿是脓毒症还是非感染性系统性炎症反应综合征(system inflammatory reaction syndrome,SIRS)。该研究是对德国第三护理儿科重症监护病房(pediatric intensive care unit,PICU)进行的随机对照试验的二次分析,共纳入238例非感染性SIRS和58例脓毒症患者。采用随机森林法从44个变量中筛选出8个变量(PICU在非感染性SIRS/脓毒症发病前的停留时间、中心线、核心温度、诊断前非感染性SIRS/脓毒症发作次数、白介素-6、血小板计数、降钙素原、C-反应蛋白)作为预测因子,判断当日疾病是否发生。该模型优于之前提出的生物标志物,如 C- 反应蛋白、白介素 -6、降钙素原、C- 反应蛋白与降钙素原的联合,AUC 为 0.62~0.74。多因子的集合使得该模型的综合优势高于单因子的检测,并可根据重要性权重系数,综合计算各因子对疾病发生的贡献程度。

(3) 英国:由飞利浦集团与麻省理工学院计算生理学实验室合作创建的合作研究数据库(eICU collaborative research database,eICU),是在 MIMIC-Ⅲ 成功建立的基础之上,由美国境内多家医院重症监护病房的数据组成。2018 年 eICUv2.0 涵盖了 2014 年和 2015 年入住重症监护病房的 20 多万例患者的常规数据,包括生命体征、护理计划文件、疾病严重程度、诊断信息和治疗信息等。伦敦帝国理工学院的 Komorowski 等人基于 MIMIC-Ⅲ 数据库回顾了美国 15 年内 130 个重症监护病房 96 000 例患者的医疗记录,与标准治疗相比,探讨 AI 系统的建议是否能够改善患者预后,并命名为 AI Clinician。该系统从大量患者数据中提取内隐知识,并通过分析大量治疗决策来推断最佳治疗策略,并利用 eICU 数据集做验证测试,预测每位脓毒症患者的最佳治疗策略。

2. 国内现状分析 国内开展人工智能辅助脓毒症预警的研究相对较少。Wang 等利用 ICU 患者前 48 小时 30 多项生命体征时序数据和患者基本信息等,对患者死亡风险进行评估。利用信息论、混沌理论和小波变换等数据处理方法,从时序数据中抽取出 32 项特征,再利用先进的 Time-Slicing Cox 模型构建 ICU 死亡预警模型,以有效识别出未来 24 小时内有可能出现生命危险的患者。

(二)需求分析

1. 辅助诊疗的智能化需求 脓毒症的患者人数多,病情进展快,指标变化幅度大,尤其是儿童患者,其生理各项指标变化幅度较大,在较短时间内就可进展为脓毒症或脓毒重症。2017 年全球脓毒症患者人数达到 4 890 万,其中 1 100 万例患者死亡,占全球死亡人数的五分之一。在重症监护室,医生难以实时分析、查看、关注到每个脓毒症患者的各项指标数据。越是紧急的诊疗过程,越需要智能化的辅助诊疗,通过全天候、实时监测、分析相关脓毒指标数据,给潜在的儿童脓毒症患者的诊断提供辅助决策支持。

2. 专病数据的标准化需求 儿童脓毒症评估数据的采集和模型的建设,决定了儿童脓毒症的评估模型训练和应用的准确性。科学精准的模型需要大量的样本数据学习和训练,调整参数,优化模型,以建设标准化的儿童脓毒症专病库。精细化辅助决策需要借助标准化专病数据,通过大量脓毒指标数据的实时采集、标准化清洗、集中存储管理、模型高效计算,实现及时准确预警。随着专病样本数据的不断录入,实现儿童脓毒症模型专病库不断标准化,以有效推动儿童脓毒症的预测应用,推动业务系统之前数据的标准化,促进医院重症领域的业务协同。

三、应用场景

在儿童脓毒症临床诊疗过程中,通过应用知识挖掘算法、知识融合和深度学习等人工智能技术,结合儿童病历信息,融合生理、病理、药理、临床知识等各层面的知识,以及精准医疗决策循证医学规则,学习儿童脓毒症样本数据的内在规律,可以根据儿童个体差异快捷高效地给出不同的诊疗方案,以及高危、疑似、安全等病情标签,实现对于疑似和高危病例的临床预警功能,辅助医生完成对儿童脓毒症患者病情的预测,提高病情精准诊疗的效率。

四、建设原则

(一)精准快速响应

儿童脓毒症预测系统,一般应用在重症监护或急救诊疗过程中,对指标采集和预警响应要求快速。①要求快速采集脓毒症相关的指标项,每采集或更新一个指标,系统会调用算法接口。②要求对脓毒症评估模型的算法接口快速计算,在保证模型和算法能力的情况下,需要配备一定性能的服务器资源,尽量采用先进的计算机软、硬件环境,以达到快速计算、高效响应的应用要求。

(二)预警成果共享

人工智能技术在儿童脓毒症中的预警辅助应用遵循统一的数据交换与共享标准,与医院的集成平台或电子病历进行数据共享与映射,有效实现数据与业务的数据共享、业务场景交互,实现数据资源和业务的互联互通。此外,建设人工智能预警辅助应用系统有助于实现基于互联网的互动管理平台、基于物联网的儿童脓毒症监管平台、基于物联网的数据管理平台之间的数据和应用共享。

（三）数据标准遵从

规范儿童脓毒症指标数据是人工智能下儿童脓毒症预测系统建设的重要原则,是与其他系统兼容和进一步扩展交互的关键环节,是保障算法稳定高效运行的基本前提。数据应当采用明确统一的数据标准,规范和标准应该完全符合国家以及相关行业规范和标准,包括指标的编码名称、范围阈值等,需要采用符合国家标准规范的技术标准,以提高系统部署上线效率,降低项目实施成本。

五、建设内容

儿童脓毒症预测系统的建设是依据临床医生对症状指标的检测数据,进行对比分析,主要服务于医生临床和科研教学方面。在人工智能技术的牵引下,可以做到指标的不断调整和优化、算法的不断升级、预警效果的不断完善。在脓毒症模型的自我学习过程中,对于模型的评价以及医生审核校对的功能,要遵循国际通用的评分规则,生成和优化儿童脓毒症的决策模型,提高预警能力,帮助临床医生提高医疗行为的有效控制和判断能力。

（一）脓毒指标监测服务

1. 指标实时监测 系统定义脓毒症的专病数据结构,系统支持对儿童脓毒症指标数据的实时采集,并提供给临床医生用于儿童脓毒症状态实时监测。

具体功能:患者概述、实验室检查、病历信息、护理记录等。

适宜技术:①电子病历后结构化。②指标精准检索。

业务流程见图1-8-1。

建设要求见表1-8-1。

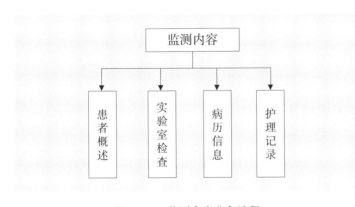

图1-8-1 监测内容业务流程

表1-8-1 监测内容建设要求

指标	具体内容和要求
监测内容	① 具备患者概述、实验室检查、病历信息、护理记录4项指标功能 ② 支持电子病历后结构化、指标精准检索2种数据处理技术 三级甲等医院 具备3项功能、2种技术 三级甲等医院 具备2项功能、2种技术 二级医院 具备1项功能、1种技术

2. 指标对比分类 提供儿童脓毒相关监测指标在同一个采集期内的对比。结合指标的预警范围值进行标准的分类和查询。

具体功能:指标查询、指标分类、指标对比、指标清空等。

适宜技术:①结构化精确检索。②分布式集群。③文本对比。④结构化查询。

业务流程见图1-8-2。

建设要求见表1-8-2。

3. 指标标准管理 将采集到的儿童脓毒指标值,结合模型所需的数据结构,进行初始化的处理,生成进入模型训练的标准化数据。并支持指标分类、查询。

具体功能:指标查询、指标分类、已选择指标、调整指标保存等。

适宜技术:①指标类目树检索。②指标对比分析。③分布式集群。④可视化指标分类。

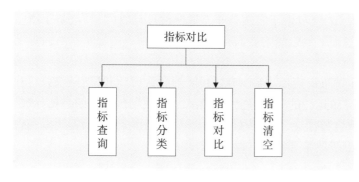

图 1-8-2 指标对比业务流程

表 1-8-2 指标对比建设要求

指标	具体内容和要求
指标对比	① 具备指标查询、指标分类、指标对比展示、指标清空 4 项功能 ② 支持结构化精确检索、分布式集群、文本对比、结构化查询 4 种技术 三级甲等医院 具备 4 项功能、3 种技术 三级乙等医院 具备 2 项功能、1 种技术 二级医院 具备 1 项功能、1 种技术

业务流程见图 1-8-3。

建设要求见表 1-8-3。

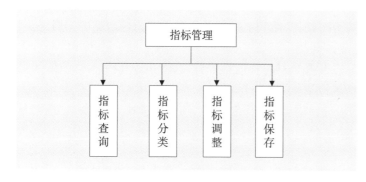

图 1-8-3 指标管理业务流程

表 1-8-3 指标调整建设要求

指标	具体内容和要求
指标管理	① 具备指标查询、指标调整、已选择指标、调整指标保存 4 项指标功能 ② 支持指标类目树检索、对比分析、可视化指标分类、分布式集群优化 4 种技术 三级甲等医院 具备 3 项功能、5 种技术 三级乙等医院 具备 2 项功能、3 种技术 二级医院 具备 1 项功能、1 种技术

(二) 脓毒预测功能

1. **算法评分预警** 参照国际通用的评分算法进行模型训练,对于范围值之外的结果进行预测,评分算法分别是 SOFA、SIRS、qSOFA、PELOD2,每个评分只要超过 2 分就会进行疑似预警等。

具体功能:①查看历史评分详情;②算法驱动。

适宜技术:①SOFA。②SIRS。③qSOFA。④pSOFA。⑤PELOD2。

业务流程见图 1-8-4。

建设要求见表 1-8-4。

2. **训练辅助决策** 提供基于医生标注的样本数据进行模型训练,参数不断优化,预测预警。

具体功能:模型训练、模型迭代、高危预警、模型在线学习、模型预警等。

适宜技术:①模型更新迭代。②模型预测。③深度学习。

业务流程见图 1-8-5。

建设要求见表 1-8-5。

3. **模型评估能力** 采用混淆矩阵等方法,对指标数据进行分类型模型评估。展示评估结果图表。

具体功能:敏感度、特异度、阴性预测值、阳性预测值、ROC 曲线、混淆矩阵等。

适宜技术:①大数据分析可视化。②绘制 ROC 曲线分析。③显示混淆矩阵。

业务流程见图 1-8-6。

建设要求见表 1-8-6。

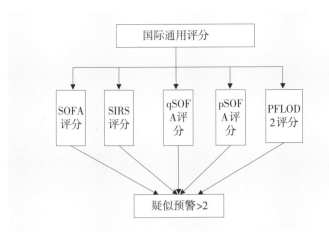

图 1-8-4　国际通用评分业务流程

表 1-8-4　国际通用评分建设要求

指标	具体内容和要求
国际通用评分	① 具备查看历史评分详情、算法驱动 2 项功能 ② 支持 SOFA、SIRS、qSOFA、pSOFA、PELOD2 这 5 种技术 三级甲等医院　具备 2 项功能、4 种技术 三级乙等医院　具备 1 项功能、2 种技术 二级医院　具备 1 项功能、1 种技术

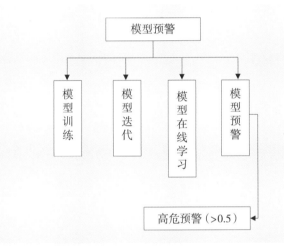

图 1-8-5　模型预警业务流程

表 1-8-5　模型预警建设要求

指标	具体内容和要求
模型预警	① 具备模型训练、模型迭代、高危预警、模型在线学习、模型预警 5 项功能 ② 支持模型更新迭代、模型预测、深度学习 3 种技术 三级甲等医院　具备 4 项功能、4 种技术 三级乙等医院　具备 2 项功能、2 种技术 二级医院　具备 1 项模型功能、1 种技术

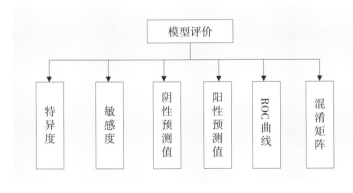

图 1-8-6　模型评价业务流程

表 1-8-6　模型评价建设要求

指标	具体内容和要求
模型评价	① 具备敏感度、特异度、阴性预测值、阳性预测值、ROC 曲线、混淆矩阵 6 项功能 ② 支持 ROC 曲线绘制、混淆矩阵、大数据分析可视化 3 种技术 三级甲等医院　具备 6 项功能、3 种技术 三级乙等医院　具备 2 项功能、1 种技术 二级医院　具备 1 项功能、1 种技术

4. 审核校对管理　负责医生对脓毒指标与评估的预警结果进行管理,包括查看、修正、审核校对等。

具体功能:查看状态、审核状态、审核历史、审核修正等。

适宜技术:①数据库操作。②文本检索。③文本对比。

业务流程见图 1-8-7。

建设要求见表 1-8-7。

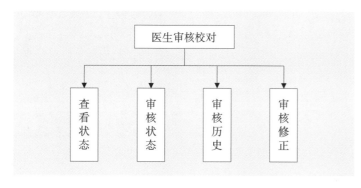

图 1-8-7 医生审核校对业务流程

表 1-8-7 医生审核校对建设要求

指标	具体内容和要求
医生审核校对	① 具备脓毒预测状态显示、审核状态查询、审核历史检索 4 项应用功能 ② 支持数据库操作、文本检索、文本对比 3 种数据处理技术 三级甲等医院 具备 3 项功能、3 种技术 三级乙等医院 具备 2 项功能、1 种技术 二级医院 具备 1 项功能、1 种技术

(三) 未来展望

未来人工智能的儿童脓毒症预测可以实现更加完善的儿童脓毒症大数据专病库建设,结合未来医院信息化建设高水平的互联互通能力,标准化的业务系统数据不断丰富,脓毒模型训练算法得到不断迭代优化,人工智能下儿童脓毒症预测能力将不断提升、完善。

1. 儿童重症流程优化再造 通过成熟的脓毒模型预警能力的不断提升,可以更早更快得到儿童脓毒风险,降低重症过程中伴随着儿童脓毒症的风险。

2. 云随访应用 通过儿童脓毒预警大数据的采集和计算,可有望将脓毒症的预警引擎应用到智能化的云随访中,通过云终端提供高性能算法,随访移动端可以及时反馈得出脓毒症的风险系数。

3. 智能手术室的应用 通过脓毒预警系统提供智能化的高效预警支持,提供风险数据帮助手术室自动判断执行手术的步骤。

六、建设方法

(一) 建设策略

人工智能在儿童脓毒症预测中的应用功能建设是面向广大儿童患者的,有较强的针对性和政策引领性,是关系医院今后该专科疾病诊疗水平发展的重要系统。必须以系统功能为指导,从时间、空间的宏观角度对预测系统进行设计开发建设,通过人工智能技术实现儿童脓毒症患者预测的科学性和智能性。在框架设计上要采用面向服务的人工智能系统设计方式;在业务内容上要以患者为中心、以医务人员为主体。

1. 脓毒症预测系统建设功能需求设计先导 儿童脓毒症预测系统的建设应首先由功能需求和信息需求决定软件,主要用于更好地满足医生的辅助诊断功能。与传统医生线下诊疗相比,人工智能儿童脓毒症预测系统可以更加全面地评估患者的功能指标,与以往病例进行充分对比。预测系统功能设计时盲目地贪大求全并不可取,设计实现系统时应强调"实用性"原则。力求应用架构"先进性",以备软件升级时可在系统发展扩容环节,避免重复投入。

2. 建设需将生命周期法和敏捷开发相结合 以预测系统中的数据或信息为主线,在系统分析阶段识别出实体及其相互关系,全面、系统、详细地描述出系统的预警模型,使系统分析、设计、实现人员在统一的预警模型指导下协调一致地工作,避免各阶段的断层。建议采用敏捷开发模式,通过迭代快速原型的方法不断试错、渐进明细。后续软件升级阶段明确信息化目标、范围、手段和制约后,采用生命周期法、进行顶层设计、开展整体规划、实行逐层分解。软件间实现边界清晰,接口设计合理,集成平台对接模式预置。

3. 脓毒症预测系统建设的模型训练与优化　脓毒症预测系统借助真实脓毒症患者的数据进行模型训练,得到患病概率;疑似和高危的患者可以通过专业医生的校对,得出此患者是否有脓毒症的症状,从而降低患者遗漏率;将实验室得出的指标信息、病历信息、护理记录上传到脓毒预测系统中,通过模型的实时监控分析得出患病概率,并给出高危、疑似、安全三个标签,对于疑似和高危的患者需要授权医生进行专业校验,给出是否是脓毒症诊断,以及是否需要治疗干预。

（二）应用技术

脓毒症预测系统基于国际范围内脓毒几大模型,综合应用机器学习算法研究的智能应用系统。该系统无缝衔接了各个医疗系统、医疗机构的业务流程,结合临床业务场景,可以根据模型预测得到患病概率,给出预警提示,降低医疗风险。期间的数据可以作为模型训练的实例,增加模型训练的真实性及可靠性。建议的应用技术主要包括:

1. 系统开发基础技术

（1）系统开发语言,如 Java、.Net、Python、R 语言等。根据儿童脓毒症服务的用户规模、并发响应和外设要求,如预测系统需要对接临床外设驱动,主流采用微软 .Net 开发体系;数据处理深度,如常规采取对于数据分析或者钻取有更多优势的 Python 语言体系等。

（2）主流关系型或非关系型数据库。根据预测病历的不同特性以及对于应用场景数据实时性、数据规模等,选择更强调时序性、事务性、一致性的关系型数据库完成预测服务,如 Oracle、SQL Server、MySQL 以及各种国产主流数据库等。对于交换数据、患者信息存储、非实时历史报告内容查阅等可采用非关系型数据库,如 HBase、MongoDB 等方案进行非结构化存储。对于经常会被客户端反复加载的字典数据、用户状态数据、用户会话控制数据等可升级为内存数据库集群,如 Memcache、Redis、SAP HANA 等,并与关系数据库联动,提供相关服务等。

（3）应用系统架构。根据用户响应和系统集成要求的不同,可以采用 B/S、C/S、N 层架构、分布式架构等不同的应用架构体系完成多系统之间的集成或者新系统的开发。

（4）消息交互机制,如消息队列、Socket 等。

2. 人工智能专业技术

（1）插件式部署独立性高,对其他系统依赖性低,可以快速部署上线。

（2）数据集成和存储利用 HBase 技术按块写入,不依赖主键索引,同时容量可扩展、不需高配置、集群化管理、分布式存储,可以借助多种 API 工具灵活查询。

（3）数据清理采用 ETL 技术实现数据的抽取、转换和装载等操作 ETL 过程用于从多个数据源提取业务数据,清理数据,然后集成这些数据,并将它们装入数据仓库中,为数据分析做准备。

（4）数据标准化统一和后结构化处理是利用 CRF 语义分词技术和 HMM 自然语言识别技术对词法、句法、篇章进行分析,实现语义识别与转化,利用 Word2Vec 等技术开展数据特征学习和指标提取。

（三）建议建设模式

基于患者需要快速及时检测的需求,在儿童脓毒症预测服务的建设模式中,要遵循"生命周期开发、进行顶层设计、开展整体规划、实行逐层分解"的组合信息系统方法论,针对已有流程进行优化;对于诊疗方案的推荐,基于指南标准形成深度学习样本;基于模型训练的结论,给予预测提醒服务。

1. 基于患者服务的及时准确检测　以传统医院信息化实现技术向预测服务区系统的升级,引入流程配置化引擎适应流程快速迭代、依据系统协同规则和系统安全管理要求进行系统改造,满足现阶段的预测服务要求。通过预测系统快速得出患病概率,医生可只关注高危、疑似的患者即可,处于安全状态的患者可以不用花费过多精力,把剩余的精力和时间用来治疗更需要治疗的患者,使医护人员与患者达到各取所需的地步。及早确诊,及早治疗,提升诊疗效果,提升患者满意度,降低患者多次就医的成本。

2. 基于指南标准的诊疗方案推荐　系统包含众多的实际案例数据,经过生存分析得到更精准的疾病变化趋势及发展轨迹,与用药系统衔接推荐当下状态的用药及用药量,避免紧急情况下的不知所措和医生的用药计算,辅助治疗,挽救生命。形成的病历数据可多次利用,特例单独研究,深度学习与机器算法结合生存分析得到更适宜的患者状态及基本发展趋势,数据反哺为预警系统注入高敏感度及准确性,不断完善、迭代,为医生和患者带来更好的服务。

3. 基于医院业务的灵活建设模式 采用互联网思维和强调换位思考的优质用户体验,强调对原有院内业务流程的抽象和优化分析。开发过程中充分发挥相关需求参与者的主观能动性和业务经验,大胆假设需求前提并回到需求确定过程,对需求说明进行验证和根据医院自身特点进行裁剪,如此重复进行,直到所开发的系统能够基本满足现有医院脓毒症专科的实际需求。建议采用"自主建设"建设模式,围绕医院自身流程特点,借鉴已有成功医院案例的诊疗系统建设团队方案和历史积累,依据院内应用、外网访问和系统安全管理要求进行系统建设。

(四) 未来建设模式

系统未来的前瞻性发展和兼容可扩展性主要是需要和医院临床知识库对接,以完善在儿童脓毒症预警辅助方面的知识,加强医院临床知识库的完整性。未来医院可通过这种方式,实现诸如国家电子病历系统功能应用水平分级评价中 7 级所要求的,形成全院跨部门和医联体内的知识库(如症状、体征、检查检验、诊断、治疗、药物合理使用知识库等)联动等高级应用,以支持未来智慧医院的建设。同时,构建知识来源于医院或医院所在医联体实际临床应用的知识库,同时又通过临床的实际验证来不断反馈和更新知识,真正形成符合医院专业设置的个性化精准知识库,并形成全院范围的知识管理大闭环建设。利用知识库实现会诊记录的管理,便于学习和分享,提高医院的知识管理水平。

七、建设流程

(一) 建议建设流程

脓毒症预警辅助系统应在医院重症或住院系统的信息化规划的基础上进行建设,具体步骤包括业务系统规划、数据中心以及脓毒症模型建设、系统开发以及交付部署运行三个阶段。首先,业务系统规划,以现有的信息系统的建设为基础,患者重症监护系统是医院总体规划的重要组成,根据人工智能发展的目标与战略研发出基于脓毒症的预警和辅助系统的应用和发展方案,助力此专病在人工智能领域中的发展和科学的闭环管理。其次,数据中心以及脓毒症模型的建设,在人工智能的建模和推理过程中的重要性,是方案具体推进和部署的前提,建立专病数据中心以及脓毒症数据模型的调研和实现,基本上决定了脓毒症预警的科学性和灵活性。再次,系统开发以及部署运行阶段,包括需求分析、医院调研、系统设计以及系统实施与试运行是信息规划的具体实施,通过系统调查、可行性研究方案讨论、基于脓毒症在医院的匹配程度,实现系统实施包括软件编程和软件包以及系统配置,系统的安装、调试与测试以及与重症监护系统的接口交互、场景交互、数据转换与调用等。建设流程如图 1-8-8 所示。

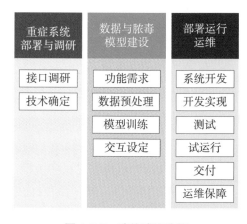

图 1-8-8 建议建设流程

1. 建设范围(1 个月) 脓毒症预警系统的建设与部署实施,应依据医院甚至国家的信息化规划、现有信息化规模与条件、确定系统建设的必要性与可行性、明确应用的建设范围。①对重症监护系统的建设情况进行调研,对住院患者的相关管理制度、流程、环境、现状、建设情况、发展规划、与其他系统的关联等应用系统的规划评估。②系统应用应当建立在重症患者基础之上,与患者的全方位临床数据、医生操作规范、护士医嘱执行等相关信息实时同步,提供脓毒症模型所需要的数据以及相关数据权限的人员角色管理,建设脓毒症模型,训练模型。③强化业务的相关调研,应当建立在业务系统和数据统一管理的基础之上,重视重症系统与其他系统的相关性,如检验系统、检查系统、手术麻醉系统,甚至医院管理系统等,对于已建成标准互联互通集成平台的单位,应充分利用平台数据的可及性进行业务交互。

2. 技术选择(1 个月) 人工智能对儿童脓毒症的预测涉及多种技术联合应用,WEB 技术为主体搭建应用框架,在开发语言上可采用 JAVA 或 .NET 作为主体开发技术,如采用支持微服务的 SpringBoot 框架技术等;数据方面,以医生标注后的数据决策模型实现模型训练的样本,数据清洗采用结构化和电子病历神经语言程序学(neuro linguistic programming,NLP)后结构化相融合,数据插补采用各个指标不同时间窗往前追溯方法和MGP插补相关技术;模型接口方面,采用Xgboost,接口采用R和Python语言开发;在模型打分的选择上,采用目前国际上常用的模型,如pSOFA,SOFA,SIRS,qSOFA,PELOD2等。

3. 系统设计(3个月)

(1) 系统软件概要设计。脓毒症预警系统总体设计应在医院信息化和现有业务系统的建设规模可行的前提下进行,主要依据医院信息化总体规划、重症患者数量、潜在脓毒症患者的风险预估的需求分析和建设目标、相关业务系统接口、数据标准等。

(2) 系统软件的详细设计。依据技术模型、人工智能算法模型的训练、脓毒症患者的数据特征筛选、科研入组等详细的设计实现。设计依据人工智能算法的科学性、安全性、可验证性等采取不同策略。重点是脓毒症患者大数据的数据分析与预测建模的实现,大数据拥有高效数据对比分析、分类归纳、图形分析等优势,强化算法的逻辑。实现脓毒症自我学习和运作的预测辅助能力。

(3) 基础设备以及基础软件的选择。系统建立在基础软件和基础业务系统之上,对于网络、服务器内存等硬件设备的要求,必须严格规范,脓毒症预测是对数据实时性较高、对患者临床辅助关联度很高的人工智能算法实现,大量的数据建模以及训练等人工智能不断地消耗内存,对于有条件的医院,可依据患者数量以及计算负荷适当提高硬件配置、优化专网部署。

4. 系统研发(4个月)　在系统详细设计之后,进入系统研发阶段。针对儿童脓毒症预测辅助系统的特点,研发阶段需要采用数据和应用分离、接口和系统松耦合的方式,系统对于算法的实现效率及数据的质量的要求比较高,在控制数据质量的同时,采用数据建模和算法的验证技术对脓毒症预测的研发及其实现效果进行迭代测试。基于系统微服务的技术框架进行系统研发,对微服务的接口网关进行授权、熔断以及监控等手段进行管理,有必要对脓毒症的数据及算法接口应用进行分布式的追踪和监控,并部署日志系统进行管理,从而提升整个研发过程的效率。

5. 系统测试(1个月)　在实际应用和部署试运行之前,需要对脓毒症预警系统充分测试,包括功能测试、接口调用测试、前端交互测试、安全测试、性能测试、容灾测试等。测试专员应参与重症监护系统以及脓毒预测系统的调研与分析,明确需求功能点以及结果的判断路径,以及与其他系统、其他数据的交互模式,明确数据溯源以及数据的产生和转变的方式,甚至算法的逻辑。性能测试应采用专业的测试工具,建立模拟测试环境,通过压力测试等方式检验脓毒症预警系统的计算能力、通信能力和响应速度。从而测试系统的稳定性和可靠性。脓毒症预警的准确率是其中测试的重点。

6. 试运行和交付(1个月)　系统在试运行期间,对于重症系统、重症医生护士、系统运维人员进行相关培训和关键点提醒,保证系统切换快速安全,保证不对其他任何业务系统造成影响。对系统的运行环境进行充分的准备,包括网络服务器等硬件,以及数据库、算法等软件,形成完善的监控机制,并提供可视化。

7. 运维保障(24个月)　脓毒症预警系统对于数据、硬件、算法的不断升级以及软件的不断变更,需要制定出相关维护的文档以及方案计划,包括可能出现的各种功能问题、性能问题以及面对这些问题应该如何解决等。

8. 规范建设流程　根据患者服务的信息化建设内容与实现特点,可将整个建设流程按照建设实施规划进行规范,一般分为应用系统启动、应用系统实施、系统上线和运维保障四个阶段(图1-8-9)。

(二) 未来建设流程

从系统的指标数据采集、模型训练优化、预警场景的不断完善、系统接入能力的不断提升,以算法为核心进行流程改进,儿童脓毒症专病的数据模型的功能表现为实时获取、动态调整、数据日志管理升级、缺失值插补算法优化。未来随着数据集的不断增加,儿童脓毒症数据模型结构和算法的不断完善,硬件运算能力的不断增强,人工智能利用数据能力的不断攀升,医院场景复杂度的不断升级,脓毒症预警需求将作为一个典型的案例辐射到更多病种的预警应用中。预警作为一种临床数据最敏感、最直接的辅助方式,结合人工智能对儿童脓毒症专病数据处理,不断采用更先进的部署技术和运维手段,不断优化升级算

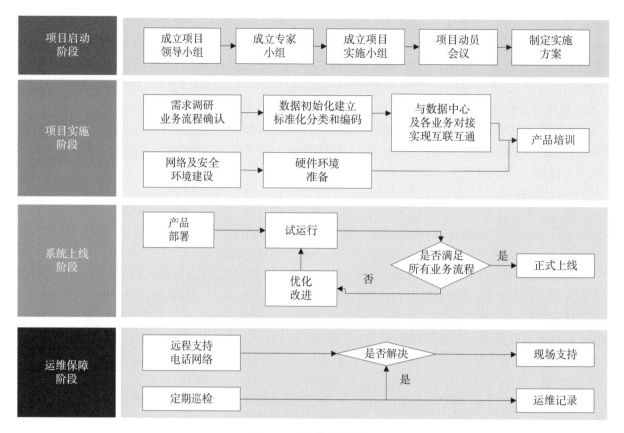

图 1-8-9　规范建设流程

法引擎,简化部署方式,提升人工智能价值,从而不断突破发展临床辅助的能力,推动专病指标的预测进入数据驱动时代。

八、建设关键点

(一)脓毒病种库构建

对医疗海量非结构化数据,利用语义识别技术(词法分析、句法分析以及篇章分析)对其进行结构化分析。通过利用临床术语集对其进行语义归一化后,实现多源医学数据的融合,为形成结构化、语义化、标准化的病种数据库作重要支撑。突破本体映射算法、数据质量评估算法(数据治理)、语义识别、建立儿童脓毒症疾病知识库及临床标准化术语体系、建设数据仓库并开发数据智能分析技术、知识挖掘算法和本体映射算法,形成包含临床数据、多组学数据、紧密联系疾病治疗及转归等多维度的医学病种数据库。

(二)临床术语归一化

儿童脓毒症指标数据的存储与处理,需要建设标准化的术语体系,脓毒临床术语需要参照国际权威的临床术语集(如 SNOMED-CT),遵从国内在用的临床术语集(国家疾病分类与编码、手术操作分类与编码),以及面向精准医疗的医学术语集(如 GO)。利用本体映射算法进行术语融合,对脓毒症指标数据进行术语归一化处理,形成面向精准医疗的临床术语体系。医院业务系统数据存在一定的孤岛现象,使用的医学术语缺乏统一管理,难以保障指标数据的互联互通,通过临床术语的归一化处理,可以实现数据映射与转化的标准化。

(三)疾病特征的提取

人工智能认知引擎的开发以儿童脓毒症的具体健康问题为切入点,借助生物计算、认知计算、人工神经网络、支持向量机等一系列人工智能新技术,产生类似于某种数学过程的一种组合结果并对其进行抽取和检测,调整患者个体适应度,搜索、提取、保留最佳状态值,可实现相关疾病医疗数据的特征提取,实现疾病相关问题的求解,实现多维因素对疾病的发病或并发症影响的考虑,从而真正实现各疾病的风险预测、并发监测和病情预警。

九、建设注意事项

(一)医生审核和在线学习结合

脓毒症预测辅助系统在运行之中会对大量的患者进行预测,而医生审核后会产生大量的监督样本,需要发挥医生和在线学习两者的优势,通过医生的审核来不断提高模型预测的准确性。

(二)时间窗下进行缺失值插补

脓毒症预测由于时间指标的关系,很多指标都缺失,需要结合比较合理的缺失值插补系统进行插补。数据的插补是系统建设的关键之一,需要通过实践和数据分析摸索出更适合的插值方式。

(三)国际通用评分和模型结合

单纯通过各大评分可能跟实际存在较大的偏差,单纯的模型预警可能忽视了国际上临床长期实践下来经验,因此需要集成各大评分系统,和模型一起参与进行预测。

参 考 文 献

［1］KISSOON N,UYEKI TM. Sepsis and The Global Burden of Disease in Children［J］. JAMA Pediatrics,2016,170(2):107-108.

［2］JOHNSON,ALISTAIR EW,et al. MIMIC-Ⅲ,a freely accessible critical care database［J］. Scientific data3,2016:160035.

［3］NEMATI S,HOLDER A,RAZMI F,et al. An interpretable machine learning model for accurate prediction of sepsis in the ICU ［J］. Crit Care Med,2018,46(4):547-553.

［4］SENDAK MP,RATLIFF W,SARRO D,et al. Real world integration of a Sepsis deep learning technology into routine clinical care:implementation study［J］. JMIR Med Inform,2020,8(7):e15182.

［5］LAMPING F,JACK T,RUBSAMEN N,et al. Development and validation of a diagnostic model for early differentiation of sepsis and non-infectious SIRS in critically children-a data-driven approach using machine-learning algorithms［J］. BMC Pediatr, 2018,18(1):112.

［6］KOMOROWSKI M,CELI LA,BADAWI O,et al. The Artificial intelligence clinician learns optimal treatment strategies for sepsis in intensive care［J］. Nat Med,2018,24(11):1716-1720.

［7］WANG Y,CHEN W,HEARD K,et al. Mortality prediction in ICUs using a novel time-slicing cox regression method［J］. AMIA Annu Symp Proc,2015:1289-1295.

［8］Global,regional,and national sepsis incidence and mortality,1990-2017:analysis for the Global Burden of Disease Study［J］. The Lancet,2020.

［9］孙瑜尧. 脓毒症休克实时动态预警模型的设计与实现［J］. 东南大学,2019.

第九节　人工智能在骨科临床辅助诊疗的应用

一、概念

利用人工智能技术实现骨科疾病的智能诊疗和风险预测等临床辅助诊疗决策支持。基于人工智能技术构建骨科疾病的标准化、结构化、全量信息的数据平台,整合骨科历史病历数据和临床指南,对整合的骨科全量数据进行大数据分析,利用人工智能机器学习技术建立骨科疾病诊疗模型,在骨科病历书写、诊断、治疗、护理、病情改变预警与危急值提醒等方面为临床医生提供辅助,协助骨科医护工作人员做出合理的诊疗决策,改善专科医疗质量。

具体内容包括:骨科常见病快速诊断、骨科疾病分层推荐、骨科疑似罕见病推荐、骨科疾病鉴别诊断推荐、骨科既往疾病推荐、骨科诊断发现、治疗方案分析、相似病历推荐、智能推荐评估量表并辅助计算、预警规则管理、诊断预警提示、检验检查预警、药品和治疗合理性预警、疾病风险实时预警、临床预警统计、触发规则统计、病历溯源等。

涉及技术包括：自然语言处理技术、机器学习技术、知识图谱技术、优化的分布式梯度增强库（X-gradient boosting，XGBoost）、Logistic 回归、随机森林、人工神经网络等多种算法、数据可视化和数据统计建模技术、B/S 架构技术、分布式存储技术、并行计算技术，以及数据提取、转换和加载（extract-transform-load，ETL）数据采集技术等。

二、建设背景

（一）现状分析

1. 国外现状分析

（1）美国：美国的人工智能临床辅助决策应用在 21 世纪持续发展，并取得了众多成果。医疗人工智能技术已逐渐从早期的数据整合阶段，即由于医疗数据标准化低、共享机制弱造成的人工智能在医疗行业的应用领域和效果受限阶段，逐渐过渡到数据共享＋感知智能阶段，通过医疗数据融合，已经出现效果较好的辅助性医疗系统，最后进入认知智能＋健康大数据阶段，人工智能整体上从感知智能向认知智能发展，健康大数据的获取成本也将降低，该阶段将出现替代人类医生的人工智能应用。截至 2019 年 8 月，美国 FDA 已经批准了 26 款人工智能医疗产品，其中 Imagen 公司的人工智能产品 OsteoDetect 涉及骨科疾病诊断和预防领域，它是一种用于骨科的计算机辅助检测和诊断软件，利用机器学习技术分析手腕 X 线片，支持临床医生在包括骨科在内的各种环境中使用，包括初级保健、急救医疗、紧急护理和特殊护理等环节，但是此应用尚未覆盖骨科完整诊疗流程。

（2）英国：英国的人工智能技术应用同样发展迅速，人工智能被运用在健康管理临床辅助诊断和医学影像等多个方面，通过人工智能技术实现个人健康个性化与数字化管理，为英国民众提供医疗服务的英国国家医疗服务体系（National Health Service，NHS）。NHS 主要在四个方面进行人工智能应用，包括人工智能赋能与赋权，为人们提供安全便捷的访问服务；辅助卫生和护理专业人员，利用移动智能服务和人工智能工具优化临床路径减轻工作负担；人工智能临床诊疗应用，为患者与医护人员提供更多的医疗辅助工具；利用人工智能加强人群健康管理，通过医疗大数据技术和智能可穿戴设备帮助患者更好的管理自身健康，临床医生更高效的完成相关工作。目前英国还没有人工智能在骨科临床辅助诊疗决策支持方向的应用介绍或文献。

2. 国内现状分析

尽管临床辅助诊疗面临包括临床数据获取、系统设计、实施和监管指导等方面诸多挑战和困难，但是我国很多医疗机构已经认识到临床辅助诊疗对提高工作效率、降低医疗成本的重要作用。2015 年起，国家陆续出台推动医疗人工智能领域发展的相关政策，指导开展人工智能在医疗领域的应用。2015 年 7 月，国务院印发《关于积极推进"互联网＋"行动的指导意见》，该意见中将人工智能作为其主要的十一项行动之一。2016 年 3 月，国务院《国民经济和社会发展第十三个五年规划纲要》，人工智能概念进入"十三五"重大工程。2017 年 4 月，国家卫生计生委发布《国务院办公厅关于推进医疗联合体建设和发展的指导意见》，结合"十三五"规划全面推行分级诊疗制度的相关文件精神，指出运用人工智能技术打造临床决策支持系统，将标准化治疗下沉至基层，是解决医疗资源不足和配置不合理、解决人民群众看病难问题的有效途径之一，也符合健康中国的美好愿景。截至 2020 年，国内已经有多家机构开展相关研发和建设，将人工智能应用到骨科临床辅助诊疗、疾病预测干预等，对骨科临床业务进行辅助支持。北京大学第三医院骨科于 2019 年开始利用人工智能对院前门诊信息提前采集，辅助完成骨科住院病历，对诊断、治疗、病情和危急值等进行辅助支持和提醒，对整体治疗过程进行辅助诊疗决策，并针对不同人群个性化分析，对骨科手术围手术期安全管理进行分析、评估、预测和预警，此应用已经取得了阶段性成果，进一步提升了骨科诊疗和服务水平。首都医科大学附属北京世纪坛医院关节外科、广州医科大学附属第二医院骨外科、烟台毓璜顶医院创伤骨科也相继于 2019—2020 年初建立了基于人工智能技术的骨科临床辅助诊疗应用，实现了骨科智能诊疗支持，提高了专科诊疗效率。

3. 未来发展趋势

人工智能等相关技术仍在持续发展，训练机器，让机器辅助或替代人进行重复性工作，基于真实世界临床实践，客观的表达相关意见或建议，针对骨科进行深度的医学逻辑思维训练，让人工智能成为合格的骨科临床医生，缓解骨科医生繁重的工作，这是人工智能在骨科临床辅助诊疗应用的发展方向。"大数据＋机器学习"推动医疗人工智能进一步拓展应用,在将来法律体系不断成熟和技术不断进步的前提下,可以畅想人工智能在骨科更加深入的应用,如智能诊疗机器人提供骨科预问诊、分诊、临床护理等服务,人工智能助理提供骨科治疗方案分析推荐,通过研发人工智能技术,构建良好的技术生态,服务于医患双方,提高工作效率,优化就医体验,解决医生最关心的临床问题,在骨科疾病的预防、诊疗和护理等方面辅助医生,让高科技为患者提供更加便捷、高效的医疗服务。

未来随着人工智能神经网络的构建、机器的学习和计算分析能力的提高,逐步向自我学习型人工智能转变。通过结合医疗大数据,未来临床辅助决策应用的功能可拓展至更广阔的空间,如科研协作平台搭建、结构化病历系统、患者交互及患者教育、医生继续教育、药物警戒、医疗控费等方向,在突破技术壁垒的基础上,进一步贴合临床实际应用场景,自上而下地推广标准化治疗,提高医疗服务质量及效率,促进医疗行业生态系统的健康发展。

(二)需求分析

1. **骨科罕见病诊断辅助**　罕见病一直是现代医学亟须攻破的重大难题之一。骨科罕见病所面对的困境首先体现在确诊上,众多的医疗机构和医务人员对骨科罕见病缺乏诊断和治疗的经验,造成罕见病误诊率非常高。在现实生活中骨科临床医生很难见到真实案例,造成在日常诊疗过程中区分罕见病和常见相似疾病存在很大困难。通过在骨科应用基于人工智能的临床辅助诊疗应用,利用海量的医学知识和人工智能大数据分析技术,全面整合骨科罕见病相关的医学信息,可提高骨科罕见病诊疗效率,为医生和患者提供便捷准确地服务。

2. **骨科术后并发症预测**　骨科常见的术后并发症包括下肢深静脉血栓等。下肢深静脉血栓(deep vein thrombosis,DVT)的临床表现不一,严重的 DVT 可以继发肺栓塞(pulmonary thromboembolism, PTE),甚至引起患者死亡。目前临床上常用的 DVT 的预测方法,大多是基于临床资料统计学分析总结而来的评分量表,此类量表存在评分费时费力、预测准确度低、纳入影响因素十分有限和不能动态实时预警等诸多弊端。通过引入临床辅助诊疗应用,对骨科术后并发症高风险人群进行预测和警示,通过分析模型的中 DVT 发生风险的影响因素,实现对 DVT 的提早预防、有效处理,降低骨科术后并发症的风险。

3. **提供有效的诊疗质控**　通过针对骨科诊疗知识的积累,建立骨科相应的分级决策支持,包括提示、警告和禁止,对药品合理性、药品与检查检验、手术的相互关系等多种信息进行综合判断预警。通过图形化展示科室内医生触发情况占比,反馈触发比例高的人员信息及模块信息,科室主任可对频繁触发规则的人员或诊疗行为进行提醒和矫正,支持科室内部整体监测数据,助力科室诊疗质量支持提升。

三、应用场景

(一)了解病情辅助诊断

帮助医生快速了解患者情况,从患者入院,即开始为医生了解患者过往病情提供支持,利用自然语言识别和大数据技术,对患者历史诊疗数据进行归集和处理,为临床医生提供完整的患者大数据画像。辅助骨科医生疾病诊断,通过骨科历史数据的处理与学习,人工智能可以协助骨科医生在有限的信息下做出准确的诊断,并依托多层机器学习分析模型,实现骨科疾病的分期、分级或分型推荐,疑似罕见病推荐和鉴别诊断推荐。

(二)推荐治疗预警提醒

通过对骨科历史病历的人工智能大数据分析,提供基于不同维度不同治疗方案的对比分析,辅助骨科医生选择最优治疗方案。通过对骨科相关入院记录、检验检查结果、护理记录、病程记录等进行自然语言处理,对后结构化的信息进行提醒和预警,帮助骨科医生快速决策。

(三)疾病预测控制风险

采用机器学习、神经网络等人工智能技术进行疾病预测模型的拟合,骨科疾病预测模型以骨科大数据为基础,智能获取骨科患者特征进行实时疾病风险预测,骨科医护人员无需额外操作,实现对骨科术后 DVT 等疾病的提早预防、有效处理,降低术后并发症的风险。

四、建设原则

(一)人工智能在骨科应用的必要性

适应持续扩展的骨科专业医疗信息和快速的骨科医疗新旧知识替代,从技术上减少骨科医疗人员之间掌握医疗知识和实践的差距,减少误诊发生,规范用药,辅助决策,真正提高医疗健康服务质量。

(二)充分发挥人工智能技术的优势

利用人工智能技术让机器学习持续不断增长的海量医疗信息,让机器从客观的医学数据中学习提取规则和模型,帮助骨科医生做出更好的决策,提高医学诊断的准确性,为医生建议更佳的治疗方法。

(三)符合医疗领域伦理和隐私安全

从伦理的角度,允许计算机辅助医生进行逻辑判断,并适当地进行预警和提醒,不能对医生的自主决策行为进行干预。针对医疗信息中的隐私数据建立相应的保护机制,防范敏感数据外泄。

五、建设内容

人工智能技术在骨科临床辅助诊疗中的应用,能有效缓解骨科医生临床工作繁忙压力大等问题。通过自然语言识别将非结构化文本数据转换为计算机可识别的信息,辅助医生诊断疾病,有效提升诊断准确率和效率。借助机器学习和自然语言识别帮助医生综合分析患者相关病历信息和医学文献指南等,辅助医生做出有效的决策。

(一)骨科人工智能临床辅助诊疗应用

1. 骨科智能临床辅助诊断 通过机器学习骨科病历,提升诊断精准度,利用人工智能从骨科历史真实病历中,找到适合诊断的模型,自动根据患者病情推荐疑似诊断。

具体功能:骨科常见病快速诊断、骨科疾病分层推荐、骨科疑似罕见病推荐、骨科疾病鉴别诊断推荐、骨科既往疾病推荐、骨科诊断发现等。

适宜技术:①人工神经网络(artificial neural network,ANN)。由大量处理单元互联组成的非线性、自适应信息处理系统,从信息处理角度对人脑神经元网络进行抽象,建立骨科疾病模型,按不同的连接方式组成不同的网络。②贝叶斯分类。通过对已分类的样本子集进行训练,学习归纳出分类函数,利用训练得到的分类器对未分类数据的分类,实现对未知数据进行预测。③遗传算法(genetic algorithm,GA)。通过数学的方式,利用计算机仿真运算,将问题的求解过程转换成类似生物进化中的染色体基因的交叉、变异等过程。④支持向量机(support vector machine,SVM)。按监督学习方式对数据进行二元分类的广义线性分类器,其决策边界是对学习样本求解的最大边距超平面。⑤深度学习。学习样本数据的内在规律和表示层次,学习过程中获得的信息对诸如文字、图像和声音等数据的解释,让机器能够像人一样具有分析学习能力,能够识别文字、图像和声音等数据。⑥随机森林。利用多棵树对样本进行训练并预测的一种分类器。⑦决策树。在已知各种情况发生概率的基础上,通过构成决策树来求取净现值的期望值大于等于零的概率,评价项目风险,判断其可行性的决策分析方法,是直观运用概率分析的一种图解法。⑧自然语言处理。自然语言处理是实现人机间信息交流的重要技术和环节,自然语言处理就是计算机理解自然语言,包括自然语言理解和自然语言生成两个方面。通过自然语言分词以及上下文语义识别,利用机器学习结合数据模型实现对骨科自由文本病历、检查报告、护理记录等的全量数据后结构化处理。

业务流程见图 1-9-1。

建设要求见表 1-9-1。

2. 骨科智能临床辅助治疗 根据对历史病历数据的机器学习结果,对海量的治疗方案进行大数据分析,提供治疗方案的分析结果,进一步根据个体的实际情况进行更加深入、精准的挖掘分析,依据患者病情,提供基于大数据和 AI 技术的个性化精准诊疗方案。

具体功能:治疗方案分析、相似病历推荐、智能推荐评估量表并辅助计算等。

适宜技术:①人工神经网络(artificial neural network,ANN)。由大量处理单元互联组成的非线性、自

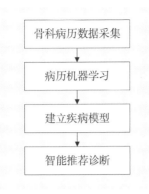

图 1-9-1 辅助诊断业务流程

表 1-9-1 辅助诊断建设要求

指标	具体内容和要求
辅助诊断	① 具备常见病快速诊断、疾病分层推荐、疑似罕见病推荐、疾病鉴别诊断推荐、既往疾病推荐、诊断更新、智能提供辅助诊断 7 项功能 ② 支持自然语言处理、人工神经网络、贝叶斯分类、遗传算法、支持向量机、深度学习 6 种技术 三级甲等医院　具备 5 项功能、支持 3 种技术 三级乙等医院　同上 二级医院　同上

适应信息处理系统,从信息处理角度对人脑神经元网络进行抽象,建立骨科疾病模型,按不同的连接方式组成不同的网络。通过对采集的患者数据进行数据采集,输入的临床数据进入神经网络,进行分析,然后假设输出正确,将这些训练过的猜测与实际结果进行比较,并相应的对权重进行调整,不正确的结果被给予更多的权重,会不断地继续迭代运行这个过程,直到做出了相当多的正确预测。②贝叶斯分类。通过对已分类的样本子集进行训练,学习归纳出分类函数,利用训练得到的分类器对未分类数据的分类,实现对未知数据进行预测。③遗传算法(genetic algorithm,GA)。基于生物自然选择与遗传机制的随机搜索与优化方法,评估临床问题的随机解决方案,保留最好的解决方案,然后重组和突变以形成下一组可能的解决方案,进行评估,并持续发现到适当的解决方案为止。④支持向量机(support vector machine,SVM)。按监督学习方式对数据进行二元分类的广义线性分类器,决策边界是对学习样本求解的最大边距超平面。⑤深度学习。学习样本数据的内在规律和表示层次,学习过程中获得的信息对诸如文字、图像和声音等数据的解释,让机器能够像人一样具有分析学习能力,能够识别文字、图像和声音等数据。⑥自然语言处理。自然语言处理是实现人机间信息交流的重要技术和环节,自然语言处理就是计算机理解自然语言,包括自然语言理解和自然语言生成两个方面。通过自然语言分词以及上下文语义识别,利用机器学习结合数据模型实现对骨科自由文本病历、检查报告、护理记录等的全量数据后结构化处理。

业务流程见图 1-9-2。

建设要求见表 1-9-2。

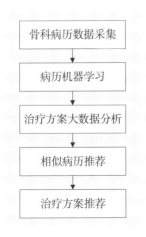

图 1-9-2 辅助治疗业务流程

表 1-9-2 辅助治疗建设要求

指标	具体内容和要求
辅助治疗	① 具备治疗方案分析、智能提供辅助治疗建议、相似病历推荐、智能推荐评估量表并辅助计算 4 项功能 ② 支持自然语言处理、人工神经网络、贝叶斯分类、遗传算法、支持向量机、深度学习、随机森林、决策树 8 种技术 三级甲等医院　具备 4 项功能、支持 4 种技术 三级乙等医院　同上 二级医院　推荐要求

3. **骨科诊疗过程预警提示** 对骨科病历运用自然语言处理的方式,转换为结构化数据,并根据诊疗过程的预警和控制的逻辑,智能对医生的临床诊疗工作进行预警和提示。在骨科医生下达医嘱、申请单开立、下达诊断等场景下,进行必要的预警提示,通过配置检验检查、手术危急值、药品配伍禁忌等相关规则,设定程序预警点,进行必要的预警提示,避免临床出现不合理处置、不合理用药、医疗任务疏漏等情况,避免涉及患者安全问题的发生,从而提升医疗质量,保障患者安全。

具体功能:预警规则管理、诊断预警提示、检验检查预警、药品和治疗合理性预警等。

适宜技术:①自然语言处理。自然语言处理是实现人机间信息交流的重要技术和环节,自然语言处理就是计算机理解自然语言,包括自然语言理解和自然语言生成两个方面。通过自然语言分词以及上下文语义识别,利用机器学习结合数据模型实现对骨科自由文本病历、检查报告、护理记录等的全量数据后结构化处理。②知识图谱。利用马尔可夫随机场、贝叶斯网络等概率图模型方法在医疗命名、实体及其属性信息抽取的基础上,构建不同命名实体之间的关联模型,通过将优质病历中珍贵的疾病诊疗方法和经验等进行深度解析,提取出实体、关系、属性等知识图谱的组成元素,选择合理高效的方式存入知识库。医学知识融合对医学知识库内容进行消歧和链接,增强知识库内部的逻辑性和表达能力,形成知识图谱体系。③决策树。一种监督学习,在已知各种情况发生概率的基础上,通过构成决策树来求取净现值的期望值大于等于零的概率,评价项目风险,判断其可行性的决策分析方法,是直观运用概率分析的一种图解法。

业务流程见图 1-9-3。

建设要求见表 1-9-3。

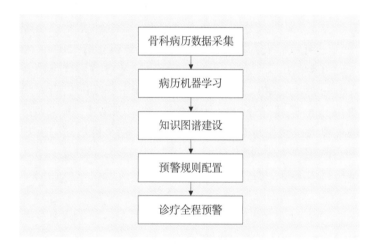

图 1-9-3 预警提示业务流程

表 1-9-3 预警提示建设要求

指标	具体内容和要求
预警提示	① 具备预警规则管理、诊断预警提示、检验检查预警、药品和治疗合理性预警 4 项功能 ② 支持自然语言处理、识图谱技术、决策树 3 项技术
三级甲等医院	具备 3 项功能、支持 3 种技术
三级乙等医院	同上
二级医院	推荐要求

4. **骨科相关疾病风险预测** 通过机器学习骨科行膝髋关节置换的病历,采用优化的分布式梯度增强库(X-gradient boosting,XGBoost),Logistic 回归,随机森林,人工神经网络等多种算法,利用交叉验证和网格搜索方法,选择出泛化性最优的 DVT 风险预测 AI 模型,预测骨科膝关节置换、髋关节置换等骨科患者术后 DVT 风险概率,辅助医生及时采取应对措施,改善骨科手术围手术期的诊疗、护理等服务质量,改善患者就医体验。

具体功能:评分表自动计算、患者特征自动获取、疾病风险实时预警等。

适宜技术:①优化的分布式梯度增强库(X-gradient boosting,XGBoost)。一个优化的分布式梯度增强库,旨在实现高效、灵活和便携,XGBoost 提供并行树提升,可以快速准确地解决许多数据科学问题。②Logistic 回归。一种广义的线性回归分析模型,常用于数据挖掘,疾病自动诊断,探讨引发疾病的危险因素,并根据危险因素预测疾病发生的概率等。③随机森林。利用多棵树对样本进行训练并预测的一种分类器。④人工神经网络(artificial neural network,ANN)。由大量处理单元互联组成的非线性、自适应信息处理系统,从信息处理角度对人脑神经元网络进行抽象,建立骨科疾病模型,按不同的连接方式组成不同的网络。

业务流程见图1-9-4。

建设要求见表1-9-4。

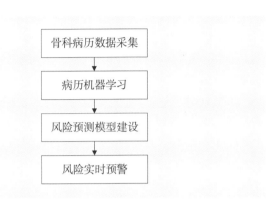

图1-9-4 疾病预测业务流程

表1-9-4 疾病预测建设要求

指标	具体内容和要求
疾病预测	①具备评分表自动计算、患者特征自动获取、建立疾病风险预测模型、疾病风险实时预警4项功能
	②支持XGBoost、Logistic回归、人工神经网络、随机森林4种技术
	三级甲等医院 具备4项功能、支持3种技术
	三级乙等医院 同上
	二级医院 推荐要求

5. 骨科医生医疗行为分析 通过骨科医生所管辖的患者病历,触发不同类型的提醒规则统计,以可视化图形的形式展示科室内医生触发情况占比,反馈触发比例高的人员信息及模块信息,对骨科医生的诊疗过程进行监控和管理,促进临床诊疗规范化。

具体功能:临床预警统计、触发规则统计、病历溯源等。

适宜技术:①数据可视化。利用各类图表将杂乱的数据有逻辑地展现出来,使用户找到内在规律,发现问题,从而指导经营决策。②数据统计建模。基于大数据分析工具,利用各种统计分析方法对批量数据建立统计模型和探索处理的过程,用于分析展示数据相关影响因素。

业务流程见图1-9-5。

建设要求见表1-9-5。

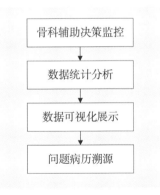

图1-9-5 医疗行为分析业务流程

表1-9-5 医疗行为分析建设要求

指标	具体内容和要求
医疗行为分析	①具备提供临床预警统计、触发规则统计、病历溯源3项功能
	②支持数据可视化和数据统计分析建模2种技术
	三级甲等医院 具备3项功能、支持2种技术
	三级乙等医院 同上
	二级医院 推荐要求

（二）未来展望

目前的人工智能还处于弱人工智能时代,不能与患者进行人性化的沟通,现在的人工智能更多的应用于不需要与患者进行深入沟通的部分领域,未来要扩展人工智能在临床医疗领域的应用,仍需要相关的技术不断进步和完善。例如实现机器人替代骨科医生执行智能问诊,自动医嘱开立,甚至帮助护士完成部分护理工作等。未来人工智能必将在医疗领域发挥更重要的作用,未来的医疗手段和医疗模式都将被人工智能改变,并持续推动医学进步,对医生产生重要影响,甚至重塑医疗产业,人工智能有能力给医疗技术带来新的变革,它将是未来医学创新和改革的强大动力。

六、建设方法

(一)建设策略

为实现人工智能在骨科临床诊疗中的应用,首先需要确定建设范围,以科室现状为基础,以业务需求为导向,围绕人工智能在科室内部落地确定建设内容,通过梳理临床医生的诊疗流程,确定建设需求。其次由医院信息科和需求科室共同组织,安排相关专业的专家进行调研分析,按照核心数据统一采集、标准统一使用、接口统一制定、关键应用统一整合、资源统一管理、安全统一规划等要求,有效整合和开发利用数据信息资源,建设满足骨科基于人工智能的辅助诊疗应用。

1. 结合实际顶层规划 结合实际,同时兼顾适度与发展的原则进行顶层规划。骨科人工智能应用的顶层设计与规划必须植根于科室的关键需求、范围、阶段和实际水平,扎实、适度,规范推进,将顶层设计和全面的信息资源规划放在首要位置,构建以数据为支撑的人工智能辅助诊疗应用。

2. 注重需求统一标准 明确骨科对应用的需求,确定数据采集范围、数据标准设计、数据结构设计、功能流程设计,通过明确以上信息来保证数据的一致和各系统之间的数据融合,统一数据标准、统一接口、统一采集,并保证应用覆盖骨科诊疗全流程。

3. 长效质控持续改进 通过确定控制标准、纠正错误手段,消除偏离标准和计划,将质量控制贯穿于人工智能辅助诊疗应用建设与管理的全过程,实现骨科人工智能辅助诊疗应用建设效率与质量的提升。由医院信息科和骨科成立专门组织,在提供全方位建设指导和决策的同时,强化过程监管和质量评价,为人工智能辅助诊疗应用建设的动态调整和信息系统持续改进提供建设性意见。

(二)应用技术

骨科基于人工智能技术的临床辅助诊疗应用,利用自然语言处理技术对医疗文本信息进行分词处理,利用机器学习技术进行建模和提取诊疗规则等,让机器学习骨科医生历史临床经验资料,然后学习的结果形成基于真实世界的知识库,并在实际临床诊疗过程中智能对骨科医生进行辅助决策。

具体应用技术包括:①人工神经网络。由大量处理单元互联组成的非线性、自适应信息处理系统,从信息处理角度对人脑神经元网络进行抽象,建立骨科疾病模型,按不同的连接方式组成不同的网络。②贝叶斯分类。通过对已分类的样本子集进行训练,学习归纳出分类函数,利用训练得到的分类器对未分类数据的分类,实现对未知数据进行预测。③遗传算法。通过数学的方式,利用计算机仿真运算,将问题的求解过程转换成类似生物进化中的染色体基因的交叉、变异等过程。④支持向量机。按监督学习方式对数据进行二元分类的广义线性分类器,其决策边界是对学习样本求解的最大边距超平面。⑤深度学习。学习样本数据的内在规律和表示层次,学习过程中获得的信息对诸如文字,图像和声音等数据的解释,让机器能够像人一样具有分析学习能力,能够识别文字、图像和声音等数据。⑥随机森林。利用多棵树对样本进行训练并预测的一种分类器。⑦决策树。在已知各种情况发生概率的基础上,通过构成决策树来求取净现值的期望值大于等于零的概率,评价项目风险,判断其可行性的决策分析方法,是直观运用概率分析的一种图解法。⑧自然语言处理。自然语言处理是实现人机间信息交流的重要技术和环节,自然语言处理就是计算机理解自然语言,包括自然语言理解和自然语言生成两个方面。通过自然语言分词以及上下文语义识别,利用机器学习结合数据模型实现对骨科自由文本病历、检查报告、护理记录等的全量数据后结构化处理。⑨优化的分布式梯度增强库(X-gradient boosting,XGBoost)。一个优化的分布式梯度增强库,旨在实现高效、灵活和便携,XGBoost 提供并行树提升,可以快速准确地解决许多数据科学问题。⑩Logistic 回归。一种广义的线性回归分析模型,常用于数据挖掘,疾病自动诊断,探讨引发疾病的危险因素,并根据危险因素预测疾病发生的概率等。

(三)建议建设模式

人工智能技术的应用属于门槛较高的技术,尤其医院内部相关专业的技术人才不足,技术实力相对薄弱,不足以促进医院人工智能技术的落地发展。采用外包并叠加部分自主研发的方式,可以有效降低医院自主研发所需要承担的风险,外包可以充分利用专业机构的技术优势,结合医院自身的医学专业特长,有利于实现符合医院需求的基于人工智能的临床辅助诊疗应用。

1. 医疗数据的采集获取及模型建立 针对医疗决策、疾病确诊、诊疗方案推荐等业务,通过数据预处理建立临床医疗数据中心,建立基于数据统计学方法和可视化手段的通用临床决策支持应用模型,根据不同的疾病选择恰当的机器学习算法并构建疾病风险预测模型和疾病诊断模型。

2. 疾病诊疗模型论证分析及功能设计 完成骨科临床疾病诊断、疾病治疗方案推荐、医疗决策与预测的模型论证分析,分析疾病诊断准确率和疾病风险预测精度,并完成应用界面功能设计,最终应用于临床辅助诊疗。

3. 机器学习数据范围扩大及模型扩充 进一步实现骨科科病种覆盖,并形成其他科室交叉诊断预测和推荐,基于医院历史医疗数据可以自主学习,并形成新的疾病决策模型参数,更好的支持骨科临床辅助诊疗决策。

(四)未来建设模式

骨科未来的决策支持应用具有高可用性,覆盖从门诊到住院,到网上复诊等整个诊疗流程,针对骨科各个业务节点提供精细化辅助支持,提供骨科全临床业务的知识体系,为骨科的临床医疗工作者服务,从智能用药、智能护理、智能手术及麻醉、医疗质量监控等多个维度进行临床决策支持和预警提醒。通过将人工智能应用与现有应用相互融合,共同服务于骨科医疗的形式,逐步由初级智能化过渡到中级智能化甚至是无人化,整个骨科诊疗流程由各个功能互补的人工智能应用替换原有流程上的人工操作节点,各个节点进一步协调、组合,形成骨科内部人工智能网络,最终形成完整的智慧骨科应用体系。

七、建设流程

(一)建议建设流程

应用建设流程需要确定建设范围、技术选择、应用设计、应用开发、应用测试、试运行和交付、运维保障等主要流程,建设周期约12周。

1. 建设范围(1周) 通过对骨科相关数据进行预处理,构建供人工智能学习调用的数据仓库,以完全创新的分布式存储方式来储存和呈现患者完整的医疗资料。在骨科纵深方向和数据二次利用方向上不断扩展,通过技术整合,处理并挖掘包括骨科电子病历、检验检查、医疗影像、基因序列等海量医疗数据,应用到骨科,建立可以持续改进的骨科智能诊疗服务体系。

2. 技术选择(1周) 选择成熟稳定的技术,对来源于不同类型数据库不同结构的骨科诊疗数据按照统一标准的数据格式重构,通过自然语言处理,部署分布式搜索及计算集群,实现全文搜索与查询。通过使用机器学习技术,对骨科历史病历学习症状、诊断、医嘱、手术等数据,学习记录医生诊断诊疗方法,实现诊疗模型创建,辅助骨科临床诊疗决策。

3. 应用设计(3周) 应用涉及术语标准化、数据采集、数据处理和功能设计等方面的内容。

(1)术语标准化:按照中文自然语言处理的一般步骤,进行分句、分词、语义分析、形成文本摘要。医学术语数据库是涵盖疾病诊断、手术操作、损伤中毒原因、护理操作、病理诊断、检查检验、治疗处置、血液制品、药品以及用法、频次等医学术语名称的综合,临床广泛应用于电子病历、医嘱书写、临床信息统计等。建立统一规范的医学术语数据库和标准是医疗工作信息化的迫切需求,是骨科使用的信息系统之间实现数据传递、交换、共享的基础,是深入开展医疗信息统计和数据挖掘的必要条件。

(2)数据采集:对骨科的病历、检验、检查、医嘱、护理和EDC等数据进行历史数据抽取和增量抽取,支持不同数据源、各种接口、抽取历史数据和增量数据、字段映射、字段过滤、条件过滤、工作闲时抽取数据等大量数据处理工作,并且会有大量的人工介入,按照各种规范进行抽取。在确保不增加临床业务系统日常工作系统负荷的情况下,以最短的时间抽取数据,实现从不同系统采集数据并将数据归一的需求,将病人在骨科产生的信息通过计算机进行采集,并将各种数据统一标准化。

(3)数据处理:支持骨科结构化数据(关系型数据库数据)、非结构化数据(影像、视频、图片等)、半结构化数据(病历文本等)的后结构化处理,通过数据整合、数据清洗、数据解析、自然语言处理、机器学习、去隐私等手段进行数据处理,并利用机器学习技术转化为决策模型,实现决策信息的支持。

(4)功能设计:面向骨科用户,将骨科医疗数据处理的决策信息按照不同维度和方式展现,满足使用者的辅助诊疗决策需求。应用提供临床辅助诊断、临床辅助诊疗、临床预警提示、知识库查询等,覆盖骨科诊前决策、诊中决策和诊后决策三大应用场景。

4. 应用开发(4周) 按照人工智能技术应用方案进行设计,利用自然语言处理技术、机器学习技术等实现骨科临床辅助决策应用的功能要求。骨科临床辅助决策应用由四部分组成:数据基础(各类患者数据,以临床路径、临床指南、分级标准较高的循证研究等为代表的文献类证据,以病历报告、临床经验、统计结果等为代表的实践类证据)、系统内部机制(人机交互和逻辑推理)、系统用户界面和系统用户。充分运用可供利用的、合适的计算机技术,针对骨科临床诊疗流程,通过人机交互方式改善和提高决策效率。

利用自然语言处理,获取机器学习模型可识别字段,机器学习服务根据骨科患者信息,给出诊断、诊疗、药品、手术等方面的判断。同时可以查询获取诊断、药品、手术等的医疗知识库相关的信息,以及相似病例,全方位提供骨科患者可用参考信息。建设与电子病历无缝衔接的中间插件,辅助诊疗综合服务,其中辅助诊疗服务是基于海量电子病历数据、医疗知识数据,经过数据抽取、转换、清洗,采用深度学习算法模型提供的诊疗服务。同时加入病例搜索、医学知识库数据检索功能,提高系统的可用性。通过安全权限控制,保证患者信息安全传输,借助大数据人工智能技术,结合具体需求,并考虑扩展性、先进性、易用性等因素,将系统安全、用户权限、日志记录等管理手段始终贯穿于整个应用的建设、试用、运营全过程中。

5. 应用测试(2周) 测试包括功能测试、界面测试和性能测试,功能测试要覆盖应用的每个功能。通过模拟应用在实际骨科临床诊疗流程各个节点的使用,设计相应的应用场景测试用例,组织开发人员和骨科医务人员对应用的骨科常见病快速诊断、骨科疾病分层推荐、骨科疑似罕见病推荐、骨科疾病鉴别诊断推荐、骨科既往疾病推荐、骨科诊断发现、治疗方案分析、相似病历推荐、智能推荐评估量表并辅助计算、预警规则管理、诊断预警提示、检验检查预警、药品和治疗合理性预警、疾病风险实时预警、临床预警统计、触发规则统计、病历溯源等功能进行测试;对应用界面页面结构,包括菜单、背景、颜色、字体、按钮名称、提示信息的一致性等进行测试;通过虚拟数据容量对应用进行负载和稳定性测试。测试后需输出测试方案、测试用例、测试报告和缺陷列表,开发人员应及时对缺陷列表进行跟踪和解决。

6. 试运行和交付(1周) 应用完成部署后,对骨科用户进行操作培训,开始试运行,开发和实施人员保证在骨科临床诊疗试用现场,对应用的使用情况进行密切观察,对出现的使用问题进行及时处理或改进,保证试运行阶段顺利过渡。试用阶段结束后,经过用户验收认可后,应用正式上线并确认交付。

7. 运维保障(1年) 医院信息管理部门协助骨科与开发商签订运维保障协议,建立有效的运维管理机制,制订日常模式和应急模式的运维方案,提供现场支持、远程支持和定期巡检服务,保证应用简单故障及重大紧急故障都具备妥善的处理解决方案。临床诊疗辅助应用在骨科科室的门诊、住院等临床诊疗场景出现使用问题或系统故障时,可在第一时间启动解决预案,保证临床业务不受影响,并针对维护期内应用功能扩展升级等提供支持。

8. 规范建设流程 依据建设方案,全面进行统筹规划,规范建设流程,主要步骤包括需求分析、软硬件实施、实施部署、运营与维护等(图1-9-6)。

(二)未来建设流程

未来骨科在人工智能辅助诊疗决策应用,基于微服务架构,实现模块化快速部署,按照临床工作需要,以功能模块为基础,自由组合、按需配置,实现临床工作的一体化;基于移动医疗终端和可穿戴设备,结合居民日常健康管理和慢病康复和治疗需要,实现智能健康管理,实现院内院外疾病信息共享,居民能够进行自我健康管理;引入物联网技术自动采集临床医疗信息,实现骨科的诊疗业务全流程决策支持智能化。

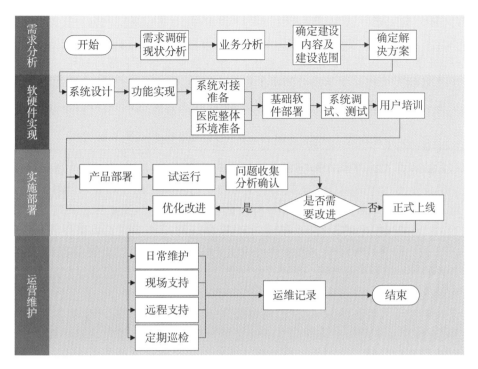

图 1-9-6　建设流程

八、建设关键点

(一) 数据质量和标准化

骨科医疗数据的采集还没有形成统一的标准,由此造成的数据不兼容、结构复杂等问题极大地影响数据质量和后续数据的应用。骨科的医疗数据信息涉及医疗机构内多个业务系统和医疗设备,对骨科相关的数据处理采用自然语言结构化、上下文语义标注、医学术语标准化、医学本体构建等技术手段,实现全量的、标准的骨科医疗数据的关键信息提取,使数据符合计算机可识别的标准,提升骨科临床数据后期分析处理的速度和效率,为骨科临床辅助诊疗决策应用提供更加高效支持。

(二) 机器学习辅助诊疗

需要以骨科患者就诊过程的全部信息为机器学习对象,包括:查体、诊断、治疗、医嘱、手术,记录下医生每一次诊疗过程全部环节中的医疗服务行为操作,并且以计算机可以识别的方式存储下来。通过随机森林、人工神经网络、XGBoost 算法等机器学习技术手段,从中发现规律建立诊断模型、诊疗模型、预警模型,以信息推荐的方式辅助医生进行诊疗服务,减少误诊、漏诊,提高初诊正确率,减少不合理的医疗处置。

(三) 隐私数据处理方案

随着人工智能在医疗领域的应用迅速发展,骨科临床数据的应用进入了一个崭新的阶段,伴随而来的问题是对患者隐私数据保护的问题。实现骨科的智能临床辅助诊疗,需要大量的骨科患者数据进行机器学习,经过海量信息的学习分析才能形成比较准确的骨科疾病诊疗模型,采集骨科大量患者的数据,必然会涉及用户隐私。第三方公司人工智能在存储分析基因组学、生活习惯、疾病史等敏感信息时,必然给患者隐私带来潜在的威胁,所以建设应用要注意患者隐私数据的保护,并注意隐私数据的整体性,需要建设机构和医院共同合作,在伦理、法律和技术层面为患者隐私数据保驾护航,我国对用户的个人基因信息并没有专门的立法保护,建立对医院患者隐私数据的保护是现在精准医疗发展的当务之急。

九、建设注意事项

(一) 注重数据的质量

骨科临床数据多源异构性非常突出,尽管当前医院的各种信息系统建设比较完善且各种数据持续在记录和汇聚,但大部分仍缺乏有效地整合,使得骨科数据的应用存在诸多问题。首先数据的质量是建立在数据采集的源头上,主要包括骨科各类术语的标准化、电子病历结构化等,要保证机器学习数据的准确性,数据来源必须可靠,数据采集要标准化、规范化,才能使数据变得可分析可利用。其次,数据处理质量也是骨科基于大数据的人工智能应用需要解决的问题,包括骨科临床信息的准确汇集、信息分析模型的完善。建立基于医院更高质量数据的疾病分析模型,实现人工智能辅助应用的精准落地,是需要着重考虑的问题。

(二)决策模型准确性

骨科临床诊疗决策模型的准确性影响在真实世界中的应用,直接关乎医疗质量等重大问题,因此骨科辅助诊疗模型验证是临床预测模型开发过程中不可或缺的步骤。良好的临床预测模型,必定是经过了严格的内部验证及外部验证流程,相比于模型开发的蓬勃发展,模型验证却存在一定程度的滞后,很多临床预测模型研究者,只重视模型的开发,忽略模型验证,造成同一疾病或终点事件的新预测模型不断涌现,但却未被有效的验证,导致最终仅少数模型可应用于临床实践。通过对模型表现指标,包括区分度、校准度等进行考察的过程实现模型验证,模型验证可通过内部验证和外部验证等方式实现。

(三)决策应用的性能

临床辅助支持应用于大型医院临床支持,面对医院信息系统连续快速产生的各种数据,这对应用的性能提出较高要求,特别是应用的鲁棒性和灵活性必须达到较高水平,否则容易出现诸如可靠性差和缺乏经验的临床医生误用等问题。应用的可用性和透明性对于保证患者的人身安全和临床医生对真实情况的了解都是必要的、不可或缺的。从科学评价的角度,临床辅助诊疗应用的性能需要针对算法自我学习性、决策透明性、界面可用性、系统鲁棒性和可移植性等因素进行综合评价。

参 考 文 献

[1]徐向东,梁艺琼,李辰,等.190例医疗健康人工智能应用案例分析[J].中国卫生信息管理杂志,2020,3:376.

[2]牛利娜,谢子衿,成浩然,等.英国人工智能在医疗领域应用发展现状及其启示[J].医学信息杂志,2020,41(1):2-6.

[3]杨建文.人工智能助力精准医疗和临床科研发展[J].网络安全技术与应用,2020,05.

[4]王俊峰,章仲恒,周支瑞,等.临床预测模型:模型的验证[J].中国循证心血管医学杂志,2019,11(2):141.

第十节　人工智能在儿科诊疗辅助决策的应用

一、概念

通过人工智能、大数据技术在儿科门诊、筛查等场景中进行辅助诊断决策,提高诊疗能力的信息管理处理方式。儿科辅助诊疗应用是以赋能医生、提高诊疗能力为目标,通过对儿科疾病知识库的病例信息和医学知识提取,发现疾病征象与诊断结果之间的关系,应用人工智能领域中逻辑规则或者关联关系挖掘技术对征象与诊断结果之间的关系进行形式化描述,对疾病进行推理给出对应的结果,针对患儿逐年增加的现象、解决医疗资源有限等问题,降低误诊漏诊的发生,准确诊断多种儿科常见疾病,为患者提供高质量诊疗服务。

具体内容包括:智能预问诊、智能导诊、疾病辅助诊断、治疗方案推荐和用药指导等。

涉及技术包括:自然语言处理、深度学习、知识图谱、语义分析、语音识别、自动问答、数据挖掘、推荐排序、规则推理等技术。

二、建设背景

(一)现状分析

我国目前存在严峻的儿科医师短缺的社会现状,城市每千名儿童儿科医师数为0.57名,农村为0.47名。远低于国家规划到2020年每千名儿童儿科执业(助理)医师数要达到0.69名的水平,儿科医疗服务供需矛盾突出。而且儿科在综合性医院中处于弱势地位，开设儿科的医疗机构呈下降趋势，导致儿科医生工作量和诊断压力巨大。应用人工智能进行儿科辅助诊断，面向全部儿科领域辅助判别儿童常见病多发病，成为当前技术发展的趋势。

1. 国外现状分析 临床决策支持系统（clinical decision support system，CDSS）作为应用人工智能进行辅助诊断的最直接形式之一，较早就成为了智能处理技术的重要应用研究方向。现有的辅助诊断系统主要分为两类：基于知识库的 CDSS 和基于非知识库的 CDSS。在临床领域，已经在多种科室得到成功应用，在儿科领域也有成功应用的产品。例如英国伊莎贝尔医疗保健系统（isabel healthcare，Isabel），可以用于定点照护与教学、可与电子病历相整合、提供在线资源查询，目前系统拥有超过 100 000 篇文献的数据库。另一个典型系统，朗通医疗 CDSS 在全科诊疗平台的基础上，拓展专科的数据模块，包括儿科模块。

2. 国内现状分析 国内 CDSS 系统的研究整体水平仍然落后于世界先进，在医学信息化的基础设施水平、质控管理体系、市场准入和监管体系等方面还需进一步建设。在儿科 CDSS 建设方面，国内广州妇女儿童医疗中心与企业联合研究人工智能技术对 130 多万份病历中进行挖掘，构建出可对包含 55 种常见病进行诊断的儿科 CDSS，成为世界首个将自然语言处理技术用于儿科海量病历的系统，相关成果在 2019 年被国际权威期刊 Nature Medicine 发表。此外，部分保险公司也与医疗机构、产业公司共同开发各类儿科 CDSS 系统。

（二）需求分析

让人工智能正确理解复杂的病历文本数据（医生的知识和语言）是医疗人工智能面临的重大挑战之一。尤其是儿童对于诊疗质量要求更高，而且面临医疗资源紧张，发展儿科 CDSS 更具有现实的临床和社会意义。

1. 儿科医生资源短缺供需不平衡性的需求 我国目前存在儿科医师短缺的现状，随着医学专业划分越来越细，导致临床医生对自己专业范围外的疾病知识掌握有限；同时儿科临床情况复杂，需要具备综合诊断能力，导致一个优质医生的培养，至少需要 10 年以上的时间。对于基层卫生机构而言，医师资源不足、经验不足的情况更为严峻，亟待利用智能化手段来提高诊疗能力。人工智能的内核在于赋能医生、提升诊疗水平，利用人工智能分担部分诊疗过程中机械式工作，让医生回归到诊疗本质。同时人工智能基于全面、优质的诊断模型，辅助医生诊断，可以全面提高医生诊疗水平。因此面对资源紧缺的需求，通过人工智能赋能行业，快速补充优质医疗资源的可行方法，可以实现优质诊断能力的下沉，为医疗行业快速补充匮乏的优质医疗资源。

2. 医患全程智能化参与诊疗流程的需求 儿科疾病的人工智能辅助诊断不如成人准确、存在患儿生长发育预期等特殊的临床场景，在问诊、检查、诊断、治疗、随访全程管理中存在规范、高效、准确进行管理的需求。在问诊阶段医生对患者描述病情、病历收集希望得到结构化处理的病历；在检查阶段为推动合理检查项目，需要制定体格检查的策略追问、辅助检验的检查推荐；在诊断阶段需要对实验室检查/影像学检查进行智能化的辅助诊断；在临床决策阶段需要提供诊断依据和诊断相关的知识库；在给定治疗方案阶段，需要能够自动化的推荐遵循国家指南的治疗方案。综合整个诊疗流程，对基于临床电子病历的儿科辅助诊断系统，在三甲医院存在辅助儿科临床医师做出更精准、快速诊断的需求；在基层医院和年轻儿科医生存在提供辅诊参考的需求；对患儿家长提供智能自诊服务和权威的第二诊疗意见，能有效降低误诊、漏诊的需求。

在分诊程序过程中也存在对辅助决策系统的需求，例如当患者来到急诊科，可由护士获取其生命体征、基本病史和体格检查数据输入到模型中，允许算法生成预测诊断，帮助医师筛选优先诊治哪些患者；另一个应用是帮助医师诊断复杂或罕见疾病。通过这种方式，医师可以使用人工智能生成的诊断来帮助拓宽鉴别诊断并思考可能的诊断。

（三）技术需求

1. 基于机器学习的病历自然语言处理 辅助决策、知识挖掘的一个重要信息来源是使用自然语言描述的海量病历，对这些信息的抽取，需要通过自然语言处理和上下文语义识别，利用机器学习结合数据模型实现对自由文本病历、检查报告等的全量数据抽取。同时自然语言处理下病历自动结构化是进行辅助诊断和决策的基础,也是提高诊疗质量的技术手段。

2. 基于知识图谱与深度学习的诊断模型 辅助决策的基础是准确的诊断模型。需要基于权威循证医学知识,构建疾病诊断和治疗知识库,来源包含诊疗指南、权威书籍、专家共识、相关文献等。在另一方面,通过真实世界临床病历数据认知学习,得到疾病与症状、检查、检验、用药、手术、体征等不同的关联关系,从而深化整个医学知识图谱。以此为基础,利用深度学习等技术开发诊断模型,直接应用于 CDSS 的各种临床场景。

三、建设原则

(一)标准化知识库与循证医学的相符性

符合专家共识和诊断标准的前提下,包含相应的医学知识库,例如儿童常见病相关的疾病诊断名称、诊断编码、诊断要点、鉴别诊断等。循证分析是现代医学的基础,对于儿科常见病的辅助决策,需要模拟人类医师的临床推理能力,自动学习文本病历中的诊断逻辑,具备一定的病情分析推理能力,能够像人类医生一样理解儿科常见和危急疾病的文本病历,并可准确诊断多种儿科常见疾病。

(二)有效辅助诊断并实现信息闭环

常见病诊断准确度不输年轻医生,以呼吸系统疾病为例,对上呼吸道疾病和下呼吸道疾病的诊断准确率不低于 85%。对危险程度更高的疾病要有更高的诊断准确率,例如传染性单核细胞增多症不低于90%、水痘不低于 93% 等。辅助诊断应用应具有真实应用的反馈评价机制,例如医生在查看诊断推荐过程中,可以通过点击"同意结果"或"反对结果"对输出诊断进行评价。应有问题反馈机制,例如利用社交通信工具及时反馈和通过信息科转述的使用问题。

(三)医疗风险控制

应具备对医疗的风险控制能力,①训练数据标注,由副主任医师进行数据标注,同时多人盲法标注 1 份病历,并具有仲裁机制。②临床使用过程中,融入疾病置信度概念。③为临床医生提供的只是辅助判据,最终的诊断结果均是由临床医生自行决断。

四、应用场景

(一)深度融合于电子病历系统的辅助诊断

融入医生工作流,进行电子病历系统诊断,通过按钮选择可以自动弹出辅助诊断弹窗,并显示疾病详情。医生点击添加按钮后,自动将诊断结果添加到电子病历系统中,提高医生工作效率。

(二)智能化病历录入

利用医生临床病历问询逻辑,患者通过移动端智能助手完成病历采集,医生接诊后自动将患者病历填充至电子病历系统中。与电子病历系统深度融合,在不打扰医生工作的同时,帮助医生填写病历,节省医生工作时间。

(三)嵌入医生工作流的结果输出

与电子病历系统作深度融合,达到不打断医生工作流,提高医生工作效率的目的。在医生工作站上以插件形式安装 CDSS 助手系统,医生按照常规流程进行患者病历的浏览、填写。通过点击诊断按钮,自动传输患者病例信息到 CDSS 后台系统进行处理,并将结果自动填充到电子病历系统,医生可以通过弹窗等形式查看诊断的详情。

(四)知识检索工具集成

可在 CDSS 平台直接搜索症状、诊断等信息,并与 UpToDate(UpToDate 公司开发的临床辅助决策系统)、BMJ(英国医学会下属专业医学出版机构)等多个知识库平台进行对接,可直接跳转各个平台查看详情。

(五)治疗方案推荐

推荐治疗方案是 CDSS 的重要应用场景之一,在给出辅助诊断结果并经医生确认后,以权威诊疗方案与历史治疗方案向结合,给出辅助治疗决策,实现对疾病的精准医疗。

五、建设内容

(一)预诊服务

1. 智能预问诊 基于 CDSS 在医生进行正式诊断之前,患者自己根据症状进行预诊,基于患儿的基本临床表现,完成必要的信息补全和检查项目的确认,尤其是儿童体格相关信息,为诊断提供完备准确的信息。

具体功能:进行自动问答模拟文字信息沟通过程,通过一问一答的对话形式承载智能单科室问诊、分科分诊、检查项目推荐等。

适宜技术:①基于儿科知识库的自动问答。②基于深度学习的分诊判别。③基于专家共识和指南的检查项目推荐。

业务流程见图 1-10-1。

建设要求见表 1-10-1。

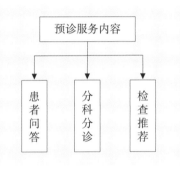

图 1-10-1 预诊服务业务流程

表 1-10-1 预诊服务内容建设要求

指标	具体内容和要求
服务内容	①具备对图片和音视频等多媒体形式患儿主诉以点选交互方式进行策略性问答、分科分诊导航、罗列诊断所需要检查清单、对检查结果解读4项功能 ②支持多媒体交互、语音识别、智能追问、推荐排序4种技术 三级甲等医院 具备4项功能、支持4种技术 三级乙等医院 同上 二级医院 具备1项功能、支持1种技术

2. 智能导诊 采用人工智能技术识别对儿科常见病给出就医指导,通过智能终端与医院信息系统连接,让患者在线完成导诊分诊服务,降低儿童等待时间。

具体功能:自动问答、分诊科室智能推荐、就医咨询等。

适宜技术:①基于大数据平台的儿科疾病知识图谱。②基于数据挖掘的导诊算法和语义分析。③基于知识的问题生成器和病历分类器。

业务流程见图 1-10-2。

建设要求见表 1-10-2。

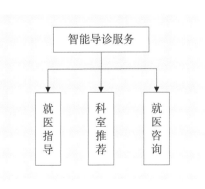

图 1-10-2 智能导诊服务业务流程

表 1-10-2 智能导诊服务内容建设要求

指标	具体内容和要求
服务内容	①通过智能终端在线完成儿科分诊科室的智能推荐、就医指导、就医咨询3项功能 ②支持语音识别、数据挖掘导诊、语义分析、智能推荐4种技术 三级甲等医院 具备3项功能、支持4种技术 三级乙等医院 同上 二级医院 同上

(二)辅助诊断服务

辅助诊断内容 作为 CDSS 最基本功能,辅助诊断是依据患者病历信息,为医生提供诊断结果。

具体功能:读取患者原始病历、辅助诊断、疑似诊断结果推荐、鉴别诊断、医生确诊等。

适宜技术:①互联网医疗数据集成和插件。②自然语言理解。③基于知识图谱和深度学习的辅助诊断模型设计。④人机交互支持。

业务流程见图 1-10-3。

建设要求见表 1-10-3。

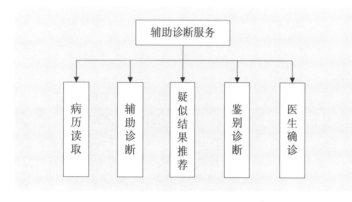

图 1-10-3 辅助诊断服务业务流程

表 1-10-3 辅助诊断服务内容建设要求

指标	具体内容和要求
服务内容	① 具备依据患者信息提供辅助诊断结果分辨常见病和罕见病、匹配疾病诊断依据为医生更多信息参考、为医生提示需要关注的鉴别诊断、提示儿童急危重症表现 4 项功能 ② 支持云部署、医院信息接入、循证医学库接入、知识图谱推理 4 种技术 三级甲等医院 具备 4 项功能、支持 4 种技术 三级乙等医院 同上 二级医院 同上

(三)治疗方案推荐服务

1. 治疗方案推荐 在确定了诊疗结果的情况下,给出兼具过往病历和诊断治疗共识、充分考虑儿童发育阶段的治疗方案供医生进行参考。

具体功能:治疗方案推荐、医生确认和调整、医生随访等。

适宜技术:①基于知识图谱的治疗方案输出,给出供医生进行参考的用药、治疗等内容。②人机交互支持。③利用移动互联网进行患者治疗过程的随访,适时进行方案的调整。

业务流程见图 1-10-4。

建设要求见表 1-10-4。

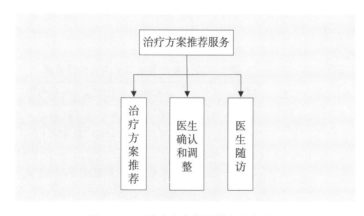

图 1-10-4 治疗方案推荐服务业务流程

表 1-10-4 治疗方案推荐服务内容建设要求

指标	具体内容和要求
服务内容	① 具备依据临床历史处方结合诊疗指南形成精准治疗方案、利用云计算远程随访 2 项功能 ② 支持基于信息闭环的规则推理、诊疗模型更新、移动端随访 3 项技术 三级甲等医院 具备 2 项功能、支持 3 种技术 三级乙等医院 同上 二级医院 具备 1 项功能、支持 1 项技术

2. **用药指导** 自动同步患者处方,为患者提供用药说明和药品说明书,并可设置定时用药提醒,提醒患者按时合理用药,线上购药服务。

具体功能:处方管理、药品说明、用药提醒等。

适宜技术:①处方系统集成。②药品知识库构建。③日程管理。

业务流程见图1-10-5。

建设要求见表1-10-5。

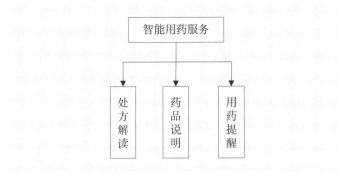

图1-10-5 智能用药服务业务流程

表1-10-5 智能用药服务内容建设要求

指标	具体内容和要求
服务内容	①具备依据处方、药品说明进行处方解读、药品解读、用药提醒3项功能 ②支持药品知识库、移动端日程管理2项技术 三级甲等医院 具备3项功能、支持2种技术 三级乙等医院 同上 二级医院 同上

六、建设方法

(一) 建设策略

数据、算法、计算资源作为人工智能的三个要素,对CDSS建设而言,计算资源作为硬件设施已经具备大量成熟的技术方案,在平衡性能和成本后可以得到较好的解决。在数据和算法建设上,将成为CDSS建设的关键内容,在建设策略上需要予以重点考虑。

1. **高质量病历和数据标准先行** 高质量的原始病历以及对其进行高效的分析,应用人工智能技术按照一定规则解构临床电子病历数据,将非结构化文本数据变为结构化数据,建成一套智能病种库,挖掘其中关联关系是建设CDSS的前提。在病种库构建阶段,根据医学指南、专家共识库等现有材料,组织高水平医疗专家团队,经过人员的培训、考核后,对病历进行筛选、标注等处理处理,构建医学知识图谱,在该知识图谱的基础上,采用深度学习技术按照标准解构模式,来解构训练所用的电子病历数据。这些模式由医疗专家与技术专家共同制定,用以描述某一病种的所有有意义的特征。同一病种的不同维度(如诊断、家族史、主诉、实验室检查、影像学检查、超声检查等)被分别构建独立的模式中,对于常见病,将覆盖6 000余个模式,搭建起基础模型,并通过大量数据训练,智能病种库。

2. **算法设计与临床验证相结合** 根据CDSS预期应用场景的不同,进行算法设计。对于常见疾病诊断,模拟医生诊断中的传统框架,使用基于器官的方法进行划分,推荐使用分层逻辑回归分类器来建立基于解剖学划分的诊断系统。首先诊断被分成广泛的器官系统(如呼吸系统、神经系统、消化系统等);其次分成器官子系统和/或更具体的诊断组(如上呼吸道和下呼吸道等)。对于构建好的儿科CDSS系统,应在符合伦理与法规的前提下,开展规范、可信的临床验证,确保系统的功能和性能指标。

(二) 应用技术

建议的应用技术主要包括:①医疗信息系统插件和集成。如微信和支付宝入口、电子病历系统、处方系统集成、日程管理等。采用多源异构数据整合,患儿家长在支付宝或微信医院公众号上完成线上挂号后,通过线上平台自动进入预问诊应用,无缝嵌入电子病历系统和处方系统,患儿病情采集完成后自动同步到医生在院内的工作站,按照诊断结果进行处方管理和用药指导,以及利用移动互联网进行患者治疗过程的随访,适时进行方案的调整。②自然语言处理。如分词、词向量计算、依存关系分析等。采用自然语言处理方法将自由文本形式的病历处理得到结构化数据,分词单元用于自由文本进行分词处理切分为连续的词语,词向量计算单元将每个词语映射至反映其语义的统一的向量空间中,依存关系分析单元根据每个句子的表意来构建依存关系树。③特征提取。如主题模型、近义词匹配等。与文本结构化模块连接,从结构化数据提取诊断特征,通过主题模型、基于依存关系分析的模板匹配和基于词向量计算的近义词匹配的方式,生成输入病历的诊断特征。④儿科疾病知识图谱。如儿科知识库、知识图谱推理、疾病判别、病历检索等。应用基于知识图谱和深度学习的辅助诊断模型、基于数据挖掘的导诊算法和语义分析、基于专家共识和指南的检查项目推荐,得到多个可能的疾病分类和分诊判别,生成各疾病分类的置信度以及影响置信度的缺乏的诊断结果,同时从历史病历中,根据诊断特征的匹配和文本的相似度进行病历检索,输出相似病历,提供治疗方案,给出供医生进行参考的用药、治疗等内容。⑤人机交互。如自动问答、问题生成等。采用多媒体交互、语音识别、智能追问,建立特定的问答策略,模拟文字信息沟通过程,通过一问一答的对话形式进行智能单科室问诊、分科分诊、检查项目推荐。

(三)建议建设模式

1. 基于多病种数据的全院数据治理和积累　针对儿科专科医院或者综合医院的儿科病例,进行全院级别的病历数据收集和处理,在医院智慧服务分级评估标准体系下,抽取本院积累的历史诊断结果。一般情况算法依据病历分析出临床疑似诊断,把电子病历做出输入、诊断结果作为输出,而要让算法学会如何看病历并诊断,每一种疾病需要超过 500 份病历作为训练集,供算法进行机器学习;同时需要依赖于临床高年资医生进行精细化标注,整理高质量的测试集来验证算法准确性。

2. 确定关键应用场景和设计目标　CDSS 可以在诊疗的全流程起到作用,在建设过程中需要根据实际需要,重点建设一到两个关键场景,例如儿科常见或危急疾病等。在设计目标上要以能够模拟人类医师的临床推理能力为出发点,自动学习文本病历中的诊断逻辑,具备一定的病情分析推理能力,能够像人类医生一样理解文本病历,并可准确诊断多种儿科常见疾病。

七、建设流程

(一)建议建设流程

基于 CDSS 的儿科辅助诊断建设必须以服务患者为核心出发点,在医院或者科室自上向下整体建设。

1. 建设范围(2 周)　在综合医院的儿科或者专科医院的全院级别进行儿科诊疗辅助决策应用的建设。该应用建设宜由医院分管副院长负责,由医院主管大数据、信息的部门牵头,协调信息科、医务科、门诊办共同建设。其中信息科负责技术、方案、合作厂家的选取;医务科规划和推动医疗流程调整;门诊办推动系统在临床的试用和正式使用。

2. 技术选择(3 周)　在儿科专科的诊疗辅助决策建设中,技术方案要强调融合患者主诉、症状、个人史、体格检查、实验室检验结果、影像学检查结果、用药信息等多方面信息,做出综合的病情诊断的能力。从整体系统抽象来看,就是把文本病历转换成输入和输出两个对应的部分,输入部分包含患儿的性别年龄等基本信息、身高体重等生命体征,以及症状、化验指标和影像检查标志物等,而输出部分就是诊断结果。在算法上宜使用分层逻辑回归分类器来建立基于解剖学划分的诊断系统(模拟医生诊断中的传统框架),使用基于器官的方法进行划分,首先诊断被分成广泛的器官系统(例如呼吸系统、神经系统、消化系统等);其次分成器官子系统和 / 或更具体的诊断组(例如上呼吸道和下呼吸道)。

3. 系统设计(4 周)　儿科诊疗辅助决策应用的设计主要是应用系统和算法模型两部分。应用系统部分,需要充分体现出对医生和医院的价值。对医生而言需要分担临床医生工作内容,减轻医生工作负担,提供诊断依据,帮助医生做出诊断决策,提高医生诊疗能力,提供医学知识检索,减少时间浪费融入医生工作流,点击电子病历系统诊断按钮时,自动弹出辅助诊断弹窗,并显示疾病详情。对医院而言需要做到规范医生诊疗流程,避免医疗资源浪费,落地智慧医院、电子病历评选要求,利用结构化诊疗数据,帮助医生进行科研、优化管理等目标。算法部分设计,需要充分符合循证医学的流程,使用双引擎方式,将权威诊疗指南与历史治疗方案相结合,实现治疗方案齐全和相似病历处理的目标。

4. 系统开发(20 周)　本阶段将根据系统详细设计说明,对业务需求的应用系统和算法模型进行编码实现、测试和发布。根据 CDSS 的特性在开发过程中需要对开发团队进行多方人员来组成。要有计算机专家参与,包括算法开发、软件工程开发、实施部署、系统运维等角色。要有临床医生的深度参与,其中包括问题定义、病历标注、性能评价等过程,都需要与临床高年资、副主任以上医师进行合作。

5. **系统测试(10周)** 当系统开发工作基本完成之后,在一般信息系统的单元测试、集成测试、系统测试、验收测试等测试之外,CDSS的性能需要进行充分的测试和验证,以达到临床的需要。性能测试中,抽取了充分数量的电子病历,并召集临床医师团队与之进行性能对照。在结果统计上对于基于智能病种库搭建的AI辅诊模型,需要按照多种儿科常见病的诊断准确率已进行分别统计,其性能要超过低年资儿科医生,接近高年资儿科医生。

6. **试运行和交付(4周)** 儿科诊疗辅助决策应用的试运行和交付环节在遵循一般信息系统的流程外,需要关注:①临床实用环节的嵌入和使用者的培训。CDSS作为一种新型的服务,尽管在设计上以嵌入工作流为目标,但是对于使用者的使用习惯进行充分的培养,是发挥系统使用频次的关键。②反馈数据的闭环循环。作为与历史病历为学习来源的系统,将使用者对诊断结果的反馈进行收集,形成数据闭环,是保持系统性能持久提升的关键。

7. **运维保障(长期)** 对于儿科诊疗辅助决策应用的运维,需要遵从一般系统在远程支持、现场支持以及周期性回访的情况下,需要重点关注系统将面对较为繁重的任务,日均调用算法将在千次以上,系统维护需要充分顾及现有业务的流程,不宜打断日常的临床工作。同时系统的应用部分维护和算法模型维护均需进行充分的准备和具备回滚措施。尤其是算法模型的维护,在系统界面上不易进行分辨,而输出的差异会导致对诊断结果的影响,因此在维护后需要显式的给予用户提示。

8. **规范建设流程** 儿科诊疗辅助决策在院内的建设以与院内系统的对接为切入口进行建设。①医院服务入口对接,包括公众号、医院微官网等;嵌入智能就医助手的功能卡片作为进入该功能的入口。②与预约挂号系统对接,实现科室的智能推荐和挂号跳转,实现挂号后的推送,拉起后续流程。③患者主索引对接,通过预约挂号系统的挂号流水号获取患者院内其他系统的索引信息。④门诊电子病历对接,导入自动撰写的病史信息到门诊电子病历系统中。⑤医院信息化系统对接,确定患者当前所在流程,完成线上检验检查医嘱的开具,拉取门诊药物处方。在系统对接基础上,逐步进行导诊分诊、诊前检验、预问诊、用药助手、流程指引、便民服务、常见问答等功能模块建设。根据辅助诊断系统建设内容与实现特点,可将整个建设流程按照建设实施规划进行规范,一般分为建设启动、建设实施、系统上线和运维保障四个阶段(图1-10-6)。

（二）未来建设流程

儿科诊疗辅助决策应用在现有建设方法之上,未来与医院智慧服务总体方案进行协调,在诊前服务、诊中服务、诊后服务、全程服务、基础与安全等类别上进行整体评估,与全院的智能服务进行融合。构成诊前、诊中、诊后的全程服务,形成诊疗预约、急救衔接、转诊服务、信息推送、标识与导航、患者反馈、患者管理、药品调剂与配送、家庭服务、基层医师指导、智能导医、健康宣教、远程医疗等基础功能模块,搭建算法基础构架和数据管理平台。为儿科细分专业的医生,如内分泌、眼科,针对自身的具体需求进行定制化的服务建设,具备快速灵活满足临床的需求,并对生长发育进行预测。

八、建设关键点

（一）临床应用性能达到基本要求

基于深度学习的自然语言处理、诊断模型,使得系统的诊断准确率可以超过基层医生水平,并且发挥稳定,从而真正帮助基层医务工作者。输入方式灵活,可集成性强,同时支持自然语言文本和结构化信息。系统也可以与医疗机构已有的病历系统对接,免去二次输入。输出结果精确直接,系统可以直接给出诊断建议、提示,以及下一步检查项的建议,免去了医生烦琐的对系统输出的二次解读。

（二）关键技术达到自主安全可控

儿科诊疗辅助决策与治疗过程紧密结合,需要在安全性和有效性上得到充分保证。目前国内在CDSS研发上已经与世界水平同步,在底层架构和基础算法上还存在不足,需要加强建设,以达到系统整体上自主安全可控的目标。因此需要系统集成上在自然语言处理、图像识别、语音识别具备领先技术,智

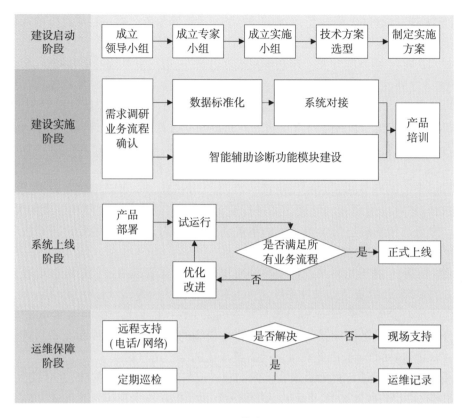

图 1-10-6　规范建设流程

慧门诊产品被业内认可,在系统对接、开发、定制过程能够长期稳定的对系统进行运维和升级项。

九、建设注意事项

(一)确保以临床需求为导向

临床需求的满足是促进医学人工智能产业发展和落地的根本。CDSS 作为技术密集的产品,在进行建设过程中易于陷入技术细节而忽视最终临床的需求和效果,因此在进行建设过程中,始终围绕临床需求为核心,而非以技术为导向,按照需求来进行技术的选择和研究,实现全局化指引诊疗链路。基于科学管理的信息化建设,促进人机协同机制,提高诊疗效率、提升患者满意度、拓展医疗服务空间和内容。

(二)新技术规范标准化建设

标准和规范是促进技术长期持续发展和提高社会整体效率的基础。儿科诊疗辅助决策应用深度嵌入临床业务系统,包括门诊电子病历等,有效的将患者主索引、临床门诊电子病历数据进行利用,并在特殊的诊疗节点上提供辅助决策信息,不干预原临床工作流程,从而通过技术手段提升了诊疗的标准化程度。在进行建设之前,临床诊断共识、规范、标准的制定,是开发高质量算法模型的重要支柱。

参 考 文 献

[1] 中华医学会儿科学分会,中国医师协会儿科医师分会.中国儿科资源现状白皮书[M].第十届中国医院院长年会,2016.

[2] 国家卫生计生委、国家发展改革委、教育部、财政部、人力资源社会保障部和国家中医药管理局.关于加强儿童医疗卫生服务改革与发展的意见(国卫医发〔2016〕21号)[S/OL].国家卫生健康委员会官网.

[3] 中国生物技术发展中心.中国临床医学研究发展报告[M].北京:科学技术文献出版社,2020.

[4] 吴谨准,罗震,徐盛,等.应用深度学习实现儿科临床疾病智能辅助诊断[J].中国数字医学,2018,13(10):19-21.

[5] LIANG H,TSUI BY,NI H,et al. Evaluation and accurate diagnoses of pediatric diseases using artificial intelligence [J]. Nat Med,2019,25(3):433-438.

［6］国家卫生健康委员会.医院智慧服务分级评估标准体系(试行)(国卫办医函〔2019〕236号)〔S/OL〕.国家卫生健康委员会官网.

第十一节　人工智能在医联体慢病管理的应用

一、概念

慢性非传染性疾病又称"慢病",是一类起病隐匿、潜伏期长、病程长且缓慢、病情迁延不愈、缺乏确切的生物病因证据、无明确"治愈"指征的疾病总称。慢性病是严重威胁我国居民健康的一类疾病,已成为影响国家经济社会发展的重大公共卫生问题。针对慢病问题,全方位的管理是有效手段,这包括行为和环境危险因素控制、早期筛查和发现、医防协同、强调康复和健康促进等。

具体内容包括:多位一体的慢病管理网络、慢病大数据建设、慢病知识库建设、慢病人工智能应用开发、慢病管理辅助决策、慢病管理新业态和新模式培育等。

涉及技术包括:物联网、可穿戴设备、区块链、5G、人工智能、云计算、边缘计算等。

二、建设背景

(一)现状分析

20世纪80年代,美国密歇根大学提出健康管理概念,并逐步细分发展出慢病管理概念,21世纪初慢病管理理念引入我国。慢病管理备受各国关注,是有效降低社会医疗费用、提升居民健康水平的重要手段。各国陆续根据各自医疗保险、社会认知、经济发展、医疗制度等情况制定或者发展出不同的慢病管理模式。随着信息技术、医疗设备、可穿戴设备发展,慢病管理迎来了更大的发展空间,细分领域增多,个性化管理和服务不断丰富,满足人民群众的医疗卫生服务需求。

1. **国外现状分析**　2013年,第66届世界卫生大会上通过了《全球慢病管理2013—2020行动计划》,提出降低死亡率、减少饮酒、禁烟、运动等9项改善目标,并于2014年发布了全球慢病管理现状报告。同年,WHO还发布了欧洲慢病管理情况,对12个欧盟国家的慢病管理政策进行了总结,以便全世界借鉴。

2016年,田华等人通过PubMed文献挖掘,梳理总结了国外慢病管理的发展脉络。根据田华等人的总结,国外慢病管理模式主要包括慢病照护模式(chronic care mode,CCM)、慢病自我管理模式(chronic disease self-management,CDSM)、延续性护理模式(transitional care mode,TCM)和英国CDM系统模式;还有一些模式常和以上主要模式配合使用,如同伴支持管理模式(peer support programs to manage chronic disease)、专业人员指导的团体交流管理模式(professional-led group visits)和同伴辅导等。这些模式基本思路是合理分配国家、社会、社区、医疗机构、医护人员、家庭和个人的职责,根据疾病的预防、治疗、预后管理等阶段划分,通过诊疗、药物、护理、康复等服务,有效组织慢病管理。这些模式发展变化的过程中,既有学术界的研究,国家政策的支持,也有保险业、医疗设备厂商、药厂、医疗信息化企业的参与。

2018年,Rebecca Reynolds等人又对国际上慢病管理模式进行了系统分析。通过系统综述和荟萃分析发现,慢病自我管理支持(self-management support,SMS)在随机对照分组(RCT)研究中,普遍认为效果显著。在8种常见慢病管理手段中,决策支持(DS)、照护系统设计(DSD)、临床信息系统(CIS)、SMS、政府组织和社区资源6种因素贡献较大。Esther P.W.A等人在大量分析文献后认为,大量采用信息技术的个性化数字健康(eHealth)时代,数字化和常规照护的混合方法对于慢病管理更为有效。同样基于文献分析,Terri VN等人发现社区药事服务对多种慢病的管理有显著帮助。Boscart V等人通过分析11 917篇文献,筛选出了13项研究,对慢病家庭护理的关键要素进行了分析,认为多学科护理、循证护理、协调护理和临床信息系统是关键。在2020年全球新冠肺炎疫情发生后,Mirsky JB等人关注了慢病管理问题,认为临床信息登记和新式虚拟照护工具是慢病管理的有效手段。

通过以上研究可以明确,基于信息平台的慢病管理不断普及,专业慢病管理知识库和决策支持工具持续迭代。

2. 国内现状分析　根据田华等人的总结,国内慢病管理包括慢病信息监测系统模式、CDSM、社区慢病健康管理模式和社区慢病临床路径管理模式等,总体呈现出生理干预、心理干预和社会干预等多模式综合管理的趋势,确立了"政府领导、全民参与、预防为主、防治结合、积极启动、稳步推进"的指导思想,力争做好临床医学和公共卫生的整合,从而真正实现一、二、三级预防(三级预防即临床预防)结合。

在政策规范方面,2008 年中国疾病预防控制中心发布《慢病管理业务信息技术规范》。2010 年,卫生部开始推动慢性非传染性疾病综合防控示范区建设,截至 2020 年 9 月份,已经公布了 5 批共 501 个县市的慢病综合防控示范区。2012 年,卫生部等 15 个部门联合印发《中国慢性病防治工作规划(2012—2015年)》(卫疾控发〔2012〕34 号),提出"进一步完善覆盖全国的慢性病防治服务网络和综合防治工作机制,建立慢性病监测与信息管理制度,提高慢性病防治能力"。2014 年,国家卫生计生委办公厅印发《中国居民慢性病与营养监测工作方案(试行)》(国卫办疾控函〔2014〕814 号),提出了慢性病及其危险因素监测的方案。2015 年,国务院印发关于推进分级诊疗制度建设的指导意见,提出急慢分治的部署,进一步明确了慢病管理中医疗机构的分工。同年,原国家卫生计生委办公厅会同国家中医药管理局办公室印发《关于做好高血压、糖尿病分级诊疗试点工作的通知》(国卫办医函〔2015〕1026 号),给出了慢病管理分级诊疗实施的详细工作流程,强调了中医在慢病管理中的作用。2016 年,中共中央、国务院发布《"健康中国2030"规划纲要》,提出了实现从治疗为中心向以健康为中心的医疗卫生行业思路的转变,强调了慢病防控的作用。2017 年,国务院印发中国防治慢性病中长期规划(2017—2025 年)(卫疾控发〔2012〕34 号),对我国慢病管理工作进行了全面的规划和部署。2019 年,国家卫生健康委印发《健康中国行动(2019—2030 年)》,15 个行动计划中,慢病管理相关的占了 5 个。同年,国家卫生健康委等 10 部门联合制定了《健康中国行动——癌症防治实施方案(2019—2022 年)》,把癌症方面的管理工作突出明确。2020 年,国家卫生健康委印发《医疗联合体管理办法(试行)》(国卫医发〔2020〕13 号),从国家制度层面规划完善了慢病管理分级诊疗体系。除了分级诊疗外,家庭医生签约、医养结合、"互联网 + 护理"等也是推动慢病管理的重要制度设计。

在完成政策制度顶层设计的同时,国家也加强了慢病管理的行业引导、技术指导和慢病防控示范区建设的评价总结。除了定期开展慢病防控示范区评估和复审外,2015 年,国家卫生计生委发布《中国居民营养与慢性病状况报告》。2019 年,国家卫生健康委发布的《中国卫生健康统计年鉴》中总结了慢病管理多项相关指标。2020 年,国家卫生健康委发布了 45 个健康处方,其中多个是关于慢病管理,为基层慢病管理提供了知识支撑。在学术研究和医疗实践方面,我国医疗卫生机构专业人员采用随机对照分组的方法对糖尿病、慢阻肺、高血压、恶性肿瘤等常见慢病管理方式进行了有效性评价,对风湿、肠胃疾病、皮肤病等以往关注较少的慢病也进行了细分研究,特别是结合中医,进行了慢病管理模式的探索,研究并提出了一些行之有效的管理模式。需要特别提出的是,借助信息化技术,"互联网 + 医疗健康"模式的慢病防治方式受到越来越多的关注。

(二)需求分析

通过研究相关政策我们发现,我国从分级诊疗、家庭医生签约、医养结合、"互联网 + 医疗健康"、医联体、医保付费等方面不断完善慢病管理制度框架,自上而下推动各级医疗卫生机构慢病管理基础能力建设,开展慢病管理有关知识的科普宣教。随着医疗信息化的深入发展,依托慢病的诊、治、药、防等环节的慢病管理产品也在不断发展,慢病管理生态正在形成。慢病管理工作专业性强,覆盖了疾病发生发展全过程,高质量数据收集、专业知识库建设等方面仍有较大的提高空间。

1. 加快慢病管理政策落地落实　我国已经确立了分级诊疗、医联体、医养结合等顶层制度,为慢病管理组织架构的设计提供了参考依据。利用信息化开展慢病管理,通过整合各类可穿戴设备、家用医疗设备、健康管理平台、慢病专用 APP 等,以信息网络支撑慢病管理组织架构,可以有效推动慢病管理政策落地。目前,开展慢病管理信息网络建设已经有较多案例,其中主要为医院主导的示范案例,但能够紧密结合分级诊疗制度,容纳慢病管理全生态的多维网络依然缺乏范例。

2. 深化慢病管理专业知识库建设和应用　慢病发生发展过程复杂,管理需要专业知识支撑。慢病管理延伸出了医疗卫生机构的业务覆盖范围,参与主体除具备专业知识的医护人员外,还包括大量各类对疾病了解程度不一的社会成员。慢病管理知识库建设应结合分级诊疗制度,明确职能分工,建立适合不同类型人员掌握的专业慢病知识体系,通过信息平台将知识转化为技能和操作,形成慢病管理能力。

3. 实现慢病管理高质量全生态数据互通 慢病管理发展离不开全生态数据的积累和人工智能技术的应用。目前,健康数据的全国范围内互联互通依然存在跨地区、跨医疗机构、行业生态上下游的堵点,全寿命周期的、个性化的健康管理依然难于实现。在目标约束之下,行业利益和资源的重新优化分配是医疗体制改革中需要攻坚解难的问题,需要更加细化的制度设计,也需要创新信息技术应用。另外,容纳专业能力参差不齐人员广泛参与慢病管理网络,为数据质量控制提供更多技术支持。

(三)技术需求

在云平台、物联网和移动通信网络基础条件具备的前提下,通过信息平台将大量数字化设备产生的基础大数据汇聚,利用人工智能技术,支撑慢病管理应用开发和专业知识库建设,提高慢病管理专业知识和人力资源可及性,特别是缓解精细化专业化慢病管理模式带来的人力资源需求压力,为提供专业和规范的慢病管理服务提供帮助。因此,信息技术的综合应用是实现知识辐射、数据汇聚、知识与数据相生的基础,在慢病管理中充分利用信息平台和技术,配合制度和规范,实现信息网络有效支撑组织架构,是慢病管理提质增效,实现高质量发展的关键。

三、建设原则

(一)紧密结合国家政策,做好顶层设计

国家政策层面对于慢病管理给予了较高关注,开展了顶层设计。医联体慢病管理实施应紧扣分级诊疗、医联体管理、区域医学中心、家庭医生签约、医养结合等顶层制度设计,充分发挥医院优势慢病专科带动能力,通过专科联盟等途径,从整体上规划设计慢病管理体系。在信息化方面,需要参照《全国医院信息化建设标准与规范(试行)》(国卫办规划发〔2018〕4号)等规划文件要求,前瞻考虑医院智慧管理发展方向,做好顶层架构、功能清单、配套制度和长期运营等方面规划。

(二)重视知识资源建设,强化知识辐射

医联体慢病管理建设除了重视平台、数据和应用软件外,还需要重视知识价值,从疾病发生、发展自身规律出发,科学管理。其中核心在于充分发挥医疗卫生专业人才作用,建立起各个细分病种专业知识库,通过知识图谱、质控规则、管理指南、临床路径、操作规程、专业科普资源等形式辐射到慢病管理各个环节,为慢病管理提质增效。另外,重视知识作用,还需要建立形成知识和数据的内循环,构建数据和知识相辅相生的慢病管理知识库生态。

(三)做好微观制度设计,促进建管用结合

医联体慢病管理平台是一个协作平台,从国家医学中心、区域医学中心,市(区)级中心医院,然后到社区、家庭和个人,涉及多级医疗行政部门、三个级别的医院,利益主体较多,需要在国家宏观政策的基础上,做好统筹微观制度设计,兼顾各级医疗的格局,找准共同纲领,实现合作共赢。在平台建设中,完成方案设计规划的同时,需要重视管理制度的配套,以及运营模式和团队的构建,保证平台建设能够长期发展,可靠运维,高效运营。

四、应用场景

城市医疗集团是医联体的重要形式,通过资源共享和技术协作,以国家医学中心、区域医学中心或省(直辖市)大型三甲综合型医院为核心,连接市(区)级中心医院,辐射社区(县)医院(卫生服务中心),实现上下联动的分级诊疗模式,有效支撑急慢分治,让各级医疗卫生机构发挥最大效率。对于慢病管理来说,需要实现慢病的预防、筛查、治疗、康复、护理等工作,依托医联体和分级诊疗制度,可以有效解决各环节协同联动问题,将慢病防治步骤落实。在城市医疗集团的基础上辅助专科联盟,可以实现医联体医院技术和学术的垂直组织,促进医生间的直接合作。家庭医生签约可以打通"最后一步",实现从医疗机构到家庭和个人的衔接。医联体形式的慢病管理,以组织网络承载知识传递,以信息平台承载数据互联互通,以学术组织和教学促进医生协作,是有效的制度设计。为了实现医联体的慢病管理协作,信息平台的建设是关键。信息平台的作用对内提升医生和管理者工作效率,对外提升患者服务质量和可及性,在整个协作网络中起到数据连通、知识辐射、流程组织、质量监控的作用,同时也是数据汇聚、知识沉淀、人工智能模型持续进化的承载平台。

五、建设内容

为实现医联体慢病管理协作,需要建设医联体信息共享协作平台,建设一批慢病管理专题数据库,发展人工智能应用,以平台支撑慢病管理模式落地。

(一)医联体信息共享协作平台建设

1. 医联体数据中心建设　建设医联体数据中心,以数据湖方式实现多类型影像、不同规格的生产系统数据、生物信息数据、医疗音视频数据的收集、存储、分发和共享。开展医联体数据标化建设,以统一术语库整合数据,开展长期的高质量数据集生产。

具体功能:医联体数据湖、数据集市、用户管理、数据治理、数据资产管理、数据安全管理等。

适宜技术:①Hadoop+MPP+数据仓库。②ETL。③智能数据通道。④数据治理。⑤多租户。

业务流程见图1-11-1。

建设要求见表1-11-1。

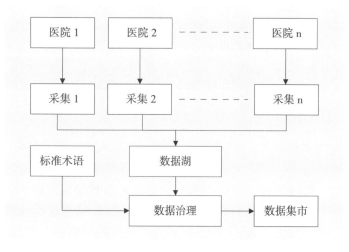

图1-11-1　数据采集的工作流程

表1-11-1　医联体数据中心建设的要求

指标	具体内容和要求
医联体数据中心建设	① 具备数据湖、数据治理、标准术语库、用户管理、数据资产管理、数据安全管理6项功能 ② 提供数据存储、共享、调阅、分析、可视化5项服务 三级甲等医院　具备6项功能、提供5项服务 三级乙等医院　具备4项功能、提供3项服务 二级医院　具备3项功能、提供3项服务

2. 医联体数据管理平台　按照医联体数据共享的规则,以业务应用导向建设数据资产管理平台,实现数据资产的识别、评估、赋权、使用监控、审计等。根据国家法律法规和医联体数据安全管理制度,建设数据安全管理平台,实现数据安全的评估、规划、监控、审计等。

具体功能:数据资产注册、发现、价值分析、利益赋权、地图生成、使用监控、使用审批、知识图谱等;数据安全管理的审批、态势分析、安全监控、审计、流向控制等。

适宜技术:①区块链。②数据库审计。③日志分析。④资产标签。⑤数据通道管理。

业务流程见图1-11-2。

建设要求见表1-11-2。

3. 多中心科研平台建设　采用互联网架构实现多中心科研平台,通过数据集口、人工填写、OCR识别、文件上传等方式,实现CRF表单的定制、科研数据收集、数据统计分析、报表输出等能力。

具体功能:用户管理、数据质控、数据安全、数据库配置、项目配置、任务调度和通知、数据导入、统计和可视化等。

适宜技术:①数据加密和脱敏。②CRF定制。③科研统计分析。④知识图谱。⑤自动纳排。

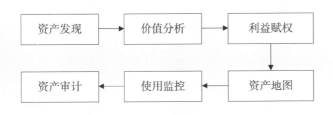

图 1-11-2 医联体数据资产管理流程

表 1-11-2 医联体数据管理平台

指标	具体内容和要求
医联体数据管理	① 具备数据资产发现、价值分析、利益赋权、数据地图生成、使用监控、知识图谱、数据安全管理的态势分析、安全监控、审计、流向控制 10 项功能 ② 提供数据资产使用审批、数据安全管理审批、数据资产概览、数据资产注册、数据资产使用流程自动化 5 项服务 三级甲等医院 具备 10 项功能、提供 5 项服务 三级乙等医院 具备 6 项功能、提供 5 项服务 二级医院 具备 5 项功能、提供 3 项服务

业务流程见图 1-11-3。
建设要求见表 1-11-3。

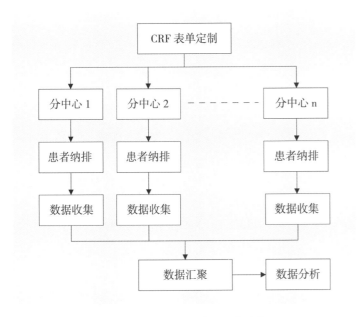

图 1-11-3 多中心科研工作流程

表 1-11-3 多中心科研平台能力

指标	具体内容和要求
多中心科研平台	① 具备用户管理、数据质控、数据安全、数据库配置、项目配置、任务通知、数据导入、统计和可视化 9 项功能 ② 提供 CRF 表单定制、项目管理、图表输出、病人管理、文献管理、在线交流 6 项服务 三级甲等医院 具备 9 项功能、提供 6 项服务 三级乙等医院 具备 6 项功能、提供 4 项服务 二级医院 具备 4 项功能、提供 2 项服务

4. **业务协作平台建设** 建立双向转诊、医技协作、专科协作、号源分配的调度和协调中心,实现基于统一质控规范的同质化管理,支持医联体慢病管理的技术协作。

具体功能:医技分布式协作、专科联盟协作、远程会诊、号源分配、双向转诊调度、专科质控、医务流程质控、电子病历质控等。

适宜技术:①微服务架构。②规则库。③基于全局优化的任务调度。④工作流定制。

业务流程见图 1-11-4。

建设要求见表 1-11-4。

5. **远程教学平台建设** 建设医联体范围内教学平台,实现教学资源共建共享,支持医联体范围内自

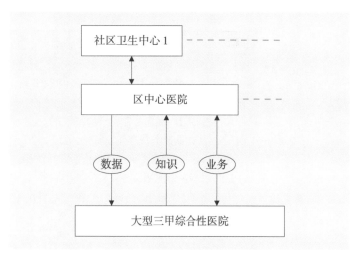

图 1-11-4　医联体协作业务流程

表 1-11-4　医联体业务协作平台能力

指标	具体内容和要求
业务协作平台建设	①具备角色分配、质控规则库配置、工作流配置、数据可视化、自动优化调度 5 项功能 ②提供医技分布式协作、专科联盟协作、远程会诊、号源分配、双向转诊调度、专科质控、医务流程质控、电子病历质控 8 项服务 三级甲等医院　具备 5 项功能、提供 8 项服务 三级乙等医院　具备 5 项功能、提供 4 项服务 二级医院　具备 3 项功能、提供 4 项服

主学习和有组织学习,为医联体人才培养提供支撑。

具体功能:分类资源库、在线视频教学、离线学习、个性化学习、论坛交流、教材文献共享等。

适宜技术:①即时通信。②流媒体。③视频点播。④VR 教学。

业务流程见图 1-11-5。

建设要求见表 1-11-5。

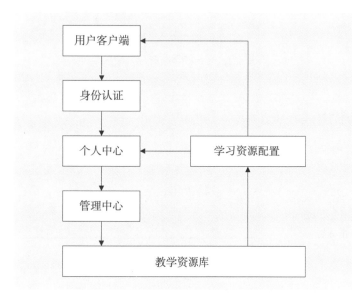

图 1-11-5　医联体远程教学平台的业务流程

表 1-11-5　医联体远程教学平台能力

指标	具体内容和要求
远程教学平台建设	①具备分类资源库、文档资料上传、个人学习环境定制、教学案例推荐、视频点播、远程会议、图文聊天、消息通知 8 项功能 ②提供视频教学、离线学习、论坛交流、文献资料共享、VR 教学 6 项服务 三级甲等医院　具备 8 项功能、提供 6 项服务 三级乙等医院　具备 6 项功能、提供 4 项服务 二级医院　具备 4 功能、提供 3 项服务

(二) 慢病管理数据库建设

1. **慢病知识库建设**　建立统一慢病管理知识库生成、管理和使用工具,收集文献、指南、专家共识、诊疗规范等高质量知识,对接 UpToDate、梅奥临床知识库等专业临床知识库,建立慢病专题分类知识库。

具体功能:标准术语集、慢病语料库、知识中台、质控规则库、慢病知识图谱等。

适宜技术:①自然语言处理。②知识图谱。③文献挖掘。

业务流程见图 1-11-6。

建设要求见表 1-11-6。

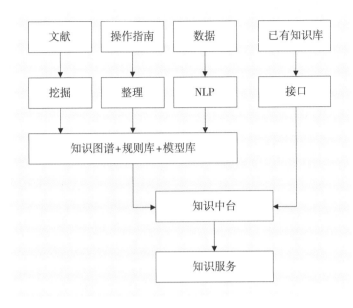

图 1-11-6 慢病管理知识库建设流程

表 1-11-6 慢病管理知识库能力

指标	具体内容和要求
慢病管理知识库建设	①具备知识库管理、知识图谱、规则库、知识中台、模型库5项功能
	②提供知识库统一查询、规则匹配检查、模型计算3项服务
	三级甲等医院 具备5项功能、提供3项服务
	三级乙等医院 具备4项功能、提供3项服务
	二级医院 具备3项功能、提供2项服务

2. **专题数据库建设** 根据慢病术语库、知识图谱,建设慢病数据收集渠道,开展长期的数据收集,形分类的慢病专题数据库。

具体功能:建设专病数据收集渠道,建设糖尿病、高血压、慢阻肺、恶性肿瘤、帕金森病、痛风、肥胖等专病数据库。

适宜技术:①自然语言处理。②ETL。③条件树查询。

业务流程见图 1-11-7。

建设要求见表 1-11-7。

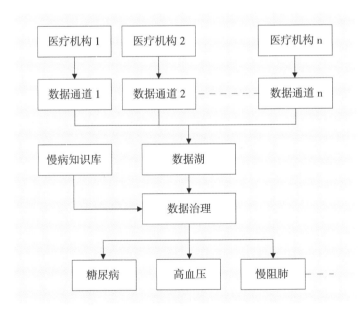

图 1-11-7 慢病专题数据库建设流程

表 1-11-7 慢病管理专题数据库能力

指标	具体内容和要求
慢病专题数据库建设	①具备专病库数据采集、治理、查询、统计分析、导出、数据查询接口6项功能
	②提供数据查询、统计分析、数据导出、图表绘制、用户管理5项服务
	三级甲等医院 具备6项功能、提供5项服务
	三级乙等医院 具备4项功能、提供3项服务
	二级医院 具备4项功能、提供3项服务

(三) 慢病管理应用建设

1. **慢病管理患者客户端** 采用 APP、微信小程序、公众号、支付宝小程序等形式,提供接口多样,服务统一的患者服务客户端。

具体功能:信息采集、风险评估、疾病评估、健康档案、随访、健康处方、趋势分析、诊疗预约、图文问诊等。

适宜技术:①智能问诊。②辅助决策支持。③语音识别。④OCR识别。⑤云胶片。

业务流程见图1-11-8。

建设要求见表1-11-8。

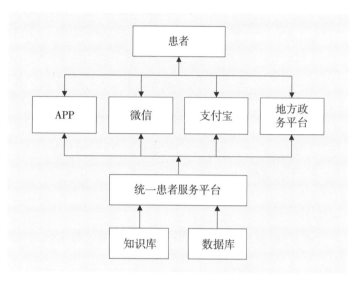

图 1-11-8　慢病管理患者客户端交互流程

表 1-11-8　慢病管理患者客户端功能要求

指标	具体内容和要求
慢病管理患者客户端	① 具备患者管理、随访计划管理、健康档案管理、健康服务、疾病进程管理5项功能 ② 提供信息采集、风险评估、疾病评估、健康档案、随访、健康处方、趋势分析、诊疗预约、图文问诊9项服务 三级甲等医院　具备5项功能、提供9项服务 三级乙等医院　具备5项功能、提供6项服务 二级医院　具备3项功能、提供4项服务

2. 慢病管理医生客户端　提供手机应用、PC客户端、企业微信、钉钉协作平台等不同形式的医生服务应用,满足多场景的患者管理、案例管理、咨询服务、随访需求提出和执行等医生参与慢病管理的信息服务需要。

具体功能:病人管理、随访管理、在线咨询、远程指导、远程会诊等。

适宜技术:①即时通信。②辅助决策支持。③多终端。

业务流程见图1-11-9。

建设要求见表1-11-9。

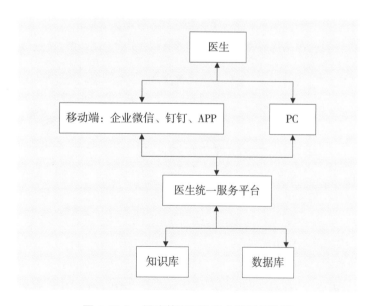

图 1-11-9　慢病管理医生客户端服务流程

表 1-11-9　慢病管理医生客户端功能要求

指标	具体内容和要求
慢病管理医生客户端	① 具备病人管理、随访管理、在线咨询、远程指导、远程会诊5项功能 ② 提供数据查看、计划概览、计划定制、远程协作4项服务 三级甲等医院　具备5项功能、提供4项服务 三级乙等医院　具备4项功能、提供4项服务 二级医院　具备3项功能、提供3项服务

3. 慢病管理中心 为医联体管理部门、各医院医务、门诊、人事等管理部门提供业务调度、资源分配、服务监控、质量控制等管理服务。

具体功能:调度协调中心、医务集成平台、门诊集成平台、医技调度中心、质控监测平台、绩效统计平台等。

适宜技术:①优化调度。②辅助决策支持。③动态规划。④统计报表。⑤数据可视化。

业务流程见图 1-11-10。

建设要求见表 1-11-10。

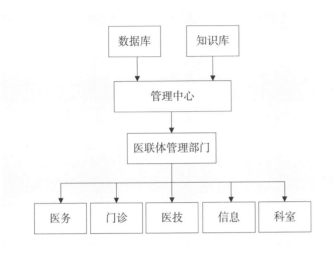

图 1-11-10 慢病管理中心工作流程

表 1-11-10 慢病管理中心功能要求

指标	具体内容和要求
慢病管理中心	① 调度协调中心、医务集成平台、门诊集成平台、医技调度中心、质控监测平台、绩效统计平台 4 项功能 ② 提供业务调度、资源分配、服务监控、质量控制等管理服务 4 项服务 三级甲等医院 具备 4 项功能、提供 4 项服务 三级乙等医院 具备 3 项功能、提供 4 项服务 二级医院 具备 3 项功能、提供 4 项服务

(四) 未来展望

通过平台开发,实现数据和知识的集中建设,支撑具体医联体慢病管理的业务开展,实现医联体管理、医疗、教学和科研的协作,形成效率优化、权责分明、分工协作的慢病管理业务模式。

1. 医联体慢病管理深度协作 通过平台持续建设,为业务协作提供知识、数据、软件工具支撑。支持各业务主体不断开展尝试和模式创新。增强医联体业务协作的深度,形成高效、路径优化的慢性管理协作模式。

2. 数据库知识库持续累积 紧密结合业务应用的开展,建立案例库、规则库、知识图谱、模型库,实现更新操作和管理机制,通过统计分析、NLP 术语发现、模型在线训练、标准数据集审核方法实现知识的持续积累和质量提升。

3. 慢病管理应用不断演进 通过提供流程定制、参数配置、SDK 开发等能力,将慢病管理的底层数据连通、知识库更新能力释放给业务应用人员,建立规范的应用自主开发、测试、审核机制,形成业务人员自助和半自助的零代码开发能力,实现慢病管理应用的持续演进。

六、建设方法

(一) 建设策略

采用软件平台建设、制度规章制定、医联体发展共识凝聚、业务应用拓展同步的建设策略。以凝聚医联体发展共识为导向,以规章制度建设为保障,以业务应用拓展为牵引,以软件平台建设为支撑,以资源积累共享为实质,形成一体化的医联体慢病管理网络。

1. 制定共同纲领,建立制度保障 从国家政策和社会经济发展的宏观需求出发,以国家技术规范、行业标准为依据,通过大数据分析深挖医联体服务区域需求,系统梳理慢病管理微循环,从经济和社会效益角度分析,建立医联体慢病管理的框架性共识,形成共同纲领,明确建设方向。以数据安全、医疗质量和安全、技术规范等为依据,以医联体单位资源共享的框架协议为约束,建立数据资产、数据安全、业务协作、资源调度的制度保障。

2. 资源积累和应用开发持续进行　医联体慢病管理资源建设包括数据、知识、流程和制度等方面,平台的资源累积随着业务拓展和共享范围扩大而不断积累。慢病管理的业务也会随着数据互联互通和认知的深化而扩展。这样信息平台建设需要从架构、管理、运营不同层面支撑持续演进。

3. 注重标准规范建设　标准规范是医疗信息化建设可持续发展的基础。国内不同组织从不同角度不断推动着医疗信息标准化规范化建设。ICD编码,SNOMED CT的标准术语库,HL7 RIM V3的参考模型,ISO医疗信息化标准、国家卫生健康委电子病历和医疗文书标准规范、不同病种的诊疗指南等,这些标准规范背后蕴含的是对医疗过程、行为、基本要素的规范化描述,在慢病管理中需要借鉴和综合使用,在不同的业务应用和数据交互中贯彻标准,提高平台建设的互操作性和通用性,提升架构兼容性。

（二）应用技术

1. 智能数据通道　医联体慢病管理协作的重要基础是数据连通,面对不同医院间异架构信息化系统,以及不同医院对慢病管理发展的战略规划和现实需求,需要凝聚共识,建设智能化的数据通道。智能化的数据通道,需要综合不同的数据采集技术,包括发布/订阅、ETL、数据视图、主动推送等,建立通道安全策略,实现安全可控的数据连通,从技术层面保证数据共享可以配置、监控和审计,保证各方权益。

2. 协同计算　慢病管理的业务协作需要应用人工智能技术,一方面实现业务流程的标准化和服务能力提升,另外一方面实现人机协作和效率提升。很多情况下,数据并不能完全共享,但是业务流程可以在数据不共享的情况下实现协作。这需要使用协同计算,实现云平台和边缘计算的合理分工,从而解决慢病管理的业务协作问题。

3. 数据湖　医联体慢病管理是一个业务上不断尝试和发展的过程。为此,事先进行数据治理的模式很难保证数据的全面性。尽量存储原始数据,建设数据治理平台,根据业务需要来实时治理数据能够更好适应业务发展。数据湖是目前用于原始数据库技术各异的数据集中方法,可以作为医联体共享协作平台数据中心建设的基础架构。

4. 跨机构文档共享技术　医联体慢病的业务协作需要建立医疗机构之间的文书调阅框架。在IHE标准规范中,是使用XDS实现的。XDS确定了跨医疗结构医疗文书注册、调阅、存储的框架,提供了标准的接口规范,能够实现电子病历、医疗影像、结构化和非结构化文档的互操作。

5. 医疗数据标准集成技术　根据业务需要和医疗规范选择合适的信息化标准,来建设慢病管理的协作平台,需要进行标准集成。现有的国内外相关标准依据不同的场景而建立,适用范围不同,侧重点不同,需要在医联体慢病管理平台建设中有选择性地使用。标准集成的方法可以参考IHE（integrating the healthcare enterprise）。

（三）建议建设模式

1. 重视顶层设计和深入论证　医联体慢病管理的模式创新,建立在对多种信息技术综合应用的基础上,需要对慢病管理的真实需求进行广泛的调研,需要基于数据进行深入的分析和设计,多领域专家的参与和组织开展多专题的深入论证是保证优质顶层设计的关键。论证过程中,必要的仿真分析、已有系统的测试和评价等方法需要穿插使用。

2. 知识整理和数据采集迭代进行　知识库建设除了来自经验外,还可以基于数据分析来进行,而数据采集的字段来自知识库,这样就形成了数据和知识的迭代模式。开放可扩展的软件架构是支持系统快速迭代的基础,要求软件设计在提供可靠性的同时,在可配置、可定制、二次开发等方面提供较高的灵活性。

3. 开展常态化的数据分析与建模　项目实施的探索性决定了需要在真实世界中开展模型和算法的迭代与培育,通过迭代学习形成知识的进化机制。

（四）未来建设模式

建立医联体慢病管理的"联邦"模式,以资源共享和技术协作支撑业务开展,实现跨院区的慢病管理总体效益优化。以信息化和人机协作提升医联体内部服务效率和能力,打破时空限制,实现慢病管理全流程的服务输出。

七、建设流程

(一) 建议建设流程

1. 建设范围(4~8 周)

(1) 通过医联体管理机构的组织和协调,院领导达成共识,签署医联体慢病管理的共同纲领。

(2) 医联体管理机构组织,各医院信息、医务、门(急)诊、人事等管理部门参与,起草医联体慢病管理工作方案,确立业务范围、数据共享边界、信息网络架构等问题。

(3) 各医院根据自身实际,选择业务开展的范围,签署合作协议,并解决预算、人力投入、平台运营、管理主体等问题。

(4) 确立实施方案,确定业务流程,开展逐步建设。

2. 技术选择(2~4 周)

(1) 采用混合云架构设计医联体信息共享协作平台。

(2) 数据中心采用 Hadoop+MPP+ 数据仓库技术。

(3) 硬件平台选择合适超融合服务器,以云管平台实现业务计算、高性能计算、AI 计算的融合资源池,统管 SAN、NAS 存储,支持对象、块和 HDFS 存储,统管网络资源和安全资源。

(4) 知识库建设使用知识图谱、规则库、案例库、模型库、算法库和文献库等方式。

(5) 实施中台战略,建设知识中台、业务中台、数据中台。

3. 系统设计(4~6 周) 需要完成:①整体架构设计。②功能模块设计。③业务流程设计。④系统资源配置。⑤运营模式设计。⑥运维方案设计。⑦分期建设方案设计。⑧投资预算规划。

4. 系统开发(16~24 周) 完成系统集成和模块开发。主要包括:①云平台的软硬件部署。②数据中心开发部署。③知识库开发部署。④业务应用软件部署。⑤数据管理平台开发和部署。⑥远程教学平台开发和部署。

5. 系统测试(2~4 周) 开展功能测试、性能测试、长期运行稳定性测试等工作。对系统各模块进行测试,完成整体系统的数据接入测试,完成试运行测试,完成系统业务量模拟压力测试,完成安全测试和等级保护评测等。

6. 试运行和交付(4~8 周) 试运行前要制订详细的计划,对参与试运行人员、试运行内容进行合理安排。需要信息部门和医院职能部门一起参与,需要医务部门一起审定工作计划,保证医疗安全和业务正常运行。试运行阶段若未出现问题,则由使用方进行验收。

7. 运维保障(长期) 系统需要长期运营,常态化的建模和数据分析需要团队支撑。需要建立长期的运维保障计划,明确运维保障的服务范围和方式,各种情况下运维保障人员的响应时间等问题。通用硬件的运维可以纳入医院整体信息化运维计划中。

8. 规范建设流程 根据阶段不同,整个建设流程分为项目启动、项目实施、系统上线和运维保障 4 个阶段(图 1-11-11)。

(二) 未来建设流程

慢病管理平台的建设重点在于定标准、搭框架、建系统、促连通、汇数据、集知识,特别是在医联体慢病管理场景下。在长期建设中,需要在统一框架下不断拓展数据的采集和共享范围,充实知识库,扩展业务,优化工作流程,实现慢病管理综合效益的提升。

八、建设关键点

(一) 兼容性良好的整体架构设计

由于不同医院间业务流程、管理标准、信息化系统等不尽相同,为实现跨院间业务协同,系统必须具备良好的兼容性,因此架构设计需要考虑存储、计算和网络资源实时配置、业务自动迁移、数据灾备、接口兼容性等问题,实现数据接口层面的安全管理。基于云平台,采用微服务架构和基于医疗信息化参考模型实现合理的业务抽象,实现软件开发可持续发展是一种有效解决方案。

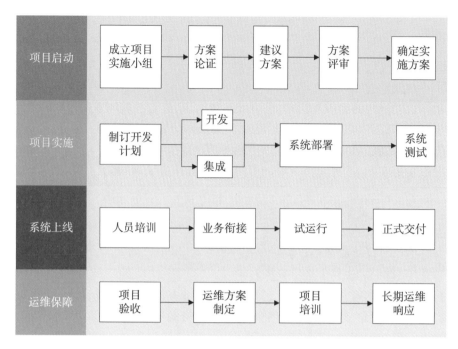

图 1-11-11　总体建设流程

（二）知识和数据的持续积累

近年来,医疗信息化推动着医疗模式和业态不断创新。新技术应用为慢病管理带来了持续更新的业务形态。为了实现知识和数据的持续积累,数据存储、管理、备份等全生命周期的管理,需要扩展性很好的软件支持。知识库建设的持续进行需要便捷的知识整理渠道,实现在业务过程中自动的知识识别、抓取,以数据挖掘、统计分析、在线学习等,不断从大量事实中总结知识,更新知识。

（三）人员配置和业务模式开发

慢病管理平台的建设需要一个长期运营团队,以便实现业务拓展、数据资产管理、知识库建设等长期工作,运维人员的配置和培养是关键。在运营人员的支持下,通过数据的畅通和平台的支持,业务可以不断优化,业务模式的开发可以在范围上扩展、流程上优化、深度上挖掘。

九、建设注意事项

（一）注意知识库质量管控

医疗知识来源庞杂,文献资料需要有甄别地使用,权威性和可信度需要经过评估。一般来说,领域专业文献、来自具备较大影响力的国际组织和学术机构的规范、指南更可信。在外源知识库的使用中也需要一定的审核和甄别。慢病管理的标准流程和高质量数据集更需要一个严格的流程进行审核。通过不断的证据验证来持续提升知识库的质量。在平台设计中,知识库的质量控制需要软件支持。

（二）加强效益评估

信息化项目建设需要考虑投入产出问题,定量化、精细化经济社会效益评估需要坚实的数据支撑。在平台建设之初,需要对医联体单位的业务情况、设备情况、信息化建设情况、经济效益等进行系统评估,利用区域医疗协作的指标体系进行投入产出评估。其中,投入方面需要考虑短线的平台投入、长期的运营投入,产出方面需要考虑直接经济效益、间接效益、学科发展、公益服务等。

（三）注重数据安全

在建设中,医疗数据的安全需要重视。互联网和多院区协作模式下的数据安全尤为重要。网络安全、个人信息保护、数据出境安全、遗传信息管理等都需要在平台建设中统一考虑。除了技术保障外,管理制度建设也需要重视,清晰和标准的流程也是避免安全问题的重要途径。数据安全的管理应当在平台建设中给予设备、软件工具的支持,实现事前规划、事中监控和事后审计。

参 考 文 献

［1］WORLD HEALTH ORGANIZATION. Global status report on noncommunicable diseases. 2014.http://www.who.int/nmh/-publications/ncd-status-report-2014/en/. Accessed 17 Sept 2020.

［2］NOLTE E，CÉCILE KNAI，SALTMAN R B．Assessing chronic disease management in European health systems. Country reports［M］// Assessing chronic disease management in European health systems. Concepts and approaches. World Health Organization，2014.

［3］田华，李沭，张相林．慢病管理模式的国内外现状分析［J］.中国药房，2016，(27):4465-4468.

［4］REYNOLDS R，DENNIS S，HASAN I，et al. A systematic review of chronic disease management interventions in primary care［J］. Bmc Family Practice，2018，19(1):11.

［5］TALBOOM-KAMP EPWA，VERDIJK NA，KASTELEYN MJ，et al. From chronic disease management to person-centered eHealth；a review on the necessity for blended care［J］. Clinical Ehealth，2018，1(1):3-7.

［6］TERRI VN，ALVARO SJR，NATASHA P，et al. Impact of community pharmacist-led interventions in chronic disease management on clinical，utilization，and economic outcomes：An umbrella review［J］. Research in Social and Administrative Pharmacy，2020，16(9):1155-1165.

［7］BOSCART V，CRUTCHLOW LE，SHEIBAN TAUCAR L，et al. Chronic disease management models in nursing homes：a scoping review. BMJ Open，2020，10(2):e032316.

［8］MIRSKY JB，HORN DM. Chronic disease management in the COVID-19 era. Am J Manag Care. 2020;26(8):329-330. doi:10.37765/ajmc.2020.43838.

［9］中国疾病预防控制中心．慢病管理业务信息技术规范［S］.2008.

［10］卫生部．慢性非传染性疾病综合防控示范区工作指导方案(卫办疾控发〔2010〕172号)［S/EB］. http://www.nhc.gov.cn/wjw/gfxwj/201304/7aee053a7c2143d88d6c20d2369511db.shtml. 2020-09-17.

［11］卫生部．2011年度国家慢性病综合防控示范区49个(卫办疾控发〔2011〕153号)［S/EB］. http://www.nhc.gov.cn/wjw/gfxwj/201304/d85ef9b73bcb4d4ea2484d1474947815.shtml. 2020-09-17.

［12］卫生部．慢性非传染性疾病综合防控示范区管理办法(卫办疾控发〔2011〕35号)［S］. 2011.

［13］卫生部．关于公布2012年度国家慢性病综合防控示范区考评结果的通知(卫办疾控发〔2012〕158号)［S］. 2012.

［14］国家卫生计生委．关于公布第三批国家慢性病综合防控示范区审核结果的通知(国卫办疾控函〔2014〕1207号)［S］. 2014.

［15］国家卫生计生委．中国疾病预防控制工作进展［S/EB］. http://www.nhc.gov.cn/jkj/s7915v/201504/7f0916f264c84508850ac6e80d8dd267.shtml. 2020-09-17.

［16］国家卫生计生委．关于印发国家慢性病综合防控示范区建设管理办法的通知(国卫办疾控发〔2016〕44号)［S/EB］. http://www.nhc.gov.cn/jkj/s5878/201611/6d55c194a965460b9bc7ee9cb5cb4592.shtml. 2020-09-17.

［17］国家卫生计生委．2016—2017年度国家慢性病综合防控示范区建设评估和复审结果的通知(国卫办疾控函〔2017〕1239号)［S］. 2017.

［18］国家卫生健康委．关于公布第五批国家慢性病综合防控示范区建设评估结果的通知(国卫办疾控函〔2020〕426号)［S/EB］. http://www.nhc.gov.cn/jkj/s5878/202006/d70cf30fa51f40e19650bd5970f084b6.shtml. 2020-09-17.

［19］国家卫生健康委．关于确定首批老龄健康医养结合远程协同服务试点机构的通知(国卫办老龄函〔2020〕721号)．［S/EB］.http://www.nhc.gov.cn/lljks/zcwj2/202009/47ff0a30f3b74c58ab9c90af2dab6411.shtml.2020-09-17. 2020-09-17.

［20］国家卫生健康委．关于规范家庭医生签约服务管理的指导意见(国卫基层发〔2018〕35号)．［S/EB］http://www.nhc.gov.cn/jws/s7874/201810/be6826d8d9d14e849e37bd1b57dd4915.shtml.2020-09-17.

［21］国家卫生健康委．关于开展"互联网＋护理服务"试点工作的通知(国卫办医函〔2019〕80号)［S/EB］. http://www.nhc.gov.cn/yzygj/s7657g/201902/bf0b25379ddb48949e7e21edae2a02da.shtml.2020-09-17.

［22］国家卫生计生委．中国居民营养与慢性病状况报告［EB］. http://www.nhc.gov.cn/xcs/s3574/201506/6b4c0f873c174ace9f57f11fd4f6f8d9.shtml. 2020-09-17.

［23］国家卫生健康委．中国卫生健康统计年鉴2019［M］. 北京：中国协和医科大学出版社，2019.

［24］国家卫生健康委．《健康教育处方》(2020年版)［EB］. http://www.nhc.gov.cn/xcs/yqfkdt/202008/d6cd89437cb14f58b32c7ce8b48efa61.shtml.

［25］彭峰．研究慢病管理改善稳定期慢阻肺患者生存质量与肺功能的效果［J］.按摩与康复医学，2020，11(11):28-29.

［26］刘政，王锡榜，周艳红，等．互联网＋医生的社区高血压患者慢病管理模式效果［J］.解放军医院管理杂志，2020，27(2):

156-161.

[27] 吴纯刚.以家庭为中心的慢病管理对COPD患者自我管理的影响分析[J].中国卫生标准管理,2020,11(15):29-31.

[28] 陈丽芳,黄莉莎,方菁菁,等."医院-社区-家庭"慢病管理知信行模式在慢性阻塞性肺疾病管理中的作用探讨[J].中国医药科学,2020,10(11):163-166.

[29] 刘同亭.加强炎症性肠病的慢病管理体系建设[J].中华消化病与影像杂志:电子版,2020,10(3):97-100.

[30] 田颖,吴斌,张霞.风湿病慢病管理经验及探讨[J].风湿病与关节炎,2020,9(2):49-52.

[31] 李鹏鹏,周芙玲.慢病管理是多发性骨髓瘤治疗的新模式[J].医学新知,2020,30(4):308-313.

[32] 吴盘红,刘爱民,王丽,等.建立具有中医特色的银屑病慢病管理模式的重要性及方法探析[J].光明中医,2020,35(11):1754-1756.

[33] 徐燕燕.中医特色慢病管理的实践意义[J].中医药管理杂志,2020,28(7):227-228.

[34] 李艳.延续护理在慢病管理中的应用研究[J].医学食疗与健康,2020,18(3):201-202.

[35] 樊瑛,唐晓笛.全科医生结合物联网社区慢病管理模式初探[J].中国继续医学教育,2020,12(19):166-168.

[36] 罗琼,韩丽红,庞宇子,等.慢病管理药学服务模式在内科慢病管理中的实践与效果研究[J].中医药管理杂志,2020,28(10):127-129.

[37] 周钰,王文明,刘云,等.慢病管理APP系统设计及其在健康管理中的应用评价[J].中国医学装备,2020,17(7):118-121.

[38] 曾令先,杜小林,夏孟红."互联网+慢病管理"创新模式与成效[J].中国医药指南,2020,18(2):292-293.

[39] 吴熠绮.新型医护联合慢病管理模式在消化内科慢病管理中的实施[J].中医药管理杂志,2020,28(5):229-230.

[40] 吴惠雯,宋丽珍,柯雅莉,等.越人模式在社区慢病管理应用的探讨[J].福建中医药,2020,51(3):54-56.

[41] 张亲娟,彭锦绣,沈文霞,等.基于云计算平台的中医慢病管理系统的设计[J].计算机科学与应用,2020,10(1):136-140.

第十二节　人工智能在胸部CT肺癌检查报告结构化的应用

一、概念

应用自然语言处理技术,针对胸部CT肺癌检查影像,结合诊断和治疗手册,实现影像诊断报告的结构化,提高医生书写影像诊断报告的效率和质量,从而持续提升科室对胸部CT肺癌影像诊断的整体能力。

具体内容包括:检查申请单结构化、设备输出数据结构化、影像诊断报告结构化等。

涉及技术包括:自然语言处理技术、结构化文本编辑器、标准术语集、诊断手册和规范、数据采集、大数据技术等。

二、建设背景

目前多数医院的影像诊断医生短缺、工作量大,然而影像医生书写的诊断报告得不到临床医生的重视,影像科医生在疾病诊断和治疗中的作用得不到有效发挥,临床医生仍然要花费大量时间调阅图像来分析病情。其根本原因在于影像科医生书写的自由文本式模板报告对临床需求的针对性不强,尤其是针对单病种的诊断和治疗难以满足临床的特定需求,致使影像诊断报告难以质控,导致影像诊断报告的临床价值难以被客观评估。针对诊断内容和诊断逻辑明确的胸部CT肺癌检查,通过诊断报告的结构化,并借助于三维后处理和影像人工智能辅助诊断,不但可以提高报告书写的效率,而且会显著提升影像医生服务临床的价值。

（一）现状分析

国内外影像科室的作业模式不同,医生书写影像报告的方式也存在较大差异。

1. 国外现状分析　国外的影像报告书写主要有两种模式,少数医生通过阅片,书写自由文本模式的报告;绝大多数医生一边看图像,一边语音录入诊断内容,助理医生通过录音整理成文字报告。2010年以来,美国Nuance公司在不断提高语音识别技术的基础上,深入到放射科的流程和知识库系统,将语音录入、标准术语集、诊断规范整合到一起,形成较高智能化水平的影像诊断结构化报告。其产品占据英语国家高端医院影像报告书写的绝大部分市场份额。2015 年开始,Google 和 Nvidia 公司在深度学习技术领域的突破性进展,引领人工智能技术在图像识别领域,尤其是自动驾驶中的图像辅助识别和医学影像中器官和病灶自动识别方面成果显著。一些厂商研发的医学影像辅助诊断系统对部分器官和病灶影像自动分割和识别,并输出结构化的辅助诊断报告,供医生审核。高度自动化和智能化的影像诊断报告是未来的发展趋势,但是受应用场景和使用范围的限制、医生知识结构的限制、以及法律法规和医学伦理的限制,具有智能化特征的影像检查结构化报告的使用和推广将是一个漫长的过程。

2. 国内现状分析　一直以来,国内各级医院绝大多数医生使用自由文本模式的报告模板,根据检查的图像,通过增删改模板的内容,形成对应检查的影像诊断报告。报告模板以人体的系统和部位分类,配合设备类型,形成科室公用模板和个人私有模板。其优点是报告格式和内容相对统一,书写和审核速度快,完成报告的效率高。其不足是对诊断规范的遵从性差,报告的一致性无法保证。数据难以被挖掘再利用,对诊断知识库的持续改进起不到应有的作用。2015 年以来,中国中文信息学会、清华大学等科研机构发布了一些对产业界有实用价值的汉语自然语言处理技术(natural language processing,NLP)研究成果,国内出版了迄今为止第一本系统介绍认知语言学和算法设计相结合的中文 NLP 书籍《NLP 汉语自然语言处理原理与实践》,该著作从认知语言学的视角重新认识和分析了 NLP 的句法和语义相结合的数据结构,为国内人工智能实验室、软件学院、企业的技术人员对 NLP 的学习和使用起到很大作用。国内的一些医疗影像研究机构、大学附属医院和 PACS 厂商,借鉴北美放射学会(Radiological Society of North America,RSNA)发表的论文和研究案例,推出了一些以人体部位或病种为分类基础的影像检查报告的结构化模板,开启了影像检查结构化报告在技术和应用方面的探索。

（二）需求分析

医院对胸部 CT 肺癌检查报告结构化的需求主要来源于新技术的外部推动力和提高效益的内部驱动力。

1. 影像辅助诊断应用的需求　尽管人工智能技术在影像学辅助诊断中取得了飞跃式的进步,但是影像辅助诊断受使用场景差异、设备差异、人体部位和器官差异、病种差异、患者个体差异等众多约束条件制约,产品的适应性必然会聚焦到检查和诊断维度的某一个或某几个狭窄的点上。不同厂商的产品对同一次检查的辅助诊断,最优的承载方式是按照规范的协议分别输出到影像检查的结构化报告中,供医生参考或取舍。

2. 提高报告书写效率的需求　胸部 CT 肺癌检查的结构化报告以标准术语集为基础,内嵌了专家共识、美国癌症联合委员会(American Joint Committee on Cancer,AJCC)常见肿瘤 AJCC 分期手册(第 8 版)和科室规范,提供了标准和规范的诊断指引。医生书写报告时,影像设备、后处理工作站、影像 AI 提供的数据已自动采集完成,其他必填和选填指标项由医生根据图像实际情况按照诊断指引予以补充,这种人机结合的诊断方式,能够不同程度地提高诊断报告的书写效率。

3. 提高诊断报告质量的需求　胸部 CT 肺癌检查的结构化报告通过采用人工智能技术,使用清晰而准确的标准词汇和术语集,按照肺癌诊断和治疗手册,组织成符合诊断逻辑的句子和段落,形成具有完整性、一致性的肺癌诊断报告。该结构化单病种报告克服了自由文本模板报告术语不规范、指标不统一、描述范围宽泛、针对性不强、诊断一致性差的缺陷,可以实现影像报告的有效质控,充分发挥报告的临床价值和科研价值。

4. 适应设备升级换代的需求　随着医院 CT 设备的升级换代,设备的自动化和智能化水平不断提高,影像质量显著改善,单次检查的影像数据量也随之激增,医生要花费更多的时间去判读这些图像。一些设备厂商会把检查过程中产生的数据和影像智能分析的数据按照国际化标准,以结构化数据的方式输出给用户。依据这些结构化数据不但可以自动判别检查的过程质量和最终生成的图像质量,还可以提供对应器官或病灶的形态数据。这些数据可以不同程度地提高医生的诊断效率和诊断质量,其最优承载方式是影像检查的结构化报告。

5. 改进影像诊断知识库的需求　自然语言编辑的自由文本式报告模板在准确性和逻辑性方面存在

先天不足,加之医生知识体系的差异,导致诊断报告的一致性难以保证,这是数据挖掘和再利用困难重重的根本原因。胸部 CT 肺癌检查结构化报告中的标签数据及其关联有标注或测量值的关键帧影像数据在数据库中以最小数据元的方式存储,可以为报告质控、数据挖掘、科研教学等应用提供触手可及的有用数据,在医生的日常工作中,就可以逐步形成持续改进的肺癌影像诊断知识库。

三、应用场景

肺癌 CT 检查报告结构化的应用场景限定在住院患者肺癌 TNM 分期和手术指导,包括临床申请、技师检查、医生书写报告共三个环节的数据结构化,并需在日常工作中逐步完善申请知识库、检查知识库和影像诊断知识库。具体作业模式是临床医生开立检查申请单时,要给出检查符合性预判;技师按照检查技术要求,进行规范化检查;放射科医生书写报告时,选取胸部 CT 肺癌检查结构化报告模板,结合上游流程中检查申请单符合性的结构化数据、规范化检查采集的结构化数据、人工或智能导入的三维后处理数据或影像 AI 对影像进行辅助诊断数据,人机结合完成影像诊断结构化报告(图 1-12-1)。

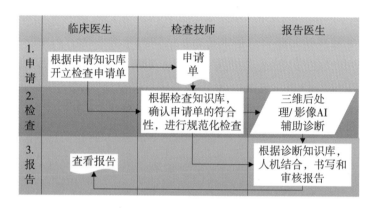

图 1-12-1　胸部 CT 肺癌检查报告结构化应用流程

四、建设原则

(一)以强化标准规范为基础

胸部 CT 肺癌检查报告的结构化必须遵循国际国内相关的专业技术标准,采用标准术语集和中文信息规范数据集,贯彻和借鉴有关专家共识、AJCC 第八版 TNM 分期手册和科室诊断规范,涉及的标准和规范主要有 DICOM3.0、HL7、IHE、XML、ICD-10、SNOMED、RadLex、GB/T 13715—1992。

(二)以提高效率效益为目的

胸部 CT 肺癌检查报告的结构化承载了智能化检查设备输出的结构化数据,承载了人工智能影像辅助诊断输出的计算结果,内嵌了肺癌影像诊断的过程指引,使医生的诊断工作在固定的模式下进行。通过人机结合,医生可以在日常工作中重塑知识结构,将路径明确、简单重复、繁杂耗时的事情交给机器执行,医生的精力集中到重要和综合判断层面,提高诊断效率,提高诊断质量,提高医疗效益,降低医疗成本。

(三)以改进诊断质量为导向

每一个胸部 CT 肺癌检查结构化报告的底层实质上是该病种影像学知识库的一个规范化实例。就单次检查而言,合格医生给出的诊断结论具有高度一致性,能保证诊断数据的完整性;就该病种的所有病例而言,每一个指标项下的数据对该病种的分类、分型、分期、分级等具有严格的统计学意义。随着数据的日积月累,采用大数据技术,可以方便快速地更新报告模板,同时改进和提升知识库体系,使整个科室医生的诊断水平也随之同步提升。

五、建设内容

胸部 CT 肺癌检查报告结构化包括检查申请单结构化、设备输出数据结构化、影像诊断报告结构化三个方面的建设内容。

(一)检查申请单结构化

检查申请单是检查的源头,检查申请单结构化是影像诊断报告结构化的入口,会对胸部CT肺癌给出符合性的判断,并对影像检查提出具体的需求。

具体功能:肺癌诊断和治疗手册的结构化、列出临床对影像检查提出的特定需求、列出电子病历提供给影像医生的数据、制定检查申请单模板、制定检查申请质控要求等。

适宜技术:①对诊疗手册结构化处理。基于标准术语集,通过NLP技术将自然语言文本格式的手册语句分词后,重新组成词与词之间、句与句之间有逻辑关系的结构化电子手册。②数据整理。对临床提供给影像医生的数据、临床对检查影像特定需求的数据分类、整理,区分其重要性和优先级,以便分阶段实现,如电子病历或LIS报告中的痰细胞学指标、支气管灌洗痰细胞指标、肺癌LDCT评估指标、AJCC分期指标。③检查申请单模板的制定和申请质控管理。选择支持结构化数据编辑的编辑器,针对胸部CT肺癌检查,设计结构化的检查申请单模板和检查申请的质控管理。④申请知识库。重点参考AJCC第8版TNM分期手册,逐步构建申请知识库。

业务流程见图1-12-2。

建设要求见表1-12-1。

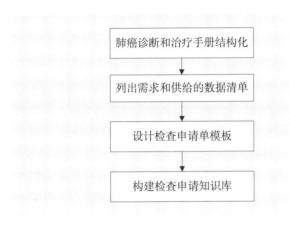

图 1-12-2 检查申请单结构化流程

表 1-12-1 检查申请单结构化建设要求

指标	具体内容和要求
检查申请单结构化	①具备结构化的肺癌诊断和治疗手册、临床对影像检查数据要求的清单、临床可以提供给影像检查的清单、结构化申请单模板4项功能 ②支持数据前结构化和后结构化、数据的分类和整理、可配置的申请单模板、申请知识库4种技术 三级甲等医院 具备4项功能、支持4种技术 三级乙等医院 具备3项功能、支持3种技术 二级医院 具备1项功能、支持2种技术

(二)设备输出数据结构化

CT设备基于DICOM3.0、HL7、IHE等标准和协议,可以自动接收工作列表和扫描协议,自动输出结构化的检查过程数据和检查结果数据。设备输出数据结构化,主要是实现设备输出数据的分类和整理。

具体功能:采集影像、采集与影像相关数据、采集设备运行状态参数、分类整理采集到的不同类型数据、自动推送数据到检查报告等。

适宜技术:①数据采集。采集CT扫描图像,采集与影像相关数据,如CT平扫、CT增强扫描、CT增强多期扫描、CT单器官薄层扫描等,方便人工判读和人工智能辅助诊断,采集设备运行状态数据,用于影像互认参考。②数据分类与整理。影像检查生成的结果数据和过程数据,经过分类和整理,用于诊断、数据共享、影像互认。③数据自动推送。根据采集到的数据类型不同,自动推送到检查报告中、三维后处理系统中、影像人工辅助诊断系统中。④检查知识库。根据肺癌的影像特点,结合设备的性能,逐步构建检查知识库。

业务流程见图1-12-3。

建设要求见表1-12-2。

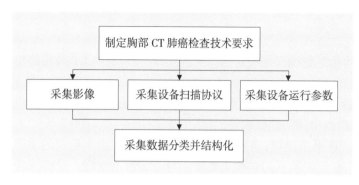

图 1-12-3　设备输出数据结构化流程

表 1-12-2　设备输出数据结构化建设要求

指标	具体内容和要求
设备输出数据结构化	①具备采集影像数据、采集影像相关数据、采集设备运行状态数据、分类整理并自动推送数据4项功能 ②支持数据自动采集、数据自动推送、检查知识库3种技术 三级甲等医院　具备4项功能、支持3种技术 三级乙等医院　同上 二级医院　具备3项功能、支持3种技术

(三)影像诊断报告结构化

影像诊断报告结构化是胸部 CT 肺癌检查从申请、检查到报告的综合结果,既接收上游流程的结构化数据,又汇聚了诊疗手册和医生的知识和智慧,有利于形成可以持续改进的影像诊断知识库。

具体功能:肺癌诊断和治疗手册的结构化、列出临床对影像检查提出的特定需求、列出电子病历提供给影像医生的数据、自动接收电子病历推送的临床数据、自动接收检查设备推送的影像相关数据、自动接收三维后处理关键帧影像和标注测量值、自动接收影像人工辅助诊断病灶数据、设计检查报告模板、制定检查报告质控要求等。

适宜技术:①对诊疗手册结构化处理。基于标准术语集,通过 NLP 技术将自然语言文本格式的诊疗手册分词后,重新组成词与词之间、句与句之间有逻辑关系的结构化电子手册。②数据自动接收与整理。自动接收临床提供给影像医生的数据如痰细胞学指标或支气管灌洗痰细胞指标、检查设备自动推送的数据、三维后处理自动推送的数据、人工智能辅助诊断自动推送的数据。③肺器官解剖矢量图。绘制肺器官解剖矢量图和人体淋巴分布图,标明肺的组成和名称,以便作为诊断指引并和实际影像匹配。④检查报告模板的制定和报告质控管理。选择支持结构化数据编辑的编辑器,针对胸部 CT 肺癌检查,设计结构化的检查报告模板和检查报告的质控管理。⑤诊断知识库。重点参考 AJCC 第 8 版 TNM 分期手册,逐步构建影像诊断知识库。

业务流程见图 1-12-4。

建设要求见表 1-12-3。

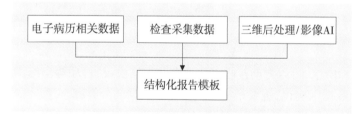

图 1-12-4　影像诊断报告结构化流程

表 1-12-3　影像诊断报告结构化建设要求

指标	具体内容和要求
影像诊断报告结构化	①具备结构化的肺癌诊断和治疗手册、自动接收临床提供的电子病历数据、自动接收三维后处理数据、自动接收影像人工智能辅助诊断数据、肺器官解剖矢量图、结构化报告模板6项功能 ②支持数据前结构化和后结构化、数据的分类和整理、可配置的影像诊断报告模板、诊断知识库4种技术 三级甲等医院　具备6项功能、支持4种技术 三级乙等医院　具备4项功能、支持3种技术 二级医院　具备2项功能、支持2种技术

六、建设方法

(一) 建设策略

建议由医院行政管理部门组织,信息技术部门支撑,组织放射科胸部学组、胸外科和呼吸科或多中心组成业务工作组,与技术合作方共同合作,打通肺癌智能化诊断、治疗、康复的路径。在此基础上,选择其他单病种,分科室、分阶段循序渐进地提升医院的整体医疗水平。

1. 灵活的总体架构设计 采用开放式的体系架构,既可以和本地 PACS 系统集成,也可以在云端被院内和云 PACS 系统调用;肺癌报告模板既可以适应大多数医院的共性应用,也可以为部分医院个性化定制,既有高度的一致性,又有适当的灵活性。

2. 由易到难逐步推进 医生的诊断和治疗工作从自然语言交互环境到结构化语言交互环境的转变,涉及大量基础数据的标准化、规范化和结构化,也涉及用户的能力和应用场景。从基础入手,选择容易突破的点开始,由易到难逐步推进,是项目建设成功的必要条件。

3. 同步构建知识体系 在医学教育和临床实践中,绝大多数国内医生阅片模式是先从宏观入手,再定位到具体细节。低年资医生成长为高年资医生必须养成从宏观到微观的思维模式,经过大量的阅片积累起相关知识是主要成长路径。然而,以结构化报告模板为载体的人机结合阅片模式,依托内置的诊疗手册,借助胸部 CT 肺癌检查规定的报告书写指引,按照规定的步骤完成阅片和报告书写,需要医生适应新的阅片模式,重塑和更新知识结构,学科和医生应同步重构知识体系。

(二) 应用技术

建议的应用技术主要包括:①自然语言处理技术。用于对诊疗手册结构化处理,采用标准术语集,对诊疗手册分词后,重新组成带有标签的有逻辑关系的结构化诊疗手册。在此基础上,根据胸部 CT 肺癌检查的单病种特点,设计出结构化的检查申请单模板、影像诊断报告模板,便于人机结合完成诊断任务。②物联网技术。采用物联网技术,应用统一规范的数据采集和发送协议,通过检查指令的自动发送和接收、检查过程数据和结果数据的自动发送和接收、三维后处理数据和影像人工智能辅助诊断数据的自动接收,实现检查数据链的智能化连接。③大数据技术。以结构化数据为基础,应用大数据技术,通过医院肺癌诊疗长期积累的数据,逐步构建影像诊断知识库,并为专家共识和指南的版本升级提供充分的数据支撑。④云架构。软件采用微服务架构开发,便于自由扩展和云化部署,以适应监管部门对医院数据的监管要求,实现系统的私有云或公有云部署。⑤系统开发语言。如 Java、JSON、Spring 语言或框架等。胸部 CT 肺癌检查报告结构化,涉及大量的数据类型和异构系统,采用主流的语言和开发框架,提高数据传输的实时性和效率,提高系统的兼容性。⑥主流关系型或非关系型数据库。根据数据链、事件、消息等的完整性、一致性、实时性、数据规模等要求,建议采用 Kingbase 或 MySQL 数据库。

(三) 建议建设模式

1. 先试点后推广的分步建设模式 胸部 CT 肺癌检查的结构化报告在科室中的应用需要分步推进,首先在肺癌住院患者中开展,优选无基础疾病或基础疾病影响小的患者;其次针对该病种,要求临床科室和医技科室根据医院的实际情况贯彻肺癌诊断和治疗的专家共识、AJCC 第 8 版 TNM 分期指南、院内诊断标准;再次需要整合三维影像预处理的测量数据和影像 AI 辅助诊断数据。

2. 人工智能辅助诊断的应用优化 影像辅助诊断由于受到多种因素的约束,在不同医院的适应性有较大差异,需要报告医生在日常工作中通过人工反馈的方式,帮助厂家不断提高算法的鲁棒性,同样在日常应用中不断成长的影像辅助诊断也会给医生诊断提供更大的帮助。

3. 基于医院信息平台的数据集成 挖掘数据内在价值,再利用医院日常产生的所有数据,需要在建立医院信息平台基础之上强化数据结构化,这是一种必然趋势。胸部 CT 肺癌检查报告结构化提供了大量的结构化数据和大量的数据标签,对数据二次分析利用提供了先天优势。

(四) 未来建设模式

胸部 CT 肺癌检查报告结构化在未来将注重医院单病种诊断和治疗的整体规划,加强基于医院信息平台的专科数据中心建设,不断完善专科应用的数据标准和规范,结合各科室生成和调用数据的实际情况,优先建设针对诊疗和管理的基础数据,同步构建相关的应用功能模块。随着新兴技术的不断进步,医学科学的不断发展和高度自动化智能化设备的应用,将促使医院向互联网＋、智慧化医院方向发展,胸部CT肺癌检查诊断报告结构化也会随之持续改进,将会为其他单病种影像检查报告的结构化提供成熟经验和有效工具,推动一些通用性的模块和代码有效复用,逐步降低技术门槛和建设成本,有利于新技术的快速推广和新业态的有效普及。

七、建设流程

(一)建议建设流程

1. 建设范围(1个月) 以单病种为分类基础的胸部CT肺癌检查的结构化报告,其建设范围仅限于已经完成临床检查申请的CT平扫、CT单脏器薄层检查,并在临床和医技科室排除了肺结核、胸部其他器官和组织病变,初步定性为肺癌。下一步检查的临床定位在于肺癌定性和治疗指导,胸部CT检查方法是选择CT增强检查、CT增强多期检查、CT单脏器层厚为1mm及以下的薄层检查;检查目的是识别肺结节,评估肺结节的性质和特征等;TNM分期是依据AJCC第8版指南进行,最终确定治疗指导方案。

构建的肺癌CT检查结构化报告模板首先应在放射科对应的科研团队内使用,一旦成熟,就在整个科室推广使用,完全切换掉自由文本模板报告。在应用推广时,要考虑不同部门对影像诊断需求的不同,例如急诊应用的精简和快捷、门诊应用的例外和不确定指标处理、康复应用相关监测数据和随访数据处理等。

2. 技术选择(1个月) 胸部CT肺癌检查的结构化报告书写应具备专用的编辑器,内嵌各种符号、专业术语集、解剖矢量图、NLP工具等。

3. 系统设计(1个月) 系统设计要充分考虑采用主流的微服务架构、容器化部署、兼容性强的框架,为系统持续迭代升级打下坚实的技术基础。考虑到系统和应用需要逐步完善,系统设计要考虑构建知识库的多个维度,数据库表的字段预留一定数量的空值,通过数据挖掘和再利用,扩充知识库维度和数据库表的空值,从而实现数据创造价值。

4. 系统开发(2个月) 在具备稳定的底层架构和核心功能模块的基础上,技术人员、临床医生、放射科医生和质控管理人员一起,结合现有的诊断和治疗体系,就优化和贯彻专家共识、AJCC第8版肺癌TNM分期指南工作制定工作内容列表,将工作内容分解到最小颗粒度,落实到软件系统中。经过多次磨合和反复试验,确保系统流程顺畅,内容完整、有效、合规。

5. 系统测试(2个月) 系统测试涉及两个方面的测试,一是软件系统的可靠性、稳定性测试,二是医生应用结构化报告模板诊断的正确性测试。结合影像医生的知识结构和年资情况,选择双盲对比测试,重点测试医生对诊断规范的理解和应用是否正确和熟练,确保医生书写实际病历结构化报告的质量优于自然语言模板报告的质量,且可以客观地量化和测量。

6. 试运行与交付(3个月) 在试运行中,医生、信息科技术人员和系统开发人员要总结小规模使用暴露出的问题,针对性地优化NLP算法,使交给患者的检查报告更加适合自然语言习惯,方便患者阅读;交给医生的结构化诊断报告重点突出、逻辑清晰,方便医生快速阅读和理解,从形式上弱化自然语言和结构化语言之间转换的突兀感。

试运行结束后,厂家将系统的维护权限移交给医院信息科,协助信息科做好数据备份工作,完善备份手册、相关接口程序的维护、接口手册的完善和更新、知识库的维护和更新、医生日常使用的文献标引和文献维护等,做到医院相关科室能够独立维护。

7. 运维保障(1年) 建立医院临床医生、放射科医生、信息部门维护人员和产品供应方维护人员组成的运维保障小组,整个系统的稳定运行依托医院信息部门的日常维护和管理,使用中遇到的问题,由医生现场记录、整理,反馈开发人员根据用户需求在开发环境内修改、测试后,提交用户更新系统,满足用户需求。

8. 规范建设流程 本应用处于探索阶段,建设流程参考项目管理规范执行。前期规划时,要着眼于医疗质量和医疗效率的提高,为了实现项目预期目标,临床科室和医技科室要充分沟通诊断和治疗中的实际需求,勇于打破现有的科室壁垒、专业壁垒,做到人员协同互补,将医技科室临床化。在制订计划和执行计划时,临床科室、医技科室、信息科和厂商工作人员组成的项目执行小组明确工作内容分工和人员职责,方便过程控制。在项目执行过程中,要建立由科室主任或主任医生组成的专家团队,指导医生学习专家共识和临床指南,并在实际工作中贯彻执行。在测试和试用阶段,项目组医生优先在实际病历中使用,发现问题,分析问题,提出改进措施,问题彻底解决后,提交项目初步验收。项目初步验收后,对项目涉及的申请知识库、检查知识库、诊断知识库的应用人员分期分批培训,考核合格后推广使用。在全院使用时,信息科和厂商要及时提供服务,并定期或不定期地提供系统维护和升级服务。

(二) 未来建设流程

未来随着人工智能技术和大数据技术在医院信息管理系统、电子病历系统、医学影像系统等的应用和发展,医院信息化会逐步向半结构化、结构化过渡,以实现诊断和治疗的自动化和智能化。胸部 CT 肺癌检查报告的结构化建设应纳入医院信息化建设的总体规划中,打通单病种类型的疾病从挂号、诊断和治疗各个环节的自动化智能化路径,通过结构化与自然语言的智能转换,逐步实现医生和护理人员自然表达与结构化文档记录的无缝衔接,支撑智能化医院建设和发展。

八、建设关键点

(一) 逐步完善标准体系

胸部 CT 肺癌检查报告结构化涉及 CT 设备、医学影像系统、专家共识和 AJCC 第 8 版 TNM 分期指南等,要根据医院的实际情况,从实用性出发,遵循相关专业的标准和规范,分阶段贯彻落实相关规范和标准。

(二) 深度融合 RIS 流程

结构化报告通过与 RIS 系统接口,以 HL7 消息传递模式将最终报告发送至 RIS 存档,实现患者报告内容在医疗信息系统中的长期保存。

(三) 面向临床高于临床

为适应医院多学科诊疗(multiple disciplinary team,MDT)的发展,放射科医生要以临床医生的角度和视野,以临床需要为出发点,和临床医生一起同步贯彻专家共识和 AJCC 第 8 版肺癌 TNM 分期指南,为临床提供更有价值的影像学支撑。

(四) 方便数据挖掘利用

在胸部 CT 肺癌检查报告结构化基础上,建立起来的肺癌 CT 影像诊断知识库是数据创造价值的成果体现,相比传统的医生培训学习和知识提炼,其在工作效率、临床质量、管理效益等方面会呈指数级提升。

九、建设注意事项

(一) 报告结构化的程度

在胸部 CT 肺癌检查报告结构化中,会涉及结构化、半结构化和非结构化数据,绝大部分的诊断内容是结构化的,考虑到个体差异和学科进展,预留了半结构化报告模式的模板插入和自由文本模式的补充报告和说明,以解决报告模板的繁简程度、细化程度、例外情况等,尽量减少给医生带来的困扰,便于医生快速适应新的诊断模式。

(二) 报告结构化的时效

胸部 CT 肺癌检查的结构化报告主要引用了 AJCC 第 8 版 TNM 分期指南。为了解决专家共识和 AJCC 第 8 版 TNM 分期指南版本相匹配的问题,报告模板也应制定对应的版本,单次检查的诊断报告要记录报告模板的版本号和遵循标准的版本号,保证数据在时间轴的高度一致性。

(三) 报告归档的完整性

报告归档时,可以选择经过 NLP 技术处理过的自然文本报告和带有标签数据的胸部 CT 肺癌检查的结构化报告进行归档,实现放射影像诊断报告的完整性和规范化,并符合病案管理的基本要求。

参 考 文 献

郑捷.NLP汉语自然语言处理原理与实践[M].北京:电子工业出版社,2017.

第十三节 人工智能在病历编码流程的应用

一、概念

应用人工智能技术实现医院疾病和相关健康问题的国际统计分类相关业务的各种服务。智能辅助编码系统可以实现智能病历质控服务,检查病历书写的完整性和一致性。基于病历数据提供ICD辅助编码服务,提升ICD编码质量和效率。根据诊断、手术、年龄、性别等信息,提供实时诊断相关分组(diagnosis related groups,DRGs)服务,从而帮助医生控制医疗费用。支持智能医保审核服务,能够审核诊疗行为是否合理、编码是否违规等情况,从而提升医保审核的效率和质量。系统通过优化业务流程和应用先进技术,为医院、医保客户提供优质服务。

具体功能包括:智能病历质控服务、智能ICD编码服务、实时DRGs分组服务、智能医保审核服务。

涉及技术包括:信息集成、自然语言处理、知识图谱、深度学习、语义匹配、全文搜索、规则引擎、大数据统计分析等。

二、建设背景

(一)现状分析

1. 国外现状分析 国外已有几十年实行DRGs付费经验,积累了一些解决ICD编码准确性、效率、提升病例组合指数(case-mix index,CMI)的相关经验,具有一定的借鉴意义。通过参考国外文献综述,了解到目前智能辅助编码主要有以下几种实现方式:

(1)全自动化:通过自然语言处理(natural language processing,NLP),包括基于统计信息和专家规则、知识等,自动给出编码。

(2)半自动化:报道最多的方式是做临床术语到ICD编码的映射字典并内置到诊断系统中,报道较少的方式是使用电子化的ICD-10索引表、ICD-10类目表,模拟人编码过程作出编码引导工具。

(3)查询系统:提供电子化的ICD标准表、ICD-10索引表、ICD-10类目表等资料供用户在线查询。

2. 国内现状分析 病历中的诊断编码是病历信息中的重中之重,其编码的准确性、规范性将极大地影响DRGs分组的结果以及后续各类指标及费用计算。由于医院存在病历多、病历质量欠佳、临床专业复杂性高、编码人员不足、编码人员专业能力参差不齐等问题,使得编码准确性、编码效率问题难以被解决,现有的病历编码质量不足以满足DRGs付费落地的要求。国内大多数医院都会采用编码解码器或者映射规则库辅助医学编码,有关计算机辅助编码技术研究及实际应用效果的报道较少。从文献检索结果来看,国内多数采纳映射字典表辅助编码,少部分报道模拟人工输入主导词、修饰词编码。

(二)需求分析

1. 医院临床业务应用需求 不同医院对医生是否需要参与编码的规定不同。临床医师主要负责临床诊疗、病历书写、开医嘱等,软件应用需要能辅助病历质控、辅助编码推荐、辅助提示DRGs控费信息,从而确保临床诊断填写准确、病历书写准确完整、诊疗费用可控。信息技术上要求医院各信息系统的数据集成,能够实时获取业务数据,需要应用到专业医学知识图谱,机器学习和自然语言处理等技术组合来处理病历和编码,才能实时、智能给出符合医学专业的病历质控提示和ICD编码引导。同时,也要求信息系统具备足够的安全性。管理上,临床医生需要遵守卫生行业标准规范,对临床医师信息化系统在规范医疗行为、提高医疗效率和保障医疗服务质量和安全方面也有很高的需求。

2. 医院病历编码业务需求 编码员主要负责根据出院患者的病历文档进行ICD编码,对软件功能上需要能确保编码准确、完整、合规。信息技术上要求医院各信息系统的数据集成,能够实时获取业务数据并给出编码推荐、提供本地化的病历知识库查询工具、提供可配置的编码规则工具并随时根据业务需要调整。同时，也要求信息系统具备足够的安全性。管理上要求病案科编码人员遵守病历管理规范，及时将病历编码、归档、及时保质保量完成住院病历数据上报等。

3. **医院医保审核业务需求** 医保审核员需要审核医保报销的合规性，对软件功能上需要能审核出高编码、分解住院等违规行为。对信息技术上要求医院各信息系统的数据集成，能够实时获取业务数据并给出编码推荐、DRGs 分组、提供本地化的医保审核知识库查询工具供查询。同时由于分解住院等骗保行为可能无法通过只查看一次住院病历查实，技术上需要能集成大数据，结合大数据统计分析、机器学习和自然语言处理技术，针对每份病例给出分解住院、骗保行为的预警，才能实现深度医保审核。管理上，医保审核人员需要遵守医保管理要求，遵守《医疗定点机构服务协议书》《医疗保险定点机构计算机局域网运行管理制度》等规定，需要认真核对患者身份，遏制冒用或借用医保身份开药、诊疗等违规行为；需要履行告知义务，告知住院患者在 24 小时内提供医疗卡和相关证件；需要严格按照《处方管理办法》《医保管理处罚标准》等有关规定执行；需要审核出院病历确保医保结算无误，定期上报医保结算数据。

三、建设原则

(一) 知识体系标准化

病历质控服务、ICD 智能编码服务和医保审核服务都需要非常专业、标准化的知识体系作为底层支撑。知识体系搭建需要符合国家相关数据标准、病历书写规范、临床指南、ICD 编码规范等标准规范，才能实现业务领域知识共享、信息互联互通。

(二) 系统功能易用性

医院业务环节多，业务子系统众多且复杂，要求信息化应用能够结合业务需要，无缝衔接各个业务子系统，要易于操作、简单易懂、符合使用习惯、避免干扰原有业务流程，让用户尽量用最短的时间和最少的操作步骤完成工作。

(三) 功能技术灵活性

智能辅助编码系统需要结合国家医改政策，在构建全生命周期内需要能随着国家医改政策调整、业务演进和技术进步持续升级，在系统功能上和技术上应具备灵活性，支持灵活配置和定制化需求。

四、应用场景

(一) 医生使用智能病历质控服务

在医生书写病历时，实时提供智能病历质控服务，检查病历书写准确性、完整性、及时性、一致性和专业性，达到提升病历质量的效果。

(二) 编码员使用智能 ICD 编码服务

在编码员编码过程中，根据病历数据提供 ICD 辅助编码服务，编码员只需花少量时间核对智能推荐结果是否准确，达到提升 ICD 编码质量和效率的效果。

(三) 医生使用实时 DRGs 分组服务

在医生下诊断或开医嘱后，根据诊断、手术、年龄、性别等信息，提供实时 DRGs 分组服务，反馈给医生分组结果和付费标准，从而达到帮助医生控制医疗费用的效果。

(四) 医保审核员使用智能医保审核服务

在医保审核员审核医保支付时，提供智能医保审核服务，能够审核诊疗行为是否合理、编码是否违规等情况，从而达到帮助医保审核员提升医保审核的效率和质量。

五、建设内容

(一) 智能病历质控服务

为医生提供实时智能病历质控服务。

具体功能：质控医生书写的病历、校验病历和检验、检查等内容一致性和完整性等。

适宜技术:①医疗信息集成。以患者为核心集成全生命周期诊疗信息,包括门诊、住院、急诊信息,并将每次住院的 HIS、EMR、LIS、PACS 信息集成到临床数据中心。②知识图谱。由临床专业和编码专业的多名专家,参考行业内普遍认可的临床医学术语体系(systematized nomenclature of medicine-clinical terms, SNOMED-CT),构建出 ICD 编码的多轴心知识图谱、疾病的知识图谱,将各种琐碎、零散的医疗信息知识相互连接。③深度学习。获取病历后,对数据进行清洗标注,训练基于深度神经网络的命名实体识别(NER)模型,将实体映射为高维欧氏空间的向量表达。利用知识图谱嵌入,获取更高层次语义特征,搭建完整的病历质控模型,最终实现智能病历质控。

业务流程见图 1-13-1。

建设要求见表 1-13-1。

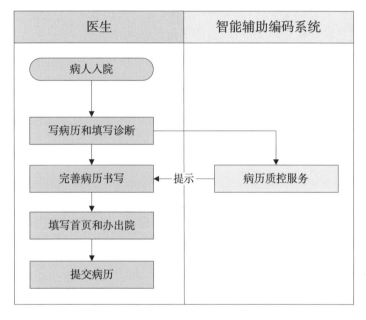

图 1-13-1 病历质控业务流程

表 1-13-1 病历质控建设要求

指标	具体内容和要求
智能病历质控	① 具备识别首页的出院诊断是否具备病史、症状体征、检验结果、检查结果、病理结果 5 项功能 ② 支持审核病历书写内容与医嘱、检验报告、检查报告、病理报告一致性 4 项技术 三级甲等医院 具备 5 项功能、支持 4 项技术 三级乙等医院 具备 4 项功能、支持 3 项技术 二级医院 具备 2 项功能、支持 1 项技术

(二)智能 ICD 编码服务

为医院医生、编码员提供 ICD 辅助编码服务。

具体功能:智能 ICD 编码推荐、编码规则审核等。

适宜技术:①NLP 自然语言处理。基于自然语言结构化分析,半自动化智能编码工具模拟了业务编码人员手工编码的过程,建立疾病的多轴心分类知识库,从诊断文本搜索确定诊断文本主导词,基于主导词继续寻找修饰词,自动化查找出 ICD 编码的类目或者亚目。②BERT 深度学习。选用 NLP 算法语言建模,算法的核心基于 BERT 语言模型,BERT 采用多头自注意力的深度模型,可以显著提高智能编码任务的准确率。③Elasticsearch。Elasticsearch 索引 ICD 编码的标准化数据和映射知识库数据。对用户黑盒运作,基于 BM25 算法优化、同义词打标、自定义分析器等方式智能推荐编码,大大提升编码员的效率。④规则引擎。编码专业人员参考专业书籍内容梳理总结了编码规则,通过规则引擎实现编码规则的实时校验,提升编码准确性和编码效率。

业务流程见图 1-13-2。

建设要求见表 1-13-2。

(三)实时 DRGs 分组服务

为医院的医生、编码员、医保审核员和医保局的审核员提供实时 DRGs 分组服务。

具体功能:诊疗中、诊疗后实时 DRGs 分组服务等。

适宜技术:①NLP 自然语言处理。②BERT 深度学习算法。③Elasticsearch 全文搜索。④大数据统计

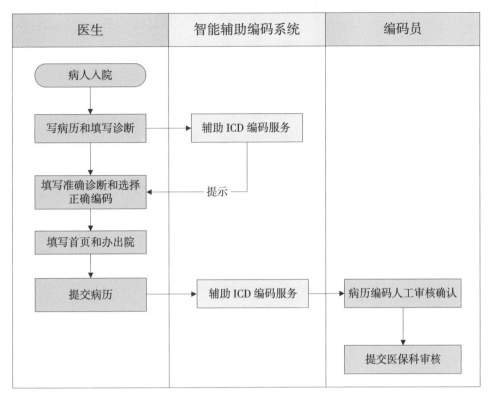

图 1-13-2 ICD 编码业务流程

表 1-13-2 ICD 编码建设要求

指标	具体内容和要求
智能编码	① 具备实时智能编码推荐 ICD-10 亚目、ICD-10 细目、ICD-9 亚目、ICD-9 细目 4 项功能 ② 支持编码规则审核,主要支持审核主要诊断选择、合并编码、另编码、不包括、星剑号、主要诊断与主要手术不符 6 项技术 三级甲等医院 具备 4 项功能、支持 6 项技术 三级乙等医院 具备 4 项功能、支持 4 项技术 二级医院 具备 2 项功能、支持 2 项技术

分析,基于区域历史大数据给出各个 DRGs 组的参考医疗费用、预算医保支付标准。

业务流程见图 1-13-3。

建设要求见表 1-13-3。

(四) 智能医保审核服务

为医院的医保科审核员或者医保局的医保审核员提供基于 DRGs 支付的医保合规性审核服务。

具体功能:审核诊疗行为是否合理、编码是否违规等。

适宜技术:①医疗信息集成。以患者为核心集成全生命周期诊疗信息,包括门诊、住院、急诊信息,并将每次住院的 HIS、EMR、LIS、PACS 信息集成到临床数据中心。②知识图谱。由临床专业和编码专业的多名专家,参考行业内普遍认可的 SNOMED CT 术语体系,构建出 ICD 编码的多轴心知识图谱、疾病的知识图谱,将各种琐碎、零散的医疗信息知识相互连接。③深度学习。获取病历后,对数据进行清洗标注,训练基于深度神经网络的命名实体识别(NER)模型,将实体映射为高维欧氏空间的向量表达。利用知识图谱嵌入,获取更高层次语义特征,搭建完整的医保病历审核模型,最终实现智能医保审核。④规则引擎。编码专业人员参考专业书籍内容梳理总结了编码规则,通过规则引擎实现编码规则的智能实时校验,审核出违背编码规范的病例,为医保审核提供有力支持。⑤大数据统计分析,基于历史大数据统计分析,检测出具有分解住院、高编码、医保骗保风险的病例。

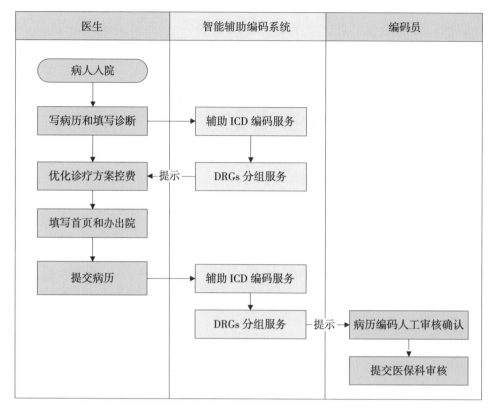

图 1-13-3　DRGs 分组业务流程

表 1-13-3　DRGs 分组建设要求

指标	具体内容和要求
DRGs 分组	① 具备实时 DRGs 分组,抽取分组关键指标进行分组 1 项功能 ② 支持预先测算分组的标杆费用、对比分析实际费用和标杆费用、提示费用超支风险 3 项技术 三级甲等医院　具备 1 项功能、支持 3 项技术 三级乙等医院　具备 1 项功能、支持 2 项技术 二级医院　具备 1 项功能、支持 1 项技术

业务流程见图 1-13-4。

建设要求见表 1-13-4。

（五）未来展望

随着新医改工作的全面深化,DRGs 支付政策的逐步落地,新兴技术的快速进展,病历辅助编码未来将是 DRGs 医保支付各环节至关重要的服务,将会深入渗透到各个业务环节中。在临床智能应用方面,智能辅助编码系统后续将往价值医疗方向发展,在提供智能病历质控、ICD 辅助编码和 DRGs 预分组服务之后,也需要医疗成本测算和临床合理诊疗方案推荐等服务。

六、建设方法

（一）建设策略

智能辅助病历编码系统需要进行总体规划,坚持"统一规划、分步实施"的原则,实现知识体系的标准化、系统功能的易用性和功能技术的灵活性。在框架设计上要采用面向服务的医院信息平台方式。在业务内容上以病历为中心、以编码审核人员为主体。在技术实现路径上,从追求单个系统规模到一体化,从模块服务到微服务化,从传统多层架构及公网访问向互联网云架构化方向转变。具体有以下两方面的建设策略:

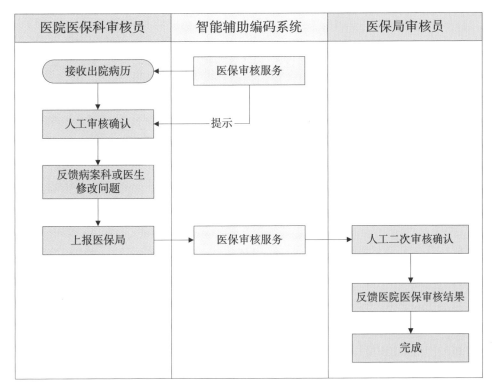

图 1-13-4 医保审核业务流程

表 1-13-4 医保审核建设要求

指标	具体内容和要求
智能医保审核	① 具备智能审核病历与医嘱和检验检查报告冲突,是否存在高编码、分解住院违规行为 3 项功能 ② 支持编码规则审核。审核主要诊断选择、合并编码、另编码、不包括、星剑号、主要诊断与主要手术不符 6 项技术 三级甲等医院　具备 3 项功能、支持 6 项技术 三级乙等医院　具备 2 项功能、支持 4 项技术 二级医院　具备 2 项功能、支持 2 项技术

1. **以病历为核心的信息资源**　病历数据是贯穿临床、编码和医保整体业务的核心数据资源。参考国家病历数据集标准和病历文档规范,以患者唯一标识号集成首页、医生文书、检验记录、检查记录、住院医嘱等核心诊疗信息,从而实现各个业务环节对医疗信息的数据传输和资源共享。

2. **与区域信息平台的统一数据接口**　智能辅助编码系统深度融入临床环节、编码环节、医保环节,需要保证整个医疗信息资源的开放性、标准化,统一资源结构、统一信息接口、统一服务规范,确保实现信息集成平台,基于平台的业务应用系统相互连接,实现业务应用的动态按需接入、快速部署、敏捷开发。

(二) 应用技术

主要包括:①系统开发语言,如 Java、Python 等。信息集成和业务系统等可以采用主流 Java 语言,数据分析和算法开发等可以采用 Python 语言。②主流关系型或非关系型数据库。根据智能辅助编码场景数据实时性、数据规模等特点,选择更强调时序性、事务性、一致性的关系型数据库完成病历质控、ICD 编码、DRGs 分组、医保审核相关的交易服务(如 Oracle、SQL Server、MySQL 以及各种国产主流数据库等)。大数据统计分析可以选择基于 Hadoop 生态的数据库系统和分布式查询平台(如 Hive、Kudu、SparkSQL、Impala 等)。对于经常会被客户端反复加载的字典数据、用户状态数据、用户会话控制数据等可升级为内存数据库集群(如 Memcache、Redis 等)并与关系数据库联动,提供相关服务等。③应用系统架构。根据用户响应和系统集成要求的不同,可以采用 B/S、C/S、N 层架构、分布式架构等不同的应用架构体系完成多系统之间的集成或者新系统的开发。④消息交互机制（如消息队列、Socket 等）。⑤自然语言处理、知识图谱、深度学习技术。基于自然语言处理和深度学习模型，结合知识图谱的知识体系，提高智能编码推荐的准确率（如 BERT 模型等）。⑥全文搜索技术。对诊断和手术操作名称建立全文索引，实现快速语义匹配（如 Elasticsearch 等）。⑦规则引擎。通过规则引擎实现编码规则的实时校验，提升编码准确性（如 Drools 等）。

（三）建议建设模式

1. 建设数据管理平台　智能辅助编码系统是基于医院临床数据、算法、算力三大核心要素的人工智能产品，其中数据是决定人工智能产品成败的基础资源。数据质量好坏是决定模型推荐结果好坏的前提，必须借助数据管理平台，对临床数据进行采集、集成、存储、清洗、训练和测试，才能产生可靠的智能编码模型，才能支撑顶层的业务应用。

2. 建设知识库管理平台　智能编码的数据来源于临床，服务于临床、编码、医保，需要全面的临床、编码、医保专业知识库作为智能推荐的基础，知识库管理平台是支撑智能编码的基础平台。仅依据医疗文本的算法模型，进行智能编码推荐的准确性仅能达到 80% 左右，结合机器学习＋知识库＋规则才能产生更好的智能编码推荐结果。

（四）未来建设模式

1. 新兴技术融合模式　国家未来将大力发展"新基建"，医疗领域的新基建意味着在医疗场景中，云计算、人工智能和 5G 等新兴技术彼此紧密融合，让医疗数据流动起来，存得下、用得好、算得快，实现医疗数据价值最大化。临床数据的不断积累为算法打下了坚实的基础，云计算的发展为数据的处理和模型的训练提供了充足的计算资源，人工智能的发展为数据挖掘和价值提升提供算法的保障。"新基建"将成为驱动医疗企业数字化、智能化转型的新引擎。

2. 垂直领域深耕模式　随着云计算、人工智能和 5G 等新技术日益普及，技术将不再是制约系统建设的因素，而供应商在垂直领域的服务质量优劣才是系统建设成功的关键。供应商应在医疗垂直领域内深耕，不断优化自己的服务和提升品牌知名度，获得客户的认可才能更好地发展。智能编码在病历编码流程中可以发挥更多的价值，包括事中对临床环节的病历质控和控费目标提醒，事后对编码的提示和对医保支付的审核等。供应商可以结合产品目标实现更多垂直领域的应用场景。

七、建设流程

（一）建议建设流程

1. 建设范围（1 个月）　明确智能辅助编码系统的建设范围，要达到临床病历质控、智能编码推荐、DRGs 预分组和医保审核等全流程闭环管理，实现基于 DRGs 医保支付的数据流通和业务衔接。

2. 技术选择（1 个月）　在智能编码推荐方面，充分利用医疗信息集成、NLP 自然语言处理、知识图谱、深度学习、语义匹配、Elasticsearch 全文搜索、规则引擎、大数据统计分析等技术，适应不同编码推荐的场景，给出合适的技术选择。

3. 系统设计（1 个月）　实施前经全面调研后，需要将医院的需求进行汇总，然后由系统架构师进行最终确认和评估系统需求，在概要设计中给出最合理的解决方案，给出开发规范、搭建系统实现的核心架构。基于系统设计目标，做好智能编码推荐算法和模型的选择，基于业务场景对软件需要实现的功能做详细的设计，包括系统架构设计、功能设计、接口设计、数据库设计、模型数据特征设计等。

4. 系统开发（3 个月）　将软件设计和模型设计结果转化为计算机可运行的程序代码。程序代码需要具备统一标准规范、易维护、可扩展、响应快。

（1）接口对接开发：系统采用模块化、组件化设计，预留专用接口数据平台，支持扩展，保证系统安全、可靠。结合医院的实际情况，将分散在 HIS、EMR、RIS、LIS 等系统的数据进行对接、集成，实现数据的互联互通，以便为临床、编码、医保等岗位人员提供智能辅助推荐信息和决策支持。

（2）人工智能相关的基础平台构建：数据管理平台、知识库管理平台是实现人工智能的基础平台，需要有医学、编码专业人员和算法工程师一起做知识库和智能编码模型训练与测试等维护。

（3）人工智能相关的软件功能开发：功能设计上，包括智能病历质控管理、智能 ICD 编码、实时 DRGs 分组和智能医保审核。实现事中对临床环节的病历质控和控费目标提醒，事后对编码的提示和对医保支付的审核。

5. **系统测试（1 个月）** 包括两方面测试：智能编码模型测试和软件功能测试，模型测试必须有医学、编码专业的业务人员参与，软件功能测试由传统的软件测试师进行。模型测试方式和内容：收集医院半年以上病历数据，模型推荐 ICD 编码后，随机抽样数据让编码专家进行人工标注，比较模型推荐结果和人工标注结果的一致性，以人工标注结果作为正确答案计算编码推荐的准确率。

6. **试运行和交付（2 个月）** 第一阶段（1 个月）是上线试运行，需要部署和配置好智能编码系统，完成接口对接和人工智能基础平台构建，然后完成业务流程整合，才能确保系统上线运行成功。试运行过程中，还需提供技术保障方案，解决启动运行中出现的各种技术问题，全力保障系统顺利上线。

第二阶段（1 个月）是产品使用培训。产品经理和实施人员应负责对用户进行智能编码产品使用培训，帮助用户快速上手使用产品，解决使用产品中遇到的问题。

7. **运维保障（12 个月）**

（1）现场支持：针对需要及时解决、远程不便或者无法解决的问题安排现场支持，技术人员需要对智能编码系统进行检测，对潜在安全或故障进行分析，提出相应的解决方案，排除故障解决问题。

（2）远程支持：针对日常问题、远程可解决或者非技术性问题提供远程技术咨询或产品咨询服务，具备 7×24 小时响应机制，快速解决用户问题。

（3）定期巡检：定期对用户系统进行例行检查，尽量将故障可能性降到最低，充分利用运维经验，采取科学严谨的分析方法，做出准确的分析和判断，保障系统正常运行。

8. **规范建设流程** 智能辅助编码系统的建设要针对业务编码的特点，结合业务场景，统一规划，降低成本和减少信息系统改造。在项目实施过程中要按照系统工程的规范实施项目管理，科学划分工作阶段和阶段目标、任务、产出和验收标准（图 1-13-5）。

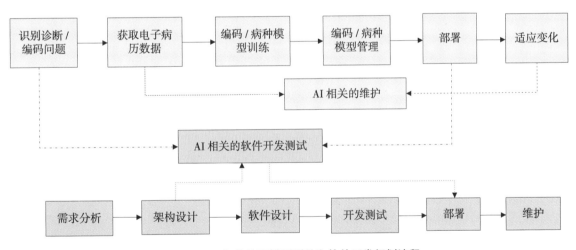

图 1-13-5 智能编码模型训练和软件开发规划流程

（二）未来建设流程

未来随着医疗领域"新基建"的普及，智能辅助编码系统信息化将向着云化发展，智能辅助编码系统将不局限于医院内部使用，将在开放网络上运行。智能辅助编码系统将是人工智能技术、大数据分析技术的集中体现，将支撑临床数据自动化质控、编码、分组和审查，进而实现自动化运维。大数据应用的数据集成需求将会推动医院信息系统向着开放和互联互通方向发展，智能辅助编码系统在医院内部的应用将达到更高的水准。

八、建设关键点

(一)多特征数据抽取

从病历中抽取主要诊断编码、主要诊断名称、其他诊断编码、其他诊断名称、年龄、性别、住院天数、出院科室等特征数据,然后进行数据清洗,过滤掉样本数太少的诊断编码数据,形成模型的训练数据。

(二)多特征模型训练

基于收集的数据进行模型训练,首先将主诊转换成 BERT 向量表达,多个次诊进行 one-hot 向量表达并进行合并,加上其他特征作为输入数据,并转化为数值表达,进行诊断编码分类模型的训练。

(三)智能编码推荐

基于训练好的多特征模型,可以对当前诊断名称进行 ICD 编码推荐,结合全文搜索技术,可以实现诊断名称粗分到细匹配的过程,然后可以开发编码推荐接口服务,与病历编码系统进行整合,实现完整的编码流程。

九、建设注意事项

(一)训练数据准备和算法选择

智能辅助编码系统采用的自然语言处理、机器学习、知识图谱等技术,推荐结果好坏受数据、算法、模型等因素的制约。如何根据应用场景准备训练数据和选择合适的算法模型是具有挑战性的,训练数据需要进行清洗和统一标注,算法也需要不断调试,无法一开始就能确定下来,需要一定的试错时间和经验积累才能逐步完善。

(二)业务流程调整和系统整合

智能辅助编码系统作为一个服务支持系统,要完成无缝结合到原有的业务流程中或者取代原来业务流程是存在很多现实阻碍的,需要增加和修改数据接口,并改造原有系统和业务流程。未来随着医改政策的变化、新技术或新设备的出现,用户需求的变更,可能新的流程也不能满足新的需求,系统面临二次改造的风险。

(三)持续系统维护和迭代管理

编码推荐的性能也是一个考虑因素,需要进行模型调优和集群部署来满足实时推荐的要求。智能辅助编码系统所使用的模型也不是一成不变的,需要基于新增的训练数据迭代训练模型和进行模型升级,从而支持更多的应用场景。业务流程也在不断发展和优化,系统也需要进行相应的调整,匹配流程的变化需求。

参 考 文 献

[1] 朱明宇.基于医学人工智能技术的病案首页智能编码研究[J].中国数字医学,2018,13(4):34-36.

[2] AZADMANJIR Z,SAFDARI R,GHAZISAEEDI M,et al. A Three-Phase Decision Model of Computer Aided Coding for the Iranian Classification of Health Interventions(IRCHI)[J]. Acta Informatica Medica,2017,25(2):88-93.

[3] 刘克新,郑琳,王莹,等.基于大数据技术的病历智能辅助编码系统的功能设计与应用[J].中国病历,2018,19(8):46-48.

[4] 杨兰,于明,王婷艳,等.计算机辅助 ICD-10 编码系统的应用[J].中国病历,2015,(12):28-32.

[5] 吕国友,何月枝,郑美莲,等.ICD-10 编码检索系统应用分析[J].世界最新医学信息文摘,2019,(45).

[6] 秦宇辰,吴骋,王志勇,等.计算机辅助医疗信息标准化编码的现况及发展[J].中国数字医学,2018,13(1):9-12.

[7] 汤洁芬.以 ICD-10 为基础的诊断智能自动编码系统在临床中的应用分析[J].中国实用医药,2017,12(11):195-196.

[8] 杨华,汪凯,郑晓华.ICD-10 智能辅助编码方法的探讨[J].中国病历,2016,17(9):45-47.

第十四节　人工智能在病历内涵质量管控的应用

一、概念

应用人工智能技术自动分析查找病历内涵质量缺陷,实时反馈提醒,实现电子病历全过程质量监控与管理。利用人工智能技术建设病历内涵质控平台,通过病历的自动化采集、标准化治理、数据融合、比对分析,对病历语义理解及诊疗路径评估,查找缺陷内容,标识原因,应用于医生端质控、环节质控、终末质控全流程质量控制与管理,实现规范化病历书写、智能化病历审核、病历质量实时监控,提高病历质控的准确性及覆盖率,加强流程质控及质控管理,达到对全量病历的自动化、全过程智能质控。

具体内容包括:病历书写实时预警提醒、内涵质量实时监控、问题病历实时推荐、整改通知下发、核心制度质控、质控规则管理等。

应用技术包括:数据抽取、数据清洗、残缺数据治理、重复数据治理、数据标注、自然语言处理、数据质量监测、数据融合、元数据模型、基础模型、融合模型、挖掘模型、数据处理过程分析、数据溯源、机器学习、可视化统计分析等技术。

二、建设背景

(一) 现状分析

1. 国外现状分析

(1) 美国:医疗人工智能领域主要集中于将人工智能的机器学习、计算机视觉、自然语言处理(natural language processing,NLP)以及智能机器人应用到医疗领域。一是机器学习。在医疗领域的应用主要聚焦于基因组学和生物制药行业。在基因组学方面,主要利用机器学习挖掘庞大的基因数据,帮助解释全基因组测序,并直接面向消费者,研究预测性基因检测和消费者的基因组学,但未来发展受到高成本和技术瓶颈的限制;在生物制药领域,利用机器学习可实现加速药物发现,降低研发成本,简化药物追踪路径等。二是计算机视觉。在医疗领域的应用主要为医学成像,如基于 X 线,实现计算机断层扫描(CT)和乳房 X 线检查;使用生物标记在体内成像或进行核 / 分子成像;进行磁共振成像以及以更高的频率运行超声成像。比较成熟的系统有 IBM Watson 医疗成像系统,该系统是由 IBM 携手领先的卫生系统、医疗学术中心、门诊放射科提供商和医学成像公司共同发起的一个全球性倡议,旨在帮助医生解决包括乳腺癌、肺癌等癌症,糖尿病、眼部疾病、脑部疾病、心脏病和卒中等疾病。由于对该系统预期值过高,其应用和发展并非一帆风顺,但其出现和发展,却掀起了 Google、微软等公司开发医疗人工智能领域的浪潮。三是自然语言处理。在医疗领域的应用主要是为管理层制订医疗保险计划和护理管理计划时,基于以往用户行为提供建议,作为患者 / 医生顾问,引导用户获得最佳结果,还可高效协调护理、生活和健康,为患者带来很好的互动体验。四是智能机器人。在医疗领域的应用主要是研制出各种功能的机器人,辅助治疗和护理。精密外科手术机器人(如达·芬奇手术机器人),用于执行重复性任务如采集血样的机器人护士,用于提高随访效率的机器人助手,帮助偏远地区患者获得高质量医疗咨询服务的远程医疗网络,准确处理药物信息的制药机器人等。达·芬奇手术系统是由美国 Intuitive Surgical 公司 2000 年 6 月开发的外科手术机器人系统,该系统在前列腺切除手术上应用最多,但现在也越来越多地应用于心脏瓣膜修复和妇科手术中。美国目前有 106 家创业公司正在用 AI 转变医疗的运作生态,医疗影像和诊断领域的创业数量日益增加,远程患者监护网络开发逐渐细化,智能决策支持系统、药物发现、肿瘤检测等医疗人工智能系统日渐普及。据 Fusion Fund 预测,到 2024 年,药物发现程序占据人工智能市场的 35% 以上,医学影像和诊断行业的收入预计将达到 25 亿美元,基因组学和精密医学领域人工智能的应用,将会催生适应个体患者情况的个性化治疗方案以及加速医疗服务的交付速度。

(2) 英国:英国国家医疗服务体系(National Health Service,NHS)在医疗人工智能可持续发展方面仍然面临世界各国所共有的数据融合与共享的挑战,构成 NHS 的医疗保健信托分为 NHS 基金会医院与信托机构两类。基金会医院由英国卫生部直接管理,信托机构的管理层由当地居民选举产生,这导致信托机构并未使用相同的 IT 设备与数据标记方式,因此数据集通常比设想的更有限,更难分享和融合。为应对该挑战英国政府已明确提出在 NHS 中使用 AI 的设想与规划,AI 技术的繁荣将有助于实现 NHS 长期规划目标,可以减少多达 3 000 万患者不必要的门诊预约与住院,节省超过 10 亿英镑的医疗支出。为实现这一设想,在过去 5 年中 NHSAppslibrary 评估和批准的 70 多个应用程序已投入使用,所有机构部署 WIFI;93% 的全科医生已经使用电子处方来服务患者,3 年内为 NHS 节省 1.36 亿英镑;全球数字示范计划已支持 16 个急诊、7 个心理健康和 3 个救护车信托机构;当地健康与护理记录计划已开始在全科医生、医院、社区服务和社会护理中创建综合医疗记录。但 NHS 还未实现整体的转型,在 10 年内 NHS 希望在人工智能技术帮助下患者可以更好地管理个人健康。2019 年 7 月,英国 NHS 发布中长期卫生服务体系发展规划,从服务模式创新、减少健康不平等、促进护理质量、给予员工支持、实现数字化转型、提高投资利用效率及未来展望 7 个章节介绍英国未来几年的发展方向。NHS 计划通过 AI 技术实现个人健康个性化与数字化管理,加大 AI 在医疗领域的应用广度与深度,使数字化医疗成为主流。规划指出近年来 AI 被广泛应用于 NHS 中,英国信息化建设成果显著,AI 被运用在健康管理、临床辅助诊断和医学影像等多个方面,缓解 NHS 候诊时间长、员工效率低和医疗成本高的弊病,极大提升医疗效率,优化资源配置并减少医疗开支。未来 NHS 主要在公民健康医疗服务赋权、辅助卫生和护理专业人员、促进 AI 临床诊疗应用、利用 AI 加强人群健康管理、提高安全与效率 5 个方面进行 AI 加速应用以实现服务模式创新和体系的整体转型。

(3) 日本:发布的关于人工智能的政策有《机器人新战略:愿景、战略、行动计划(2015)》《日本复兴战略(2016)》《科学技术创新综合战略(2016)》《人工智能的研究开发目标和产业化路线图(2017)》《人工智能科技战略(2017)》《面向 2030 的未来展望(2017)》六项。在医疗健康领域重点关注的是临床机器人、医疗辅助系统和医疗健康数据的监管等,希望借助人工智能来改善人口极度老龄化的社会现状。《机器人新战略》中提出在医疗护理领域的重点措施,在看护人类的认知、步行、排泄、入浴等方面研发并普及实用化机器人技术和手术机器人,对新医疗器械实现快速审查。《日本复兴战略(2016)》和《科学技术创新综合战略(2016)》两份重要报告关注利用人工智能开发医疗治疗支持系统以及实现健康、医疗、公共服务等广泛的产业结构变革。在 2017 年发布的三份报告中,日本积极将人工智能应用于开发医疗辅助系统和与大数据的融合。

2. **国内现状分析**　全国范围内临床工作量呈快速增长趋势,住院日的逐步缩短,临床快节奏以及电子病历广泛应用,使病历信息收集的方式发生变化,传统的手工书写病历逐步被电子病历取代,这给病历质量带来系列新问题。拷贝导致的病历内容雷同及重形式质量、轻内涵质量的现象尤为突出。这些问题普遍存在,严重影响了病历内涵质量,危及医疗质量。为此,北京协和医院未雨绸缪,组建病历内涵质控专家组,创新性设定病历内涵质量检查标准,从传承协和要求、贴近临床、注重逻辑、提高效度和奖励优秀 5 个维度 15 个项目进行评价,设立不良拷贝单项否决;建立病历内涵质控运行机制,从而有效提升病历内涵质量,传承协和病历传统文化。

在医院医疗质量管理中,病历质控是重要组成部分,也是核心部分。但是由于病历质控的工作量大,质控人员的质控水平不足,具有临床背景的高学历专职质控人员稀缺等原因,病历质控不理想。随着计算能力的提升,基于深度学习的人工智能技术出现了井喷。人工智能技术在很多领域可以模仿人脑进行一定程度的逻辑及非逻辑判断,最终实现类似于人类的决策判断。原国家卫生计生委 2017 年 2 月印发的《"十三五"全国人口健康信息化发展规划》中则明确指出,要充分发挥人工智能等先进技术在人口信息化和健康医疗大数据的建设与应用发展中的引领作用。

3. **发展趋势**　病历内涵质量应成为每个医疗机构科室科学管理的方向与目标。伴随分级诊疗、医保跨省结算与 DRGs 支付方式的改革,病历诊断的准确性和全面性、诊疗方案的适宜性和规范性等病历内涵的重要内容,将与医疗质量直接相关。随着专科电子病历的不断发展,病历内涵质控未来将会朝着专科化方向不断推进,为患者的精准化治疗、医保控费等提供有力的依据。因此需要医院管理者高度重视,尽早推进病历内涵质量提升。

（二）需求分析

1. 促进病历规范书写的需求　病历不但是疾病诊治过程的全面记录,而且有其相关的法律意义,是司法机关判断医院与患者之间是否存在纠纷的重要依据。一份好的住院病历,能够充分反映患者的疾病情况和医院在患者身上所做的工作,也能够反映医院及医护人员的医疗技术水平,更能够为医院开展科学研究、病历总结提供原始材料,同时,对于日后发生医疗纠纷,也能够成为双方解决纠纷的有力证据。无论从哪个角度来说,病历在一个医疗机构中都占有非常重要的地位。因此,从全面提高病历内涵质控方面入手来防范医疗记录缺陷的发生,对于医疗机构和质控人员具有非常重要的意义。

2. 提升病历质控效率的需求　一方面,传统的病历质控由于受限于病历质控人员数量少、个人医疗知识局限性等问题,无法对全部病历进行质控,只能人工抽样质控检查后将检查结果回馈给临床医生再给以相应的奖惩,但是检查的病历覆盖面少,而且质控人员检查也存在一定的主观性,导致病历质量一直没有提高。另一方面,人力质控标准不统一且容易受疲劳等因素影响。现有的病历质控系统只能对病历的完整性、时限性做质控,对于内涵质控无能为力。为全面质控 100% 的病历量,可以借助基于人工智能的病历内涵质控系统,通过对病历语义的理解及诊疗路径的评估,查找缺陷内容,标识原因,实现对临床病历全方位质量把控与评审,从而提升病历的整体管理质量与水平。

3. 提高病历管理质量的需求　医院病历管理工作者在理论水平、专业素质以及文化内涵中存在一定的差距,其专业背景不完善、人员构成不科学。主要表现为人员划分较随意,并且存在非常大的流动性,病历管理工作者以前大多是从事行政、护理等工作,具备专业工作能力和经历的人员较少,同时其储备的专业知识系统过于陈旧、知识面不完善、学历较低、思想观念不完善,不符合医院病历科学有效管理的目标,需利用智能信息化手段加强病历的全流程监控与管理。

三、应用场景

（一）全流程病历质量监控

利用大数据及人工智能技术构建完善的内涵质控规则库,应用于医生端质控、科室质控及终末质控各个质控环节,实现对病历文书自动监控、提醒及反馈,并通过可视化列表辅助完成质控管理,形成病历质量监管闭环,加强病历自动化智能质控。系统主要面向临床医生、环节质控及终末质控人员、质控管理人员,提升电子病历的管控效率。案例:2019 年 6 月,天坛医院正式实施病历内涵质控系统,病历书写问题得到及时有效纠正,环节质控和终末质控效率大幅提升。

（二）历史病历质量核查

通过质控系统对既往历史病历做标准化处理,消除患者多次诊疗记录存在描述不一致、歧义、术语不统一等问题,提升历史病历的数据质量,全面掌握既往病历质量情况,为临床辅助决策、临床科研提供高质量的数据支撑。系统主要面向临床医生、科研人员、信息管理人员等,提升数据获取的准确率及数据管理效率。案例:2018 年 6 月,北京大学第三医院实施临床辅助决策支持系统,利用病历质控系统标准化近 3 年的历史病历数据,为临床辅助决策提供标准统一的精准数据支撑,有效提升了临床决策的准确率。

（三）医疗质量监控管理

通过对电子病历内涵质量监控,深入掌握诊疗过程中诊断、治疗、预后等医疗质量情况,利用统计分析学方法为医院管理者提供可视化的分析结果,辅助管理者进行医疗质量提升决策。系统主要面向医院管理者、医疗质量监控部门等。案例:2019 年 6 月,北京天坛医院实施病历内涵质控平台,扭转了以往病历核查的困境,显著提高了病历质量,同时也将为临床、科研及医院管理等提供重要支撑。

四、基本原则

（一）基于标准,优化创新

以国家病历质量书写标准及评价标准为基础,参考权威医院优秀病历质控规范和高年资医生的专家意见,制定标准的、规范的质控规则,利用新兴技术优化质控流程,创新质控方法,满足国家要求的所有类型病历内涵智能化质控。

（二）全程监管，智能检测

充分理解并处理非结构化病历文书，借助人工智能相关技术搭建质控规则引擎体系，实时监测病历书写的规范性及合理性，智能化判断患者医疗记录的准确性及病情发展变化，坚持病历文书的全周期、全流程管控。

（三）提质增效，层层把控

自动校验患者前后病情数据及诊疗情况的一致性、合理性、关联性、完整性，实时提醒医生端病历书写的合规性，智能化监控环节质控及终末质控，自动筛查问题病历，标记问题点，给出改进建议。

五、建设内容

智能化病历内涵质控平台是以原国家卫生部 2010 年版《病历书写规范》及《病历质量评价标准》为基础，同时综合三甲医院高年资质控医生专业评审意见，利用自然语言处理、机器学习、深度学习等大数据及人工智能技术，构建一套智能化质控规则引擎体系。通过运行该规则引擎，实现医生端质控、环节质控、终末质控等。

（一）基于人工智能的病历内涵质量管控

1. **医生端质控** 医生端质控是指在医生书写病历过程中，依据预先设定好的病历质控规则，实时监测病历书写情况，并针对病历存在的问题进行预警、提醒，实现病历书写实时检测、实时反馈、实时提醒，规范病历书写。

具体功能：具备规则预警、问题提醒、整改通知、问题统计等。

适宜技术：①自然语言处理。利用分词技术对非结构化数据进行提取，并关联上下文语义，形成后结构化数据，实现医疗文本的自动解析。②病历信息智能查询检索。支持病历信息的多角度、多维度分析处理。

业务流程见图 1-14-1。

建设要求见表 1-14-1。

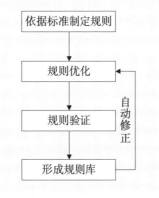

图 1-14-1 医生端质控流程

表 1-14-1 医生端质控建设要求

指标	具体内容和要求
医生端质控	①具备内容完整性预警、病历问题点提醒、书写质量统计、整改通知 4 项功能 ②支持自然语言处理、统计分析、可视化展示 3 种技术
	三级甲等医院 具备 4 项功能、支持 3 种技术
	三级乙等医院 同上
	二级医院 推荐要求

2. **环节及终末质控** 环节及终末质控是指在科室质控及病案科质控过程中，通过运行智能质控规则引擎，系统自动检测病历，并统计和展示病历问题点，针对有问题的病历下发整改通知，生成质控列表并按问题严重程度排序。

具体功能：具备医生端监控、环节监控、环节质控、终末监控、终末质控等。

适宜技术：①知识库。支持构建质控规则知识库。②统计分析。支持病历问题统计分析并给出分析报表。③可视化。支持分析结构图形化展示。

业务流程见图 1-14-2。

建设要求见表 1-14-2。

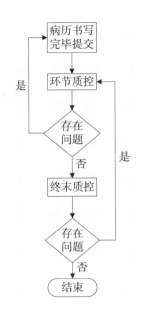

图 1-14-2 环节及终末质控流程

表 1-14-2 环节及终末质控建设要求

指标	具体内容和要求
环节及终末质控	①具备医生端病历质量实时监控、在院病历实时监控、自动质控在院运行病历、自控推荐问题病历、整改通知下发、统计报表 6 项功能 ②支持知识库、统计分析、可视化展示 3 种技术。 三级甲等医院 具备 6 项功能、支持 3 种技术 三级乙等医院 同上 二级医院 推荐要求

3. **质控规则库** 质控规则库是指依据国家电子病历质控规则标准,利用机器学习及人工智能技术,学习优秀病历的质控方法,结合高年资质控医生建议而构建的一套质控规则。

具体功能:具备规则自定义、规则管理、自动修正、规则校验等。

适宜技术:①机器学习。支持自动学习优秀病历知识。②知识图谱。支持构建质控规则知识图谱。③质控模型。支持自动构建质控模型及自动优化修正模型。

业务流程见图 1-14-3。

建设要求见表 1-14-3。

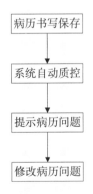

图 1-14-3 质控规则库建设流程

表 1-14-3 质控规则库建设要求

指标	具体内容和要求
质控规则库	①具备病案首页规则库、时限次数规则库、文书完整规则库、数据合理规则库、内容一致规则库、专有名词规则库、医学逻辑规则库、病情记录规则库、诊治分析规则库、预警规则库 10 项功能 ②支持机器学习、知识图谱、数据模型 3 种技术 三级甲等医院 具备 10 项功能、支持 3 种技术 三级乙等医院 具备 6 项功能、支持 3 种技术 二级医院 推荐要求

(二)未来展望

在满足医院对电子病历三级质控的基础上,未来可向专科及专病方向进行病历质控系统建设,如建设专科质控规则库、专病质控规则库,利用人工智能及机器学习技术不断修正和完善规则模型,使病历质控朝着精细化精准化发展。

六、建设方法

(一)建设策略

1. 明确建设范围　为实现病历内涵质量管控建设目标,需确定建设范围,建议在充分分析医院数据现状的基础上,以国家对病历内涵质量控制要求及管理需求为导向,围绕提升病历内涵质量确定建设内容。梳理分析病历全周期使用过程,确定管理需求;征询权威专家意见明确存在的问题,确定病历质控需求,在需求分析的基础上最终确定建设内容。

2. 确定建设规划　建议由医院行政管理部门组织,信息技术管理部门支撑,组织资深病案专家、一线医务人员、病案科人员、专业信息人员等成立专家工作组,或者请有实践经验的第三方作为技术支持方,共同对医院病历质量现状进行综合调研分析,从病历质控要求、技术实现、业务流程优化等多维度给出建设性规划建议,自顶向下结合全院病历现状进行整体分析、整体规划、分步实施,最终完成建设目标。

(二)应用技术

基于人工智能的病历内涵质量管控系统涉及多种新兴技术,在技术选择上应重点关注技术的成熟度、技术的应用规模、技术的发展前景、技术的安全性可靠性等方面。如应用自然语言处理技术、机器学习技术等基于人工智能算法开发的各类模型,将其应用在病历质控中,不仅能从内容完整性、时效性等研判,也能对病历文书从术语规范性、数据一致性、逻辑一致性、诊断充分性、药物相互作用等进行内涵质控。

(三)建议建设模式

人工智能技术的应用在医院缺少相关技术人才储备,技术实力相对薄弱,不足以有效支撑医院基于人工智能的应用发展。建议采取外包和自主研发相结合的方式,可以降低医院开发和实施风险,充分利用专业厂商的技术优势,结合医院自身的医学专业优势,有利于建设符合医院需求的基于人工智能技术的病历文书质量管控系统,并帮助医院 IT 部门人员技能提升和人才培养。

第一阶段。针对医生端质控、环节质控、终末质控等业务,在业务分析及国家病历质控要求的基础上,制定病历质控标准,利用自然语言处理技术对非结构化数据进行治理及改造。利用机器学习技术构建知识图谱及规则库,建立完成基于人工智能的病历质控系统模型设计和实现,形成病历质控共性规则和应用,同时引入病案专家建议自定义规则修改机制,完成通用病历质控系统建设。

第二阶段。建立病历书写预警模型、提醒模型、统计模型,以及环节质控和终末质控的监控模型、核心制度质控模型论证,建设规则管理系统及账户管理系统,完成系统设计,最终应用于医院全流程病历文书质量管控。

第三阶段。本阶段在上述功能开展应用的基础上,开展重点专科及联动质控的示范应用,同时可开展 DRGs 相关测试应用。逐步实现专科专病病历内涵质控,分级联动质控,智能病历质控系统能够自动根据新的数据优化质控模型参数,支持 DRGs 病种分组系统的建模、设计和实现。

(四)未来建设模式

随着 5G、物联网、云计算、智能语音技术的不断成熟与发展,为病历质量管控系统建设提供了新的思路和技术手段,拓展应用范围,创新应用方法。未来基于 5G、物联网设备自动采集患者体征、病症等信息,智能语音自动录入病历;基于云计算部署区域病历质量管控系统,改变医院现有的应用建设模式,可以实现跨院区、跨区域的病历质控应用,帮扶及带动医院集团、医联体、专科联盟、低等级医院的病历质量提升,加速医疗同质化步伐,医院的业务应用部署到云端不仅节省硬件采购成本,也节省了系统的后期维护成本,减轻了医院信息部门的工作压力,提高了医院运行效率。

七、建设流程

(一)建议建设流程

1. 建设范围(1 周)　组建电子病历质控小组,通过对住院病区临床医护人员、医务处管理人员、病案室管理人员的业务调研和需求调研,对医院的现有病历文书进行数据分析,结合国家对电子病历质量管理要求,制定统一的电子病历质量控制规范和流程,对电子病历内涵质控建设与管理进行统一规划,明确病历内涵质控的建设范围。在医院现有信息化基础上利用人工智能技术构建独立于医院业务系统之外的病历内涵质控系统，以完全创新的模式开展全流程闭环病历质量控制。满足病历书写、环节质控、终末质控的智能化需求。

2. **技术选择（1周）**　医院病历内涵质控系统应选择新兴的、大规模应用的、成熟稳定的技术，对来源于不同类型数据库不同结构的数据按照统一标准的数据格式重构，利用自然语言处理、分词、语义分析，进行后结构化处理。制定统一的病历质控规范及规则，使用机器学习技术，实时学习病历中的症状、诊断、医嘱、手术等数据，实时提醒病历书写问题，并推荐修改建议，实现病历规范化书写。

3. **系统设计（4周）**　医院大数据信息管理系统涉及数据抽取、数据处理、数据服务和系统管理等四个方面的内容。

（1）数据抽取：采用内网部署服务器集群方式，满足医疗卫生系统对数据安全性、可靠性的需求。通过软件数据接口或统一的接口平台实现病历数据的实时抽取或历史数据抽取。利用大数据并行采集解析技术、ETL技术、分布式存储计算技术，提供数据的校验等功能。

（2）数据处理：支持结构化数据（关系型数据库数据）、非结构化数据（影像、视频、图片等）、半结构化数据（病历文本等）的后结构化处理，通过数据整合、数据清洗、数据解析、自然语言处理、机器学习、去隐私等手段进行数据处理，形成标准化数据，满足后续数据利用需求。

（3）数据服务：注重面向应用主题的数据建模及协同分析处理。提供基于人工智能及大数据架构下海量数据读取、数据处理、数据计算服务，通过可视化的数据探索工具、数据挖掘模型、简易模型训练支持数据挖掘与分析服务。支持快速数据处理、在线数据检索、机器学习等工具，提供实时数据检索、归并、反馈、预警等应用服务。

（4）系统管理：记录各组件的操作和运行日志，记录身份验证信息，统一存储，并支持检索和分析。支持自动化的异常行为分析、告警及分析规则自定义。利用身份认证技术对组件操作权限进行管控。通过字段级别的访问控制措施，进行结构化数据访问权限、非结构化数据访问权限的管理。最大限度的满足数据的共享、稳定性等需求。

4. **系统开发（4周）**　开发方首先要深入了解和分析用户需求，制作详细的功能需求文档，清楚列出系统大功能模块，大功能模块有哪些小功能模块，以及相关的界面和界面功能，并向用户确认需求。其次，对软件系统进行概要设计，着重考虑系统的基本处理流程、系统的组织结构、模块划分、功能分配、接口设计、运行设计、数据结构设计和出错处理设计等。在概要设计的基础上，对软件进行详细设计，主要描述实现具体模块所涉及到的主要算法、数据结构、类的层次结构及调用关系，需要说明软件系统各个层次中的每个模块的设计考虑，以便进行编码和测试。接下来，进入软件编码阶段，开发方根据《软件系统详细设计报告》中对数据结构、算法分析和模块实现等方面的设计要求，开始具体的编写程序工作，分别实现各模块的功能，从而实现对目标系统的功能、性能、接口、界面等方面的要求。编码完成后，需对编码进行整体测试，根据软件的类型不同，采用不同的测试方法，并确认每一个功能实现。最后，在软件测试完毕后，进行系统部署与实施。

5. **系统测试（1周）**　由项目实施人员或相关科室的医护人员，依据需求文档及业务应用场景，对系统进行功能验证及集成测试，测试的问题需统一记录管理，协调相关研发人员及时处理，由测试人员全程跟踪至所有问题均修改并回归验证完毕。

6. **试运行和交付（2周）**　系统完成部署后，对用户进行使用培训，开始系统试运行工作，组织全部应用科室，对所有系统模拟正式使用业务场景进行模拟应用演练，尤其要请各科室医生将所有诊疗过程中需要处理的业务全部进行模拟使用，以充分暴露系统应用问题，使问题得到及时解决。试运行结束正式上线之后，经使用方确认系统平稳运行后，进行验收交付使用。软件开发方应向用户提交开发的目标安装程序、数据库的数据字典、《用户安装手册》《用户使用指南》需求报告、设计报告、测试报告等双方合同约定的产物。

7. **运维保障（长期）**　病历内涵质控系统应用新技术较多，与电子病历系统及其他系统关联性强，系统上线使用后，要建立有效的运维管理机制。基于医院信息监控平台，对系统运行情况及数据库状态进行监控,及时处理突发问题。医疗数据对患者及临床医疗异常重要,应做好数据库备份。对于日常运维,除软硬件维护,还有医护人员信息维护、权限设置管理、基础数据维护等相关工作,医院信息科应有专人负责。对于系统运行中出现的问题,可请技术支持方远程解决,远程解决不了的困难,或者因需求变更、政策要求等需要修改功能的,可请技术支持方派工程师现场解决。医院和技术支持方还应协商定期巡检机制,以及时发现可能存在的故障问题。

8. 规范建设流程　医院病历内涵质控系统建设涉及科室较多,具有实时性高、业务需求广泛、覆盖科室范围较大等特点。需全面进行统筹规划,规范建设流程,主要步骤包括需求分析、软硬件实施、实施部署、运营与维护等(图 1-14-4)。

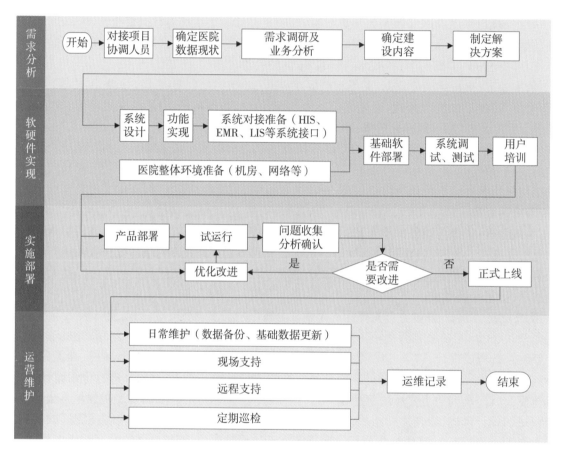

图 1-14-4　建设流程

(二)未来建设流程

在满足医院病历质控业务应用的前提下,开展专科专病质量控制深入研究,制定专科专病内涵质控规则,使质控朝着专科专病方向发展,使病历质控更精细更精准。随着医院规模的不断扩大及医院联合体的发展,病历质控将来需要满足医院联合体、专科联盟等对病历质量控制的需求,未来病历质控系统的建设可通过公有云或私有云方式为医院联合体及专科联盟提供病历质控服务,从而不断改进和完善病历质量管理,避免重复建设造成资源浪费。

八、建设关键点

(一)基于 AI 技术的电子病历系统信息共享

通过与病历系统实时交互,获取不限于文书、诊断、护理医嘱、检查检验医嘱等病历内容,完成质控指标的数据元自动采集和医学逻辑判定。在使用形式上,不打扰正常诊疗业务,操作过程中对病历进行流程性检查,发现病历中有不符合临床规范的诊疗行为(如检查项目缺失、用药剂量不够)自动触发系统的知识库规则引擎,系统将在病历文书页面如入院记录、每日病程、出院小结提醒医生处理。

(二) 质控指标设定及数据流智能处理

在遵循国家卫生健康委病历内涵质控要求基础上,结合医院临床实际设定多维度相关指标,系统依据设定的指标采集相关数据元。由于患者信息多以自由文本格式存在于病历中,非结构化程度高,术语名称使用不规范及无统一编码等,利用自然语言处理技术进行实时数据流处理,完成患者离散数据的整合、结构化。通过建立医学术语词库,按照分句、分词、语义分析、形成文本摘要等步骤,把自然语言分割为不同的实体概念、逻辑、关系,转化为机器可读的语言,完成 AI 质控指标的关键信息萃取。

(三) 模型构建与诊疗缺陷事中智能提醒

病历数据经由 NLP 后结构化,得到结构化命名实体包括诊断、治疗、药物、临床表现等,形成患者画像。系统根据后台知识库决策树分析模型,自动审核病历中的诊疗质量缺陷并提示,临床医生点击质控提醒可快速、及时完成相关诊疗操作。

九、建设注意事项

(一) 利用自然语言处理技术进行病历结构化

通过自然语言处理引擎对医疗文本数据进行语义分析及提取,利用百万级专业的医学词库及语料库进行模型构建与训练,能达到的分词准确率达 99%,命名实体识别的准确率达 97%,实现了在对医学文本充分结构化的基础上,仍能最大程度保留文本中的语义及关联,从而使由计算机对病历的内涵进行分析与质控。NLP 引擎能够充分解决由于质控专业人员有限导致的质控量低、难以实现行业对病历质控量的要求等问题,在提高效率的同时也可节省大量人力成本。

(二) 利用规范化模型进行数据清洗

由于医疗数据来源的多样性,在医学知识融合的过程中存在近义词需要进行归类,如对于"胸痛"症状的表述可能包含"胸部不适""胸部疼痛""胸疼""胸痛""胸侗"等多种形式,并且不同系统中对于同一术语的表述不一,如"乙肝表面 抗原""乙型肝炎表面抗原""HBsAg""表面抗原"等表示同一指标。针对医学表述的多样性,以及不同系统标准下疾病、指标、治疗等术语表达不一致的问题,以 ICD-10、ICD-9-CM3 等行业标准及权威教材用词为基础,通过标准化的数据清洗流程将医学自然语言进行规范化及标准化,完成多样化数据至标准化、规范化数据的转换过程,以便于对医学用语规范性进行评价,以及对信息进行匹配、对比、分析,主要通过分类回归树算法、SVM 分类方法来实现。

参 考 文 献

［1］张璐.医疗领域人工智能应用行业报告［M］.2018.https://blog.csdn.net/np4rHI455vg29y2/article/detAIls/78788226.
［2］谢俊祥,张琳,李勇.美国医疗人工智能概况、问题及愿景分析——基于美国人工智能系列报告的解析［J］.中国医疗器械信息,2019,(17).
［3］牛利娜,谢子裕,成浩然,等.英国人工智能在医疗领域应用发展现状及其启示［J］.医学信息学杂志,2020,41(1):2-6.
［4］胡可慧,陈校云,宋杨杨,等.美国、欧盟、英国、日本和中国医疗人工智能相关政策分析［J］.中国数字医学,2019,14(07):34-38.
［5］王怡,段文利,庞成,等.病历内涵质量管理体系的建立与实践［J］.中国卫生质量管理,2017,24(5):32-34.

第十五节 人工智能在医疗设备资源管理配置的应用

一、概念

医疗设备资源管理配置是指对医院医疗设备的规划、采购、维修、调度、状态监控、降级、报废等环节进行全生命周期管理。基于大数据和人工智能技术的医疗设备资源管理配置利用设备客观数据,通过模型和算法,对设备管理配置工作进行全面指标建模和分析优化,实现精细化的管理和配置,帮助医院科学合理地管理和使用医疗设备,提升产出效益。

具体内容包括:医疗设备大数据平台建设、医疗设备数据挖掘和建模分析、医疗设备数据模型按需优化配置、设备管理配置持续迭代优化等。

涉及技术包括:嵌入式设备数据采集、医疗设备物联网、设备大数据存储、数据挖掘和建模、最优化分析、动态规划等。

二、建设背景

(一)现状分析

医疗设备的管理和配置始终是医院管理的一项重点工作。目前,关于医疗设备的全生命周期管理、设备运维、预防性维修、经济和社会效益评价、寿命评估、安全评估、配置管理等方面已有较多研究,提出各种分析指标、评估方法等成果。近几年,通过设备客观采集数据进行设备管理配置开始应用,设备管理配置指标体系也逐渐精细,利用云计算、大数据、物联网、5G、人工智能等新兴技术实现精细化、智能化的多机构联动设备管理配置成为重点发展方向。

1. 国外现状分析　国外医疗设备管理工作中十分重视数学模型和人工智能模型的使用。Abdulrahim Shamayleh 等人在基于 IoT 数据采集的设备预防性维修中,采用了支持向量机(SVM)模型来诊断设备的故障状态。Maggi N 等对比了线性和模糊逻辑模型在医疗设备替代优先级评估中的作用。Gavurova 等人利用聚类方法分析了设备空间配置和可预防性死亡的关系。Tani Y 等采用了相关分析来寻找从 HIS 数据提取关键因子的方法。关于医疗设备管理不同方面指标体系的建设,国外也有较多研究。Iadanza 等提出的基于证据的设备管理方法中,就梳理了维护效能评价的关键指标(KPIs)。另外,WHO 十分重视医疗仪器设备管理,2015 年出版了世界卫生组织医疗器械技术系列,作为全球卫生技术倡议项目的一部分,用于加强医疗器械准入、质量和使用管理的改进。本套技术系列对国家和政府层面提出了监管框架,对医疗卫生机构层面提出了指导原则和操作方法,提出了完整的医疗器械管理指导体系,对监管部门、医疗卫生机构的医疗器械管理工作有很好地借鉴意义。国际标准化组织(ISO)也针对医疗设备的质量控制、安全、信息和数据交换等方面制定了一系列标准,为设备管理和配置提供了技术参考。

2. 国内现状分析　在"健康中国 2030"战略、公立医院绩效考核、国务院办公厅关于建立现代医院管理制度的指导意见等一系列政策举措推动下,医院管理改革已迫在眉睫,而科学化、精细化管理是在新形势下公立医院深层次改革发展,提质增效的必由之路,是医院管理模式发展的新方向。随着医疗大数据和人工智能技术成熟,已逐渐应用于医院医疗管理和运营管理等领域,但是目前市场缺乏医院智能化管理应用相关方面的标准、规范及监管,包括标准病例库、标准术语、算法模型以及临床应用等,尚未满足医院规范化管理要求。

随着医院信息化水平持续提高,我国医疗设备配置的相关研究走向深入。徐州中心医院的 Lu Q 等人分析了我国医疗设备配置中重购置、轻管理的现状,整合 HIS、PACS、LIS、RIS 等系统的数据,建立设备配置多维指标体系,为新医院设备购置提供决策模型。利用物联网技术采集各类大型医学装备数据,开展设备运行状态数据分析,为设备使用和规划提供决策依据,国内已开展较多探索研究,有不少案例。为整合更多设备管理的信息,能够实现全生命周期、精细化的设备管理,国内不少研究者开展了相应管理设计、实践和评价。总的来说,国内相关数据收集工作有较大进展,但通过建模和算法配置,利用人工智能技术进行医疗设备管理的案例较少,标准化规范化仍有提高空间。

(二)需求分析

随着新兴技术发展和国家战略层面推动,医疗卫生信息化创新走向深入,新业态、新模式不断涌现,医疗设备管理的制度理念创新、协同协作发展方式、管理使用模式等正发生着深刻改变,特别是随着 5G 和第六代 WIFI 技术发展带来的设备直联互联、自动化场景数据记录、多学科跨院区医联体协同、互联网医院和远程医疗等应用场景,医疗设备所有权、使用权、收益权、投资方式也在发生改变,设备管理、运维、数据采集要求不断增多,设备的全生命周期管理趋向精细化、智能化。在医院层面,设备精细化和智能化管理建设需求主要包括三个方面:

1. 医疗设备管理配置数据采集需求　医疗设备是医院生产的重要工具和创新研究的重要资源。传统医疗设备仅通过显示设备直接提供给医生决策,无法或未考虑持续实时收集医疗、管理和运行状态等数据,造成了大量的数据流失,随着数字化信息化水平提高,当前医疗设备大多具备持续实时数据收集功能,为设备原始数据采集提供了条件,是基于数据开展挖掘、建模和评估的智能化和精细化医疗设备配置决策的基础。

2. 医疗设备管理配置精细化需求 随着我国社会经济发展、技术进步和认知的拓展,人民群众对医疗卫生服务需求的提高和改变,促进了医疗卫生领域新模态和新业态的变革创新,设备使用模式发生深刻改变。设备管理配置已进入数字化决策发展阶段,借助数据挖掘、人工智能建模等手段实现特征数据和多效益指标之间关联,甚至需要以数据支撑重建指标体系模型,解决传统模式下医疗设备投入产出分析无法完全覆盖边际效益、间接效益难评估等问题。

3. 医疗设备管理配置的智能化需求 在计算机算力提高和计算技术发展的支撑下,人工智能发展和应用发展迅速。传统医疗设备管理方式主要依赖人工经验和主观判断,并存在概念边界不清晰、统计结果解释困难等问题。采用人工智能技术,可有效系统地梳理设备管理概念,形成设备管理知识图谱,实现设备配置管理规范化标准化。除经验模型外,也可引入更多模型类,采用最优化、动态规划等方法,更好地描述客观事实,为设备精细化管理提供决策工具和手段。

(三) 技术需求

医疗设备管理技术的发展具有数字化、信息化、数据化、智能化、可视化等趋势,设备种类和功能不断细化,与业务的支撑关系更加复杂。另一方面,分级诊疗、医联体、国家和区域医学中心等政策实施进一步推动区域医疗协同,使得医疗设备管理配置工作范围扩展。可见,利用云计算作为平台架构,大数据提供数据支撑,物联网实现数据采集,5G等新一代移动通信保障信息实时可达,人工智能提供决策管理方法等基于新兴技术实现设备配置管理精细化智能化是现实需求和发展方向。

三、建设原则

(一) 顶层设计与分步实施

在医疗信息化建设中,为平衡投入和效益,采用顶层设计、分步实施、逐步尝试的原则,能够有效降低创新风险。主要考虑到在设备配置的精细化管理中,数据采集是重要投入部分,由于医疗设备大小差异很大,使用方式和场景不同,原理和接口标准不尽相同,还可能需要其他各类接入设备,因此逐步实施的方式更容易快速见效。

(二) 实用性与先进性结合

坚持实用性与先进性相结合的建设原则。新兴技术的应用和大规模的建设固然可以快速解决一些问题,但是效益评估往往很难做到精细化,投入也比较大。因此,应该从亟须提升管理水平、正在论证和对医院发展规划影响较大等几类医疗设备出发,强化实用性,有序开展医疗设备精细化、智能化管理的建设,可以有效降低建设风险,提升医院投入信心。

(三) 创新引领与技术支撑

新兴技术在医疗健康领域的应用已有较多成功案例,医疗健康新业态和新模式也在不断涌现。但需要注意,医疗信息化创新是"建、管、用"有效结合,创新设计需要强大的技术支撑,技术应用需要在实际场景中打磨,人员培训和制度规范也要同步配套,否则失败风险较大。因此在设备精细化和智能化管理建设中,创新引领需要技术支撑,避免出现"云端设计,地面执行",最终难以落地。

四、应用场景

医疗设备是医院业务实施和推动技术发展的重要生产资源,医疗设备管理配置是医院重要的基础工作,在医院投入和预算中占有很大比重,在一定程度上决定了医院学科和业务能力的发展;随着技术发展,医疗设备自身也在实现数字化与智能化,设备功能越来越复杂,更多疾病开展多学科会诊,设备对业务支撑更加紧密,医院设备管理配置需要精细化智能化;从国家、区域和医联体等不同层面进行设备统筹管理和配置优化,是对分级诊疗的有效支撑,其中医疗卫生机构层面的设备管理和配置是基础,承担着数据收集存储、关键指标生成和配置管理具体实施的主要任务,大型三甲医院实施设备精细化智能化管理的信息化基础相对较好,在分级诊疗的制度体系中居于承上启下、以点带面的重要地位,同时因医联体、区域医学中心等发展带来的医疗设备管理配置问题也比较典型,亟须尽快实施医疗设备大数据建设和开展精细化智能化的设备管理配置。

五、建设内容

为了实现医疗设备精细化智能化管理,开展设备配置数字化分析决策支持,需要收集多元化的医疗设备大数据,完成设备相关的知识库构建,开展数据分析和决策建模,形成数据库、知识库、数据采集通道、决策辅助工具等支撑体系。

(一) 医疗设备大数据建设

1. 数据采集系统建设 通过标准协议解析、厂商接口开发、视频信号解析和OCR自动识别等手段,开发嵌入式数据采集接入模块,实现设备状态数据、工作数据和医疗数据自动化采集。

具体功能:医疗设备中医疗、状态和工作数据自动化采集等。

适宜技术:①嵌入式信号采集。②OCR识别。③波形数据采集。④数据传输优化。

业务流程见图1-15-1。

建设要求见表1-15-1。

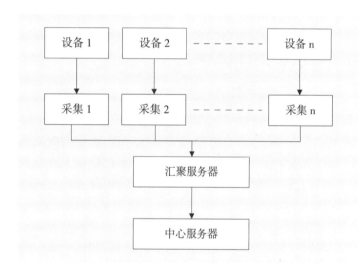

图 1-15-1 数据采集的工作流程

表 1-15-1 医疗设备数据采集的建设要求

指标	具体内容和要求
设备大数据采集	① 具备医疗、设备状态、设备运行数据3种类型的数据采集功能 ② 支持USB、RS232、RJ45、HDMI、Wi-Fi、蓝牙6种接口技术 三级甲等医院 具备3项功能、支持6种技术 三级乙等医院 具备3项功能、支持3种技术 二级医院 具备1项功能、支持3种技术

2. 医疗设备数据存储 采用对象存储、关系数据库索引、文件等方式存储波形、运行和状态数据,通过和HIS、PACS、RIS、LIS等系统连接,获取对应医疗数据,建立完善的数据库。

具体功能:多类型设备数据采集、索引和标签功能、非结构化数据快速查询、存储容量动态扩容等。

适宜技术:①MPP、Hadoop、数据仓库混合数据库。②读写分离。③快速索引和标签。④分级存储。

业务流程见图1-15-2。

建设要求见表1-15-2。

3. 医疗设备数据管理 提供用户管理、存储管理、数据采集通道管理的功能。

具体功能:细粒度的数据访问权限管理、用户统一认证、存储空间和数据采集通道可配置、存储空间监控、按策略自动备份和调配存储空间等。

适宜技术:①RACI矩阵。②CA认证。③存储队列。④可视化配置。

业务流程见图1-15-3。

建设要求见表1-15-3。

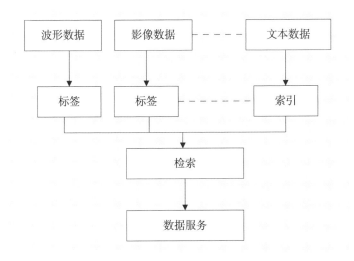

图 1-15-2　医疗设备大数据存储及服务

表 1-15-2　医疗设备数据存储能力

指标	具体内容和要求
医疗设备数据存储	① 具备影像、波形、文本、表结构 4 类数据存储功能 ② 支持分级存储、索引、标签、读写分离、多类型混合数据库 5 种技术 三级甲等医院　具备 4 项功能、支持 5 种技术 三级乙等医院　具备 4 项功能、支持 3 种技术 二级医院　具备 3 项功能、支持 2 种技术

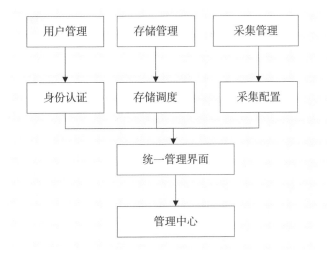

图 1-15-3　医疗设备数据管理实现流程

表 1-15-3　医疗设备数据管理能力

指标	具体内容和要求
医疗设备数据管理	① 具备角色管理、存储管理、用户管理、数据采集管理 4 类功能 ② 支持 RACI、CA 认证、可视化配置、存储队列 4 种技术 三级甲等医院　具备 4 项功能、支持 4 种技术 三级乙等医院　具备 4 项功能、支持 3 种技术 二级医院　具备 3 项功能、支持 2 种技术

（二）设备管理知识库建设

1. **医疗设备管理配置文献挖掘**　利用文献挖掘的方式,建立设备管理配置术语集,建立 NLP 语料库,为知识图谱构建奠定基础。

具体功能:文献收集覆盖面、整理指标集、建立语料库、基于 NLP 技术的术语发现等。

适宜技术:①文献智能搜索。②自然语言处理。③文献荟萃分析。

业务流程见图 1-15-4。

建设要求见表 1-15-4。

2. **医疗设备管理配置知识图谱**　基于文献挖掘得到的术语库、指标集,根据标准规范和专家经验,梳理术语关联,建立设备管理配置的知识图谱。

具体功能:支持增删改查的知识图谱、基于模型和算法的指标体系、报表和统计功能、智能优化分析等。

适宜技术:①自然语言处理。②知识图谱构建和管理。③约束优化算法。

业务流程见图 1-15-5。

建设要求见表 1-15-5。

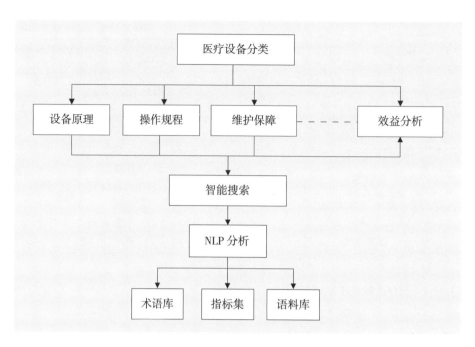

图 1-15-4 医疗设备管理配置文献挖掘流程

表 1-15-4 医疗设备管理配置文献挖掘能力

指标	具体内容和要求
医疗设备管理配置文献挖掘	① 具备设备管理配置文献智能搜索、NLP 分析、术语库构建、指标集收集、语料库构建 5 项功能 ② 支持 NLP、智能搜索 2 种技术 三级甲等医院 具备 4 项功能、支持 2 种技术 三级乙等医院 具备 3 项功能、支持 2 种技术 二级医院 具备 2 项功能、支持 2 种技术

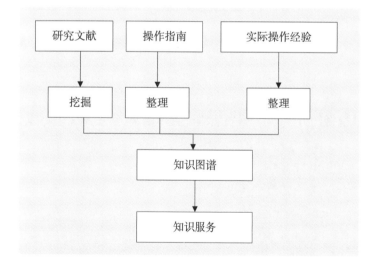

图 1-15-5 医疗设备管理配置知识图谱建设流程

表 1-15-5 医疗设备管理配置知识图谱能力

指标	具体内容和要求
医疗设备管理配置知识图谱	① 具备设备管理配置知识图谱、指标体系、统计报表、智能优化分析 4 项功能 ② 支持 NLP、知识图谱、智能优化算法 3 种技术 三级甲等医院 具备 4 项功能、支持 3 种技术 三级乙等医院 具备 3 项功能、支持 2 种技术 二级医院 具备 2 项功能、支持 2 种技术

（三）设备管理模型开发和应用

基于设备大数据，利用知识库，开展设备管理相关的模型开发，并将模型用于设备配置优化和日常管理。

具体功能：多类型模型库、模型管理和参数配置、设备管理配置动态优化、设备管理配置业务的辅助决策支持等。

适宜技术：①人工智能算法。②辅助决策支持。

业务流程见图 1-15-6。

建设要求见表 1-15-6。

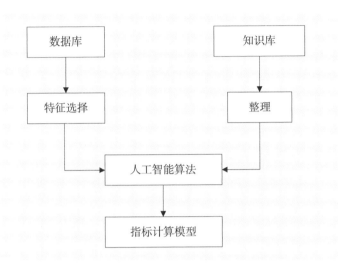

图 1-15-6　医疗设备管理模型开发流程

表 1-15-6　医疗设备管理模型建设要求

指标	具体内容和要求
医疗设备管理模型	① 具备设备管理配置模型库管理、参数配置、动态优化、辅助决策支持 4 项功能 ② 支持动态规划、决策树、系统辨识 3 种技术 三级甲等医院　具备 4 项功能、支持 3 种技术 三级乙等医院　具备 3 项功能、支持 2 种技术 二级医院　具备 2 项功能、支持 2 种技术

(四) 未来展望

通过上述多种技术紧密融合,打造能够与患者、与医护人员实时互动的医疗设备管理配置服务环境,支持医疗设备管理配置的全面数据收集、可视化,实现医疗设备配置管理知识库的动态更新,实现设备维修、寿命评估、规划配置、动态调度等方面模型的构建和不断丰富,支持设备供应商、维修服务商、设备使用人员、设备管理部门等多主体协作联动,实现医疗设备资源配置管理精细化、智能化。

1. 医联体设备配置优化　针对城市医疗集团、专科联盟、县域医共体等不同形态的医联体,根据分级诊疗制度约束,利用设备采集数据,开展医联体内部设备综合配置的优化分析,建立常态化滚动优化机制,实现设备配置长期规划。

2. 建立企业协作的设备管理优化配置模式　根据精细化、智能化医疗设备管理需求,与医疗设备企业开展合作,鼓励医疗设备企业开放医疗设备数据接口和控制接口,实现医疗设备数据的实时采集,医疗设备控制信号的实时接入,实现医疗设备根据院内业务需求智能部署和自动配置。

3. 建立自动化的设备配置应用　通过融合物联网、5G 等新兴通信技术,实现医疗设备与医院设备管理控制系统的无线连接。通过开发具备院内精准导航功能的物流小车,实现移动设备院内流动的无人化、自动化。

六、建设方法

(一) 建设策略

顶层设计,框架先行,数据采集逐步实施,知识库建设长期累积,建模和分析常态化进行。实现人工智能应用和大数据建设同步推进、平台和工具动态更新,推动人工智能的沉浸式培育。全程嵌入人工智能应用的安全体系,从数据集选择、模型选择、模型训练、模型测试、运行状态监控、人机协作、定期评审等方面全方位保证模型应用安全性。

1. 顶层设计分步实施　从国家 - 区域 - 医联体整体建设视角,开展医疗设备管理配置的系统设计,从分级诊疗、业务协同的要求出发,进行全局规划。根据国家发布的医院信息化标准规范有关文件,借鉴国内外医院信息化建设经验,基于云边结合架构,设计系统拓扑架构、功能模块清单、技术规范、接口协议、协作流程。在统一架构下,根据医院需要,选择适宜的功能列表进行建设。对于设备大数据的采集采用以医院业务群聚集原则,分模块分步骤建设,从大到小,逐步实施,按需配置。

2. 资源积累优先,应用持续开发 考虑到设备数据产出的连续性,项目建设中应首先解决数据采集问题,积累原始数据。知识库建设需要资深专家和一线工作人员参与,是一个逐步深化的过程,需要在应用中持续积累。开始建设主要解决人机交互问题,以实现真实场景中知识转移。基于大数据的设备管理配置应用开发具有探索性,依赖于模型、指标体系和业务流程的定义,精细化管理的实施需要持续进行。

3. 注重安全,同步规划与实施 人工智能模型应用高度依赖于数据,建模过程复杂,模型的可解释性、泛化性能等方面存在较多未知因素。为保证模型应用安全性,需要从数据集选择、模型选择、模型训练、模型测试、模型应用结果监控等方面建立一套完整的安全体系,应该与项目同步规划,同步实施。

(二)应用技术

1. 嵌入式数据采集技术 自动化数据采集是实现医疗设备大数据实时、标准化数据采集的基础,通过部署医疗设备嵌入式数据采集系统,可解决医疗设备空间分布、使用时间动态、数据类型多样和接口标准不一致等问题。

2. 多类型数据库技术 采集数据包括结构化和非结构化数据,包括波形、影像、设备参数等类型,采样频率不同,需要采用多种类型数据库存储数据。非结构化数据还需要考虑未来应用,建立数据标签和索引体系,需要专业领域知识支持。知识库建设采用知识图谱技术,通过构建图数据库的方式实现。

3. 人工智能建模技术 医疗设备数据分析和应用具有很强的探索性,如何从原始采集的数据中提取合适的效益指标,分析合理成本因素,除了经验总结外,聚类、分类、主成分分析、流形学习、互信息量分析、偏最小二乘分析等方法也可以提供数据模式发现的智能方法。优化技术的使用是实现设备配置精细化的主要算法,包括传统的梯度优化方法、遗传算法、蚁群算法、模拟退火等。

4. 基于自然语言处理的知识图谱构建技术 设备管理配置知识库建设需要从文献、规范、标准中通过文献挖掘的方式产生。利用自然语言处理的方式建立语料库,发现基本的概念,经过人工审核,能够快速建立术语数据库。借鉴 SNOMED CT 中术语定义,以及 HL7 V3 RIM 中对医疗业务过程的抽象定义方法,建立描述术语关系的基本规则,通过知识抽取、融合、匹配等过程,可以建立起设备管理配置知识库。自动化的工具可以辅助人工建模,高质量知识库建设需要长期验证和人工审核。

(三)建议建设模式

1. 重视顶层设计和深入论证 数据采集、数据库、知识库、模型库和应用建设都需要较多背景知识支持,多领域专家参与、开展专题深入论证是保证良好顶层设计的关键。论证过程中,必要的仿真分析、已有系统的测试和评价等方法需要穿插使用。

2. 知识整理和数据采集迭代 知识库除了来自经验外,还可以基于数据分析来进行挖掘,而数据采集的字段来自知识库,这样就形成了数据和知识的相互支撑。开放可扩展的软件架构是支持系统快速迭代的基础,要求软件设计在提高可靠性的同时,在可配置、可定制、二次开发等方面提供较高的灵活性。

3. 常态化的数据分析与建模 项目实施的探索性决定了需要在真实世界中开展模型和算法的迭代与培育,通过迭代学习形成知识的进化机制。

(四)未来建设模式

建立医疗设备管理配置模型训练的"联邦"学习模式,在医联体和区域医疗协作、分级诊疗的大背景下,实现跨院区的总体优化。实现自动化的人机协同进化模式,人机交互和人机工作划分自动化,知识转移和积累持续进行。建立设备管理配置系统的"分级管理"模式,明确国家、区域、医联体和单体医院的权限和职责,建立网络化的信息系统,实现基于标准接口的信息自动交换,实现全局和局部设备配置管理的多层级优化。

七、建设流程

(一) 建议建设流程

1. 建设范围(2~4 周)

(1) 院区设备信息化基线调研。对医院设备类型、已有管理业务流程、设备管理信息化现状、已有信息系统中(HIS、RIS、LIS、PACS、ICU、手术等)设备使用相关的字段和数据记录情况进行信息收集和梳理。

(2) 按照医疗业务群分大类确定覆盖范围。根据医院门(急)诊、ICU、住院、手术、医技等大类划分,确定相关设备的配置详表,对照医院实际情况确定覆盖范围。

(3) 收集设备说明书、接口文档、操作规程等文档资料,确定设备管理配置数据采集的范围和类型,设备管理配置的约束条件,重点关注的设备指标等。

(4) 在医院信息部门、管理部门、业务科室开展调研,梳理医院信息整体建设基础条件,包括硬件资源和软件配置。

(5) 在调研和梳理后,完成需求论证和可行性分析。

2. 技术选择(2 周)

(1) 根据医院信息化建设的基础条件和预算情况,确立医疗设备数据采集系统的平台架构,可以选择云平台或者传统业务集群架构。

(2) 评估设备数据采集的数据量、数据类型等,选择合适数据库体系,包括关系数据库、Hadoop 生态、MPP 模块、对象数据库、图数据库等。

(3) 根据医院信息化部门能力情况,明确平台常态化运营方案。需要确定采用 VPN 接入的专业团队运营,还是采用本地化运营。

(4) 根据设备型号、种类等,统一规划设备的接口,选择合理的网络拓扑结构。

3. 系统设计(4 周)

(1) 整体架构设计,例如云平台架构。

(2) 确定系统的功能模块和部署方式。

(3) 确定设备数据采集模块的数量、部署位置、网络拓扑连接、数据存储设计等详细方案。

(4) 完成系统需要的计算、存储、网络设备配置。

(5) 评估实施和开发工作量,形成系统详细设计方案。

4. 系统开发(4~6 周) 完成系统集成、部署和模块开发。主要包括:①云平台的软硬件部署。②数据采集模块的安装和调试,数据库部署和数据接入调试。③知识库软件部署和人机协作测试优化。④应用软件部署、调优和适应性调整。

5. 系统测试(4 周) 开展功能测试、性能测试、常态化运行稳定性测试等工作。对数据采集模块常态化运行稳定性、数据传输和存储情况、终端部署和显示情况等进行测试,发现问题及时调整和优化,保证功能完善、性能达标。

6. 试运行和交付(4~5 周) 试运行前要制定详细计划,对参与试运行人员、试运行内容进行合理安排。需要设备科、信息部门和设备使用部门的多部门协作参与,确保设备正常运行,还应该由医务部门、法务部门审定工作计划,确保医疗安全,避免法律纠纷。试运行阶段若未出现问题,则由使用方进行验收。

7. 运维保障(长期) 系统需要保持长期运营,常态化的建模和数据分析需要团队支撑。需要建立长期的运维保障计划,明确运维保障的服务范围和方式,各种情况下运维保障人员的响应时间等问题。通用硬件的运维可以纳入医院整体信息化运维计划中。

8. 规范建设流程 根据阶段不同,整个建设流程分为项目论证、项目启动、项目实施、系统上线和运维保障等 5 个阶段(图 1-15-7)。

(二) 未来建设流程

在建立起设备数据采集、知识库、数据分析的环境后,通过试运行阶段的培训,医院管理人员可以自

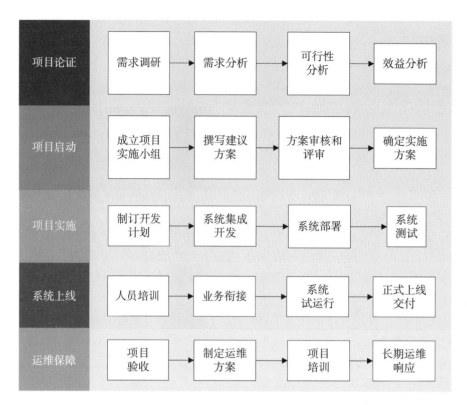

图 1-15-7　总体建设流程

已使用系统,监控运行指标,开展常态化的设备配置分析,整理设备管理配置相关的经验知识,更新设备管理相关的规范和流程,实现系统的常态化运行。当医院设备配置发生变化时,数据采集模块需要进行软件更新或者硬件升级,需要医院及时安排采购或者联系开发人员实施。

八、建设关键点

(一) 设备大数据采集系统维护

由于医疗设备接口的标准化程度不高,医疗设备的种类繁多,升级换代速度也比较快。随着医院设备配置的发展,数据采集模块动态变化的部分不少。需要建立起常态化运维机制。从医院层面来说,设备采购过程中,厂商接口的提供需要关注,需要在招投标文件中要求,并在采购合同中约定。新设备的硬件接口种类可以预见,包括 USB、网口、串口、CAN 总线、WIFI、蓝牙等,设备数据采集的难点在于接口协议的解析和嵌入式软件开发。除此之外,设备数据采集模块自身的状态监控和维修也需要专门的知识和经验。

(二) 开展常态化的建模与分析

医疗设备的管理配置是一个动态过程。医院建设的长期规划、短期计划和项目库可以提供一定的前瞻信息,技术发展和业务需求的变化会带来较多的不确定性。特别是大型三甲医院,一般都有研究型和创新型医院建设的定位,承担着新诊疗技术开发的重任,设备管理和配置的动态变化更为迅速。因此,设备管理配置需要利用采集的历史和当前数据进行动态建模和分析,这需要具备数据分析和建模能力的专业人员来长期支持。

(三) 知识库的更新融合机制

医疗设备管理配置知识库建设虽有借鉴,但缺乏成熟的体系和工具。为此,知识库建设除了软件工具开发可以前期完成外,知识的收集和整理,知识图谱的构建和融合需要长期进行,甚至需要进行较大的调整。

九、建设注意事项

（一）知识库的全面性和权威性

医疗设备管理配置知识库建设中，来源不同的文献资料应该谨慎甄别使用，权威性和可信度需要经过评估。一般来说，领域专业文献、来自影响力较大的国际组织和学术机构的规范、指南相对更可信。知识库的建设是逐步进行的，知识图谱也需要持续扩展，在软件架构已经考虑了可扩展性的情况下，知识库建设可以不断完善。另外，专业人员的参与和广泛的文献整理是提升知识全面性的重要方面。

（二）权衡快速见效和前瞻建设

医疗设备管理配置是为了优化资源配置，提升设备效益，支撑医院业务，优化业务协作。由于设备大数据的建设需要较多的投入，在建设中前瞻性和效益需要权衡。例如，为实现设备管理配置的全局优化，收集的数据越多越好，但会因此带来数据存储、传输和采集设备投入的增加，其效益不一定能够抵消投入。

（三）数据安全和数据资产使用

在建设中，需要重视医疗数据安全。采取必要措施确保网络安全和数据安全，技术保障外和管理制度应同步配套。另外，医疗设备大数据的采集和使用不仅限于医疗设备管理配置，还可以考虑从医疗业务流程优化的角度挖掘数据资产的管理和价值。科研工作结合设备信号采集等底层问题，开展医工交叉研究也具有一定意义。

参 考 文 献

[1] SHAMAYLEH A, AWAD M, FARHAT J. IoT Based Predictive Maintenance Management of Medical Equipment [J]. J Med Syst, 2020, 44(4):72.

[2] MAGGI N, ADORNETTO A, SCILLIERI S, et al. Medical Equipment Replacement Prioritisation: A Comparison Between Linear and Fuzzy System Models [J]. Stud Health Technol Inform, 2019, 264:1538-1539.

[3] GAVUROVA B, TUCEK D, KOVAC V. Investigation of Relationship Between Spatial Distribution of Medical Equipment and Preventable Mortality [J]. Int J Environ Res Public Health, 2019, 16(16):2913.

[4] IADANZA E, GONNELLI V, SATTA F, GHERARDELLI M. Evidence-based medical equipment management: a convenient implementation [J]. Med Biol Eng Comput, 2019, 57(10):2215-2230.

[5] TANI Y, FUJIWARA K, SUZUKI T, et al. Examination of the Important Factor during Implementation of the Medical Equipment and Hospital Information System Using the Correlation Analysis [J], 2019, 75(5):429-437.

[6] LINEHAN M, ANDRESS B. Medical equipment and BIM. Advancing the planning process with building information modeling [J]. Health Facil Manage, 2013, 26(11):21-24.

[7] YAMASHITA Y, OGAITO T, KASAMATSU S. Development of medical equipment alarm monitoring system [J]. Stud Health Technol Inform, 2013, 192:1195.

[8] WHO. WHO publications on medical devices [EB/OL]. www.who.int/medical_devices/publications/en.2020-9-12.

[9] ISO. Safety and quality are non-negotiable in the medical devices industry [EB/OL]. www.iso.org/iso-13485-medical-devices.html.2020-9-12.

[10] 陈薇, 欧阳昭连, 周平, 等. 在用医疗设备管理信息化现状及问题分析[J]. 北京生物医学工程, 2014, (2):211-216.

[11] 曾向武. 论我国医疗器械管理的现状与革新[J]. 中国水运(理论版), 2007, 5(9):160-161.

[12] LU Q. The Performance Evaluation Mechanism Based on Information Construction for Large Stand-Alone Medical Equipment and Its Support for Decision-Making of Purchasing. Iran J Public Health, 2020, 49(1):37-45.

[13] 张坚, 金忠新, 沈懿明. 物联网下大型医学装备运行数据的探索与挖掘[J]. 中国医疗器械杂志, 2019(5).

[14] XINYI HE. 基于物联网实现大型医学装备的绩效评价应用的探索[J]. 生物医学工程学进展, 2019, 40(2):112-114.

[15] 曹辉, 尤健, 郑蕴欣, 等. 基于物联网的区域性医疗设备云管理平台的实践与探索[J]. 中国医疗器械杂志, 2018, 42(05):23-25, 35.

[16] 李承君, 闫士举. 医院医疗设备全生命周期的精细化管理[J]. 中国医疗器械杂志, 2019, 43(3):220-222.

[17] 曲振宇, 方舸, 严郁, 等. 医院医疗设备的精细化管理[J]. 医疗装备, 2019, 32(7):73-74.

[18] 孙俊, 周立涛, 李朝阳. 公立医院医疗设备的精细化管理[J]. 中国医疗器械信息, 2020, 26(7):151-153.

［19］焉丹,高海鹏,安峥,等.全院级医疗设备精细化管理方法探讨［C］// 中国医学装备大会暨 2019 医学装备展览会论文汇编,2019.

［20］郑彩仙,郑焜,沈云明,等.基于 Kraljic 模型的医疗设备采购分类研究［J］.中国医疗器械杂志,2019,43(2):150-153.

第十六节 人工智能在问诊对话的应用

一、概念

通过智能听取问诊过程中的医患对话进行理解分析,构建人工智能对话理解模型,自动治理数据并生成专业病历。在问诊过程中,医生与患者进行正常对话交流的同时,使用智能硬件设备记录医患对话。利用人工智能技术进行语音识别、语音分离、语音转写,将对话生成文本内容;利用自然语言处理技术,在文本内容基础上,进一步生成结构化数据,该数据可以直接进行存储、传输、分析和处理;利用专业知识图谱,该结构化数据可用于生成电子病历、科研数据、患者服务、医院管理等方面。简化问诊流程,提高患者就医体验,提高医生诊疗效率,提高整体智能化水平。

具体内容包括:医患问诊之间使用智慧听译服务主要分为语音处理、智慧数据处理模块,数据存储与运用分为数据存储和专业知识图谱两个模块。

涉及技术包括:对话理解技术、自然语言处理技术、专业医学知识图谱、语音转化、数据结构化等人工智能应用技术;Java、C++、C#、Python 等主流开发软件,MySQL 等主流关系型数据库,分布式应用系统架构、Thrift、WebSocket 等消息交互机制、Android 操作系统。

二、建设背景

(一) 现状分析

近年来医院信息化建设的普及,信息化手段辅助医院诊疗流程,在提高效率和提升患者就医体验、提升知识水平、数据溯源、过程管理等方面,起到了巨大的作用,也彰显出信息化建设的重要性。随着技术的迭代更新,信息化建设有了越来越多的发展空间,利用人工智能的技术,为诊疗过程提供各种智能化的辅助服务,如医生智能助手等。

1. 国外现状分析 美国医景医药搜索引擎(Medscape)对 15 000 名美国执业医生进行了调查,近三分之二的医生表示自己感到职业倦怠(42%)、情绪低落(15%)或两者兼而有之(14%)。主要原因包括临床医生必须处理各种复杂的医疗文件(56%)以及花费大量时间将患者信息输入电子健康记录中(24%)。

电商巨头亚马逊正在研究如何利用语音技术,为电子病历中输入和提取数据提供帮助,实现高效的信息交流。Alexa 应用平台拥有来自梅奥诊所(MayoClinic)和 Libertana 等机构的轻量级医疗应用程序,可以回答医疗问题、在紧急情况下发送警报,并帮助用户与护理人员沟通。亚马逊语音助手还可以集成到电子病历中,成为一个被动的记录者。亚马逊正在美国各地的医院进行试验,包括美国犹太保健集团(Northwell)、麻省总医院(MassGeneral)和波士顿儿童医院(Boston Children's Hospital)。

2. 国内现状分析 国内尝试智能语音识别技术在临床工作中的应用,现已构建了医院智能语音研发应用的技术体系;采集了医疗文本数据,并标注转化成语音信息,利用模型算法形成了语义规则库,实现了对自然语言的后处理。在医院真实使用场景中,工作环境较复杂,考虑到远场、方言、噪声、断句等问题,准确率会大打折扣;当前智能语音识别技术在医疗领域的应用还处于语音转文字的初级阶段,在实际使用中的部分识别错误还需要医生手动修改。

(二) 需求分析

医患问诊服务是整个诊疗过程中最关键的一环,也是患者流量最大的环节。通过对话理解与人工智能提升患者诊中服务,有效连接诊前与诊后服务是不断追求的目标。随着门诊电子病历的普及,提升医生书写门诊电子病历效率与专业程度,同时拓展互联网问诊电子病历是必要发展需求。

1. 高就诊量下的临床工作重复性劳动有待释放 近年来,利用信息化手段为临床提升工作效率已取得了很多成效。然而,在效率提升的同时,各大医院仍然面临门急诊量、住院量、手术量年年创新高,临床工作负荷大、效率瓶颈难突破等局面。临床工作人员每天 30%~40% 的工作时间都用在了重复性劳动上,如门诊、住院医生书写病历、超声科、放射科医生书写报告等工作场景。传统信息技术已经不能解决就诊量持续增长而临床工作对效率提升的追求这一主要矛盾。

2. **智能对话技术与医疗场景的结合应用已呈现雏形**　人工智能对话理解技术在医疗领域主要用于节约医生录入电子文本时间,降低录入难度,提高工作效率,促使医生把更多的时间和精力用在与患者的诊断及与家属的沟通交流上。利用物联网技术的智能硬件(例如智能机器人),结合医学知识图谱、专业诊断模型更有效的提高医院服务以及医疗信息建设向着科技化、智能化、专业化、高性能化发展。

3. **人工智能在医疗健康行业应用越发丰富**　人工智能逐步从前沿技术转变为现实应用,在医疗健康行业应用场景越发丰富,也逐渐成为影响医疗行业发展,提升医疗服务水平的重要因素。针对医疗领域不同需求,人工智能带来的不仅是技术革新,还有医疗服务供给模式的转变。当前,我国健康医疗领域对人工智能应用主要针对个人、医生、药企和管理者,存在"防病、辅医、研药、协管"等 4 个方面智能化需求。

（三）技术需求

在 AIoT(人工智能 + 物联网)飞速普及的现在,智能对话已经渗透在许多行业场景中,融入无数的智能设备里,比如智能医疗、智能家居、智能车载等。对话理解技术,可以实现听取对话进行语义识别,结合语音的本地识别能力,结合人工智能,以满足用户对话时进行分析、转义和格式化的需求。

三、应用场景

在医生与患者进行正常对话交流的同时,使用硬件设备全程无打扰式倾听医患对话并记录医患对话内容,进行语音识别。通过智能算法实时动态地进行智能分析,在文本内容的基础上,进一步生成结构化数据,该数据可以直接进行存储、传输、分析和处理,自动生成专业病历辅助问诊。该应用提升患者就医体验,解放医生双手,提升门诊效率;针对医患纠纷为医生提供依据问诊质控,降低因不规范问诊带来的医疗风险;实现临床科研线下线上一体化,助力医生线上服务,增加收入。

四、建设原则

（一）以标准规范为基础

使用标准人工智能技术规范,采用国际主流对话理解技术,通过标准接口、统一访问模式有效链接电子病历系统、HIS 系统、患者就诊平台等各个系统,从而实现安全可靠的信息共享和互联互通。应用满足数据采集的需要,对话理解技术在问诊过程中发挥极致。应用和模块的设计要遵循国家和行业发布的标准和规范,必须符合开放的技术架构,并兼顾适用性和开放性原则。

（二）以高效便捷为目的

为了保证相关应用建设完成后能够发挥应有的作用,并保持建设生命周期内政策调整、业务演进、技术发展、用户习惯的持续升级改进目标,应用在功能和技术上应当以高效性、便捷性为目的。整个应用设计提升医患问诊效率,简化问诊流程,以新兴技术为手段,保证整个应用在未来的一段时间发挥在问诊中的智能化作用。

（三）以电子病历为核心

应用建设以电子病历为核心,促进医疗资源合理使用,提高医疗资源利用率。利用人工智能技术、对话理解技术赋能电子病历,提升医生书写病历的效率、电子病历内容质量、电子病历数据利用率,在辅助诊断、辅助治疗方面要发挥重要作用。此外,结合人工智能深度挖掘病历的临床价值,为科研教学服务。

五、建设内容

利用人工智能对话理解技术、语音识别技术等,实时分析医患对话内容并给出智能提示,辅助问诊;针对医患对话内容推荐医生相关知识,提升问诊效率,包括优质文献推送、护理方案推送、用药知识推送等。全程无打扰式倾听医患对话,基于医学知识图谱快速完成病历加工,问诊结束生成标准化病历供医生确认,并无缝对接门诊电子病历系统。患者可以通过扫码建立关联,获取医嘱交代,开启智能诊后服务。患者诊后便捷获取医嘱及患教内容,按需求进行在线复诊。医生管理后台可以浏览、搜索、查阅问诊内容及生成的专业病历。

(一)问诊智能听译服务

1. 语音处理　医患之间进行问诊过程中,听取医生与患者沟通的语音进行处理。

具体功能:语音处理包括语音录入硬件设备与语音识别模块、语音录入设备支持记录医患双方的声音、语音识别模块则将双方的声音分别转化为文字进行记录等。

适宜技术:①语音分离。麦克风阵列端到端的神经网络训练。②语义理解。通俗语言理解、上下文指代理解、虚拟假设理解、病情发展理解。③语音电子病历。声音智能分离,医生、患者等外部声音进行智能识别处理。

业务流程见图 1-16-1。

建设要求见表 1-16-1。

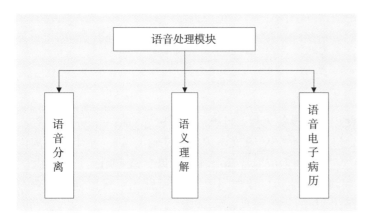

图 1-16-1　语音处理模块流程

表 1-16-1　语音处理的建设要求

指标	具体内容和要求
语音处理	①具备语音采集、语音转写、语音分离、对话理解 4 项功能 ②提供医患沟通记录、语音电子病历、智能语音 3 种服务 三级甲等医院　具备 4 项功能、提供 3 种服务 三级乙等医院　具备 3 项功能、提供 2 种服务 二级医院　具备 3 项功能、提供 2 种服务

2. 智能数据处理　将语音转化为文字之后,数据智能处理模块会做归类、结构化抽取、数据更新处理。

具体功能:将文本自动归类、结构化抽取模块、进一步提取更多的有价值信息、动态地更新对话状态等。

适宜技术:①通过人工智能技术将文本自动归类到对应的病历字段,如主诉、现病史、体格检查、既往史、医嘱等。②结构化抽取模块会进一步提取更多的有价值信息,包括实体抽取,实体属性抽取。实体抽取包括患者基本情况、症状、体征、用药、治疗等。实体属性包括各类实体的属性信息,如症状的诱因、时间、性质等内容。③在医患对话进行的过程当中,基于归类和结构化抽取模块的结果,数据更新模块会动态地更新对话状态,其操作主要包括:新增结构化数据、删除结构化数据、修改结构化数据。

业务流程见图 1-16-2。

建设要求见表 1-16-2。

(二)数据存储与运用

1. 数据存储模块　数据存储模块是在医患对话完成之后,将生成的语音、文本及结构化数据存储到数据库中。

具体功能:语音存储、语音查询、语音记录分析、文本存储、文本查询、文本记录分析、结构化数据存储、结构化数据查询、结构化数据记录分析等。

适宜技术:①数据存储。提供智能数据模块生成的语音、文本及结构化数据进行存储。②数据查询。提供智能数据模块生成的语音、文本及结构化数据进行查询。③数据分析。提供智能数据模块生成的语

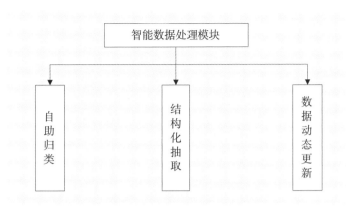

图 1-16-2　智能数据处理业务流程

表 1-16-2　智能数据处理的建设要求

指标	具体内容和要求
智能数据处理	① 具备实体抽取、实体属性抽取、新增结构化数据、删除结构化数据、修改结构化数据 5 项功能 ② 实现对主诉、现病史、体格检查、既往史、医嘱 5 种归类服务 三级甲等医院　具备 5 项功能、支持 5 种服务 三级乙等医院　具备 3 项功能、支持 5 种服务 二级医院　具备 2 项功能、支持 2 种服务

音、文本及结构化数据记录进行分析。

业务流程见图 1-16-3。

建设要求见表 1-16-3。

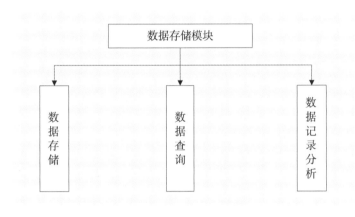

图 1-16-3　数据存储业务流程

表 1-16-3　数据存储的建设要求

指标	具体内容和要求
数据存储	① 具备智能数据模块生成的语音、文本、结构化数据存储 3 项功能 ② 实现智能数据模块生成的语音、文本、结构化数据查询与分析 3 种服务 三级甲等医院　支持 3 项功能、支持 6 种服务 三级乙等医院　支持 3 项功能、支持 3 种服务 二级医院　支持 1 项存储功能、支持 3 种服务

2. **专业知识图谱**　医学知识图谱构建技术归纳为五部分,即医学知识的表示、抽取、融合、推理以及质量评估。通过从大量医疗数据中提取出实体、关系、属性等知识图谱的组成元素,选择合理高效的方式存入知识库。

具体功能:医疗信息搜索引擎、医疗智能问答功能、医疗决策支持等。

适宜技术:①知识表示。知识符号化、形式化、模式化的过程,主要研究计算机存储知识的方法,其表示方式影响应用的知识获取、存储及运用的效率。②知识抽取。医学知识图谱的构建主要是从非结构化数据中人工或自动地提取实体、关系和属性。③知识融合。高层次的知识组织,使不同来源的知识在同一框架规范下进行数据整合、消歧、加工、推理验证、更新等。④知识推理。从已有知识中挖掘出隐含信息,注重知识与方法的选择与运用,减少人工参与,推出缺失事实,完成问题求解。⑤质量评估。量化数据质量,筛选出置信度高的数据,对医学诊断数据和医学知识图谱的可信度和准确度进行评估。

业务流程见图 1-16-4。

建设要求见表 1-16-4。

(三) 未来展望

对话理解技术不断成熟,人工智能医疗行业应用场景不断地丰富,未来会在以下三个方向进行建设:

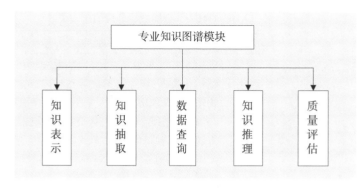

图 1-16-4 专业知识图谱业务流程

表 1-16-4 专业知识图谱的建设要求

指标	具体内容和要求
专业知识图谱	①具备知识表示、知识抽取、知识查询、知识推理、质量评估 5 项功能 ②实现医疗信息搜索引擎、医疗智能问答功能、医疗决策支持 3 种服务
三级甲等医院	支持 5 项功能、支持 3 种服务
三级乙等医院	支持 5 项功能、支持 2 种服务
二级医院	支持 4 项功能、支持 1 种服务

①全流程智慧问诊。通过智能机器人实现基于人工智能对话理解延伸的业务,包括就诊前的通过人机对话进行导诊和预问诊;就诊中的辅诊服务;诊后的科研、智能随访等服务。②互联网诊疗电子病历。目前医院现有住院电子病历、门诊电子病历,因此互联网诊疗就诊电子病历建设势在必行,通过人工智能对话理解技术可以将在线问诊记录进行转译分析并生成互联网就诊电子病历。③全方位诊疗助手。利用人工智能对话理解技术,实现医生查房过程中的采集、分析、结构化转译,实现病历生成;手术过程中无打扰听取手术过程对话,自动生成手术记录。

六、建设方法

(一) 建设策略

人工智能对话理解技术在医患问诊中的应用面向医生与广大患者,将会成为现有智慧服务重要的一环。围绕"一切以健康为中心",以提升诊疗效率与诊疗水平为目标,依托专业医学知识图谱,基于大数据、人工智能实现"智慧医疗、以人为本"的长远目标。根据医院建设发展战略要求,研究国内外先进建设经验,结合医院管理思想和自身特色,做好顶层设计、整体规划、合理布局、分步实施、阶段跟踪,打好硬件和网络基础适度超前,稳步实效地推进医院智慧服务建设,加强人工智能技术在医院的应用深度和广度,强调信息规范性、信息服务方便性、信息系统实用性、信息管理可及性,从而提升工作效率,提升决策分析能力,提高与协作医疗机构的医疗协同能力,提升医院影响力。具体有以下三方面的建设策略。

1. **"六化"建设战略为核心** 人工智能对话理解技术在医患问诊中的应用建设的顶层架构设计是以实现智慧服务的"六化"建设(数据标准化、应用专业化、业务智能化、管理精益化、协作无缝化、服务人性化)为核心。提升数据交互、工作效率、医疗质量、运营效益、区域协作和服务品质,降低信息差异、工作强度、人员差错、运营成本、协作耦合和医疗纠纷。

2. **专业化全周期业务建设战略** 以专科化、专业化的智能机器人与业务应用,将临床、运营、患者服务和科研的业务需求与人工智能深度融合。将数据的创造者和使用者相关联,让数据"为我所有,为我所用,为我所管"。在符合医院自身管理思想为前提下,结合闭环管理、全生命周期管理、岗位责任制管理等理念,固化到应用当中,实施全程监控与干预,最大化地将人工智能赋能医院的管理目标和思想落地。

3. **以人工智能为依托的技术战略** 依托"人工智能"、基于"专业医学知识图谱"、应用"物联网"和"互联网 +"等新兴技术实现对话理解技术应用推动人工智能医疗领域细分发展;优化就医体验,提高医生效率,为医院智慧服务赋能增效;利用新兴技术,对医院内部管理、医院与医院间管理、医联体、区域内医院管理等进行赋能,实现准确性、高效性、智慧性医院管理。

(二) 应用技术

建议的应用技术主要包括:①系统开发语言。如 Java、C++、C#、Python 等。②主流关系型或非关系型数据库,如 MySQL 等主流数据库等。③应用系统架构,可以采用分布式架构体系完成多系统之间的集成或者新系统的开发。④消息交互机制。如 Thrift、WebSocket 等。⑤智能机器人终端。可以采用 Android

应用开发。⑥智能语音技术。采用语音识别为核心的语音技术(相关技术包括麦克风阵列拾音、声源定位、波束增强、声纹识别、声音分离等)。⑦自然语言处理技术。包括文本抽取技术、语义理解技术、指代消歧技术等。⑧知识图谱技术。医学知识的表示、抽取、融合、推理以及质量评估。

(三)建议建设模式

1. 基于医患问诊对话听译机器人服务　在医患进行正常问诊对话的同时,记录分析各种信息,实时处理各类形式数据。自动更新对话状态,自动识别当前对话类型,抽取症状、体征、用药、治疗等各类信息,并转化为标准医学术语,不增加医生及患者任何额外的工作。

2. 基于自然语言处理的病历生成服务　对话理解技术服务基于自然语言处理技术将数据自动生成病历。数据形式不仅包括传统的文本信息,还包括语音和结构化数据。数据可直接应用于各类现有系统,文本信息可直接用于电子病历编辑软件;结构化数据可用于各类统计分析系统。

3. 基于知识图谱的智能辅诊服务　基于专业医学知识图谱,在医患问诊时根据患者病情实时提供问诊支持,问诊结束后将诊间交代及患教内容推送至患者手机,并有针对性地为患者提供用药指导、专病管理、在线复诊等功能。

(四)未来建设模式

根据人工智能技术发展趋势,未来对话理解技术将通过智能机器人实现:①智慧问诊全流程。包括导诊、预问诊、排队叫号、诊间支付、辅助问诊、电子病历、医学科普、患者满意度调查、诊后随访管理等。②互联网医院新模式。通过机器人实现互联网医院在线问诊服务,通过对话理解技术可以将在线问诊过程进行格式化转写并生成互联网门诊电子病历。③全方位诊疗助手。通过机器人为医生查房、手术记录等全方位诊疗过程赋能。

七、建设流程

(一)建议建设流程

1. 建设范围(3个月)　人工智能对话理解技术针对医院服务进行整体评估,明确需要引进该技术的场景范围。对话理解技术多用于医患沟通对话,故而多用于门诊问诊过程中,高新技术赋能医院智慧化服务建设,提升就医效率,增进门诊业务水平。常规建设内容包括以下三个方面:

(1)辅助问诊:实时分析医患对话内容并给出智能提示,辅助问诊;针对医患对话内容推荐医学相关知识,提升问诊效率,包括优质文献推送、护理方案推送、用药知识推送等。

(2)智能电子病历:全程无打扰式倾听医患对话,基于医学知识图谱快速完成病历加工,问诊结束生成标准化病历供医生确认,并无缝对接门诊电子病历系统。

(3)患者服务:为患者在就诊过程中,患者可以通过扫码建立关联,获取医嘱交代,进行智能诊后服务。为患者提供诊后便捷获取医嘱、患教内容及在线复诊等活动。

通过以上范围明确的功能建设,实现对话理解技术对医院门诊业务的赋能增效。

2. 技术选择(1个月)　人工智能技术在医患问诊对话的服务应用相关功能建设过程中,需要结合医院特点与现有 HIS、EMR 等系统进行交互与适配,结合人工智能、大数据、知识图谱等新兴技术,对医院进行赋能增效。①对话理解技术。问诊听译的功能核心技术在于对话理解技术,实现声音采集、分离、分析等功能。②自然语言处理技术。针对自动生成专业病历功能服务,采用文本抽取技术、语义理解技术、指代消歧技术等自然语言处理相关技术。③专业知识图谱。通过从大量的结构化或非结构化的医学数据中提取出实体、关系、属性等知识图谱的组成元素,选择合理高效的方式存入知识库,为医生和患者提供辅助问诊和专业知识能力。④常规技术。系统开发语言,采用 Java、C++、C#、Python 等,MySQL 等主流关系型数据库,分布式应用架构系统架构,Thrift、WebSocket 等消息交互机制。因为苹果设备无法满足诊间机器人听译功能,所以采用搭载 Android 系统的硬件设备,故而采用 Android 应用开发。

3. 系统设计(2个月)　该应用有硬件系统和软件系统组成。硬件系统包括听译机器人载体和机械运动,应用的软件部分由对话理解模块、自然语言处理模块、语音模块、知识图谱等组成。主程序模块实现机器人的全面控制功能,并调用语音模块和自然语言处理模块等进行人机交互。语音模块包括语音识别、语音分离、语音转写功能;自然语言处理模块使用语音识别功能将接收到的语音信号转换成文本,便于应用对声音进行识别和处理,语音识别采用了端点检测算法能正确地从背景噪声中找出语音的开始和终止;语音模块使用语音识别、语音分离等功能将音频信号转换为文本,使机器人自动进行处理分析,生成专业病历。在这个应用中还利用了专业知识图谱与专病知识库,用来进行辅助问诊、科普宣教、疾病管理、大数据分析、机器学习等一系列医疗人工智能应用。

4. 系统开发(4 个月)　应用开发基于人工智能的对话理解技术在诊间的应用,针对该应用分为以下步骤:①制定开发计划。根据医院对对话理解技术提供的应用功能的要求和业务管理的需要,在充分分析当前人工智能赋能医院智慧服务应用开发和设计的技术与平台的基础上,确定本应用的技术方案和开发计划,为应用的建设和实施提供一个基本的概要方案。②应用调研与需求分析。调研考察与医院需求分析是应用设计成功的关键,这个过程将应用要完成的工作描述给应用设计者;另外,针对整个对话理解在诊间业务流程要描述给应用设计者。从技术角度为医院提高应用的档次。总之,医院与应用设计者要充分交流思想,最后要达成一致。③功能设计。在应用需求调研分析的基础上,对整个人工智能技术在问诊对话应用的业务功能进行设计、组织和安排,确定应用中各项业务功能的具体实施情况,以及每项功能需要实现的具体内容。

5. 系统测试(1 个月)　人工智能技术在问诊对话中的应用,作为人工智能应用,需要大量的努力来生成正确的测试数据,构建适当的测试模型,并确定正确的度量标准集,以将其与正在测试的应用相关联。①在数据摄取层。验证应用是否接收来自各种来源和各种格式的数据,验证所摄入的数据是否按照目标应用所期望的格式转换,验证正确的数据和数据类型的摄入。②算法准确性。在选择算法时验证应用的准确性,将基础数据用于培训和测试。使用训练数据集来理解和建模应用行为,并使用测试数据来验证应用的准确性或响应。③测试第三方接口。测试应用链接门诊系统满足赋能问诊业务的目标,需要整体全流程驱动进行测试。

6. 试运行和交付(1 个月)　应用试运行期间主要包括数据迁移、日常维护以及缺陷跟踪和修复等方面的工作内容。为了检验应用的试运行情况,医院可在部分科室进行试运行,将数据或配置信息加载到应用上进行正常操作。对于在试运行期间应用发生的问题,根据其性质判断是否是应用缺陷,如果是应用缺陷,应该及时更正应用的功能;如果不是应用自身缺陷,而是额外的应用新需求,此时可以遵循应用变更流程进行变更。

应用交付环节,由开发商向信息中心提交应用过程各阶段产生的文档,包括需求分析说明书、概要设计说明书、详细设计说明书、数据库设计说明书、源程序代码、可供安装使用的应用安装程序、应用管理员手册、用户使用手册、测试计划、测试报告、用户报告、数据迁移计划及报告、应用上线计划及报告、用户意见书、验收申请等。医院方信息中心接到验收申请后,组织专家、相关领导、业务人员成立应用验收委员会,对软件应用进行正式验收。开发商以应用汇报、现场应用演示等方式汇报应用完成情况,验收委员会根据验收标准对应用进行评审,形成最终验收意见。

7. 运维保障(长期)　运维维护需要实行 7×24 小时值守制度,负责调动所有服务资源,根据实际情况,组建专题服务工作组,按照 ISO 和 CMM 的要求,快速响应,充分保证服务的及时、准确、标准和高效,满足服务需求。

(1)急速响应服务:①8 小时工作时间内,实现 58 秒内电话或即时通讯软件响应服务。②8 小时工作时间外,实现 3 分内电话或即时通信软件响应服务。③假日及法定节日时间,实现 5 分内电话或即时通信软件响应服务。④程序 bug 自发现后 2 个有效工作日内完成。⑤业务需求变更,以相关的需求流程处理办法进行处理。

(2)电话服务:全天候的电话服务,及时解答客户提出的问题,根据客户要求使用电话或即时通信软件提供技术问题的答复和解决方案。

(3)远程协助服务:使用远程协助或互联网方式提供及时的协助服务,及时、准确、全面了解客户应用运行状况,发现其中存在的问题和错误,从而更直接、快速地为客户排除故障,解决问题。

(4)智能巡检服务:全面的智能巡检和健康检查,通过人工智能大数据技术实时监测,保证数据库运行于安全高效可控的状态。

（5）现场支持服务：根据需求维护人员需提供安装指导和调试服务，同时对医护人员的使用和维护提供技术培训和服务。

8. 规范建设流程　根据对话理解技术在医患问诊过程中的应用的建设内容与实现特点，将整个建设流程按照建设实施规划分为四个阶段：应用启动、应用实施、应用上线和运维保障（图1-16-5）。

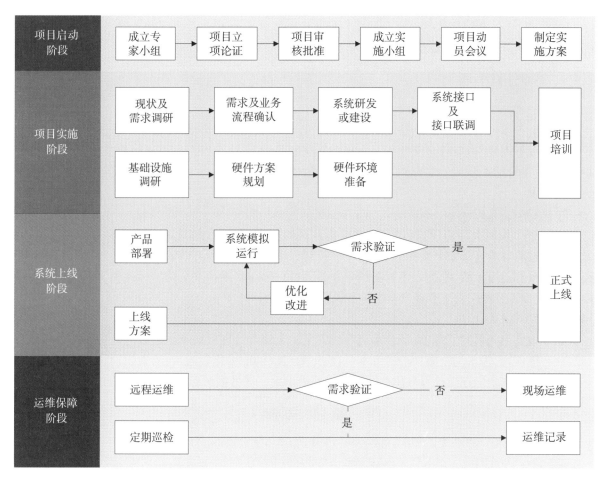

图1-16-5　规范建设流程

（二）未来建设流程

根据医院智慧服务的发展以及人工智能应用的场景的不断更迭，未来对话理解技术应用建设将不局限问诊。基于专业知识图谱与算法，将该技术应用于医生查房、手术记录等场景，将该技术应用于每一个治疗场景，从源头上进行赋能、提取数据，解放医生双手。未来在电子病历、科研、随访管理以及医保控费等业务实现专业性、准确性、高效性的建设效果。

八、建设关键点

（一）特定技术选择

1. 语音处理模块　语音录入设备主要为麦克风。语音识别模块采用在线语音识别服务。

2. 数据智能处理模块　归类采用考虑上下文语境的文本分类模型。结构化抽取主要基于医疗文本结构化技术。

3. 数据存储模块　主要存储形式为关系型数据库。

（二）专业知识图谱构建

在临床实践中，专家经验和临床数据具有重要的参考价值。通过采集临床诊疗记录，可以对基于文献挖掘的知识图谱进行有效补充,在知识图谱的时效性与准确性上进行优化。通过把患者病情特征、知识图谱数据映射为向量表示,基于历史诊断行为进行参数学习,最终达到针对新输入病情描述给出疑似疾病的概率。

(三)诊断模型构建

诊断模型需要汇集多个系统数据源数据,包括且不限于电子病历、检验系统、放射影像系统数据集成平台以及各类诊前诊后数据,形成患者画像,其特征维度通常包括:用户基本信息(年龄、性别、职业、居住地等)、症状、体性、检查检验数据、既往史、流行病学史等。同时随着患者诊疗行为的积累,需要对患者画像进行实时更新,以便更准确描述患者的最新状态。

九、建设注意事项

(一)软硬件一体化建设

对话理解技术的应用,本质上是人工智能应用,建设人工智能应用,需要采用软硬件一体化建设。软硬件一体化服务则是"以软件定义架构",在理解算法的基础上优化软硬件,贯通硬件基础设施、人工智能核心引擎、人工智能平台和人工智能业务应用的全价值链条,不仅提升了算力,更满足了医院应用人工智能的场景需求。

(二)风险管控建设

实施过程中实时关注应用建设风险,建立应用风险库,对对话理解技术应用风险进行有效识别、防范、规避和控制,并通过落实开发控制规范、遵守控制程序等措施进行有效风险管控。建立人工智能业务建设管理体系和运维系统,根据人工智能细分业务的特点和需求维护安全防护标准和等级保护策略进行监控预警,全面提升医院人工智能安全防护和风险控制能力。

(三)可替代方案

根据建设特点与风险管理,设计技术可替代方案。①语音处理模块和数据智能处理模块可以融合为端到端的智能应用,输入为采集到的语音本身,输出为对应的结构化数据,将语音识别和数据智能处理模块整体处理。②语音识别模块可采用在线识别或单机识别。③数据可存储于不同类型的数据库。

参 考 文 献

[1] 胡建平.医疗健康人工智能发展框架与趋势分析[J].中国卫生信息管理杂志,2018,15(5):485-491.

[2] 王文翠,詹永丰,李亚东.以围术期电子病历为核心的临床麻醉信息系统及其集成[J].中国数字医学,2014,9(2):43-45.

[3] 袁凯琦,邓扬,陈道源,等.医学知识图谱构建技术与研究进展[J].计算机应用研究,2018,35(7):1929-1936.

[4] 梁芳,再努热·热夏提,古力尼格尔·买合木提,等.新疆医科大学第一附属医院护士核心能力的调查[J].新疆医学,2013,43(9):153-156.

[5] 梁晓婷,奉国和.当代知识图谱的构建方法研究[J].图书馆杂志,2013,32(5):10-16.

[6] 尹勇.智能语音管家机器人的设计[J].科技创新与应用,2013(21):47.

[7] 黄晓东.医药流通企业 ERP 实施与客户化开发[D].山东大学,2010.

第十七节 人工智能在临床科研的应用

一、概念

应用人工智能技术整合挖掘海量的医疗数据,实现对数据的深度挖掘和多维度分析,辅助医生进行科学研究。利用人工智能技术建设临床科研分析平台,通过对数据的自动化采集收集、关联整合、标准化处理、便捷化检索分析等,构建临床大数据知识图谱及推理引擎,刻画临床各项知识及其关系,深度挖掘疾病症状之间的潜在关联,提高数据的利用率及科研的效率,促进医生科研成果的发表,多层次、多角度满足不同阶段和场景下的科研研究需求。

　　具体内容包括：数据采集汇聚、数据标准化处理、数据质量监控、人群筛选管理质控、疾病知识图谱、人群特征分析、标准数据集、全过程诊疗时间轴、疾病谱分析、疾病预测、干预分析、知识转化检索等。

　　涉及技术包括：数据质量监控、数据集成模型、数据脱敏、数据使用权限、统计建模、疾病知识图谱、机器学习、神经网络、数据挖掘处理、语义查重、数据映射、数据检索等技术。

二、建设背景

（一）现状分析

1. 国外现状分析

（1）美国。随着美国临床信息化的发展，临床信息科研逐渐得到政府和医疗机构的关注。2012年，美国奥巴马政府公布了"大数据研发计划"，提出改进现有人们从海量和复杂的数据中获取知识的能力，助力美国在科学与工程领域发明的步伐；美国国家科学基金会、国家卫生研究院、国防部、能源部、国防部高级研究局、地质勘探局等六个联邦部门和机构宣布投资2亿美元，共同提高收集、储存、保留、管理、分析和共享海量数据所需核心技术的先进性，并形成合力，提高美国科学研究能力。2013年，美国公共健康协会推出了Flu Near You网站，该网站用以监测流感的蔓延程度，采用大数据处理技术分析预测未来任何有可能的流感疫情暴发。2019年2月11日特朗普签署启动《美国人工智能倡议》行政令，其中一个重要方面就是向学术界、医疗领域开放一些政府数据库，便于人工智能应用积累所需要的数据量。美国政府表示将要求卫生和交通等领域的政府机构发布新的数据集，在关注数据隐私性的同时帮助AI研究发展。

（2）英国。利用大数据及人工智能技术提高数据的挖掘和分析能力。2010年英国政府上线政府数据网站，主要用于大数据信息挖掘和获取能力的提升。2012年英国通过"医疗和社会保健法案"（Health and Social Care Act），规定由医疗和社会保健信息中心（Health and Social Care Information Centre，HSCIC）代替之前的NHS信息中心，具体负责所有医疗数据的收集、传输、分析和分享。2013年5月，英国首相卡梅伦为牛津大学"李嘉诚卫生信息与发现中心"揭牌，该中心是英国首个综合运用大数据技术的医药卫生科研中心，旨在利用大数据技术分析大量医疗信息，减少药物开发成本，同时为发现新的治疗手段提供线索；中心包括"靶标发现研究所"和"大数据研究所"两个机构，拥有600余名科研人员，总投资达9 000万英镑。2019年间英国部署人口健康管理解决方案以确定患病风险人群并预测相应的健康干预措施的有效性，根据信息治理保障措施，使用从本地健康记录中提取的脱敏数据用于更复杂的人群健康管理方法并支持世界领先的研究。

（3）日本：2017年3月，日本发布《人工智能技术战略》，指出AI技术与其他相关技术的融合为解决各种社会问题提供了可能性。战略提出AI技术应作为一项服务，即"人工智能服务"（AI as a service，AIaaS），通过与不同类型的数据结合，把AI技术应用和拓展到各个领域中，健康、医疗、福利作为重点发展的三大领域之一。战略规划中给出了该领域的详细产业化发展路线图，日本也是本研究涉及的国家中唯一给出明确的医药健康领域发展路径的国家。对于发展AI在医药健康领域的应用，日本的发展目标非常明确，即建立一个享有健康生活和长寿的社会，旨在推进疾病的预防，使日本成为健康和长寿行业的领导者；其中，数据基础设施建设是最先启动的环节，医疗、护理机器人的逐步智能化提升以及围绕个人更加便捷、智能的健康管理与医疗服务是其发展重心。在2017年财年预算中，厚生劳动省分别拨付4.7亿日元、1.8亿日元用于临床AI数据系统实证研究和利用AI支持新药研发活动。

2. 国内现状分析

随着人工智能大数据技术的飞速发展，标准化、可利用的医疗数据展现出的巨大价值，使得我国政府、医疗机构越来越重视对医疗数据的挖掘与分析。2016年6月24日，国务院办公厅日前印发《关于促进和规范健康医疗大数据应用发展的指导意见》（国办发〔2016〕47号），对临床科研提出两点要求，一是提出加强临床和科研数据资源整合共享，提升医学科研及应用效能，推动智慧医疗发展；二是提出加强健康医疗信息化复合型人才队伍建设，着力培育高层次、复合型的研发人才和科研团队。2018年4月28日，国务院办公厅《关于促进"互联网＋医疗健康"发展的意见》（国办发〔2018〕26号），强调加强临床、科研数据整合共享和应用，深化人工智能应用。据统计，医疗行业占人工智能应用市场规模的1/5，其中人工智能＋药物挖掘是目前应用较成熟的方向之一，人工智能＋药物挖掘主要是通过深度学习和自然语言处理提取和分析大量的生物科学信息、专利、基因组数据和生物医学期刊数据库上的数据信息,利用深度学习算法找出关联并提出相应的候选药物,进一步筛选具有对某些特定疾病有效的分子结构。2017 年 7 月阿里健康发布医疗 AI 系统"Doctor You",其中的临床医学科研诊断平台以智慧病例矩阵和临床科研数据矩阵为基础,由多源异构医疗数据处理技术和大数据科研辅助分析引擎的开发。

3. 未来发展趋势 随着未来人工智能技术的发展及临床科研分析的应用,将会助力更多领域的发展。第一,依托临床科研分析平台,药物研究以临床研究源数据为核心,提高药物临床试验的效率和质量,推动新药研制进程;同时借助深度学习技术以及数据处理、数据分析能力,及时发现药物在合成中出现的异常值,不合理数值,实现对药物试验预期效果的预测分析,加速药物的临床转化应用,推动药物研发进程。第二,利用科研产出助力科研成果转化,以知识库为基础,辅助临床医生诊疗,降低误诊率。第三,形成基于人工智能技术的全方位、多元化应用服务体系。

(二)需求分析

1. 科研数据获取需求 面对医院大量的医疗数据,如何在满足科研数据同步采集需求的同时,利用人工智能技术减轻数据采集记录的工作量是医院临床科研有待解决的关键问题。一方面,传统的临床科研模式需要医生从现有信息化应用中抽取需要的科研数据,进行大量的手工处理与信息积累,样本量小且获得的科研数据普遍质量较低,难以直接应用于临床科研。另一方面,在临床数据获取时,临床申请病案和导出科研数据流程往往较为复杂,而申请的病历不一定符合科研需求,即使获得相关课题数据,也需大量人工进行数据处理,比较费时费力。通过利用人工智能、大数据技术,对分散在各个应用的数据进行收集、整合,融入基因组学、eCRF 表(Electronic case report form,电子病例报告表)及患者随访等院外数据,形成一个新的数据源,实现数据的集成和共享。

2. 科研数据挖掘需求 首先,在临床医疗数据收集的过程中,有些医务人员对医疗过程数据的重视度不够,很多数据并没有及时填写,加上缺少统一的医疗数据处理标准,导致医疗数据的完整性、一致性、精细度严重不足。其次,医疗领域的人工智能技术门槛依然很高,在统计分析和阶段性验证阶段,研究人员能够利用的工具往往是以编程为主的专业统计分析工具,但往往具有人机界面不友好、入手较为困难、统计方法比较局限等缺点,不利于研究人员进行阶段性统计分析及想法验证。再次,数据深度挖掘程度不足,医疗大数据在指导临床诊疗、疾病预测、模型优化等方面的价值难以完全发挥。为解决数据质量不高及缺少数据的多样化展示的问题,亟须对临床科研进行统一的规划,深度挖掘临床科研中数据的内在价值,多维度满足科研的不同需求。

3. 研究能力提升需求 临床研究可分为实验设计、数据获取、数据处理、统计分析、论文总结等过程,医生往往在数据获取、关键信息点挖掘、研究想法构思等步骤中耗费大量的时间和精力,科研周期相对较长,严重阻碍临床研究水平的进一步发展。为提升医生科研能力,首先,利用人工智能技术的快速检索语义标签化技术,通过拖拽不同筛选条件的标签,自动生成查询计划,实现多种形式及多个维度的数据检索。其次,在实验设计阶段,利用大数据资源中心,进行医学文献学习与数据回顾,并通过荟萃分析及深度学习技术,帮助医生提出问题、形成假设。再次基于多种统计分析模型,对不同样本进行多次验证,根据结果找出最真实的科学证据,减少实验偏倚,提高实验质量,辅助医生科研思路生成,提高临床科研能力。

三、应用场景

在临床诊疗过程中,医生需要掌握的医学知识非常庞大,临床医生在日常繁重的诊疗工作之外,往往并没有太多时间去学习和了解最新的医学动态及前沿发展,同时又缺乏快速有效的工具去辅助其获取高质量的知识和信息,导致误诊、漏诊风险大大增加。借助临床科研分析,通过知识图谱等技术实现科研知识的信息模型转化、多维度的数据挖掘分析及高等级循证医学证据方式反哺临床,以规则引擎的方式助力临床诊疗改善,对临床诊治的疗效、并发症等给予循证医学的证据支持,从而指导临床实践,提升诊疗准确率,提高医院医疗服务质量。

四、建设原则

(一) 研究数据标准化

医疗数据的挖掘和分析需依托标准的数据集,建立医学术语标准化体系,把同一实体的不同表达形式映射到同一实体名字上,实现非标准化数据的规则处理,去除语义鸿沟,保证数据集内部的统一性和表达方式的一致性。

(二) 挖掘分析多维化

围绕临床科研应用需求,利用语义分析模型及医疗知识图谱等技术,建立起疾病、症状、体征等不同实体间的关系,挖掘医疗数据中有效、新颖、潜在有用的知识或规律,实现多维度的统计分析,帮助临床医生激发科研灵感。

(三) 科研产出高效化

按照临床科研的建设要求及功能设计,利用真实可靠的数据资源和高效便捷的科研工具,优化从实验设计到结果总结的各个环节流程,支持阶段性结果验证,提升科研效率,为科研高效产出提供支撑。

五、建设内容

临床科研分析是指借助大数据处理、自然语言分词、机器学习、知识图谱等技术,整合并挖掘包括电子病历、检验检查、医疗影像、基因序列等在内的海量医疗数据,形成以患者为中心的完整时间序列研究资源库,并利用数据挖掘算法,实现临床数据的深度解析与可视化,辅助医生构思科研想法以及提出病因假设,促进科研成果转化。

(一) 临床科研分析

1. **大数据资源中心**　通过大数据及人工智能技术,实现对自由文本病历、检查报告、护理记录等全量数据的后结构化处理、标准化处理、融合处理等,形成可识别、可利用的数据信息。

具体功能:数据采集与汇聚、数据标准化处理、数据质量监控等。

适宜技术:①数据抽取。支持对多源异构数据进行抽取。②数据处理。支持对数据进行标准化处理。③数据融合。支持按照数据间的关系进行数据融合。④数据治理。支持数据的标准化治理。

业务流程见图 1-17-1。

建设要求见表 1-17-1。

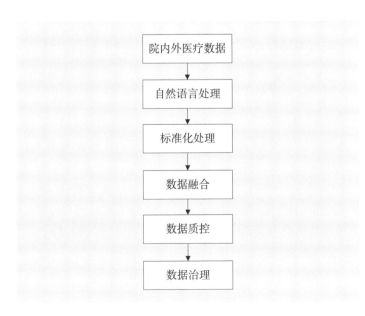

图 1-17-1　大数据资源中心流程

表 1-17-1　大数据资源中心建设要求

指标	具体内容和要求
大数据资源中心	①具备数据采集与汇聚、数据标准化处理、数据质量监控 3 项功能
	②支持对多源异构数据抽取、标准化处理 2 种技术
	三级甲等医院　具备 3 项功能、支持 2 种技术
	三级乙等医院　同上
	二级医院　推荐要求

大数据资源中心在符合具体功能、适宜技术、业务流程、建设要求的基础上,具体的建设内容可以细化为:

数据采集与汇聚。通过 ETL 工具把来自 EMR、HIS、LIS、RIS、病理、手麻、超声等子应用的医疗数据进行整合,从数据库层面打通各信息化应用之间的数据通道,解决"数据孤岛"问题。

数据标准化处理。通过建设数据标准化处理体系,利用相似性算法以及语义分析,实现对医院后结构化数据进行标准化处理和数据结构化进行的规则处理。

数据质量监控。建立数据质量监控体系,通过数据质量规则构建,探查数据内容、结构和异常,识别出数据的分词和结构化的问题,实现多个维度全面分析数据质量。

2. 科研数据智能检索 针对临床科研人员研究方案和建立研究人群的需求,对现有医疗资源库中的多维数据进行抽取、集成及深度挖掘,并设置入排条件来筛选建立研究人群的过程。

具体功能:人群筛选、人群管理、人群质控等。

适宜技术:①数据集成模型。按照统一的数据模型对各种业务数据进行集成。支持科研方案可视化管理,支持科研方案设计和科研数据分析。②数据脱敏。按照脱敏方案进行脱敏,保护患者隐私信息。③数据使用权限。按照科研项目类别、科研人员职责分配数据使用权限。

业务流程见图 1-17-2。

建设要求见表 1-17-2。

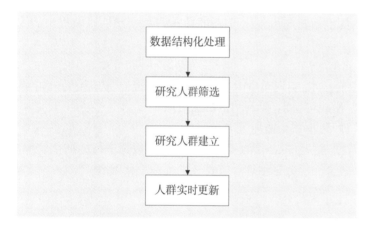

图 1-17-2 科研数据智能检索流程

表 1-17-2 科研数据智能检索建设要求

指标	具体内容和要求
科研数据检索	① 具备人群筛选、人群管理、人群质控 3 项功能 ② 支持数据集成、数据脱敏 2 种技术
三级甲等医院	具备 3 项功能、支持 2 种技术
三级乙等医院	同上
二级医院	推荐要求

科研数据智能检索在符合具体功能、适宜技术、业务流程、建设要求的基础上,具体的建设内容可以细化为:

结合大数据、机器学习、自然语言处理等技术将非结构化文本进行后结构化处理,同时融合现有结构化数据,为人群筛选提供基础资源。根据研究目的提供多种检索筛选形式来建立研究人群。此外,支持研究人群入排条件的还原和编辑,保证研究人群的实时更新。

人群筛选。研究人员可设定入排条件来筛选建立研究人群,满足对数据的深度挖掘需求,实现数据的多维度分析。

人群管理。人群管理是指研究人员可查看权限范围内的所有人群信息,对已入排人群进行不同维度的快速检索,也支持对已有研究人群进行重新编辑、合并或删除等操作。

人群质控。人群质控支持对病历文书中存在的结构化变量和通过自然语言分词技术处理过的后结构化变量进行选择或编辑,自动对变量分类,展示所选变量数据完整程度。

3. 科研数据分析 通过语义分析模型及医疗知识图谱,从海量医疗数据中发现数据间潜在关联性,以流程引导的方式激发科研灵感,创新科研思路。

具体功能:统计分析、疾病知识图谱、人群特征分析等。

适宜技术:①统计建模。按照科研需求,利用各种统计分析方法对批量数据建立统计模型和探索处理。②疾病知识图谱。支持构建不同命名实体之间的关联模型。③机器学习。支持利用机器学习技术完善模型。④神经网络。支持利用神经网络技术进行模型的拟合。

业务流程见图1-17-3。

建设要求见表1-17-3。

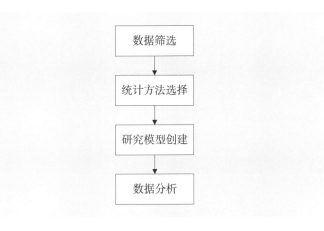

图 1-17-3　科研数据分析流程

表 1-17-3　科研数据分析建设要求

指标	具体内容和要求
科研数据分析	① 具备统计分析、疾病知识图谱、人群特征分析3项功能 ② 支持不同来源数据的收集、整理、清洗3种技术
三级甲等医院	具备3项功能、支持3种技术
三级乙等医院	同上
二级医院	推荐要求

科研数据分析在符合具体功能、适宜技术、业务流程、建设要求的基础上,具体的建设内容可以细化为:

统计分析。通过整合医学常用统计算法,包括独立样本T检验、卡方检验等,将大部分数据处理和量化过程由后台完成,为研究人员提供直观、实用的在线统计分析服务,提高科研效率;同时还可以借助自然语言语义分析和知识图谱等技术,为特定疾病做描述性统计分析。

疾病知识图谱。疾病知识图谱构建,是指在医疗命名、实体及其属性信息抽取的基础上,构建不同命名实体之间的关联模型,而针对医疗数据跨语种,专业性强,结构复杂等特点,则需要通过从大量的结构化或非结构化的医学数据中提取出实体、关系、属性等知识图谱的组成元素,选择合理高效的方式存入知识库。疾病知识融合对医学知识库内容进行消歧和链接,增强知识库内部的逻辑性和表达能力,并通过人工或自动的方式为医学知识图谱更新旧知识或补充新知识。

人群特征分析。人群特征分析主要是对所关注人群的病例特征分析,包含人群特征、疾病特征以及症状表现等,所有统计图表都可以根据用户需求自定义配置。同时,模块还会借助大数据语义分析和知识图谱等技术,深度挖掘疾病症状之间潜在关联,为用户拓宽研究思路和想法。

4. 智能专病数据库　以专科疾病为中心,整合、分析患者在院期间的各类临床诊疗数据,搭建从疾病发生、发展到临床结局的全过程诊疗模型,实现对研究变量的智能化分析,辅助医生开展不同类型的课题研究,提高数据应用效率。

具体功能:标准数据集,全过程诊疗时间轴、疾病谱分析、疾病预测等。

适宜技术:①数据提取。支持采用不同采集策略自动提取相关专病数据。②数据挖掘。支持利用多种统计方法进行分析。③数据预处理。支持对专病数据进行数据预处理。

业务流程见图1-17-4。

建设要求见表1-17-4。

智能专病数据库在符合具体功能、适宜技术、业务流程、建设要求的基础上,具体的建设内容可以细化为:

标准数据集。通过对需要采集的数据项进行数据标准化工作,完成数据抽取、转换、标准化、归一等操作后加载至科研数据库,并对数据项列表中的数据项逐一分析,最终构建标准数据集。

全过程诊疗时间轴。通过患者的唯一标识码获得其全病程信息的功能,可以追溯患者从入院到出院的每一次临床信息、样本信息、影像信息,实现全病程个案追踪。同时支持围绕诊疗时间序列,在整个诊

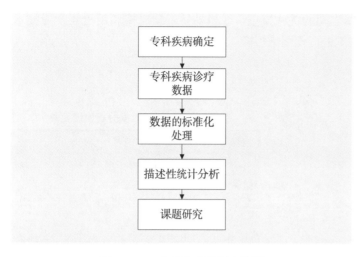

图 1-17-4　智能专病数据库流程

表 1-17-4　智能专病数据库建设要求

指标	具体内容和要求
智能专病数据库	① 具备标准数据集、全过程诊疗时间轴、疾病谱分析、疾病预测 4 项功能
	② 支持常用统计分析算法、高级挖掘统计算法 2 种技术
	三级甲等医院　具备 4 项功能、支持 2 种技术
	三级乙等医院　同上
	二级医院　推荐要求

疗环节中任意设定中心事件,查看中心事件前后患者各项指标的变化情况。

疾病谱分析。通过对疾病区域分析,定位患者来源区域,进行流行病学分析;对患者转诊情况分析,定位转诊患者群体,指导医院服务决策;对发病时间序列分析,分析疾病的发病率,挖掘医院重点学科。

疾病预测。通过影响因素分析、主成分分析、决策树等数据挖掘算法,建立风险预测模型,对疾病症状、治疗关联规则分析,预测其罹患某种疾病的概率及愈后分析,做出风险评估,及时有效干预,降低疾病发生率。

5. 科研知识库　通过采集、实验、观察、整理形成的科研数据仓库,结合生成的研究结果,共同沉淀形成科研知识库,以规则引擎的方式助力临床诊疗改善,实现疾病诊疗标准优化和诊疗服务效率提升的目的。

具体功能:干预分析、知识转化、知识检索等。

适宜技术:①语义查重。支持对重复数据的合并处理。②数据映射。支持明确数据集各数据来源和加工处理。③ 数据检索。支持多种查询检索方式。

业务流程见图 1-17-5。

建设要求见表 1-17-5。

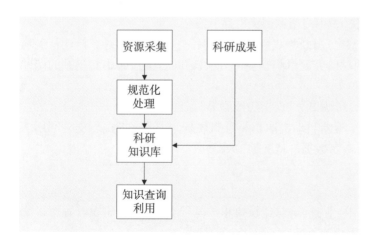

图 1-17-5　科研知识库流程

表 1-17-5　科研知识库建设要求

指标	具体内容和要求
科研知识库	① 具备干预分析、知识转化、知识检索 3 项功能
	② 支持科研数据的遴选、映射 2 种技术
	三级甲等医院　具备 3 项功能、支持 2 种技术
	三级乙等医院　同上
	二级医院　推荐要求

科研知识库在符合具体功能、适宜技术、业务流程、建设要求的基础上,具体的建设内容可以细化为:

干预分析。针对用药、手术等治疗手段,支持进行关键事件前后重点指标的变化趋势分析,通过统计检验模型分析出重点事件前后的差异是否有统计学意义,从而产出治疗效果对比报告,为医生在临床治疗过程中提供参考。

知识转化。经过机器学习和真实数据验证得到的预测模型,应用到临床诊疗的关键节点,进行诊疗干预,实现从临床研究到疾病诊疗的知识转化。

知识检索。通过整合各类医学知识,利用大数据、机器学习、自然语言处理等技术将非结构化文本进行标准化处理,实现科研数据的便捷化查询目的。

(二) 未来展望

随着人工智能技术的不断成熟,未来临床科研分析体系的建设将更加完善和聚焦,具体体现在以下两个方面:

1. 健康助手 基于真实的科研应用场景,对数据范围进行扩充,融入院内外数据,部分院外数据是在日常的健康管理中出现并收集起来的。利用智能设备可对用户每天的步数、运动时间、能量消耗、睡觉时间等信息加以记录,并按照年龄、身高、性别等多个方面的基本数据对消耗的热量加以计算,给用户合理的健康建议。这一部分的数据融入科研数据集,实现科研对不同数据的多维度分析。

2. 精准医疗 精准医疗是指对患者可以进行精准诊断、精准治疗、精准护理等。利用人工智能技术,可以对一些患有慢性疾病的患者进行长期的监测,满足临床科研对不同疾病的患者数据进行收集、分析的需求。同时也可将不同患者的个人基因、生活环境、饮食状况等信息纳入分析的范畴,利用临床科研的研究分析成果,研发个性化的治疗方案,对不同的患者制定个性化的治疗方案。

六、建设方法

(一) 建设策略

为充分发挥人工智能技术在临床科研中的应用,建设遵循国家、行业及设计的质量验收评定标准和规范,同时秉承"统一规划,分步实施"的原则,推动传统科研模式向基于人工智能技术的临床科研一体化模式的转化。具体有以下三个方面:

1. 制定建设规划 应用的建设是一项长期的工作,须制定科学、合理、切实可行的建设规划。实施人员对医院实施范围内的业务进行深入全面的分析,摸清各科室科研的需求,评估各业务大致工作范围和工作量,对应用的技术设计、进度规划、质量控制等关键内容进行整体的规划,并依据完整的实施管理流程、标准与规范实施,最终高质量地完成建设目标。

2. 明确建设需求 临床科研分析应用的建设,需组织医院技术人员及第三方专业技术人员对医院现状进行综合调研分析,确定建设需求。一方面以院内外医疗数据为基础、以医院发展需求及研究人员科研需求为导向,围绕提升科研成果产出确定建设内容。另一方面依据医院发展方向及政策导向,梳理分析研究人员科研的全过程,确定业务需求和发展需求,为后续应用建设打下基础。

3. 优化人员构成 采用负责制的工作方法对应用进行全过程管理,团队由资深的应用管理专家、高级技术工程师等人员与医院的人员共同组建,制订明确的分工计划和沟通计划,建立组织的高效的决策和解决问题的机制。同时在应用组织内部,对于应用的远景达成共识,保证实施组员的固定,并贯穿从应用启动到应用验收的实施整个过程,进而保证应用建设的完整性和连贯性。

(二) 应用技术

建议的应用技术主要包括:①系统架构。根据临床科研应用建设的要求,可以采用 B/S 或 C/S 架构建设应用,完成多个应用间的交互和集成。②存储技术。根据临床科研的数据存储要求,可以采用分布式数据存储技术(如 HDFS、HBase、MongoDB),整合存储临床科研所需数据。③数据抽取技术。根据科研的数据使用范围,可以采用 ETL(如 Sqoop、Kettle、Flume 和 Kafka)中的抽取模块对所需数据进行高效的抽取。④搜索引擎。根据科研应用需求,基于分布式搜索引擎的智能检索服务组件,为构建面向不同主题的智能检索提供支撑。⑤语义分词。面对大量的自由文本和非结构化数据,可以采用自然语言处理技术进行自由文本的分词处理。⑥深度学习。科研知识的更新和扩展,可以采用深度学习技术,对海量病例进行学习,形成多维度知识图谱、集成常用医学算法进行基础的病例特征分析和关联分析等。

（三）建议建设模式

人工智能在临床科研中的应用需专业厂商的协同配合，医院自身医学专业优势与专业厂商的专业技术相结合，充分发挥各自专业领域的资源与优势，实现共赢。

1. 建立临床科研模式 根据医院科研发展需求，紧跟国家政策导向，整合全院诊疗数据，聚焦科室，建立临床科研一体化模式，打造全新的科研体系，加快全院数据的共享和利用，辅助医生高效完成从智能建立疾病库到数据统计挖掘的全部科研过程，辅助科室提高科研成果产出。

2. 构建科学研究体系 基于全量数据（历史数据及未来持续产生的临床数据），建立全院大数据资源中心，以支撑全院、所有科室的科研业务。以科研、临床、运营为应用要求，建立 AI 质控平台，优化资源；基于科研成果建立临床决策支持，转化科研成果，进而形成大数据科研、AI 质控、大数据临床决策的数据应用闭环，建立智能型大数据科学研究体系。

3. 科研数据安全共享 利用人工智能的技术，建立与其他医疗机构之间的科研数据交换平台，并制定数据安全措施和网络安全规则，保证数据在交换和共享中的安全，保证数据的有序流动、合理利用和安全共享，加速医疗信息共享体系的建设，促进多中心科研数据的共享进程的发展。

（四）未来建设模式

区块链和大数据是新兴信息技术发展的主要方向，在医疗卫生领域，区块链与人工智能、大数据、云计算、物联网等技术的深度融合，将是进一步促进医疗卫生信息化创新发展的重要支撑。随着临床科研应用的发展，未来可以建立区域型科研体系，以汇聚更多优质的医疗数据，同时利用区块链的可追溯、不可篡改等特性，结合大数据挖掘分析技术、异构数据采集治理发布技术、统一数据交换传输技术等，帮助医院制定数据资源共享和交换机制，促进临床科研向"全样本、多学科、多病种、开放性"转变，也为将来各医疗机构之间的医疗大数据的交换共享奠定基础。

七、建设流程

（一）建议建设流程

1. 建设范围（2 周） 临床科研分析体系的建设，要分析科研数据的范围边界和数据来源，包括院内数据、EDC、基因数据、样本库、随访、气象、论文摘要等数据。通过数据抽取技术将不同数据各信息应用中获取，利用自然语言处理、数据归一等技术对多元异构数据进行整合、清洗及结构化处理，集成多种医学统计模型，有助于科研人员按科研需求灵活选择统计方式，实现数据的多维度分析。

2. 技术选择（1 周） 医院临床科研分析应选择较为成熟稳定的技术，采用 ETL 中的抽取技术对来源于不同的网络、不同的操作平台、不同的应用、不同的数据源的海量数据进行收集、获取；采用分布式数据存储技术进行存储；采用 ES 提供数据的快检索服务；采用机器学习技术提供病例及医疗文献学习结果呈现服务，辅助医生科研。

3. 系统设计（4 周） 临床科研分析涉及数据整合、数据检索、数据分析、数据质控等 4 个方面的内容。

数据整合。从不同的网络、不同的操作平台、不同的应用、不同的数据源中抽取历史数据和增量数据，通过自然语言处理技术，结合医疗专业术语的语义结构、机器学习结合数据模型实现对自由文本病历、检查报告、护理记录等全量数据的后结构化处理。在此基础上，对后结构化数据进行标准化处理，为后续的数据检索、数据挖掘、机器学习等提供数据支撑。

数据检索。对已经完成结构化和清洗归一的数据，通过分布式搜索引擎技术，检索出引擎服务所牵引的索引数据，为研究人员提供高效、准确、实时的数据检索服务，也为数据的分析挖掘提供支撑。

数据分析。利用深度学习技术对海量病例学习，构建医学知识图谱，分析疾病与临床表现、临床治疗间的关系，辅助科研构思。

数据质控。数据质控是指对科研全变量数据实时监控，包括数据完整性、规范性、逻辑性等多层数据质控，也可对数据进行溯源核查，保证科研数据质量。

4. 系统开发（4 周） 根据临床科研应用中的需求范围，明确科研数据范围及应用功能，编写详细的应用开发分析文档提交需求方确认。在确认通过后，开发方对科研应用的功能、运行和性能要求加以分析，产生一个高层次的科研应用结构、软件结构、接口和数据格式的设计,并提交科研应用设计报告。最后,由双方的现场实施负责人、技术负责人讨论确定详细的开发计划,领导小组对应用开发计划进行审查,双方签字确认后正式生效,并将作为软件开发阶段的应用管理和监控的依据。

5. **系统测试(2周)** 需求方组织开发人员和测试人员对软件的开发和运行进行测试,分为内部测试和外部测试。开发方在上线前对科研应用软件的相关组件、模块、子系统和应用的正确性和可靠性进行测试,部署完成后对科研软件各项功能的正确性和软件的稳定性进行测试,为用户接受测试提供量化依据,尽可能地把现有问题及潜在问题在正式运行之前发现并改正,确保软件的各项功能均能正常使用。

6. **试运行和交付(3周)** 在软件安装完成并确认可正常运行后,对临床医生、管理员等使用人员进行培训,明确培训计划,针对培训效果制定相关措施,并提交软件使用操作手册、软件功能清单供临床医生及管理员使用。在软件正式上线并对用户进行培训后,需求方根据软件功能清单对应用进行模块级功能检查,若其设计方法、技术可行性均满足最终软件的需求,则进入软件试运行。试运行期间需求方组织各使用方对应用所有功能进行现场测试,对每个功能模块都进行确认,发现问题和软件的细节性修改意见及时以书面形式提交,并立即组织开发方对软件进行确认回归测试,通过试运行及修改后证明已经基本完成的模块,才可以进行交付验收。而验收工作的进行则需专家组队进行全面的验收和鉴定,并出具验收报告,签署验收意见后方可正式验收。

7. **运维保障(12个月)** 医院要建立完善的运维管理制度,明确运维管理责任及任务。在日常运维中,不仅要做好软硬件的维护工作,也需对使用人员的账号、权限等进行管理,保障数据安全,而对于突发事件的处理,可联系建设厂商,进行远程或现场技术支持。建设厂家也需定期对应用进行检查、升级等操作,以保证医院应用的正常使用。

8. **规范建设流程** 为充分保证应用实施质量,需根据建设需求对应用进行统一规划,制定好软件需求分析、开发、交付、验收等一系列工作,以达到规范建设流程的目的,主要包括需求分析、配置与集成、试运行、运维保障等(图 1-17-6)。

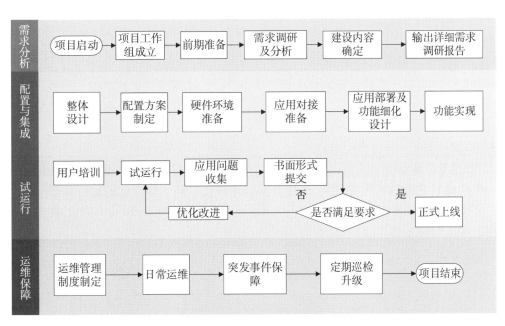

图 1-17-6 规范建设流程

(二)未来建设流程

在满足医院发展需求及符合政策导向的前提下,开发基于人工智能的临床科研应用。一是基于科研发展需求,建设科研随访管理模块,针对特定人群长期监测,为临床医生科研提供高质量的院后数据,提高临床科研效率。二是借助人工智能技术对诊疗数据进行聚合、收集、分析,以专病数据库的形式将其转化为高质量的科研数据,以统计分析模型实现对疾病转归的预测和临床决策的循证支持。三是进一步建设集约化的数据仓库,整合多中心的临床资源,全面有序的处理临床病例数据,满足临床科研协作的需求,实现多家医院数据资源的跨应用共享。

八、建设关键点

(一)非结构化数据处理

医院非结构化数据主要包括电子病历文书、检查报告、病理报告以及护理系统产生的数据。对非结构化数据,进行源头改造、自然语言分词、语义关联等操作之后,形成后结构化数据。对后结构化数据出现的非标准术语描述,通过数据标准化处理体系,将相关医学术语进行有效的标准化映射,最终实现自然语言的计算机可识别、可计算、可分析。

(二)科研数据特征提取

按科研人员设置的条件进行检索,得出符合科研人员检索条件的患者列表,并将检索结果分配到不同的任务队列中,采用分布式任务调用 JAVA 自带的 JS 引擎,将不同特征计算的规则转化为 JAVA 代码并执行,最后将不同分布式任务生成的患者特征集进行合并后形成符合科研需求的宽表记录集。

(三)医学知识图谱服务

医学知识图谱应用数学、图形学、信息可视化技术、信息科学等学科理论与方法,将医疗上各种实体对象(患者、药品、治疗方法、症状体征、检查结果、检验结果等)形成一个以患者为中心的关系图谱,提供给其他应用调用,通过该服务可以方便快捷地了解患者的总体情况。

(四)深度分析挖掘服务

深度分析挖掘服务是基于 WEB 方式的机器学习系统,机器学习指的是机器通过统计学算法,对大量的历史数据进行学习从而生成经验模型,并利用经验模型来指导业务。服务集成并提供了丰富的算法如数据预处理、机器学习、预测与评估等机器学习算法组件。

九、建设注意事项

(一)数据质量把控

数据质量控制贯穿于整个科研周期,是开展临床科研的关键核心所在。在研究人群建设的过程中,数据每时每刻都在产生,对产生的数据进行全面的核查、清理,实现表达形式上的一致性。通过在应用层面对不同业务逻辑及标准、规则的设定,严格把控对数据产出端的质量控制,保证数据的准确性、及时性、完整性和一致性。

(二)研究变量筛选

研究变量筛选是临床科研的前提,利用自然语言处理工具对后结构化数据进行词性标注、分词、语义识别等预处理,以结构化的形式保存,便于医生开展临床科研。基于标准化的诊疗数据和结构化的研究变量,可通过多维度筛选搜索引擎,开展复杂条件下的病例数据查询和科研病例筛选,实现病例信息的全方位、多维度展现,辅助临床科研。

(三)统计方法优化

通过接入 R 语言,提供回归分析、比较均值分析、相关分析、定性分析、线性回归、ROC 曲线等多种常用统计分析算法,也可采用决策树、主成分分析等高级挖掘统计算法,以便于深入挖掘影响疾病发生、发展的相关因素,进一步满足研究人员根据不同的研究目标灵活选用不同算法的科研需求。

参 考 文 献

[1] 郎杨琴,孔丽华.美国发布"大数据的研究和发展计划"[J].科研信息化技术与应用,2012,3(02):89-93.

[2] 殷光中,钟炜,高丰,等.基于精神医学大数据的科研数据平台设计与实现[J].电脑编程技巧与维护,2019(10):80-82.

[3] 袁紫藤,陶金婷,谈莹,等.国内外医疗人工智能应用现状及相关政策[J].医学信息学杂志,2019,40(05):2-9.

[4] 李荣.国外主要大数据战略[J].计算机与网络,2019,45(01):42-43.

［5］洪延青,何延哲.英国健康医疗大数据平台 care.data 为何停摆?［J］.中国经济周刊,2016,(29):77-79.

［6］吴敏,甄天民,谷景亮,等.健康医疗大数据国内外发展及在卫生决策支持中的应用展望［J］.卫生软科学,2019,33(02):76-79+89.

［7］牛利娜,谢子衿,成浩然,等.英国人工智能在医疗领域应用发展现状及其启示［J］.医学信息学杂志,2020,41(01):2-6.

［8］李莹莹,张建楠,顾宴菊,等.医药健康领域的国家人工智能战略发展规划比较研究［J］.中国工程科学,2019,21(06):106-113.

［9］方莺霏.浅谈人工智能在医疗行业中的应用［J］.通讯世界,2019,26(01):302-303.

［10］谢俊祥,张琳.国内外医疗人工智能战略及细分领域现状分析［J］.医学信息学杂志,2020,41(06):2-7,14.

［11］陆慧菁,杨广黔,彭俊丰,等.基于智能医学数据中台的大数据科研平台应用实现［J］.中国数字医学,2020,15(04):22-25.

［12］王持,李超,陈旭,等.面向医疗临床科研的大数据平台［J］.集成技术,2019,8(05):86-96.

［13］金昌晓,计虹,席韩旭,等.大数据科研分析平台在临床医学研究中的应用探讨［J］.中国数字医学,2019,14(02):37-39.

［14］辛海燕,李鹏,张国庆.医院医疗科研大数据平台的建设与应用［J］.中国卫生信息管理杂志,2019,16(02):206-209.

第十八节　人工智能在医院计算机病毒防护的应用

一、概念

利用人工智能技术手段,预防、阻止或减轻计算机病毒给医院信息化建设造成的破坏及潜在威胁。将人工智能技术应用到医院计算机病毒防护中,基于一系列结构化和非结构化数据(包括日志、设备遥测、网络数据包和其他可用信息)提供咨询、增强服务和主动防御,复制最优秀的安全专家策略、技术和决策。实现人工智能技术在医院计算机病毒防护方面的深度检测和自动阻断功能,规避人工检测时效性不足导致的安全风险,提升网络安全事件应急响应速度。

具体内容包括:终端威胁防御、主机监控与审计、边界智能防护、潜在威胁发现、移动设备管理、移动 APP 扫描加固。

涉及技术包括:联动防护、病毒诱捕、可信接入、异常行为分析、安全容器等。

二、建设背景

(一)现状分析

1. **国外现状**　2016 年,黑客控制了洛杉矶"好莱坞长老会纪念医学中心"(Hdlywood Presbyterian Memarial Medical Center)的信息系统,医生护士无法访问工作邮箱和病人病历资料,医院实验室、CT 扫描、药房等设施也无法正常使用,医院工作受到严重干扰,最终该医院因此向黑客支付了当时价值约 1.7 万美元的比特币赎金。2017 年 5 月,黑客利用网上泄露的美国国家安全局武器库中的"永恒之蓝"攻击工具,对受控终端上的文件实施加密勒索,全球超过 150 个国家,金融、能源、医疗、教育等多个行业受到影响,英国国家医疗体系辖下五分之一的医疗机构被迫取消所有急诊接诊和手术安排。根据美国咨询公司 2020 年发布的《Black Book Market Research》调查资料显示,在 2019 年,美国医疗机构是网络安全漏洞爆发的最大热点,占据全年发现的全部已知网络安全漏洞近五分之四的比例,96% 的 IT 专业人员认为黑客技术的发展速度远超医疗机构安全防护建设。国外利用人工智能技术对计算机恶意代码检测研究起步较早,2001 年美国 Schultz 创新性的提出使用数据挖掘技术来对恶意代码进行检测,他们构建了一个可以自动化挖掘恶意代码的框架,检测准确率可达到 97.76%,与当时基于特征码的杀毒引擎相比,将恶意代码检测准确率提高了一倍以上。随着人工智能以及深度学习技术的发展,使用神经网络相关技术对恶意代码进行检测和分类的研究得到广泛的重视和应用。2018 年巴西 Edmar Rezende 等提出使用迁移学习方法,实验中整体准确率达到 98% 以上,取得了比 L.Nataraj 提出的使用图像原始特征更好的结果。

2. **国内现状**　我国在人工智能的应用主要在弱人工智能阶段,但是在医院网络安全特定领域,例如计算机病毒防护、智能防火墙、网络安全态势感知等方向均有比较好的实践效果。中国信息通信研究院发布的《2019健康医疗行业网络安全观测报告》显示,存在僵木蠕等恶意程序的单位共计1 029家,其中受勒索病毒影响的单位共计136家,以勒索病毒为代表的僵木蠕等恶意程序风险可导致大范围的网络欺诈、信息泄露和医疗信息系统瘫痪等破坏性后果。CHIMA发布的《2018—2019年度中国医院信息化调查报告》显示,医院采取网络安全措施采用率最高的是防火墙,高达89.99%,相比上一年度,入侵监测措施采用率增加最为明显。随着人工智能时代的到来,给网络安全的防御功能与人工智能技术整合对接带来了机遇,用户单位也更可能有效地构建一个稳定的网络平台和安全的网络环境。在加强网络安全防御方面,医院网络信息安全管理工作同样亟待创新,应用人工智能技术,对网络安全环境整治应该会起到不小作用,同时这也是一种趋势。

（二）需求分析

1. 法律法规政策需求　2017年12月,工信部印发《促进新一代人工智能产业发展三年行动计划(2018—2020年)》提出,要完善发展环境,提升安全保障能力,实现产业健康有序发展。2018年4月,国家卫生健康委发布的《全国医院信息化建设标准与规范(试行)》在人工智能技术方面,提出疾病风险预测、医学影像辅助诊断等多个三级指标。对如何有效管控人工智能安全风险我国尚处于摸索阶段,未来仍需进一步做好相关安全管理工作的前瞻研究与战略布局,以务实审慎的态度推进人工智能安全管理工作。

2. 业务保障动态防御　人工智能技术能在网络安全防御中得到普遍应用的一个重要原因在于它在模糊信息处理方面有非常大的作用,能够及时处理那些不确定的数据信息,即使是那些不可知的数据它也能够正确处理,减低网络安全威胁程度。目前评价医院信息安全防护水平已经不局限于安全措施是否全面,而是在于预先制定的安全措施和管理制度是否得到快速、有效应用,一旦遭遇安全事件,应采取技术手段根据安全事件快速绘制出安全事件完整路径,减少甚至不依靠安全运维人员的具体工作就能做出正确响应并配合公安机关做好追踪溯源工作。

3. 业务持续保障需求　2016年11月,国家卫生计生委以部门规章形式颁布施行《医疗质量管理办法》,随后对《医疗质量管理办法》提出的18项核心制度定义、内容和基本要求进行了细化,组织制定了《医疗质量安全核心制度要点》。医疗信息系统的稳定运行与否直接关系着医院正常诊疗业务持续性,医疗机构应当不断提升患者诊疗信息安全防护水平,将网络安全专家的经验和知识作为基础来建立专家系统,是现阶段网络安全领域使用最普遍的人工智能技术。

4. 个人隐私保护需求　由于人工智能的运作存在着对个人隐私侵犯的天然性,通过应用人工智能技术转变传统医疗服务模式,惠及全民的同时也应考虑风险防范与利益平衡,利用人工智能技术加强个人隐私保护。伴随着《新一代人工智能发展规划》在2017年7月的正式发布,希望通过对包括隐私权、信息安全利用等内容在内的人工智能应用研究。

三、应用场景

（一）互联网医院建设场景下计算机病毒防护

计算机病毒传播是医院信息化建设过程中长期存在的安全问题。通过传统物理隔离手段,避免医院核心网络和互联网直接连接可以降低病毒感染。随着互联网医院建设,出现越来越多的医院计算机感染互联网病毒事件,给医院医疗业务的稳定运行、医疗数据安全造成极大威胁。

（二）医院诊疗数据及个人隐私数据防护场景

针对医院的网络攻击往往具有明显经济目的,医院诊疗数据及个人隐私数据受到众多黑客觊觎,医院业务系统众多,每天产生大量的业务数据,给许多黑客和不法分子提供较大的攻击面,一旦重要业务数据泄露,将影响公民个人财产安全和医院名誉。通过人工智能检测和统计,对院内重要数据全生命周期进行细粒度流动检测,防止敏感数据泄露。

（三）医院特定时期网络安全防范和监测场景

在重要节日,网络黑客往往更为频繁和猖獗,医院遭受网络攻击的风险骤增,基于人工智能技术对医院计算机病毒防护更加强调主动防御,串联院内不同网络关键节点的安全防护设备,形成覆盖医院所有终端、业务系统、医疗数据的医院网络安全主动防御体系,切实保障医院网络及信息系统在重保期间的安全稳定运行。

四、建设原则

针对医院业务的特殊性,在基于人工智能技术在医院计算机病毒防护工作的建设过程中,应充分考虑防护效果持续有效、加强伦理规范建设和病毒防护成本控制的原则,保证建设和运营的效果。

（一）防护效果持续有效

为保证人工智能技术更好的服务于医院网络安全防护,应明确人工智能技术的基本应用方向,确定具体的应用方向结合"主动安全,智能驱动"的理念,实现基于本地和云端大数据的训练和建模,有效发挥出人工智能技术的安全防护效果。

（二）加强伦理规范建设

随着人工智能技术的广泛应用,在医疗网络安全领域的人工智能技术应用也面临着伦理困境,应加强伦理规范原则标准的制定、伦理监督委员会的建设,向符合道德的方向引领人工智能技术发展,保证其更好服务于医院网络安全防御。

（三）病毒防护成本控制

传统网络安全技术消耗的能源非常巨大,造成很多安全性高的技术手段不适合在医院场景大规模部署,基于人工智能技术在医院计算机病毒防护应用应控制对计算资源的消耗,尽可能采用控制算法一次性完成计算任务。

五、建设内容

随着互联网 +、大数据等新兴技术的应用不断发展,计算机病毒对医院网络的破坏不再局限于传统的破坏系统或炫技,例如利用木马病毒盗取账号资料,盗取具有经济价值的重要医疗数据或个人信息,加密重要医疗数据索取赎金等。基于人工智能技术在医院僵木蠕病毒防护方向的应用主要体现在终端防护功能、网络防护功能、平台管控功能。

（一）医院终端计算机病毒防护

1. 终端威胁防御　深度整合反病毒、主动防御、智能拦截三大终端病毒威胁防御模块,让医院终端有效抵御流行病毒以及流氓软件对电脑的侵害。系统主要实现终端发现、软件发现、漏洞管理、安全配置管理、日志管理,以及危险检测和响应。

具体功能:终端防御、联动防护、远程控制、文档安全等。

适宜技术:①联动防护。终端防御与网络防火墙进行联动,基于统一的安全策略禁止未授权的终端接入医院网络。②远程控制。通过管理中心实现对客户端的远程运维。③Webshell 检测。支持对 Webshell 后门进行扫描检测,Webshell 后门库数量大于 100 000。④勒索病毒诱捕。设置诱饵文件并实时监控,当勒索病毒对该文件进行加密操作时进行拦截。⑤文档防泄露。支持文档防泄露功能,针对终端存储的 word、pdf、ppt、Excel、rtf、txt 等文档的名称、内容进行关键字检查,对含有指定关键字的文档进行禁止发送、禁止拷贝等管控,消息提醒的同时将文档违规信息上报管理平台。

业务流程见图 1-18-1。

建设要求见表 1-18-1。

2. 主机监控与审计　具有集中化、自动化、主动性管理的特征,能够有效的对终端进行主动的安全防护和系统管理。系统实现记录终端行为并进行审计和异常行为的检测。

具体功能:资产管理、终端管控、补丁管理、策略监控、网络准入、运维管理等。

适宜技术:①网络准入。基于 802.1x 协议,通过对支持此协议的交换机进行管理,实现终端的网络准入;基于防火墙策略实现禁止未安装代理软件的终端访问受控网络。②终端行为监控。对终端系统的行为进行统一监管,对主机的打印、文件操作、网络访问等行为进行策略控制。③终端系统监控。对主机系统主要信息进行监视,并通过定制策略对主机的资源、运行状态进行总体监控。

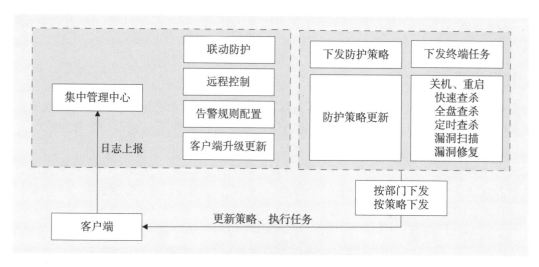

图 1-18-1 终端威胁防御业务流程

表 1-18-1 医院终端计算机防护建设要求

指标	具体内容和要求
终端威胁防御	① 具备资产信息管理、病毒防御、未知威胁防御、联动防护、远程控制、文档安全、终端状态采集 7 项内容 ② 支持终端策略标签化管理、病毒诱捕、终端行为实时监控、病毒免疫、系统文件保护、注册表保护、文档防泄漏 7 项技术 三级甲等医院 具备 5 项功能,支持 5 项技术 三级乙等医院 具备 4 项功能,支持 3 项技术 二级医院 同上

业务流程见图 1-18-2。

建设要求见表 1-18-2。

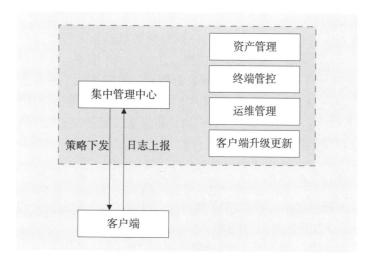

图 1-18-2 主机监控审计业务流程

表 1-18-2 主机监控审计建设要求

指标	具体内容和要求
主机监控与审计	① 具备资产管理、终端管控、补丁管理、策略监控、网络准入、运维管理 6 项功能 ② 支持文档跟踪、联动准入、文件操作审计、补丁检测 4 项技术 ③ 文档跟踪功能,可按照不同文件、压缩包类型跟踪文档内到外、外到内、内到内、外到外 4 种流转方向;可跟踪文档包括拷贝、压缩、解压缩、修改、删除、重命名、移动 7 项操作 三级甲等医院 具备 5 项功能,支持 4 项技术 三级乙等医院 具备 3 项功能,支持 2 项技术 二级医院 同上

（二）医院数据中心服务器病毒防护

1. 智能防火墙 将人工智能技术融入到下一代防火墙中,有效提高防火墙的检测精准度,可以在重要网络节点加强未知威胁检测、恶意文件检测、恶意流量检测等多方面检测能力,从而有效阻断过去难以检测到的多种网络攻击。智能防火墙通过人工智能技术可提高规则库的生成效率,加强防火墙未知威胁检测、恶意文件检测、异常流量检测、加密流量检测等能力,极大提升下一代防火墙的防御能力。

具体功能:访问控制、应用管控、入侵防御、病毒过滤 DDoS 防御等。

适宜技术:①异常行为分析。基于智能学习算法,对新建连接数、并发连接数等数据智能学习,对新型威胁做出判断和预警,在恶意流量未做出实质性破坏行动前进行阻断或控制。②内容深度过滤。基于关键字对通过防火墙应用的内容进行过滤的安全机制,对应用协议中包含的关键字进行过滤。③用户可信接入。身份管理支持 RADIUS、TACACS、LDAP 等多种认证协议和认证方式,用户管理支持分级、分组、权限、继承关系,实现不同应用环境下不同的用户可信接入管理。④精准应用识别。应用识别除了在识别出底层的承载协议基础上,还进一步区分出上层的精确应用协议类型。⑤安全可视化。通过在系统本身实现应用层流量可视,让用户更加直观、更加全面掌握安全风险,提高了对攻击行为的追踪溯源可能性。

业务流程见图 1-18-3。

建设要求见表 1-18-3。

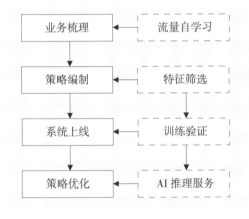

图 1-18-3 智能防火墙业务流程

表 1-18-3 智能防火墙建设要求

指标	具体内容和要求
智能防火墙	① 具备一体化安全策略配置,通过一条策略实现五元组信息源 MAC、域名、地理区域、应用、服务、时间、长连接、并发会话、WEB 认证、IPS、AV、URL 过滤、WAF、邮件安全、数据过滤、文件过滤、审计、防代理、APT 防护 19 种功能 ② 支持应用层协议识别、媒体协议识别、异常行为检测、动态黑名单、基于 HTTP 协议的检测清洗、智能病毒 6 项技术 三级甲等医院 具备 15 项功能,支持 5 项技术 三级乙等医院 具备 12 项功能,支持 3 项技术 二级医院 同上

2. 潜在威胁发现系统 潜在威胁发现系统又称欺骗诱捕系统,通过在网络中部署仿真主机,主动诱导攻击,记录攻击细节并产生告警,快速定位攻击源,弥补医院网络防护体系短板,提升主动防御能力。

具体功能:服务模拟、攻击检测、入侵智能分析等。

适宜技术:①仿真主机。通过对恶意扫描攻击进行记录,将攻击扫描交互流量转发到系统中,检测出内网未知恶意攻击检测行为。②情报收集管理。基于人工智能的情报收集系统一般简称蜜罐系统,通过仿真主机转发到蜜罐中的服务请求,蜜罐服务做出回应后,将流量转发回仿真主机中,进而在系统中显示威胁告警信息。③攻击检测回放。当仿真主机被连接攻击,可将此行为的交互过程进行完整记录,方便管理员溯源或采取安全策略,定位攻击者。

业务流程见图 1-18-4。

建设要求见表 1-18-4。

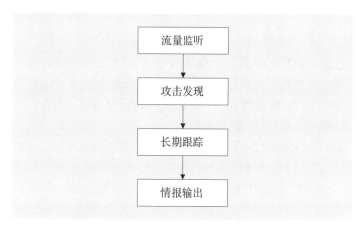

图 1-18-4　潜在威胁发现系统业务流程

表 1-18-4　潜在威胁发现系统建设要求

指标	具体内容和要求
潜在威胁发现系统	①具备蜜罐、全流量管理、攻击流量分析、入侵趋势分析、可识别密码爆破管理 5 种功能 ②支持可疑连接监控、威胁情报收集、交互式管理服务模拟、流量捕获存储 4 种技术 三级甲等医院　具备 4 项功能,支持 3 项技术 三级乙等医院　具备 3 项功能,支持 2 项技术 二级医院　同上

(三)医护移动终端病毒防护

1. 移动设备管理　移动设备管理包括医院内关于职工、移动设备、移动 APP、移动文件的统一管理。医院在移动安全建设上要基于移动医疗特点做有针对性安全建设,医院移动设备管控可采用安装安全管控客户端的方式进行安全监管,所有医疗业务相关移动设备需要进行设备登记注册。

具体功能:移动设备管理、移动 APP 管理、移动数据管理、移动端病毒查杀等。

适宜技术:①安全容器技术。业务 APP 经过封装处理智能显示在安全容器中,容器内产生的相关数据被加密处理。②移动杀毒。用户可控周期性对移动设备做防病毒检测,杀毒终端与管理平台准入策略联动,限制有安全隐患的移动设备接入医院内网。③电子围栏。对移动设备定位,支持基于地理位置和时间节点下发控制策略。

业务流程见图 1-18-5。

建设要求见表 1-18-5。

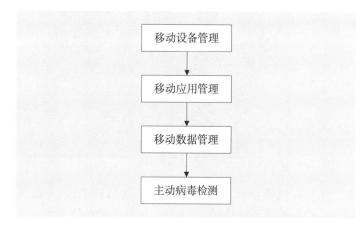

图 1-18-5　移动设备管理业务流程

表 1-18-5　移动设备管理要求

指标	具体内容和要求
移动设备管理	①具备移动设备管理、用户管理、应用管理、移动数据管理、邮件管理、日志管理、可视化大数据分析 7 项功能 ②支持移动终端的病毒查杀、行为审计、联动安全准入、APP 传输过程扫描、点对点即时通信加密 5 项技术 三级甲等医院　具备 6 项功能,支持 4 项技术 三级乙等医院　具备 4 项功能,支持 3 项技术 二级医院　同上

2. 移动 APP 扫描加固　通过移动应用配置安全、应用安全、公开漏洞、数据安全等内容进行全面安全检测,并提供相应的加固手段,对应用上线后做持续安全检测。系统主要通过主动发现的技术手段收集移动终端脆弱性信息,对高风险漏洞进行安全加固。

具体功能:安全检测、应用加固、漏洞扫描、统计管理等。

适宜技术:①安全检测。对恶意代码、敏感权限调用等安全特征进行检测。②应用加固。对移动应用进行自动加固,防止应用破解、篡改、内存调试、数据窃取等安全风险。③统计分析。可生成 APP 关于源码,应用,权限,数据等方面的安全风险分析报告,根据漏洞风险属性不同进行分类分级展示。

业务流程见图 1-18-6。

建设要求见表 1-18-6。

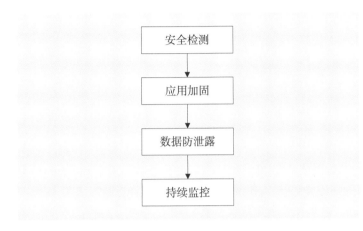

图 1-18-6 移动 APP 扫描加固业务流程

表 1-18-6 移动 APP 扫描加固建设要求

指标	具体内容和要求
移动 APP 扫描 加固	①具备自身配置安全检测、APP Java 代码防逆向保护、移动设备漏洞安全检测、移动应用加固、便携漏洞扫描、统计管理 6 项功能 ②支持防止核心代码泄露、ROOT 环境检测、模拟器环境检测、行为安全自动化测评、本地数据安全存储 5 项技术 三级甲等医院 具备 4 项功能,支持 4 项技术 三级乙等医院 具备 3 项功能,支持 3 项技术 二级医院 同上

六、建设方法

(一) 建设策略

人工智能技术在医院计算机病毒防护方向应用的建设策略主要集中在两个方向:第一是自适应原则,传统防病毒手段主要是特征库匹配,一种特征只能匹配一种或一类计算机病毒,基于人工智能的防护技术应自动识别病毒的特征,这种特征未必是静态的特征,也可能是基于行为的动态特征,即使依旧使用静态特征的防护方式,也应利用人工智能技术自动生成、更新病毒特征库。第二是可解释原则,无法归因和解释的结果是难以理解的,也难以做追踪溯源和调查取证。第三是可行动原则,人工智能技术目前虽然无法完全代理人工,但在安全检测和联动响应阻断方面可极大减少人工操作。

(二) 应用技术

建议的应用技术主要包括:①安全底图绘制。支持详细展现防护设备安全保障能力,对医院网络内安全设备按 Web 应用防护、威胁检测、网关防护、终端防护、安全审计、脆弱性等类别进行分析展示和检测统计。②网络脆弱性发现。支持主动发现医院网络漏洞功能并关联资产,漏洞分析类型包含操作系统、数据库、Web 应用、中间件,支持高危漏洞排行展示、漏洞级别对比、漏洞发现趋势等脆弱性展示。③终端威胁检测。支持对木马、蠕虫、僵尸程序、勒索软件、挖矿、其他恶意程序的数据量、占比和处置率进行安全监测与统计;支持全网恶意程序趋势动态监控。④集中管控技术。支持与安全设备进行联动,通过联动策略,进行安全事件的自动处置,支持多种安全设备类型,包括防火墙、IPS、EDR 等。⑤威胁情报技术。支持根据恶意 IP 地址、恶意样本、钓鱼网站、垃圾邮件、全球被黑网站、代理服务器等维度进行威胁情报查询,支持支持自定义情报更新、修改、删除。

(三) 建议建设模式

医院计算机病毒防护的传统建设模式主要依赖于定期更新操作系统、软件和杀毒工具,定期备份重要数据,对于勒索软件、定向式攻击以及虚拟化数据中心的新型应用场景,这些常规方法可能失效,而基于人工智能技术的医院计算机病毒防护更加注重整体规划、主动防御,根据医疗应用场景,可以建立覆盖全院的联动防护体系。

1. 基于态势感知平台的医院计算机病毒防护建设 医院态势感知平台建设以资产为基础,以事件为主线,以风险为核心,对医院关键业务系统、重点网络设备、安全设备、服务器等进行全方位安全监测,结合情报信息,对网络威胁及时预警,定期对全院安全态势进行通告,对安全事件进行快速处置,对重大安全事件进行追踪溯源,为医院网络安全提供保障(图 1-18-7)。

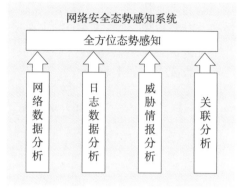

图 1-18-7　医院态势感知平台架构图

2. 医联体内威胁情报共享的计算机病毒防护　网络安全威胁情报来源主要包括收集的网络流量、系统日志信息、蜜罐捕获的攻击、互联网开源情报、CNCERT 等威胁情报联盟共享和其他第三方情报信息等,医院重要业务系统主要部署在医院内网,与外网区域采用物理隔离的防护方式,外部威胁情报无法与内网的安全系统高效配合,内网终端即使部署了杀毒工具,受网闸等安全性较高的边界安全系统限制,无法利用互联网云查杀功能,使得大部分传统杀毒工具防护效果受限。建议在医联体内利用人工智能技术对网络流量和系统日志统一分析,搭建基于行为的检测模型,如基线分析、画像分析等,提升医联体内网络安全预警工作的分析研判能力和准确性,医联体内医疗机构共享内部威胁情报,在医院计算机病毒防护方面有效利用好人工智能技术。

(四)未来建设模式

针对医院目前出现的新安全问题进行分析,大多源于网络安全架构本身存在问题,大部分传统的安全体系是建立在内外部网络边界,通过防火墙、WAF、IPS 等边界安全产品或方案对医院出口进行防护,从而忽略了内网的安全,内部网络缺乏足够的安全访问控制,不管是恶意的攻击者,还是内部人员的操作疏忽,都可以轻易造成医院计算机病毒感染事件。未来医院计算机病毒防护的建设模式需要一种全新的安全架构来应对"零信任"。"零信任"安全从本质上看,是以动态访问控制技术,假设内外部网络始终充满威胁,所有的访问用户、访问设备以及网络流量都需要被实时认证和授权,随时审计并评估数据等。医院基于零信任体系,建设实施业务安全访问平台,安全访问平台由接入代理服务、控制服务、认证系统、权限系统、业务安全策略服务、终端环境感知服务、用户行为分析系统及应用组成。系统各组件间通信均采用基于国产加密套件的双向 SSL 协议,通信链路数据加密传输,有效保障数据传输的机密性、完整性,保证数据访问安全可靠。"零信任"网络安全架构如图 1-18-8 所示。

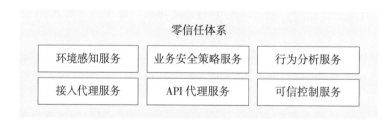

图 1-18-8　零信任网络安全架构图

七、建设流程

(一)建议建设流程

1. 建设范围(2 周)　医院计算机病毒防护工作应建立在对全院网络及信息资产全面掌控的基础上,通过风险评估工作,对全院的信息资产所面临的威胁、存在的弱点、造成的影响,以及三者综合作用所带来风险进行评估。根据医院网络的弱点,有针对性的进行防护加固,达到事半功倍的建设效果。常规建设范围主要包括以下几个方面:①医院固定终端。包括医院管理人员、医务人员、护理人员使用的计算机终端。②医院移动终端。包括移动查房终端、移动护理终端等移动终端。③数据中心服务器系统。包括部署在物理服务器或云平台上承载医院业务系统的服务器系统。

2. 技术选择(1周)　医院计算机病毒防护主要包括检测和防护两部分,人工智能技术更多用于病毒检测,采用联动防护的机制,让检测和防护能自动结合,实现高效的防护效果。人工智能技术在计算机病毒防护方向的技术选择主要包括以下三点:①建立规则产生式专家系统。以安全专家的经验性知识为基础而设立病毒检测系统,医院的安全专员将病毒特点编码成规则,通过系统自动检测这些特征从而判断系统的安全性是否适宜,专家系统的建立可以有效减少病毒检测的工作量。②基于人工神经网络进行病毒流量识别。人工神经网络具有较强分辨能力,可以识别一些带有噪音或暗藏畸变的入侵模式,它还具备一定的学习能力和高适应能力,能够快速识别入侵行为,大大提高了面对病毒入侵时安全管理员的应对速度。③人工免疫技术在病毒防护中的应用。人工免疫技术也是人工智能技术的一个分支,它的技术原理是人体免疫滞后人体自发的出现一系列的自我防御的现状,运用在计算机病毒防护上就是基于自然防御机理的学习技术,保护系统不被病毒感染。

3. 系统设计(4周)　基于人工智能技术的医院计算机病毒防护系统整体架构设计应覆盖安全风险、安全应用、安全管理三个维度。架构中三个维度彼此独立又相互依存。其中安全风险是人工智能技术与产业对网络空间安全与国家社会安全造成的负面影响。安全应用则涉及人工智能技术在网络信息安全领域和社会公共安全领域中的具体应用方向。安全管理从有效管控人工智能安全风险和积极促进人工智能技术在安全领域应用的角度,构建人工智能安全管理体系。

4. 系统开发(4周)　医院计算机病毒防护系统的开发不同于任何一个医院业务系统的开发,要将安全防护覆盖医院的全部网络空间和整个信息系统的生命周期。总体上系统开发过程分为三步:首先在医院信息系统设计阶段就要从源头增强开发安全,避免平台底层漏洞。其次在医院网络重要节点部署适宜的防护节点和监测节点,绘制符合医院真实情况的拓扑图并及时更新。最终基于医院业务系统工作情况、最终用户使用情况及安全风险评估情况开发计算机病毒防护管控平台系统。

5. 系统测试(2周)　每家医疗机构的核心网络都是相对封闭的网络,不同业务模型和用户行为模型可能会影响系统的病毒防护效果。在系统开发完成,应完成以下类型的测试:①评估模型测试。主要测试模型对未知新数据的预测能力,即泛化能力。泛化能力越强,模型的预测能力表现越好。而衡量模型泛化能力的评价指标,就是性能度量(performance measure)。性能度量一般有错误率、准确率、精确率、召回率等。②稳定性/鲁棒性测试。主要是测试算法多次运行的稳定性;以及算法在输入值发现较小变化时的输出变化。如果算法在输入值发生微小变化时就产生了巨大的输出变化,就可以说这个算法是不稳定的。③系统测试。将整个基于算法模型的代码作为一个整体,通过与系统的需求定义作比较,发现软件与系统定义不符合或与之矛盾的地方。④接口测试。主要用于检测外部系统与系统之间以及内部各个子系统之间的交互点。测试的重点是要检查数据的交换,传递和控制管理过程,以及系统间的相互逻辑依赖关系。

6. 试运行和交付(4周)　当系统测试完成即可进入试运行阶段,一般试运行期至少为3个月。在试运行阶段,试运行期间负责完成以下工作内容:①编制试运行方案,制定试运行进度计划,准备试运行报告模板,并经采购方确认。②配合采购方和使用方进行试运行工作。③试运行阶段发现的问题,及时整改。④编制并提交系统试运行报告。

7. 运维保障(12个月)　系统要安全保障的医院业务数量众多,安全运维数据具备量大、来源广、格式多等特点,应采用智能运维的方式,通过数据和人工智能算法的优势结合,解决传统运维压力大、技术培养难等问题。为保障系统的问题运行,运维保障工作至少包含系统运维保障、日常监测保障、应急响应保障、风险评估保障四项内容。

8. 规范建设流程　根据医院信息化建设内容,网络安全建设应与信息化建设相辅相成,在设计阶段,应将整个建设流程进行规划设计。具体建设流程如图1-18-9所示:

(二)未来建设流程

目前,人工智能在医院网络安全整体建设中处于弱人工智能阶段,主要面对计算机病毒防护等特定领域的专用智能,未来人工智能在医院网络安全建设将由弱人工智能走向强人工智能阶段,强人工智能具有意识、自我和创新思维,能够在医院网络安全建设的各个方面进行思考、计划、解决问题、从经验中学

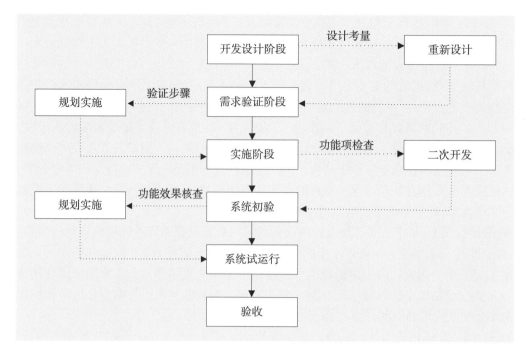

图 1-18-9　建设流程

习人类级别智能的网络安全相关工作,极大的解放了人在医院网络安全建设中的工作,减少了人为操作的误操作风险,提高系统主动决策反应能力。

八、建设关键点

(一) 保证人工智能在病毒防护应用先进性

随着人工智能技术在理论和实践方面日益成熟,在多个网络安全细分领域都有较好的应用效果,但人工智能在网络安全部分领域的应用中与传统技术还具有一定的差距,因此人工智能技术在医院计算机病毒防护中的应用一定要保证最终技术实践的先进性,提升针对计算机病毒的防护效果。

(二) 建立人工智能技术自动决策应用规范

基于人工智能技术对计算机病毒的识别不能排除误判、误杀等特殊情况,医院的核心业务系统的某些功能实现可能或触发基于人工智能技术病毒防护系统的自动防御决策,因此无人工干预且对医院核心业务运行及公民个人产生严重不良影响的人工智能自动化决策应用应被禁止。

(三) 加强人工智能基本伦理道德原则建设

人工智能技术在医院计算机病毒防护方向的应用目的是为了加强医院网络安全防御能力,提高工作效率,但人工智能不应削弱公民个人的数据权利或隐私,算法模型在保障信息系统安全的同时,必须兼顾"保障人类尊严""可靠性""可持续性""可追责性"等多个方面。

九、建设注意事项

(一) 持续优化模型,提升数据安全

基于人工智能的计算机病毒防护系统可基于其采集的大量看似不相关数据片段,通过深度挖掘分析,得到更多用户隐私相关信息,识别出个人行为特征。因此要不断优化数据挖掘分析模型,注重训练数据的脱敏,调节网络安全算法模型对采集生产业务数据适中的细节要求。

(二) 保障安全稳定,加强自主可控

我国人工智能产业目前呈"倒三角"结构,体现是"重应用、轻基础",为人工智能发展带来诸多不确定因素。医院核心诊疗业务的稳定运行涉及国计民生,因此在现阶段医院信息化建设的技术选择稳定性

不可避免的高于安全性及自主可控性,但未来医院信息化发展应坚持安全可控和开放创新,制定人工智能关键技术安全可控发展路线图。

（三）监控分析结果,建立备用机制

对人工智能分析的过程数据和最新结果进行分析比较,作为模型改进的依据,同时避免由于模型缺陷造成训练过程中人工智能在计算机病毒防护工作中的功能减弱。对于新技术在医院计算机病毒防护工作中的应用应建立备用机制,在模型分析处置的关键节点随时可以加入人工干预。

参 考 资 料

［1］高红静.近年勒索软件威胁分析及防范策略综述［J］.保密科学技术,2018(12):21-28.
［2］军芳.黑客频繁入侵医疗系统　警惕!医疗健康遭遇安全威胁［J］.信息安全与通信保密,2016(3):80-81.
［3］孙博文.基于深度神经网络的恶意代码变种检测技术的研究与实现［D］.北京邮电大学,2019.
［4］闫振峰.基于医院信息化平台保障医疗核心制度落实［J］.江苏卫生事业管理,2019,30(07):880-882.
［5］赵炳麟,孟曦,韩金,等.基于图结构的恶意代码同源性分析［J］.通信学报,2017,38(S2):86-93.
［6］王青峰.人工智能技术在网络安全防御中的应用研究［J］.网络安全技术与应用,2020(05):8-10.
［7］刘飞.人工智能技术在网络安全领域的应用研究［J］.电子制作,2016(17):32-33.
［8］孙博文.基于深度神经网络的恶意代码变种检测技术的研究与实现［D］.北京邮电大学,2019.
［9］SCHULTZ M G,ESKIN E,ZADOK F,et al.Data mining methods for detection of new malicious executables ［C］//Proceedings 2001 IEEE Symposium on Security and Privacy.S&P 2001.IEEE,2001:38-49.

第十九节　语音识别在门诊电子病历的应用

一、概念

应用智能语音技术实现辅助医生进行病历书写的便捷服务。门诊语音电子病历的建设以提高医生效率、提升患者就诊体验为核心,通过核心技术实现医生口述病历内容,系统实时展现医患交流内容,自动生成结构化的电子病历,使医生有更多时间与患者进行交流,提升患者满意度,改善医患关系。

具体功能包括:语音病史采集、语音病历管理、患者预约及智能病历质控等。

涉及技术包括:语音识别技术、语音多轮交互技术、自然语言理解技术、语音数据分析技术、病历质控统计分析技术、ICD 智能编码技术等。

二、建设背景

（一）现状分析

1. 国外现状分析　语音电子病历最早出现在美国,2005 年,美国语音公司巨头 Nuance 将语音电子病历应用到美国数百家医院,提出医疗语音解决方案"Dragon Medical One",让医生和护士可以通过语音输入病历,实时地看到文字内容。Nuance 的医疗解决方案覆盖了全美 72% 的医疗机构,客户遍及全球 30 多个国家,共获得 3 亿多医患交流数据,每年为超过 50 万名医生、1 万家医疗机构提供服务。2015 年,美国 Saykara 公司通过回顾患者问诊,将医生与患者交流中的信息填入电子病历。2017 年,美国 Suki 公司实现自动接收并解析医生问诊中的信息,并精准推送到基础病历中。2017 年,美国 Notable 公司利用自然语言处理和语音识别来自动记录医生与病人之间的互动,并构建数据及结构。2018 年,美国科技巨头亚马逊也开始在医疗领域布局,其语音助手 Alexa,业务部门中组建了名为"健康幸福"(Health &Wellness)的团队,通过开发新的应用程序,来帮助糖尿病患者管理他们的日常健康,并自动回答医疗问题,提供急救医疗信息,帮助患者与医护人员沟通。2018 年,新加坡 Napier Healthcare 公司的交互式电子病历系统(iEMR)通过自动挑选看诊期间的关键对话片段,并将其处理成病历需要填写的正确信息,提升医生的工作效率。

2. 国内现状分析　相较国外,国内语音电子病历起步相对较缓慢。近几年,随着人工智能技术的飞速发展,国内开始出现语音电子病历系统。科大讯飞、云知声、百度等公司在语音电子病历方面近几年来发展迅速。2016年,科大讯飞利用自身语音技术优势,解决了口腔、门诊等复杂情况下语音识别难度大的问题,使语音电子病历的效果更好,应用更加广泛。2017年,阿里健康与浙江大学医学院附属第一医院共建"人工智能实验室",通过深度学习实现语音智能识别。2017年,中科汇能采用"医语通"智能移动语音采集终端,实现多场景语音实时录入电子病历,通过数据分析技术实现智能语音问诊、患者类型聚类分析及健康风险预测等。2018年,百度将智能语音技术应用于智慧医疗的智能问诊环节。2019年,云知声与飞利浦合作,将智能语音识别引擎与HIS、PACS、CIS等系统对接,实现与医院信息系统的结合。

（二）需求分析

门诊是医院的门户,也是患者接触最多、流量最大的地方。随着患者对诊疗体验要求的不断提高,传统门诊的缺陷不断显现,例如医生书写病历时间长,医护交流时间短等,因此利用语音识别技术帮助提升门诊体验就显得尤为重要。

1. **提高医生工作效率需求** 门诊医护人员主要通过手写纸质病历或者通过键盘录入电子病历方式完成病历编写。前者耗费医护人员大量时间在病历书写上,且纸质文档不便于数据的采集、存储和再利用;后者一般通过电子病历编辑器进行自然语言录入或通过结构化模板的方式记录,而模板操作存在大量的点选等复杂操作容易干扰医生诊疗。语音电子病历的出现彻底变革传统的病历录入方式,可以极大地提升工作效率,降低门诊病历的书写压力,解决门诊医生在日常工作中的主要问题。

2. **加快问诊信息记录需求** 医院现有的信息系统只能记录患者的基本信息,简单描述患者的基本症状,以及医生的用药情况。语音录入病历不仅能将医生和病人的对话转成文字和结构化的数据进行存储,便于后期查询和智能化分析,也会保留原始的录音文件,后期有需要时可以随时调取。

3. **提升患者满意程度需求** 我国医疗行业坚持"以病人为中心",近年来开始关注患者真实需求。在就诊过程中,患者需要有效节约问诊时间,提高与医生的沟通效率,其病情信息得到快速准确的记录,并确保病历信息清楚明晰。通过语音模板的病历输入方式,快速形成电子病历,节约患者就诊时间,同时电子病历系统打印的纸质病历可直接提供给患者,完整清晰易懂,告别了以前患者看不懂医生手写病历的情况。

三、应用场景

门诊语音电子病历系统服务的对象是医生和患者。门诊医生佩戴麦克风进行问诊和治疗操作,门诊语音电子病历系统在诊前、诊中、诊后各个环节进行全程录音,同时通过语音识别技术和自然语音分析技术提取信息生成电子病历。就诊结束后,医生进行病历核对后打印即可。电子语音病历的构建,帮助医生解放双手,省去了写病历的时间,只需要对写好的病历检查一下即可,省出了大量时间与患者进行交流。这样不仅提高了工作效率,也提升了患者的就诊体验,缓解了医患关系。

四、建设原则

（一）统一规划与分步实施相结合

针对医院平时患者流量大,科室业务繁忙的特殊情况,组织相关实施人员前期进行充分调研,了解每个科室的实际情况,对系统安装现场的软件和硬件基础环境进行检测,详细记录并制订实施规划方案,并与院方人员细致沟通,制定分步骤、分楼层、分科室的实施方案,经院方领导审核后启动实施。

（二）实用性与先进性相结合

坚持实用性与先进性相结合的原则,根据前期调研和需求收集,门诊语音电子病历系统部署需结合部门、科室和各工作场景的实际使用情况,科学部署,确保其功能和特点得到有效展现,切实提高医生和护士的实际使用效能。

（三）高效性与创新性相结合

通过建设电子语音病历系统,为病历书写提供了新的方式,医生通过语音的方式写病历,解放了医生双手并提高了写病历的速度,通过语音识别、内容提取等技术进行自动结构化病历填充,大大提升了工作效率。

五、建设内容

针对门诊环境嘈杂、医生行动受限等特点,使用专业级的定向麦克风主动降噪,在医患沟通、诊疗处置过程中全程录音,医生以口述的方式描述相关病历内容,通过部署在后端的语音识别＋自然语言理解,在医生工作站实时呈现医患交流文本内容、自动生成结构化的电子病历,医生只需对病历文本内容进行简洁修改确认,即可打印提供给患者,并同步完成电子档保存。

(一)语音病史采集

通过语音交互等技术对患者信息进行提取,并对接 HIS。

具体功能:症状、个人信息、病情描述、既往病史、家族史、身体状况采集等。

适宜技术:①多轮交互技术。采用多轮交互技术,通过人机对话收集有用信息。②自然语言理解技术。通过自然语言理解技术对患者录入信息进行处理,使程序明白其意思,进而进行下一轮交互。③数据分析技术。通过对采集到的信息进行处理分析,获取患者真实情况。

业务流程见图 1-19-1。

建设要求见表 1-19-1。

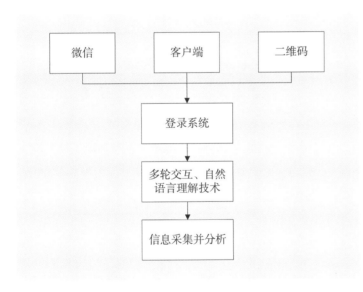

图 1-19-1 语音病史采集业务流程

表 1-19-1 语音病史采集建设要求

指标	具体内容和要求
语音病史采集	①具备症状、个人信息、病情描述、既往病史、家族史、身体状况采集、自动同步 7 项功能 ②支持微信、客户端、二维码 3 种方式 三级甲等医院　具备 6 项功能、3 种方式 三级乙等医院　具备 5 项功能、3 种方式 二级医院　具备 4 项功能、2 种方式

(二)语音病历管理

1. **语音病历管理** 通过信息检索对患者病历进行提取,并在系统中对病历进行修改、检查等操作。

具体功能:病历检索、病历借阅、病历打印、病历修改、病历查阅等。

适宜技术:①病历编辑器。支持结构化录入及处理、图形图像标注、医学专用符号及表达式等功能。②病历信息查询检索。支持病历信息的多维度、多方面分析处理。③语音识别技术。通过对医生语音输入内容进行识别,在病历中进行填充,生成结构化病历。

业务流程见图 1-19-2。

建设要求见表 1-19-2。

2. **语音病历录入** 通过语音、键盘等方式进行病历输入,系统提供结构化病历方便填写。

具体功能:语音录入实时同步、语音测听、智能联想输入、模板录入、诊断同步、电子签名辅助文书、病历数据备份等。

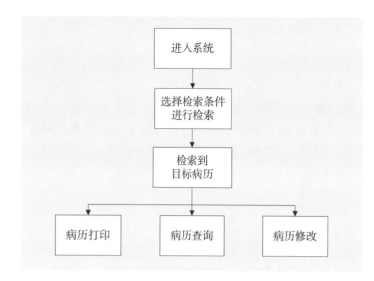

图 1-19-2 语音病历管理业务流程

表 1-19-2 语音病史管理建设要求

指标	具体内容和要求
语音病历管理	① 具备病历检索、病历借阅、病历打印、病历修改、病历查阅 5 项功能 ② 支持关键词检索、条件检索、高级检索、排序 4 种应用 三级甲等医院 具备 5 项功能、4 种应用 三级乙等医院 具备 5 项功能、3 种应用 二级医院 具备 4 项功能、3 种应用

适宜技术:支持与 HIS 同步。

业务流程见图 1-19-3。

建设要求见表 1-19-3。

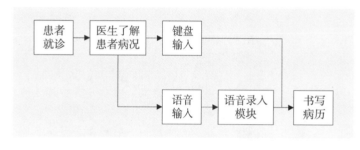

图 1-19-3 语音病历录入业务流程

表 1-19-3 语音病历录入建设要求

指标	具体内容和要求
语音病历录入	具备语音录入实时同步、语音测听、智能联想输入、模板录入、诊断同步、电子签名辅助文书、病历数据备份 7 项功能 三级甲等医院 具备 7 项功能 三级乙等医院 具备 6 项功能 二级医院 具备 5 项功能

(三) 患者预约

1. **患者列表** 为患者提供预约服务,患者可通过预约平台进行网上预约,医生也可通过平台进行预约管理。

具体功能:挂号信息、患者信息、医生信息、病历号、就诊卡号、初 / 复诊标识、缴费类型等。

适宜技术:①信息调用。调用患者信息、医生信息、缴费等多种信息。②数据防泄露。对网络、终端上对敏感数据违规访问的行为进行记录。

业务流程见图 1-19-4。

建设要求见表 1-19-4。

2. **预约信息** 医生可以查看、了解预约患者的各类信息,并对患者进行提醒。

具体功能:预约日历、预约登记、预约取消、预约信息同步、预约信息管理、患者信用管理、预约检索等。

适宜技术:①实名认证。支持线下认证(身份证、护照、军官证、社保卡等)、线上认证(身份证、健康卡、银行卡等)。②预约信用管理。建立预约黑名单,对挂号后未就诊、诊疗后未付费等患者进行黑名单处理,保障医患双方的利益。③号码统一管理。对不同途径的预约进行统一管理,院内院外实时更新,防止重号情况发生。

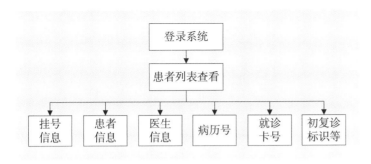

图 1-19-4 患者列表业务流程

表 1-19-4 患者列表建设要求

指标	具体内容和要求
患者列表	①具备挂号信息、患者信息、医生信息、病历号、就诊卡号、初/复诊标识、缴费类型7项功能 ②支持患者姓名、性别、卡号、挂号时间、初复诊信息、就诊时间、门诊类型7种信息 三级甲等医院 具备6项功能、7种信息 三级乙等医院 具备5项功能、6种信息 二级医院 具备5项功能、5种信息

业务流程见图 1-19-5。

建设要求见表 1-19-5。

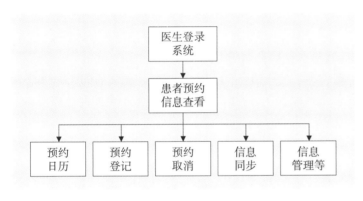

图 1-19-5 预约信息业务流程

表 1-19-5 预约信息业务流程

指标	具体内容和要求
预约信息	①具备预约日历、预约登记、预约取消、预约信息同步、预约信息管理、患者信用管理、预约检索7项功能 ②支持预约项、持续时间、重要等级、预约状态、短信提醒、APP提醒、电话提醒7种应用 三级甲等医院 具备6项功能、7种应用 三级乙等医院 具备5项功能、6种应用 二级医院 具备4项功能、5种应用

（四）智能病历质控

根据医院的质控需求，提供定制化的质控统计报表，方便查看各科室、各时间段的数据统计情况。

具体功能：病历完整性质控、病历内涵质控、病历书写时限质控、病历抽查、病历质检评分、病历数量统计、病历完成率统计等。

适宜技术：①病历质控统计分析。支持相关工具以及相应分析结果展示，包括柱形图、散点图等。②业务数据质控分析。支持医疗行为质量管理相关分析。③质量管理。质控问题解决与追溯的信息交互机制，以及质控改进的业务协同。④ICD 智能编码。实现智能化 ICD 编码、多诊断情况下主要诊断选择。

业务流程见图 1-19-6。

建设要求见表 1-19-6。

（五）未来展望

1. **手机端应用** 提供医生端手机 APP，医生可以直接在手机端进行操作，随时随地语音录入电子病历，查看患者信息与检查检验结果，还可以与患者沟通，切实拉近医患距离。需要具备自动填标点等功能。简单环境下，无外设辅助，语音识别率需达到 97% 以上。

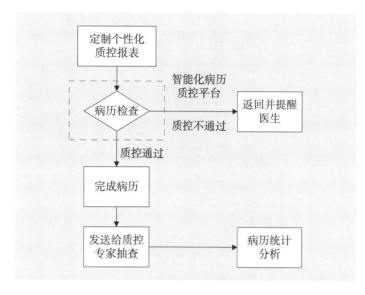

图 1-19-6 智能病历质控业务流程

表 1-19-6 智能病历质控建设要求

指标	具体内容和要求
智能病历质控	① 具备病历完整性质控、病历内涵质控、病历书写时限质控、病历抽查、病历质检评分、病历数量统计、病历完成率统计 7 项功能 ② 提供病历完整性质控、内涵质量质控、书写时限质控 3 种应用 ③ 提供病种统计、病因统计、发病时间统计、发病数量统计 4 种统计内容 三级甲等医院 具备 6 项功能、3 种应用、4 种统计内容 三级乙等医院 具备 5 项功能、2 种应用、3 种统计内容 二级医院 具备 4 项功能、2 种应用、2 种统计内容

2. 病历智能结构化 语音病历虽然可以为医生提供结构化模板,但仍需要医生自己选择填写位置,再进行语音输入主诉现病史等内容,虽然大大提升了医生的效率,但无法做到真正地解放医生双手。病历的智能结构化为医生提供了更加便利的录入方式,医生只需点击开始,就可以直接与患者进行交流,无须其他操作,系统会自动提取医患交流的信息,直接进行结构化病历书写。

3. 智能辅助提示 语音电子病历可以与智能辅诊系统相结合,在自动生成结构化病历的同时进行患者病情预判,并根据病情特点自动提醒医生哪些问题需要提问,防止对患者状况掌握不全面而造成误诊。

六、建设方法

(一)建设策略

门诊语音电子病历系统的建设涉及医院多个部门、门诊多个科室,如不经现场详细调研和完备规划,可能会导致应用系统的功效达不到预期使用效果。针对具有复杂性、实时性、可靠性、安全性、方便性等要求很高的应用系统,系统实施应遵循以下原则。

1. 智能语音识别技术的准确性 语音电子病历系统采用语音识别技术,将人工智能技术与电子病历系统相结合,针对方言口音、背景嘈杂等问题,通过系统优化通过先进的区分性训练方法进行语音建模,使语音电子病历在复杂应用环境下有良好的效果表现,转写准确率需达到 97% 以上。

2. 电子语音病历系统的安全性 综合利用服务器、存储、网络、平台服务、应用系统、云计算等方面的安全技术,保证系统数据处理的一致性,保证业务和数据不被非法获取和篡改,保证数据不因意外情况丢失和损坏,保证信息传输时确认对使用者、发送和接收者的身份,提供多种安全检查审计手段,实现整个平台的安全性。

3. 电子语音病历设计的可靠性 电子语音病历系统设计应该采用多种成熟、稳定、高可用性技术保证关键业务的连续不间断运作和对非正常情况的可靠处理。系统应该具有良好的结构,各个部分应有明确和完整的定义,使得局部的修改不影响全局和其他部分的结构和运行,并利用成熟可靠的技术或产品管理系统的各组成部分,管理数量庞大的组件。医生可以随时对语音电子病历进行修改。

(二)应用技术

1. 语音识别技术 建议的应用技术主要包括:语音识别引擎提供关键字语音识别和连续语音识别,具备优秀的识别率,提供全面的开发支持及丰富的工具,易于使用。针对语音识别应用中面临的方言口音、背景噪声等问题,基于实际业务系统中所收集的涵盖不同方言和不同类型背景噪声的海量语音数据,通过先进的区分性训练方法进行语音建模,使语音识别在复杂应用环境下均有良好的效果表现。

2. **语音内容提取与分析技术** 语音的内容提取与分析技术研究,针对语音内容的自动转写方面,拟采用的技术路线主要涉及两个方面。①面向口语化风格的声学模型。针对口语化发声更加多样化的问题,计划研究万小时以上的海量语音数据条件下的声学建模,通过收集各种发声风格,提高声学模型对发声变化的覆盖性。针对口语化导致的语速快、吞音、回读等问题,计划采用基于模型域、特征域以及特殊音素建模的方法,减少口语化问题的影响。计划采用具有时序建模能力的循环神经网络,结合对音素、说话人、环境的预测,进一步提高声学建模能力。②面向口语化风格的语言模型。针对口语对话产生的回读、不通顺、语气词等问题,计划使用基于字与基于词结合的循环神经网络建模技术、语义语言模型技术等逐步减少口语化问题的影响。针对语音转写可用充分利用长时信息的特点,计划采用基于 N-Gram 的篇章级语言模型技术,以及基于循环神经网络的篇章级自适应技术,进一步提高语言模型建模能力。

3. **ICD 智能编码技术** 根据疾病的病因、病理、临床表现和解剖位置等特性,将疾病分门别类,使其成为一个有序的组合,并用编码的方法来表示的系统。全世界通用的是第 10 次修订本《疾病和有关健康问题的国际统计分类》,仍保留了国际疾病分类(international classification of diseases,ICD)的简称,并被统称为 ICD-10。系统收录了疾病记录近 26 000 多条,内容全面准确,涵盖医院所有科别的各种疾病,是国内目前最完备的、最新的 ICD-10 专用编码查询数据库系统,主要包括 ICD-10 编码、手术码、疾病名称、拼音码,支持疾病、类别的双向查询,拼音与汉字模糊查询等。

(三)建议建设模式

1. **基于患者体验的健康服务** 在门诊电子语音病历的建设模式选择中,要充分为患者考虑,如何为患者提供更优质的服务才是核心。门诊电子语音病历的出现,为医生采集患者信息留出更多时间,也为患者的健康提供更多保障,提升了患者就医体验。

2. **基于医生提效的高效服务** 门诊语音电子病历的建设极大地方便了医生,不仅解放了医生的双手,简化了写病历的方式,也提升了医生病历的书写规范率,同时避免了患者看不懂医生书写病历的情况发生。

(四)未来建设模式

随着人工智能技术的不断发展,除了语音识别准确率的进一步提升外,结合语音内容提取和分析技术,实现医患沟通中自动实现实时病历结构化上屏,并根据病情内容智能辅助提示,帮助医生更准确地掌握患者病情,进而进行更精准的判断尤为重要。

七、建设流程

(一)建议建设流程

1. **建设范围(3 周)** 门诊语音电子病历建设需要先对门诊各科室进行充分调研,结合现阶段门诊病历的缺陷与各门诊的实际需求进行分析,综合各方面考量,进行方案编制、可行性论证等,形成各方认可的需求分析报告、需求规格说明等。

2. **技术选择(2 周)** 以医院原有 HIS、EMR 系统为基础,以语音识别技术为核心,构建基于语音识别技术的电子语音病历系统,通过电子语音病历系统,实现解放医生双手,更好地服务患者。

3. **系统设计(3 周)** 系统采用"私有云 + 客户端"的部署方式,结合语音识别技术,满足门诊语音电子病历的需要。技术架构方面,采用 DDD 的体系架构,并遵循面向服务架构(SOA)。遵循 HL7(医疗信息接口通用标准)、XML & Web Service 和 HTTP REST/JSON 等通用国际标准使得系统易扩展、易交互。

4. **系统开发(2 周)** 采用国内外领先的电子语音病历系统,通过与医院现有系统对接,实现系统的应用。医院也可根据实际需要,自行开发系统。

5. **系统测试(3 周)** 由专业的测试工程师主导,将系统与网络、硬件、基础系统对接后,在真实门诊环境下进行测试,包括语音病历录入实际效果、病史采集效果、语音识别率是否可以达到 97% 以上等。一旦发现问题,及时寻找原因并进行改进。

6. **试运行与交付(1 周)** 试运行前要制订详细的计划,对参与试运行人员、试运行内容进行合理安排。在门诊环境下进行试运行,测试在门诊嘈杂的环境下是否可以满足业务需要,以修正系统缺陷。试运行阶段若未出现问题,则由医院方进行验收。

7. 运维保障(1 周)　系统上线后进入运维保障期,建设方应按合同提供相应的售后运维服务,包括系统维护、数据备份、系统更新、告警监控、语音识别效果、病史采集结果等。

8. 规范建设流程　系统建设分为四个层次,业务应用层、服务能力层、数据存储层和系统接口层,根据建设方案合理规划,进行系统建设(图 1-19-7)。

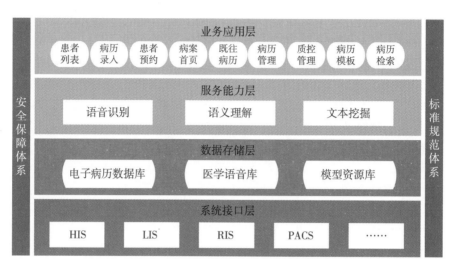

图 1-19-7　门诊电子语音病历系统建设流程

(二) 未来建设流程

随着电子病历系统的不断成熟,电子语音病历会基于电子病历系统更方便的应用。语音电子病历会变得越来越智能化,可以应用在更复杂的场景。随着技术的突破,语音电子病历系统一定会在复杂场景下取得更好的效果,如在嘈杂环境下不依赖专业外设,系统也可以自动进行降噪处理,使语音识别准确度达到97% 以上。

未来,随着技术的不断革新,可以在医患双方交流的同时,系统自动生成结构化病历,省去医生填空的环节,真正做到解放医生双手。在此基础上结合辅助诊断系统为医生推荐更精准的问题,才能更好地掌握患者的真实情况。

八、建设关键点

(一) 语音识别的准确性

门诊是医院的门户,人员密集、嘈杂,环境较为复杂。虽然语音识别技术可以解放医生双手,让医生可以通过语音的方式来录入病历。如果技术不过关,被周围复杂的环境干扰,使录入的内容不准确,反而会增加医生的工作量。语音识别技术一定要可以应付门诊的复杂环境,语音识别准确度要达到97% 以上,且做到语音实时上屏。建议:①建设智能硬件设备,辅助提升语音识别的准确性。②提升算法能力,使语音识别算法可以应付各种复杂环境。

(二) 智能语音的高效性

融合智能语音技术和电子病历系统,采用先进的语音识别技术、语音转写技术,大大提升医生的工作效率,保证实时性,对语音识别操作有较快响应。实时语音的平均转写速度≤500ms,安静环境下的标准普通话转写正确率达到97% 以上,亿级数据量检索速度为秒级。转写实时上屏,医生可及时查看、修正,不影响医生工作。

(三) 病历数据的安全性

语音电子病历的安全问题涉及方方面面,主要包括几个方面:①病历信息的安全。病历信息对个人和医院来说都是相当重要的信息资源,通过网络进行传输时,其安全性与保密性都需要得到保障,以防在传输过程中被篡改或泄露。②数据库的安全性。数据库所在服务器要保证安全,以防出现漏洞。

九、建设注意事项

(一)语音识别技术是关键

电子语音病历是基于语音识别技术建立的,语音识别技术是核心。语音识别技术不过关,就无法应付复杂的环境。针对语音识别应用中面临的方言口音、背景噪声等问题,基于实际业务系统中所收集的涵盖不同方言和不同类型背景噪声的海量语音数据,通过先进的区分性训练方法进行语音建模,使语音识别在复杂应用环境下均有良好的效果表现。

(二)改善患者体验是核心

电子语音病历建设的核心是提升患者的就诊体验,同时解放医生的双手、减轻医生的负担。语音电子病历应用的同时要把提升患者的就医体验放在首位,将现有的系统与语音电子病历系统深度融合,充分发挥技术优势,节省医生更多的时间用于与患者沟通。

(三)数据安全问题是保障

保障语音电子病历的数据安全不仅是保护医院数据不泄露,更是保障每个患者的隐私。数据安全问题是整个系统和医院正常运转的重要保障。通过网络进行传输时,其安全性与保密性都需要得到保障,以防在传输过程中被篡改或泄露。

参 考 文 献

曹凯 . 人工智能落地安徽省立医院[J]. 中国医院院长,2017,(21):32-33.

第二十节　智能语音和自动外呼在患者随访的应用

一、概念

应用人工智能技术,通过智能语音机器人辅助医院完成日常随访任务。智能随访可以为医护人员、基本公共卫生、家庭医生服务的重点人群以及医院患者提供各类随访服务,提升医护人员的工作效率,提高随访工作的服务质量,保证随访工作的高效性、及时性、完整性。

具体功能包括:慢病随访、满意度调查、健康宣教、专科随访、科研随访、人群筛查、健康随访等。

涉及技术包括:语音识别技术、多轮交互技术、自动问答技术、数据分析技术、关键字提取技术等。

二、建设背景

(一)现状分析

1. 国外现状分析 欧美等发达国家医疗水平较高,科技发展较早,因此随访工作也一直做得很好。美国作为互联网医疗的先行者,其互联网医疗技术也一直走在世界前列,但智能随访的前身却出自荷兰。1906 年,荷兰著名生理学家威廉·埃因托芬采用电话来进行远程医疗的练习。随着计算机技术和通信水平的逐步提高,日本、英国、墨西哥、韩国等国家也对远程医疗等工作开展了研究和应用。智能随访最早用于金融、通信、物流等行业,直到近些年才被用于医疗行业。随着谷歌、亚马逊等人工智能巨头的加入,人工智能技术在医疗行业的应用愈发广泛。2019 年,亚马逊推出 Amazon Care,提供虚拟和上门护理、聊天和远程视频以及随访和处方药送货到家等业务。

2. 国内现状分析 我国医生工作涵盖疾病医疗、基本公卫与健康管理等方面,为慢病患者进行治疗、行为干预、监测、健康评估、定期随访和用药指导,还需要开展健康教育、健康咨询、预约通知,提供日常门诊、预约门诊、下社区随诊等服务。因此对外呼需求很迫切。2011 年 2 月,北京九六鑫元科技"医患互动管理平台"发布,主要有出院随访、患者咨询、短信互动、互联网随访、邮件随访、问卷评价、单病种随访等功能。2012 年,思远科技从三个方面构建智能随访系统,主要包括:①关怀性随访:为患者提供个性化的提醒、帮助患者康复,提升患者满意度。②管理性随访:提供满意度调查、医风医德调查、投诉建议反馈,促进提升管理水平等。③科研性随访:收集患者预后情况与统计分析等内容,从而提高医疗水平。2013年,杭州讯盟协泽信息技术的芒果医生作为帮助社区医生管理患者并提升社区医生个人收入的健康管理平台,为社区医生提供患者管理、药品查询、健康宣教、群发短信、免费电话等服务。2014年麦豆非凡科技的麦豆随访为医生提供随访服务,帮助医生进行患者随访和管理的手机应用。2015年,健海科技旗下的蓝牛云随访,以"做简约的医院院后随访平台,让患者更温暖"为目标,为患者提供了各种个性化的院后服务,如复诊智能提醒、用药智能提醒、随访互动与康复指导等。之后,健海科技发布智能随访系统,包含区域慢病管理系统与科研随访系统等7大系统。2018年,科大讯飞凭借自身语音识别技术优势,上线了智医助理智能语音外呼系统,包含病史采集、慢病随访等多项功能。2020年,智能语音外呼系统正式更名为智医助理电话机器人,采用人机耦合的方式构建随访新模式,并新增了科研调查、传染病主动监测、呼叫中心、专科随访等多种模式,基本做到九成科室覆盖。疫情暴发期间,阿里、百度、思必驰、科大讯飞等企业纷纷上线了自己的外呼疫情防控系统,帮助医护人员进行重点人员筛查、院后跟踪随访等,为疫情防控做出了巨大的贡献。

（二）需求分析

1. 人工智能赋能提高工作效率 人工智能技术可为随访工作赋能。传统人工的方式进行随访,往往一通电话需要四五分钟,完成所有随访任务需要消耗大量的人力物力。而人工智能随访可以多路并发,一条路线就可以提高随访效率40倍以上,大大提升了随访的效率。

2. 优化随访方式满足随访需要 医院还是基层医疗机构,随访任务往往都很重,靠人工很难完成如此庞大的任务。通过人工智能的方式构建新的随访方式,对传统随访方式进行升级改进,针对不同的随访任务提供不同的模板,医护人员只需要进行简单的操作即可完成80%以上的随访任务,包括专科随访、电话回访、健康教育、满意度测评与慢病随访等,提升医护人员工作效率。

3. 提升机器能力满足医生需求 许多医生不仅要处理众多慢病随访、健康宣教等任务,甚至有许多科研方面的需求,比如通过大量的问卷调查获取数据,分析患者的状况。随着人工智能随访系统的不断成熟、升级,可以帮助医生完成科研随访任务,获取大量有用数据及信息,满足医生的各类需求。

三、应用场景

（一）公卫随访服务

公卫随访服务的对象主要是家庭医生和签约居民。家庭医生任务繁杂,包括慢病随访、预约、通知、健康宣教工作等,存在工作量大、随访率较低、成本较高、数据分析不及时等问题。建设智能语音随访系统后,家庭医生可以在系统中选择不同类型的随访,并点选随访对象,之后系统自动进行一键外呼任务,即可进行自动随访。随访任务结束后,系统会根据随访内容进行统计分析,供医生参考。

（二）医院随访服务

医院随访服务的对象主要是医护人员和患者。针对患者的不同类型随访需求,如入院随访、就诊随访、专科随访等,医护人员可以选择不同的模板进行一键外呼,收集到的随访数据会传输到医院端。另外,医生也可以用系统进行科研型随访、满意度调查以及监察式随访等。

（三）疫情防控管理

在突发公共卫生事件后,如此次新冠疫情,大多数居民对疫情的认识不足,不知如何防护。智能随访系统不仅可以用于疫情专业防护知识宣教,让居民加深对疫情的认识,也可对居民患者的既往病史进行分析,辅助进行重点人群发热筛查和跟进随访以及社区情况排查等,为疫情防控工作做出了巨大的贡献。

四、建设原则

（一）依托先进技术发展服务模式

以智能语音、人工智能核心技术为依托,建设智能随访系统,创新服务方式,发展人机耦合医患互动服务新模式,有助于实现各类医疗服务的通知提示、健康宣教、政策解读、满意度调查、服务预约与慢病随访等。同时也可以根据客户需求定制交互场景,为更好地落实医患互动、健康教育、满意度调查、患者随访等服务提供智能支撑,促进服务提质增效。

(二)更新随访系统提升随访效率

智能随访系统通过智能语音和自动外呼技术实现自动随访,相比人工随访将效率提高了数十倍。将大部分随访工作交给机器,小部分特殊随访仍由人工处理。一方面可以满足医院实际随访工作需求、优化随访工作流程、减轻随访工作人员劳动强度、提升随访工作效率,让医生或者医院能从繁重无序的随访工作中解放出来。另一方面能帮助患者实现自我健康管理,有助于增强用户体验和患者就医满意度,提升了医院的服务效率和质量。

(三)强化系统防护保证系统安全

智能随访系统在外呼过程中会涉及大量的患者个人信息、隐私等数据,外呼系统云端部署时,需要做好系统安全管控,有效保障信息安全。云端要做到数据全部返回本地不留存。系统应采用由密码技术支持的完整性校验机制、保密性保护机制或具有相当安全强度的其他安全机制,以保障数据网络传输的完整性与保密性。

五、建设内容

(一)公卫随访服务

1. **慢病随访** 慢病随访是社区卫生工作中慢病管理的重要组成部分,通过慢病随访可以收集社区居民的健康资料,为慢性病人的药物治疗、生活方式等提供指导。

具体功能:症状选择、体征收集、生活指导方式、服药依从性、随访分类、用药情况等。

适宜技术:①患者重要信息提取。从人机对话中选择重要信息进行提取。②信息填充。将重要信息提取后填充进相应的地方进行记录。③医学知识库,整合权威知识库,并支持知识库拓展。

业务流程见图 1-20-1。

建设要求见表 1-20-1。

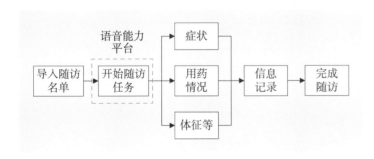

图 1-20-1 慢病随访业务流程

表 1-20-1 慢病随访建设要求

指标	具体内容和要求
慢病随访	① 具备症状选择、体征收集、生活指导方式、服药依从性、随访分类、用药情况 6 项功能 ② 支持门诊、电话、家庭 3 种随访方式 三级甲等医院 具备 6 项功能、3 种方式 三级乙等医院 具备 5 项功能、3 种方式 二级医院 具备 5 项功能、2 种方式

2. **满意度调查** 通过智能随访系统对医生服务情况、签约满意率等进行满意度调查,让家庭医生可以更好地服务患者。

具体功能:自定义模板提供、调查结果回收、数据统计、数据分析、列表查看等。

适宜技术:①数据统计。通过对满意度调查结果进行数据统计。②数据分析。对统计好的数据进行分析,为医院管理者提供管理决策的数据支持依据。

业务流程见图 1-20-2。

建设要求见表 1-20-2。

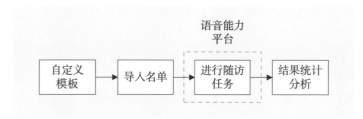

图 1-20-2　满意度调查业务流程

表 1-20-2　满意度调查建设要求

指标	具体内容和要求
满意度调查	具备自定义模板、调查结果回收、数据统计、数据分析、列表查看 5 项功能 三级甲等医院　具备 5 项功能 三级乙等医院　具备 4 项功能 二级医院　具备 3 项功能

3. 健康宣教　针对社区居民定期进行专业健康防护知识的科普,电话或短信告知疾病相关的防护知识和注意事项。

具体功能:自定义宣教内容提供、常见疾病宣教、突发疾病宣教、健康生活方式推广等。

适宜技术:宣教知识库。提供知识库,从中提取内容进行健康宣教。

业务流程见图 1-20-3。

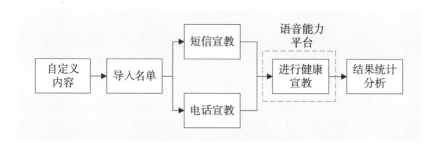

图 1-20-3　健康宣教业务流程

建设要求见表 1-20-3。

表 1-20-3　健康宣教建设要求

指标	具体内容和要求
健康宣教	① 具备自定义宣教内容、常见疾病宣教、突发疾病宣教、健康生活方式推广 4 项功能 ② 支持手机短信、电话 2 种宣教方式 三级甲等医院　具备 4 项功能、2 种方式 三级乙等医院　具备 3 项功能、2 种方式 二级医院　具备 3 项功能、1 种方式

(二) 医院随访服务

1. 专科随访　针对不同科室的需求制订相应的随访方案,满足随访需要,降低各科室工作量。

具体功能:儿科、普外科、呼吸内科、妇科、内分泌科、产科等科室随访。

适宜技术:诊疗随访信息共享。按照政府发布或指定的信息标准实现门诊和住院信息、随访信息的跨系统共享和处理,引导系统选择合适的方案进行随访。

业务流程见图 1-20-4。

建设要求见表 1-20-4。

2. 科研随访　针对医生工作、科研中的需要,建设高效可行的临床科研随访模板。

具体功能:建立科研随访队列、形成随访表单、提供随访数据导出、随访后获取临床数据、随访表单数据手工录入等。

适宜技术:①随访计划自动生成。医生可进行模板自定义随访计划和随访周期,制定随访问卷。②随访服务数据统计分析。应用数据挖掘技术对随访服务进行统计分析。

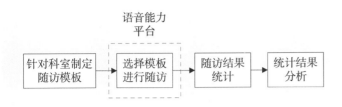

图 1-20-4　专科随访业务流程

表 1-20-4　专科随访建设要求

指标	具体内容和要求
专科随访	① 具备儿科、普外科、呼吸内科、妇科、内分泌科、产科随访 6 项功能 ② 支持模板定制、智能读写、统计分析 3 种应用 三级甲等医院　具备 6 项功能、3 种应用 三级乙等医院　具备 5 项功能、3 种应用 二级医院　具备 3 项功能、2 种应用

业务流程见图 1-20-5。

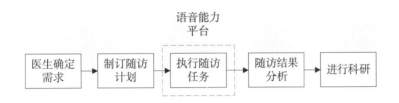

图 1-20-5　科研随访业务流程

建设要求见表 1-20-5。

表 1-20-5　科研随访建设要求

指标	具体内容和要求
科研随访	① 具备建立科研随访队列、形成随访表单、提供随访数据导出、随访后获取临床数据、随访表单数据手工录入 5 项功能 ② 支持患者就诊记录、检验检查报告、病史记录、院内诊疗记录 4 种应用 三级甲等医院　具备 5 项功能、4 种应用 三级乙等医院　具备 4 项功能、4 种应用 二级医院　具备 3 项功能、3 种应用

（三）疫情防控管理

1. **人群筛查**　针对去过或经过高危地区的回乡人群,批量进行健康情况的监控随访,了解居民的相关流行病学史,是否有相应症状,以及居民现在是否还在本地等情况,自动将结果进行统计,方便有关部门及医生了解异常情况,做针对性处理。

具体功能:健康情况调查、流行病史调查、身体状况调查、数据统计分析等。

适宜技术:①智能语音技术。利用智能语音技术对语音进行识别。②关键字提取。对随访对象的话进行分析,并提取其中的关键字,方便医生分析。

业务流程见图 1-20-6。

建设要求见表 1-20-6。

2. **健康随访**　面对突发公共卫生事件,针对全体居民进行健康随访及健康知识科普宣教,告知相关的防护知识和注意事项。通过健康随访使居民更多地了解疾病知识达到防控目的。

具体功能:模板定制、健康宣教、疾病科普、居民健康管理等。

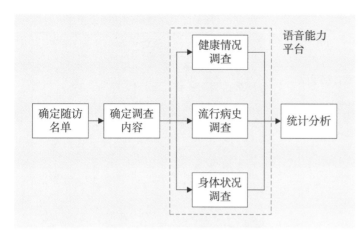

图 1-20-6　人群筛查业务流程

表 1-20-6　人群筛查建设要求

指标	具体内容和要求
人群筛查	具备健康情况调查、流行病史调查、身体状况调查、数据统计分析 4 项功能
	三级甲等医院　具备 4 项功能
	三级乙等医院　具备 3 项功能
	二级医院　具备 3 项功能

适宜技术:健康宣教。通过电话、短信等方式对居民进行健康知识科普。

业务流程见图 1-20-7。

建设要求见表 1-20-7。

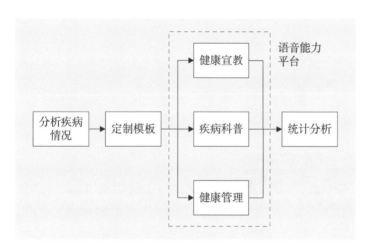

图 1-20-7　健康随访业务流程

表 1-20-7　健康随访建设要求

指标	具体内容和要求
健康随访	①具备模板定制、健康宣教、疾病科普、居民健康管理 4 项功能
	②支持随访数据统计、数据分析、统计情况查看 3 种应用
	三级甲等医院　具备 4 项功能、3 种应用
	三级乙等医院　具备 3 项功能、3 种应用
	二级医院　具备 3 项功能、2 种应用

(四) 未来展望

1. 智能随访技术的突破　随着智能语音技术不断地发展,智能随访技术已愈发成熟,可以支持更多样的环境,定制各类随访模板,但也受技术限制,无法满足需要过多人工干预的场景。随着智能随访系统的不断发展,会逐步解决这些困难。

2. 智能客服接听系统　现阶段智能外呼技术愈发成熟,能够满足越来越多的环境。相对简单的随访任务可由随访系统执行,较为困难的任务可由医护人员执行。而呼入系统则不然,呼入的电话五花八门,人工无法直接选择。未来,随着技术的突破,智能客服系统也会越来越成熟,满足医院的需要。

六、建设方法

(一) 建设策略

1. 智能随访系统的先进性　智能随访系统以智能语音技术和自动外呼技术为核心,在实用可靠的前提下,智能随访系统应尽可能地跟进国内外先进的软件开发平台和软件开发技术,使设计系统能够最大限度地适应技术发展变化的需要,以确保系统的先进性。

2. 随访系统操作的便捷性　随访系统的目的在于减轻医护人员的工作量。因此,在系统地设计时,应当秉承流程规范、操作简单的原则,保证医护人员可以快速导入患者数据,进行随访任务等操作,反之,将会给医护人员带来额外的工作负担。

3. 患者信息数据的安全性 随访数据涉及居民隐私,一定要确保安全。智能随访系统应当综合利用服务器、存储、网络、平台服务、应用系统等方面的安全技术,保证系统数据处理的一致性,保证业务和数据不被非法获取和篡改,保证数据不因意外情况丢失和损坏,保证信息传输时可以准确识别使用者、发送者和接收者身份,提供多种安全检查的审计手段,实现整个平台的安全性。

(二) 应用技术

1. 语音识别技术 将音频流数据转换成文字流数据结果,实现关键字语音识别和连续语音识别,具备优秀的识别率。针对语音识别应用中面临的方言口音、背景噪声等问题,基于实际业务系统中所收集的涵盖不同方言和不同类型背景噪声的海量语音数据,通过先进的区分性训练方法进行语音建模,从而对噪声和用户的不同口音都有比较好的覆盖,使语音识别在复杂应用环境下有良好的效果表现。

2. 多轮交互技术 建立一个可被计算机理解和计算的对话交互模型,便于机器理解和进行后续的对话管理技术实现。根据用户的当前输入与历史交互信息,以基于对话概率框架的形式对交互信息进行总结和简化,形成基于目标分布的、可跟踪的对话状态。在对话跟踪的基础上,根据当前系统状态,最大化利用健康医疗知识库信息,基于目标驱动策略生成系统响应,引导用户进行持续对话,直至完成随访、慢病管理任务。

3. 自动问答技术 自动问答技术主要包括问题分析、知识检索、答案生成三部分。问题分析通过期望答案类型分析、问题焦点识别等方法将问题基于医学领域知识图谱进行表示;知识检索利用数据挖掘、知识检索与发现等技术获取潜在的答案相关知识;答案生成利用句子相似度计算、依存关系分析、多信息融合、自动摘要等方法生成答案。答案评估模块通过对问题 - 答案进行评估,依据评估结果,可以通过完善知识体系、提高知识挖掘与检索效率、改善答案生成方法等手段,以改善用户体验。

4. 语音合成技术 通过语音合成技术将文字信息转化为声音信息,输出自然度高、表现力强、流畅度高、稳定性强的合成语音,在随访场景下与患者进行语言交互。根据业务需求选择合适的音量、语速、语调,通过丰富的情感语料,使合成的音色更加自然,用优质的合成声音提升服务感受,给患者提供有温度的语言交互体验。

(三) 建议建设模式

1. 基于智能语音的高质量服务 成熟的智能语音技术为智能随访系统提供了有效的技术基础,技术的不断革新也使智能随访系统可以应用于越来越多的场景,其输出结果也可以帮助医生进行统计分析,使医生能够更加准确地掌握患者病情情况,及早发现异常情况。对于突发传染病等特殊情况发生,也能提供有力的数据支撑。

2. 基于智能随访的全方位服务 智能随访系统可以为医生、患者、医院甚至监管机构提供全方位地随访服务。为医生提供科研随访、数据统计分析等服务,为患者提供慢病随访、院后随访、术后随访等服务,为医院、监管机构提供满意度调查等服务。

(四) 未来建设模式

随着技术的不断突破,未来智能随访系统将不仅仅局限于提供呼出场景的全方位服务,对于呼入场景也会有更好的支持,也会增加更多语种、方言的支持,真正做到全方位服务患者。这样不仅能够提升患者的满意度,也有助于提升医疗机构的工作效率,支撑对医生服务的满意度调查,协助完善医生考核机制。智能随访系统将会成为公共卫生应急体系重要组成部分,在重大疫情事件中可第一时间触达民众,与民众形成双向互动。

七、建设流程

(一) 建议建设流程

系统架构分为四层,分别为平台服务层、医学 AI 能力平台、应用服务层和应用层。一是平台服务层。通过虚拟化技术,实现对基础运行环境的监控和资源调度,为平台提供计算和存储服务支持,是平台正常运行的基础。二是医学 AI 能力平台。集成了语音合成、语音识别、自然语言理解、医学知识库等核心模块，可以实现平台输出的智能化。向业务系统提供语音服务，使用语音云平台为业务应用程序提供多路并发的语音识别、语音合成、自然语言理解功能，通过架设在语音云平台上的语音应用服务，用户可以随时随地获得高质量的语音服务。三是应用服务层。依托底层服务，封装智能化能力，为通知宣教、慢病随访和满意度调查等业务提供技术支撑。提供任务调度、外呼过程管理、业务日志管理、交互质量控制、呼叫流程管理等服务。四是应用层。实现与用户交互界面，支持数据输入、方案配置、模板定制、报表展示等操作功能。

1. **建设范围（2 周）** 智能随访系统的建设应根据医院或基层医疗机构的实际需要。主要对象是医院患者以及基层签约居民。在实际建设前需对各科室进行实地调研，充分掌握随访的实际情况才能制定出更合适的模板和系统，可以更贴近现实的模拟实际情况。

2. **技术选择（1 周）** 通过语音合成技术的应用，使机器发声更贴近人类真实的发声，使随访对象的接受度更高。通过语音识别技术和多轮交互技术与随访对象进行对话，从对话中进行分析、提取出重要信息并记录。

3. **系统设计（2 周）** 智能随访系统是一个以智能语音技术为基础，集合多轮交互技术、深度学习技术等多种人工智能技术的深度系统。系统采用能力平台层云端部署，方便系统不断优化升级，应用层可采取云端化或私有化的形式，可根据不同需求进行选择。

4. **系统开发（2 周）** 以人工智能技术为核心构建智能外呼系统，通过与医院现有系统进行对接，在安全、稳定的前提下进行随访服务。医院可根据自身需求增加相应的随访模板。

5. **系统测试（1 周）** 由专业的测试工程师主导，根据智能随访系统 SAAS 部署模式或私有化部署模式制定相应的测试流程。私有化部署要测试硬件的兼容性，并对多个模板进行多路并发批量外呼测试，得到结果后进行审核，发现问题及时改进。

6. **试运行与交付（2 周）** 制订详细的测试计划，由专业人士在实际环境下进行测试，若发现问题应及时修正，若无问题则由院方进行验收。

7. **运维保障（1 周）** 系统上线后进入运维保障期，建设方应按合同提供相应的售后运维服务。对应不同场景包括公卫随访、医院随访、疫情防控管理采取相应的运维保障措施，确保系统正常有效运转。

8. **规范建设流程** 系统建设包括四个层次，应用层、应用服务层、医学 AI 能力平台和平台服务层，根据建设方案合理规划进行系统建设（图 1-20-8）。

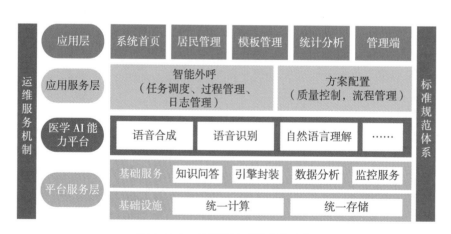

图 1-20-8 智能随访系统建设流程

（二）未来建设流程

现阶段智能随访系统虽然在自动随访中取得了不错的效果，但也存在一些不足，比如只能根据已有模板进行外呼，对患者主动呼入的情况无能为力等。随着人工智能技术不断进步，电话机器人系统也会日趋成熟。未来，智能随访系统会加速以下几个方面的应用：①更好利用人工智能技术，让系统"更聪明"，可以处理主动呼入的电话。②针对多样的病情,无须再进行人工选择模板,而是由系统自动实现多种话术场景的切换。③实现多语种支持,可以服务更多人。④识别准确度、语音自然度进一步增加。

八、建设关键点

(一) 专科方案的合理性

医院各科室都有自己的特性,针对不同科室需要制作截然不同的随访方案,同一科室在不同医院的方案也会有很大出入,因此必须做好前期调研,否则得到的随访内容不仅没有用处,还会造成资源的浪费。

(二) 语音技术的准确性

随访系统以智能语音技术和自动外呼技术为核心,如果语音技术不过关就无法从患者的对话中提取有用的信息。因此,语音技术一定要能准确识别出患者的话语,才能保证随访的准确性。语音识别准确率要达到97%以上,语音合成自然度要达到4.5MOS。

(三) 系统部署的合理性

不同医院在系统部署上会有不同的需求,一些医院考虑到数据安全等问题,希望采用私有化的方式进行部署。也有一些医院更倾向于SAAS的部署方式。因此,要提供多种部署方式以供选择。针对不同情况采取更加合理的部署方式。

九、建设注意事项

(一) 优化患者随访体验是核心

患者是所有医护人员、医疗机构的服务核心,一切信息化系统改进、升级都是围绕服务患者进行的。智能随访系统的构建也要围绕这一主体进行。如果语音不自然,很容易让患者听出是机器音,或是识别率不高,转化效果不好,这都会使随访结果大打折扣,无法起到应有的作用。

(二) 医护人员效率提升是目的

随访从现有的人工随访转变为机器智能随访是为了解放医护人员,让医护人员有更多的时间面对面服务患者。系统要以提升医护人员工作效率为目的,尽量简化操作流程与操作方式,否则将会给医护人员带来额外的工作负担。

参 考 文 献

[1] 亚马逊虚拟诊所Amazon Care开诊:远程咨询、送药上门 https://www.sohu.com/a/374254708_120465227
[2] 廖婷婷.科大讯飞:赋能医疗行业,"人工智能+"的更多可能性[J].科技与金融,2018(10):36-38.
[3] 孙冰.阿里助力地方政府数字化战"疫"浙江、江西、河南、海南各有妙招[J].中国经济周刊,2020(5):94-95.
[4] 顾硕.AI"抗疫",百度做有温度、敢担当的公司[J].自动化博览,2020(3):18-21.

第二十一节　本体论在医学术语构建与语义分析的应用

一、概念

基于本体论进行医疗机构中医学术语构建与语义分析的应用,旨在解决医疗机构各个信息系统产生的多源异构健康医疗数据无法被准确地共享和交换、跨系统之间的信息语义互操作能力低下的问题。以医疗机构信息系统产生的医疗文本数据的语义分析为导向,采用本体构建和维护计算机化的医学术语体系,在概念层对数据进行语义编码与分析,实现跨系统之间语义互操作能力的提升。结合本体论优势,形成伸缩性强、可维护性高且易于扩展的术语体系,高效满足医疗机构信息化建设过程中对于健康医疗数据的编码、归一、映射、检索、推理、统计等语义层面数据治理与分析的需求。

具体内容包括:本体医学术语模型构建、本体医学术语资源平台建设、本体医学术语构建与维护、语义分析应用等。

涉及技术包括：本体建模、本体语言、本体存储、本体可视化、本体查询、本体推理、自然语言处理、SpringBoot 技术、Redis 缓存技术、FreeMarker 技术、Shiro 安全框架、RESTful 框架、API 接口、API 密钥、结构化与非结构化数据库等。

二、建设背景

面对医疗机构内部越来越复杂和丰富的信息化系统，电子化健康医疗数据呈指数级别急剧增加。对于结构化的文本数据，各系统采用的医学术语、字典和编码体系往往不统一，数据交换过程语义理解困难；对于非结构化的文本数据，对计算机而言具有难理解、难分析、难统计的特征，缺乏有效的语义分析工具。语义互操作能力直接影响着系统应用与服务效用的能力，以及大数据挖掘和人工智能等新技术的应用。本体是"共享概念模型的明确的形式化规范说明"，包含 4 层含义：概念模型（conceptualization）、明确（explicitly）、形式化（formal）和共享（shared）。它作为一种新型的知识组织方式，是用来解决语义层面上网络信息共享和交换问题的关键。本体因其可以很好地描述领域内公认的知识，且内容为计算机可读，可为人工智能技术提供"可解释性"的基础，是数据驱动的人工智能技术向知识驱动的人工智能技术发展的关键手段，目前已经成为知识工程领域应用中最广泛的知识表示方法。在此背景下，构建以本体为核心的医学术语体系，应用于结构化与非结构化健康医疗数据的语义分析，以其优越的拓展性正成为一种健康医疗数据应用的基础。国外本体应用于医学领域的术语构建与语义分析越来越普及，然而我国在这方面仍停留在研究层面，市场认知和应用相对滞后。这种采用本体的术语构建和应用的新模式对满足医疗机构在数据质量提升、系统互操作水平提升、医疗大数据有效应用，以及医学人工智能的发展体现出了重要价值。

（一）现状分析

随着医疗信息技术的快速发展，单家医疗机构内部信息系统繁多，跨系统、跨医疗机构的信息难以实现语义互通，导致效率低下。国家卫生健康委针对医院信息系统建设提出了一系列有关系统互操作、数据标准化的要求，同时健康医疗领域成为大数据和人工智能等新技术重要应用场景，健康医疗数据价值利用的前提是要完成数据的准确汇聚和流通。信息资源的组织方式直接决定了资源利用的程度。不管是数据价值挖掘、系统互操作、数据标准化还是基于网络的信息技术使用，其本质都是让计算机读懂人类语言。为解决各个无序、分散的医疗信息资源管理问题，实现跨系统、跨平台之间的语义互操作性，需要构建基于本体的术语底层资源，对多源异构的医疗文本数据进行概念层的编码及分析，同时不影响前端的用户交互，满足对健康医疗大数据的应用和发展需求。

1. 国外现状分析　国外对本体医学术语的研究与应用比国内成熟很多。主流的本体医学术语资源有医学系统化命名 - 临床术语（Systematized Nomenclature of Medicine-Clinical Term，SNOMED-CT）、国际疾病分类第 11 版（International Classification of Diseases 11th revision，ICD-11）、观测指标标识符逻辑命名与编码系统（Logical Observation Identifiers Names and Codes，LOINC）等术语体系，同时有多种术语资源工具和服务实现对本体及其他术语资源的应用，具体见表 1-21-1。

表 1-21-1　国外主流术语工具和服务及其涵盖的术语资源

研发组织	工具 / 服务	术语资源	主要功能
SNOMED International	Snowstorm	SNOMED CT	为 SNOMED CT 浏览器提供术语接口服务，支持术语查询、浏览、扩展创作等功能
Indizen technologies	ITServer	SNOMED CT，ICD-9，ICD-10，LOINC	支持术语浏览查询、分布式协同创作、构建参考集、术语映射、术语集版本管理、本地扩展维护、基于 CTS2 的接口服务等
LOINC	LOINC FHIR 术语服务器	LOINC	支持术语和值集的浏览查询、基于 CTS2 的接口服务等

续表

研发组织	工具 / 服务	术语资源	主要功能
3M	3M HDD	SNOMED CT, ICD-9, ICD-10, LOINC, NDC	支持术语浏览查询、映射管理、集成内容、术语标化等功能
AEHRC	Ontoserver	SNOMED CT, AMT	作为澳大利亚国家临床术语服务,支持术语浏览查询、版本维护、术语接口服务等功能
Valentia Technologies	SnoChillies	SNOMED CT, LOINC, NZULM	作为新西兰基于云的健康信息系统的支撑,支持术语浏览查询、提供术语接口服务等
Medforyou Inc.	VOC	SNOMED CT, ICD-9-CM, ICD-10, pCLOCD、DPD	支持并集成多种标准的多语言(英语、法语和西班牙语)的医学术语,以及为临床应用提供接口支撑
B2i	SnowOwl	SNOMED CT, ICD-10, LOINC ATC	支持术语浏览查询、分布式协同创作(创建维护自己的本地代码系统,术语间的映射及创建术语子集)

从构建技术来看,基于本体的医学术语由于其良好的语义互操作性,使得其应用场景更加广泛,越来越多的术语体系开始采用本体架构,例如最新的国际疾病分类与编码 ICD-11;从术语应用来看,国外术语工具和服务均强调对术语资源的查询浏览功能,部分还支持术语的分布式协作创作管理及复杂数据分析等功能,大多工具已成功研发,并得到市场化推广和使用。

2. **国内现状分析**　从研究层面,在中国知网中以"本体""医学"为主题词进行检索,合并查找具有这 2 个主题的文献,发现中文文献仅有 601 篇(截至 2020 年 7 月 22 日数据),从 2006 年开始文献数量明显开始增多,其中关键字包含"构建"的文献有 31 篇。将这 31 篇文献进一步查看后发现,多数还是以研究本体术语构建为主,涉及的应用场景主要是实现医学文本主题和分类自动标注,提高检索系统的使用效能。

从应用层面,在医疗领域,基于本体构建的中文术语体系仍较少,目前有浙江数字医疗卫生技术研究院研制的"OMAHA 七巧板医学术语集"(简称"OMAHA 术语集")、中国中医科学院研制的"中医临床术语系统"(简称"TCMCTS")。对于术语管理工具,当前国内仅存在一些通用管理工具,如浪潮主数据管理产品提供的主数据管理平台,实现主数据编码、整合、清洗、共享、治理等功能,可实现部分术语管理的功能。然而,大多数管理软件对于信息的组织方式仍然采用传统的树状结构或离散模式,缺乏以本体架构的管理模式。基于本体的术语管理软件有浙江数字医疗卫生技术研究院开发的"医学术语维护平台"具备本体术语集构建的各项功能、"医学术语服务平台"具备部分语义分析功能,同时功能正在不断扩展中。

(二)需求分析

医疗机构内部不同信息系统之间的数据汇聚和交换面临着接口不一致、语义理解困难的问题,对于非结构化数据更为显著,阻碍了医院系统互操作水平及健康医疗大数据应用水平的提升。

1. **医院数据质量的提升需求**　随着医疗信息化技术的发展,基于健康医疗数据的分析、管理和应用的需求不断增加,相关方对于健康医疗数据质量的要求也在不断提高,而我国医院病历数据质量不规范现象普遍存在。医院病历数据质量较低的主要原因有:人工录入数据阶段存在的信息录入不完整问题、医疗流程或业务原因导致信息记录不规范、术语标准不统一不规范造成医疗数据在业务系统中的"二次污染"。国家卫生健康委正着力建设人口健康信息化的标准体系,尽快实现临床数据规范化管理的"四统一"(病案首页的书写规范、统一疾病的分类编码、统一手术操作的编码、统一医学名词术语)。这些重要的基础性工作将打破"信息孤岛",对于推动医疗信息在全行业互联互通、无障碍应用,具有重大而深远的意义,也为开展精细化的支付方式改革,特别是按疾病诊断相关分组付费改革,以及临床与科研的发展,打下坚实的基础。因此,从术语层面上提高医院数据质量刻不容缓,本体则可以有效从语义层面来整合和交互各来源的数据。

2. **信息互操作水平提升需求**　2018 年 8 月,国家医政医管局发布《关于进一步推进以电子病历为核心的医疗机构信息化建设工作的通知》,明确要求到 2020 年,三级医院要实现院内各诊疗环节信息互联互通,达到医院信息互联互通标准化成熟度测评 4 级水平。医疗健康信息互联互通标准化成熟度测评主要包括实验室测试和项目应用评价两个阶段。其中,互操作性就包含在实验室测试指标体系中,互操作性已经成为医院信息互联互通标准化成熟度测评的一项重要指标。HIMSS 将互操作能力分为基础级别、结构级别、语义级别、组织级别。医疗机构信息系统的互操作水平亟须从目前普遍能够实现的基础级别、结构级别提升一个层次达到语义级别,为组织级别的互操作能力奠定基础。

3. 健康医疗大数据应用需求　健康医疗数据作为分散孤立的个体时,价值很低,但是将分散的数据整合成一个数据集,其价值将是巨大的。然而在这个价值提升的过程中会遇到一些问题,其中最主要的两个问题是:如何将孤立的数据汇聚为有价值的数据集合,如何对健康医疗数据进行价值转换产生社会经济效益。当前我国针对健康医疗数据政策频出,产业应用上健康医疗数据库也已初步建成,健康医疗数据高速增长,很大程度上是虚假"繁荣",整体的健康医疗数据呈现出"数量大、质量差"的特征。区域全民卫生信息平台的数据作为我国健康医疗大数据发展的重要来源之一,而数据质量令人担忧。2018 年一项研究发现,区域平台中医学术语不规范性比例较高,例如 ICD 编码和名称不一致比例分别为 17.38% 和 81.81%;同时,接口不规范性问题严重,例如规范规定了性别编码"1"代表男性,"2"代表女性,实际数据中同一患者性别编码不相同的比例仍有 42.67%。为深入开发健康医疗数据价值,实现健康医疗数据的价值呈现和价值流转的生态循环,对健康医疗数据进行准确的理解和共享,针对健康医疗数据的治理已刻不容缓。

4. 医学人工智能的发展需求　当前,人工智能在医学各个领域的应用已成为热点。人工智能在医学影像识别等感知智能方面发展显著,但涉及认知智能的临床诊断决策、疾病治疗领域等方面的应用始终缺乏可解释性的基础,其背后的核心问题之一是缺乏计算机化的医学知识的支撑。基于本体的医学术语管理能够对有效的表达健康医疗数据之间的知识关系,将知识内容嵌入到人工智能的数据学习之中,从而可以促进医疗人工智能技术从数据驱动走向知识驱动,促进可解释性人工智能的发展。因此发展基于本体的医学术语管理体系是发展基于知识驱动的医学人工智能的底层客观需求。

三、应用场景

基于本体构建医学术语体系,从而进行语义分析的应用场景主要有:基于语义的数据解析、数据汇聚、数据检索、数据统计、知识推理等。

(一) 医疗数据的语义解析

本体医学术语体系中包含临床多元化的医学术语表达方式并支持无限扩展。基于医学本体模型,使用带有语义标签的本体医学术语体系对医学数据进行实体识别和标注,可实现对医学数据的语义解析,让计算机理解自然语言形式下的医学数据。如识别出病历中的术语"慢阻肺"是一种疾病、"阿司匹林"是一种药品、"发热"是一种症状、"急性阑尾炎"和"慢性阑尾炎"是阑尾炎疾病的不同进展。

(二) 基于语义的数据汇聚

本体医学术语体系中的概念集是对医学领域内公认知识的逻辑抽象,本体中每个医学概念的含义都是唯一的。医学术语是人类交流时所需的医学概念的表达方式,表达方式可以多种多样,也就是说表达同一医学概念的多个医学术语被标引至同一医学概念下。本体的术语组织方式,使得计算机可以将不同系统中的数据进行语义层面的汇聚。如识别出 A 系统中的术语"艾滋病"和 B 系统中的术语"获得性免疫缺陷综合征"所表达的医学含义相同,实现这两个数据的概念归一并准确融合。

(三) 基于语义的数据检索

基于本体构建的医学术语具有丰富语义关系。医疗机构利用本体医学术语体系对患者病历的主题信息或全文本信息进行概念层面的编码,借助同义词关系、层级关系和属性关系,将传统的基于关键词检索上升到语义层面的检索,从而更精准、全面查找目标患者或指南文献等资料。如检索"急性心肌梗死"患者病历时,"急性前壁心梗""急性后壁心梗""急性多壁心梗""急性广泛性心梗"等细分类型的患者都可被检索到。

（四）基于语义的数据统计

以数据的语义解析为基础,进行基于本体医学术语体系编码后的医疗健康文本数据,通过概念间的语义关系可实现信息的多维度解析,使数据的统计分析更精细化、多样化。如通过本体医学术语进行概念层面编码后,可快速在目标患者中精确统计出确诊为"非小细胞肺癌"、病理分型为"鳞癌",且使用了"吉西他宾"药物的患者数量及占到所有"非小细胞肺癌"患者的比例。

（五）知识推理与辅助决策

本体医学术语体系形式化后可被计算机理解,因此可以利用本体中蕴含的知识对医学数据进行逻辑推理,包括层级推理、属性推理,提出可辅助临床诊疗或临床管理的决策。如从患者症状可推理出可能的疾病、从患者病历可推理出合适的疾病诊断编码等,帮助医生缩短诊断时间、提高诊疗效率和工作效率。

四、建设原则

采用本体应用于医疗机构医学术语体系构建及语义分析,建设原则需充分考虑系统的规范性、兼容性和拓展性。

（一）规范性

医疗机构各个业务系统之间的术语及编码体系开发和运行模式相差很大,采用本体构建的医学术语需确保充分吸纳行业发布的各类标准术语资源,对术语进行概念层面的统一管理和组织,方能实现各个医疗信息系统间术语应用的有效协同,从而使医院数据最大程度实现语义层面的互联互通与共享。各个应用接口在设计时就需要考虑到规范化和标准化,应以统一术语服务接口规范为基准进行建设,并做到开放透明、即插即用,便于医院各个业务系统进行系统集成与调用。

（二）兼容性

为了保证相关建设内容完成后能够发挥应有的作用,并保持建设生命周期内政策调整、业务演进、技术发展、用户体验的持续升级改进目标,术语构建、维护、应用等功能在技术上应当具备相应的兼容性和灵活性。充分兼容各类医学术语标准体系以及医疗机构内部业务术语,实现对相关标准体系的最大化采用,确保医院对定制化术语与编码体系、受控词典的灵活配置和维护,并做好本体术语的版本控制。

（三）拓展性

根据医院众多业务系统及面向外部环境、多类别、异构异源的数据上传、共享特点和安全规范要求,以及本体医学术语的灵活性,建设过程中应充分考虑"低耦合高内聚"最佳软件设计实践。采用本体建设的术语构建与语义分析应用平台需保持平台的拓展性,为日后升级预留空间,并确保建设完成之后十年内技术不落后,整体技术架构没有设计短板,避免重复建设。

五、建设内容

建设内容主要分为本体术语构建类以及本体术语应用类。本体术语构建的内容包含公共术语资源、本体术语维护(概念维护、术语维护、关系维护)、映射维护、术语子集定义及拉取、术语注册及发布、协同更新机制等;本体术语应用的内容包含概念编码、自动标注、语义检索、统计分析、术语接口、术语同步等。

（一）本体术语构建

1. **公共术语资源**　涵盖丰富的公共术语资源,包国家标准、行业标准,乃至团体标准、地方标准、企业标准等,主要来自相关部门发布的具体医学术语标准规范,包括但不限于疾病诊断(ICD-10)、手术操作(ICD-9-CM-3)、药品分类及目录等编码标准规范,以及卫生信息标准中的值域类术语规范。除此,还可囊括行业内已形成的高质量本体医学术语集,例如 OMAHA 术语集、TCMCTS 等,作为本体基准资源。

具体功能:支持对公共术语资源的存储管理、查询浏览、资源流转供其他模块进行使用等。

适宜技术：①结构化和非结构化术语资源的数据存储。②树状或网状结构术语数据的可视化。③数据检索和数据抽取。

业务流程见图 1-21-1。

建设要求见表 1-21-2。

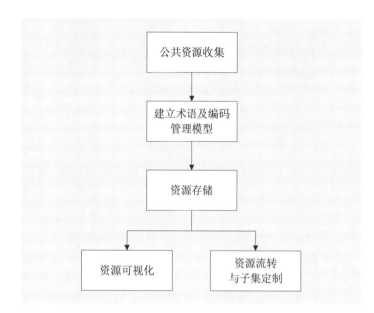

图 1-21-1　公共术语资源业务流程

表 1-21-2　公共术语资源平台建设要求

指标	具体内容和要求
服务内容	① 具备资源导入、资源下载、资源浏览、资源查询、资源流转、子集定制 6 项功能 ② 支持数据存储、本体储存、数据可视化、数据检索、关系抽取 5 项技术 三级甲等医院　具备 6 项功能、支持 5 项技术 三级乙等医院　具备 4 项功能、支持 3 项技术 二级医院　具备 3 项功能、支持 2 项技术

2. 本体术语构建　本体术语构建可以支持基于本体模型构建本体医学术语，包括一体化本体医学术语或垂直业务领域的特定细分医学术语，构建方式包括基于公共术语资源基础上定制或完全新建，并支持本体术语的浏览、查询和编辑。

具体功能：本体模型的维护、本体术语导入、本体术语中概念和概念的层级关系的维护、概念的属性定义、概念中术语的增删改查、概念归一等。

适宜技术：①本体中概念、层级、属性的编辑与维护。②本体术语的可视化展示。③术语的编辑。④本体存储。⑤OWL 语言。⑥本体术语维护权限管理。

业务流程见图 1-21-2。

建设要求见表 1-21-3。

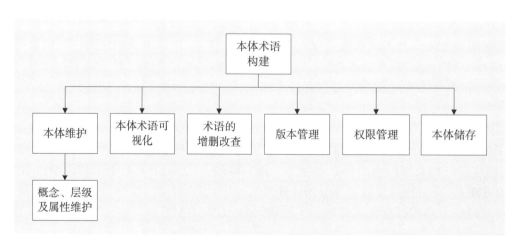

图 1-21-2　本体术语构建业务流程

表 1-21-3　本体术语构建建设要求

指标	具体内容和要求
服务内容	① 具备术语的管理维护功能,包括术语的查看、添加、删除、修改、版本管理、术语概念归一、术语反馈、权限管理 8 项功能 ② 支持本体模型维护、本体术语维护、本体术语的可视化、OWL 语言、本体储存 5 项技术 三级甲等医院　具备 8 项功能、支持 5 项技术 三级乙等医院　具备 7 项功能、支持 4 项技术 二级医院　具备 6 项功能、支持 2 项技术

3. **本体映射维护**　院内因业务领域差异需要各自构建与维护特定的术语或字典,在一定场景下这些术语数据需要进行共享和交换,本体映射维护功能支持结构化的术语数据实体间的映射,可实现不同术语的对齐或者合并。

具体功能:映射项目的创建与维护、智能预映射、映射结果审核、映射结果修改、多人映射交叉审核、映射结果导出等。

适宜技术:①映射结果可视化。②在线协作。③自然语言处理。④语义分析。

业务流程见图 1-21-3。

建设要求见表 1-21-4。

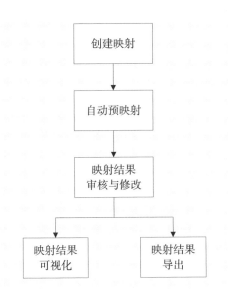

图 1-21-3　术语映射维护业务流程

表 1-21-4　术语映射维护建设要求

指标	具体内容和要求
服务内容	① 具备本体映射管理、映射创建、智能预映射、映射结果审核、映射结果修改、多人交叉审核、映射结果导出 7 项功能 ② 支持映射结果可视化、在线协作、自然语言处理、语义分析 4 项技术 三级甲等医院　具备 7 项功能、支持 4 项技术 三级乙等医院　具备 6 项功能、支持 3 项技术 二级医院　具备 4 项功能、支持 1 项技术

4. **子集定义拉取**　本体术语覆盖面广、数量庞大,子集定义及拉取支持抽取本体术语中部分内容,以适应在不同应用场景下的使用,从而可以优化人机交互、提升数据处理效率。

具体功能:定义概念、定义层级关系、定义属性、根据定义概念进行数据拉取、根据定义关系进行数据拉取、子集数据导出等。

适宜技术:①本体术语可视化展示。②本体搜索。③非结构化数据库。

业务流程见图 1-21-4。

建设要求见表 1-21-5。

（二）本体术语应用

1. **自动标注**　以本体术语为基础,对医院非结构化的临床文本数据进行病历结构化标注,标记本体

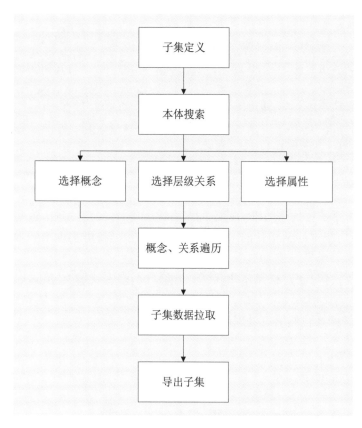

图 1-21-4　子集定义拉取业务流程

表 1-21-5　子集定义拉取建设要求

指标	具体内容和要求
服务内容	① 具备概念搜索与导入、层级关系选择、属性选择、数据拉取、子集导出、子集管理 6 项功能 ② 支持非结构化数据库、本体术语可视化、本体搜索 3 项技术 三级甲等医院　具备 6 项功能、支持 3 项技术 三级乙等医院　具备 5 项功能、支持 2 项技术 二级医院　具备 4 项功能、支持 1 项技术

术语中已有医学实体和发现新的医学实体,为临床数据的语义检索、统计分析、价值挖掘等目标做好临床数据的预处理。

具体功能:标注方案管理、标注字典管理、自动化预标注、手动标注、标注结果导出等。

适宜技术:①文本清洗。②分词技术。③文本标注可视化。④实体识别。

业务流程见图 1-21-5。

建设要求见表 1-21-6。

2. 语义检索　依据标注后的结构化临床病历数据,结合本体术语内容进行患者病历的语义检索,如基于术语子集、术语映射、术语关联关系支持多条件的患者检索和相似病历查找。

具体功能:普通检索、智能检索、检索模板管理、相似患者查找等。

适宜技术:①关键词搜索。②词汇联想。③本体推理。④语义搜索。

业务流程见图 1-21-6。

建设要求见表 1-21-7。

3. 统计分析　依据标注后的结构化临床病历数据,结合本体术语内容进行患者信息的统计分析,如基于术语子集、术语关联关系进行多维度的统计分析。

具体功能:统计模板配置、统计报表、统计结果导出等。

适宜技术:①数据清洗。②统计数据可视化。③联机分析处理。④数据挖掘。

业务流程见图 1-21-7。

建设要求见表 1-21-8。

4. 接口调用　接口调用模块提供术语、映射调用的开放接口,如术语和映射调用、术语和映射修改等。调用与更新服务是以机构维护的术语、映射为基础,提供调用与更新的接口服务,能够支持按需求进行配置,实现灵活进行业务系统对接。

具体功能:术语调用接口、术语新增接口、映射调用接口、映射更新接口、智能编码接口等。

表 1-21-6　自动标注建设要求

指标	具体内容和要求
服务内容	① 具备标注方案管理、标注字典管理、自动化预标注、手动标注、标注结果导出 5 项接口功能 ② 支持文本清洗、分词技术、文本标注可视化、实体识别 4 项技术 三级甲等医院　具备 5 项功能、支持 4 项技术 三级乙等医院　具备 4 项功能、支持 3 项技术 二级医院　具备 3 项功能、支持 3 项技术

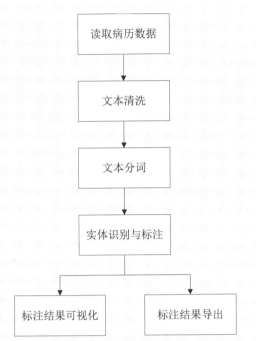

图 1-21-5　自动标注业务流程

表 1-21-7　语义检索建设要求

指标	具体内容和要求
服务内容	① 具备标注普通检索、智能检索、检索模板管理、相似患者查找 4 项接口功能 ② 支持关键词搜索、词汇联想、本体推理、语义搜索 4 项技术 三级甲等医院　具备 4 项功能、支持 4 项技术 三级乙等医院　具备 3 项功能、支持 4 项技术 二级医院　具备 2 项功能、支持 4 项技术

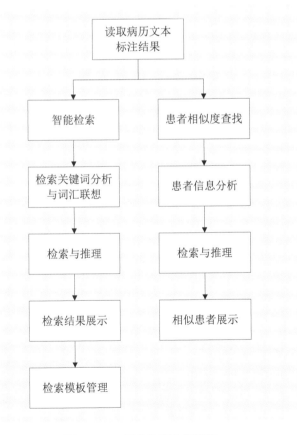

图 1-21-6　语义检索业务流程

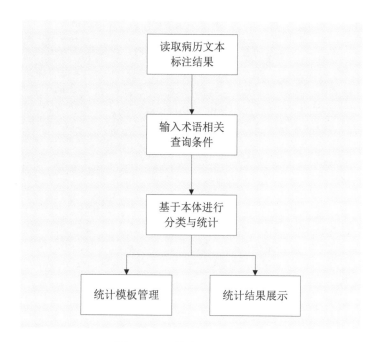

图 1-21-7 统计分析业务流程

表 1-21-8 统计分析建设要求

指标	具体内容和要求
服务内容	①具备统计模板配置、统计报表、统计结果导出 3 项接口功能 ②支持数据清洗、统计数据可视化、联机分析处理、数据挖掘 4 项技术 三级甲等医院 具备 3 项功能、支持 4 项技术 三级乙等医院 具备 3 项功能、支持 3 项技术 二级医院 同上

适宜技术：①API 接口技术。②API 接口密钥。③数据检索。④自然语言处理。
业务流程见图 1-21-8。

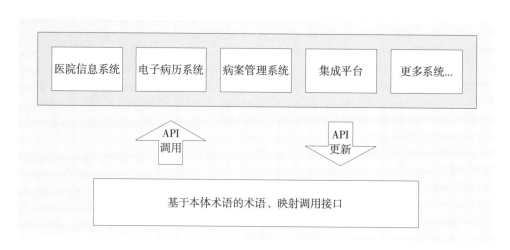

图 1-21-8 接口调用业务流程

建设要求见表 1-21-9。

表 1-21-9 接口调用建设要求

指标	具体内容和要求
服务内容	①具备字典调用接口、字典新增接口、映射调用接口、映射更新接口、智能编码接口 5 项接口功能 ②支持 API 数据接口技术、API 接口密钥、数据检索、自然语言处理、语义分析 5 项技术 三级甲等医院 具备 5 项功能、支持 4 项技术 三级乙等医院 具备 4 项功能、支持 3 项技术 二级医院 具备 2 项功能、支持 2 项技术

5. 数据同步　数据同步模块提供字典与映射的更新通知、获取服务、数据推送服务等。以机构维护的术语、映射为基础,为已经存在的业务系统提供术语数据同步接口,实现原有业务系统的术语的接入和改造。

具体功能:术语更新通知、术语获取服务、映射更新通知、映射获取服务、数据推送服务等。

适宜技术:①API 接口技术。②API 接口密钥。③数据检索。

业务流程见图 1-21-9。

建设要求见表 1-21-10。

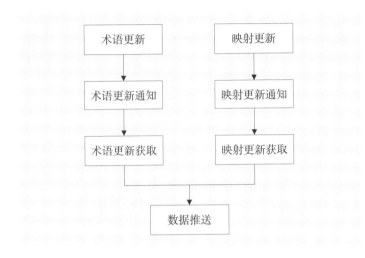

图 1-21-9　数据同步业务流程

表 1-21-10　数据同步建设要求

指标	具体内容和要求
服务内容	①具备术语更新通知、术语获取服务、映射更新通知、映射获取服务、数据推送服务 5 项接口功能 ②支持 API 数据接口技术、API 接口密钥、数据检索 3 项技术 三级甲等医院　具备 5 项功能、支持 3 项技术 三级乙等医院　同上 二级医院　具备 4 项功能、支持 2 项技术

(三) 未来展望

1. 术语的规范化注册和发布　本体术语的持续维护工作是本应用的一个主要内容,因此维护后更新机制尤为重要。未来,对于无论是一体化还是垂直领域本体术语的维护和更新都需要有相应的版本和历史记录的管理,对术语内容的注册、更新、发布等提供相应的管理功能或配置,如版本管理、定时任务等,实现术语的规范化注册与发布,并为协同管理提供扎实的基础。

2. 语义标准化公共服务平台　语义标准化将成为未来医院信息标准化建设的重要基础设施。采用本体在医院术语构建与语义分析中的应用所构建形成的语义标准化基础服务平台将成为支撑医院数据互联互通的基础服务平台,一方面可以充分应用和采纳已发布的术语标准,另一方面实现医院自身术语标准化体系的建设与完善,并通过标准化的服务模式真正从语义层面上提升医院整体信息流转质量与效率。

六、建设方法

应用建设过程中,建议组建跨部门多专业的复合开发团队,坚持以需求为导向的产品研发策略,并将全生命周期的开发模式与敏捷开发模式相结合,以本体为核心技术来实现对于医学术语的构建与维护,以及基于术语的语义分析应用模式。

(一) 建设策略

医学术语管理涉及的信息系统和业务面广、影响深远。要实现有效的医院术语管理,必须要将其纳入医院整体信息化中长期规划,从全局性角度出发,坚持"统一规划,分步实施"的原则,实现医学术语管理规范可拓展,医学术语应用灵活和延伸。从管理模式上,要从传统的单个系统建设思维向整体统筹思维转变,深化医学术语管理是共性基础性的信息化发展支撑的认知。在建设内容上,要以服务应用需求为导向,实现"凡建必用"。在技术实现路径上,核心是布局面向未来云架构模式的服务化应用体系。

1. 跨部门多专业的复合开发团队　本体术语构建与语义分析应用与传统的医疗信息系统开发相比,涉及业务深度更高、难度更大。需要有一个包括管理人员、术语专家、统计专家、数据专家、医学业务人员、信息技术人员等复合团队,同时在业务思考模式上,也要突破传统的单部门、单业务和单系统的垂线思维,从整体性发展的战略高度上指导系统开发全流程。

2. 以需求为导向的产品研发策略　作为医院信息化互操作性水平提升的关键基础支撑,术语服务的建设要基于医疗机构术语应用需求出发。通过充分调研医疗机构术语使用现状与存在的问题,理清现有信息化系统中术语管理内容与应用场景,提炼需要实现的要点与流程改造的内容,确定整体的系统架构,再着手进行设计研发。落实"实用性"和"适用性"原则,即满足现有系统的术语管理需求,又能适用于未来术语应用拓展。

3. 全生命周期和敏捷开发相结合　术语管理既要有模型上的相对稳定性又需要有内容维护更新上的灵活性。这就要求在系统分析阶段需要准确的识别术语与系统和业务之间的相互关系,尽可能构建出适用于多源、多形态的术语管理以及应用可拓展的信息模型。确保搭建的系统架构能在相对长期的时间适应应用场景拓展的需求。同时,医学术语内容的管理和应用是一个不断发展的过程,需要有灵活的维护更新机制。建议采用"敏捷开发"模式,通过快速迭代不断优化。在注重灵敏性的同时也要保证技术的"标准化"规范。

（二）应用技术

基于本体论构建医院内部医学术语,实现基于术语的语义分析与应用,解决机构各个信息系统中的术语体系不统一,而导致的跨系统、跨平台之间的语义互操作能力低下的问题。建议应用技术主要包括技术架构、开发语言、数据库、接口设计、本体等技术。具体如:①微服务技术架构体系(如 SpringBoot);②主流开发语言(如 Java);③关系型及非关系型数据库;④接口设计采用标准 Restful API 接口规范,可与业务系统应用进行对接、集成;⑤本体构建相关技术主要涉及本体建模、本体语言、本体存储、本体可视化、本体查询、本体推理和自然语言处理等。

（三）建设模式

1. 构建与维护基于本体的医学术语集　在医学术语构建及维护建设中,需要在充分学习和借鉴国外先进医学本体建设经验的基础上,结合中文环境下的实际需求,构建中文一体化医学本体术语模型,并以此模型为参考,为医院内部术语及编码的构建提供模型支撑。以模型为基础,梳理医疗机构内部的数据资源,提取数据资源中的术语相关的共性内容、特定内容,对不同主题的术语进行标准化管理。

2. 建设基于本体的语义分析应用工具　基于本体术语应用的建设中,需要以本体术语为核心,采用分词、自然语言处理、实体识别等技术,对健康医疗数据进行一系列数据清洗与处理。如将术语词汇作为分词词典,提高分词技术的正确性与效率;将术语作为自然语言处理模型训练中的基础语料,提高模型的准确性与性能;将本体术语中的词汇和关系网络用于支持文本标注和实体识别,提高自动标注和实体识别的效果。最终通过对处理后的数据进行分析,从而实现健康医疗数据的语义分析与应用。

（四）未来建设模式

1. 形成语义驱动医疗大数据价值开发　通过语义层面的数据治理,实现数据更深层次的价值挖掘。在以本体医学术语体系支撑下,能够快速实现诸如表达不一致但语义一致性的疾病病历归集与统计、不同描述但临床表现相同的症状治疗方案检索分析等现有数据体系下较难实现的数据分析挖掘深度,将现有的数据中心的数据颗粒度细化至语义层面,并以此衍生出更多的数据分析与应用形态,促进大数据的价值开发,提升医院整体科学研究、医疗服务的能力与效率。

2. 形成基于微服务的集中式术语管理　医院术语构建与语义分析中的应用建设需要满足医疗信息化基础支撑的场景应用和新技术发展要求,非常适合采用作为微服务基础建设的尝试。在信息安全、合规的前提下,可以考虑引入跨机构、跨地区的基于云的微服务模式;传统的医院信息化自有建设改进为业务能力按需外包;变自行建设维护为服务购买;变一次性资源投入为购买配额、按需扩展使用、区域医疗术语的共享复用。实现统一规划、动态分配、集中部署、自动运维、标准化扩展的术语服务管理。

七、建设流程

本体应用于医院术语构建及语义分析中的建设流程包括:建设范围确定、技术选择、系统设计、系统研发、系统测试、试运行和交付、运维保障、流程规范,并不断对建设流程进行迭代和优化,以适应应用需求的发展。

（一）建议建设流程

1. 建设范围（2 周）　医院术语构建与语义分析中的应用建设范围需要结合医疗机构对于术语管理的实际需求进行确定。一般来说，需建立不同主题的术语数据库，例如：临床、病案、检验检查、解剖、药品、设备、物资等，满足医疗机构的术语需求。

2. 技术选择（2 周）　基于本体的医院术语构建与语义分析的应用研发中，选择领域本体构建成熟度较高、较为实用的"七步法"作为构建指导方法；通过相对广泛、界面友好、较好支持中文的 Protégé 编辑工具建立医学本体模型；采用 OWL 本体语言对构建的本体进行形式化表示，并存储到结构化和非结构化数据库中；基于传统逻辑、规则和逻辑编程等方法实现本体查询与推理。

选择主流开发语言（Java）、结合关系型及非关系型数据库构建基于本体的医学术语资源；以微服务技术架构体系、基于标准 Restful API 接口规范，使得基于术语的服务分析的依赖性更小、更具兼容性，即使具体业务发生变化时，也能很快适应这种变化，避免花费过多的财力物力进行改造。

3. 系统设计（1 个月）　医院术语构建与语义分析中的应用至少需要包括公共术语资源、构建工具、管理工具、权限管理、术语应用等功能组件，以及配套的数据接口服务。其中，公共术语资源应涵盖标准术语集及高质量行业资源；构建工具支持本体术语资源的构建与维护；管理工具主要分为术语管理工具和映射管理工具；权限管理的目的是可设置各个术语字典的管理方式，包括管理人 / 组、身份认证、管理权限、授权模式、更新机制等；术语应用应基于本体术语体系具备一系列语义分析功能及应用拓展能力；接口服务主要是用于术语、映射调用的 API 服务，供各个垂直的信息系统或平台调用。

实施前经过全面调研后，需要将医院的需求进行汇总，然后由系统架构师进行最终确认和评估系统需求，在系统设计中对按照应用需求和场景给出最恰当的实现方案，并对医院既有资源进行整合和利用。通过对设计目标、软硬件条件、业务系统接口对接的方式等综合考虑、整体设计，给出结合医院内部信息化现状和互联网技术融合的开发规范。详细设计中着重于应用的技术实现和业务集成，并阐明研发细节和业务集成方案。从应用需求设计到正式运行维护中的每个环节都要细化落实，推动团队、集成业务系统参与，从而达到高效率实现、便捷维护和持续升级。

4. 系统研发（4 个月）　应用研发阶段将根据需求分析及系统架构图，结合自身情况及个性化需求，对应用的各个模块 / 功能进行代码实现、编译、静态分析、单元测试和打包发布工作，验证研发实现和设计说明的一致性。基于业务需求分析，对术语构建及语义分析应用进行设计和研发。根据需求分析及系统架构图，结合自身情况及个性化需求，进行系统的开发。根据需求的共性化和个性化的差异情况不同，术语构建及语义分析应用建设内容可以大致分为基于套装产品进行二次研发实现与基于医院需求全新代码级项目研发实现两种情况。

（1）基于套装产品进行二次开发实现方式。针对共性需求和部分场景下的"最佳业务实践"引导施行通用性较强的标准模式，在套装产品主体上沿用原有模块和功能，并预留相关参数配置。这样的软件在具体实施过程中仅需要针对个性化需求部分进行适量的二次开发或者有限改动需求。这种方式往往具有良好的系统架构和稳定的系统性能。

（2）基于医院需求全新代码级项目研发实现方式。是从全面满足医院需求层面的出发，进行软件的定制研发。这种定制的应用系统能够满足特定医院的绝大部分需求，但很难全面考虑软件的扩展性、稳定性等架构因素。定制化产品因此虽能较快速适应医院的需求，但软件知识得不到有效的积累，整体实现成本较高，也很难提高开发的效率。建议在定制开发中，优先选择有相关应用场景的开发经验和成熟积累了开发中间件、框架的研发团队，从而复用团队开发资源，减小研发难度，缩短周期，提高应用研发生产力。

5. 系统测试（1 个月）　系统研发完成后，在正式上线前，一般要进行两个环节的测试：本应用系统测试、业务系统集成测试。①本应用系统测试。按照设定好的测试模块、测试单元、测试用例进行术语构建及语义分析应用的测试，主要是测试程序代码、功能模块、API 接口，确保各个模块和功能被正确无误的研发。并将相关系统按照配置说明进行部署，并依据系统设计规格说明书中，测试整体系统的性能、功能等是否和用户需求相符合，系统运行是否存在漏洞等。②业务系统集成测试。提供本应用系统的技术和功能说明文档，面向业务系统集成方开展相应的技术培训。业务系统集成方相关工程师协同参与，并讨论和确定业务系统集成方案;双方一起进行集成和联调,完成共同测试和确认。

6. 试运行和交付(1 个月)　系统试运行和交付环节根据确定建设内容、业务集成要求、医院应用方和运维方的特点,建议可以分为以下三个步骤:

(1) 系统试运行。①术语和映射数据。遵循国家和行业发布标准与规范,进行基础数据维护,形成术语及编码维护、映射维护的管理机制。②业务系统集成后试运行。本系统采用模块化、组件化设计,预留开放、规范接口,供各业务系统进行集成和调用。实现医院内部术语体系的语义共享和标准化,以便为院内院外数据共享、基于数据的分析决策、基于临床的科学研究提供标准化术语的支持。③试运行总结评估。撰写试运行总结报告,根据试运行科室的反馈进行优化改进、总结并优化。试运行无任何问题后,筹备进行院内的推广和正式上线工作。

(2) 系统交付。应用系统、业务流程重组和管理规章制度是保障系统成功启动运行的三大关键,只有这三个方面都准备充分以后,系统上线运行才能保证一次成功。在系统运行期间,医院作为建设的主体,应全面组织协调系统启动运行事宜,实施方为医院制定启动方案建议,提供技术保障,解决启动运行中出现的各种技术问题,全力保障系统顺利上线。

(3) 上线培训。对于系统管理员、业务骨干操作人员的培训贯穿于术语资源管理、术语构建、映射维护、API 测试、语义分析应用等全部模块。这些人员在试运行期间中,实际上就已经掌握了系统的基本应用,也目睹了系统试运行之后的常见错误现象和解决办法,因此在系统正式上线以后,这些参加人员将与工程技术人员一起,帮助指导本科室人员在相关功能模块完成本职工作。针对系统维护人员的培训,包括熟练使用系统,了解多个业务系统集成方案、系统之间的数据流转机制,熟悉术语构建及语义分析的业务流程要求,熟练掌握各模块和功能的使用。

7. 运维保障(1 年)　系统交付成功后,需要定期进行系统运行巡检、定期进行用户满意度调查,及时针对性地进行系统功能优化和改进。后期运维管理需要规划并制定系统性运维体系和落实计划,保障相关系统能够满足 7×24 小时提供服务。在使用过程中出现任何问题,可随时联系沟通,并根据实际情况,提供线上或线下等服务方式。

(1) 远程支持。针对日常使用中遇到的问题,医院技术人员或业务人员可以通过拨打服务热线电话进行技术咨询或对产品提出意见和建议,实施方需提供 7×24 小时响应机制。

(2) 现场支持。如果出现的问题远程无法解决,实施方需提供现场支持,安排技术人员对整个系统进行检测,对系统存在的潜在安全或故障隐患进行分析,并提出相应的解决方案,并排除故障,解决问题。

(3) 定期巡检。实施方需定期对用户系统进行例行检查,尽量将产生故障的可能性降至最低,充分发挥和利用在以往其他项目中所积累的经验,采取科学严谨的分析方法,做出准确的分析和判断,为系统正常运行提供有力的保障。

8. 规范建设流程　根据术语服务的信息化建设内容与实现特点,可将整个建设流程按照建设实施规划进行规范,分为项目启动、项目实施、应用试运行、应用上线和运维保障五个阶段(图 1-21-10)。

(二) 未来建设流程

在未来的建设流程中,将重点从单机构的术语维护实现向多机构的协同维护拓展,在统一的术语构建和维护规则的支撑下,进行跨机构的术语协作。有效解决现有跨机构之间数据共享过程中的数据内容不一致的问题,从健康医疗数据生成的源头提高数据的规范性,从而提高健康医疗数据质量、加快基于健康医疗数据的应用发展。

八、建设关键点

本体应用于医院术语构建与语义分析中的关键建设内容包括自主独立的术语本体模型构建、扎实的自然语言处理能力、标准开放的术语接口规范。

(一) 自主独立的术语本体模型

在术语服务建设中,医学术语资源既是应用的基础也是管理的核心。为了更加灵活的适应医院管理的动态性需求,就必须做到医学术语在系统工具上和资源管理上的解绑。坚持术语管理的独立性原则,

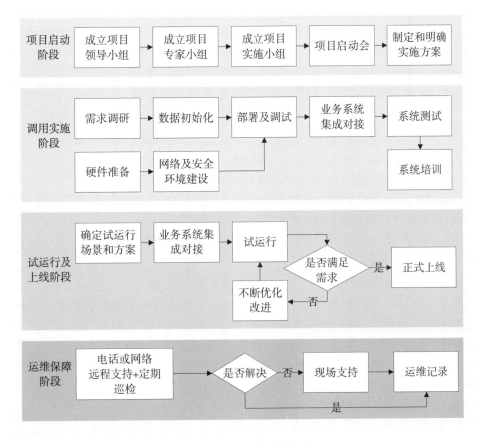

图 1-21-10　规范建设流程

系统中所统一管理的本体术语应当是独立于各个应用系统的,可跨系统、跨平台单独存在,确保实现业务与技术维护的分离。

1. **多源医学术语资源管理**　医学术语的构成类型多样,例如临床医学术语、信息系统术语等,在构成形态上可能会有基于本体的医学术语集、基于分类的医学术语集等,同时这些术语资源的维护方、应用场景、发布频次、版权等的差异都需要有一个独立于系统的术语资源管理方式。

2. **基于本体的一体化模型**　零散多源、异构的医学术语资源不可避免的面临着信息冗余、语义歧义等问题。因此为了避免领域知识的重复建设,保障系统语义的一致性理解与认识,构建统一的医学本体模型作为顶层指导框架具有必要性。以本体集成方法论为指导思想,通过细分领域中实体(包括类和属性)映射的方式,来实现细分领域模型融合,语义相同的实体进行归一,语义相似的实体进行融合,语义不同但相关的实体进行保留,最终形成中文一体化医学本体模型。

3. **医学术语资源映射**　在术语维护管理中既需要考虑整体术语资源的统一标识管理,也需要建立不同术语体系之间的转换,以保障多样化场景中对于不同术语的需求。需要关注的是,由于术语资源间的差异性,这就需要不同资源间的连接是松耦合的,因此映射维护是实现使用一个术语到另一个术语的映射,通过对映射的维护实现术语资源的连接是更适用于现有的分散异构的医学术语资源形态。

4. **标准医学术语体系的兼容**　术语本质上是一种底层的语义标准,已形成的卫生标准中包含大量的术语规范性要求,因此在术语服务管理中嵌入标准内容,保证术语管理与标准的兼容是不可缺失的一环。建设重点是对行业已有的国际标准、国家标准、行业标准、团体标准等各类标准内容梳理,提炼术语标准内容,实现对标准的遵循,推进标准向语义层延伸。

（二）扎实的自然语言处理能力

在本体术语构建和语义分析的过程中,自然语言处理能力既是应用的基础也是构建的有效工具。为了能满足语义分析服务的需求,需要建立自然语言处理能力的保障,如分词、医学概念归一和实体识别等。

1. **基于字典与统计相结合的分词方法**　由于医疗文本的特殊性和医学术语的多样性,本体术语不可能涵盖所有医学术语,因此需要结合统计方法,利用已有的医学术语字典能够快速切分的基础上,进一步利用统计的方法处理所产生的未登录词,并且能解决大部分交集歧义问题。

2. **基于本体的概念归一和实体识别**　病历文本中的词汇的概念归一和识别是基于本体术语的语义处理的非常重要一环,对实体识别、语义检索的查准率及查全率都有很大的影响。在传统关键词匹配方法通常从词汇与医学术语的共现程度来计算概念相关度的基础上,考虑医学概念的属性关系和语义信息,利用词汇与概念、词汇与属性、上下文与属性等,分析词汇与概念的相关度与置信度,从而实现病历文本中的概念归一与实体识别。

〔三〕标准开放的术语接口规范

本体术语的构建和应用应遵循可拓展性原则。随着应用的加深,增加新的术语资源或维护原有的术语资源,不应当对现有系统应用造成影响,为术语的持续拓展创造条件。

1. **标准化接口模型**　传统模式下,API 的建设由信息化厂商把控,导致医院在开展跨系统业务联动时受限于信息化厂商的响应效率。通过采用标准化的 API 接口设计,提供相应的标准说明,实现所有参与方遵循统一标准,从而提高信息开放协作效率,实现多系统的便捷对接。

2. **API 服务化**　术语服务面向的场景众多且零碎,为了更灵活的实现医学术语的服务应用,建议将不同类型的 API 服务进行拆分,如查询服务、映射服务等,即简化 API 从而降低高并发请求压力,同时可以根据不同服务的访问量灵活的增加某个服务的性能,实现动态需求调节。

3. **开放可管理 API**　术语服务管理不仅仅是资源的管理,同样也是对应用的管理。为了做好术语服务精细化控制,需要建立 API 管理可视化界面,实现服务应用的有效感知和开放可控。

4. **高并发高稳定性 API**　当真正将术语服务作为医院信息化基础支撑时,全院实时的术语服务 API 请求可能将达到每秒数以万计的请求,因此在 API 并发性能的考虑也是建设的要点。在实际建设中需要结合实际规模,通过优化接口设计,请求分级队列控制,接口性能调整,服务缓存设计等方式优化以保障 API 服务的稳定性。

九、建设注意事项

在建设过程中,考虑到不同信息系统中对于术语体系需求的差异性,需要重点考量术语体系的全覆盖与扩展性;同时,以需求为导向的语义分析应用,要聚焦需要通过语义层面去分析实现的功能。

〔一〕术语体系的全覆盖与扩展

本体术语的构建应遵循系统完整性原则。需要从医疗机构工作角度出发,保证可以覆盖到所有科研和工作的常用术语(如疾病、操作、解剖结构、异常形态变化、检验检查、药品、医疗器械、科室等术语)。术语应用服务的建设应遵循可拓展性原则。随着应用的加深,增加新的术语资源或维护原有的术语资源,不应当对现有系统应用造成影响,为术语的持续拓展创造条件。

〔二〕需求为导向的语义分析应用

基于语义的数据分析在系统开销上必然要高于传统的数据分析应用,在对数据分析应用的改造或升级过程中应避免全部改造的逻辑,简单化的将所有的数据分析均上升至语义层面。数据内容的选择与设计应以数据分析目标为基本出发点,充分遵循"适用"原则,对数据分析应用做到分类管理,切实梳理出临床数据分析中必须从语义颗粒度层面或语义分析效率显著提高的数据分析应用。

参 考 文 献

〔1〕STUDER R,BENJAMINS VR,FENSEL D.Knowledge Engineering,Principles and Method〔J〕. Data and Knowledge Engineering,1998,25(1-2):161-197.

〔2〕邓志鸿,唐世渭,张铭,等.Ontology 研究综述〔J〕.北京大学学报(自然科学版),2002,38(5):730-730.

〔3〕李丹亚,胡铁军,李军莲,等.中文一体化医学语言系统的构建与应用〔J〕.情报杂志,2011,30(02):147-151.

〔4〕叶琪,赵亮,阮彤,等.区域卫生数据用于临床疗效分析的可用性研究〔J〕.大数据,2018,4(03):13-23.

第二章 大数据技术应用

第一节 大数据在医改监测管理的应用

一、概念

应用大数据技术于海量的医疗业务数据中,监测医改全过程的信息管理服务。以各级医疗卫生健康相关职能部门为使用者,向医疗健康、药品供应、医疗保障等机构提供服务,开展疾病预防、健康促进、分级诊疗、供应保障等监测管理;医疗大数据监测由国家医疗卫生健康委组织,信息技术部门支撑,实现医疗数据互联互通,上下联动,辅助医改重点任务监管和政策制定工作。

具体功能包括:医改监测指标、分级诊疗建设监测、现代医院管理监测、医疗保障监测、药品供应保障监测、医疗卫生服务体系监测、多维度数据可视化展示、医学影像数据分析、医疗大数据的数据治理等。

涉及技术包括:电子病历结构化数据抽取、边缘计算、神经网络、数据建模及选择、大规模并行计算、自然语言处理、临床决策支持知识处理、运营管理知识处理、分布式存储、商业智能规则引擎、非关系型数据库、数据可视化、位置匿名、标识符匿名、连接关系匿名、兼容性接口等技术。

二、建设背景

(一) 现状分析

大数据技术在医学临床科研、公共卫生管理、健康医疗行业治理、卫生管理决策、健康惠民服务和健康产业发展等方面影响着整个医疗健康行业的变革。各个国家政府对卫生健康领域的数据内容尤为重视,通过大数据技术进行合理有效地监测干预,监督管理医疗卫生机构及时有效完成医疗体系的优化,提升医疗机构提供优质服务的商业价值。

1. 国外现状分析

(1) 美国。从 1990 年美国医疗度量和评估机构(Institute for Health Metrics and Evaluation,IHME)开始收集全球疾病负担(Global Burden of Disease,GBD)、美国疾病地图、美国卫生出版物、美国健康档案、美国健康数据资源和美国健康研究领域的数据,用于了解和解决全美在医疗保健方面的巨大差异,通过大数据整合,医疗费用每年可至少节约 3 000 亿美元。2017 年,凯撒健康计划和医疗集团实施 Health-Connect 计划,以确保所有医疗机构之间的数据交换,可以有效改善了心血管疾病的愈后,并通过减少就诊和化验,减少了约 10 亿美元成本。

(2) 英国。英国国家健康服务体系(National Health Service,NHS)斥资 55 亿英镑建设全国一体化医疗照护信息储存服务系统,截至 2018 年 4 月,卫生领域公开数据集达到 2 148 个,17 个数据集,包括全科医疗服务、处方和药品记录、全科医疗注册患者数量信息、医院数据、吸烟饮酒、肥胖、体育运动、饮食等报告数据等,收集和储存了超过 23 000 个医疗信息系统的数据,覆盖超过 5 000 万居民医疗信息,已为 130 万名医务人员提供医疗数据支持服务。

(3)欧盟。欧盟 12 个国家 35 个医疗卫生健康管理机构共同建设"医疗大数据分析"(Big Data for Medical Analytics,BIGMEDILYTICS)项目,旨在通过应用大数据解决方案,以更低的成本实现更好的医疗保健效果。该项目通过将人工智能技术应用于复杂的数据集,将其与临床知识相结合,目的是通过汇集来自健康数据价值链的所有关键参与者,打破传统的医疗孤岛之间的壁垒,改善患者的预后和提高欧洲医疗行业的生产率,实现协同创新。

2. 国内现状分析　21 世纪,我国政府、各级各类卫生机构和企业越来越重视医疗健康大数据的应用,针对中国医疗质量监管、临床辅助诊疗、卫生经济分析、公共卫生政策评价处于起步阶段,推动医疗大数据应用技术创新,开展医疗大数据整合管理、互联互通、互认共享、分析检索、标准规范、隐私保护等技术的研发和应用,更好地服务于改善医疗卫生健康行业的现状。2016 年 6 月 24 日,国务院办公厅印发《关于促进和规范健康医疗大数据应用发展的指导意见》,将健康医疗大数据应用发展纳入国家大数据战略布局。2016 年 10 月至 2017 年 12 月,国家卫生计生委先后在福建、江苏、山东、安徽、贵州等省及福州、厦门、南京、常州等市成立大数据中心。2018 年 2 月 7 日,山东省和济南市以 95.7% 的达标率,通过国家卫生健康委的专家考核评估,成为全国首家通过评估的试点省市。2018 年 4 月 27 日,国家卫生健康委员会与山东省政府、济南市政府签订《关于共建国家健康医疗大数据北方中心合作框架协议》,标志着国家健康医疗大数据北方中心正式落户济南。从 2015 年开始,北京大学第三附属医院为满足海量的数据应用,建设大数据平台整合 17 个厂商 44 套系统,平台日交互量达到 50 万条,存储 16 亿条医疗数据,使其达到秒级数据传送,实现医生诊疗全过程电子化,数据化,强化临床数据与教学、科研的有机结合。2017 年,中国医学科学院肿瘤医院牵头 14 家省级肿瘤医院参与成立肿瘤大数据平台,重点针对结肠癌、直肠癌、胃癌、食管癌、乳腺癌、肝癌、肺癌、宫颈癌等八项癌症进行分析。

国内 IT 公司对健康医疗大数据领域展现出十足的热情,针对健康医疗大数据提供的行业云平台,开发健康医疗领域多个智能模型,积极探索数据应用场景和产品化方向。国内具有代表性企业分别为:平安医保科技、中电数据、万达信息等。平安医保科技搭建卫健云医改监测平台,从 2018 年 1 月起在重庆上线,覆盖全市 40 个区县、34 00 万人口的健康医疗大数据,建立流感预测模型和慢性病危险因素筛查模型,实现了重庆 226 家公立医院的医改实时监测。中电数据到 2017 年 6 月主导的国家健康医疗大数据平台初步完成福州 48 家医院 1 亿余条数据汇聚,并且每天增量 200 多万条数据。中电数据开发了健康医疗领域 7 大类 50 多个智能模型,积极探索数据应用场景和产品化方向。国家健康医疗大数据平台不但成为"健康中国"的先行者,也是行业云成功的典范。万达信息截止到 2015 年 3 月,实现基于覆盖市区两级的"上海市健康信息网"大数据,以居民电子健康档案和电子病历数据为核心,承载和贯穿医疗机构、公共卫生专业机构为市民提供智能、便捷健康服务为主线,实现对以高血压、糖尿病、脑卒中等慢性病为主的疾病患者、并发症患者、高危人群的识别、筛选、推送,通过有序分诊,支持社区卫生服务中心、综合性医疗机构和公共卫生专业机构协同落实"三位一体"的全程健康管理,逐步建设成为统筹卫生健康信息惠民资源。

(二)需求分析

医疗大数据在临床科研、公卫管理、行业治理、管理决策、惠民服务等数据的异构量巨大,数据整合成为医疗数据分析研究中不可避免的问题;各医院、科室、系统间因管理模式、安全手段等导致敏感数据安全隐患问题,在医改监测应用中迫切需要解决这些需求。

1. 规范数据整合需求　国际疾病分类(international classification of diseases,ICD)、医学数字成像和通信(digital imaging and communications in medicine,DICOM)、人类与兽类医学系统术语(the systematized nomenclature of medicine,SNOMED)、组织和通信标准(health level seven,HL7)等国外的卫生信息标准侧重于保证信息标准化和操作性,没有考虑数据质量以及如何跨数据源管理患者身份信息,导致数据移出和整合成本较高。单一的数据内容并不能完整地展示患者的疾病情况以及医院的诊疗情况,需融合多方数据综合考量,为解决数据融合,提升数据质量,降低数据沟通成本,需要统一数据规范标准,完成数据整合,实现医疗数据在区域、医院和部门之间实现数据共享,用于指导医疗活动。

2. **加强医院管理需求**　管理决策需要数据支撑,减少管理盲点、提升管理效率,明确各地区的优势和问题,协调医疗卫生服务资源,提高服务资源使用效率,通过门诊问诊、医疗检查、处方开具、药物的使用过程,充分挖掘医院的运营效率,实现各病种成本的实时分析,规避经营风险;实现医生医疗行为过程管理和年度绩效考核,创新医院对医生的考核体系;实现医院人、财、医、政全流程管理决策的制定,应用大数据技术挖掘医疗数据,发现管理提升的方向,用于各级推进医改向纵深发展。

3. **完善数据安全需求**　海量的医疗健康数据包含多种敏感信息,如患者及家属的个人信息、医药信息、医院管理和财务信息以及医疗科研建设信息。医疗敏感数据在采集、传输、存储过程中容易被不法分子非法窃取,破坏甚至是修改,容易导致个人隐私和医疗数据泄露,严重时可能造成不良的医疗事故,甚至威胁病患的生命。一是医疗大数据需要信息化工作者和使用者具有良好的法律意识,医疗机构应建立相应的内控机制,使数据内容处于可控范围;二是建立数据安全等级、访问控制机制、追踪审查机制以及大数据集群内安全防范机制;三是第三方合作时建立数据内网运行机制以及避免数据泄露建立数据脱密和加密存储保障机制。

三、应用场景

(一)优化医疗管理流程

医药、医保、医疗的精益生产分析应用,发现满足医疗需求更高效的方式方法,降低药品不合规使用率,提高医护质量给患者带来更好的体验;优化供应链条,保障药品供应;发现优先考虑的治疗药品,完善基本药品目录;分析真实有效的案例,完善商业健康险,补充医疗保障体系。根据医疗服务提供设置的操作和绩效数据集,进行数据分析并创建可视化的流程图和仪表盘,促进信息透明,优化流程增强管理,使医疗从业者、医疗机构通过透明的数据完成考核。

(二)提升诊断服务水平

诊断、检测、治疗的临床知识分析应用,监测医疗事故和索赔情况,减少临床错误引起的医疗事故。如使用图像分析和识别技术,识别医疗影像(如 X 线、CT、MRI 等)数据,或者挖掘医疗文献数据建立医疗专家数据库,从而改善诊疗模式。辅助互联网 + 医疗健康,通过大数据和人工智能技术,辅助监测患者分诊、就医流程等工作,使医疗流程中大部分的工作流流向护理人员和助理医生,使医生从耗时过长的简单咨询工作中解脱出来,提高治疗效率,合理利用医疗资源。

(三)加强公共卫生能力

公共卫生预防的数据归因分析应用,通过覆盖全国的健康档案数据库,分析家族史、生活方式和社会环境,加强癌症防治,推进预防筛查和早诊早治,完善早期筛查方法和治疗药品。监测患者电子病历数据库,进行传染病疫情监测,通过集成疾病监测和响应程序,快速进行响应,降低医疗索赔支出、传染病感染率,卫生部门可以更快地检测出新的传染病和疫情。通过提供准确和及时的公众健康咨询,大幅提高公众健康风险意识,降低传染病感染风险。

(四)强化管理政策制定

应用于医疗卫生服务数据的综合管理分析,辅助管理机构制定管理政策,如监测医疗费用增长、人均住院费用、手术操作类型、不良反应等,制定医用耗材使用规范政策;监测门(急)诊人数、基层医疗门诊量、患者满意度等制定医疗机构绩效考核办法;监测挂号、就诊、检查、收费、取药等医疗服务流程等制定医疗机构健康发展文件;监测单病种质量控制、规范医疗行为、制定医生队伍管理办法;监测医疗卫生资源结构布局、分级诊疗试点、基层服务能力等制定医疗联合体管理办法。

四、建设原则

(一)数据整合标准化

通过大数据技术手段完成各类数据整合集成及标准结构化分析,按照标准结构进行存储。建立灵活的接口模型,对接多种医疗业务应用抽取数据完成数据移出,建立标准术语交互体系,使繁杂的数据模型以及表达方式相互识别。通过人工智能技术认证评估数据质量,完成平台数据存储标准化、术语交互标准化、数据处理标准化的建设。

（二）数据使用安全化

综合利用服务器、私有云、虚拟专用网络（virtual private network,VPN）、服务平台、区块链等方面的安全技术,保证应用数据从管理安全、脱密安全、存储安全、网络安全、应用安全和监控安全多个角度进行安全管理,保证业务和数据无法非法获取和篡改,保证数据不因意外情况丢失和损坏,保证平台稳定性和容灾能力,提供多种安全检查审核办法,确保监测数据安全使用和存储作为根本原则。

（三）应用开发专业化

面向医疗卫生健康特有的领域,开发满足专业的大数据应用,深入了解用户需求,充分调研和分析医疗卫生健康业务特性,研发医疗行业特征分类专题大数据,根据业务要求构建专业的医疗大数据应用,密切跟踪信息技术发展趋势,不断深化应用、拓展新技术在应用中的广度和深度,保证大数据技术在医改监测领域正确有效的使用。

五、建设内容

医疗信息化经过多年建设,各级医疗机构上线了医院信息系统（hospital information system,HIS）、实验室检验信息系统（laboratory information system,LIS）、医学影像管理系统（picture archiving and communication system,PACS）、病案管理系统,合理用药系统等多种医疗信息系统,医疗机构产生了庞大体量的医疗数据。在此基础上,基于医院信息平台整合医疗数据,建立统一的医疗大数据监管应用,服务于医改监测工作,建设内容从业务分析和数据管理两个方面对繁杂的医疗大数据进行数据融合整理和业务分析,从业务根源上发现医疗服务中遇到的问题。

（一）大数据平台服务

1. 临床诊疗数据分析 基于医改监测平台的临床诊疗数据,监督管理卫生机构诊疗动态。

具体功能:临床决策支持分析、就诊人数及走势分析、医疗能力分析、医疗质量、医疗效率分析、临床路径优化分析等。

适宜技术:①患者主索引（enterprise master patient index. EMPI）集成。②医院信息查询。③历史信息内容查询。④临床决策支持（clinical decision support system,CDSS）规则引擎等。⑤商业智能。⑥机器学习。⑦模型选择。

业务流程见图 2-1-1。

建设要求见表 2-1-1。

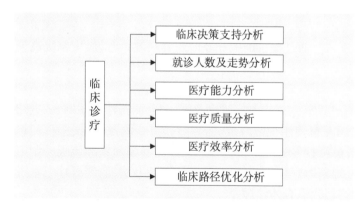

图 2-1-1 诊疗分析业务流程

表 2-1-1 诊疗分析的建设要求

指标	具体内容和要求
临床诊疗数据分析	① 具备临床决策支持分析、就诊人数及走势分析、医疗能力分析、医疗质量、医疗效率分析、临床路径优化分析 6 项功能 ② 支持 EMIP、数据模型判断、模型选择、商业智能分析、机器学习、CDSS 6 种技术 国家级卫生行政管理部门 具备 6 项功能,支持 6 种技术 省级卫生行政管理部门 具备 4 项功能,支持 4 种技术 市级卫生行政管理部门 具备 4 项功能,支持 3 种技术

2. **药品管理统计分析**　医改监测平台提供医疗机构药品使用,消耗、库存、供应等方面分析展示功能。

具体功能:药品材料消耗及供应商、库存情况、用药处方、药品供应保障、基本药物使用率、一致性评价、基本药物不良反应/事件、药品集中采购、4+7药品采购分析、百元收入药品及卫生材料消耗、百强制药企业销售额占制药企业销售总额的百分比、百强药品批发企业销售额占药品批发企业销售总额的百分比等。

适宜技术:①合理用药知识库。②药品供应链管理(supply processing distribution,SPD)。③药品库存管理。④医院资源规划(hospital resource planning,HRP)。⑤电子病历(electronic medical record,EMR)管理。

业务流程见图2-1-2。

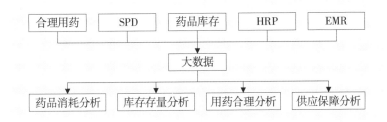

图2-1-2　药品管理业务流程

建设要求见表2-1-2。

表2-1-2　药品管理建设要求

指标	具体内容和要求
大数据药品管理	① 具备药品材料消耗及供应商、库存情况、用药处方、药品供应保障、基本药物使用率、一致性评价、基本药物不良反应/事件7项功能
	② 支持合理用药知识库、SPD、药品库存管理、HRP、EMR 管理5种技术
	国家级卫生行政管理部门　具备7项功能,支持4种技术
	省级卫生行政管理部门　具备7项功能,支持3种技术
	市级卫生行政管理部门　同上

3. **综合管理统计分析**　根据医疗改革地区及综合管理指标,通过大数据整理计算,对医疗机构整体变化进行观察评估。

具体功能:医疗效率分析、医疗质量分析、医疗数据可视化、医学图像挖掘分析、卫生资源、分级诊疗、医院管理制度、健康指标、利用与效率、优质服务体系、综合监管制度、医疗卫生资源配置、居民健康情况、惠民服务等。

适宜技术:①医疗影像分析、数据管理、加速处理技术。②可视化的流程图和仪表盘。③卫生评估技术。④集中式数据融合和分布式数据融合。⑤数据实时上报。⑥文本格式识别。

业务流程见图2-1-3。

建设要求见表2-1-3。

4. **经济管理统计分析**　从医保、卫生投入、使用比例、保险占比等经济角度分析管理监督医疗改革在各地区的进程。

具体功能:医疗保险使用分析、卫生投入分析、卫生总费用分析、医疗费用分析、人均筹资费用分析、医疗补偿费用分析、公卫补助费用分析等。

适宜技术:①线性回归预测。②因子分析法。③加权秩和比法。④层次分析法。⑤风险结构变动法。⑥多元回归分析。⑦大数据算法。⑧描述性统计法。

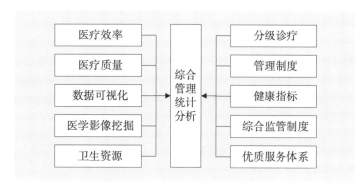

图 2-1-3　综合管理业务流程

表 2-1-3　综合管理建设要求

指标	具体内容和要求
综合管理统计分析	① 具备整医疗效率分析、医疗质量分析、医疗数据可视化、医学图像挖掘分析、卫生资源 5 项统计分析功能 ② 支持数据实时上报、数据周期抽取、识别多种文本格式技术、集中式数据融合和分布式数据融合、可视化的流程图和仪表盘、影像识别 6 种技术 国家级卫生行政管理部门　具备 5 项功能,支持 6 种技术 省级卫生行政管理部门　具备 5 项功能,支持 5 种技术 市级卫生行政管理部门　具备 4 项功能,支持 4 种技术

业务流程见图 2-1-4。

建设要求见表 2-1-4。

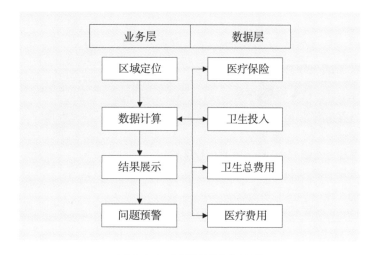

图 2-1-4　经济管理业务流程

表 2-1-4　诊疗分析建设要求

指标	具体内容和要求
经济管理统计分析	① 具备分析医疗保障支出、行政管理事务支出、医疗卫生服务支出、财政医疗卫生支出、医疗卫生占财政支出比 5 项经济管理分析功能 ② 支持线性回归预测医保基金、因子分析法评价治理成效、加权秩和比法评估运行风险、层次分析法量化分析指标权重体系、描述性统计法专题监测指标 5 种技术 国家级卫生行政管理部门　具备 5 项功能,支持 5 种技术 省级卫生行政管理部门　具备 5 项功能,支持 4 种技术 市级卫生行政管理部门　具备 4 项功能,支持 3 种技术

(二) 大数据信息管理

1. 监测功能管理　通过对医疗改革的业务流程梳理、重点问题分析、功能需求调研等手段,依靠大数据技术、医改监测制度、医疗健康工作流程和完备的解释说明文档,对运行环境、业务应用、平台用户、运维人员等资源进行综合管理,确保大数据平台持续、稳定、高效的运行。

具体功能:数据管理、服务管理、安全控制、功能配置、画布编辑、素材扩展、即时更新、运维监控、分析预警、日志记录、驾驶舱展示等。

适宜技术:①边缘计算,通过在业务起始端完成业务数据计算,加快数据响应效率,满足对海量医疗大数据快速处理,优化平台综合应用的体验。②数据标准管理,对接医疗数据,应用统一的数据定义、数据分类、记录格式和转换、编码等实现数据标准化。③数据安全管理,通过安全监控、安全审计、存储安全管理等手段,保护医疗数据免受威胁的影响,确保业务平台连续性,缩减业务平台可能面临的风险。④数据质量管理,对医疗卫生数据获取、存储、共享、维护、应用各阶段中可能引发的各类数据质量问题,进行识别度量、监控、预警。⑤数据可视化,应用 tableau、Power-BI、D3 等技术,对医疗大数据从时间、文本、关系等多种数据内容进行可视化展示。⑥多端互享,采用 B/S 架构,用户在多个设备中可查看数据内容。⑦文档管理。

业务流程见图 2-1-5。

建设要求见表 2-1-5。

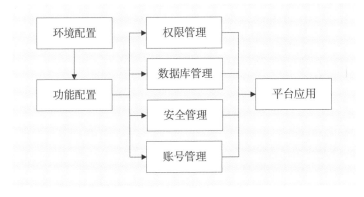

图 2-1-5 数据平台管理业务流程

表 2-1-5 数据平台管理建设要求

指标	具体内容和要求
平台监测管理	① 具备数据管理、服务管理、安全控制、功能配置、画布编辑、素材扩展、即时更新、运维监控、分析预警、日志记录、驾驶舱展示 11 项功能 ② 支持边缘计算、数据标准化管理、数据安全管理、数据质量管理、数据可视化、信息多端互享、文档管理 7 种技术 国家级卫生行政管理部门 具备 11 项功能,支持 7 种技术 省级卫生行政管理部门 具备 10 项功能,支持 5 种技术 市级卫生行政管理部门 具备 9 项功能,支持 4 种技术

2. **大数据采集** 通过预设流程完成数据采集。采集内容包括 HIS 数据,EMR 数据、PACS 数据、LIS 数据,以及其他公共卫生数据。

具体功能:数据抽取、存储、传输、管理、编码格式配置、自动更新监测等。

适宜技术:①数据源管理,对多类数据源(包括:Oracle、MySQL、DB2、SQLServer、Neo4j、Sybase 等)类型进行统一管理。②关系数据库管理系统(relational database manage-ment system,RDBMS)与分布式文件系统(hadoop distributed file system,HDFS)之间数据导入与导出,动态采集数据库日志文件,同步到 HDFS 中。③ Kafka 实时数据流处理。④定制数据解析、抽取。⑤爬虫采集。⑥自动文本识别。

业务流程见图 2-1-6。

建设要求见表 2-1-6。

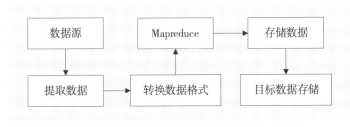

图 2-1-6 数据采集业务流程

表 2-1-6 数据采集建设要求

指标	具体内容和要求
多源数据采集存储	① 具备对关系型/非关系型数据库、文本文件、分布式文件、列式存储、MPP 数据库、实时流数据源 6 项数据的采集全流程管理功能 ② 支持多种标准数据采集、多数据源管理、RDBMS 与 HDFS 数据导入导出、Kafka 实时数据流处理 4 种技术 国家级卫生行政管理部门 具备 6 项功能,支持 3 种技术 省级卫生行政管理部门 同上 市级卫生行政管理部门 同上

3. 大数据治理 采集汇聚的数据进行清洗加工处理,进行统一整合。

具体功能:具有数据标准制定、执行、维护、监控,数据清洗、校验、脱敏、主数据监管、(狭义)大数据监管、信息单一视图监管、运营分析监管、预测分析监管、管理安全与隐私、监管信息生命周期、文件管理、检索,流程任务等。

适宜技术:①数据整理和抽取—转化—加载(extract-transform-load,ETL)结构化处理。②质量评估与数据清洗。③数据规范。④数据融合与摘取。⑤作业调度。⑥元数据监控。⑦标准执行监控。

业务流程见图2-1-7。

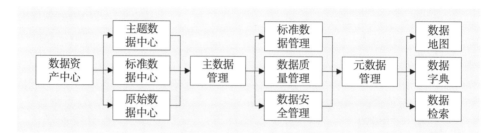

图 2-1-7 数据治理业务流程

建设要求见表2-1-7。

表 2-1-7 数据治理建设要求

指标	具体内容和要求
医疗大数据治理	① 具备病历文本、检测影像、诊断代码、患者信息、医疗机构、内部管理信息 6 项数据分析监管功能 ② 支持医疗数据融合与摘取、ETL 结构化处理、质量评估和规范组件 3 种数据治理技术 国家级卫生行政管理部门 具备 6 项功能,支持 3 种技术 省级卫生行政管理部门 具备 5 项功能,支持 2 种技术 市级卫生行政管理部门 同上

4. 大数据应用 基于多种算法,搜索隐藏于大数据中的信息,整合信息内容,学习整理不同的分析模型,用于辅助决策支持的过程。

具体功能:多维索引、全文检索、文本分析、机器学习、模型评估、模型训练,各类图表可视化结果展示、决策支持提醒等。

适宜技术:①分布式计算。②数据可视化。③数据挖掘和建模。④快速数据集成。⑤在线数据检索。⑥多人协同。⑦聚类分析。⑧离群点分析。

业务流程见图2-1-8。

建设要求见表2-1-8。

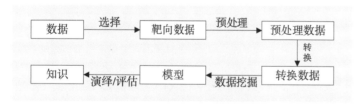

图 2-1-8 数据应用业务流程

表 2-1-8 数据应用建设要求

指标	具体内容和要求
数据应用	① 支持多维索引、全文检索、文本分析、机器学习、模型评估、模型训练、可视化结果展示 7 项功能 ② 支持分布式计算、数据可视化、数据挖掘、数据建模、快速数据集成 5 种技术 国家级卫生行政管理部门 具备 7 项功能,支持 5 种技术 省级卫生行政管理部门 具备 6 项功能,支持 4 种技术 市级卫生行政管理部门 具备 5 项功能,支持 3 种技术

（三）未来展望

1. 医疗信息化建设　未来随着医疗大数据的发展,医疗机构将不会把精力分散到信息应用建设中去,大数据服务将代替原始信息应用完成相应的医疗数据收集整理记录工作,医疗卫生健康服务人员将把精力完全投入要临床研究和对患者诊疗和社会预防工作中。

2. 医改监测服务　医疗数据将不再独立服务于系统、医院,而是综合服务于社会,医疗数据将会完全的联通,业务数据对外界透明化,医改监测服务可以监测到每一家医院的科室甚至是医生,医疗服务监管将会精细化管理到医疗服务的最后一站。

3. 法规政策制定　大数据算法智能和学习能力更强,通过透明公开的医疗服务数据,可以准确地捕捉到服务过程中产生的真实问题,并建立更加完善的算法监管模型,通过预警数据分析,智能为管理部门提供政策改善方案。

六、建设方法

（一）建设策略

医改监测大数据核心问题是获取全面、高质量的医疗数据,并在数据获取和应用过程中确保数据安全,在建设过程中从这3点出发,建设医改监测大数据。

1. 对接数据源获取医疗卫生大数据　从源头出发对接顶层医疗数据中心,依托中心数据,获取医疗行业数据,整合区域内不同医疗机构数据,在相对集中的逻辑/物理环境中,以存储和处理医疗经营数据、药品销售及就医数据,建立覆盖多学科的面向区域内主要卫生行政主管部门、临床医疗和公共卫生机构的(医药、医疗、健康)信息资源共享机制。建立基于卫生健康管理委员会的信息交换、数据采集和传输机制,对区域内医疗卫生信息数据进行采集、传输、清洗和汇总,将医院运营、医药以及公共卫生机构的各类数据、应用有机地整合起来,生成区域的医疗卫生大数据,供监管部门使用。

2. 建立医疗数据标准体系　建立科学、完整的医疗数据资源体系结构,确保医疗数据业务人员、技术开发人员等维护和使用数据资源的用户从整体上把握数据资源的情况,方便、准确的利用数据资源和有效的维护、管理数据资源。数据资源体系结构内容包括数据指标、数据模型等数据规范化和组织的内容,也包括数据存储及管理方面的内容,如数据库系统、数据的分布、不同数据之间的关系等。建立覆盖全国公立和民营各级医疗卫生机构的数据采集直报/填报系统。完成分布采集、集中处理、集中交换、集中管理、全局应用的模式。

3. 建立医疗数据安全防护体系　建立分级保护机制,对数据全生命周期做到可视、可管和可追溯,采用秘密分割的技术,针对医疗机构中医生、护士、信息处理人员等建立角色分工、职责分离、数据分割、运维分管、安全分治且任一单方无法泄密的安全技术机制。针对各类敏感信息应用的工作人员,重点使用权限控制防泄露技术,从访问控制与留痕方面,强化使用用户可信身份鉴别与安全日志等方面的技术配套,加强身份防伪和操作防抵赖验证;选择集成数据加密和秘密分割等多种技术的VPN产品和解决方案,充分发挥各种技术的长处,强化数据传输的高效、可靠和防泄露。

（二）应用技术

医改监测过程中因对接平台多样,医疗应用部署时代不同导致的对接模式和数据调用的技术也不同。在技术选择上应重点关注技术的成熟度与兼容性,确保应用技术满足医疗大数据的应用规模、技术的可靠与安全性、满足数据的接、存、管、用、看的需求。①建议使用OpenStack、Docker、Kubernetes等虚拟化、云计算化的工具,搭建IAAS层私有云服务,能够管理数百乃至数千集群节点、自动维护集群,解决底层基础设施层的服务化。②建议应用FTP、ETL等技术接入文档类数据,应用JMS、WebService等技术接入接口类数据,应用Socket、Flume、ETL等技术接入物联网、日志、数据库等类型数据,将分布的、异构数据源中的数据(如全民健康、区域医疗、医院应用)抽取到临时ODS层进行清洗、转换、集成、加载到数据仓库中,作为联机分析处理、数据挖掘使用。③建议使用FASTDFS等分布式文件系统存储海量文件,HDFS、MongoDB等NoSQL数据库存储海量结构和半结构化数据,TiDB、MySQL等关系型数据库存储结构化数据。选用合适的数据存储方案,整合关系型和非关系型数据,应对庞大的PACS数据、数以亿计条数的 HIS 信息,以及复杂异变 EMR 内容的存储需求。④建议使用 Hive 作为底层数据仓库载体,使用 Kylin 等 MOLAP 型数仓,Druid、ClickHouse、GreenPlum、Presto 和 Impala 等 ROLAP 型数仓,作为上层数仓载体,应对数据管理的需求。⑤建议使用 Spark、Flink 等分布式计算引擎,处理各类离线计算、实时计算的任务,应对海量数据计算的需求。⑥建议使用 SparkML、PySpark、SparkR、FlinkML 等组件,作为机器学习、算法开发引擎。其中集成了大量的算法包,对接 python、R 等通用算法、机器学习开发工具,方便快捷的进行算法开发,能提升数据价值发现的效率。⑦建议集成各类大屏展示、图表展示、报表平台等工具,完成监控大厅、PC 端、移动端等多端数据展示、分析的需求。

(三)建议建设模式

建立针对医院绩效、分级诊疗、医生执业、公共卫生、医疗资源配置等管理监测的应用,扩大监测数据采集,通过对医疗卫生机构相关数据的直接采集,实现整体医改监测指标数据的全面实时采集。同时,逐步完善扩展医改监测指标体系,更好地为医改决策提供数据支持。

1. 部门协作采集监测数据 依托医管云的云计算基础设施,采用统一的数据标准接口,在数据交换平台的基础上,汇聚省、市级医改数据,建设省、市级医改大数据中心,进行各类数据的统一化、标准化操作,形成满足国家卫生健康行政管理部门要求,符合各地市实际情况的医改数据资产,对外提供统一的数据服务。包括国家卫生健康委内部应用及相关部委应用的集成,各省、地市公共卫生信息应用的集成。国家卫生健康委内部应用涉及统计信息中心、医政医管局、财务司、妇幼司、科教司、人事司、流动人口司、疾控局、综合监督局等;其他部委应用涉及人社部、商务部、工信部、民政部、药监局、税务总局、公安部等;省、地、市级卫生健康委信息中心医改监测应用等。

需其他部委协助集成数据类型(表 2-1-9):

表 2-1-9　医改监测数据来源

数据来源	数据提供类型	数据来源	数据提供类型
工信部门	医药生产企业销售情况等	公安部门	全国、各地人口数据等
商务部门	医药经营企业销售情况等	税务部门	医药生产、经营企业票据情况等
民政部门	医疗救助情况等	药监部门	医药企业、产品、不良反应、伪劣记录、一致性评价数据等

2. 区域平台采集监测数据 依靠现有区域医疗建设成果,进行医改监测数据集成对接,对接信息网络、电子商务、电子支付、现代物流数据内容,收集整理患者就诊信息,医院诊疗信息以及职能部门卫生资源协调数据,监测改进数字医疗卫生服务模式和业务流程,全面优化整合区域医疗卫生资源,建立、完善区域医疗卫生信息应用,实现区域内各医疗卫生应用信息网上交换、区域内医疗卫生信息数据集中存储与完成数据监测管理工作。在统一的数据集成平台上进行监测,避免集成工作过度开发,降低了区域内集成数据丢失风险,确保区域内监测数据准确有效性。

3. 医疗机构采集监测数据 医改数据主要产生于医疗卫生机构,设立医疗卫生机构数据直接采集监测点,更准确地采集数据进行统计分析,可以与通过应用集成采集数据的分析结果进行比较,相互校验。建立医改数据监测点,直接采集监测点地区所有医疗卫生机构相关数据,实时、准确、全面的获取医院监测数据。支持多种数据交换模式,遵循编码要唯一识别,不能有二意性,不能重复,数据标准采用国际标准、国家标准、部级标准的标准规范,数据中心代码要简单明了,易读、易懂、易使用,有快速识别、快速输入和计算机快速处理的性能,所有编码要留有余地,以便扩展。

(四)未来建设模式

在满足医改监测指标全量对接和实时获取的前提下,开发基于医疗大数据的人工智能应用。基于医改监测地区,监测范围,以及监测指标等信息实现对医疗改革发展方向及风险的预测。基于实时数据获取和人工智能技术,结合监测地区居民健康状况,获取医疗保障和医疗服务情况,开发相应医疗服务管理应用,建立新型监管体系,实现医疗信息实时共享,居民可以快速享受优质的医疗服务。引入物联网以及城市大脑技术全方位自动采集汇总医疗卫生健康信息,实现医疗运营管理需求的预测、调度、决策等智能化发展。

七、建设流程

(一)建议建设流程

1. 建设范围(8周) 围绕各项管理主题,建立应用功能:①医院绩效监测。国家级的医院分级管理基线,监测各个区域/医院的运营情况和绩效,监测不同级别医院的管理问题;②分级诊疗监测。针对核心慢性疾病、急性疾病、抗生素应用、传染病等建立监测和评价专题应用,监测各个政策落地情况;③医生执业监测。针对医生的执业情况进行监测,分析多元化就医的社会需求,监测不同科室的医生执业;④公共卫生监测。针对健康教育、健康促进、传染性疾病、疾病预防控制等情况进行监测,用以指导制定、完善和评价公共卫生干预措施与策略;⑤医疗资源配置监测。针对区域对不同病种、人口的医疗资源的配置进行监测,监测医疗资源配置的瓶颈。

2. 技术选择(2周) 医疗大数据的建设需要多种技术联合应用,采用成熟稳定的数据流技术完成持续不断并且日益增长的医疗动态数据的接入;通过抽样、转化、存储技术完成医疗基本信息数据,疾病、诊断、药品等结构化数据的接入,通过FTP或者WebDAV协议完成病历描述、医学影像、健康档案等文件接入。利用分布式存储技术,整合关系型和非关系型数据;利用自然语言处理技术,处理、分词、语义分析进行结构化处理,实现全文搜索和查询;利用Python、Go等语言,对历史医疗费用、治疗效果、健康状况进行学习、发现和挖掘数据中潜在的规律、知识,实现评价规则提取,辅助监测改进决策。通过开发设计分析引擎展示多维分析结果,利用可视化图标、大屏展示等技术完成医改领域可视化展示功能。

3. 应用设计(2周) 通过互联网手段,将数据采集和填报功能直接延伸到各地市及医疗卫生机构;平台充分与现有医疗信息应用结合,避免重复建设,国家、省、地市级现有信息化应用能够提供的指标数据,通过与现有应用集成实现信息交换;现有应用未收集的指标数据,平台提供信息采集接口或填报功能,实现所需数据的采集功能,最终满足医改监测指标所需的所有信息数据要求。

(1)展现层:通过关注视觉设计,医改监测工作关注重点,针对领导层决策判断,业务层统计分析,采用动态分离、页面静态化提升页面访问速度;所有医疗监测数据都是可视化展示,提供个性化的多维数据分析及自主配置功能,从多个维度以图表相互结合的方式展示数据,并在同一页面上实现维度切换及图表类型切换等。

(2)服务层:是医改监测平台的核心部分,其内容关注医改监测业务规则、业务管理流程的实现、业务需求相关的应用设计,通过业务功能所需要的算法、计算过程,完成数据层数据整理,完成计算结果并最终与展现层进行交互工作,对数据层和展现层起到承上启下的作用。

(3)数据层:建立标准数据对照库,通过智能清洗工具对所采集的数据进行清洗,通过模糊匹配,记忆库自动处理,结余的部分需要人工依据国家批准的说明书、批件及行内权威书籍处理并生成记忆库,以便再次出现自动匹配成功,分类存放各种类型参考图表中:医疗服务月报信息、药品供应保障信息、卫生资源信息、卫生人力信息、医保信息、医疗救助信息、医药企业销售信息、全国人口统计信息、数据填报信息进行管理,打破原有数据的"条""线"分割的概念,解决数据孤岛现象,用HADOOP数据处理技术提升并发以及海量数据处理能力,SQL查询接口及多维分析(OLAP)能力以支持超大规模数据。

(4)集成层:集成层负责应用与其他外部应用的集成,对接应用包括:①国家卫生健康委:医疗服务月报应用、病案首页填报统计应用、药品供应保障综合管理信息应用、卫生资源信息库、卫生人力信息库、卫生总费用核算应用;②国家药监局:药品、耗材基础数据库,一致性评价数据库,药品不良反应监测应用等;③人社部:医保管理应用,医保支付制度改革统计数据等;④民政部:医疗救助管理应用等;⑤工信部:医药工业年报应用等;⑥商务部:医药批发企业销售统计数据等;⑦国税局:增值税票据查验应用等;⑧公安部:全国人口统计数据等(图2-1-9)。

4. 应用开发(20周) 依据医改五个制度,一个体系精神,按照153项医改监测指标,建立开发对接数据接口、平台展示内容、监测使用功能以及统计分析结果和态势研判模型,完成医改监测平台设计。设计

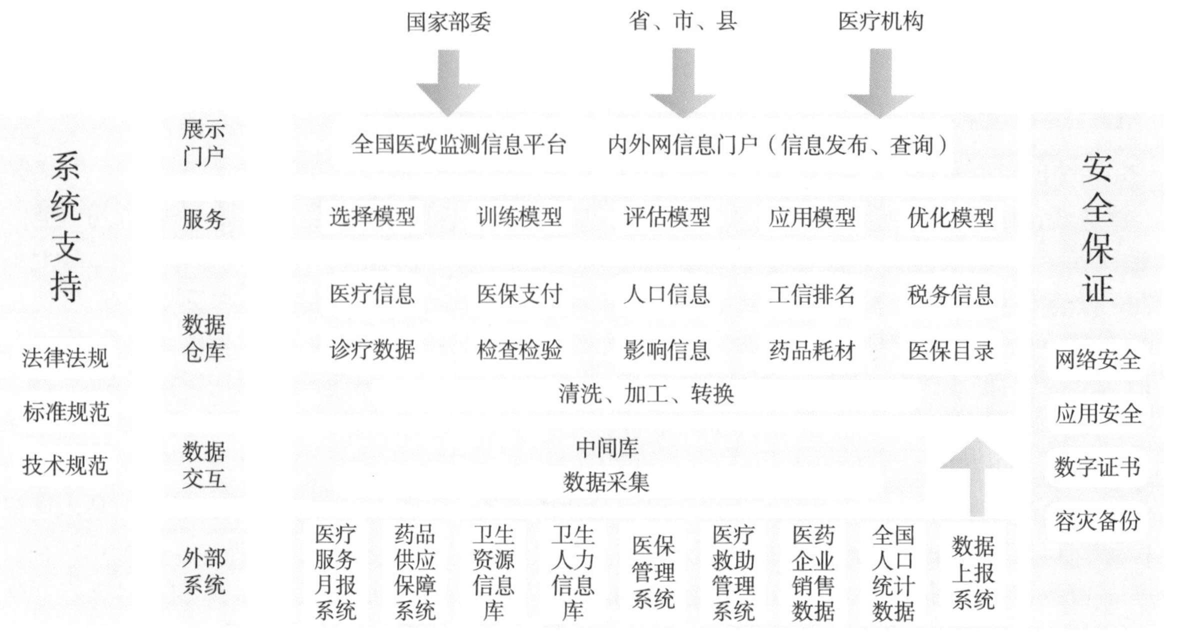

图 2-1-9　医改监测平台应用架构

结果经由甲乙双方的实施负责人、技术负责人根据医改监测重点以及发展规划讨论确定平台开发计划，参照业务需求所得的应用详细设计内容，对应业务需求的各程序模块／功能进行编码实现、编译、静态分析、单元测试和打包发布工作，集成现有应用，完成应用标准化数据接口实现与现有委内、其他部委、各省市应用的数据采集交互；对无法通过数据接口实现采集的数据，开发提供数据填报功能，实现终端用户数据直接填报上传。通过可视化展现技术以及用户需求对呈现内容及报表类型进行二次开发，实现直接呈现各项指标报表，并能够拓展分析其他监测需求，可以实现日报、周报、月报、季报、半年报、年报等各种方式进行呈现。

5. **应用测试(4 周)**　平台开发进程中及完成后，搭建平台运行环境，针对前台展示统计及预警功能，中台数据存储与采集，后台权限及标准管理进行全量测试，对平台应用进行安全性测试，易用性测试，连续应用测试、可靠性测试和可维护性测试，确保应用安全可靠，应用安全应达到国家对卫生行业信息安全的相关要求，保证接口方的应用安全、接口安全、数据传输安全、数据存储安全及应用安全。完成并出具针对医改监测平台内容的管理模块测试报告、功能插件模块测试报告、网站管理模块测试报告、内容管理模块测试报告、辅助工具模块测试报告。测试全部通过后，应用运行交付。

6. **试运行和交付(4 周)**

(1) 应用上线：在完成医改监测平台功能开发后，依照卫生健康行政管理部门医疗技术部门的信息化需求，确定现场实施的软件、硬件、数据库部署，应用负载等方面的准备工作，通过实际的业务应用实现现场的模拟环境部署，对数据库中各类对象的生成、初始化数据，原有医改监测上报数据的转换导入、对现有历史数据进行环境试运行。在基础环境、业务流程确定之后，实施人员配合卫生健康行政管理部门完成业务应用参数调整等工作，开放数据对接接口，进行平台安装。

(2) 应用培训：平台安装完成并确认可正常运行后，开始面向医改监测业务人员进行数据库运行指示，应用接口，应用运行管理以及应用故障处理等方面的培训；在培训开始之前需要由双方协商形成培训计划，明确培训环境、条件及方式、参加人员、课程课时等详细内容，由双方现场实施负责人签字后生效，并分别开始着手准备，在既定时间内完成。培训顺利完成后将开始平台在试点部门试用，试点地区选取北上广医疗信息化流程全医疗水平高地区，进行业务流程试点，将向用户提交编译后的前后台平台内容、医改监测平台使用操作手册、医改监测平台功能清单、医改监测平台数据标准等文档详细描述平台的使用过程、平台所包含的全部应用功能模块以及数据标准。

(3) 应用试运行:平台试用期内卫生健康行政管理部门的主要工作是根据医改监测平台功能清单所列医改监测所需数据内容、统计类别、展现形式检查应用供应方所提交的平台是否满足医改监测平台需求分析报告、医改监测平台应用设计报告的规定,包括新旧两套应用并行工作一段时间进行验证,使每个功能模块都得到基本确认;对数据平台管理,数据存储能力及响应时效,医疗保健情况统计分析进行逐一检验。列出未完成及含有较严重、明显错误的模块清单,形成医改监测平台问题及修改记录并提交给供应方继续完善;应用供应商修改完成后立即提交到现场,卫生健康行政管理部门负责组织立即对平台进行确认回归测试,如验证问题已修改需要在医改监测平台问题及修改记录中予以说明。通过试运行及修改后证明已经基本完成的模块,卫生健康行政管理部门应组织相关的业务负责人在医改监测平台功能清单中逐项确认。对平台的细节性问题进行测试、验证,所有模块都已开发并可以进入试运行,其设计方法、技术可行性满足最终平台的需要,用户各相关业务负责人、现场实施负责人签署各子应用的医改监测平台交付书,表明平台已在现场安装、调试、培训完成。

(4) 应用验收:正式运行后,由卫生健康行政管理部门提出验收要求,双方共同制订医改监测平台项目验收计划,组成项目验收小组,针对项目搭建应用展现结果、需求完成度、使用体验、培训效果等内容共同进行项目验收。此时应用供应商将向卫生健康行政管理部门提交验收的各类文档,包括对应用开发过程进行总结的医改监测平台项目总结、医改监测平台项目技术报告,以及最终完整的医改监测统计数据库字典等。验收工作将由卫生健康行政管理部门组织的专家组对应用进行全面的验收和鉴定,并出具项目验收小组领导签字的项目验收报告,签署验收意见,应用供应商在此过程中将全程参与,在现场进行验收前的维护工作。

7. 运维保障(3 年) 针对医改监测平台监测内容广泛,数据来源众多,需要满足各级医疗机构上报对接需求。根据国家对医疗卫生体制改革的方向,迭代数据平台功能,确保监测平台始终及时、准确、有效地进行医改监测工作。①咨询。向医改监测平台使用者或对接者提供与应用相关的技术咨询服务,包括热线电话,电子邮件(7×24 小时),传真等方式。承诺最迟在 2 小时以内做出反应、24 小时内提出解决方案。②软件迁移与二次安装。针对医改监测中心环境变更或其他原因需要重新安装、软件迁移时,可在异地通过电话或电子邮件等方式配合卫生健康行政管理部门完成所供应软件的二次安装;也可以经双方协商后,达成共识,派出技术工程师做现场技术指导安装或直接安装。③代码移交与软件升级。在验收后将相关代码移交医疗卫生健康管理机构,根据卫生健康行政管理部门反馈提供定制化服务,版本升级、应用换代更新,同时移交更新代码。服务期满后,提供对相关软件升级提醒服务,协助制订升级计划,提供关于新版本改进性能的培训,远程或现场指导软件升级。④状态报告和故障预测。在征得卫生健康行政管理部门同意的条件下,工程师可定期通过远程方式监测卫生健康行政管理部门应用的运行状况,或现场对应用进行检查,对应用现状做出评估,预测可能出现的故障,并提出预防策略以及提高应用软件性能的优化建议。⑤优化应用。医改监测平台在实际运行时,根据业务运行情况、网络情况继续对应用软件平台的应用参数提供优化建议,确保应用随着业务的发展能够持续、稳定、高效地运行。⑥扩容与改造建设。当功能扩充或网络性能、应用性能下降时,主动或根据卫生健康行政管理部门要求,分析应用现状或故障情况,在深入了解卫生健康行政管理部门所遇问题及未来5~10 年内的需求后,对网络扩容和改造、应用平台建设、应用改造提出合理化建议,并及时提供实施方案。

8. 规范建设流程(图 2-1-10)

(二) 未来建设流程

随着大数据与云服务的发展,数据标准和数据存储将从独立的医疗机构转向云服务,未来大数据应用建设将集中在数据挖掘分析,预测风险和判断问题根源方向。未来的医疗大数据建设流程将借助云服务作为基础平台,融合群众从生活方式、生活环境、社会环境,从出生到死亡的全部数据,综合判断群众接受医疗保障的情况。重点发展人工智能技术,自动整合更多的数据格式,建设人工智能自我学习和自我分析能力,通过智能学习分析,快速获取各数据独立和关联的含义,快速分析群众在获取医疗保障中遇到的问题,给出切实可循的多种修改建议,实现医疗大数据监管更多应用。

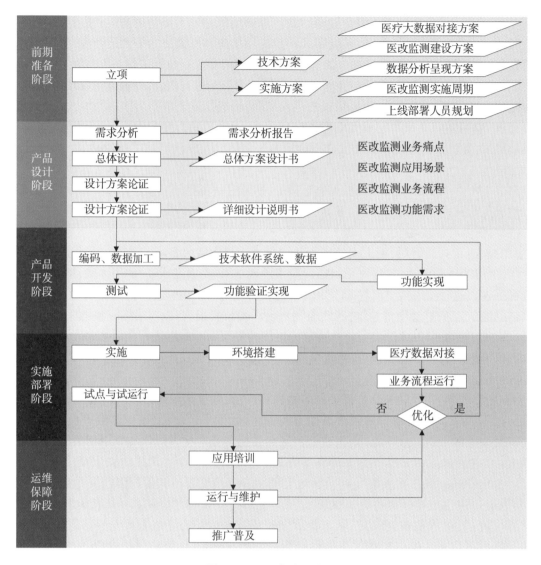

图 2-1-10 平台建设流程

八、建设关键点

（一）长远的医疗大数据应用规划

医疗大数据建设应考虑医疗卫生长期发展,短期的应用规划无法满足医疗大数据的高速发展,需考虑医疗大数据每日产生以及长远发展中数据积累的存储空间,全面考虑当下及中长期的发展所要面临的实际问题。建设规划需要考虑大量的软硬件建设作为配套基础,充分理解需要集成多种软件应用,考虑现有全民健康平台、区域医疗平台、县域医院综合管理平台和医疗机构中使用的信息化应用及技术,对需要集成的应用预留相应的接口,对新兴技术预留相应中间件或其他对接技术方法,对大数据建设总体设计需满足未来长远发展,预留未来升级拓展空间。

（二）深入的医疗大数据协同整合

杂乱无序的数据,无法完成大数据综合分析。对全国医疗概况数据、医疗卫生机构监测数据、医疗质量监测数据、医疗费用监测数据、医改重点监测数据、医疗保障情况监测数据、医药供应保障监测数据、医疗健康监测数据资源的建设和整合是医改监测工作的基础,要将处在不同部门、不同区域、不同应用、不同数据格式之间海量数据融合和共享,对各项指标内容理解充分,深度挖掘数据资源,充分应用大数据等相关技术,形成支撑有效完成医改监测的数据源。没有数据就没有监测管理,就没有构架在数据整合开发基础上的智慧决策。

（三）领先的大数据应用质控水平

管理其数据来源,未经授权或质量不达标不进入到数据考量范围。通过领先的大数据应用技术,整理、转化非结构化数据,结合机器学习以及规则设置搭建判断审核知识库,建立完整的数据质量控制体系,具备数据质量校验管理、数据质量校验结果、数据质量校验报表等功能,对医疗数据名词标准化,病历结构化,数据同质化,质量统一化进行管理,没有经过严格控制质量的数据,无法获得真实的医疗卫生健康发展状况。满足医改监测平台和医疗发展阶段相适应,医疗卫生建设与实际需求相匹配,随着医疗信息技术的发展不断改进和完善。

九、建设注意事项

（一）清晰明确的数据结果展示

医改监测涉及多地区、多种类的数据内容,需注意合理布局重点展示关注问题,各级页面展示内容,数据调取生成统计结果的调阅速度,以及业务操作与统筹决策使用者的角色区分,让使用者可以清晰、快速、便捷的查看到各类关注和对比数据,只有直观有效地展示出监测的发展趋势和问题结果才能帮助医疗卫生健康机构调整医疗健康体系发展方向,才能最大化体现出大数据对医改监测活动提供真实有效的数据支持的价值。

（二）严谨安全的数据流程管理

合理规划数据应用流程,尽可能减少数据对接应用的查询频率,避免频繁查询,对现有各业务的正常运行造成影响。在数据获取时,需考虑共用数据,采用清洗治理等技术对调取数据进行整合,依照一数一源的原则,对于存在多个应用的同一数据,应确定权威数据源,作为以后数据共享的标准。从业务全局出发,对数据的定义、存储、访问等进行统一规划和管控,实现数据的一致性、准确性和可靠性,为内部跨专业、外部跨应用的数据集成与应用提供有力支持。

（三）综合全面的建设风险防控

医疗大数据在医改领域中的建设覆盖医疗、卫生、健康等多个方面,建设过程中涉及多种风险,需综合全面的考虑所有涉及风险,如监测平台搭建中搭建双方对平台应用及目的不明确导致搭建结果不能满足真实需求。对应用的技术支持,运维服务认识不全面,导致数据协作人员(医院、社区、健康机构)因编码、内存、网络、服务器等多种因素导致数据运维与应用性能风险。医改是以患者为根本,为群众提供基本医疗服务,所以患者的隐私保护十分重要,而大数据的应用,已经超出了患者授权使用的范围,因此数据的合理脱敏,避免因数据泄露使患者处于各种风险中尤为重要。

参 考 文 献

［1］杨朝晖,王心,徐香兰.医疗大健康数据分类及问题探讨［J］.卫生经济研究,2019,（36）:29-31.

［2］WULLIANALLUR R,VIJU R. Big data analytics in healthcare:promise and potential［J］. Health Information Science and Systems,2014,（2）:2-10.

［3］BASEL K,DAVID K,STEVE V K. The big data revolution in US healthcare:Accelerating. Value and innovation［R］. Mckinsey,2013:1-5.

［4］中投产业研究院.2020—2024年中国医疗大数据市场深度调研及投资前景预测报告［R］.中投产业研究院,2020:5-7.

［5］中国电子技术标准化研究院.大数据标准化白皮书［R］.中国电子技术标准化研究院,2014:15-27.

［6］敖勇平.健康医疗大数据的现状及应用场景探索［J］.电脑知识与技术,2018,（14）:1-2.

［7］健康界.原国家卫计委:首批健康医疗大数据中心将在这六个省市试点.2016.10.23. https://www.cn-healthcare.com/article/20161023/content-486566.html

［8］中国山东网.山东成为健康医疗大数据中心第二批国家试点省份.2017.12.12. http://news.sdchina.com/show/4239770.html

［9］新华网.国家健康医疗大数据北方中心启动.2018.04.2. http://www.xinhuanet.com/health/2018-04/28/c_1122759217.htm

［10］新华网.国家健康医疗大数据北方中心主体在济南落成.2020.01.17. http://www.xinhuanet.com/2020-01/17/c_1125475536.htm

［11］雷锋网.北京大学第三医院:大数据产品在医院的落地,需如何去做集成融合与利用.2017.08.31. https://www.sohu.

com/a/162920640_651994

[12] 雷锋网.14 家省级肿瘤医院、8 项癌症研究重点，这个肿瘤大数据平台如何打通医院的"任督二脉".2017.09.20. https://www.sohu.com/a/193348315_651994

[13] 中国日报网.平安医保科技"卫健云"全面升级上线.2018.06.13. http://www.chinadaily.com.cn/interface/360/1068941/2018-06-13/cd_36378534.html

[14] 福州新闻网.福州健康医疗大数据产业形成集聚效应.2018.11.30. http://news.fznews.com.cn/dsxw/20181130/5c00184e61a78.shtml

[15] 万达信息.健康云解决方案:典型案例 - 上海健康云. https://www.wondersgroup.com/06221646567340.html

[16] DOLIN RH,ALSHCUER I,BOYER S,et al. HL7 Clinical document architecture[J]. JAM Medinf Assoc,2006,(13):30-39

[17] 王红迁,汪鹏,王飞,等.保障医疗大数据安全及其实践[J].医学信息杂志,2017,(38):43-47.

[18] 李相宗.医疗大数据的发展现状与挑战[J].信息与电脑,2019,(05):171-172.

[19] 曹景禹.浅谈大数据在医疗行业的应用[J].通讯世界,2019,(03):3-4.

[20] 杨朝辉,王心,徐香兰.医疗健康大数据分类及问题探讨[J].卫生经济研究,2019,(36):29-31.

第二节 大数据在医院绩效评价的应用

一、概念

利用大数据和人工智能技术实现在医院评价和绩效管理的应用。基于医院运营、科研、教学等各方面数据,通过对成本控制、医院绩效评价、学科发展定量评价、资源配置等方面建立数学模型,构建运营分析、绩效评价和激励体系,挖掘医疗健康数据价值,为医院发展提供客观数据支持,持续提升医院运营效率,调和医疗服务成本和医疗质量,为提升医疗服务能力提供客观数据分析,为激励医务人员工作积极性提供了明确数据导向。

具体功能包括:行业运营指标体系建设、绩效方案设计、基于 RBRVS 的绩效评价、字典配置与维护、KPI 考核管理、核算组织框架管理、基于 DRGs 的绩效评价、ADRG 结构分析、关键业绩指标评价、精细化成本管理、科室成本管理、项目成本管理、流程成本管理、实时成本模块管理、区域绩效评价、参照数据的嵌入与引用、评价指标管理、评价数据查询、运营数据集成分析、专业数据分析、指标趋势分析、死亡率分析、局端集中式数据访问与管理、权限配置等。

涉及技术包括:数据清洗和标准化、规则引擎、无限钻取的配套分析报表、模块调用、多维度的指标参照建设、关键业务数据追溯、多数据中心集群、单点登录及模块应用、机器学习、自然语言识别、知识图谱、神经网络、贝叶斯判别、数据集成、数据挖掘、行业知识库、因果推断等。

二、建设背景

(一)现状分析

绩效管理在大多数医院曾被简化为计算奖金的方法,作为实现医院发展目标的激励手段已经被显著弱化。寻求更有效的激励机制,正在成为当前医院开展精细化管理的共同需求。理想的绩效方案应当是激励科室管理者和一线医务人员与医院战略保持一致,与支付政策导向一致,同时将医院的战略目标通过工作量考核,分解到每一个职工,形成上下联动、全面协调的发展格局。鼓励医生开展有技术含量的项目,提高服务效率,诊治疑难危重病人,体现医院定位,满足病人的就诊需要,达成医院学科建设的目标,这是所有医院的共同需求。

1. **国外现状分析** 国外绩效薪酬激励的经验可以概括为 5 点:一是重视政府扶持力度,对公立医院的投入较大;二是设置岗位工资,规避工资收入和工作量挂钩,提高岗位工资的比例,避免倒挂现象;三是重视绩效考核,采用形式各异的考核制度,做到绩效考核合理有效;四是允许多点执业,扩大医生的薪酬来源;五是重视非经济性激励,通过明确晋升渠道,推行带薪休假、提高补助水平等优化福利待遇。

1996 年美国开始全面实施的,基于资源利用公平性的相对价值评价体系(resource-based relative value scale,RBRVS)是现行的医务人员薪酬支付手段。首先确定医生每一项服务的相对价值,再通过可持续增长应用(sustainable growth system,SGR)将相对价值换算为货币价值。2006 年起,由 Medicare 薪酬咨询委员会(Med PAC)等机构发起并试行增加经济激励水平、提高医疗服务质量的薪酬制度改革,主要措施包括:①绩效工资制(pay-for-performance,PFP),目前在美国有 30% 的全科医师在合同中签订了 PFP 项目,28% 的执业于医疗合作组的医师获得了激励性补偿。②按治疗事件支付(episode-based payment approach,EBPA),看重的是治疗结果而不是数量,EBPA 对多个供方混合治疗的病人更为敏感,可以促进供方更加积极地分担患者的治疗责任和有效地协调治疗过程。③责任性医疗组织(Accountable Care Organizations,ACOs),2010 年美国通过《患者保护与平价医疗法案》,倡导通过建立可信赖医疗组织逐步转变按数量付费的机制为按价值付费模式。④以患者为中心的医疗之家(Patient-Centered Medical Home,PCMH),该措施中的薪酬模式除了原有的按服务付费外,还对初级保健医师在完成促进合作医疗及医疗信息技术投资等方面的工作提供额外月薪,医师薪酬反映出医疗之家为病人所提供的附加值。

2. **国内现状分析**　以资源消耗为基础的相对价值尺度(resource based relative value scale,RBRVS)和疾病诊断相关分组(diagnosis related groups,DRGs)可以作为医院评价以及医院内部绩效考核的量化工具。RBRVS 由医师工作投入、专科执业成本系数、医疗风险系数、地区调整因素计算而来,综合体现了每个诊疗活动中医务人员投入时间、操作复杂程度、不同专科之间执业成本和风险程度,可用于客观评价医院及各组织层级的工作负荷和技术难度。同时通过风险调整的思想,为各 DRGs 病种组合赋予不同的权重,可实现同一地区不同医院、不同科室之间、相同临床专业但不同病种组合之间以及主治医师团队、各级医师之间服务能力、服务效率和服务质量的对比评价。

(1) DRGs 在我国的发展。2011 年,北京 6 所医院实施 DRGs 付费试点。2012 年,北京市医院管理局开始尝试引入 DRGs 相关指标对所属 22 家医院实施绩效考核。2017 年,国务院办公厅印发《关于进一步深化基本医疗保险支付方式改革的指导意见》及《国务院办公厅关于印发深化医药卫生体制改革 2017 年重点工作任务的通知》,均指出要探索建立按疾病诊断相关分组付费体系,积极开展按疾病诊断相关分组付费试点工作。2018 年 12 月,国家医疗保障局发布《关于申报按疾病诊断相关分组付费国家试点的通知》提出“选择部分地区开展 DRGs 付费试点,探索建立 DRGs 付费体系”的任务要求。2019 年 10 月,国家医疗保障局印发了《关于印发疾病诊断相关分组(DRG)付费国家试点技术规范和分组方案的通知》,发布了疾病诊断相关分组(CHS-DRG)的 ADRG 分组方案,在全国范围内对 DRGs 分组进行了统一。2020 年 6 月,按照疾病诊断相关分组(DRGs)付费国家试点工作安排,为落实试点工作“三步走”目标,指导各地规范 DRGs 分组工作,国家医保局等四部门联合印发《医疗保障疾病诊断相关分组(CHS-DRG)细分组方案(1.0 版)》,进一步明确了 DRGs 细分组方案。相关政策相继发布为建立 DRGs 的医疗服务绩效评价体系提供了基础。宏观方面主要指对区域内的医疗服务展开横向对比,以绩效的方式发现医疗服务的差异、优势和不足。中观层面主要对医院内部管理给予辅助支持,实现院内精细化成本管控、服务绩效考核。医院进一步通过绩效薪酬为手段,促进专科在服务能力、服务质量、服务效率方面的提升。

(2) RBRVS 在我国的发展。RBRVS 刚完成设计时便得到我国学者的关注,自 2006 年起 RBRVS 陆续被我国各大医院采纳,华西医院从 2006 年起开始建立以质量、业务量、绩效、成本管控为重点的新分配模式。山东千佛山医院从 2007 年起试行以工作量为核算基础的 RBRVS 绩效分配模式。2010 年,理论与实践领域对其关注程度呈现爆发式增长态势,上海在依据《中国医疗服务价格项目规范(2012 年版)》展开当地医疗服务定价时,有意识地将技术劳务、技术难度、风险程度等影响 RVUs 值的重要因素予以考量。据估算,截止到 2019 年我国已有近 500 家医疗机构主动将 RBRVS 作为绩效与薪酬管理的重要工具之一,其中以公立医院为主,如河南省人民医院、山东省立医院、北京医院、吉林大学白求恩第一医院、温州医科大学附属第一医院、江苏省靖江市人民医院、芜湖市第二人民医院等。

(二) 需求分析

随着医改的深入推进,以往粗放型的外延式发展已展现出不可持续的态势,未来医院将逐渐转型为内涵式的发展模式。为此,医院需要完善绩效考核体系实现科学合理、公平公正地对医务人员劳动付出进行评价;需要在成本、病种等层面进行精细化管理,满足 DRGs 付费体系下对医院效率和成本控制的要求;需要借助跨地区跨专业的专科评价工具,客观掌握本院及各学科在行业中的优势与不足,明确改进方向,从而实现医院"提效率、调结构、谋发展"的总体目标。

1. 加强公立医院绩效考核的需求　针对目前公立医院绩效工资分配制度中存在的问题与不足,公立医院需要以医院的公益性和战略导向为建设目标,建立以工作量核算为核心的绩效评价体系,合理体现医务人员的劳动付出和工作价值。评价体系应综合利用医院运行中的如门诊收费、住院收费、病案管理、手术麻醉管理、实验室信息管理、影像归档和通信、体检信息管理等信息应用的客观数据作为科学评价的依据,通过明确的考核标准、合理的激励机制确保公立医院绩效考核目标落地。

2. 提升医院精细化管理水平的需求　随着 DRGs 付费制度的逐步推行,医院必须细化管理流程,以平衡服务成本与效益,提升医疗质量。在数据分析的角度,医院需要建立相应的管理制度,并采用合适的信息工具,不断提升病案首页填报质量;在服务成本的角度,医院需要将核算单位由科室、病区等组织层面细化到医疗服务项目层面,全面地分析投入和产出之间的差异,并据此优化资源配置,提升医疗的时间效率和费用效率;在临床能力和医疗质量的角度,医院需要通过各维度指标全面掌握各专业科室、各 DRGs 病种的水平优劣,明确管理目标和改善方向。

3. 跨地区跨专业专科的评价需求　医疗行业专科之间的差异巨大,如何以相对客观的方式评价不同的专科、不同地区的同一专科一直是一个复杂的问题。不论是医疗集团,还是各省、市、县,乃至全国层面,为实现不同的评价目标设立了各自的指标体系,如省市级重点专科的评价、基于 DRGs 的医疗服务能力评价等。医疗机构和主管部门需要建立科学客观的、可量化的专科评价体系,一是应能支持对专业和业务模式差异巨大的各部门之间进行管理水平和专业能力的纵向对比;二是应能通过数据建模和数据清洗等技术手段将基于不同地区环境的数据进行统一化和标准化;三是应能通过数据的积累和挖掘产生标准行业基线和参照数据库;四是应能作为专科评价的锚点并实际应用于医院管理实践。

（三）技术需求

为了能够积累更多的医疗数据用于大数据分析与人工智能决策,需要建立一个医疗数据集成平台来管理各种医疗业务上的数据,构建一个面向管理的医疗数据中心,使其可以达到可规模化应用的程度。

1. 数据集成的需求　为了能够积累更多的医疗数据用于大数据分析与人工智能决策,需要建立一个医疗数据集成平台来管理各种医疗业务上的数据,构建一个面向管理的医疗数据中心,使其可以达到可规模化应用的程度。

2. 标准化的需求　在数据集成过程中,为了使医院内部不同结构数据可以相互交互相互识别并适用于国际国内的标准,必须要对医疗数据标准化并进行数据清洗,使其统一到同一个数据模型下,同时建立主索引解决医院内的数据孤岛问题,从而使数据得到有效的积累和应用。

3. 绩效评价的需求　大数据结合人工智能技术,在医院评价与绩效管理领域有明确的需求和越来越多的研究,行政管理部门希望通过可量化模型对医院、专科进行客观评价,其中 DRGs 支付模式就是一种基于大数据的量化模型。医院也希望凭借量化模型,客观的评价科室、个人的工作量、效率、质量、工作负荷等各方面的情况,医疗机构的评价模式比以往更依赖客观数据。2019 年以来,国务院办公厅先后发文提出对三级、二级公立医院的绩效考核,旨在通过绩效考核,推动三级、二级公立医院在发展方式上由规模扩张型转向质量效益型,促进在管理模式上由粗放的行政化管理转向全方位的绩效管理,医院收入分配更科学、更公平,促使运营效率提高和医疗服务质量提升,促进公立医院综合改革政策落地见效。绩效考核包括医疗质量、运营效率、持续发展和满意度评价等 4 个方面,其中三级公立医院共 55 项,二级公立医院共 28 项,大部分为可量化指标。

三、应用场景

（一）成本管控

现有病种成本的核算是采用临床路径为基础建立病种的标准成本,计算需要临床路径配套实施,鉴于医院执行临床路径的积极性不高,医生也不愿意使用,造成病种标准成本核算受阻,而病种成本的核算,特别是病种所含药品和耗材成本往往难于通过结构化、规范化的信息核算,也不能真实反映临床实际情况,此部分的成本核算在现有病种成本核算要素的内涵和外延进行重新界定的基础上,借助大数据技术,构建病种成本所含药品和耗材成本新的核算体系。

(二)专科评价

医院不同专科的工作性质有很大差别,即使相同专科在不同医院仍存在差异,对不同专科、或跨区域的同一专科进行评价的技术难度很大,常见的评价指标如经济、成本、服务量等,均无法体现出专科特色,通过大数据技术,可以识别出专科的主要影响因子,以减少专科特色带来的差异。为专科制定目标或指标是另一个难点,常用做法会选取历史一段时期的平均值、或同期值,通过大数据技术,将专科相关的各维度信息汇集到一起,形成更加全面、关联更完整的数据,以此为基础向医院提供准确和客观的决策依据。

四、建设原则

(一)标准化

医疗数据具有高度个性化、差异化的特点,医院各信息系统之间更是存在交互复杂、转换困难、接口众多的问题。要破除医院异构应用的壁垒,最重要的是信息应用应当遵循医疗行业标准。病案首页系统诊断编码支持国家和行业已经发布的相关标框和规范,为实现 DRGs 支付打好基础。医疗工作人员的作业单元应当做好与 RBRVS 的对应,为客观评价每一项劳动提供标准。以 ICD-10、RBRVS 为标准,可以准确评价各医院医疗服务能力中的关键医疗技术实行情况和疑难重症治疗水平。

(二)先进性

应用建设应当具有一定前瞻性,能够从业务和应用层面保持其生命力,能够为医院管理层提供可量化的决策依据,能够为全院提供客观评价结论。从数据层面,应用层面应当能够支持与医院各类型应用的对接,支持与不同平台接口的互联互通,对可预见的信息技术手段保持开放。从数据应用层面,应用可以支持在一定范围内向其他应用提供评价结果,为其他应用提供便利。从应用标准层面,应用的设计应当符合国家和行业标准,实现高内聚低耦合。

(三)实用性

医院评价与绩效管理的信息化建设应当考虑医院数据的复杂性、诊疗行为的特殊性和工作协同的多面性,在满足医院评价和绩效管理的同时,要考虑应用设计的灵活性和先进性,以应对政策及绩效方案的变化。应用需具有规则引擎技术,以支持用户通过界面实现绩效核算规则的维护,支持按照专科特点建立成本分摊与核算规则,支持为不同病种设置标准路径及其操作项目,进而核算出病种的标准成本。

五、建设内容

近年来随着医药卫生体制改革深入推进,医疗机构面临着政策、环境及市场的不断变化,为了医疗机构健康有序的发展、回归公立医院公益性本质,医疗机构进行了绩效改革,目的是提高医院运行效率,降低运营成本,提高员工积极性,实现医院全面发展和战略目标。随着绩效改革的逐渐深入,医疗机构围绕绩效管理与评价进行了大量的改革与尝试,改革的方向都以体现社会公益性,鼓励多劳多得和优劳优酬,向高技术、高风险、高责任的服务倾斜为主要表现,与此同时与绩效相关的评价体系和技术也被广泛应用于各医疗机构。

(一)绩效评价

1. **基于 DRGs 的绩效评价**　在使用 DRGs 支付的地区,或者已经使用 DRGs 分组器作为院内质控依据的医院,可以利用 DRGs 的分组数据,计算覆盖组数、各组权重、出院病人平均权重即疾病严重程度指数(Case-Mix-Index,CMI)、产能、时间消耗指数、费用消耗指数、药品指数、材料指数、中低风险组死亡率等参数,分别用于评价服务能力、服务效率和质量。对于非手术病人,可以将出院人次总权重作为工作量评价对象依据,直接将科室 CMI 值作为人次的系数并使用 CMI 作为校正平均住院日的依据。

具体功能:病案首页数据进行 DRGs 分组、未入组原因分析与优化、入组数据基于各种口径分析 CMI、覆盖组数、产能、费用效率指数、时间效率指数等各种 DRGs 指标、基于各种 DRGs 指标配置绩效规则等。

适宜技术:①数据清洗和标准化。将不同机构的数据处理为统一标准。②规则引擎。以医疗信息应用中的数据为载体的临床工作表现,通过一定规则判定其数据归属,为绩效评价设置基于DRGs、参数的规则。③无限钻取的配套分析报表。可以对不同机构之间、不同机构的相同专科之间、不同机构的不同专科之间进行评价与对比。④模块调用。可以在软件中执行其他信息应用的特定作业任务,也可以在其他应用中调用绩效软件的业务模块。⑤支持多维度的指标参照建设。为各个DRGs指标建立参照值。

业务流程见图2-2-1。

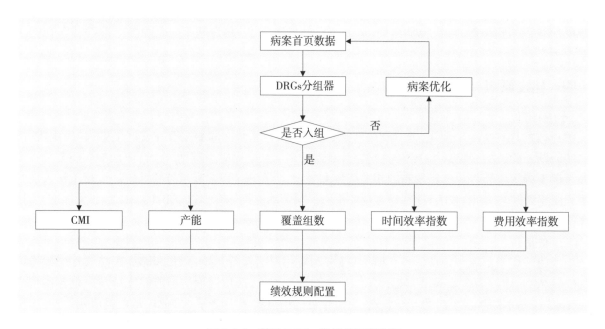

图 2-2-1 基于 DRGs 的绩效评价流程

建设要求见表2-2-1。

表 2-2-1 基于 DRGs 的绩效评价的建设要求

指标	具体内容和要求
基于 DRGs 的绩效评价	① 具备 DRG 分组配置、DRG 分组自助查询工具、未入组分析、已有编码优化、漏写编码优化、基本指标分析、指标趋势分析、DRG 明细分析、RW 分布分析、专业分析、DRG 结构分析、权限配置等 12 项功能 ② 提供 DRG 基线数据、DRG 分组、DRG 病案质控、DRG 优化、院内指标分析、医保盈亏分析等 5 个模块 三级甲等医院 具备 12 项功能、提供 5 个模块 三级乙等医院 同上 二级医院 具备 10 项功能、提供 5 个模块

2. 基于 RBRVS 的绩效评价 为医院绩效管理部门提供绩效方案设置、工作量核算、绩效一次分配、绩效二次分配、数据分析、关键指标法(key performance indicator,KPI)管理等模块。

具体功能:核算组织架构管理、人员管理、RBRVS字典维护、成本管理、手工数据维护、绩效方案设置、一次分配结果计算、二次分配结果填报、计税发放、KPI管理考核、数据分析、统计报表等。

适宜技术:①数据清洗和标准化。②流程引擎。按管理岗位分解工作流程并设置前置节点。③规则引擎。以医疗信息应用中的数据为载体的临床工作表现,通过一定规则判定其数据归属。④关键业务数据追溯。对重要数据的操作保留追溯路径,并可对重大数据异常进行回滚修复。⑤数据工具集成。可以直接在软件中操作数据库、进行数据透视等。⑥无限钻取的配套分析报表。⑦模块调用。可以在软件中执行其他信息应用的特定作业任务,也可以在其他应用中调用绩效软件的业务模块。

业务流程见图2-2-2。

建设要求见表2-2-2。

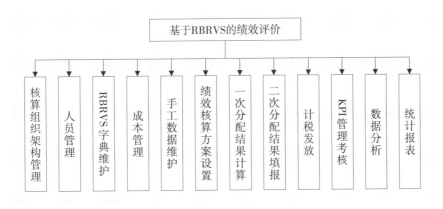

图 2-2-2　基于 RBRVS 的绩效评价流程

表 2-2-2　基于 RBRVS 绩效评价的建设要求

指标	具体内容和要求
基于 RBRVS 绩效评价	① 具备核算组织架构管理、人员管理、RBRVS 字典维护、成本管理、手工数据维护、绩效方案设置、一次分配结果计算、二次分配结果填报、计税发放、KPI 管理考核、数据分析、统计报表 12 项功能 ② 提供绩效方案设置、工作量核算、绩效一次分配、绩效二次分配、数据分析、KPI 管理 6 个模块 三级甲等医院　具备 12 项功能、提供 6 个模块 三级乙等医院　具备 10 项功能、提供 5 个模块 二级医院　具备 8 项功能、提供 3 个模块

3. **区域绩效评价**　为集团式管理多家医院的区域医疗行政管理部门提供医院间对比评价、以及各医院的绩效方案设置、工作量核算、绩效一次分配、绩效二次分配、数据分析、KPI 管理等模块。

具体功能:局端集中式数据访问与管理、多中心数据对比评价、核算组织架构管理、人员管理、RBRVS 字典维护、成本管理、手工数据维护、绩效方案设置、一次分配结果计算、二次分配结果填报、计税发放、KPI 管理考核、数据分析、统计报表等。

适宜技术:①多数据中心集群。局端可集中式访问部署于不同物理地址的各中心服务器,并进行集中管理。②数据清洗和标准化,将不同机构的数据处理为统一标准。③流程引擎。按管理岗位分解工作流程并设置前置节点。④规则引擎。以医疗信息应用中的数据为载体的临床工作表现,通过一定规则判定其数据归属。⑤关键业务数据追溯。对重要数据的操作保留追溯路径,并可对重大数据异常进行回滚修复。⑥数据工具集成。可以直接在软件中操作数据库、进行数据透视等。⑦无限钻取的配套分析报表,可以对不同机构之间、不同机构的相同专科之间、不同机构的不同专科之间进行评价与对比。⑧模块调用。可以在软件中执行其他信息应用的特定作业任务,也可以在其他应用中调用绩效软件的业务模块。

业务流程见图 2-2-3。

建设要求见表 2-2-3。

表 2-2-3　区域绩效评价建设要求

指标	具体内容和要求
区域绩效评价	① 具备局端集中式数据访问与管理、多中心数据对比评价、核算组织架构管理、人员管理、RBRVS 字典维护、成本管理、手工数据维护、绩效方案设置、一次分配结果计算、二次分配结果填报、计税发放、KPI 管理考核、数据分析、统计报表 14 项功能 ② 提供医院间对比评价、各医院的绩效方案设置、工作量核算、绩效一次分配、绩效二次分配、数据分析、KPI 管理 7 个模块 三级甲等医院　具备 14 项功能、提供 7 个模块 三级乙等医院　具备 12 项功能、提供 6 个模块 二级医院　具备 10 项功能、提供 4 个模块

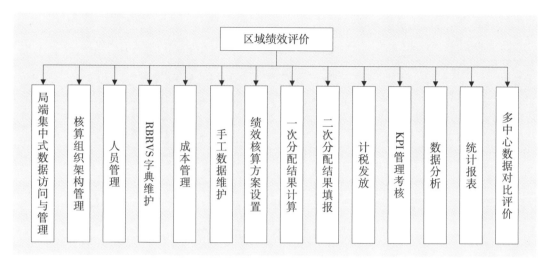

图 2-2-3 区域绩效评价流程

(二) 运营及成本管理

1. 行业运营指标建设 为医院管理部门提供行业内各组织层级指标参照体系的数据平台。

具体功能:评价指标管理、评价标准管理、参照数据查询、参照数据的嵌入引用等。

适宜技术:①数据清洗和标准化。②具备自我更新能力的数学模型。可以随数据积累进行模型校验和参数调优。③支持多维度的指标参照建设。如同一个指标在不同的组织层级、不同的时间层级、不同的建设目标、不同的专业下各自拥有对应参照值。④单点登录及模块嵌入,在其他信息应用中参照数据平台的内容。

业务流程见图 2-2-4。

建设要求见表 2-2-4。

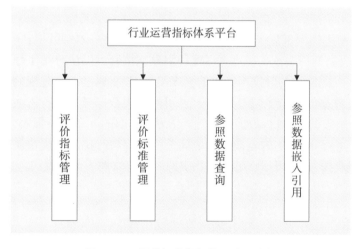

图 2-2-4 行业运营指标体系建设流程

表 2-2-4 行业运营指标体系建设要求

指标	具体内容和要求
行业运营指标建设	① 具备评价指标管理、评价标准管理、参照数据查询、参照数据嵌入引用 4 项功能
	② 提供标准指标管理模块、行业内各组织层级指标参照值查询引用模块 2 个模块
	三级甲等医院 具备 4 项功能、提供 2 个模块
	三级乙等医院 同上
	二级医院 具备 3 项功能、提供 2 个模块

2. 精细化成本管理 为医院进行科室成本管控、项目成本管控和病种成本管控,以达到精细化成本管理的目的。

具体功能:科室成本管控、项目成本管控、病种管控、流程成本管控、实时成本模块、手工数据维护、数据分析、字典配置、权限配置等。

适宜技术:①数据清洗和标准化。②规则引擎。为不同类型的医院配置不同的成本核算规则,为病种配置标准的临床路径。③关键业务数据追溯。对重要数据的操作保留追溯路径,并可对重大数据异常进行回滚修复。④无限钻取的配套分析报表。⑤模块调用。可以在软件中执行其他信息应用的特定作业任务,也可以在其他应用中调用绩效软件的业务模块。

业务流程见图 2-2-5。

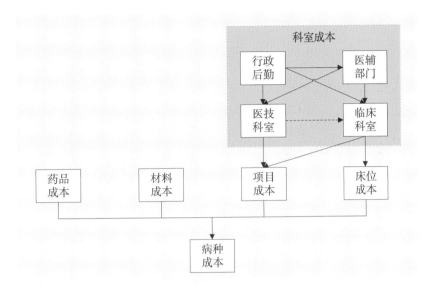

图 2-2-5　精细化成本管理流程

建设要求见表 2-2-5。

表 2-2-5　精细化成本管理建设要求

指标	具体内容和要求
精细化成本管理	① 具备科室成本核算规则配置、科室成本分析设备配置、人力配置、时间驱动作业配置、直接材料配置、CCR配置、项目成本分析、临床路径配置、DRGs 成本配置、病种成本分析、权限配置 11 项功能 ② 提供科室成本管控、项目成本管控、病种成本管控、流程成本管控、实时成本管控、固定资产管控 6 个模块 三级甲等医院　具备 11 项功能、提供 6 个模块 三级乙等医院　具备 10 项功能、提供 5 个模块 二级医院　具备 9 项功能、提供 3 个模块

(三)未来展望

为进一步解决我国医疗资源分布不均衡的情况,在国家政策指导下,医疗集团、医联体等协同模式正逐步兴起,这也带来了面向不同级别医疗机构之间精细化管理和评价体系的难题。随着云技术的逐渐成熟,安全性得以保障,随着大数据技术的应用,医院信息化建设将逐步走向“云”端,以二级医院为代表的中小规模医疗机构开始尝试使用基于云技术的医院信息系统(hospital information system,HIS)。同时,随着医疗集团和社会资本办医的逐渐增多,未来医疗机构的服务量将得到较大增长。面向集团化医疗机构的评价和绩效管理,以云端数据为切入点,利用大数据技术作支撑,实现全集团的重点评价指标和参照。

基于大数据和人工智能技术,形成不同专科特有的评价模型,模型以专科业务特色和行为为基础,横向比较不同医疗机构同类型专科数据,纵向比较院内同规模不同专科的数据,结合国家出台的各种可量化参照值,最终能够有效分析各个专科的临床能力和绩效水平。以数据为基础的精细化管理和绩效评价模式,能够帮助医疗机构识别各自的优势与劣势,引导医院从规模扩张转向“提效率,挖潜力,调结构”的发展模式,强化临床专科能力,优化财务结构。

六、建设方法

(一)建设策略

医院绩效与评价是为了实现医院中长期战略目标,提高医院临床、科研、教学质量,提升管理效率,发现医院优势和劣势,涉及医院全方位的信息。因此,必须以全局化、标准化和面向管理的思维进行应用建设。在框架层面,尤其是底层结构最为重要,来自医院信息应用的数据是一切评价的基础,必须确保这一基础符合运营管理的目标,符合统一标准,具体建设策略有以下 3 个方面。

1. 运营数据的集中管理 医院绩效管理应用看似一个单一领域的单一应用,但是在数据层面涉及全院所有应用。医院绩效管理与评价应用的底层需要建立一个面向医院运营的数据中心,医院绩效管理应用应能够自带平台功能,或从逻辑上实现运营数据中心功能。医院的数据特点:一是数据量大,大型医院每天可产生超过 10G 的数据,包括 2~3 个数据备份,需要存储超过 30G 的数据,而且大型医疗影像设备产生的数据还会以几何级数增长。二是数据类型复杂,有数字和文字,还有大量的图形和影像等信息。三是既有对安全性、实时性和并发用户数要求很高的 HIS 数据,也有对安全性和实时性要求相对较低的数字图书等信息。要将各类数据集中到一起,用以描述医疗服务人员的工作量,将是一个巨大的挑战。

2. 建立多维度行业指标 公立医院是特殊的经营单位,具有以下特点:

(1) 经营目标特殊。不同于普通的经营单位,公立医院除保障健康的收支结余外,还需要始终坚持社会公益性,积极承担分级诊疗中的对应职责,努力提升自身技术水平。通过建立业务结构、技术难度、技术能力广度、医疗质量等不同维度的指标并与行业参照值做对比,便可以将公立的经营目标细化分解,并可量化目标达成情况,以评估其发展现状与管理水平是否符合自身定位。

(2) 下辖部门复杂。公立医院下属各部门业务结构迥然不同,内部缺乏纵向可比性。通过以各专科的维度建立行业基线值和参照值,并与本院各专科进行横向对比,管理部门可以直观了解本院各部室的业务水平和管理能力,并可以通过各专科较参照水平的差距进行院内的跨专科评价。

(3) 不同医院区域环境和建设目标不同。有别于普通的经营单位,公立医院之间存在较大的地域差异,例如提供的商品即医疗服务定价不同、政策环境不同、疾病分布不同、就诊习惯不同等。同时,公立医院存在不同的建设目标,二 / 三级医院之间、综合 / 专科医院之间定位存在根本差别。因此,以医院性质或所属地域为维度分别建立行业基线和指标数据,可以更准确地评估其在所属区间内的发展水平。

3. 面向运管的应用建设 从 20 世纪 90 年代至今,医院结合经营管理实际情况,根据业务条线需求开发设计出有效的信息管理应用,如以财务收费和管理为主的医院信息系统、医院影像归档与通信系统(picture archiving & communication system,PACS)、电子病历、优化医院放射科工作流程管理软件(radioiogy information system,RIS)、医院放射信息管理系统(laboratory information management system,LIS)等。随着医疗卫生改革的推进,医院运营管理应用建设掀起热潮,一系列的运营管理信息应用开始进入到医疗卫生领域,如人力资源管理系统、财务管理系统、物流管理系统、科研管理系统等。如今医院的信息化平台积累了海量数据,如何利用数据挖掘进行分析处理和利用,达到提高医院的精细化管理水平成为了医院的主要诉求。关注医院的运营过程,挖掘出医院运营的规律、发展趋势,利用数据构建出医院绩效管理体系的指标库,实现科学的绩效考核,最大限度发挥绩效考核对于医务人员的激励作用,提高医院的整体绩效,提高医院的核心竞争力。例如,从公立医院院领导和科主任两类不同管理者角度出发,设计医院运营分析平台的模块和具体内容、指标,将医院财务数据与业务数据有效融合,打破数据孤岛,建立数据中心,深入挖掘分析,可以提高财务分析的精确性、有效性和及时性,真正做到为医院决策者提供数据支持。

(二) 应用技术

建议的应用技术主要包括:

1. 应用开发语言 Java、Python 等。根据绩效评价规则的灵活多样,规则引擎技术底层采用 Java 作为主要的逻辑实现。绩效大数据涉医院多个信息应用,考虑海量数据处理能力,以 Python 作为数据运算和模型搭建的底层技术。

2. 技术框架 为满足绩效评价应用的扩展性和开放性,区域绩效的兼容性,后台框架使用现在主流 SpringBoot 实现业务逻辑层,采用基于 Restful 架构风格提供后台接口,支持跨应用、跨服务调用。绩效应用用户多为医疗机构、行政管理部门的各级领导及一线员工,前端界面当以易用、友好、丰富、清晰为主。前台技术使用 Easy-UI,Vaadin,eCharts 等框架实现。

3. 数据库 对于主要医疗业务数据可采用主流的关系型数据库(如 SQLServer,Oracle,MySQL)进行存储,对于收入、成本、服务量、质量、科研、教学等结构化数据,采用 SQLServer 数据库进行存储。对于大数据交换、人工智能构建评价模型、知识图谱构建指标关系等应用,可采用非关系型数据库(如 HBase、MongoDB、Neo4j 等)进行存储。对于经常会被客户端反复加载的字典数据、指标集、用户状态、用户会话等可升级为内存数据库(如 Memcache、Redis、SQLite 等)并与关系数据库联动,提供相关服务等。

4. **数据平台**　医院信息系统繁杂,异构性和信息孤岛造成数据集成高复杂度和高风险,利用 DOP(Domain Operating Platform)领域平台技术实现跨系统、跨区域等复杂应用领域的信息共享、信息协同,DOP 平台专门针对跨业务、跨系统的数据集成平台,通过 MDT(Meta Data Type)建模技术进行元数据与领域概念模型的映射,使数据库的数据具备领域概念,可被普通人识别,可被应用层直接建模使用。

5. **应用架构**　根据用户响应和应用集成要求的不同,可以采用 B/S、C/S、N 层架构、分布式架构等不同的应用架构体系完成多应用之间的集成或者新应用的开发。考虑绩效的日常升级维护,多采用 B/S 架构,区域级绩效评价与管理多采用分布式架构,实现多院数据协同。

6. **流程与规则**　不同层级、不同个体的绩效评价形态各异,为从技术上满足各机构的绩效评价与管理需求,采用基于 BestPerf 规则与流程引擎技术进行绩效管理应用开发,BestPerf 规则与流程引擎支持不同用户从应用层面定义个性化的绩效评价规则,制定个性化的评价与管理流程,实现各机构的管理需求。

7. **智能评价**　采用机器学习的有关技术对医疗机构的服务能力进行量化评价。基于各专科的多项质量评价维度(属性),通过神经网络、贝叶斯判别等算法将专科的服务水平进行分组和能力评级,帮助医疗机构识别优势或弱势专科。

8. **管理智能优化**　针对专科特定问题给出建议和改进措施。采用知识图谱和因果推断技术构建科室行为与绩效结果的因果关系,帮助医院识别能快速提高特定科室临床服务能力的根本指标。结合自然语言识别技术,将医院的问题与机器给出的回答更加容易被人所理解。构建行业知识库,通过操作人员与机器的不断交互反馈积累大量数据,帮助计算机进一步优化算法和模型,为管理人员提供更直接和有效的建议。

9. **一线用户绩效评价支持移动查询**　多采用移动终端,支持 IOS 和 Android 的应用开发。

(三)建议建设模式

1. **行业指标与大数据结合**　对于医院可以通过大数据分析出各种类型的行业指标参照,如对各专业科室的服务能力可以给出它们的难度、广度、效率以及开展必要项目等等,对于 DRGs 病种也可以分析出它的成本、药占比、耗占比等等,这些指标参照可为同类型医院提供参考值,指出发展方向。

2. **医院评价与绩效相结合**　公平客观的评价是基础,科学合理的激励是手段。将医院评价体系的结果应用到绩效考核体系中,形成"评价改善 - 绩效提升 - 进一步促进评价改善"的管理闭环,从而实现医院"提效率、挖潜力、调结构"的发展目标。

(四)未来建设模式

在医院绩效评价未来建设模式中,建设的方式主要以云为基础,建设以区域、医联体、医疗集团等相关医疗组织相结合的方式,构建权限控制下的数据共享平台,倡导医疗数据的共享与独立共存,提供数据治理、安全机制、多租户等技术服务。在区域、医联体、医疗集团私有云范围内,运行人工智能评价模型,为整个私有云用户提供脱敏后跨机构共享的评价指标。同时以整个私有云用户数据为基础,进一步修正绩效评价模型,以此循环往复进行自动迭代。从医疗主管部门或集团层面,通过平台即可自上往下寻找到医院管理盲点和管理效率低下的问题所在,帮助管理层了解掌握医院运营全貌,明确医院的优势和劣势,从大数据中挖掘数据背后蕴藏的真相,提升医院在临床、运营、科研、教学等方面的管理能力、效率和质量。

七、建设流程

(一)建议建设流程

医院绩效管理以医院战略为核心,结合医院临床能力、科研、教学等各方面的实际情况,制定符合其专科特点的绩效目标和评价体系。从长期来看,能够正面激励科室、医务工作者为达成医院战略目标而努力。从横向看,能体现出多劳多得、优劳优酬的差异性,也能够满足科室、个人之间的相对公平;从纵向看,还综合考虑其历史情况,确保波动在可接收范围之内。

1. 建设范围(4 个月)

(1) 基于 DRGs 的绩效评价。可以确保技术含量高、劳动强度大的诊疗项目,得到较高的激励点值,对出院病人中,DRGs 的相对权重(relative weigh,RW)值高的病种,同样给予更多的奖励,与大、中型公立医院定位和发展导向一致,符合多劳多得、优绩优酬的原则。

(2) 精细化成本管理。为了适应医疗体制改革以及新医院会计制度,提高医院的管理水平,增强医院核心竞争力,对照目标找差距,对医院原有的成本管理方案进行调整,改变以收入为主要考核标准,降低药占比,加强成本控制,加强医院成本管理。

(3) 基于 RBRVS 的绩效评价。是以工作量评价为基础,以 RBRVS、DRGs、APGs 为工作量评价工具,以自行研发的疾病复杂程度指数(patient clinical complexity level,PCCL)、操作难度和风险指数为临床能力评价参考,以医院战略目标(扩大服务量、提高效率、优化病种结构和收入结构)为导向,统筹效率、质量、成本、科研教学的绩效评价和分配体系,体现"多劳多得,优绩优酬"的原则。工作量评价以 RBRVS 的 Work RVU 为标准,包括劳动强度、技术难度、风险。

(4) 区域绩效评价。为集团式管理多家医院的区域医疗行政管理部门提供医院间对比评价、以及各家医院的绩效方案设置、工作量核算、绩效一次分配、绩效二次分配、数据分析、KPI 管理等模块。

2. 技术选择(2 个月) 在应用大数据技术进行医院评价和绩效管理的相关信息应用中,需要考虑医院信息化的特点和绩效激励的侧重点。针对不同的技术方案和底层数据情况,应选用不同的技术来实现功能。

(1) 信息应用集成。基于大数据的绩效评价应用所需要的是医院全部能够体现医务工作者体力、智力劳动的应用和数据,考虑到医院信息应用差异大,数据关系复杂,在面向医院不同的信息应用和平台时,信息应用集成重点要解决数据采集、数据标准化、时效性等问题。具体数据采集方面,以主流的关系型数据库自带链接服务器或 ETL 工具为优先,整体上应考虑采集及数据整理应遵守行业有关标准。

(2) 大数据平台。面向管理的海量数据存储在大数据平台,平台不仅提供数据存储,还提供数据的展示应用、算法和算力,按照临床专科的特色构建数学模型,利用平台数据通过模型进行不断的训练,形成的模型具有专科特性。在未来运行过程中,由专科评价模型对不同专科进行评价和考核,形成绩效考核的结果,并由大数据平台的用户界面向用户进行丰富的展示。

(3) 规则与流程引擎。以海量医疗和管理数据为基础进行绩效评价与运营管理,涉及复杂的逻辑关系和处理顺序,利用规则引擎技术进行绩效评价相关规则的逻辑设置,利用流程引擎技术对管理数据应用进行先后关系的组合与管理,实现绩效评价与管理的系统化和流程化,通过用户界面解决绩效评价的规则和流程设定。

3. 应用设计(3 个月) 绩效与评价的相关技术,需要根据医院战略规划和应用的实际情况进行制定,实施前期对医院整体规划、战略目标、专科情况及历史情况进行详细而完整的调研,然后由应用架构师、需求分析师、资深顾问对需求进行确认与评估,充分考虑当前医院信息化水平和未来几年的战略规划,给出适合医院发展方向和激励导向的绩效与评价方案,并针对方案给出应用设计。设计内容包括硬件基础、网络环境、应用架构、功能模块、安全框架等,每一个模块均可独立维护与实施,提高实施效率。

4. 应用开发(6 个月) 基于大数据进行医院评价和绩效管理主要技术有数据处理、数据抽取和数据分析。

(1) 数据处理。通过数据仓库技术对医院内部数据、应用业务数据和文档数据进行抽取、清理、装载和刷新,保证数据的正确性、完整性、集成性和结构化。数据分析是在建立好数据仓库的基础上,提取有用信息和形成理论从而对数据加以详细的研究和概括,形成多种形态、多种维度更直观的分析报告。数据挖掘和决策支持是在数据处理和数据分析的基础上通过算法搜索隐藏于其中的信息,针对医院方面的分析需求,在这些信息的基础上,帮助其建立分析模型,展现问题,模拟决策过程,帮助院方在科学合理的分析各项可用资源的基础上作出有针对性的决策方案,提高院方决策层的工作效率和工作质量。绩效考核是针对现行医院管理应用和管理策略,确定一个合理的绩效考核体系,实现医院和员工的互利共赢,最终实现医院的战略目标。

(2) 数据抽取。绩效分析的基础,在绩效分析评价中起到关键性作用。从医院的需求和操作规范中得到数据分析的主题,建立对应的数据仓库,从不集中的现行信息应用中清洗转化医疗数据,并随着医疗业务的不断推进定期加载、刷新。从收集和分析业务需求到更新数据仓库,建立医院数据仓库与院方分析主题相对应,医院数据仓库中的医疗数据格式是相对稳定的、且是只读的,可以保证内容的安全与稳定。

(3) 数据分析。在建立好的数据仓库中,提取有用的信息和形成理论,对海量的数据进行详细的研究和概括,形成多种形态,多种维度的直观分析报告。数据分析的过程实际上就是根据管理者提出决策和过程控制的需求,在数据仓库中收集提取数据,将提取的数据通过加工、整理分析,呈现为信息并改进有效性的过程。在这个过程结束之后我们的加工分析整理的结果灵活、直观的方式呈现给管理层。比如作图法能够非常醒目的表达物理量的变化关系,通过线性图描绘物理量的变化趋势,通过柱状图描绘物理量间的状态及改变量,通过饼状图描绘物理量之间的比例关系,通过仪表盘描述物理量的位置,通过不同图形的组合描述物理量间的不同关系等。

5. **应用测试**(2 个月)　在应用上线及评价体系实施的一定阶段,对应用开展测试工作。前期基于大数据测算的评价标准需经过反复测试来确保模型的可靠性,同时对应用产生的参照指标数据,能够确保绩效工作量评价能够量化评价和对比。通过应用测试,既可以识别软件的可靠性、指标的可用性、评价体系的适用性,同时也提供了评价数据,供医院分析之用。测试阶段利用回归测试的方法对大数据进行分析,建立起一套医疗行业的参照体系,可基于医院临床专业的口径也可以基于 DRGs 病种的口径,建立一系列关于难度、广度、效率、成本、药占比、耗占比以及各种综合指标的行业参照数据,为医院绩效评价提供对应的参考数据,对医院的学科发展提供正确的建议,指出医院的不足。

6. **试运行和交付**(2 个月)　建设效果评价的目的是通过对效益、作用和影响所进行的应用的、客观的分析与总结,确定项目预期的目标是否达到,主要目标是否实现,通过及时有效的信息反馈,为未来管理水平的改进提高提出建议。效果评价一般分为以下步骤:

(1) 成立评价组。确定各部门联系人,确定评价指标和范围,制订调研沟通计划。

(2) 调研与数据收集。分析评价指标所需要的数据,并由各联系人进行数据准备,同时对于定性的指标实施调研并填写调研问卷。

(3) 评价指标核算。监控医院主要指标,尤其是期望改善的主要指标在项目建设前后的改善情况。通过可量化的、全方位的多个指标评估医院的财务效益目标、技术水平目标、业务发展目标、进度目标的达成情况。通过数学的方法,根据调研结果定量评估项目建设对医院的社会效益、影响力和可持续性的收益情况。

(4) 编制评价报告。评价组根据评价结果,形成初步的书面评价报告。评价组组织相关部门代表会议讨论,提出对项目建设的整改意见和评价报告的修改建议。

(5) 项目整改。根据评价报告的反馈对项目建设进行整改。完成整改后,由评价组进行再次验收,并根据整改结果形成最终稿的评价报告。

(6) 试运行。对参与项目运维管理的医院部门人员进行业务培训,使其能独立使用本部门、本岗位涉及的软件功能。同时项目进入试运行阶段,医院应组织各相关部门全力配合,实施方应提供技术支持并制定预案,全力保障项目及相关软件应用顺利运行。

(7) 交付上线。项目相关软件的操作权限正式交付到医院相关运维部门人员。

(8) 项目正式上线。符合医院战略导向,能够有效激励团队实现医院正向运行的方案和应用可正式交付。

7. **运维保障**(12 个月)　绩效管理和评价应用的智能评价模型,前期由人工定义生成,目的是在运行期内通过该模型可自动对相应专科的临床、科研、教学各方面进行评价,进而生成绩效结果。模型运行的逻辑和结果均是基于历史上所产生的数据,而在应用运行期间,会不断生成新的数据,或增加新的应用,或添加新的医疗机构。在运维保障阶段,应对模型进行不断迭代升级,以运维期数据重新生成新的评价模型,使应用和方案能够持续适应医院长期的战略目标和导向。

8. **规范建设流程**　根据医院绩效评价应用的信息化建设内容与实现特点,可将整个建设流程按照建设实施规划进行规范,一般分为项目启动、项目设计、项目实施、应用上线和运维保障五个阶段(图 2-2-6)。

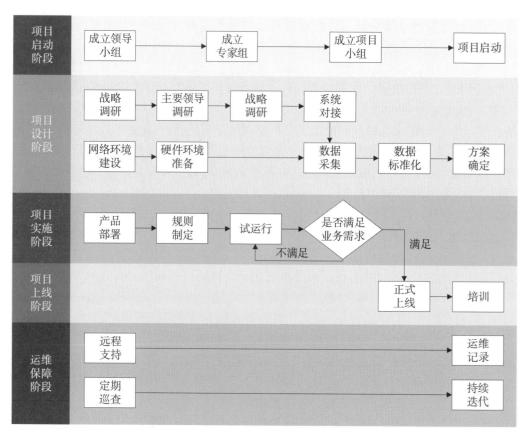

图 2-2-6　规范建设流程

(二) 未来建设流程

未来绩效管理和评价应用的信息化建设需满足医院更高的要求和标准,从基于大数据和人工智能的计算需求来看,未来以云架构为基础的模式是非常适合的,可以合理利用云端资源,动态调整即时所需资源。对专科评价的模型,引入更多的基于人工智能的技术,对专科的运营情况和服务能力进行进一步的分析和评价,例如神经网络、贝叶斯判别。对评价过程中发现的问题进行逻辑解释,寻求进一步细化的分析,并利用自然语言处理技术给出符合用户理解的回答。对主动寻求问题答案的用户,应用通过自然语言处理技术和知识图谱技术给与解答,通过人工标记和反复训练对抗的方式,形成一套基于人工智能的绩效评价及问题解决应用,从根本上解决医院管理和决策问题。

八、建设关键点

(一) 基于大数据的指标体系

通过大数据,对于医院各临床专业的指标体系的建设可采用以下 4 个维度:①国家二级三级医院医疗服务能力。可通过大数据对其中各临床专业的关键病种以及关键技术的覆盖度建立参照值。②DRGs 关键指标。基于 DRG 的口径,我们可以通过大数据分析出各个医院临床专业的入组率、CMI、产能、覆盖组数、时间效率指数、费用效率指数、床位产能等等指标,对每个指标分析建立对应的参照值以及多个指标建立综合评价指数。③DRGs 病种成本。是基于 DRG 的口径,分析出每个 DRGs 的指标成本以及对应的药占比、耗占比等。④单病种关键路径。对每个单病种,可通过大数据分析出它所必要的诊疗项目、药品项目、材料项目,建立对应的参照值。

(二)医疗数据规则流程引擎

医院管理例如绩效管理,是一项时间跨度长、涉及部门多、应用数据量大、需要大量岗位互相配合的工作,实际业务中非常容易产生管理的混乱,造成数据交叉操作、频繁出错、难以追溯等问题。因此,软件必须具备流程引擎,能够对整个业务进行关键流程节点拆分,将其分解为数据采集、数据汇总、组织架构管理、人员信息管理、项目点数维护、成本管理、绩效规则配置、科室级别一次分配、个人级别二次分配、行业管理 KPI 考评等单元,能够将不同的单元、甚至不同的数据科目的管理权限分配给不同的岗位。同时,流程引擎还需要具备流程控制的功能,在节点与节点之间、部门与部门之间设置前后置关系,最大程度保证管理权责的清晰。

由于各医疗机构信息管理水平的不同,在将原始的医疗数据统一到集成平台之后,医院之间依然会存在记录习惯和数据质量的巨大差异,很大程度上限制了数据的使用和再生产。同时,以医疗信息应用中的数据为载体的临床工作表现,在判定其归属时尤为复杂,不同科室、不同科系、不同职类之间均可能存在个性化的工作量归属情况。因此,基于规则引擎的绩效管理应用就显得尤为必要。绩效软件的灵活性主要体现在各个科室规则的自定义上。为满足不同科室定义符合其绩效考核方式的公式,软件自带规则引擎,支持科室、医疗组、个人、费别乃至具体项目级别的绩效规则定义。

(三)自主研发医疗集成平台

对于像数字医疗、区域健康信息规模互联等复杂应用领域,无论是在不同异构应用间进行一定的信息交换,还是在同一时间、同一界面上查询、浏览或应用分散在多个异构应用中的数据,都是比较初步、表浅的需求。基于消息机制的互相关联的终极目标是异构应用间的信息交换或互操作,是最基本层次的集成。医疗集成平台则上了一个层阶,可以解决从一个界面上查询多个异构应用中的数据。这两个层面的上的解决方案距真正的需求还有很大一个鸿沟。在医疗健康数据应用解决了其技术瓶颈之后,数据密集型应用需求将会发生井喷式增长。数据密集型应用的需求的主流用户也会从传统的医疗服务提供者转向医疗健康服务的终端消费者,以及产业链中其他非医疗健康专业用户,比如保险、政府、教育、制药及各种中介服务机构。实际上,来自这些"蓝海"用户的需求已经存在或正在积聚,规模互联就是这类需求驱动的产物,只是由于体制和技术的局限,这些需求并没有完全被显现出来。

对长期被信息孤岛带来的种种问题所困扰的规模互联界的行业专家来说,医疗集成平台抓住了问题的症结,抓住了突破瓶颈的"纲"。医疗集成平台主要针对的是数据密集型的应用。包括提供管理决策支持的数据统计、报表、质量控制及其他商业智能等传统异构应用无法有效完成的需求。和传统的集成策略相比,医疗集成平台有如下几个特征:① 一体化数据模型。②一体化数据模型和被集成的异构应用的数据模型之间呈某种映射关系。③原异构应用的数据经过清洗、转换、融合等技术和规则被整合成新的数据源。④新的应用,比如数据密集型应用可以建立在新的一体化数据模型。⑤对原异构应用基本无创,仍然可以照常运行。医疗数据平台的基本理念是将应用软件技术向某一特定的应用领域延伸。设计目标是将医疗行业的复杂性封装到医疗集成平台这一层,消融信息孤岛。

九、建设注意事项

(一)异构应用整合

1. 建立数据标准化　数据标准化是大数据分析的关键,因此必须建立一体化数据模型整合各种异构数据,使异构数据形成的信息孤岛可以互联互通。

2. 建立主索引　需要建立基于病人、医生、项目等等的主索引,因为基于这些口径的数据互联互通是很多人工智能分析的关键。因此在数据整合中,必须要对建立主索引,实现数据的关联与交互。

3. 兼容性　异构数据应用的来源可能是多种多样,因此医疗集成平台必须要有很好的兼容性,采集各式各样的数据进行整合。

4. 可扩展性　因为医疗行业的不断发展,为适应这种变化,数据模型必须有很好的扩展性。

5. 对国家国际标准化的支持。

（二）激励与公平

应平衡激励与公平之间的关系。公平从流程上可以分为结果公平和方法公平，一味地讲究结果公平，则可能导致激励对业务流程的作用缺位，无法干预医务人员自发坚持医院的战略导向。以方法公平为主，则可以引导一线业务向激励制度的设计意图发展，医务人员能够积极接受相互之间的结果存在一定差异，并对改善结果持有充足的动力和期望。同时，公平又存在相对公平和绝对公平的差别。公立医院作为复杂的经营单位，部室之间业务结构、工作模式差异显著，横向可比性有限，无法用绝对一致的规则或模型应用在所有部室。通过大数据平台的长期积累和模型训练，针对不同职类、不同学科进行评价模型及激励规则的调整，引入不同维度的行业参考值作为评价基线，则可以做到医院内部评价在横向具备相对的公平性，最大限度地达成绩效激励的预期效果。

（三）云数据安全

数据安全在云数据应用结构设计中是仅次于核心技术的主要设计目标。医疗集成平台的安全机制分为数据中心信息安全和物理环境安全两大部分，在大量实施实例及经验教训的基础上，数据中心的安全设计既整合了现有成熟安全技术，也使用了部分前沿技术。由于这些技术相对成熟，在此不再赘述。除此之外，医疗集成平台在信息安全方面也有一些独到的扩展，由二阶建模机制引入的数据自然加密的数据安全特性就是其中之一。此外，其他一些特有的技术对信息安全也有显著贡献，比如，除通过平台安全代理机制来访问医疗集成平台的数据外，用户无法直接接触平台数据，而平台安全代理采用了完善的授权和认证机制。同时，它通过"学习"用户接触数据和请求服务的规律，可识别出可疑的数据操作，从而有效地增强医疗集成平台对数据安全的保障能力。

参 考 文 献

［1］姜荣勤，李静娴，胡丹，等．部分国家与中国医院绩效评估比较分析［J］．中国卫生政策研究，2016，12（9）：62-67．

［2］VANDENBERGHE C，ST-ONGE S，ROBINEAU E. An Analysis of the Relation between Personality and he Attractiveness of Total Rewards Components［J］．RELATIONS INDUSTRIELLES-INDUSTRIAL RELATIONS，2008，63（3）：425-453．

［3］王禾．公立医院医生薪酬激励机制与模型研究［D］．华中科技大学，2019．

［4］冉利梅，冯友梅，刘智勇，等．美国医师薪酬支付方式改革的几种模式探析［J］．中国医院管理，2012，32（4）：44．

［5］陈颖，闫亚玲，王禄生，等．公立医院DRG-PPS支付标准研究［J］．中华医院管理杂志，2013，29（3）：172-175．

［6］郝晋，王力红，李小莹，等．DRG与传统指标在主诊组服务能力评价中的比较［J］．中国医院管理，2016，36（5）：46-48．

［7］李欢，周磊．运用DRGs对综合医院医疗服务绩效的分析［J］．中国数字医学，2019，14（01）：62-65．

［8］申鑫，韩春艳，甘勇，等．基于DRG的医疗服务绩效评价体系构建研究［J］．中国卫生政策研究，2020，13（3）：77-82．

［9］沈洪．美国政府举办的医疗保险［J］．国外医学（卫生经济分册），1993（3）：100-105．

［10］金春林，王惟，龚莉，等．我国医疗服务项目价格调整进展及改革策略［J］．中国卫生资源，2016，19（2）：83-86．

［11］于挺，万亚平，司文，等．中外学者对RBRVS研究角度差异及对我国卫生政策的启示［J］．中国卫生政策研究，2019，12（7）：28-35．

［12］周达，肖兴政，姜垚松．省域县级医院临床重点专科数据评价方法研究［J］．中国卫生信息管理杂志，2019（2）：18．

［13］张丽华，雷琪慧，蔡林．基于因子分析法的公立医院运营绩效评价［J］．卫生软科学，33（10）：23-27．

［14］李文艳，赵芳萱．医院绩效管理中数据统计管理系统的应用［J］．科技通报，2019（2）：35．

［15］张俪铧．CY医院绩效管理优化研究［D］．南昌大学，2019．

［16］张国华，王富珍，张沛刚．基于DRGs的松散型医联体运行效果评价［J］．卫生软科学，34（3）：14-18．

［17］韦柳丝，曾柳艳，张新花．我国社会办医政策评价及民营医院医疗服务发展预测［J］．卫生软科学，2020，34（2）：18-24．

第三节　大数据在医院智能决策监管的应用

一、概念

运用大数据技术将医院各系统数据整合，获取数据背后的隐含价值，更好的辅助决策，为医院运营管理提供决策支持。基于大数据技术在医疗机构或区域范围内构建运营数据中心，通过数据分析、数据挖据和可视化技术等构建委端智能监管、院端智能决策、院端综合运营分析等应用,服务于医疗机构及区域主管单位的精益运营、智能决策及监管的需求。

具体内容包括:院领导驾驶舱、医院综合运营监控、绩效考核监控、物流管理实时监控、财务状况监控、高职监控、DRG 成本监控、OMC 重点指标监控、门诊量预警、平均住院日预警、服务量预测、服务效率预测等。

涉及技术包括:批处理和实时数据处理、分布式存储、NoSQL 数据库、资源调度、计算引擎、分布式查询、可视化分析、数据挖掘、机器学习等技术。

二、建设背景

(一) 现状分析

随着科技时代的到来,各个领域中均出现数据的爆炸式增长,数据逐渐成为重要的生产要素,更是未来发展的基础性战略资源。与此同时,随着大数据技术的不断成熟,大数据在健康医疗领域的应用越来越受到重视。近几年来,随着医院前后端各业务系统数据的统一归集及存储,经过清洗、标化、转换等一系列处理后形成的数据资产,已逐步应用于辅助医院的运营管理分析与决策,将数据驱动管理、科技赋能医疗从概念变成现实。通过健康医疗大数据的统计和分析加强行业治理,有助于卫生管理者更加客观全面地掌握医疗机构运营情况、减少医疗浪费,为卫生决策制定提供强有力的数据参考,从而提升决策管理水平。

1. 国外现状分析

(1) 美国:拥有完整的医疗健康大数据库,建成覆盖本土的 12 个区域电子病历数据中心、9 个医疗知识中心、8 个医学影像与生物信息数据中心。2012 年宣布将 "大数据战略" 上升至国家战略,将发展健康医疗大数据视为国家公卫事业的重要发展战略,大数据在医疗健康领域的具体应用包括辅助临床决策、健康监测、辅助癌症治疗、精准医疗等。由美国卫生与公众服务部(health and human services,HHS)管理的联邦政府网站(healthdata.gov)是国家级的健康数据开放平台。通过该网站越来越多的来自医疗保险和医疗补助服务中心(Centers for Medicare and Medicaid Services,CMS)、疾病控制中心(Centers for Disease Control,CDC)、食品药品监督管理局(Food and Drug Administration,FDA)、美国国立卫生研究院(National Institutes of Health,NIH)等渠道的 HHS 数据库向社会开放。数据内容包括临床服务质量信息、全国卫生服务提供者目录、最新医疗和科学知识数据库、消费产品数据、社区卫生绩效信息、政府支出数据等。据麦肯锡 2013 年发布的一项报告估计,如果健康医疗大数据得到有效利用而产生系统性成效,以美国 2011 年的医疗卫生支出为基准,健康医疗大数据的利用可以节省 3 000 亿到 45 00 亿美元医疗开支,占到当年 2.6 亿医疗支出的 12% 到 17%。2014 年 6 月,美国 FDA 的公共数据开放项目 openFDA 正式上线。openFDA 是第一位首席卫生信息官 Taha Kass Hout 博士于 2013 年主导启动的创新项目,前期开放了 2004—2013 年间的 300 万份药物不良反应和医疗过失记录,以及医疗器械报告、执法报告,并且每年更新发布新的报告数据集。

(2) 英国:主要应用领域包括提供个性化治疗、加速新药研发、辅助癌症治疗等。英国斥资 55 亿英镑建设全国一体化医疗照护信息储存服务系统,收集和储存了全国 21 000 个护理组织中的超过 28 000 个医疗信息系统数据,覆盖超过 6 500 万个简要护理记录和 9 200 万个人口医疗信息,并已为 130 万名医务人员提供服务。另外,英国专建网站(data.gov.uk)公布公共数据,以提高透明度和促进大数据创新应用。英国国民医疗服务系统(National Health System,NHS)有着庞大而完备的医疗数据,包括病人的健康记录、疾病数据等,而且英国还有长达 210 年的全国普查健康记录,这些数据可以用来为公共卫生服务、医学研究等创造更多的价值。截至 2018 年 4 月,卫生领域公开数据集达到 2 148 个,包括全科医疗服务、处方和药品记录、全科医疗注册患者数量信息、医院数据、吸烟饮酒、肥胖、体育运动、饮食等报告数据。2019 年 8 月,NHS 又斥资 2.5 亿美元,推动人工智能技术在英国医疗领域里的应用,其中包括设立一个国家人工智能实验室,着眼于更快的癌症诊断、加快新药开发进程。这些数据对进一步研究英国的医疗健康服务体系有着非常重要的价值。

（3）日本：实施国立大学医院医疗信息远程传输网络系统计划，福山大学附属医院累计收集超过1 700万病历记录和1.43亿用药处方及300万病名，可实现处方自动分析和匹配功能。日本政府将健康医疗大数据用于控制医疗费用。据政府推算，由于受人口老龄化的影响，2025年日本的医疗费用将从2012年的35.1万亿日元增加到54万亿日元，如果加上护理费，医疗支出将增加到73.8万亿日元。从2015年开始，政府利用诊疗报酬明细表的数据来控制医疗费，通过对大数据的分析，计算出医疗费中的浪费成分，促使各地方政府设定控制医疗费的具体数字。政府制定了在2025年前削减5万亿日元（约487亿美元）医疗和护理费用的目标，而利用大数据控制将成为其中的一项手段。

2. 国内现状分析　医疗健康大数据已经达到我国国家战略的高度，国家从战略规划、技术能力及应用管理三个层次推行大数据反战政策，加速大数据产业发展，逐步推行理论研究到应用实践的转型。国家以政策推动医疗大数据发展历程来看，国家政策方向从数据底层基础建设逐步向健康医疗大数据管理办法转变。2015年以来，我国政府逐步推出健康医疗大数据政策，国务院将健康医疗大数据应用发展纳入国家大数据战略布局。2018年7月，国家卫健委发布《国家健康医疗大数据标准、安全和服务管理办法（试行）》，明确了健康医疗大数据的定义、内涵和外延，对标准、安全、服务管理三个方面进行了规范，并针对医疗大数据的标准管理、安全管理、服务管理、管理监督等4个方面设定了详细的管理条款。同年颁布《进一步改善医疗服务行动计划（2018—2020年）考核指标》，推进了对数据互联互通的明确要求并鼓励大数据应用行为。2019年1月国务院办公厅颁发《国务院办公厅关于加强三级公立医院绩效考核工作的意见》，指出2019年9月底前三级公立医院要完成对上一年度医院绩效情况的分析评估，将财务及绩效指标等上传至国家和省级绩效考核信息系统，形成绩效考核大数据。同年发布了《关于加强二级公立医院绩效考核工作的通知》，规定二级公立医院绩效考核指标体系与三级公立医院绩效考核指标体系同样主要包括四个方面：医疗质量、运营效率、持续发展、满意度评价，进一步扩大了健康医疗大数据的应用范围，将大数据的应用从临床延展到院内管理，进而推进医院智能决策和监管。

（二）需求分析

虽然临床业务及运营管理信息系统建设已经完善，沉淀了大量的健康医疗数据，但是运营管理数据分散、数据标准不统一、数据无法得到合理化应用。大数据的查询和分析的实用性以及有效性直接决定着人们对决策信息的获取情况，在医院精细化运营管理发展趋势发展需求的驱动下，以大数据技术为基础、以精细化的数据分析为支撑的管理决策已经成为医院运营管理发展的必然趋势与必然要求。

1. 医院端综合运营管理及智能辅助决策需求　对于医疗机构书记、院长等院领导，以及医疗、运营、财务等职能部门，实现对医院资源配置、医疗服务、收治病种、经济运行、费用控制等领域进行全面、动态的数据及指标监控是当前各级院领导的刚需。全面的数据治理体系，搭建运营数据中心是数据及指标监控的基础性工作。有了运营数据中心的保障，基于医疗机构各领域的运营管理分析需求才有实现的可能，多角色、多场景、多形式的运营分析主题和实时动态的危机指标推送，是科学化、精益化运营管理的重要抓手。

2. 综合运营分析体系支撑各级管理决策需求　在医院运营管理精细化的整体发展趋势下，将信息技术、大数据技术应用于管理决策支持，以数据为支撑、强化运营分析对医院运营管理的决策支撑作用，促使管理决策从经验型、粗放型向科学化、精细化转变，已经成为行业发展的必然趋势与必然要求。在项目建设中，在保障运营数据中心平稳建设的基础上，构建综合运营分析体系，通过高质量的数据支撑实现科学化、智能化的运营分析，通过数据逐层挖掘、定位根结、探寻规律，最终形成不同角色、不同场景下的交叉分析路径，从而为各级主管单位及医疗机构的运营管理决策提供有力支撑，这是项目建设重要且核心的内容。

3. 医院运营管理数据整合及价值挖掘的需求　从21世纪初开始，我国医院信息化建设飞速发展，但数据整体缺少整合。随着大数据技术的发展，越来越多的医院开始重视数据的全面治理与整合，开始推动临床数据中心与运营数据中心等数据中心的建设，以全面提升数据质量并充分挖掘数据的价值。运营数据中心建设是有效整合医院运营数据，基于数据中心实现运营数据价值挖掘。

三、应用场景

借助大数据技术开展医院管理知识库建设,实现对人、财、物的智能化管理。以医院运营管理系统数据为核心,结合机器学习、知识库、大数据分析、自然语言处理技术,在临床资源调度、医疗人力资源管理、医疗设备调度、财务精细化管理、医疗行为评价、价值医疗与绩效评价、医疗质量与安全评估等医院管理领域展开运营管理分析和科学化决策。结合电子病历数据实现对医疗质量控制、诊疗行为规范、合理用药评估、服务流程优化、医疗资源调配等的智能化科学决策。

(一) 整体运营指标分析与评价

整体运营指标分析与评价主要是书记、院长等医院一把手,以及分管运营副院长、分管运营职能科室针对医院整体运营层面开展的监测与评价工作。综合运营分析服务通过咨询服务、数据服务、软件产品的有机结合,可以有力支撑医院整体运营"目标制定,日常监测,月度分析,年度评价"工作的开展。

(二) 经济运行指标分析与评价

经济运行指标分析与评价主要是分管财务副院长(总会计师)及经管办、计财处等职能科室针对医院开展医疗服务后产生的收入、成本、收支结余指标的监测与评价。综合运营分析服务以收支结余为核心,覆盖了经济运行指标"目标制定,日常监测,月度分析,年度评价"等四个管理环节。

(三) 医疗服务指标分析与评价

医疗服务指标分析与评价主要是分管医疗副院长、主管运营职能科室针对医疗服务开展后产生的结果指标的监测与评价工作。综合运营分析服务从医疗服务产出、服务能力、服务质量、服务效率四个方面的指标进行监测、分析与评价,覆盖了医疗服务指标"目标制定,日常监测,月度分析,年度评价"等四个管理环节。

(四) 人员配置指标分析与评价

人员配置指标分析与评价主要是分管人力副院长、主管运营职能科室针对人员配置后产生的结果指标的监测、分析与评价,其监测范围区别于人力资源管理传统的招聘、培养、薪酬等日常管理职能,而侧重于人员结构与分布、人员效率指标的监测、分析与评价,目的在于优化人员配置、提升人员效率。人员配置指标分析与评价主要从人员基础配置、人员时间效率、人员费用效率三个方面展开,覆盖了人员配置指标"目标制定,日常监测,月度分析,年度评价"等四个管理环节。

(五) 设备配置指标分析与评价

设备配置指标分析与评价主要是分管设备副院长、主管运营职能科室针对医院大型设备配置后产生的结果性指标的监测、分析与评价,其监测范围区别于医供处等科室针对设备的采购、安装验收、领用、维修等管理职能,而侧重于对医院大型设备分布情况、设备运行效率、设备经济效益的监测、分析与评价,目的在于优化设备配置、提升设备效率与效益。设备配置指标分析与评价主要从各类大型设备数量及分布、设备运行效率、设备经济效益三个方面展开,覆盖了设备配置指标"目标制定,日常监测,月度分析,年度评价"等四个管理环节。

四、建设原则

(一) 统一标准原则

由于各医疗主体信息系统及数据标准不一,因此在建立区域医院运营数据中心过程中,需要依据卫生行业标准,结合各医院特点,对医院人、财、物运营管理基本数据集等建立统一的数据标准及规范,并在项目建设过程中贯彻始终。

(二) 顶层设计原则

项目建设过程中,首先需要进行医院整体情况的全盘摸底与整体规划,确立建设阶段、阶段建设目标、建设内容等,为整个项目后续工作的开展提供指引与方向,防止项目跑偏,提升建设高度。

(三) 分步实施原则

结合项目建设内容多、涉及主体范围广的特点,项目建设应结合各医院信息化基础、建设积极性、需求迫切性等因素,在顶层规划的框架范围内,进行医院优先级建设排序,优先建设需求迫切的系统功能,然后逐步推广、全面覆盖。

五、建设内容

医院智能决策及监管主要建设医院端智能决策及管理平台、医院运营分析平台三部分内容。医院智能决策及管理平台主要服务于医院院长、分管院长等医院领导,提供本医院整体运营情况的实时、动态、可视化监测,以及异常指标的穿透分析路径。

(一)医院端智能决策及管理平台

医院智能决策及管理平台服务于医院院长、分管院长等,提供对医院运营关键指标监测、预警、决策支持等功能。具体有三项核心功能:

1. 院领导管理驾驶舱 医院各级领导层,包括党委书记、院长、总会计师、运营管理部门主管及各学科、亚专科主任等,通过对医疗服务的产出、效率、服务质量等关键指标的日常监测,随时了解各组织维度运营现状。

具体功能:医院综合运营分析、绩效考核分析、物流管理、财务分析、高职分析、DRG 成本分析、OMC 重点指标分析等。

适宜技术:①数据集成技术。通过服务集成、消息集成、数据集成等方式,支持数据批处理和实时处理。②分布式计算和查询技术。支持数据高效处理和查询。③多种可视化交互技术。包括仪表板设计、故事板设计、驾驶舱设计组装等各种可视化模型,并发布到前台页面。

关键指标:医院收入、成本构成、预算执行情况、门急诊人次、出院人次、手术人次、平均住院日、病床周转变次数、病床使用率、耗材使用量、抗菌药使用率等。

业务流程见图 2-3-1。

建设要求见表 2-3-1。

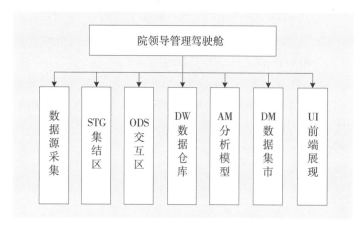

图 2-3-1 院领导管理驾驶舱业务流程

表 2-3-1 院领导管理驾驶舱建设要求

指标	具体内容和要求
院领导管理驾驶舱	① 具备医院综合运营分析、绩效考核分析、财务状况分析、高职分析、DRG 成本分析、OMC 重点指标分析 6 项功能 ② 支持数据源进行采集、STG 集结区数据存放、ODS 交互区进行数据处理和转换、DW 数据仓库存储、AM 分析模型数据转换、DM 按需存储到数据集市、UI 前端展现 7 种技术
三级甲等医院	具备 6 项功能、支持 7 种技术
三级乙等医院	同上
二级医院	同上

2. 关键监管指标预警 监管指标风险领域的变化情况,也可实现定期监控预警。

具体功能:门诊量预警、平均住院日预警、床位使用率预警、药占比预警、耗占比预警、医师日均担负门急诊人次数预警、医师日均担负住院床日数预警等。

适宜技术:①数据建模技术。多角度数据建模,在页面上从业务、物理存储、界面三个角度对基础数据进行建模。②可视化交互技术。定义关键监管指标,组装各种可视化模型,并发布到预警页面。

关键指标:门诊量、平均住院日、床位使用率、药占比、耗占比、医师日均担负门(急)诊人次数、医师日均担负住院床日数、急诊病死率、住院患者死亡率、新生儿患者病死率、手术死亡例数、手术感染人数、手术患者并发症发生率等。

业务流程见图 2-3-2。

建设要求见表 2-3-2。

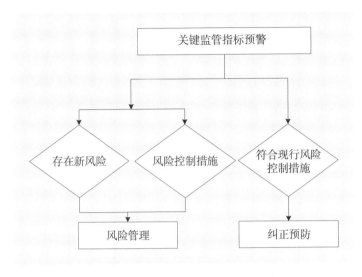

图 2-3-2　关键监管指标预警业务流程

表 2-3-2　关键监管指标预警建设要求

指标	具体内容和要求
关键监管指标预警	① 具备门诊量指标预警、平均住院日指标预警、床位使用率指标预警、药占比指标预警、耗占比指标预警、医师日均担负门急诊人次数指标预警、医师日均担负住院床日数预警 7 项功能 ② 支持数据源进行采集、存在新风险时做出风险的预警提醒、符合现行风险控制内时进行风险预防 3 种技术 三级甲等医院　具备 7 项功能、支持 3 种技术 三级乙等医院　同上 二级医院　同上

3. 关键监管指标预测　根据关键指标的联系,判断可能引起医院服务量、服务效率变化的指标,根据变化的趋势提前制定应对策略。

具体功能:服务量预测[门(急诊)人次、住院人次]、服务效率预测(门诊次均费用、住院例均费用)、药占比预测、耗占比预测等。

适宜技术:①数据建模技术。多角度数据建模,在页面上从业务、物理存储、界面三个角度对基础数据进行建模。②机器学习技术。定义关键监管指标,并进行计算预测。③可视化交互技术。组装各种可视化模型,并发布到预测页面。

关键指标:医疗收入情况预测、支出预测、门急诊人次预测、住院人次预测、门诊次均费用预测、住院例均费用预测、药占比预测、耗占比预测。

业务流程见图 2-3-3。

建设要求见表 2-3-3。

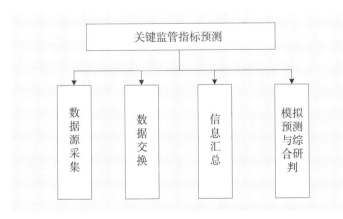

图 2-3-3　关键监管指标预测业务流程

表 2-3-3　关键监管指标预测建设要求

指标	具体内容和要求
关键监管指标预测	① 具备服务量预测(门急诊人次、住院人次)、服务效率预测(门诊次均费用、住院例均费用)、药占比预测、耗占比预测 4 项功能 ② 支持数据源进行采集、交互区进行数据处理和转换、对信息进行汇总、根据汇总的信息模拟预测并做出综合研判 4 种技术 三级甲等医院　具备 4 项功能、支持 4 种技术 三级乙等医院　同上 二级医院　同上

（二）医院运营分析平台

1. **经济效益分析**　在保障医疗服务效率的基础上对医疗的收入、支出、结余、成本等方面,通过院区、学科、亚专科、诊疗组等组织维度进行全方位经济效益分析。

具体功能:结余分析(成本收益率、百元医疗收入成本消耗、收支结余、医疗收支结余)、收入分析(医院收入、财政补助收入、科研项目收入、医疗收入、药占比、耗占比)、成本分析(医院成本、财政补助支出、医疗业务成本、管理费用)等。

适宜技术:①数据集成技术。通过服务集成、消息集成、数据集成等方式,支持数据批处理和实时处理。②数据建模技术。主要负责设计期间对 BI 模型的从新建、设计、发布到撤销等的生命周期管理以及数据的预计算。③自助分析技术。主要负责运行期间对后台管理系统发布的 BI 模型进行渲染、可视化展示,系统预置了医疗行业的 BI 分析模板,可以配置或快速定制。

关键指标:成本收益率、百元医疗收入成本消耗、收支结余、医疗收支结余、医院收入、财政补助收入、科研项目收入、医疗收入、药占比、耗占比、医院成本、财政补助支出等。

业务流程见图 2-3-4。

建设要求见表 2-3-4。

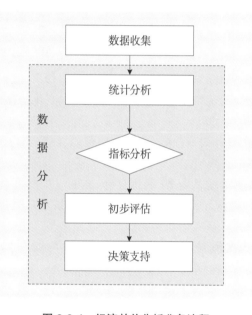

图 2-3-4　经济效益分析业务流程

表 2-3-4　经济效益分析建设要求

指标	具体内容和要求
经济效益分析	① 具备结余分析(成本收益率、百元医疗收入成本消耗、收支结余、医疗收支结余)、收入分析(医院收入、财政补助收入、科研项目收入、医疗收入、药占比、耗占比)、成本分析(医院成本、财政补助支出、医疗业务成本、管理费用)等 3 项功能
	② 支持数据源进行采集、统计分析、指标分析、初步评估、提供决策支持等 5 种技术
	三级甲等医院　具备 3 项功能、支持 5 种技术
	三级乙等医院　同上
	二级医院　同上

2. **服务效率与产出分析**　在一定资源配置的基础上对医院的服务产出、服务质量、服务能力、服务效率等方面,通过时间维度及同比、环比、占比等分析方法进行服务效率与产出分析。

具体功能:服务产出分析[门(急)诊量、出院人次、手术量]、服务质量分析(非计划再手术率、出院患者死亡率)、服务能力分析(病例组合指数值、三四级手术率)、服务效率分析(平均住院日、住院例均费用、床位使用率)等。

关键技术:①数据集成技术。通过服务集成、消息集成、数据集成等方式,支持数据批处理和实时处理。②数据建模技术。主要负责设计期间对 BI 模型的从新建、设计、发布到撤销等的生命周期管理以及数据的预计算。③自助分析技术。主要负责运行期间对后台管理系统发布的 BI 模型进行渲染、可视化展示,系统预置了医疗行业的 BI 分析模板,可以配置或快速定制。

关键指标支撑:门(急)诊量、出院人次、非计划再手术率、出院患者死亡率、病例组合指数(Case Mix Index,CMI)、三四级手术率、平均住院日、住院例均费用、床位使用率。

业务流程见图 2-3-5。

建设要求见表 2-3-5。

表 2-3-5　服务效率与产出分析建设要求

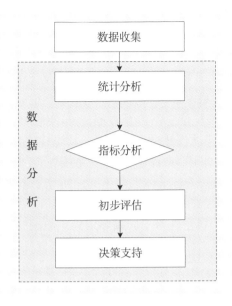

图 2-3-5　服务效率与产出分析业务流程

指标	具体内容和要求
服务效率与产出分析	① 具备服务产出分析[门(急)诊量、出院人次、手术量]、服务质量分析(非计划再手术率、出院患者死亡率)、服务能力分析[CMI值(Case Mix Index)病例组合指数值]、(三四级手术率)服务效率分析(平均住院日、住院例均费用、床位使用率)4 项功能 ② 支持数据源进行采集、统计分析、指标分析、初步评估、提供决策支持 5 种技术 三级甲等医院　具备 4 项功能、支持 5 种技术 三级乙等医院　同上 二级医院　同上

(三) 未来展望

大数据技术可以应用于数据分析、数据挖掘,实时数据监测等场景,未来可基于指标体系及分析路径形成不同场景下多级预警阈值,提升产品智能化程度,在产品经过各级医院的应用与打磨后,形成标准的指标体系,并基于指标体系抽象出通用分析路径,服务于不同角色,实现在不同场景下的运营分析与监测。同时,基于指标体系中所有指标基础计算项,形成标准的接口规范,并明确接口数据来源,最大地发挥大数据技术在医院智能决策及监管的应用价值,为医院管理者提供管理辅助决策、行业监管、绩效考核等支持。

六、建设方法

(一) 建设策略

考虑到各医疗机构信息化建设与数据治理现状参差不齐,建设要有节奏与层次,应在选择信息化系统建设全面且数据标准化、结构化程度高,且数据质量较好的医疗机构率先开展建设。先从医院端智能决策及管理平台的建设开始,建设在某一区域产生示范效应后,其他医院可推广建设,最终形成发现问题 - 定位问题 - 分析问题并找到最终的整改及解决办法,达到各级分析、预警、预测等全方位监管的目标。

(二) 应用技术

建议的应用技术主要包括:①系统开发语言。如 Java、Python 等。根据数据规模、并发响应要求、数据处理深度等选择。②主流关系型或非关系型数据库。根据数据批量和实时处理需求,可以选择传统的关系型数据库(如 Oracle、SQL Server、MySQL,以及各种国产主流数据库等)、分析型列式数据库(如 Greenplum、Vertica,以及国产 GBase 8a 等),以及基于 Hadoop 生态的大数据处理和计算平台(Hive、Kudu、SparkSQL、Presto、Impala 等)。③应用系统架构。根据用户响应和系统集成要求的不同,可以采用 B/S 架构、C/S 架构、N 层架构、分布式架构等不同的应用架构体系完成多系统之间的集成或者新系统的开发。④数据集成技术。通过服务集成、消息集成、数据集成等方式,支持数据批处理和实时处理。⑤分布式计算和查询技术。支持数据高效处理和查询。⑥数据建模技术。多角度数据建模,在页面上从业务、物理存储、界面三个角度对基础数据进行建模。⑦多种可视化交互技术。包括仪表板设计、故事板设计、驾驶舱组装设计等各种可视化模型,并发布到前台页面。⑧机器学习技术。定义关键监管指标,并进行计算预测。

（三）建议建设模式

1. 不同场景下数据分析服务　在医院关键指标实时预警、日常运营监控、月/季运营结果评价等应用场景下，对大数据技术服务模式的需求调研是采用大数据思维、强调管理者思维的优质用户体验方式。结合不同的应用场景进行调研，强调对原有医院运营智能决策和监管应用的辅助作用及优化分析。由于医院智能决策及监管系统具有差异性、多样性等特点，一是建议采用"迭代式"的信息系统建设方式。根据医院信息化的建设现状、针对涉及医疗机构主体多、各医院信息系统及数据标准不统一等特点，在项目建设中应坚持统一标准、顶层设计、分步实施等原则，确保项目建设目标达成。二是建议采用"自主建设"模式，围绕医院自身信息化建设基础和数据现状特点，采用"产品引入"或"系统外包"的实现路径，借鉴已有成功医院案例的信息化建设团队方案和实践经验，进行单体医院不同应用场景下的数据分析服务。

2. 不同角色下数据分析服务　在基于医院书记、院长、科主任等不同领导层角色数据分析的建设模式中，需求调研的方式主要针对不同管理者、不同职责、不同管理诉求的分析指标体归集及搭建，以及整个运营数据中心建设调研方向。由于相关后端数据可能分散在一个到多个异源异构的内部系统中，往往数据量较大，集成传输需消耗资源很大，在没有实现全部运营数据采集之前，为了避免数据多次重复采集、数据超大的风险，需要仔细梳理指标体系并进行风险评估，采用"试错式"信息系统建设模式——"采用原型法或应用模拟，通过试验的方式去逐次近似模拟并减少不确定的信息需求，同时找出原型的不足，直到用户对需求完全理解和需求得到保证为止"。遵循完整严谨的"生命周期开发、顶层设计、整体规划、逐层分解"组合信息系统方法论，采用"合作开发"的实现路径，以传统医院信息化实现技术向服务信息平台治理的升级、引入流程配置化引擎适应流程快速迭代、依据系统协同规则和系统安全管理要求进行系统改造，满足现阶段的在院服务提供。

（四）未来建设模式

未来医院监测管理的目标是以医疗服务和医疗质量为主线，在一定资源配置下，对医疗服务效率及产出、经济效益等方面，进行多维度全方位监测与分析，最终对相同资源投放下的医疗效率及经济效益进行综合效能分析，形成科学化的资源配置体系，助力医院精细化、高效运营。

七、建设流程

（一）建议建设流程

医院端智能决策及管理平台建设时必须以医院战略为核心出发点，结合医院精细化、数字化运营的管理原则，基于科学、智能的决策目标，并考虑各医院信息化建设及数据现状，通过技术和业务场景的融合，根据不同场景下的决策分析需求，建设指标库、数据模型、分析模型，最终实现分而治之的精益化运营决策与监管机制。

1. 建设范围（2个月）　自上而下，对医院运营管理信息化建设现状进行整体调研，明确核心业务场景运营数据"生产"情况。只有业务过程产生规范的、全面的结构化数据，后续的运营决策分析才能有准确的原始数据支持。常规建设内容包括以下8个方面：①梳理随业务过程生产的基础数据是足够支持运营分析所需的指标体系建设。②建立指标体系，明确指标计算公式、含义及所需要的基础计算项（基础数据）。③确认指标体系对于运营决策及监管需求的覆盖。④数据建模是基于指标体系建立数据模型，建立事实表与维度表间的关系。⑤梳理取数逻辑，业务系统生产的数据通过取数逻辑，利用ETL等工具实现数据的定时抓取。⑥图表设计是基于决策及监管需求，实现将不同指标在不同分析场景下图表的设计。⑦仪表板、故事板设计是基于决策及监管需求设计分析路径。⑧不同场景下基于不同角色的功能需求及数据需求，发布各类决策及监管分析主题。通过以上范围明确的功能建设，实现医院端在智能决策与智能监管方面的各类需求。

2. 技术选择（1个月）　在医院智能决策及监管应用中，根据需求选择批处理、实时数据处理、分布式存储、NoSQL数据库、分布式查询、可视化分析、数据挖掘和机器学习等技术。对来源于不同类型数据库不同结构的数据按照统一标准的数据格式进行处理。通过数据清洗、数据转换、数据描述、特征选择、特征抽取等进行结构化处理,通过架构和部署大数据集群实现数据分析、数据服务、模型训练等业务场景,为医院运营管理提供决策支持。

3. **系统设计(1 个月)**　运营决策及监管相关技术的支撑,需要根据医院精益化运营管理与传统企业级信息化技术结合的发展需求,针对具体的用户场景选择相应的技术实现,以满足医院发展需求。实施前需要经过全面调研,将医院的需求进行汇总,然后由系统架构师进行评估和最终确认系统需求,在系统设计中对常见应用场景给出最恰当的整体实现解决方案,并对医院既有资产进行利用。通过对设计目标、软硬件条件、外围系统接口对接方式等因素的综合考虑和整体设计实现,给出综合分析、监管产品的开发规范。详细设计中着眼于系统的"技术实现",阐明技术细节、解决主要难点,评估自己的团队实现特定的功能需求需要的代价,搭建系统的业务安全框架和核心架构。从需求设计到运维升级的每个细节都要细化落实,推动多团队、多供应商参与设计,从而达到高效率实现、便捷维护和持续升级。

4. **系统开发(5 个月)**　系统开发阶段是根据系统详细设计说明,对应业务分析、监管需求的各程序模块 / 功能进行编码实现、编译、静态分析、单元测试和打包发布工作,在程序单元中验证实现和设计说明的一致性。根据需求的共性化和个性化的具体情况不同,建设内容可以大致分为基于套装产品进行二次开发实现与基于医院定制化需求全新代码级项目开发实现方式两种情况。①基于套装产品进行二次开发实现方式。当自定义配置图表时,一些图表无法满足分析呈现时,需要通过二次开发一些图表样式,如桑基图的开发,对于一些分析交互形式的需求、包括多页面的跳转功能需要开发自定义导航工具进行支撑。②基于医院定制化分析与监管需求全新代码级开发方式,如智能决策驾驶舱等分析呈现,需要进行定制化开发,嵌入实时动态地图及增加动态交互效果等。

5. **系统测试(2 个月)**　大数据技术在医院智能决策及监管的应用,其目的是为医院管理提供决策支持,因此系统数据的稳定性及准确性至关重要,相关产品在正常运行部署前都要对数据进行严谨论证及系统测试,主要包括两项内容:①由测试人员进行系统性的测试,主要测试功能、逻辑、体验感、压力测试等,同时针对功能需求编写测试案例,尽可能覆盖各种业务情况,以提高系统的可用性和稳定性。②由项目实施人员或用户对真实的业务应用场景进行测试,对系统进行功能验证,测试的问题需统一记录管理,协调相关研发人员及时处理,由测试人员全程跟踪至所有问题修改并回归验证完毕。

6. **试运行和交付(1 个月)**　选择医院业务流程全、信息化水平高,支持信息化的相关的部门作为试点科室,进行业务流程的试点运行。试运行包括院领导管理驾驶舱、关键监管指标预警、关键监管指标预测、经济效益分析、服务效率与产出分析五个部分。试运行环节包括上线方案编写、上线方案讨论以及上线培训、上线准备,上线执行等环节,明确系统上线的范围、目标、计划、职责安排和风险预案,完成上线方案等成果物。主要包括四项内容:①上线的流程、数据、具体人员的安排。②针对医院的实际业务去选择上线的方式和步骤。③基于上线方案,制订最终针对医院运营部门的培训计划,包括针对医院用户的培训计划、用户手册、操作流程等。④系统上线前进行最终环境的全面核对检查,包括系统参数是否全部配置正确,系统权限的设置完成情况,系统数据的准确性、完整性、有效性是否符合既定要求等。

7. **运维保障(1 年)**　为了保障医院智能决策及监管系统的稳定运行,同时保证医院业务的正常运转,在软件交付后需要给医院提供专业的运维服务保障措施,包括日常检查工作、基础环境运维、应用系统运维、软件故障解决、BUG 修复、技术支持等运维服务,在必要时有专业的技术人员驻场提供技术支持,同时在系统上线后定期巡检,对目前正在使用的各级医院进行例行检查,尽量将产生故障的可能性降至最低,充分发挥和利用在以往其他医院项目中所积累的经验,及时作出准确的分析和判断,为系统正常运行提供有力的保障。

8. **规范建设流程**　从分析需求的归集至数据模型的建立、图表自定义配置再到仪表板的自定义配置等流程,在建设过程中应按建设规范逐步建设,保证每一环节的输出准确覆盖需求及设计思路(图 2-3-6)。

　　(二)未来建设流程

未来医院数据服务建设需要满足"互联网 +"的场景应用和新技术发展要求,非常适合云计算基础能力的建设尝试。可以更多使用移动互联网技术和服务平台技术。在数据安全、合规的前提下,可以考虑

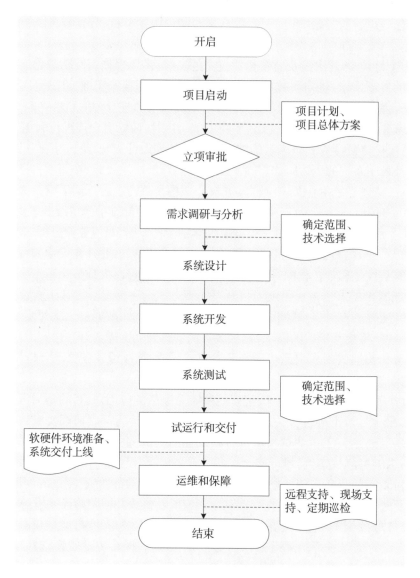

图 2-3-6　规范建设流程

引入跨数据中心的公有云服务资源及服务模式。

后疫情时代,基于高效、精益的医院运营管理应更突出对数据的利用,如在鼓励与引导患者回归医院就医方面,除增加疾病知识的科普与宣传外,通过患者不同疾病线上线下就诊趋势分析、未及时诊治导致的病情恶化分析等,正确引导患者就医行为逐步回归正轨,医院在兼顾社会公益性的同时,也要本着"盈亏平衡、略有结余"的目标可持续发展,在医院现有人力、设备、空间等资源不变的情况下,如何提升医疗服务效率与资源使用效能也是未来建设的重要方向之一。

八、建设关键点

(一)数据信息孤岛打通

在医疗行业中,各医院间、科室间数据孤岛现象严重,医疗数据各自保管存储,对数据的认知角度也截然不同,最终导致数据之间难以互通形成孤岛,从而使得医疗数据的价值无法得到充分利用,面对这种情况,需要采用制定数据规范、定义数据标准的方式,规范化统一管理数据,利用 BI 工具解决医疗大数据在信息化道路上遇到的信息孤岛问题,BI 可以连接各类数据库,直接从各个互相独立的数据库中抽取数据,这样原本分散在各个业务系统中的数据,就被整合在一起,形成全景大数据库,随后对所有关联的数据进行深入分析,并将结果用可视化形式展示。

（二）数据预处理的构建

在医疗大数据的应用实际业务中,数据通常存在一些问题,比如数据缺失、冗余、不一致、重复等问题,这就需要对数据进行加工处理。正确预处理数据对模型输出结果有很大的影响,数据预处理主要分为数据清洗、数据转换、数据描述、特征选择、特征抽取等步骤。数据清洗阶段主要处理缺失数据、离群点和重复数据;数据转化阶段主要对数据进行采样处理、类型转换、归一化;数据描述阶段根据需要计算统计量和对数据进行可视化;数据特征选择主要对属性不相关及属性重复的进行挑选;数据特征抽取主要有主成分分析和线性判别分析两种方式,通过两种方式对数据进行特征抽取。数据预处理的构建对大数据技术在医院智能决策及监管的应用最具有挑战性。

九、建设注意点

（一）大数据的采集与治理

大数据本身具备规模大,机构多样、增长快速等特征,这决定了医院数据必然也会涉及采集与治理的问题,随着医疗大数据的发展和分析方法、人工智能等技术的不断革新,能够准确利用医院大数据来进行分析和预测的场景会越来越多,到时大数据终将会成为医院决策的一种重要辅助依据,决策的路径也会随之变化,从之前的“经验决策”到现在的“数据辅助决策”,至将来的“数据即决策”。

（二）医院交互数据的安全

由于医院机构的特殊性,需要更加注重患者信息、检查检验信息、就诊信息等信息的安全性。为了防止交互过程的数据泄露,首先应保证交互双方的节点安全可信,医院职能决策及监管应用应接入系统节点进行安全验证,对于不同的节点及角色,进行业务服务访问授权,同时在进行服务方位交易过程通过自动审计记录数据访问情况,实现数据访问与操作的可追溯,同时对医院自身的业务数据、患者隐私数据等进行数据脱敏,防止数据泄露。

参 考 文 献

[1] 卢朝霞．健康医疗大数据理论与实践[M]．北京:电子工业出版社,2017年6月．

[2] 朱烨琳．美国向患者开放个人健康信息查询．[EB/OL][2016-12-29]https://www.cn-heal care.com/articlel20161229/content-488435.html.

[3] 吴敏,甄天民,谷景亮,等．健康医疗大数据国内外发展及在卫生决策支持中的应用展望．卫生软科学,2019,33(2):78-81,91.

[4] 陈敏,刘宁．医疗健康大数据发展现状研究．中国医院管理,2017,37(2):46-48.

[5] 孟群,毕丹,张一鸣,等．健康医疗大数据的发展现状与应用模式研究[J]．中国卫生信息管理杂志,2016,13(6):547-552.

[6] FDA. About openFDA.[EB/OL][2018-04-11]https://open.fda.gov/about/.

[7] BASEL KA YY A,DAVID KNO,STEVE V AN KUIKEN. The Big-data Revolution in US Health Care:Accelerating Value and Innovation[R]. New Jersey:McKinsey & Company,2013.

第四节　大数据在传染病监测及态势感知的应用

一、概念

基于传染病流调数据,结合人工智能 + 大数据技术构建趋势预测模型,开展传染病预测预警及态势感知应用。基于现有数据系统平台,完善传染病预测预警及态势感知,面向医疗卫生机构、政府部门、第三方机构、居民个体等建立灵活的数据共享机制,及时准确的为公共卫生提供分析研判,使传染病的预防和控制更有针对性、预见性和主动性,并进一步服务于卫生决策的制定。

具体内容包括:自动触发、自动填报、自动校验、数据应用对接、数据标准化上报、平台的规范化管理、平台间数据共享与交互规范、疾病趋势预测、重点人群分析、地区态势感知、管理驾驶舱、流程闭环管理、预测模块、舆情分析、角色画像等。

涉及技术包括：微服务架构、人工智能、自然语言处理、深度学习、大数据分析、预测模型、医学影像病灶自动识别、数据集成等。

二、建设背景

(一) 现状分析

国内的传染病防控工作在新中国成立后取得了多项成果。94% 的基层医疗机构实现了法定传染病实时网络时报应用的接入。传统的传染病监测应用监测范围局限，使得预测精度不高，预警时间滞后，且缺乏基于大数据的传染病防控决策支持。我国的健康医疗数据资源和医疗大数据在应用于传染病的精准预测预警和防控决策支持方面的水平与发达国家相比仍有明显的差距。国外的相关研究具有许多值得借鉴之处，但也在存在一些不足或缺陷。

1. **国外现状分析** 传染病预警应用在国内外都有先例。谷歌早于 2009 年用搜索数据预测流感，并设立了专门的网站沿用至今。谷歌作为搜索引擎巨头，利用自身优势为疾病控制增加了一个新颖的思路，即通过对网络搜索及各类文章关注度的热度监控来一定程度上反映人群的行为特征，辅助疾病监控与预测。虽然 "谷歌流感趋势" 项目在 2009 年成功预测流感发病率，但在 2011—2013 年间高估了流感发病率，有时甚至比美国疾控中心的数据超出一倍以上。该项目被认为在数据分析方面存在欠缺。美国专家指出谷歌项目的不足，一是忽略了其他数据的作用，如果结合美国疾控中心的数据，谷歌的预测有可能被大幅度改善，二是没有尽可能利用传统的统计分析手段来剔除应用误差，比如残差的自相关性和季节性。研究证明，合并多种因素进行预测是改善预测精度的一个可行的方向。2014 年埃博拉病毒大暴发，大数据在疫情预测上发挥了至关重要的作用。一方面电信公司提供的当地居民行动通信大数据资料，定位当地疫区位置，可服务于预测当前病毒散布区域，为合理规划和分配医疗救助、安排最优救助路线提供辅助；另一方面，加拿大某公司利用大数据，运用地理资讯系统，通过分析全球航班起降、人口移动、气候温湿度变化、家禽家畜密度、城市卫生管理系统等资讯，建立模型，发布动态全球病毒地图。欧盟也建立了传染病监测和控制网络，保护成员国，降低疾病蔓延风险，但鲜有应用兼顾了对疾病的预测预警和防控决策支持。大数据的三个关键的特征是多来源、数据量大和快速变化，以至于传统的计算方法不能在能接受的时间内有效进行处理、分析和计算。因此需要研究出更适合复杂性数据的分析方法和传染病模型，从而提高传染病监测预警的及时性和准确性。早期的辅助决策应用仅限于汇集数据和绘制简单的图表，也无法嵌入数学模型进行进一步的数据填补和预测。后期开始开展各种预测工作和有效性政策的评估。一部分研究关注在基于数学模型的疾病发病趋势预测，主要考虑的影响因素为天气等自然环境对疾病的影响；另一部分研究开始关注人类行为对疾病介入的有效影响力，尤其是美国 CDC 为评估各项工作的有效性提供了十分全面的评估流程和框架。辅助决策应用在国内外针对不同的使用场景及功能都有过各类的研究，现在的研究趋势都更加偏向于更精准的预测，结合更多源的数据。例如谷歌流感趋势(google flu trend)，通过收集搜索引擎数据补充病例数据用于流感预测，而其他的地区也都致力于更精准更精细的预测，比如结合地理信息系统(geographic information system 或 geo-information system，GIS)数据，居民活动数据，传播媒介数据等。

2. **国内现状分析** 2000 年前后我国开始进行疾控体制和卫生监督改革，在卫生防疫站基础上，组建各级 CDC 和卫生监督所，CDC 成为纯技术型事业单位，不再承担监督执法行政职能。2002 年 1 月 23 日由中国预防医学科学院更名重组的 "中国疾病预防控制中心" 正式成立，标志着疾病预防控制体系改革的启航，实现了由卫生防疫向疾病预防控制的转变。受 2003 年 SARS 疫情影响，我国疾病防控体系取得了长足的进步。2004 年，中华人民共和国卫生部出台《关于疾病预防控制体系建设若干规定》出台后，我国形成了以各级疾病预防控制为中心，基层预防保健组织和医疗机构公共卫生科(或预防保健科)为网底的疾病预防控制网络。截至 2018 年底，我国拥有疾病预防控制中心 3 443 个，其中省级 31 个、市(地)级 417 个、县(区、县级市)级 2758 个，基层医疗卫生机构 94.4 万个，每万人口全科医生 2.22 人。同时，我国相应的卫生法律法规体系建设也逐步构建，以《传染病防治法》为代表，总计出台包括《中华人民共和国突发疾病应对法》《突发公共卫生疾病应急条例》《中华人民共和国食品安全法》等法规 30 余部,《突发公共卫生疾病与传染病疫情监测信息报告管理办法》《传染病信息报告工作管理规范》《卫生部法定传染病疫情和突发公共卫生疾病信息发布方案》等部门规章 400 多个。其中《中华人民共和国传染病防治法》(2013 年修订)规定,我国法定传染病为 39 种(新冠后调整为 40 种),分为甲、乙、丙三类分类管理,同时还在传染病监测报告、预警预测、疫情信息公布、疫情控制与救治等关键环节,对各级政府、卫生健康行政部门、疾控中心、医疗机构等不同主体的职责进行了应用性的规定。

2020 年 1 月,国务院批准将新型冠状病毒感染的肺炎纳入《中华人民共和国传染病防治法》规定的乙类传染病,并采取甲类传染病的预防、控制措施。各级人民政府、卫生健康行政部门、其他政府部门、医疗卫生机构可以依法采取病人隔离治疗、密切接触者隔离医学观察等系列防控措施,共同预防控制新型冠状病毒感染的肺炎疫情的传播。为了进一步依法加强传染病预防控制,国家卫生健康委员会按照国务院要求积极推动《中华人民共和国传染病防治法》的修订工作,强化对于各类传染病的防控和管理工作,积极推动大数据、人工智能等新兴技术应用,提升各地各机构传染病预警水平和防控能力。

(二)需求分析

1. 夯实数据基础的需求 重大突发公共卫生疾病的应急通常需要政府、社会、个人的全面联动,完善的动态数据体系是实现高效防控的基础,因此需要持续完善我国面向突发公共卫生疾病的基础数据保障体系。一方面要持续提升现有监测体系数据的完整性和及时性;另一方面需要通过建立统一数据交互标准和多元化的数据共享机制来实现多部门、多机构之间的数据互联互通。将各类社会机构纳入数据体系,逐步构建动态的疾病防控应急大数据体系。

2. 实现早期预警的需求 预防为主,早发现、早处置是减少突发公共卫生疾病影响的最佳方式,这就需要建立对于突发疾病暴发风险及发展趋势拥有较强的预测预警能力。当前我国对于法定传染病已经有了一定的监测预警能力,但面对越来越多的未知突发疾病,未来需要在提升现有预警体系准确度和敏感度的基础上,着重提升对于新发疾病以及其他突发疾病的预警能力,真正实现防控关口前移。

3. 优化调度决策的需求 防控部门在重大突发公共卫生疾病处置过程的调度决策能力是影响疾病走向的关键因素,其核心是做到分层分级的精细防控,以及需求资源的精确匹配。为实现这一目标,一是要对疾病的发展趋势有精细化的判断能力,如整体发展趋势、区域精细风险等级,主要影响因素变化趋势等;二是要能实时了解预判资源的储备和分配情况,包括服务资源、物资资源、当前防控进展及可能的需求变化;三是要能拥有高效的调度手段,做到上传下达,及时反馈。

三、应用场景

目前传染病预测存在不够精准、时间滞后、地理精度低、因素挖掘不到位、可解释性差等问题。我们将基于多源监控数据,整合病例数据、环境、气象、区域医疗卫生资源、人群流动、气候变化等,探索运用新的更优化的大数据分析手段,融合时间序列机器学习方法和深度学习技术进行建模,建立精确到街区的重点传染病预测模型,精准预测重点传染病的时空发生、发展趋势。其中主要内容包括:

(一)建立传染病智能监测预警机制

在现有传染病病例报告体系基础上,利用人工智能技术构建常见传染病症状监测模型,实现对全量临床数据自动筛查、症状提取和持续监测,及时发现此类症状在时间、空间上的异常聚集。在智能监测基础上,综合环境、气象、舆情、用药等多方面因素,构建常见传染病暴发预警模型,实现对常见传染病分等级精细化预警,保证异常数据的及时发现。

(二)建立传染病智能预测决策机制

基于卫生健康大数据以及公安、交通、气象、工信等跨部门数据,结合人工智能+大数据构建常见传染病趋势预测模型,对区域常见传染病趋势进行时间分析、空间分析和人群分析,对常见传染病的发病趋势、传播途径、高危人群进行预测。在此基础上,构建常见传染病防控仿真模拟模型,对不同防控措施的疾病发展趋势进行仿真推演,结合现有流感防控预案形成动态智能预案管理,为决策提供有效支持。

（三）建立城市健康画像感知应用机制

对城市全方位、多领域数据进行实时监测,形成以传染病为代表的城市健康画像,便于决策者及时掌握公众健康现状。对接多源信息应用,整合社会网络公共信息资源,完善疾病敏感信息预警机制,及时掌握和动态分析全人群疾病发生趋势,及全球传染病疫情信息等国际公共卫生风险,提高突发公共卫生事件预警与应急响应能力。整合环境卫生、饮用水、健康危害因素、医学媒介生物等多方监测数据,有效评价影响健康的社会因素。

四、建设原则

按照"预防为主、平战结合、医防协同、精准施策"的原则,从防控全周期出发,以横向联动、纵向贯通、医防整合的立体化公共卫生大数据网络为支撑,充分应用大数据、人工智能、5G 等先进技术,完善传染病预测预警及态势感知应用。

（一）通过关口前移,加快监测界限

充分应用成熟的智能辅助诊疗系统,一方面提高临床医生对疾病的诊断能力;另一方面直接对接传染病网络直报系统,提高传染病上报效率。在此基础上,构建面向早期预警的智能化症状监测系统,完善基于大数据的综合性疾病及突发公共卫生事件预警网络,推动防控工作关口前移。

（二）增加数据维度,扩大监测内容

以实际应用为导向确定数据采集范围和采集方式,及时、准确、全面、灵活地掌握基层一线有关信息,增大获取数据的数量,增强数据质量。强化大数据和人工智能技术应用,提高对公共卫生事件发展趋势的预测能力,对应急资源的动态跟踪及高效调配能力。

（三）增强监测管理,确保信息上达

增强对异常数据提醒和监测过程数据提醒的管理,保证异常信息能够及时上报。通过远程医疗、智能辅助诊疗、互联网诊疗等方式,使一线医务人员对居民疾病的筛查鉴别能力、对疑似病患的管控能力、对康复患者的随访指导能力,均有所提升,筑牢基层防控网底。

五、建设内容

传染病预测预警及态势感知应用基于人工智能技术,一方面优化现有的传染病报告应用,另一方面构建智能化的自动症状监测体系,实现被动监测与主动监测的有机结合,初步构成了从临床医疗服务到公共卫生疾病监测的闭环管理,大幅提升传染病监测的准确性和敏感性,实现应报尽报。同时平台开展对监测数据的多层级预警,帮助疾病防控人员和决策者提前预知可能存在的风险,为后续应急指挥和防控处置奠定基础。

（一）数据自动收集

1. 疾病自动填报　通过自然语言处理自动抽取门诊患者基本信息以及诊疗数据,形成传染病报卡,辅助医生完成上报。

具体功能:自动触发、自动填报和自动校验等。

适宜技术:①自然语言处理。自动抽取门诊患者基本信息及诊疗应用形成传染病报卡初稿。②形式审查。审查报卡填报内容并给予提示。③规则审查。根据相关规则审查填写内容,防止信息误露。

业务流程见图 2-4-1。

建设要求见表 2-4-1。

2. 数据应用对接　通过智能辅助诊疗应用串联医院内 HIS 和国家传染病网络直报系统,打破数据孤岛和烟囱,增强医防协同能力,减少对传染病的漏报、误报,提高上报数据质量。基于集成在医疗机构 HIS 上的智能辅助诊疗应用,当发生需要上报疾病时,医生填写报卡并经审核后,直接将数据上报给国家传染病直报系统,并同步接收反馈信息。

具体功能:数据采集、数据标准化上报、平台的规范化管理、平台间数据共享与交互规范、上报数据同步给国家省市县各级全民健康信息平台等。

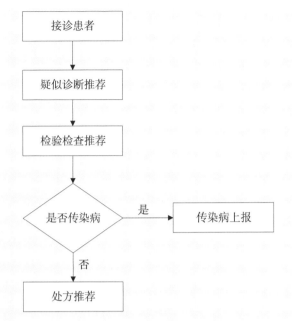

图 2-4-1 自动上报流程

表 2-4-1 自动填报功能要求

指标	具体内容和要求
疾病自动填报	① 具备自动触发上报、自动填报、自动抽取信息 3 项功能 ② 支持自然语言处理、形式审查、规则审查 3 种技术 三级甲等医院 具备 3 项功能、支持 3 种技术 三级乙等医院 具备 3 项功能、支持 3 种技术 二级医院 具备 2 项功能、支持 2 种技术

适宜技术:①消息集成。消息集成是应用整合的基础,特别是异构的应用整合提供通信基础。②服务集成。采用服务调用的方式完成交换节点间数据的发送和接收的过程。

业务流程见图 2-4-2。

建设要求见表 2-4-2。

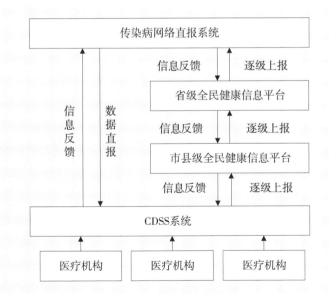

图 2-4-2 数据应用对接流程

表 2-4-2 数据应用对接要求

指标	具体内容和要求
数据应用对接	① 具备数据采集、数据标准化上报、平台的规范化管理、平台间数据共享与交互规范、同步交换国家省市县各级全民健康信息平台 5 项功能 ② 支持消息集成、服务集成等 2 种技术 三级甲等医院 具备 5 项功能、支持 2 种技术 三级乙等医院 具备 4 项功能、支持 2 种技术 二级医院 具备 3 项功能、支持 1 种技术

（二）疾病预测及态势感知

1. **疾病预测及态势感知** 基于卫生健康大数据以及公安、交通、气象、工信等跨部门数据,结合人工智能＋大数据构建趋势预测模型,对区域内传染病趋势进行时间分析、空间分析和人群分析,对发病趋势、传播途径、高危人群进行预测,结合相应疾病形成态势感知研判。

具体功能:疾病趋势预测、重点人群分析、地域态势感知等。

适宜技术:①大数据分析。利用大数据技术对自动填报的数据进行分析预测。②机器学习。利用机器学习技术结合患者年龄、职业、病史等基础信息进行预测。③深度学习。利用强大的识别数据能力,对收集的数据进行预测预警。

业务流程见图2-4-3。

建设要求见表2-4-3。

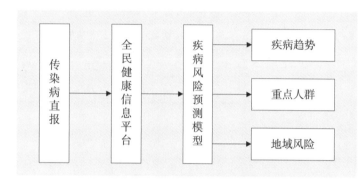

图2-4-3 数据应用对接流程

表2-4-3 数据应用对接要求

指标	具体内容和要求	
疾病预测及态势感知	① 具备疾病趋势预测、重点人群分析、态势感知3项功能	
	② 支持大数据分析、机器学习、深度学习3种技术	
	三级甲等医院	具备3项功能、支持3种技术
	三级乙等医院	具备2项功能、支持2种技术
	二级医院	具备1项功能、支持2种技术

2. **综合数据展示** 通过大屏展示技术,面向不同等级机构,提供一个综合数据管理展示平台,帮助机构实现了多源数据集中化、决策分析场景化、运营全局可视化、协作管控智能化。

具体功能:管理驾驶舱、流程闭环管理、预测模块、舆情分析、角色画像、指标库管理等。

适宜技术:①数据搜索引擎。实时检索、快捷数据获取,实现数据分析挖掘。②数据分析。对多维数据进行切片、块、旋转等动作剖析数据。③数据可视化。对集中的数据以图形图像形式表示,同时利用数据分析和开发工具发现其中未知信息并处理。

业务流程见图2-4-4。

建设要求见表2-4-4。

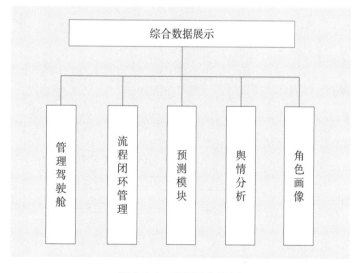

图2-4-4 应用平台展示

表2-4-4 平台展示要求

指标	具体内容和要求	
综合数据展示	① 具备包括管理驾驶舱、流程闭环管理、预测模块、舆情分析、角色画像、指标库管理6项功能	
	② 支持数据搜索引擎、数据集成、数据可视化3种技术	
	三级甲等医院	具备6项功能、支持3种技术
	三级乙等医院	具备5项功能、支持3种技术
	二级医院	具备4项功能、提供2种技术

(三)未来展望

疫情防控对大数据工作提出了巨大的挑战,包括数据量巨大、数据类型复杂、数据需求多样等。通过该平台的建设,从数据质量入手,统一数据采集标准,建立多元化的共享机制,实战化的数据运行规范,专业化的数据应急体系,促进跨部门、跨机构、跨区域的数据资源整合与汇聚,构建开放共享的医疗信息化格局。通过公共卫生应急管理信息平台,实现数据的整合,从而强化公共卫生疫情防控预案的建设能力,可以根据疫情的重大和紧急程度,形成系统性的防控预案和演练机制,提升防控预案的实用性。借力大数据等信息技术,完善疫情防控的信息管理体系,用数据说话,提升政府公信力,建立全民疫情反馈机制,信息直达决策层,实现卫生重大事件的全民参与。建设公共卫生应急管理信息平台,融合人工智能预测分析技术,可以实现疾病预防控制的先知、先决、先行,从而整体提升辅助决策水平。通过各类异构数据库集成,实现跨系统、跨业务、跨空间数据整合和数据挖掘,可以方便政府全面、即时、准确掌握全区医疗卫生服务、疾病预防控制、卫生监督和突发公共卫生事件应急等方面的第一手信息,为科学制定和调整卫生改革与发展政策提供客观依据,提高决策的科学性。这对更好地促进人人享有基本医疗卫生服务,真正实现病有所医、病有好医提供技术支撑,具有重大的现实意义。

六、建设方法

(一) 建设策略

1. 信息应用建设的"先软后硬"次序 信息应用的建设应首先由功能需求和信息需求决定软件,主要用于更好地满足医务工作者的流调流程再造,为使用方提供便捷服务。与传统医疗信息化对应模块相比,功能设计将优先高频场景、简化流程、提高用户体验。在功能范围确定后,抽象提炼实现要点和流程再造约束,之后再由"敏捷开发"软件实现方式和应用架构方案来确定硬件选择的主要技术指标,设计实现应用时应强调"实用性"原则。特别在初期,大规模购置硬件只能让机构背上沉重的包袱,带来无谓的浪费。计算机的更新换代极快,硬件价格不断下降,但零部件扩充却十分昂贵,此外软件的每一次升级又会对硬件资源提出更高的要求。因此,在进行信息应用硬件配置时,应以实用性为准则,适当保留一定余量,但力求应用架构的"先进性"原则,以备软件升级,应用发展扩容时避免重复投入。

2. 信息应用生命周期法和敏捷开发相结合 面向对象的技术强调以信息应用中的数据或信息为主线,在应用分析阶段识别出实体及其相互关系,全面、准确、详细地描述出传染病监测的使用模型,使应用分析、设计、实现人员在统一的信息模型指导下协调一致地工作。实践经验表明,无论开发者在应用分析时采用何种严格的方法描述用户需求、力争准确,等到应用完成后,用户使用时仍然会提出"应用功能仍不完善""应用功能上是当时的设想,现在已不适用了"等问题。究其根本原因在于需求本身具有模糊性和易变性,在应用没有开发到一定程度,用户对应用的理解达不到一定的程度是无法准确理解用户需求的,这并不是说用户需求捉摸不定,只是说用户需求随着他对应用的理解和加深,结合政策与行业变化,是在不断完善和变化的,因此生命周期法与敏捷开发相结合可以解决这类问题。

在应用初期建设时,需要参考国家相关应用对应的功能指引和建设规范,获得整体思考和设计规划,强调"普适性"原则。同时由于需求未定,建议采用敏捷开发模式,通过迭代快速原型的方法不断试错、渐进明细。后续软件升级阶段明确信息化目标、范围、手段和制约后,采用生命周期法,顶层设计,整体规划,逐层分解。

3. 信息应用的合作开发和应用外包相结合 目前建设信息应用的方式通常有三种。一是完全自行开发。需要机构具备一个"大而全"的信息技术部门,但根据国外调查,财富500中20家大公司信息部门得出的结论表明:信息技术部门在达到以信息技术创造价值之前,不仅要经过健全的基础设施和灵活的体系结构建设,还必须经过长时间的出色的技术服务以建立应用用户对其能力的信任感。二是寻找合适的应用集成商合作开发。目前的一种流行做法,它主要通过双方的合作,相互弥补对方的不足,共同完成信息应用的建设。三是信息应用业务外包。应用外包是一种应用管理策略,其精髓是将一些传统意义上由医院机构内部人员负责的信息应用业务外包给专业的、高效的服务提供商。

(二) 应用技术

建议的应用技术主要包括:①大数据技术。将高性能计算、机器学习、人工智能、模式识别、统计学、数据可视化、数据库技术和专家系统等多个范畴的理论和技术融合在一起。建立预测模型,运用相应的处理方法得出结果。②自然语言处理(natural language processing,NLP)。通过机器学习和NLP结合的AI

智能组合,助力提升病历质控系统的深度、广度和效率,为公共卫生应急管理应用提供实时监控、在线预警、智能判别和信息反馈多种实时控制办法。③深度学习。具有强大的能力识别数据模式的能力。④医学知识推理。采用"多尺度推理"算法,即包括"关键点语义推理""上下文语义推理""证据链语义推理"等不同语义层面推理算法的融合推理。⑤医学影像病灶自动识别技术。基于深度学习的全自动影像病灶检测方法,给临床诊断提供了准确、全面的症状分析结果,解决了现有技术存在的人力耗费大、结果准确性和稳定性难以保证、检测结果简单等问题。

（三）建议建设模式

1. 智能预测模型建设 智能疾病风险预测根据患者相关的结构化数据、文本、影像、流数据等多模态数据,通过基于时间序列的深度学习方案,提取疾病预测的特征向量,构建预测模型,构建可解释性强的疾病风险评估预测模型。根据预测模型给出的疾病风险等级和对应的风险因子,给出经过医学专家组评估制定的健康干预措施,通过科学的健康干预措施去降低患者患病风险,做到未病先防,降低后续疾病治疗费用的目的。

2. 接口系统设计建设 平台的信息采集实行国家统一基本数据和采集规范标准,统一部署数据交换接口,实时同步交换国家、省、市、县各级全民健康信息平台,满足多方业务管理应用需求。同时,各级医疗卫生机构可使用本级数据。终端系统的数据对接及采集,主要采取数据自动同步、按需临时调用、智能表单填报等三种方式。

3. 大数据技术框架设计 面对海量的各种来源的数据信息,需要对这些零散的数据进行有效的分析,得到有价值的信息是智能医疗大数据平台核心作用。数据接入就是将这些零散的数据整合在一起,综合起来进行分析,主要包括文件日志的接入、数据库日志的接入、关系型数据库的接入和应用程序等的接入。搭建 Hadoop(分布式系统基础架构)集群,Hadoop 作为一个开发和运行处理大规模数据的软件平台,实现了在大量的廉价计算机组成的集群中对海量数据进行分布式计算。选择合适的数据挖掘工具可以将结构化的数据映射为一张数据库表,是建立在 Hadoop 之上的数据仓库基础架构,可以减少 MapReduce(一种编程模型)编写工作。对数据进行建模分析会用到机器学习相关的知识,常用的机器学习算法,比如贝叶斯、逻辑回归、决策树、神经网络、协同过滤等。数据的可视化以及输出应用程序接口(application programming interface, API)对于处理得到的数据可以对接"大数据可视化平台",将结果进行可视化,用于决策分析,或者回流到线上,支持线上业务的发展。

（四）未来建设模式

在未来建设模式中,需求调研的方式主要强调对原有业务流程的抽象、多系统流程节点的服务组合和对应外部互联网服务与预约服务需求的快速实现,可采用"自主建设"结合"融资租赁、服务托管、PPP、价值代偿"等组合建设模式,结合信息平台、云计算、大数据、移动互联网技术,聚焦服务对象,依据"生命周期开发,整体规划、统筹准备、逐层分解"的组合信息系统方法论,以架构云化、服务治理信息平台化、多租户主动安全防护为技术选择标准,采用"合作开发和系统外包相结合"的实现路径,分期分批的落地信息化建设成果,满足平台的战略发展,并支持业务流程的持续改进和再造。

七、建设流程

（一）建议建设流程

1. 建设范围(1 个月) 应用建设初始对服务场景和信息化建设现状进行整体调研,明确需要预测的地域、人群、传染病病种等范围。首先,通过自然语言处理自动抽取门诊患者基本信息以及诊疗应用形成传染病报卡,辅助医生完成上报。其次,通过智能辅助诊疗应用串联医院内 HIS 和国家传染病网络直报系统,减少对传染病的漏报、误报,提高上报数据质量。基于集成在医疗机构 HIS 上的智能辅助诊疗应用,当发生需要上报疾病时,医生填写报卡并经审核后,直接将数据上报给国家传染病直报系统,并同步接收反馈信息。再次,基于各级医疗机构的数据,结合人工智能＋大数据构建趋势预测模型,对区域内传染病趋势进行时间分析、空间分析和人群分析,对发病趋势、传播途径、高危人群进行预测,结合相应疾病形成态势感知研判。最后,通过综合数据展示,面向不同医疗卫生机构,提供一个综合数据管理展示平台。帮助机构实现了多源数据集中化、决策分析场景化、运营全局可视化、协作管控智能化等内容。

2. 技术选择(1个月) 以人工智能、大数据等新技术为基础,在传染病预警预测场景下有针对性地解决信息不对称问题,将已有业务场景服务能力升级,与新技术、新方法、新思路的引入有机融合。根据指定地区的传染病患病情况,选择相匹配的模型、技术进行预测分析。①深度学习。具有强大的能力识别数据模式的能力。②医学知识推理。采用"多尺度推理"算法,是不同语义层面推理算法的融合推理。③医学影像病灶自动识别技术。给临床诊断提供了准确、全面的症状分析结果,解决了现有技术存在的人力耗费大、结果准确性和稳定性难以保证、检测结果简单等问题。

3. 系统设计(3个月)

(1) 应用设计。及时监测预警,实现疫情先知。利用智能化手段提升一线医护人员对传染性疾病/公共卫生事件的鉴别筛查能力和效率,充分发挥临床大数据在疾病监测预警上的应用,推动医疗体系与疾病监测体系的有效融合,逐步实现应报尽报。在监测基础上构建大数据预警能力,实现早发现早处置。

(2) 安全设计。根据《信息安全技术信息系统安全等级保护定级指南》,应定为三级安全等级保护。三级系统安全保护环境的设计目标是:落实《信息安全技术网络安全等级保护基本要求》(GB/T 22239—2019)对三级系统的安全保护要求,通过实现基于安全策略模型和标记的强制访问控制以及增强系统的审计机制,使得系统具有在统一安全策略管控下,保护敏感资源的能力。

(3) 规范设计。国家先后制定了《电子政务标准体系》《电子政务标准化指南》和《电子政务相关标准》,这些文件为电子政务标准化的有序发展打下了良好基础。根据电子政务标准技术参考模型与标准体系的定位体系之间的纵横关系,可确定电子政务标准体系结构。电子政务标准体系结构由两个层面的6个部分组成:总体标准、应用标准、应用支撑标准、信息基础设施标准、安全规范和管理规范。

4. 系统开发(3个月) 系统开发通过大数据分析、机器学习、深度学习等技术预测不同疾病在空间和时间上发展趋势和风险评估,预测疫情发展的时空趋势和高危人群。通过自动触发、自动填报和自动校验等功能集合现有传染病数据,在此数据基础上根据所需维度建立预测模型。通过数据采集、数据标准化上报、平台间数据共享与交互等方式实现数据处理。将处理后的数据运行在预测模型中不断训练迭代,从而对传染病进行预测。结合公安、交通、气象、工信等跨部门数据进行分析,以获得该疾病的态势感知。监测具体分析指标有患病人群职业分析、年龄分析、病史分析、发病趋势预测、地区趋势预测。帮助管理部门找到疫情防控的关键点,提高重大疾病防控和突发公共卫生事件应对能力。

5. 系统测试(1个月) 当开发工作基本完成之后,正式上线前,一般会对建设系统进行测试。其中主要包括:安全技术差距测试和安全管理差距测试。安全技术差距测试,针对建设单位计划定级系统的安全物理环境、安全通信网络、安全区域边界、安全计算环境和安全管理中心等5个技术层面进行现场测试和差距分析,记录相关的测试结果。安全管理差距测试,针对建设单位计划定级系统的安全管理制度、安全管理机构、安全管理人员、安全建设管理、安全运维管理等5个管理层面进行现场测试和差距分析,记录相关的测试结果。

6. 试运行和交付(2个月) 系统的试运行和交付环节按照建设内容和后期参与应用、运维管理的用户对象特点,建议可以分为以下三个步骤:

(1) 部署方式准备。根据各级医疗卫生机构的实际需求和自身网络环境状况,确定预测模型的部署方式。可根据传染病预测所涉及的人群、时间、空间等因素决定本地部署或云部署的方式。若原机构的硬件存储设备可支撑预测模型的正常运行,且数据保密性较强可采用本地部署的方式。若预测的空间距离较大建议采用云部署方式更为便捷易行。

(2) 系统试运行。遵循国家和行业发布标准与规范,进行基础数据维护。相关机构的信息采集实行国家统一基本数据和采集规范标准,统一部署数据交换接口,实时同步交换国家、省、市、县各级全民健康信息平台,满足传染病监测预警的应用需求。整体预测模型应用采用模块化、组件化设计,预留专用接口,易于后续扩展。此外结合各级医疗机构的实际情况,将原来分散的流调数据集中起来以实现共享,提高数据资源的使用率。实现信息的采集、存储和传输自动化,综合性处理和分类信息,实现医疗信息平台的高度共享。

（3）应用交付。应用交付将具体服务部署到同一门户、平台综合应用服务、平台服务、疾控一体化平台服务层、平台资源层、医疗机构等整体系统框架中,完成业务系统服务化组装和服务部署,最终实现业务按需交付。

7. 运维保障(3个月) 通过建立一个规范化、标准化、制度化的集中管理的运行维护体系,完成对应用运行状态的全面监控和运行问题的及时处理,支持应用的安全、稳定、高效、持续运行。运行维护内容包括网络管理、应用管理、安全管理、存储备份管理。①网络维护。主要对网络拓扑结构和网络设备参数进行配置,网络性能管理主要通过对被管理设备的监控和轮询,获取有关网络运行的信息及统计数据,并在所收集的数据的基础上,提供网络的性能统计。②应用维护。主要包括对系统资源的发现、提供、配置和控制。性能及可靠性的维护主要对各应用的关键参数或重要资源进行监控和检查,了解应用运行情况,及时察觉可能的故障,从而保证应用的正常运行,提高应用可靠性。③安全维护对象。包括网络安全、应用安全、存储备份安全。内容可分为安全维护制度的落实、安全设备的配置以及管理与监控、安全维护故障的处理等。④存储备份运行维护。主要是备份策略管理、备份软件管理、备份数据管理及存储硬件管理。

8. 规范建设流程 根据患者服务的信息化建设内容与实现特点,可将整个建设流程按照建设实施规划进行规范,一般分为项目启动、项目实施、系统上线和运维保障等四个阶段(图2-4-5)。

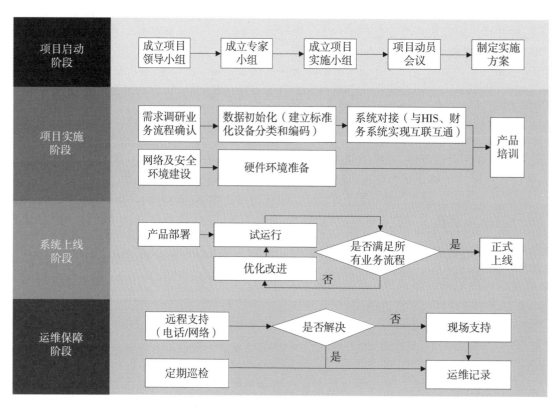

图 2-4-5 规范建设流程

(二) 未来建设流程

未来医院患者服务场景的信息化服务建设需要满足"互联网+"的场景应用和新技术发展要求,非常适合云计算基础能力的建设尝试,可以更多使用移动互联网技术和服务平台技术。一是在数据安全、合规的前提下,可以考虑引入跨数据中心的公有云服务资源及服务模式。变传统的医院信息化自有建设为业务能力按需外包,变自行建设维护为服务购买,变一次性资源投入为购买配额、按需 / 按时间段扩展使用、区域医疗底层信息化资源的共享复用。实现统一规划、动态分配、集中部署、自动运维、标准化扩展的医疗信息化建设治理。二是在未来的患者服务信息管理系统建设中,建议引入互联网服务常用的基于量化决策的需求采集和分析方法,利用数据化决策或应用信息经济学方法,如互联网患者服务应用功能确认过程中常用的链接标记(link tag)的流量标记、转化漏斗、APP测试、热图对比、疾病追踪、群体分析、归因等,决定患者服务信息化的建设方向和建设重点,有效识别真正的高频患者服务需求,提供主要便民服务路径上的信息化建设与发展。

八、建设关键点

(一) 数据采集速度

建立有针对性的、规范的、灵活的数据采集机制。建立在互联网、物联网、政务网和移动通讯网等多平台应急数据采集标准。应用支持实时自动同步、按需临时调用、智能表单手工上报多种数据上报方式提升数据采集效率。

(二) 数据分析广度

为了支撑平台快速搭建出人员、交通封控、隔离监管、医疗收治、舆情分析、治安警情、返程复工等一系列维度的态势类统计模型,需要建立多维度的数据采集体系。平台不寻求大一统的数据体系建设上,建立相关部门、单位的数据资源登记备案制度,建立接口技术标准和共享授权应用的配套标准,形成数据的共享保障机制,平台日常仅保存应用接口目录、数据资源目录。

(三) 数据运行精度

以大数据技术支撑"监测、预测、调度"应急工作实体运行,从而实现数据驱动运营,是整个数据采集建设的核心目的。通过数据的汇集、分析和应用指导一线联防联控工作,再加强点对点、不间断、滚动式动态管理和数据及时更新,形成信息回路,进而促进数据更加准确、更具实效。

九、建设注意事项

(一) 现有平台优化配置

随着信息化的发展,对各部委、跨领域、跨行业业务协同的要求也越来越高。根据服务的需要,跨部委、跨系统、跨平台的操作的信息共享和协同服务等需求成为了普遍的、迫切的需求。打破地域与部委的局限,通过网络建立更紧密的、更高效的虚拟服务机构,是当前的发展趋势。协作需要规范,建立相关规范,保障组织机制,才能解决快速的数据交换、提高数据与系统可用性的问题。

(二) 现有数据优化配置

全面应用现有的全民健康信息化建设成果,进一步完善疾病监测网络,拓展来自互联网、外部门的疾病防控相关数据,面向政府部门、社会单位、国际组织建立标准化的数据采集机制、多元化的数据共享机制、专业化的数据应急机制、实战化的数据运行机制,完善协同联动的信息服务体系。避免重复建设造成的资源浪费建设的重点关注事项。

(三) 新流程和新技术风险管控

面向规模更大、业务操作不可预期、用户应用交互体验更复杂的要求进行系统升级。在具体的设计实现环节,任何技术的发展都有其适宜的应用场景和约束条件,不能简单地理解为"越新越好"或者"越高级越有效",往往需要结合具体应用需求,多种技术组合应用。通过技术风险的预测、识别、分析、评价等方式,针对相关服务对新流程与新技术结合应用的经济性、必要性、可行性和可靠性进行充分论证,确定中长期的技术应用方向、识别关键风险点、制定风险预案、明确分期分批的技术应用推广开发计划,并通过落实开发控制规范、遵守控制程序等措施进行有效风险管控。

参 考 文 献

［1］肖刚.基于 Google 平台的传染病监测预警 GIS 系统［D］.电子科技大学,2011.

［2］董银峰,等.大数据在疾病预防控制中的重要性.实用医药杂志,2015.32(7):579-581.

［3］辛妍,Bio.Diaspora:基于大数据的疫情扩散预测.新经济导刊,2014(11):44-49.

［4］BUTLER D.Mapping the H7N9 avian flu outbreaks.Nature,2013,24.

［5］FISCHER LS.CDC grand rounds:modeling and public health decision-making.MMWR.Morbidity and mortality weekly report,2016,65(48):1374-1377.

［6］BALLESTER J,et al.Long-term projections and acclimatization scenarios of temperature-related mortality in Europe. Nature Communications,2011,2:358.

［7］RODÓX,et al.Climate change and infectious diseases:can we meet the needs for better prediction？ Climatic change,2013,118(3-4):625-640.

［8］STENSETH NC,et al.Plague dynamics are driven by climate variation. Proceedings of the National Academy of Sciences,2006,103(35):13110-13115.

［9］FRASER C,et al.Factors that make an infectious disease outbreak controllable. Proceedings of the National Academy of Sciences,2004,101(16):6146-6151.

［10］MASUDA NP. Holme,Predicting and controlling infectious disease epidemics using temporal networks. F1000prime reports,2013.

第三章　区块链技术应用

第一节　区块链与大数据在医院财务对账管理的应用

一、概念

应用区块链与大数据技术实现医院收费结算对账线上化、自动化,提高对账精度、对账效率。财务对账管理应用打破传统人工对账模式,自动完成医疗收费结算明细与支付明细之间的应收对账、支付明细与银行回款明细之间的匹配认领,区块链与大数据技术用于账单数据确权、数据采集、数据分析、数据标准化等应用,保障账单真实性、账单有效性、对账执行高效性、对账数据永久可查性等,为实现未来监管自动报备打下坚实的基础。

具体内容包括:结算账单采集、支付账单采集、银行回款单采集、结算对账、对账规则、结算规则、对账差异处理、应收结算、实收结算、结算差异处理、单边账处理、差异账处理、应收结算会计集成、实收结算会计集成等内容。

涉及技术包括:互联网分布式架构、关系型数据库、非结构化数据库、大数据存储及分析、分布式数据库、数据加密传输、消息交互机制、对账渠道可插拔、银行渠道可插拔、银行回单自动采集、账单自动采集、账单采集智能调度、账单标准化、银行回单标准化、对账规则灵活配置、对账规则解析、自动对账、对账异常自动通知、结算异常自动通知、结算规则灵活配置、结算规则解析、自动结算、对账差异自动处理、结算差异自动处理、应收款结算单推送智能调度、实收款结算单推送智能调度、账单数据确权及防篡改等技术。

二、建设背景

(一) 现状分析

随着互联网技术的蓬勃发展,多样化的在线支付方式顺应而生,各地医院也融合"互联网+"模式,积极推进数字化建设、精细化运营,对接多种第三方支付渠道线上支付方式,方便患者可以随时随地在手机上完成挂号缴费、诊间缴费等一系列的就诊过程,提高了就医效率。随着多样化的收费方式增加,对账方式的巨大改变,对账范围不断增加,给财务人员带来了收费对账的难题。在此背景下,医院急需应用信息化技术优化医院对账工作流程,实现医院收费对账、结算全自动化管理,实现医疗保险、商业保险、商业银行、第三方支付等多渠道应用的无缝集成,积极响应"互联网+医疗"快速发展,实现医保、第三方支付渠道与医院信息系统(hospital information system,HIS)结算对账。

1. 国外现状分析　2018年11月,《纽约客》的一篇长文《为什么医生们讨厌自己的电脑》(Why Doctors Hate Their Computers)在业内引起广泛关注,作者 Gawande 是一名外科医生、公共卫生研究者,也是兼职作家。文中介绍,过去10年美国医疗行业、医院的信息化程度快速提高,90%以上的医院已经实现了信息化联通,50%以上的美国人的健康信息已经实现了电子记录与云存储。区块链技术能有效的支撑数据确权、防篡改、可追溯,但医疗健康领域之广阔与复杂,区块链技术的融入面临巨大挑战,包括法律法规的广泛涉及以及大量数据被分散在医生、患者、保险以及供应商等各方,这项技术的融入又具备必要性与急迫性。

2019年,英国梅奥公司与Medicalchain将共同研究区块链在医疗保健中的应用。总部位于明尼苏达州罗切斯特市的梅奥公司与Medicalchain公司签署了一项联合工作协议,根据该协议,双方将在"探索区块链技术在医疗领域的潜在益处"的倡议上展开合作。区块链技术在过去几年出现,其独特的能力显示了解决医疗和其他行业问题的潜力。它是一个开放的、分布式的分类账,能够以可核查和永久的方式记录双方之间的交易,记录可以安全地存储和共享,防止删除、篡改和修订。该项目于2019年7月开始,使用开源区块链技术,成为第一个医疗连锁平台的应用,让患者完全控制自己的医疗记录并提供灵活的远程医疗服务。

2. 国内现状分析 随着互联网快速发展的背景下,国内医院的日常经营管理应用信息化水平不断提升,医院实现了在线支付医疗收费,且支付方式逐步多样化,提升了医院的服务水平。医院信息化建设、应用和管理过程中,医保、商保、第三方付款渠道应用中产生了大量数据,医院财务人员面临对账任务重、对账效率低、对账精确度低、财务结算慢等困难。应用大数据技术可以高效集成各个应用庞大的账单数据,对数据进行标准化分析处理,建立自动化对账模型,为医院财务管理信息化提供数据支撑,从而提升医院服务价值。医疗数据的安全存储和共享是保证医疗数据安全的重要内容,区块链技术保护各应用的对账数据不被篡改,从而实现医疗数据的安全存储、传输及共享,这项技术的融入具有必要性与急迫性。

2019年,首都医科大学附属北京安贞医院,支付方式从早期的"刷银行卡,窗口现金"收费方式,扩展到"银联在线支付,微信扫码付,支付宝扫码付",线上支付量逐步超越现金及刷卡支付量,日数据量达万级,月数据量达百万级。数据涉及"医院、第三方支付公司、银行、医保单位、商保单位"多家单位之间的信息传递及共享。2020年5月,该项目已完成财务对账管理信息化,未来将应用区块链与大数据技术实现数据的安全存储、传输及共享。

(二)需求分析

在当前"互联网+"的环境下,在业务层面,医院财务对账重点有三方面需求:

1. 收款对账管理服务 医院以医疗服务为主,还有其他非医疗相关服务。通过从医院各业务应用、医保机构医院端、支付渠道清结算应用、商保应用、后付费大客户业务结算应用等,分别获取各类服务的交易信息,通过业务关联号完成各业务应用与外部单位结算应用之间的数据比对。对于单边账信息,予以相应提示并支持人工介入处理,针对医保拒付信息,需对账管理应用自动生成差异调整单及版式文件,并且自动推送差异调整单数据到财务核算应用中,财务核算应用依据调整类型和会计科目之间的映射关系,实现凭证自动生成。

2. 回款认领管理服务 已参与对账的数据将作为待结算数据保存,当支付渠道、医保中心、商保机构及后付费大客户等在约定的结算周期内向医院进行回款转账,医院银行账户有到账提醒时,对账管理应用可获取相应的到账信息及电子回单,方便使用者进行待结算数据的收款认领及收款单生成,收款单支持向资金管理中心集成,自动触发资金管理中心生成收款结算单。在收款结算过程中,如果存在结算差异数据,并且自动推送差异调整单数据到财务核算应用中,财务核算应用依据调整类型和会计科目之间的映射关系,实现凭证自动生成。

3. 会计集成管理服务 目前大多数医院对账、银行回款认领、财务记账处于线下作业的传统模式。收费人员对账完成后打印对账结果交给财务出纳人员,然后出纳人员进行记账。出纳人员在银行到账后,将银行到账信息交给收费人员,收费人员基于对账结果进行回款认领。这样的对账方式导致收费人员与出纳人员在业务交互过程中耗费大量时间且准确度不高。对账管理应用将对账完成后的应收款信息推送给财务核算应用,财务核算应用自动记账,对账管理应用自动获取银行回款单,根据对账结果进行回款认领,将实收款信息推送到财务核算应用,财务核算应用自动完成记账。

(三) 技术需求

当前,我国公立医院医疗付费方式包含社会医疗保险付费、商业保险付费、患者付费、患者单位付费等。医院财务人员目前仍是采用笼统的、简单的、分散的纸质文件处理医疗收费对账与结算,这种方式费时耗力、且存在一定的不准确性,降低了收费结算效率和准确度,难以提升医疗服务的质量和病人的就医满意度,难以有效实现医疗保险机构和医疗服务机构之间的信息共享是当前我国医疗管理信息化的首要问题。

医疗收费结算相关数据分布在医疗保险管理中心、HIS、第三方支付渠道、银行等互相独立的机构中,现代化的信息管理模式需建立各机构应用之间的互联互通、数据共享中心,应用大数据技术创建统一的、标准的、可视化的多维数据中心,应用区块链技术构建了一整套完整的数据确权、防篡改、可追溯、去信任技术体系。区块链与大数据结合应用的意义及优势包括:①大数据具备分布式存储架构及分布式计算架构等特性。多节点并行存储与计算提高账单采集的效率与质量。②区块链具备数据不可篡改、永久可追溯等特性。通过多节点分布式记账、多节点公证,打造一个数据的"信任机制",形成共识数据中心,从而打破数据孤岛。从数据采集、交易、传输、计算分析等每一步记录都留存在区块链上,从而保证数据的正确性。③区块链智能合约特性。对数据的使用范围进行精细化授权,不同的数据可以有不同的使用权限,避免数据滥用、信息泄露,从而保证数据的安全性。

三、应用场景

(一) 区块链在医院财务对账管理的应用

区块链技术应用于医院医疗收费对账及结算场景,账单传输过程中利用哈希算法进行加密签名,保障账单的真实、有效、不可被篡改,医院医疗收费对账场景包含个人付费场景、医保付费场景、商保付费等场景。

1. 个人付费对账应用 个人付费是指社会医疗保险和商业医疗保险支付范围外的费用由患者个人支付给医院的一种付费方式。对账管理应用自动从 HIS 和第三方支付渠道下载前一天的 HIS 收费结算账单及第三方支付账单,用 HIS 结算账单与第三方支付账单进行核对,完成个人付费应收对账,并将应收结算信息推送至财务核算应用进行记账。医疗收费回款到账后,对账管理应用自动从银行下载医疗收费回款单,用银行回款单与应收账单进行核对,完成个人付费实收对账,并将实收结算单推送至财务核算应用进行记账。

2. 医保付费对账应用 医保付费是指社会医疗保险支付范围内的费用由医保管理中心支付给医院的一种付费方式。对账管理应用自动从 HIS 和医保客户端组件下载前一天的 HIS 收费结算账单及医保支付交易账单,用 HIS 结算账单与医保支付交易账单进行核对,完成医保付费应收对账,并将应收结算信息推送至财务核算应用进行记账。医疗收费回款到账后,对账管理应用自动从银行下载医疗收费回款单,用银行回款单与应收账单进行核对,完成医保付费实收对账,并将实收结算单推送至财务核算应用进行记账。

3. 商保付费对账应用 商保付费是指商业医疗保险支付范围内的费用由商保公司支付给医院的一种付费方式。对账管理应用自动从 HIS 和商保账单管理应用下载前一天的 HIS 收费结算账单及商保支付交易账单,用 HIS 结算账单与医保支付交易账单进行核对,完成商保付费应收对账,并将应收结算信息推送至财务核算应用进行记账。医疗收费回款到账后,对账管理应用自动从银行下载医疗收费回款单,用银行回款单与应收账单进行核对,完成商保付费实收对账,并将实收结算单推送至财务核算应用进行记账。

(二) 大数据在医院财务对账管理的应用

大数据技术应用于医院医疗收费结算账单和支付账单的标准化采集、对账、结算等场景,应用大数据分布式计算框架提供对账及结算效率,应用大数据分布式存储提高账单采集效率。

1. 账单标准化应用 不同软件服务商的 HIS 医疗收费结算账单格式不同,不同的第三方支付渠道支付账单格式不同,不同区域医保支付交易账单格式不同,应用大数据分布式存储架构快速完成采集,应用大数据分布式计算架构实现多个数据节点并行处理,可以提高账单标准化的效率。

2. 对账高效化应用 账单采集完成后,HIS 结算账单与支付账单进行对账,生成应收结算单及应收结算差异单,推送应收结算单推送至财务核算应用中用于会计核算,采用大数据分布式计算架构实现多个数据存储节点并行对账,可以提高对账效率、应收款结算单数据传输效率等。

3. 结算实时化应用 对账执行完成后,付款渠道支付账单与银行回款单匹配认款,生成实收款结算单及实收结算差异单,推送实收结算单推送至财务核算应用中用于会计核算,采用大数据分布式计算架构实现多个数据存储节点并行结算,可以提高回款认领效率、实收结算单数据传输效率。

四、建设原则

(一) 对账标准

打破传统的应用孤岛式建设模式,构建整体集成化信息应用,应用需遵循统一标准原则,"接口标准统一,账单格式统一,对账流程统一"。

(二) 信息安全

应用区块链技术保障了信息的真实性、完整性,完成从结算信息流对账到结算资金流对账完整的对账过程,为财务提供真实、精确、完整的结算数据。

(三) 应用延展

互联网的迅猛发展,不断有新型的支付方式,医院也会不断接入新的支付方式,应用需要具备业务的延展能力支撑,提高建设效率,降低建设成本。

五、建设内容

智能对账包含账单管理、对账管理、结算管理、会计集成管理等模块。

(一) 账单管理

账单管理模块负责医疗收费结算账单、支付账单、银行回款单等数据采集,账单范围包含 HIS 收费结算账单、医保支付账单、商保支付账单、第三方支付渠道支付账单、支付到账银行回单等。

1. HIS 收费结算账单 结算账单包含医保结算账单、商保结算账单、第三方支付渠道结算账单等。

具体功能:HIS 医保结算账单管理、HIS 商保结算账单管理、HIS 第三方支付渠道结算账单管理等。

适宜技术:①大数据存储及分析技术。分布式存储及分析 HIS 结算账单数据。②数据确权、数据防篡改技术。保障 HIS 结算账单数据的真实性、有效性。③数据传输加密技术。保障医疗收费信息安全。④消息交互技术。⑤支付方式可插拔技术。支撑付款方式可扩展。⑥账单标准化技术。根据账单格式规则将原始 HIS 结算账单格式转成标准账单格式。⑦账单自动采集技术。定时自动采集 HIS 结算账单。

业务流程见图 3-1-1。

建设要求见表 3-1-1。

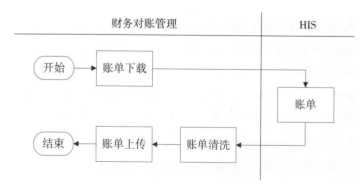

图 3-1-1 HIS 收费结算账单采集流程

表 3-1-1 HIS 收费结算账单采集的建设要求

指标	具体内容和要求
结算账单	①具备 HIS 收费结算账单采集、账单标准化、账单查询、账单更新、账单导出 5 项功能 ②提供 HIS 收费结算账单人工采集、自动采集 2 种方式 三级甲等医院 具备 5 项功能、提供 2 种方式 三级乙等医院 同上 二级医院 具备 5 项功能、提供 1 种方式

2. **渠道付款支付账单**　支付账单包含医保支付账单、商保支付账单、第三方支付渠道支付账单等。

具体功能：医保支付账单管理、商保支付账单管理、第三方支付渠道支付账单管理等。

适宜技术：①大数据存储及分析技术。分布式存储及分析支付账单数据。②数据确权、数据防篡改技术。保障支付账单数据的真实性、有效性。③数据传输加密技术。保障支付信息安全。④消息交互技术。⑤支付方式可插拔技术。支撑支付方式可扩展。⑥账单标准化技术。根据账单格式规则将原始支付账单格式转成标准账单格式。⑦账单自动采集技术。定时自动采集支付账单。

业务流程见图 3-1-2。

建设要求见表 3-1-2。

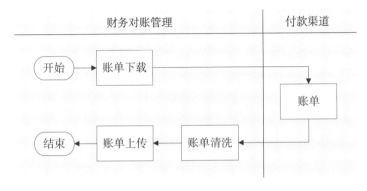

图 3-1-2　渠道付款支付账单采集流程

表 3-1-2　渠道付款支付账单采集的建设要求

指标	具体内容和要求
支付账单	① 具备支付账单采集、账单标准化、账单查询、账单更新、账单导出 5 项功能 ② 提供支付账单人工采集、自动采集 2 种方式 三级甲等医院　具备 5 项功能、提供 2 种方式 三级乙等医院　同上 二级医院　具备 5 项功能、提供 1 种方式

3. **支付到账银行回单**　银行回款单包含医保付款银行回款单、商保付款银行回款单、第三方支付渠道付款银行回款单等。

具体功能：医保付款银行回款单管理、商保付款银行回单管理、第三方支付渠道付款银行回单管理等。

适宜技术：①大数据存储及分析技术。分布式存储及分析银行回款单数据。②数据确权、数据防篡改技术。保障银行回款单数据的真实性、有效性。③数据传输加密技术。保障回款信息安全。④消息交互技术。⑤银行渠道可插拔技术。支撑医院与银行合作业务可扩展。⑥回款单标准化技术。根据回款单格式规则将原始回款单格式转成标准格式。⑦回款单自动采集技术。定时自动采集银行回款单。

业务流程见图 3-1-3。

建设要求见表 3-1-3。

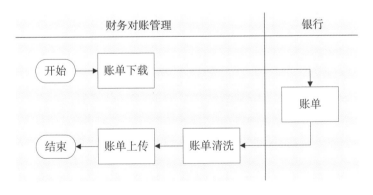

图 3-1-3　支付到账银行回单采集流程

表 3-1-3　支付到账银行回单采集的建设要求

指标	具体内容和要求
银行回单	① 具备银行回款单采集、回款单标准化、回款单查询、回款单更新、回款单导出 5 项功能 ② 提供银行回款单人工采集、自动采集 2 项服务 三级甲等医院　具备 5 项功能、提供 2 项服务 三级乙等医院　同上 二级医院　具备 5 项功能、提供 1 项服务

（二）对账管理

对账管理模块负责医疗收费结算账单与付款渠道支付账单的对账规则配置、对账执行等内容。对账范围包含 HIS 与医保对账、HIS 与商保对账、HIS 与第三方支付渠道对账等。

1. **对账规则**　　不同的 HIS 与不同的付款渠道提供的账单信息匹配条件各不相同,对账管理应用支持对账条件灵活可配,包含 HIS 与医保对账规则设置、HIS 与商保对账规则设置、HIS 与第三方支付渠道对账规则设置等。

具体功能:HIS 与医保对账规则管理、HIS 与商保对账规则管理、HIS 与第三方支付渠道对账规则管理等。

适宜技术:①对账规则灵活配置。支持自定义对账条件。②对账规则可插拔。随时启用、停用对账规则。③对账规则权限灵活配置。支持对账规则业务范围权限配置。

业务流程见图 3-1-4。

建设要求见表 3-1-4。

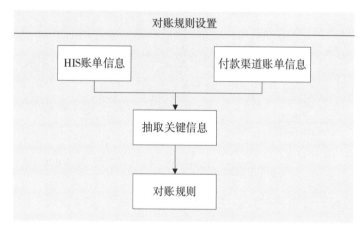

图 3-1-4　对账规则设置流程

表 3-1-4　对账规则设置的建设要求

指标	具体内容和要求
对账规则	① 具备对账规则设置、规则使用权限设置、规则使用状态设置、规则查询 4 项功能
	② 提供明细对账规则、汇总对账规则 2 种模式
	三级甲等医院　具备 4 项功能、提供 2 种模式
	三级乙等医院　同上
	二级医院　具备 4 项功能、提供 1 种模式

2. **对账执行**　　账单归集完成后,依据预设的对账规则进行对账,对账完成后会生成对账单边账单、差异单、应收款结算单等对账结果数据,对账范围包含 HIS 与医保对账执行、HIS 与商保对账执行、HIS 与第三方支付渠道对账执行等。

具体功能:对账任务管理、单边账管理、差异账管理、对账通知管理、人工对账、应收款结算单管理等。

适宜技术:①对账规则解析技术。②消息交互机制。对账异常通知、对账差异提醒。③大数据处理技术。提高对账效率,缩短对账时间。④自动对账技术。定时自动完成对账任务。

业务流程见图 3-1-5。

建设要求见表 3-1-5。

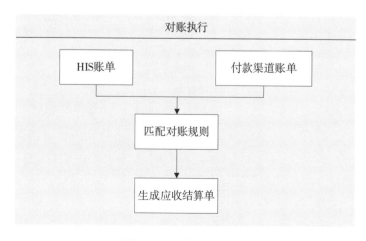

图 3-1-5　对账执行流程

表 3-1-5　对账执行的建设要求

指标	具体内容和要求
对账执行	① 具备人工对账、按规则对账、生成应收款结算单、生成单边账、生成差异账、对账异常通知 6 项功能
	② 提供手动触发对账、自动触发对账 2 种模式
	三级甲等医院　具备 6 项功能、提供 2 种模式
	三级乙等医院　同上
	二级医院　具备 6 项功能、提供 1 种模式

3. **对账差异**　对账完成后会产生单边账和差异账两种类型的异常情况,单边账是指双方账单无法匹配的情况,差异账是指双方账单匹配成功而金额有差异的情况,差异账支持金额调整处理,并生成应收款差异调整单。

具体功能:单边账管理、差异账管理、应收款差异调整管理等。

适宜技术:①对账差异自动处理技术。支持自动生成差异调整单。②消息交互机制。对账异常通知、对账差异提醒。③大数据处理技术。提高差异处理效率。

业务流程见图 3-1-6。

建设要求见表 3-1-6。

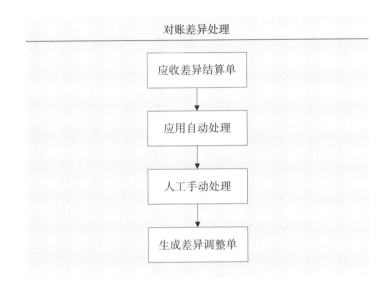

图 3-1-6　对账差异处理流程

表 3-1-6　对账差异的建设要求

指标	具体内容和要求
对账差异	① 具备异常通知查询、人工对账、应收差异账调整 3 项功能 ② 提供手动处理应收差异账、自动处理应收差异账 2 种方式 三级甲等医院　具备 3 项功能、提供 2 种方式 三级乙等医院　同上 二级医院　具备 3 项功能、提供 1 种方式

(三) 结算管理

结算管理模块负责渠道结算账单与银行回款单的结算规则配置、回款认领等内容。结算范围包含 HIS 与医保对账、HIS 与商保对账、HIS 与第三方支付渠道对账等。

1. **结算规则**　不同的付款渠道支付账单与不同的银行回款单的信息匹配条件各不相同,结算管理应用支持结算条件灵活可配,包含医保结算单与银行回款单认领规则设置、商保结算单与银行回款单认领规则设置、第三方支付渠道结算单与银行回款单认领规则设置等。

具体功能:医保回款认领规则管理、商保回款认领规则管理、第三方支付渠道回款认领规则管理等。

适宜技术:①结算规则灵活配置。支持自定义结算条件。②结算规则可插拔。随时启用、停用结算规则。③结算规则权限灵活配置。支持结算规则业务范围权限配置。

业务流程见图 3-1-7。

建设要求见表 3-1-7。

2. **结算执行**　对账完成后,依据预设的结算规则进行认款,认款完成后会生成结算单边账单、差异单、实收款结算单等结算结果数据,结算范围包含医保结算、商保结算、第三方支付渠道结算等。

具体功能:结算任务管理、单边账管理、差异账管理、结算通知管理、人工结算、实收款结算单管理等。

适宜技术:①结算规则解析技术。②消息交互机制。结算异常通知、对账差异提醒。③大数据处理技术。提高结算效率,缩短结算时间。④自动结算技术。定时自动完成结算任务。

业务流程见图 3-1-8。

建设要求见表 3-1-8。

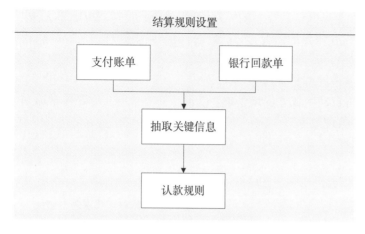

图 3-1-7 结算规则设置流程

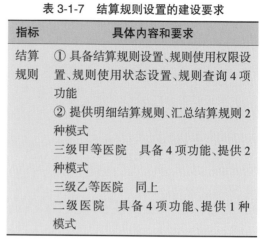

表 3-1-7 结算规则设置的建设要求

指标	具体内容和要求
结算规则	① 具备结算规则设置、规则使用权限设置、规则使用状态设置、规则查询 4 项功能 ② 提供明细结算规则、汇总结算规则 2 种模式 三级甲等医院 具备 4 项功能、提供 2 种模式 三级乙等医院 同上 二级医院 具备 4 项功能、提供 1 种模式

表 3-1-8 结算执行的建设要求

指标	具体内容和要求
结算执行	① 具备人工结算、按规则结算、生成实收款结算单、生成单边账、生成差异账、结算异常通知 6 项功能 ② 提供手动触发结算、自动触发结算 2 种模式 三级甲等医院 具备 6 项功能、提供 2 种模式 三级乙等医院 同上 二级医院 具备 6 项功能、提供 1 种模式

图 3-1-8 结算执行流程

3. 结算差异 结算完成后会产生单边账和差异账两种类型的异常结果,单边账是指应收结算单与银行回款单无法匹配的情况,差异账是应收结算单与银行信息匹配成功而金额有差异的情况,差异账支持金额调整处理,并生成实收款差异调整单。

具体功能:单边账管理、差异账管理、实收款差异调整管理等。

适宜技术:①结算差异自动处理技术。支持自动生成差异调整单。②消息交互机制。对账异常通知、对账差异提醒。③大数据处理技术。提高差异处理效率。

业务流程见图 3-1-9。

建设要求见表 3-1-9。

(四)会计集成

对账完成后生成应收款结算单,结算完成后生成实收款结算单,对账管理应用实时或定时推送应收款结算单、实收款结算单至会计应用中,会计应用进行会计核算处理。

1. 应收结算 应收结算包含应收医保结算、应收商保结算、应收第三方支付渠道结算等。

具体功能:应收结算单推送、会计核算结果回写处理、应收款结算单管理等。

适宜技术:①数据确权、数据防篡改技术。保障应收结算单数据的真实性、有效性。②数据传输加密技术。保障结算信息安全。③消息交互技术。④应收款结算单推送调度规则。

业务流程见图 3-1-10。

建设要求见表 3-1-10。

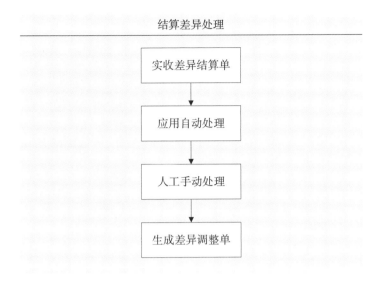

图 3-1-9 结算差异处理流程

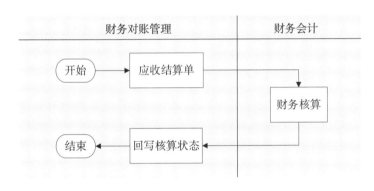

图 3-1-10 应收结算会计集成流程

表 3-1-9 结算差异的建设要求

指标	具体内容和要求
结算差异	① 具备异常通知查询、人工结算、实收差异账调整 3 项功能 ② 提供手动处理实收差异账、自动处理实收差异账 2 种方式 三级甲等医院 具备 3 项功能、提供 2 种方式 三级乙等医院 同上 二级医院 具备 3 项功能、提供 1 种方式

表 3-1-10 应收结算会计集成的建设要求

指标	具体内容和要求
应收结算	① 具备应收款结算单推送、回写核算结果、结算单查询、结算单导出 4 项功能 ② 提供应收款结算单实时推送、定时推送、人工导出推送 3 种模式 三级甲等医院 具备 4 项功能、提供 3 种模式 三级乙等医院 同上 二级医院 具备 4 项功能、提供 1 种模式

2. **实收结算** 实收结算单包含实收医保回款结算、实收商保回款结算、实收第三方支付渠道回款结算等。

具体功能：实收结算单推送、会计核算结果回写处理、实收款结算单管理等。

适宜技术：①数据确权、数据防篡改技术。保障实收结算单数据的真实性、有效性。②数据传输加密技术。保障结算信息安全。③消息交互技术。④实收款结算单推送调度规则。

业务流程见图 3-1-11。

建设要求见表 3-1-11。

（五）未来展望

未来"互联网＋"的快速发展下，医院医疗收费付款方式会多样化发展，线上支付体量会不断增长，未来财务对账范围不仅是医疗收费对账业务，还将覆盖医院所有交易相关对账业务，对医院对账管理应用提出更高的要求，现有医院软件运算能力、硬件支撑能力将会出现瓶颈。财务对账应用可采用云架构模式，当账单数据量不断增长时，自动根据数据规模动态扩展软件运算能力，医院不需要再做软件改造、硬件扩增，从而降低医院运营成本。

未来财务对账需要实现多方主体协同互信，在医院单独构建的对账管理应用基础上，可逐步依托区域政府医疗服务云平台，构建财务对账服务区域中心平台。通过中心平台，实现区块链结点接入管理，建立互认的对账智能合约，实现多主体之间的数据授权交换，通过收费业务特性建立财务记账方式智能合约，满足医院财务收费"收付实现制"和"权责发生制"并行执行的管理要求，同时为云监管报备提供数据服务。

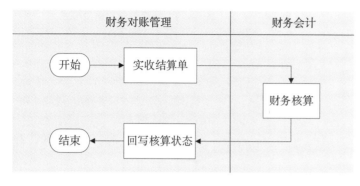

图 3-1-11 实收结算会计集成流程

表 3-1-11 实收结算会计集成的建设要求

指标	具体内容和要求
实收结算	① 具备实收款结算单推送、回写核算结果、结算单查询、结算单导出 4 项功能 ② 提供实收款结算单实时推送、定时推送、人工导出推送 3 种模式 三级甲等医院 具备 4 项功能、提供 3 种模式 三级乙等医院 同上 二级医院 具备 4 项功能、提供 1 种模式

六、建设方法

(一) 建设策略

对账管理应用是针对医院收费结算账单与医保、商保等付费渠道的支付账单进行对账,完成应收结算,针对商保、医保等付费渠道的支付账单与银行回款单匹配认款完成实收结算。随着医院业务的快速发展,患者线上支付医疗费用体量会越来越大,线上支付方式会越来越多样化。因此,必须以系统思想为指导,从时间、空间的宏观角度对财务对账管理应用进行总体规划,坚持"统一规划、分步实施"的原则,在应用框架建设上要支撑业务发展的可扩展性的要求。具体有以下三方面的建设策略。

1. **财务对账应用建设的先"先软后硬"的次序** 财务对账应用的建设应首先由功能需求和收费业务需求决定软件,主要用于财务人员对医疗收费应收与实收的结算业务对账服务,将人工手动对账模式转为应用自动对账模式。与传统的医疗信息化应用建设相比,功能设计应优先高频业务场景、智能化对账流程、"傻瓜式对账"用户体验。功能范围确定后,对财务对账业务需求进行分析,抽象出关键功能点和关键流程点,结合医院对账数据体量、对账数据量增长情况分析、应用架构方案等确定硬件选择的主要技术指标。财务对账管理应用硬件配置时,应以实用性为准则,适当保留一定余量,遵从应用架构的"先进性"原则,以备软件升级,应用发展扩容时避免重复投入。

2. **财务对账应用生命周期法和敏捷开发相结合** 采用生命周期法与敏捷开发相结合策略,面向对象的技术强调以财务对账管理应用中的数据或信息为主线,在应用分析阶段识别出实体及其相互关系,全面、系统、详细地描述出应用的对账数据模型。财务对账应用主要是采集账单、按规则对账、按规则回款认领等基础功能,基础功能完成后,高频支付方式对账业务优先上线使用,后续再增加其他收费支付方式对账业务。因此在财务对账管理应用建设初期采用生命周期法,应用分析、设计、实现人员在统一的应用模型指导下协调一致地工作,避免各阶段的断层,高质量完成应用建设。随着医院收费支付方式的业务扩展,采用敏捷开发不断的完善和支撑更多的支付方式对账功能。

3. **财务对账应用的合作开发与应用外包相结合** 建设财务对账应用的方式通常有三种。一是完全自行开发。完全由医院自行开发虽然可以快速、全面满足医院需求,但因 IT 团队建设难度和成本问题,目前我国只有少数医院采用。二是寻找合适的软件服务商合作开发。是目前的一种流行做法,它主要通过双方的合作,相互弥补对方的不足,共同完成财务对账应用的建设。三是财务对账应用业务外包。应用外包是一种应用管理策略,其精髓是将一些传统意义上由医院内部人员负责的财务对账应用业务外包给专业的、高效的服务提供商。结合医院的实际,在建设财务对账应用时应该采取合作开发与应用外包相结合的方式。这种方式将在财务、技术、业务等方面给医院带来效益。财务方面可以削减开支,增强成本控制,解放一部分资源用于核心业务。技术方面,可以向医院灌输新技术,改善信息技术服务质量。业务方面,可以让医院注重核心业务,专注于自己的核心竞争力,将后台支持的非核心业务交给专业的合作伙伴完成即可。

（二）应用技术

主要包括：①系统开发语言,如 Java、.Net、Python 等。②互联网应用架构。根据用户响应和应用集成要求的不同,可以采用 B/S 架构、分布式架构等应用架构体系,来支撑财务对账管理应用与医疗收费支付渠道间集成的动态扩展模式、财务对账管理应用通过浏览器访问模式等。③大数据存储及分析。账单采集数据可采用非关系型数据库(如 HBase、MongoDB 等)方案进行分布式存储,分布式存储应用可采用 Hadoop 分布式文件系统,把账单文件分成一个个 block,每个 block 都有一定量的副本存储在不同的节点上,保证了账单数据存储的稳定性和高效性。账单分析及清洗可采用主流的 MapReduce 分布式计算框架,分布式计算框架支持多节点并行执行对账单的分析、标准化清洗,提高执行效率。④区块链核心算法应用。非对称加密算法,账单在传输过程中进行加密签名,保证数据不被篡改、不被泄露。一致性算法,解决分布式数据库应用对账单标准协议的一致性,每个节点都执行相同的操作序列,保证每个节点的账单标准都是相同的。共识算法,异构应用之间互相同步账单数据,通过各应用的签名验证身份,数据互相认可规则,达成共识机制。智能合约,按照财务收费管理要求约定不同收款方式按照不同的方式记账,各节点按照合约执行,满足医院财务收费按照"收付实现制、权责发生制"并行执行的管理要求。⑤消息交互机制(如消息队列、Socket 等)。账单采集消息通知、对账异常通知、结算异常通知等。⑥渠道可插拔。付款渠道可插拔,医院医疗收费支付渠道随着业务发展不断更新换旧,对账管理应用需要支持第三方支付渠道插拔式应用。银行渠道可插拔,不同的付款渠道采用不同的银行转账付款,对账管理应用需要支持银行渠道插拔式应用,支撑医疗收费付款渠道多样化。⑦业务自动化。结算账单自动采集、银行回单自动采集、对账自动化、结算自动化、对账差异自动处理、结算差异自动处理。⑧智能调度。账单采集调度、应收和实收结算单推送调度。⑨规则配置及解析。对账规则灵活配置及解析、结算规则灵活配置及解析。⑩数据标准化。HIS 账单标准化、付款渠道账单标准化、银行回单标准化。

（三）建议建设模式

1. 财务对账全自动化服务　大部分医院财务结算对账目前仍处于无信息化状态,完全人工对账模式。对账高效性、精准性是财务对账信息化的核心需求,要以高效、精准对账服务为信息化建设指导思想。财务对账人员医保对账作业流程:① HIS 中下载前一天医疗收费结算账单;②医保客户端中下载前一天医保结算账单。用医保结算账单与 HIS 结算账单做应收对账;③待医保生成支付账单后,再下载医保支付账单;④待出纳收到银行回款单交给收费对账人员,收费对账人员用银行回款单匹配医保支付账单做回款认领。整个对账过程如果全是人工处理,费时费力,容易出错,难以排错。财务对账管理应用实现从账单下载、对账执行、回款认领完全自动化,财务人员无需关注对账过程,集中精力与时间进行对账异常处理、对账结果分析,为医院财务运营提供决策支撑。

2. 异构应用集成可配置化　医院财务对账信息化建设中,首要考虑的是对账单数据的采集,所有模块功能以账单数据采集为基础,完全由医院内部其他业务应用、医院外部业务应用、医院外部支付应用等提供对账数据。医疗收费对账业务涉及院内 HIS、医保、商保、第三方支付渠道、银行等应用的数据交互。财务对账管理应用需与相关应用进行无缝集成实现账单采集,不同的医院医疗收费的支付方式不同,线上支付业务覆盖范围不同,医院业务发展过程中收费支付方式会更新换旧,因此财务对账管理应用与其他应用的集成功能需要具备可扩展性、低耦合度。采用异构应用集成配置化技术,实现集成可扩展、低耦合。

（四）未来建设模式

未来财务对账管理的建设模式有以下两个方面:①将强调从医院整体精细化运营管理、价值医疗服务等综合方面考虑,跨越功能的使用层面,提升软件应用的价值。②结合云计算、大数据、区块链等技术,依托区域政府云构建财务对账应用云服务。从医院独立建设财务对账应用转为云租用模式,统一实现与医保、商保、银行等应用的互联互通。满足医院战略发展,为云监管报备打下基础。

七、建设流程

（一）建议建设流程

财务对账管理的信息化建设必须以医院战略为核心出发点,结合医院对账现状、服务规模、支付渠道范围、互联网化匹配程度,统筹设计、中长期规划。考虑到医保、商保、个人支付等付款方及多样化的第三方支付方式,需优先完成账单体量大的对账业务,快速完成上线,提高医院财务对账及结算效率,形成一套完整的、稳定的对账及结算流程,后续逐步扩展对账及结算的业务范围。

1. **建设范围(2个月)**　针对医院财务对账场景和信息化建设现状进行整体调研,明确需要改进的业务流程范围。对账管理服务不仅是要方便对账责任部门的工作,更要以此为契机调整优化所有涉及业务相关部门的工作流程,使医院整个业务流程更严谨、更科学、更合理,最终更好地为财务管理及财务运营服务。常规建设内容包括:①收费结算账单采集。采集 HIS 收费结算账单。②付款渠道支付账单采集。采集医保支付账单、个人自付账单、商保支付账单等。③财务对账管理应用与第三方支付应用集成。获取第三方支付账单数据。④财务对账管理应用与医保应用集成。获取医保支付账单数据。⑤财务对账管理应用与银行应用集成。获取银行电子回款单数据。⑥财务对账管理应用与商保应用集成。获取商保支付账单、患者商保信息等。⑦财务对账管理应用与财务核算应用集成。推送医疗收费应收、实收结算单,用于财务核算。⑧对账规则配置。提供灵活的对账规则配置功能。⑨对账报告。对账完成后生成对账报告,针对异常账单,及时通知相关人员,并提供账单异常处理机制。通过以上范围明确的功能建设,实现医院财务对账精细化管理和医疗收费结算效率,提高医院医疗服务效率,提升患者就医体验。

2. **技术选择(1个月)**　财务对账管理相关功能在信息化建设过程中,需要结合医院的特点和重点建设范围进行技术需求调研与适配,推动医院对互联网架构、大数据架构、对账任务智能调度、账单下载智能调度、对账规则智能解析等技术的应用。①互联网服务建设。依托互联网架构技术,实现“财务对账管理与 HIS、银行回款单、第三方支付渠道”异构应用间的无缝集成,实现账单数据采集。②大数据服务建设。依托大数据数技术,实现收费 HIS 结算账单、支付账单、银行回款单等数据的统一分析、统一处理、统一存储。③智能对账服务建设。通过机器人流程自动化(robotic process automation,RPA)应用实现医保、京医通与财务对账管理端到端的账单自动化采集。对账规则“灵活设置、智能解析”实现 HIS 与不同付款渠道的统一对账服务。④智能调度服务建设。实现 HIS、医保、商保、第三方支付渠道等账单采集任务按需执行。实现 HIS 与医保、商保第三方支付渠道对账任务按需执行。

3. **应用设计(3个月)**　根据医院发展规划及互联网与医院传统企业及信息化技术结合的发展,针对具体的用户场景选择相应的技术实现,以满足医院发展需求。实施前进行财务对账管理业务全面调研,将调研结果形成需求规格说明书。业务架构师对需求进行分析,提炼出应用业务架构、核心业务流程,形成财务对账管理应用解决方案。应用架构师结合需求和解决方案进行应用功能设计、业务流程设计、应用底层框架、维护升级方案设计等。账单采集、账单清洗、对账执行、回款认领、财务核算集成等每一个功能模块都需要进行详细的功能设计,输出详细设计说明书。从需求调研、功能设计到运维升级的每个细节都要细化落实,推动多团队、多供应商共同参与,达到高效率实现、便捷维护和持续升级。

4. **应用开发(6个月)**　应用开发阶段将根据详细设计说明,进行业务需求的各程序模块/功能进行编码实现、编译、静态分析、单元测试和打包发布工作,在程序单元中验证实现和设计说明的一致性。根据需求的共性化和个性化的差异情况不同,财务对账管理应用开发内容可以大致分为对账执行、回款认领等标准化功能开发与账单采集定制化功能开发两种情况。①基于统一账单格式、统一对账流程、统一结算流程的原则,建设对账管理、结算管理、会计集成管理等标准固化的软件功能。建立良好的可扩展的应用架构和稳定的应用性能,能够在使用相同 HIS 与付款渠道的医院直接复用财务对账管理应用,对使用不同 HIS 与付款渠道的医院能够基于标准化的软件功能上进行快速的二次开发,满足财务对账管理需求。②基于医院已使用的不同 HIS 与付款渠道,采用不同的应用开发方式。对账管理个性化需求主要是不同 HIS、医保、商保、第三方支付渠道账单格式和账单采集方式上的不同。不同的账单格式与采集方式都需要单独开发,形成标准账单数据与对账管理应用固化的软件功能衔接,完成后续的对账流程。

5. **应用测试(2个月)**　财务对账管理应用开发工作基本完成之后进入测试阶段,共四个测试阶段:“单元测试,集成测试,应用测试,验收测试”。

(1)单元测试。按照设定好的最小测试单元进行单元测试,主要是测试程序代码,确保各单元模块被正确的编译,测试单元可以按照对账管理的模块进行划分,细化到具体模块的类、函数测试等。

(2) 集成测试。经过单元测试后,根据集成测试计划,进行财务对账管理应用与 HIS、医保、商保、第三方支付渠道等异构应用的联调测试,主要测试同应用各模块间和多个相关应用之间组合后的功能联动实现情况,确定模块接口连接的成功与否,数据传递的正确性、接口调用返回的结果是否符合设计预期等内容。重点测试不同软件之间的接口调用影响与返回值的及时性、正确性和稳定性。

(3) 应用测试。经过单元测试和集成测试以后,将财务对账管理、医保、商保、第三方支付渠道等应用按照配置说明进行部署,并依据详细设计说明书,测试软件整体的性能、功能等是否按详细设计实现,应用运行是否存在漏洞等。

(4) 验收测试。由用户作为测试主体,在上线部署并通过试运行后,根据建设范围和审批过的设计变更申请记录,以及规格说明书来做全面的测试,以确定软件满足所有的建设内容要求或者设计变更,确保功能达到预期的效果。

6. 试运行和交付(2 个月)　应用的试运行和交付环节按照建设内容和后期参与应用、运维管理的医院用户对象特点,建议可以分为四个步骤:

(1) 软硬件环境准备。①网络环境准备。需要根据财务对账管理应用的特点,对医院内部网络和互联网应用之间的联通、安全、性能进行设计与准备,确保应用的业务和技术支撑,如打通财务对账管理应用与 HIS、医保应用、商保应用、第三方支付渠道应用、银行应用等应用之间的网络环境;②硬件环境准备。根据选择的应用,与实施方充分沟通,准备好应用建设所需的硬件环境,包括培训环境、测试环境、上线环境等所需的硬件设备;③软件部署环境准备。包含财务对账管理、医保、商保、第三方支付渠道等应用部署。根据技术方案的选择,与软件提供方进行沟通,准备应用建设所需要搭建的软件环境、中间件服务器,并完成开发环境、测试环境、集成上线环境和用户验收环境的集成联调和多次上线模拟。

(2) 应用试运行。①基础数据维护。用户账号创建、对账规则设置、付款渠道信息维护等基础数据。应用前期基础数据准备工作是否充分,将直接影响服务提供的流畅性和用户体验。如果数据初始化质量较差,将严重影响应用上线后的应用效果,甚至应用不能正常使用。因此必须认真对待每条数据,确保数据的准确和完整。②期初账单数据导入。结合医院的实际情况与上线要求,确定需要导入对账管理应用的历史账单数据范围,并将对应的账单导入对账管理应用,完成对账。

(3) 应用交付。应用上线包括了试运行和正式运行两个阶段,其中技术准备(基础数据、应用联调、专业培训)、财务对账管理规章制度是保障应用成功启动运行的两大关键,只有这两个方面都准备充分以后,应用上线运行才能保证一次成功。在应用启动运行期间,医院作为医院信息化建设的主体,应全面组织协调应用启动运行事宜,实施方为医院制定启动方案建议案,提供技术保障,解决启动运行中出现的各种技术问题,全力保障应用顺利上线。

(4) 上线培训。管理员、财务收费对账操作人员的培训贯穿于基础数据录入、数据测试和专业培训的始终,这些人员在参加数据录入和数据测试的过程中,实际上就已经掌握了对账管理应用的基本应用,也了解了应用正式运行之后的常见错误现象和解决办法。针对应用管理和维护人员的培训,包括熟练使用管理工具,了解多个异构应用之间的集成机制,熟悉对账管理任务调度机制,掌握针对应用集成、任务执行异常的处理方法。

7. 运维保障(1 年)　对于对账管理应用,需要满足 HIS、医保、商保、第三方支付渠道等账单的自动化定时采集要求,应用网络的畅通,对于服务的后期运维管理需要规划并制定应用支持模型落实计划,保障相关应用能够满足 7×24 小时提供服务。①远程支持。针对日常使用中遇到的问题,医院技术人员或业务人员可以通过拨打服务热线电话进行技术咨询或对应用提出意见和建议,实施方需提供 7×8 小时响应机制。②现场支持。如果出现的问题远程无法解决,实施方需提供现场支持,安排技术人员对整个应用进行检测,对应用存在的潜在安全或故障隐患进行分析,并提出相应的解决方案,排除故障,解决问题。③定期巡检。实施方需定期对用户应用进行例行检查,尽量将产生故障的可能性将至最低,充分发挥和利用在以往其他应用中所积累的经验,采取科学严谨的分析方法,做出准确的分析和判断,为应用正常运行提供有力的保障。

8. **规范建设流程**　根据财务对账管理的信息化建设内容与实现特点,可将整个建设流程按照建设实施规划进行规范,分为项目启动、项目实施、应用上线和运维保障四个阶段(图 3-1-12)。

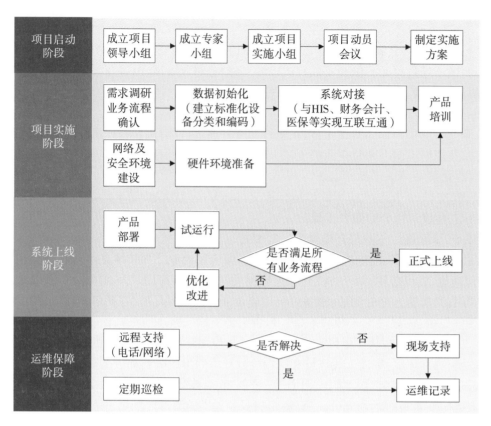

图 3-1-12　规范建设流程

(二) 未来建设流程

随着医院收费业务发展,付款渠道数量会逐步增长,账单数据体量会越来越大,未来财务对账管理业务对应用运算能力、硬件支撑能力都有新的要求,因此非常适合云计算基础能力的建设尝试,云计算架构可以动态提升财务对账管理应用软件数据等处理能力、硬件支撑能力,可以更多使用互联网技术和服务平台技术。在数据安全、合规的前提下,医院单独构建的对账管理应用可逐步依托区域政府医疗服务云平台,构建财务对账服务区域中心平台。变传统的医院信息化自有建设为业务能力按需外包,变自行建设维护为服务购买,变一次性资源投入为购买配额、按需/按时间段扩展使用、区域医疗底层信息化资源的共享复用,实现统一规划、动态分配、集中部署、自动运维、标准化扩展的医疗信息化建设治理。

八、建设关键点

(一) 业务流程优化

业务流程优化是一项策略,通过不断发展、完善、优化业务流程来提升医院的财务管理和运营的水平,业务流程信息化建设时,常常会改变财务现有的管理方式、工作流程、各部门之间的对接方式。

(二) 新兴技术应用

财务结算对账管理应用大数据、区块链新技术,必须考虑到新技术落地的可行性。医院应建立新技术使用安全体系,区块链技术必然要开放公网,网络安全需要有保障。财务管理人员需快速适应新的流程。

(三) 异构应用集成

对账应用的核心功能是医疗收费结算账单与支付账单之间的对账业务处理、支付账单与银行回款单实现回款认领的结算业务处理,医院 HIS 与医保支付应用必须集成、医院 HIS 与商保应用必须集成、医院

HIS 与银行应用必须集成。

九、建设注意事项

（一）应用集成安全可控

依据事前预防、事中减损和事后纠正三个方面，必须立足医院，主动积极应对与规划，制定并提供全面的防护策略，并主导建设更有针对性的双因子强认证应用、业务审计应用、监控手段、数据审计应用、违法信息和有害信息的发现和过滤应用，以用户信息验证来实现用户的有效身份标识、鉴别和签名，实现业务的合规开展和数据的合法访问，同时建立财务对账管理分级分类管理体系和运维应用，将医院财务对账管理应用按照使用对象、使用范围、业务模式划分为不同的安全等级，提供信息、软件、网络接入、存储及其他基础设施资源的互联网/自助服务，根据每个等级的特点和需求维护安全防护标准和等级保护策略进行监控预警，全面提升医院安全防护和风险控制能力。

（二）应用运维可自动化

当应用发生故障时能在自动化运维体系的支持下在最短时间内恢复。一是自动对账单采集、数据存储等提供日常技术巡检与诊断，并定期采集对账管理应用运行情况，来优化慢对账、慢查询。二是财务对账运行自动化监控、在线计量分析、开发运维组合（development & operations，DevOps）应用开发/部署/测试/发布自动化管理实践等运维应用是对账管理建设中针对优化监控流程、提升安全应对、减少运维团队规模的前提下进行的技术实现，既是运维自动化、信息化、IT 服务管理（IT service management，ITSM）流程分析优化设计于一体的综合性信息化平台，也是提高医院信息化、节能降耗、应用改进潜力的软件工程解决方案，同时还是应用故障诊断与优化设计的关键技术管理决策方案。三是技术方案应该支持对平台的可用性、服务器的性能、各种服务（WEB 服务、应用服务、数据库服务）的性能进行监控，能支持对分布式协同服务的日志统一采集管理、按照应用和时序进行收集和问题定位。通过完整的全生命周期计量监控统计，形成关联性的性能分析、安全事件预警/匹配策略的主动应对，并可扩展自动发布和线上配置管理体系。

（三）账单采集可配置化

医院医疗收费付款涉及多个应用，包含医院 HIS、医保端、商保端、第三方支付渠道端等应用。各应用的信息化建设的背景不同、软件实现的模式不同（如 B/S 模式、C/S 模式等）、软件部署的网络要求不同、软件对外接口方式不同等。财务对账管理应用要与 HIS 对接进行收费结算账单的数据采集，与医保应用对接进行医保支付账单的数据采集、与商保应用对接进行商保支付账单的数据采集、与第三方支付渠道对接进行支付账单的数据采集、与银行对接进行银行回款单的数据采集。财务对账管理与每一个相关的业务应用都需要进行单独的对接，都要采用定制化的方式进行开发，给账单的数据采集开发带来了非常大的工作量，势必会影响财务对账信息化建设进程。建议应用机器人流程自动化（robotic process automation，RPA）技术，RPA 解决了异构应用间互联互通对接问题，双方应用均无须开发接口，如通过医保应用中已有的账单查询功能通过 RPA 自动下载、财务管理对账应用中已有的账单上传功能通过 RPA 自动上传等。RPA 是一种可视化配置工具，可实现账单采集的可配置化。

参 考 文 献

［1］黄柳．区块链助力构建完美医疗信息化［J］．中国医院院长，2019，（8）：81-83．

［2］董黛莹，汪学明．基于区块链的电子医疗记录共享研究［J］．计算机技术与发展，2019，29（5）：121-123．

［3］何波，王桂胜．基于区块链技术的医疗管理信息化应用分析［J］．四川大学学报：自然科学版，2018，55（6）：12-19．

第二节　区块链在中医处方版权保护和处方流转的应用

一、概念

利用区块链技术对中医处方进行版权加密保护和处方流转各流程安全保护的应用。区块链中医处方版权保护和处方流转应用能将中医处方的原创版权充分记录并保护,促进更多更好的药方合理合法地为民所用,改进中医诊治流程,提升居民就医体验,促进中医药发展。

具体内容包括:处方上链存证、处方保护与共享、处方流转追溯、处方流转监管、药效评价等。

涉及技术包括:区块链 BaaS 平台、区块链存证技术、区块链防篡改技术、区块链流程处方数据管理、非对称加密、分布式数据存储、智能合约、消息订阅设计、共识节点投票技术、上链 API 接口、传统关系数据库改造等。

二、建设背景

互联网时代在保护各种智力创作与创造的同时,对知识产权更要进行保护。我国对于中医处方的知识产权保护制度还不够完善,存在中医大师或专家的处方知识产权被侵犯而法律法规无法解决的情况,很多中医配方也因公开记载于相关文献中,丧失了申请专利的新颖性。因为没有相应完善法律法规保护及应对策略,一些国家、企业或个人通过互联网,抢先申请专利、生产药品等,不仅造成我国中医药知识产权的流失,也严重损害我国民族医药产业的可持续发展,损害国家利益;一些新处方被某些企业开发生产以后,很快就被其他企业仿制,导致从事研究开发的企业得不到应有的回报。这些存在的问题,在一定程度上影响和限制了我国中医药事业的发展,所以对中医药作品、中医配方权利的产权保护显得极为重要。另外,在中医诊疗过程中,从开方、调配、煎煮到配送、药效反馈,还存在一些流程不透明、责任难以划分、监管无法深入细节等问题亟待解决。

（一）现状分析

1. 国外现状分析　中医药文化在我国已有几千年,为中国独有,中医秉承循证医学,因此不存在中医处方版权保护,暂无中医处方版权保护相关政策。反观国外,非常重视专利申请意识,全球范围内,日本、美国、德国、韩国发明专利授权量位居前列,可见这些国家对专利申请和专利保护意识的重视。目前国外发明专利占 36.8%,相比中国而言,国外非职务发明比例相当小。职务发明保证了专业化研究条件和雄厚的资金配备,使得研究成果质量、效率更高,更能广泛控制市场。因此我们不仅要积极推动国内中医药的版权保护工作,更要积极推动职务发明,提高研究成果的质量和效率。

2. 国内现状分析　2019 年 10 月 25 日,习近平总书记对中医药工作做出重要指示指出,中医药学包含着中华民族几千年的健康养生理念及其实践经验,是中华文明的一个瑰宝,凝聚着中国人民和中华民族的博大智慧。新中国成立以来,我国中医药事业取得显著成就,为增进人民健康作出了重要贡献。习近平强调,要遵循中医药发展规律,传承精华、守正创新,加快推进中医药现代化、产业化,坚持中西医并重,推动中医药和西医药相互补充、协调发展,推动中医药事业和产业高质量发展,推动中医药走向世界,充分发挥中医药防病治病的独特优势和作用,为建设健康中国、实现中华民族伟大复兴的"中国梦"贡献力量。

2020 年 6 月 2 日,习近平总书记在北京主持召开专家学者座谈会,指出:中西医结合、中西药并用,是这次疫情防控的一大特点,也是中医药传承精华、守正创新的生动实践;要加强古典医籍精华的梳理和挖掘,建设一批科研支撑平台,改革完善中药审评、审批机制,促进中药新药研发和产业发展;要加强中医药服务体系建设,提高中医院应急和救治能力;要强化中医药特色人才建设,打造一支高水平的国家中医疫病防治队伍;要加强对中医药工作的组织领导,推动中西医药相互补充、协调发展。

（二）需求分析

1. 处方版权保护需求　一是传统的版权登记依靠线下人工审核,等待时间长,从版权登记到获得证书一般需要 20 至 30 个工作日。二是处方版权登记成本较高。登记人若不委托中介机构办理,限于缺乏专业指导,登记材料可能被退回修改完善,增加了时间成本和精力。三是处方所有者版权登记积极性不高。现行版权保护流程效率低、维权难等情况下,处方所有者版权登记积极性不高。

2. 处方流转需求　一是处方流转过程信息不透明,处方流转过程中,各个环节信息不透明,患者无法了解处方流转过程的信息公开性、真实性。二是无明确的责任问题及监管问题。从处方版权所有者、处方开立、接方、到患者接收等各环节,可能会出现处方所有者提供的处方信息有问题、开方者开具的处方有问题或者接方者接收的不是原处方,又或者配方者配制的中药有问题等,各环节无明确的责任划分及有效的监督管理机制。三是无成型的疗效反馈体系。处方流转结束后,无成型的体系让患者对开方者开的处方药进行疗效反馈,且无法保证反馈的真实性,因此开方者无法对处方进行后续改进。综上,区块链可为处方数据提供唯一标记,通过哈希算法提取数据"指纹",建立"数据对象"与其"指纹"(哈希值)的映射关系,保证数据对象的真实性、完整性和唯一性,建立数据私钥所有者和数据对象之间的硬链接,实现处方数据确权,从而为处方版权归属明晰提供技术手段。处方被使用后,若其被使用频次、使用效果等未进行清晰记录,则更不会有精确的利益分配机制对处方所有者进行相应的报酬激励。区块链可以在处方流转过程中,对处方数据的全生命周期进行确权和精准管理,通过精准管理可以精确记录处方被使用频次、使用效果等,从而对处方所有者进行相应的报酬激励。

三、应用场景

(一)处方版权保护

临床中医师将计划申请版权保护的处方信息保存到中医智能云系统,该系统通过处方版权保护应用调用区块链系统的 API 接口将处方版权信息上链存证,实现不可篡改的版权确权保护。开方者在处方版权保护应用上进行处方信息查询时,可通过处方内容的关键字段在系统里进行搜索。为确保处方内容隐私,处方版权保护应用通过调用区块链将处方摘要信息经由处方版权保护系统返回给开方者,从而不暴露处方详细内容。

(二)处方流转

通过区块链技术构建的处方流转业务系统中,监管部门可追溯处方流转的全流程信息,包括开方、审方、收费、接方、打印、调剂、复核、窗口发药或者煎煮、包装、配送、签收环节。处方流转溯源体系的建设是采集以上各环节信息,并将其上链存证,实现处方流转溯源信息来源可查、去向可追,保证溯源信息的真实、可信。

(三)药效评价

患者服用中药后可通过扫描药品包装袋上二维码,在手机上对本次疗效进行反馈、评价,使医院及医生更全面地了解患者的院外状况,为改善患者服务、改进处方提供有效依据。

四、建设原则

区块链技术正处于快速发展和应用探索阶段,基于区块链技术的处方版权保护应用系统的建设要面对一定的技术风险及政策法规风险,基于区块链技术的处方版权保护系统应遵循"整体规划,分步实施,试点先行,全面推进"的原则。

(一)开放性和扩张性原则

应用系统设计应采用开放式系统架构,以保证不同产品能够集成到应用系统中来,同时降低整个系统的开发和维护成本。系统设计应考虑业务未来发展需要,设计简明,对于原有系统,充分考虑兼容性,确保系统的继承性和可扩展性,并应支持与其他外部系统间的互联互连。

(二)信息授权合法性原则

业务系统的设计首先必须保证与我国现行的有关法律、法规、规章制度相一致,并能满足各级医疗机构和各级卫生行政部门的实际业务需求,须上报的统计报表应与现行规定一致。业务系统的设计同时具备一定的前瞻性,规避由于政策法规调整带来大规模的系统改造工作。

(三)集成性原则

应用系统设计考虑软硬件系统之间实现集成,保证用户无须花费过多的精力进行系统平台的集成,而将精力集中到业务的整理和系统的实现上,从时间和进度上促进系统的建设开发。集成的应用系统降低了系统维护的难度和要求,方便用户日后的应用和管理。

五、建设内容

基于区块链技术的中医处方版权保护和处方流转应用的主要建设内容包括应用系统建设和区块链底层平台建设,其中应用系统建设内容为处方版权保护系统和中医处方流转系统,区块链底层平台主要服务于业务数据的可信存证和监管服务。

(一)处方版权保护

1. 处方上链存证　向临床中医师提供电子处方的版权登记及上链存证服务;并通过处方共享系统为临床提供处方推荐、复用等服务。

具体功能:处方版权上传、患者症状上传及推荐、上链存证等。

适宜技术:①处方版权上传。处方所有者将处方信息保存到中医处方版权保护应用,该应用调用区块链 API 接口将处方版权信息上链存证。②患者症状上传及推荐。诊治医生上传患者症状,在区块链上获取推荐的处方。

业务流程见图 3-2-1。

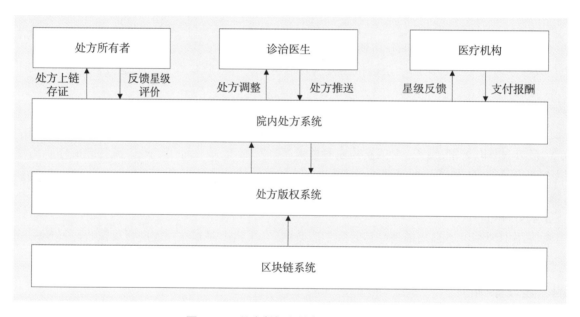

图 3-2-1　处方版权上链存证业务流程图

建设要求见表 3-2-1。

表 3-2-1　处方上链存证建设要求

指标	具体内容和要求
处方上链存证	①具备处方版权登记功能、患者症状上传及处方共享、处方版权上链存证等 3 项功能 ②支持处方版权上传、患者症状上传及推荐等 2 种技术 三级甲等医院　具备 3 项功能、支持 2 种技术 三级乙等医院　具备 3 项功能、支持 2 种技术 二级医院　具备 3 项功能、支持 2 种技术

2. 处方查询服务　开方者在中医处方版权上查询处方信息时,可通过处方内容的关键字段在系统里进行搜索,为确保处方内容隐私,中医处方版权保护应用通过调用区块链将处方摘要信息返回给开方者,不暴露处方详细内容。

具体功能:处方查询、处方使用频次查询等。

适宜技术:①处方查询。通过关键字搜索,隐私信息脱敏处理。②处方使用频次查询。统计处方使用频次。

业务流程(图 3-2-2):

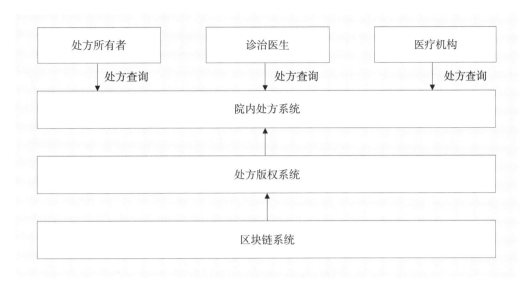

图 3-2-2　处方查询服务流程图

建设要求见表 3-2-2。

表 3-2-2　处方查询建设要求

指标	具体内容和要求
处方查询	① 具备处方版权查询、处方使用频次查询 2 项功能 ② 支持处方版权查询、处方使用频次查询 2 种技术 三级甲等医院　具备 2 项功能、支持 2 种技术 三级乙等医院　具备 2 项功能、支持 2 种技术 二级医院　具备 2 项功能、支持 2 种技术

(二) 处方流转业务

1. 处方全流程存证及查询　追溯处方流转的全流程信息包括:开方、审方、收费、接方、打印、调剂、复核、窗口发药或者煎煮、包装、配送、签收环节。处方流转溯源体系的建设是采集以上各环节信息,并将其上链存证,实现处方流转溯源信息来源可查、去向可追,保证溯源信息的真实、可信。开展追溯体系建设,有利于提升处方流转、物流及使用的安全管理和风险防控能力,强化防范措施,形成溯源追责机制。终端患者可以通过手机扫描药品包装袋上二维码进行处方流转信息查询。

具体功能:开方、审方、收费、接方、打印、调剂、复核、窗口发药、包装、配送、签收等信息上链存证及查询等。

适宜技术:①处方流转溯源体系的建设是采集各环节信息并将其上链存证,追溯处方流转全流程信息,包括:开方、审方、收费、接方、打印、调剂、复核、窗口发药或者煎煮、包装、配送、签收环节。②处方流转溯源信息。开展追溯体系建设,有利于提升处方流转、物流及使用的安全管理和风险防控能力,强化防范措施,形成溯源追责机制,终端患者通过手机扫描药品包装袋上二维码进行处方流转信息查询。

业务流程见图 3-2-3。

建设要求见表 3-2-3。

2. 处方疗效反馈写入　基于区块链的疗效反馈写入,终端患者服用中药后通过扫描药品包装袋上二维码,在手机上对药效进行星级评价,1~2 星为差评、3~4 星为中评、5 星为好评,还可通过拍照将中药照片上传并可对药效进行文字描述,使开方者全方面了解患者使用后的处方药效,不断改进后续处方质量。

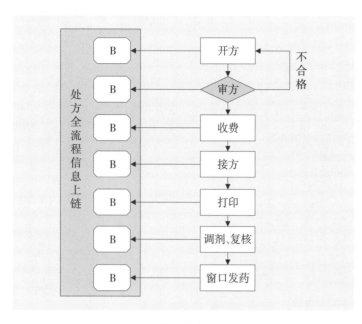

图 3-2-3 处方全流转存证级查询流程图

表 3-2-3 处方全流程存证及查询建设要求

指标	具体内容和要求
处方全流程存证及查询	① 具备开方、审方、收费、接方、打印、调剂、复核、窗口发药、包装、配送、签收 11 项功能
	② 具备处方流转查询服务、具备处方流程全程信息链存证 2 种技术
	三级甲等医院 具备 11 项功能、2 种技术
	三级乙等医院 具备 11 项功能、2 种技术
	二级医院 具备 11 项功能、2 种技术

具体功能：扫码星级评价、药效描述等。

适宜技术：①二维码技术。通过扫药品包装袋二维码对药效进行星级评价。②药效描述。通过上传图片和文字对药效进行描述。

业务流程见图 3-2-4。

建设要求见表 3-2-4。

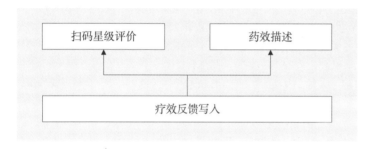

图 3-2-4 疗效反馈写入流程图

表 3-2-4 处方疗效反馈写入建设要求

指标	具体内容和要求
处方疗效反馈写入	① 具备二维码扫描星级评价、疗效反馈写入 2 项功能
	② 具备二维码技术、药效描述 2 种技术
	三级甲等医院 具备 2 项功能、2 种技术
	三级乙等医院 具备 2 项功能、2 种技术
	二级医院 具备 2 项功能、2 种技术

3. 处方权益分配机制 可通过处方被使用的频次、患者的星级评价给处方所有者相应的报酬激励。

具体功能：处方使用频次统计、患者星级评价统计等。

适宜技术：统计。统计处方使用频次、统计患者星级评价。

业务流程见图 3-2-5。

建设要求见表 3-2-5。

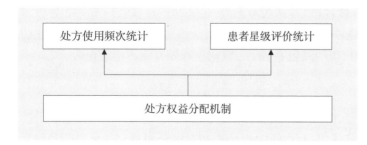

图 3-2-5 处方权益分配机制业务流程图

表 3-2-5 处方权益分配机制建设要求

指标	具体内容和要求
处方权益分配机制	① 具备处方使用频次统计、患者星级评价统计 2 项功能
	② 具备统计技术 1 种技术
	三级甲等医院 具备 2 项功能、1 种技术
	三级乙等医院 具备 2 项功能、1 种技术
	二级医院 具备 2 项功能、1 种技术

(三) 区块链技术支撑

区块链技术支撑分为处方上链可信存证和区块链 BaaS 平台。

1. **处方上链可信存证** 处方上链可信存证提供处方版权保护和处方流转的区块链底层技术。

具体功能：包括自适应共识、混合型存储、多语言合约执行引擎、隐私保护、身份认证、多级加密机制、数据管理等。

适宜技术：①底层数据存储平台。指区块链底层用于存储数据的数据库，该模块一旦存储，任何一方不可更改。②底层区块链平台。指为整个项目提供支持的区块链服务，由服务器硬件、底层数据存储平台、网络通信模块、共识模块、JVM 高性能虚拟机、可编辑的智能合约、SDK 接口等模块组成。③共识节点。也叫 VP 节点，参与共识过程，验证数据一致性后将数据同步存储在区块链上的节点，具有投票权。④非共识节点。也叫 NVP 节点、查询节点或备份节点，可以连接区块链内任意一个共识节点，同步链上数据，但该节点只提供查询服务，不能参与共识过程，不能对数据进行校验，没有投票权；该节点的存在可分担查询服务的网络流量压力，同时可以实现数据的快速反馈，减少响应时间，提供更好的交互体验。⑤智能合约。智能合约是一种在满足特定条件时，自动执行的计算机程序。智能合约的应用，使区块链不只应用于账号间转账，还可以支持多种应用场景。

业务流程见图 3-2-6。

建设要求见表 3-2-6。

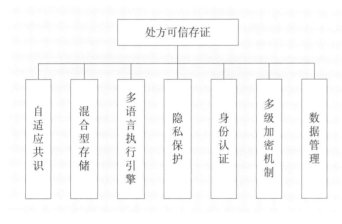

图 3-2-6 处方上链可信存证业务功能图

表 3-2-6 处方上链可信存证建设要求

指标	具体内容和要求
处方上链可信存证	① 具备自适应共识、混合型存储、多语言合约执行引擎、隐私保护、身份认证、多级加密机制、数据管理 7 项功能 ② 具备底层数据存储平台、底层区块链平台、共识节点、非共识节点、智能合约 5 种技术 三级甲等医院 具备 7 项功能、支持 5 种技术 三级乙等医院 具备 7 项功能、支持 5 种技术 二级医院 具备 7 项功能、支持 5 种技术

2. **区块链 BaaS 平台** 区块链平台通过部署区块链 BaaS 平台来管理。充分利用区块链 BaaS 平台提供的高可用、易维护等特性，确保区块链服务的可靠运行。

具体功能：节点管理、偏好管理、区块链资源管理、合约管理、数据管理、区块链监控管理、节点日志管理等。

适宜技术：①非对称加密和授权技术。存储在区块链上的交易信息是公开的，但是账户身份信息是高度加密的，只有在数据拥有者授权的情况下才能访问，从而保证数据安全和个人隐私。②共识机制。就是所有记账节点之间怎么达成共识，去认定一个记录的有效性，这既是认定的手段，也是防止篡改的手段。③智能合约。智能合约是基于这些可信的不可篡改的数据，可以自动化的执行一些预先定义好的规则和条款。④分布式账本。就是交易记账由分布在不同地方的多个节点共同完成，而且每一个节点都记录的是完整的账目，因此它们都可以参与监督交易合法性，同时也可以共同为其作证。

业务流程见图 3-2-7。

建设要求见表 3-2-7。

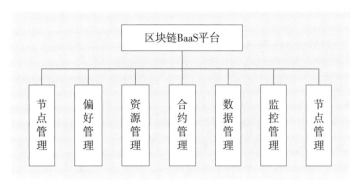

图 3-2-7 区块链 BaaS 平台建设业务流程图

表 3-2-7 区块链 BaaS 平台建设要求

指标	具体内容和要求
区块链BaaS平台建设	① 具备节点管理、偏好管理、区块链资源管理、合约管理、数据管理、区块链监控管理、节点日志管理 7 项功能
	② 支持非对称加密和授权技术、共识机制、智能合约、分布式账本 4 种技术
	三级甲等医院 具备 7 项功能、支持 4 种技术
	三级乙等医院 具备 7 项功能、支持 4 种技术
	二级医院 具备 7 项功能、支持 4 种技术

（四）未来展望

1. **一体化区块链基础架构** 遵照国家大力发展中医药的战略决策，建设中医处方版权保护和处方流转应用的时机已经成熟；区块链作为国家支持并推动发展的新兴技术，其技术特点对于数据安全、数据存证、追溯追责、穿透式监管等场景特别适用。随着国家政策引导，国家发改委将区块链技术写入新基建，明确提出鼓励区块链技术的发展，预计在未来一段时期，医疗机构无需单独建设区块链基础设施，取而代之的是国家发布根链，省市发布多级联盟区块链，并通过跨链技术打通服务，大型医疗机构只需建设一个节点加入联盟区块链，小型医疗机构可以直接使用区块链服务，既便于数据互通，又整体降低成本，进一步扩大应用推广范围。

2. **规范化处方版权保护** 随着国内申请专利的意识和重视程度的增强，中医版权保护越来越受到中医医疗机构及中医工作者的重视，预计在未来中医药监管部门将通过中医处方版权保护系统，规范化处方版权保护，建立知识产权和科技成果转化权益保障机制，改革完善中医药科研组织、验收和评价体系，避免简单套用相关科研评价方法；同时，赋予中医药科研机构和人员更大自主权的管理制度，建立科技主管部门与中医药主管部门协同联动的中医药科研规划和管理机制。进而，实现并加强中医药产业知识产权保护和运用，促进中医药传承创新可持续发展。

六、建设方法

（一）建设策略

目前区块链技术快速发展阶段，基于区块链在医疗应用项目建设要面对一定的技术风险及政策法规风险。为规避这一风险，采取"小步快走""迭代开发，增量交付"的策略，并尽可能采用较为成熟的技术方案。与此同时，通过与相关部门的合作，可以有效分散技术及政策法规风险。

（二）应用技术

建议应用技术包括：①基于非对称加密算法的处方版权保护，区块链为处方数据提供唯一标记，通过哈希算法提取数据"指纹"，建立"数据对象"与其"指纹"（哈希值）一一映射关系，保证数据对象处方版权的真实性、完整性和唯一性，建立数据私钥所有者和数据对象之间的硬链接，实现处方版权数据确权，从而为处方版权归属明晰提供技术手段。②基于区块链数据防篡改的利益分配机制。利用区块链数据不可篡改、可追溯的特性引入精确的利益分配机制。区块链可以对数据的全生命周期进行确权和精准管理，通过精准管理可以精确记录处方被使用频次、使用效果等，从而对处方所有者进行相应的报酬激励。③基于分布式存储技术的处方数据存储。区块链技术实现数据分布式存储，每一个节点保留一份数据副本，单个节点数据的丢失不会影响数据完整性，此外，通过共识机制保证单个节点难以对数据进行篡改。区块链通过哈希算法提取处方数据"指纹"，建立处方数据和"指纹"链接，对处方数据任何造假都会导致"指纹"变化。再者，区块链将数据以链式存储，所有数据操作和活动都可被查询和追踪，为数据全生命周期审计、溯源提供了手段。综上，区块链技术不可篡改、可追溯特点，保证了处方数据的真实可信可追溯。

④基于智能合约技术实现穿透式监管。处方流转各环节全量信息上链,各环节中若出现各类处方不匹配问题,可明确责任主体进行事后追责。且监管机构通过在区块链中架设节点,可实时查看链上全量数据,从处方开立、物流、到患者接收全流程关键信息进行把控,利用区块链技术,实现真正的穿透式监管,其监管力度可通过智能合约进行规定和约束。⑤基于共识节点参与投票技术保证疗效反馈真实性。VP节点参与共识过程,验证数据一致性后将数据同步存储在区块链节点,将患者的疗效反馈通过终端设备进行采集并上传至区块链服务,保证评价的真实、可信。⑥基于区块链BaaS技术的可视化监控。区块链BaaS技术支持区块链框架在云、物理机的多种自动化部署模式,极大提高资源使用的灵活性并降低建设的成本。提供完善的区块链管理和监控服务。每条区块链都可基于账户角色进行权限控制和联盟治理。可视化的监控台帮助运维人员监控区块链资源的健康状况和容量,提供详细的动态监控、警报以及日志发送等服务。

(三) 建议建设模式

1. "云 + 端"的建设路径　由于医疗行业的特殊性,在中医处方版权保护应用的建设过程中,应充分考虑移动"互联网+"信息安全、稳定和监管问题,并应配套运行安全、可靠、稳定的信息设备,同时国内外在区块链技术应用领域尚未普及标准,其在医疗领域的推广运行面临诸多挑战。基于以上原因,基于区块链技术的中医处方版权保护应用建设应由高层级主管部门牵头统筹建设,统一中医处方版权保护,规范中医处方流转流程,同时充分遵循各省市现有的数据资源统一利用规范,与"政务云","医用云"等统一云平台充分结合,采用"云 + 端"的集中部署分布应用模式。建设内容分应用建设和区块链服务建设,其中应用建设包含中医处方版权保护和处方流转,区块链基础分处方上链可信存证建设和区块链BaaS平台建设。采用"云 + 端"的建设模式,即在公有云上部署区块链服务,在用户端部署应用。

2. 利旧改造与除旧布新　信息化建设模式包括主体模式和发展模式两个方面,主体模式分为自主建设、产品集成、运营托管等三种模式。发展模式分为"利旧改造"和"除旧布新"等模式。基于区块链技术的处方流转应用应结合当地主管部门及医疗机构医疗资源现状及信息化现状,在已建设的医院信息系统及共享药房系统基础上,采用产品集成、利旧改造的建设模式,即在现有系统上基础,加入区块链技术,实现处方流转同时保护患者处方隐私数据、实现健康数据安全与不可篡改性,有效平衡了隐私保护和数据共享之间的矛盾。

(四) 未来建设模式

在未来的建设模式中,基于区块链技术的中医处方版权保护和处方流转平台未来建设应由国家级主管部门牵头建设根链,省级为联盟链接入,集中部署区块链BaaS平台统一中医处方版权保护,规范中医处方流转。同时由于区块链技术在医疗应用项目建设中技术及政策法规不断完善,同时随着5G和人工智能技术的成熟,中医处方版权保护和处方流转平台建设将依据医疗机构的战略目标、业务能力、运营期望、技术创新、资源储备、信息化建设水平等方面综合考量,形成处方版权保护及处方流转平台的顶层设计,合理规划出平台应用及监管,平台与其他医疗机构的业务协同等,同时进一步细化确认相关需求和建设任务。

七、建设流程

(一) 建议建设流程

1. 建设范围(3个月)　基于区块链技术的中医处方版权保护和处方流转应用建设内容分应用建设和区块链基础建设,其中应用建设由处方版权保护应用和处方流转应用构成,区块链基础设施分处方上链可信存证和区块链BaaS平台。针对当前处方版权保护存在的业务痛点,利用区块链技术,解决版权保护存在的处方版权确权难及未引入精确的利益分配机制;针对当前处方流转过程中存在的业务痛点,利用区块链技术,解决处方流转存在的处方流转过程信息不透明、无明确的责任问题及监管问题、无成型的疗效反馈体系。建设处方上链可信存证,实现对中医处方版权信息和处方流转的全流程信息的可信存证,需要满足高并发低延时的要求;处方上链可信存证可通过部署区块链BaaS平台来管理。充分利用区块链BaaS平台提供的高可用、易维护等特性,确保区块链基础服务可靠运行。

2. **技术选择(1周)**　中医处方版权保护及处方流转应用建设过程中,需要结合医院信息化建设现状以及发展方向,并结合区块链技术的发展趋势、技术标准以及行业应用积累的经验进行技术的评估和选择。

(1)业务系统建设:利用区块链技术,解决处方版权登记、确权以及处方流转过程中存在的信息不透明、监管体系不健全等问题。业务系统设计应充分考虑系统的可用性、兼容性,使系统的安装和使用更便捷,并利于维护、故障排查、升级。采用标准的服务接口适应与其他医疗信息系统间的互联互通。

(2)区块链底层平台建设:在区块链底层平台的建设过程中,应充分考虑国家对新基建、新技术发展的宏观政策和顶层规划。在区块链底层技术上,应采用完全国产自主可控的区块链底层技术,并充分考虑技术的标准性、先进性、可拓展性,评估区块链底层架构的安全性、交易吞吐量、共识延时。在数据传输与存储安全环节,应选择支持国产加密算法的区块链底层平台。

3. **系统设计(2周)**　首先,区块链基础服务通过部署区块链 BaaS 平台来实现,充分利用 BaaS 平台提供的高可用、易维护等特性,确保区块链服务的可靠运行。其次,在业务应用实现了信息上链及信息查询的功能,并提供用户界面与使用者对接;提供 API 与其他相关进行对接。最后,终端用户通过中医智能云系统、共享中药房系统查询链上处方版权信息及处方流转等信息。

4. **系统开发(8周)**　根据前面的设计结果,确定详细的开发计划,并向项目领导小组提交项目开发计划,作为软件开发阶段的项目管理和监控依据,严格据此计划控制项目进度。开发内容包括:①中医处方版权保护系统(包括处方版权保护前端系统、处方版权保护后台系统、移动端 APP、与中医处方系统和共享中药房系统接口)。②处方流转系统开发(包括处方版权保护前端系统、处方版权保护后台系统、移动端 APP、与中医处方系统和共享中药房系统接口)。③智能网关开发(数据采集、数据 ETL、数据上链、数据加密存储)。

5. **系统测试(6周)**　业务系统开发工作完成后,在系统正式上线前,对系统进行功能性测试和健壮性测试。系统测试应该由若干个不同测试组成,目的是充分运行系统,验证系统各部件是否都能正常工作并完成所赋予的任务。

(1)恢复测试:恢复测试主要检查系统的容错能力。当系统出错时,能否在指定时间间隔内修正错误并重新启动系统。恢复测试首先要采用各种办法强迫系统失败,然后验证系统是否能尽快恢复。对于自动恢复需验证重新初始化、检查点、数据恢复和重新启动等机制的正确性;对于人工干预的恢复系统,还需估测平均修复时间,确定其是否在可接受的范围内。

(2)安全测试:安全测试检查系统对非法侵入的防范能力。安全测试期间,测试人员假扮非法入侵者,采用各种办法试图突破防线。例如:①想方设法截取或破译口令;②专门定做软件破坏系统的保护机制;③故意导致系统失败,企图趁恢复之机非法进入;④试图通过浏览非保密数据,推导所需信息等。理论上讲,只要有足够的时间和资源,没有不可进入的系统。因此系统安全设计的准则是,使非法侵入的代价超过被保护信息的价值,此时非法侵入者已无利可图。

(3)强度测试:强度测试检查程序对异常情况的抵抗能力。强度测试总是迫使系统在异常的资源配置下运行。例如:①当中断的正常频率为每秒一至两个时,运行每秒产生十个中断的测试用例;②定量地增长数据输入率,检查输入子功能的反应能力;③运行需要最大存储空间(或其他资源)的测试用例;④运行可能导致虚存操作系统崩溃或磁盘数据剧烈抖动的测试用例等。

(4)性能测试:对于与区块链技术结合的应用,软件部分即使满足功能要求,也未必能够满足性能要求,虽然从单元测试起,每一测试步骤都包含性能测试,但只有当系统真正集成之后,在真实环境中才能全面、可靠地测试运行性能系统性能测试是为了完成这一任务。性能测试有时与强度测试相结合,并需要其他软硬件的配套支持。

6. **试运行和交付(4周)**　针对中医处方版权保护和处方流转应用系统功能模块进行现场的系统测试,使每个功能模块都得到基本确认;对于其中发现的问题和软件的细节性修改意见,需以书面形式提交;修改完成后立即提交到现场,对应用进行确认回归测试,如验证问题已修改需要予以说明。通过试运行及修改后证明已经基本完成的模块,应组织相关的业务负责人在中医处方版权保护和处方流转应用功能清单中逐项确认。

7. 运维保障（长期） 针对基于区块链技术的中医处方版权保护和处方流转系统的运维保障,应充分考虑运行阶段来自临床医疗机构、业务主管部门、政策法规调整等需求的变化,并具备 7×24 小时的运维技术支持。

电话及远程咨询服务:提供日常即时响应服务,提供专业、高效的远程技术支持服务。解决系统运行过程的软件操作、用户咨询等轻量级问题。

现场技术支持服务:如果软件出现严重问题或者通过远程方式无法解决的技术问题,提供专业、经验丰富的工程师在第一时间赶赴现场,并进行系统的维护,保证系统的正常运行。

响应时间:7×24 小时全年无休的远程技术支持。1 小时内响应、4 小时内抵达现场、8 小时解决系统故障。

8. 规范建设流程 项目实施可以分为十余个方面的工作,根据工作间的约束关系,大致的分为实施过程以及相应的工作结果。项目实施首要任务是建立完善、有效的组织机构,对实施中的参与部门、人员及其职责进行明确定义。明确项目主管人选,在实施中对各项工作进行有效的沟通,需要对项目整体实施工作进行总体规划并编制各项计划,使各项工作能在时间、资源上得到保证。

(1) 实施计划明确后,开展项目启动会,部署具体任务,并与最终用户开展项目交流,为后续的系统调研、流程设计和数据准备工作打基础。

(2) 项目启动后,进行系统调研、工作流程的设计和需求分析工作,数据准备工作可以同时开展。

(3) 上述工作完成后,进入系统开发、测试和模拟运行阶段,保证系统的各项功能符合实际要求,对新工作流程和新数据进行验证,以便及时做出调整。

(4) 系统试运行阶段,需要准备培训材料,开展培训工作。此外新工作流程导致一些医院工作准则和规程的变化,也需要在培训之前整理确认,以便在培训时公布。培训工作量较大,应准备必要的教学设施和辅助手段。

(5) 各项工作基本就绪后进行小规模闭环试上线,试上线的目的主要是在真实环境中验证系统各方面功能,同时为大规模上线积累经验(图3-2-8)。

以上简要说明了实施的工作步骤,但在实际中由于有一些工作在实施过程中需要根据实际情况进行分析调整,属于在项目历程中要反复进行的工作(如计划和需求分析等),因此要避免机械地将各阶段的工作割裂开来。

(二)未来建设流程

区块链技术为许多医疗卫生领域的潜在应用提供了技术支持。该技术具有分布式的、不可篡改的、可追踪的、匿名性的特点,在医疗卫生的许多领域将有不错的发展潜力。在设计和开发阶段,许多应用都提出了可能提高医疗数据透明度和可获得性的方案,但需要在方案大规模部署之前设计好建设流程:①做好顶层设计,设计合理机制,充分发挥区块链技术优势;②完善数据标准和配套法规,区块链在中医处方版权保护和处方流转上的应用,有赖于

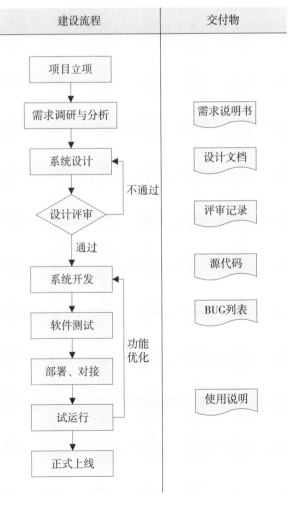

图 3-2-8 项目建设流程图

医疗健康数据规范化标准建立健全以及相关法律法规的制定和完善;③解决好区块链和数据集成技术、云计算技术的集成问题。

八、建设关键点

(一)充分完善数据对接

由于系统要与建设单位下辖的多个中医相关医疗机构、中医共享药房进行对接,涉及多个软件供应商进行数据对接和联调,需要花费大量的人力、物力。应充分使用标准化数据工具,尽可能完善各中医服务主体数据对接,尽可能覆盖各县域,尽量消除数据死角。

(二)建立处方保密信任

中医处方所有人对于处方存在保密的心态,短时间内对于通过系统对处方进行版权保护难以建立信任。针对项目实施的外部风险建议采取以下控制措施:①在设备选型、技术路线等方面采用成熟、先进、灵活、可靠的技术;②对于版权保护的可靠性、可信性进行宣传,打消处方所有人的顾虑,促进处方进入系统。

九、建设注意事项

(一)破冰新技术在中医传统领域推广运行

目前国内外区块链技术在医疗应用领域尚未普及标准,其在医疗领域的推广运行更将面临诸多挑战。去中心化属性对传统医疗管理机构将造成强烈冲击,导致相关机构和部门对区块链技术在医疗领域中的应用持谨慎态度,不利于基于区块链应用的大规模推广。①完善数据标准和配套法规,区块链在医疗领域的广泛应用,有赖于医疗健康数据规范化标准建立健全以及相关法律法规的制定和完善;②做好顶层设计,设计合理机制,充分发挥新技术优势。权衡公有链、联盟链、私有链的利弊,以及是否要利用通令或令牌规避区块链技术本身可能存在的 51% 攻击问题等;③解决好区块链和数据集成技术、人工智能技术、云计算技术的集成问题。

(二)平衡数据共享与隐私安全之间的矛盾

处方流转的全流程信息包括开方、审方、收费、接方、打印、调剂、复核、窗口发药或者煎煮、包装、配送、签收等环节,处方流转过程中,各个环节信息透明,才能真正做到处方流转过程的信息公开性、真实性,但完全公开处方数据却不加以数据安全隐私保护,社会伦理后果将十分严重。在使用安全问题方面,区块链技术实现数据分布式存储,每一个节点保留一份数据副本,单个节点数据的丢失不会影响数据完整性,通过共识机制保证单个节点难以对数据进行篡改。区块链通过哈希算法提取处方数据"指纹",建立处方数据和"指纹"链接,对于处方数据的任何造假都会导致"指纹"变化。区块链将数据以链式存储,所有数据操作和活动都可被查询和追踪,为数据全生命周期审计、溯源提供了手段。综上所述,区块链技术不可篡改、可追溯特点,保证了处方数据的真实可信可追溯,有效地平衡了处方数据共享及数据隐私安全保护之间的矛盾。

参 考 文 献

[1] 袁勇,王飞跃. 可编辑区块链:模型、技术与方法[J]. 自动化学报,2020,46(5):831-846.

[2] 马琳,褚德龙. 区块链在医疗领域应用技术研究[J]. 智能计算机与应用,2019,9(4):286-287.

[3] 张超,李强,陈子豪,等. Medical Chain:联盟式医疗区块链系统[DB/OL]. [2019-05-01].http://kns.cnki.net/kcms/detail/11.2109.TP.20190104.1439.008.html.

[4] 倪培昆. 区块链技术及其在医疗领域的价值研究[J]. 医学信息学杂志,2018,39(2):9-13.

[5] 孙学波,姜金希. 基于区块链的医疗信息系统及智能合约设计[J]. 辽宁科技大学学报,2020,43(2):135-145.

[6] 王瑞锦,余苏喆,李悦,等. 基于环签名的医疗区块链隐私数据共享模型[J]. 电子科技大学学报,2019,48(6):886-892.

第三节　区块链在特许药械追溯监管的应用

一、概念

运用区块链技术实现监管部门和使用单位对特许药械的追溯管理。区块链技术应用在特许药械申请、审批、流通、存储、使用、监测等全部管理过程的重要监管环节,将核心数据进行上链设置,采用区块链分布式账本技术记录并存储上链数据;采用区块链共识机制,判断每一笔记录的真实性,最终将判断为真的记录记入区块链之中;采用区块链防篡改检测告警设计,监测对比数据的一致性,对不一致数据进行告警提示。完成追溯数据采集、数据上链存储和上链节点数据安全监控,实现特许药械全流程的追溯监管,确保监管数据真实、准确、不可篡改,为特许药械监管部门提供最先进的技术支持和最有利的管理支撑,实现了特许药械追溯的智慧监管;为特许药械的使用者提供最大的安全保障和最及时的药械服务,提升了患者服务效率和服务满意度。

具体内容包括:特许药械申请审批管理、特许药械全程追溯管理、特许药械不良反应监测管理、特许药械追溯运维管理和特许药械追溯管理门户等。

涉及技术包括:B/S 架构、微服务架构、分布式架构等不同的应用架构;消息队列、Socket 等多种消息交互机制;支持主流的关系型和非关系型数据库。采用移动互联技术、电子签章技术实现在线审批;采用电子标签技术、物联网技术进行追溯数据采集;采用基于 GIS 系统的电子围栏技术进行场景监控;采用区块链技术确保追溯数据真实、准确、不可篡改。

二、建设背景

(一) 现状分析

我国药品追溯体系建设起步较迟,从药品研发到原料供应、生产、流通、销售、回收与召回的全生命周期过程中尚未形成有效的药品追溯体系,特别是以医药供应链为单元的追溯体系和以药品证据链为对象的管理体系均有待进一步完善。在体系建设和信息化建设上要借鉴国外先进经验,并结合先进的技术手段来协助监管部门对各类药品和医疗器械的智慧监管、保障患者的用药安全。

1. **国外现状分析**　早在 20 世纪 90 年代,部分发达国家和地区已开始探索建立追溯制度来推进药品质量安全管理。美国、欧盟多国是较早开展药品追溯标准化工作的国家和地区,已建立起来的法律法规体系和配套组织执行机构是目前全球范围内最健全完善的。这种以预防、控制和追溯为特征的药品质量安全追溯监管体系,使药品在安全生产、流通、使用等各环节受到全程监控。

2007 年 9 月,美国现行《食品药品管理修正法案》(Food and Drug Administration Amendments Act, FDAAA)颁布实施,其中 913 部分《联邦食品、药品与化妆品法案》(Federal Food, Drug, and Cosmetic Act, FDCA) 的 505D 部分,要求美国卫生与公众服务部(Department of Health and Human Services, HHS)制定一个适用于处方药生产商与分装商的应用于处方药跟踪与追溯系统的标准化数码标识(standardized numerical identification, SNI),对处方药进行识别、验证、确认、跟踪以及追溯,用于分装的 SNI 应能与用于生产的 SNI 进行链接,并且 SNI 应与关于这种标识的国际公认标准相一致。

2011 年 2 月,美国 FDA 召开了关于处方药跟踪与追溯系统的公众研讨会,初次介绍了 SNI 的应用。SNI 是一套序列化的国家药品编码(serialized national drug code, sNDC)。由美国《联邦规章典集》第 21 篇 207 部分描述的 "国家药品编码"(National Drug Code, NDC)组成,是一组独有的序列号,由标签编码、药品编码、包装编码共 10 个字符组成。NDC 是由独立包装的生产商或分装商生成,可保证一物一码,以条形码形式印在药品包装上。

2011 年 7 月,欧洲议会和欧盟理事会通过了《欧盟反伪造药品指令》(The EU Falsified Medicines Directive, DIRECTIVE2011/62/EU),明确要求欧盟境内流通的每一份药品要建立 "可供验证其真实性" 的安全档案,并建立一个欧盟国家通行的数据库来储存药品安全信息。该法案的颁布为实施欧洲药品电子监管奠定了法律基础。欧洲药品电子监管系统利用"二维矩阵码"对单件药品进行赋码,采用"配药点验证"模式,通过强制实行发药前监管码验证来实现对药品的安全监管及流向追溯。运行多年来,该模式在欧洲各国受到广泛认可,目前在欧洲各国已基本实现全面覆盖。

2. **国内现状分析**　我国药品追溯体系建设虽然起步较迟,但是近年来国家高度重视食品药品安全管理,追溯体系建设发展速度比较快。2015 年 5 月 29 日,习近平总书记在中央政治局第二十三次集体学习时指出,要切实加强食品药品安全监管,用最严谨的标准、最严格的监管、最严厉的处罚、最严肃的问责,加快建立科学完善的食品药品安全治理体系,坚持产管并重,严把从农田到餐桌、从实验室到医院的每一道防线。

2015 年《国务院办公厅关于加快推进重要产品追溯体系建设的意见》(国办发〔2015〕95 号)提出要推动加快应用现代信息技术建设重要产品追溯体系,要求达到采集记录产品生产、流通、消费等环节信息,实现来源可查、去向可追、责任可究,强化全过程质量安全管理与风险控制。2016 年 1 月,国务院办公厅发布《关于加快推进重要产品追溯体系建设的意见》,对食品、药品等追溯体系过程中存在的问题提出要求,力求到 2020 年完善追溯体系建设规划标准体系,健全相关法规制度。

2019 年 5 月,国家药监总局印发《国家药品监督管理局关于加快推进药品智慧监管的行动计划》,要求加快推进药品智慧监管,构建监管"大系统、大平台、大数据",实现监管工作与云计算、大数据、"互联网＋"等信息技术的融合发展,创新监管方式,服务改革发展。目标到 2020 年,建立起符合信息技术发展趋势的药品监管信息化建设技术与应用框架。在此基础上,推进信息技术与监管工作深度融合,形成"严管"加"巧管"的监管新局面,这标志着药品监管由"传统监管"向"智慧监管"转型升级。

(二) 需求分析

对于临床急需的特许使用的进口药品和医疗器械(以下简称"特许药械"),相对于普通药械有更严格的审批流程和管理规范,并且涉及从国外到国内的报关、仓储、运输、监测等更长的追溯链条,更多的监管单位。这一复杂严格的监管过程,除了依靠科学的管理办法,还要依靠物联网、区块链等新兴技术手段,尤其是区块链技术分布式存储和安全不可篡改的特性,完美实现了监管部门对特许药械在管理、业务和数据安全层面的需求。

1. **特许药械联合监管的需求**　特许药械在经过国家批准成立的国内医疗先行区(以下简称"先行区")可以使用。而特许药械的监管需要省级卫生健康行政管理部门、省级药品监督管理部门、药械所属先行区管理部门等相关监管单位建立协作关系,进行联合监管,确保经审批获准使用的特许药械只能在先行区内指定的医疗机构内用于特定医疗目的,使用过程要可追溯,可监控。基于上述监管需求,需要一个跨部门、跨领域联合监管的特许药械信息管理平台。

2. **特许药械全程监管的需求**　先行区内各个医疗机构所配套的仓储系统为普通的进销存系统,不能满足自动化与预警的要求。对特许药械的追溯管理,无法与国际标准相比,存在一定差距。对特许药械的监控,最初是通过现场监督与纸制文件的方式完成,不具备实时性和系统化。另外,由于特许药械是从国外进口的只能在国内医疗先行区使用的药械,在国内尚未有广泛应用的案例,必须做好其不良反应的记录工作。因此,急需建立一套统一的、受控的、多部门之间协作的药械全程监管系统。

3. **特许药械数据监管的需求**　特许药械追溯监管要包含特许药械进口的备案与审批管理、患者备案与申请管理、药械流通全过程的追溯管理、药物不良反应监测管理等功能,上述数据存在口岸部门、管理部门、医疗机构、物流单位等多个机构,涉及多个监管部门之间数据交换和非涉密数据的共享。在实现互联互通基础上,还要满足数据的分布式存储、以及不可篡改的管理需求,因此需要借助区块链技术完成关键环节的监管数据上链,满足上述数据监管需求。

三、应用场景

区块链技术具有的数据分布存储、不可篡改等特性,已应用于国内外贸易金融、供应链、社会公共服务、医疗健康等多个行业领域。其中在医疗健康领域的应用处于起步阶段,主要集中在临床诊疗、药械追溯、医疗保障、医疗科研、健康档案管理等 5 个领域,尤其是在特许药械追溯领域,取得很好应用效果。

特许药械追溯管理平台是由先行区管理部门在省级主管单位的支持下、在特许药械审批监管单位的配合下，按照特许药械监管流程来建设实施的一套信息系统。通过建设特许药械追溯管理平台，应用区块链技术实现特许药械在监管区域内所有海关、保税仓、采购代理方、医疗机构等节点的药械追溯数据联网采集，实现跨机构数据流转，形成全程追溯监管链条，将关键监管节点数据上链，实现特许药械从申请审批、仓储物流到使用过程的全面监管。

通过区块链技术在特许药械追溯过程的应用，以技术手段保障追溯数据的不可篡改、在可控范围内的透明信息共享，使监管区域内的药械追溯数据得到有效监管，真正实现了来源可溯、去向可查、责任可追，用最先进的技术实现智慧监管，落实责任主体，完成安全预警。

四、建设原则

（一）保障药械安全的有效监管

面向药械监管部门，采用先进的信息技术和科学的建设方法，打造药械行业监管从行政审批、监督执法、药械追溯、不良反应监测到日常监管的业务监管平台，实现药品监督管理部门监管业务的全覆盖，并向各级卫生健康行政管理部门、药物监督管理部门、特许药械所在先行区管理部门、所属医疗机构等相关政府监管部门及社会公众提供服务，全力保障广大人民群众的用药安全。

（二）打造药械监管的追溯体系

围绕监管主体，建立特许药械追溯管理体系，运用物联网、区块链等技术手段实现特许药械从申请、审批、流通、存储、使用的全流程智慧化追溯监管，实现来源可追溯、去向可查证、责任可追究的监管目标。在监管数据平台基础上，联合各个监管机构，建立安全的数据共享渠道，解决数据孤岛问题。保证溯源数据真实和不可篡改，形成完整数据链条，实现监管药械"一物一码"，监管数据互联互通。

（三）提升公共卫生应急保障能力

面向社会公众，构建统一指挥、反应灵敏、运转高效、保障有力的应急处置体系。遵循特许药械监督管理流程和管理规范，完善药械储备和供应制度，通过建立基于物联网、区块链等先进技术支撑下的追溯管理平台，能够全面掌握特许药械的库存信息、位置信息、流通信息等实时动态信息，保障在紧急情况下药品和医疗器械的及时供应，提升公共卫生应急保障能力。

五、建设内容

应用区块链技术建设特许药械追溯管理系统是依据国家对特许药械申请、审批、使用、监测的监管政策，按照各个监管单位的工作职责和管理需求，遵循食品药品信息化建设相关标准，结合区块链技术进行的功能设计，主要服务于特许药械主要管理部门和监管单位。其中①特许药械申请审批管理是实现患者向医院发起药品申请的在线填报，满足国家市场监督管理总局、省级卫生健康行政管理部门、省级药品监督管理部门等相关监管单位的在线审批工作，解决各机关部门之间审批数据纸质流转慢、不易保存及查证等问题。②特许药械追溯全程管理是依托系统实现区域内所有海关、保税仓、采购代理方、医疗机构等节点的特许药械追溯数据联网采集和跨机构数据流转管理，解决各机构追溯数据各自采集、无法形成数据链条的信息孤岛问题。③特许药械不良反应监测是依托系统进行将特许药械不良反应数据收集、上报、管理和关键内容上链的监测管理。④特许药械追溯区块链运维管理是对区块链技术应用于特许药械追溯管理过程的统一设置和过程管理。⑤特许药械追溯管理门户是将特许药械相关监管和服务单位的业务汇集在一起，进行统一身份认证和单点登录，加快各单位之间的信息流通。

（一）特许药械申请审批管理

1. 特许药品申请审批　对已有的特许药品使用审批流程进行电子化管理，实现药品申请的在线填报和在线审批等业务管理。

具体功能：特许药品申请审批业务设置管理、特许药品申请审批业务协同管理、申请审批数据共享服务管理等。

适宜技术:①静态网页实现技术。如 HTML、CSS 等。②数据持久化技术组件。如 Hibernate、Mybatis 等。③客户端动态网页技术。如 Javascript。④工作流引擎技术。如 Workflow 等。⑤同异步数据处理技术。实现同步与异步审批数据处理。⑥应用信息同步。实现登录后可信应用之间信息环境的集成。⑦操作审计跟踪和日志。

业务流程见图 3-3-1。

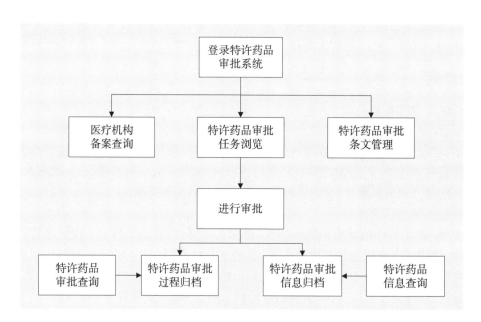

图 3-3-1　特许药品申请审批流程

建设要求见表 3-3-1。

表 3-3-1　特许药品申请审批的建设要求

指标	具体内容和要求
特许药品申请审批	①具备特许药品审批业务设置管理、特许药品审批业务协同管理、申请审批数据共享 3 项功能 ②支持同步、异步 2 种数据处理技术 ③实现患者、特许药品、物流、不良反应、监测、告警等 6 类信息共享 　二级及以上医院　具备 1 项功能、支持 2 种技术、实现 5 类信息共享 　省级卫生健康行政管理部门　具备 3 项功能、支持 2 种技术、实现 6 类信息共享 　省级药品监督管理部门　具备 3 项功能、支持 2 种技术、实现 6 类信息共享

2. 特许医疗器械申请审批　对已有的医疗器械使用申请流程进行电子化管理,实现特许医疗器械的在线申请和在线审批等业务管理。

具体功能:特许医疗器械申请审批业务设置管理、特许医疗器械申请审批业务协同管理、申请审批数据共享服务管理等。

适宜技术:①静态网页实现技术。如 HTML、CSS 等。②数据持久化技术组件。如 Hibernate、Mybatis 等。③客户端动态网页技术。如 Javascript。④工作流引擎技术。如 Workflow 等。⑤同异步数据处理技术。实现同步与异步审批数据处理。⑥应用信息同步。实现登录后可信应用之间信息环境的集成。⑦操作审计跟踪和日志。

业务流程见图 3-3-2。

建设要求见表 3-3-2。

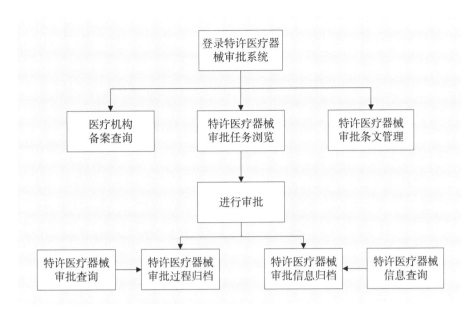

图 3-3-2　特许医疗器械申请审批流程

表 3-3-2　特许医疗器械申请审批的建设要求

指标	具体内容和要求
特许医疗器械申请审批	① 具备特许医疗器械审批业务设置管理、特许医疗器械申请审批业务协同管理、申请审批数据共享服务管理 3 项功能 ② 支持同步、异步 2 种数据处理技术 ③ 实现患者、特许医疗器械、物流、不良反应、监测、告警等 6 类信息共享 二级及以上医院　具备 1 项功能、支持 2 种技术、实现 5 类信息共享 省级卫生健康行政管理部门　具备 3 项功能、支持 2 种技术、实现 6 类信息共享 省级药品监督管理部门　具备 3 项功能、支持 2 种技术、实现 6 类信息共享

（二）特许药械追溯全程管理

1. 特许药械追溯编码管理　采用进口药械 GS1 标准体系的编码规范,应用 RFID 物联网技术,按照"一物一码""专人专用""可追溯到个人"的核心追溯要求,对特许药械追溯管理平台内各环节申请数据、患者数据、医疗器械及供应商信息进行统一编码管理。

具体功能:编码基础设置管理、编码生成管理、编码数据接口管理、编码运行管理、编码数据共享管理、编码数据交换管理等。

适宜技术:①微服务框架。如 Dubbo。②应用信息同步。实现登录后可信应用之间信息环境的集成。③登录审计跟踪和日志。

业务流程见图 3-3-3。

建设要求见表 3-3-3。

2. 特许药械追溯设备管理　对特许药械追溯链条上的海关、保税仓库、医疗机构等相关单位的追溯设备进行统一管理,将追溯设备数据上传特许药械追溯管理平台,实现特许药械追溯设备的有效监管。

具体功能:物联网设备与云平台同步机制设计、特许药械追溯设备基础业务管理、追溯设备管理业务协同、追溯设备管理数据共享等。

适宜技术:①数据持久化技术组件。如 Hibernate、Mybatis 等。②微服务框架。如 Dubbo。③应用信息同步。实现登录后可信应用之间信息环境的集成。④登录审计跟踪和日志。

业务流程见图 3-3-4。

建设要求见表 3-3-4。

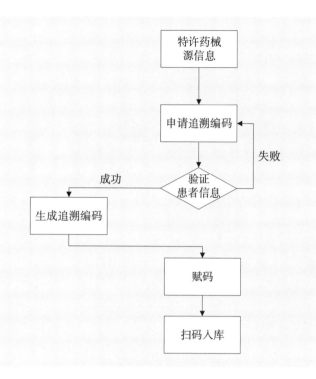

图 3-3-3 特许药械编码管理流程

表 3-3-3 特许药械编码管理的建设要求

指标	具体内容和要求
特许药械编码管理	① 具备特许药械编码基本设置、编码生成管理、编码接口管理、编码运行管理、编码数据共享、编码数据交换管理 6 项功能
	② 支持编码数据校验接口、编码申请生成接口、编码校验数据共享接口 3 类接口技术
	③ 实现患者、特许药械、物流、不良反应、监测、告警等 6 类信息共享
	二级及以上医院 具备 6 项功能、支持 3 类数据接口技术、实现 6 类信息共享
	省级卫生健康行政管理部门 具备 2 项功能、支持 2 种技术、实现 6 类信息共享
	省级药品监督管理部门 具备 2 项功能、支持 2 种技术、实现 6 类信息共享

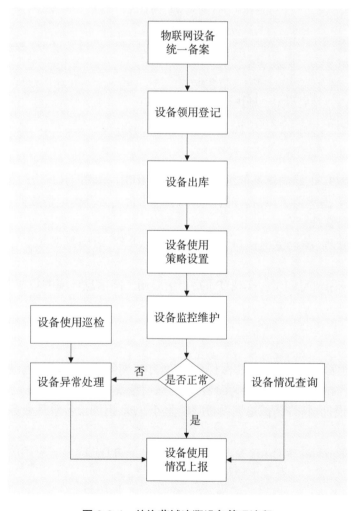

图 3-3-4 特许药械追溯设备管理流程

表 3-3-4 特许药械追溯设备管理的建设要求

指标	具体内容和要求
特许药械追溯设备管理	① 具备物联网设备与云平台同步机制设计、特许药械追溯设备基础业务管理、设备管理业务协同、设备管理数据共享 4 项功能
	② 支持数据持久化、应用信息同步 2 种技术
	二级及以上医院 具备 4 项功能、支持 2 种技术
	省级卫生健康行政管理部门 具备 2 项功能、支持 2 种技术
	省级药品监督管理部门 具备 2 项功能、支持 2 种技术

3. **特许药械库存信息管理** 实现特许器械从入库到出库的动态信息管理和库内环境监测。信息管理包括特许药械入库、盘点、拣货、库位、出库、电子围栏监控、告警等信息。库内环境监测包括药品、器械所处位置、温度、湿度的监测,库存数据上传至区块链,确保库存数据的不可篡改和可控范围内的信息共享。

具体功能:物联网设备与云平台同步机制设置、特许药械库存业务管理、特许药械业务协同管理、特许药械库存数据共享管理等。

适宜技术:①静态网页实现技术。如 HTML、CSS 等。②数据持久化技术组件。如 Hibernate、Mybatis 等。③客户端动态网页技术。如 Javascript。④微服务框架。如 Dubbo。⑤应用信息同步。实现登录后可信应用之间信息环境的集成。⑥登录审计跟踪和日志。

业务流程见图 3-3-5。

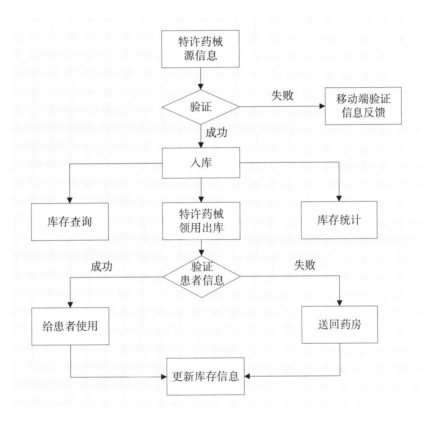

图 3-3-5 特许药械库存信息管理流程

建设要求见表 3-3-5。

表 3-3-5 特许药械库存信息管理的建设要求

指标	具体内容和要求
特许药械库存管理	① 具备物联网设备与云平台同步机制设置、特许药械库存业务管理、特许药械业务协同管理、特许药械库存数据共享管理 4 项功能 ② 支持电子围栏和应用信息同步 2 种技术 二级及以上医院 具备 4 项功能、支持 2 项技术 省级卫生健康行政管理部门 具备 1 项功能、支持 1 种技术 省级药品监督管理部门 具备 1 项功能、支持 1 种技术

4. **特许药械物流过程管理** 通过与监管区域海关、保税仓、医疗机构等单位的库存系统进行对接和运输过程 RFID 标签的读取设备,实现对特许药械物流运输过程中追溯数据的跟踪、采集和共享管理。

具体功能:物联网设备与云平台同步机制设计、特许药械物流业务管理、特许药械物流业务协同管理、特许药械物流业务数据共享管理等。

适宜技术:①静态网页实现技术。如 HTML、CSS 等。②数据持久化技术组件。如 Hibernate、Mybatis 等。③客户端动态网页技术。如 Javascript。④微服务框架。如 Dubbo。⑤应用信息同步。实现登录后可信应用之间信息环境的集成。⑥登录审计跟踪和日志。

业务流程见图 3-3-6。

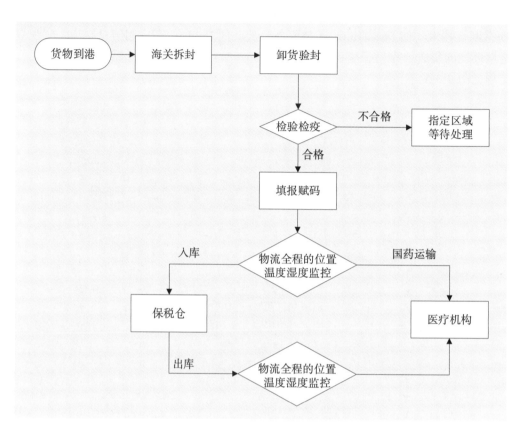

图 3-3-6　特许药械物流过程管理流程

建设要求见表 3-3-6。

表 3-3-6　特许药械物流过程管理的建设要求

指标	具体内容和要求
特许药械物流管理	① 具备物联网设备与云平台同步机制设计、特许药械物流业务管理、特许药械物流业务协同管理、特许药械物流业务数据共享管理 4 项功能 ② 支持数据交换接口和 Web Service 服务 2 种接口技术 二级及以上医院　具备 4 项功能、支持 2 种技术 省级卫生健康行政管理部门　具备 2 项功能、支持 2 种技术 省级药品监督管理部门　具备 2 项功能、支持 2 种技术

5. 特许药械追溯链条管理　通过与海关、药监局、保税仓、采购代理、医疗机构等节点进行系统对接,进行药械追溯数据联网采集,将追溯数据上传至区块链,形成从海关到医疗机构的追溯链条,实现特许药械追溯数据的互联互通和全程追溯链条管理。

具体功能:物联网设备与云平台同步机制设计、特许药械追溯基础业务管理、特许药械追溯业务协同管理、特许药械数据共享管理等。

适宜技术:①静态网页实现技术。如 HTML、CSS 等。②数据持久化技术组件。如 Hibernate、Mybatis 等。③客户端动态网页技术。如 Javascript。④微服务框架。如 Dubbo。⑤物联网应用。如 RFID。⑥应用信息同步。实现登录后可信应用信息环境的集成。⑦登录审计跟踪和日志。

业务流程见图 3-3-7。

建设要求见表 3-3-7。

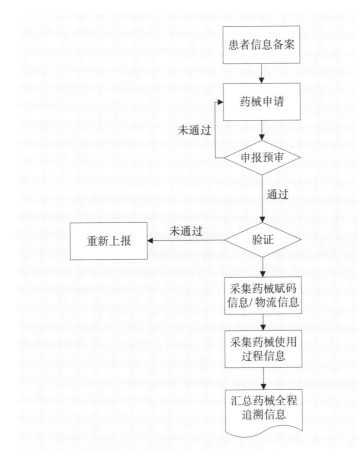

图 3-3-7　特许药械追溯链条管理流程

表 3-3-7　特许药械追溯链条管理的建设要求

指标	具体内容和要求
特许药械追溯链条管理	① 具备物联网设备与云平台同步机制设计、特许药械追溯基础业务管理、特许药械追溯业务协同管理、特许药械数据共享管理 4 项功能 ② 支持数据持久化、物联网 2 种技术 二级及以上医院　具备 4 项功能、支持 2 种技术 省级卫生健康行政管理部门　具备 2 项功能、支持 2 种技术 省级药品监督管理部门　具备 2 项功能、支持 2 种技术

6. 特许药械追溯结果决策分析　对特许药械追溯管理平台内所有数据的追溯结果进行统计分析,根据特定分析主题总结出对管理决策有用的数据报表和图形,进行直观明了的可视化展示。

具体功能:电子围栏管理、运输轨迹监控分析、药械物联网设备地图信息查询展示、特许药械追溯监管综合数据统计分析、特许药械决策分析数据共享管理等。

适宜技术:①静态网页实现技术。如 HTML、CSS 等。②数据持久化技术组件。如 Hibernate、Mybatis 等。③客户端动态网页技术。如 Javascript。④微服务框架。如 Dubbo。⑤可视化展示。如图形显示。⑥应用信息同步。登录后可信应用信息环境的集成。⑦登录审计跟踪和日志。

业务流程见图 3-3-8。

建设要求见表 3-3-8。

7. 特许药械追溯异常警示监测　通过与特许药械全程追溯管理的相关系统进行接口对接,采集特许药械追溯过程的异常数据,进行统一集中管理,并制定告警策略,对特许药械追溯过程的异常警示业务进行集中化、标准化、规范化展示,改善“被动检测”为自动监测告警管理。

具体功能:特许药械告警管理、物联网设备告警管理、手持终端告警管理、企业告警管理、异常校验告警、告警结果处理、告警数据共享管理等。

适宜技术:①静态网页实现技术。如 HTML、CSS 等。②数据持久化技术组件。如 Hibernate、Mybatis 等。③客户端动态网页技术。如 Javascript。④微服务框架。如 Dubbo。⑤应用信息同步。实现登录后可信应用之间信息环境的集成。⑥登录审计跟踪和日志。

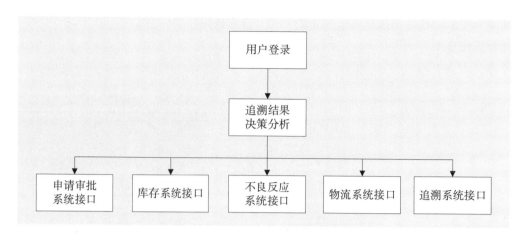

图 3-3-8 特许药械追溯结果决策分析流程

表 3-3-8 特许药械决策分析的建设要求

指标	具体内容和要求
特许药械追溯结果决策分析	① 具备电子围栏管理、运输轨迹监控分析、药械物联网设备地图信息查询展示、特许药械追溯监管综合数据统计分析、特许药械决策分析数据共享管理 5 项功能 ② 支持数据持久化技术和数据可视化展示技术 2 种技术 二级及以上医院 具备 5 项功能、支持 2 种技术 省级卫生健康行政管理部门 具备 5 项功能、支持 2 种技术

业务流程见图 3-3-9。
建设要求见表 3-3-9。

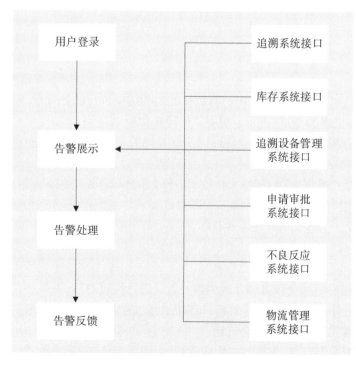

图 3-3-9 特许药械异常警示监测业务流程

表 3-3-9 特许药械异常警示监测的建设要求

指标	具体内容和要求
特许药械异常警示监测	① 具备特许药械告警管理、物联网设备告警管理、手持终端告警管理、企业告警管理、异常校验告警、告警结果处理、告警数据共享管理 7 项功能 ② 支持数据持久化、应用信息同步 2 种技术 二级及以上医院 具备 7 项功能、支持 2 种技术 省级卫生健康行政管理部门 具备 1 项功能、支持 2 种技术 省级药品监督管理部门 具备 1 项功能、支持 2 种技术

8. 特许药械追溯全程可视化展示 通过与特许药械追溯管理相关系统的对接及物联网技术的应用，实现追溯数据的统一监管和直观展示。包含对特许药械申请审批状态及数量的公示、特许药械地图追溯

展示、ADR/MDR 不良反应展示、ADR 不良反应事件年龄分布、MDR 不良反应事件年龄分布展示、特许药械地图围栏警戒展示等相关主题的可视化展示。

具体功能:特许药械地图展示、特许药械申请审批公示、药品不良反应展示及数据公示、医疗器械不良反应展示及数据公示、设备监控数据公示、不良反应统计分析数据展示和特许药械可视化数据共享管理等。

适宜技术:①静态网页实现技术。如 HTML、CSS 等。②数据持久化技术组件。如 Hibernate、Mybatis 等。③客户端动态网页技术。如 Javascript。④微服务框架。如 Dubbo。⑤可视化展示。如图形、图像。⑥数据可视化技术。如关系数据可视化、地理空间数据可视化、时间序列数据可视化以及文本数据可视化。

业务流程见图 3-3-10。

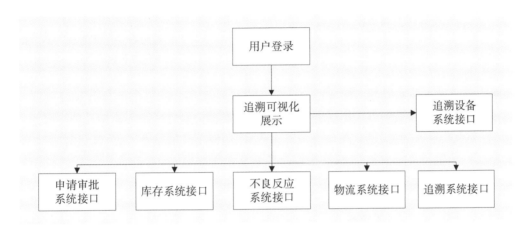

图 3-3-10　特许药械追溯全程可视化展示流程

建设要求见表 3-3-10。

表 3-3-10　特许药械管理可视化展示的建设要求

指标	具体内容和要求
特许药械追溯全程可视化展示	① 具备特许药械地图展示、特许药械申请审批公示、药品不良反应展示及数据公示、医疗器械不良反应展示及数据公示、设备监控数据公示、不良反应统计分析数据展示和可视化数据共享管理 7 项功能 ② 支持统计数据、关系数据、地理空间数据、时间序列数据及文本数据 5 种数据可视化技术 二级及以上医院　具备 7 项功能、支持 5 种技术 省级卫生健康行政管理部门　具备 7 项功能、支持 5 种技术 省级药品监督管理部门　具备 7 项功能、支持 5 种技术

9. 特许药械追溯数据共享服务　建立信息资源物理分散、逻辑集中的信息共享模式,提供一定范围内跨部门、跨地区的普遍信息共享,方便用户发现、定位和共享多种形态的信息资源,支持监管区域内的特许药品、医疗器械、患者信息、专家信息、申请审批、不良反应信息、追溯信息、告警信息等信息交换与共享,支持不同异构应用系统间信息交换与数据共享服务管理。

具体功能:服务申请门户、元数据管理、数据资源管理、服务资源管理、数据汇聚管理、数据交换管理、数据清洗管理、数据加载执行、药械数据共享管理等。

适宜技术:①静态网页实现技术。如 HTML、CSS 等。②数据持久化技术组件。如 Hibernate、Mybatis 等。③客户端动态网页技术。如 Javascript。④微服务框架。如 Dubbo。⑤数据开放协议。如 OData(Open Data Protocol)。⑥应用信息同步。实现登录后可信应用信息环境的集成。⑦登录审计跟踪和日志。

业务流程见图 3-3-11。

建设要求见表 3-3-11。

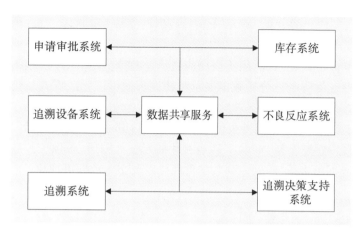

图 3-3-11　特许药械追溯数据共享服务流程

表 3-3-11　特许药械数据共享服务的建设要求

指标	具体内容和要求
特许药械数据共享服务	① 具备服务申请门户、元数据管理、数据资源管理、服务资源管理、数据汇聚管理、数据交换管理、数据清洗管理、数据加载执行、药械数据共享管理等 9 项功能 ② 支持数据交换接口和 web service 服务 2 种数据对接技术 二级及以上医院　具备 9 项功能、支持 2 种技术 省级卫生健康行政管理部门　具备 1 项功能、支持 2 种技术 省药物监督管理部门　具备 1 项功能、支持 2 种技术

10. 特许药械追溯移动端服务　配合特许药械全程追溯管理的业务需求,利用移动互联技术实现相关业务的移动端申请、审批、追溯等操作管理,包括 APP 和微信公众号两种形式的移动端服务。

具体功能:单点登录及信息备案、药械申请审批业务、药械不良反应业务、药械追溯业务、药械库存业务、药械物流业务、药械异常警示业务、移动端数据共享管理等。

适宜技术:①移动端开发模式。如混合式开发。②静态网页实现技术。如 HTML、CSS 等。③数据持久化技术组件。如 Hibernate、Mybatis 等。④客户端动态网页技术。如 Javascript。⑤微服务框架。如 Dubbo。⑥电子签章技术。⑦智能填报。

业务流程见图 3-3-12。

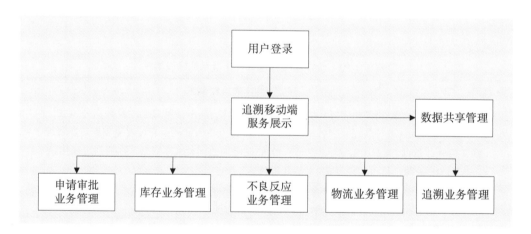

图 3-3-12　特许药械追溯移动端服务流程

建设要求见表 3-3-12。

表 3-3-12　特许药械移动端服务的建设要求

指标	具体内容和要求
特许药械追溯移动端服务	① 具备单点登录及信息备案、药械申请审批业务管理、药械不良反应业务管理、药械追溯业务管理、药械库存业务管理、药械物流业务管理、药械异常警示业务管理、移动端数据共享管理 8 项功能 ② 支持智能填报、工作流引擎、电子签章 3 种技术 二级及以上医院　具备 8 项功能、支持 3 种技术 省级卫生健康行政管理部门　具备 1 项功能、支持 2 种技术 省级药品监督管理部门　具备 5 项功能、支持 1 种技术

（三）特许药械不良反应监测

1. 特许药品不良反应监测　对患者在按规定剂量正常应用药品的过程中产生的有害而非所期望的、与药品应用有因果关系的反应进行第一时间的记录上报管理,采集特许药品不良反应的相关信息、监测不良反应及不合理使用记录、进行药品风险的预警、评价和风险控制能力的监测管理。

具体功能:个例 / 群体不良反应报告管理、个例统计分析、预警管理、不良反应报告集成管理、药品不良反应业务协同管理、药品不良反应数据共享管理等。

适宜技术:①静态网页实现技术。如 HTML、CSS 等。②数据持久化技术组件。如 Hibernate、Mybatis等。③客户端动态网页技术。如 Javascript。④同异步数据处理技术。实现同步与异步不良反应数据处理。⑤应用信息同步。实现登录后可信应用信息环境的集成。⑥操作审计跟踪和日志。

业务流程见图 3-3-13。

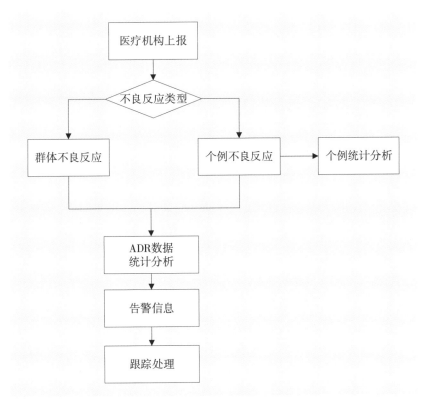

图 3-3-13　特许药品不良反应监测流程

建设要求见表 3-3-13。

表 3-3-13　特许药品不良反应监测的建设要求

指标	具体内容和要求
特许药品不良反应监测	① 具备个例 / 群体不良反应报告管理、个例统计分析、预警管理、不良反应报告集成管理、药品不良反应业务协同管理、药品不良反应数据共享管理 6 项功能
	② 支持同步和异步数据 2 种数据处理技术
	二级及以上医院　具备 6 项功能、支持 2 种技术
	省级卫生健康行政管理部门　具备 1 项功能、支持 2 种技术
	省级药品监督管理部门　具备 6 项功能、支持 2 种技术

2. 特许医疗器械不良反应监测　通过收集记录特许医疗器械使用过程中的不良反应信息,监测特许医疗器械不良反应及不合理使用记录,增强医疗器械风险的预警、评价和风险控制能力的管理。

具体功能:个例/群体不良反应报告管理、个例统计分析、预警管理、不良反应报告集成管理、医疗器械不良反应业务协同管理、医疗器械不良反应数据共享管理等。

适宜技术:①静态网页实现技术。如 HTML、CSS 等。②数据持久化技术组件。如 Hibernate、Mybatis 等。③客户端动态网页技术。如 Javascript。④同异步数据处理技术。实现同步、异步不良反应数据处理。⑤应用信息同步。实现登录后可信应用信息环境的集成。⑥操作审计跟踪和日志。

业务流程见图 3-3-14。

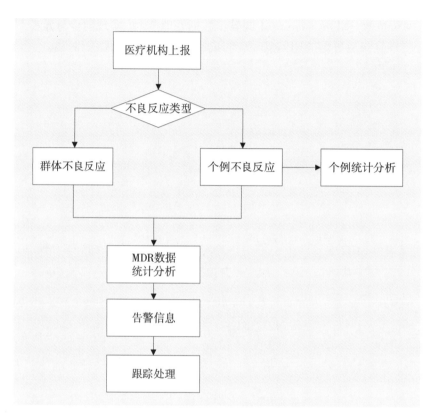

图 3-3-14 特许医疗器械不良反应监测流程

建设要求见表 3-3-14。

表 3-3-14 特许医疗器械不良反应监测的建设要求

指标	具体内容和要求
特许医疗器械不良反应监测	① 具备个例/群体不良反应报告管理、个例统计分析、预警管理、不良反应报告集成管理、医疗器械不良反应业务协同管理、医疗器械不良反应数据共享管理 6 项功能 ② 支持同步和异步数据 2 种数据处理技术 二级及以上医院 具备 6 项功能、支持 2 种技术 省级卫生健康行政管理部门 具备 1 项功能、支持 2 种技术 省级药品监督管理部门 具备 6 项功能、支持 2 种技术

(四)特许药械追溯区块链运维管理

1. 区块链运维服务设置 是对区块链技术在药械追溯过程的服务设置管理,包括智能合约管理服务、数据上链与查询服务、联盟成员及所属节点设置等。

具体功能:智能合约管理服务、上链与查询服务、联盟成员管理服务等。

适宜技术:①智能合约。相关监管单位共同参与制定合约内容,对合约中的协议、权利、义务以数字形式定义承诺。②P2P 网络。在共识网络层实现了 P2P 协议用于分发账本等信息。网络中的节点之间通过 Gossip 协议来进行状态同步和数据分发。③加密算法。对区块链中的涉密数据进行加密算法制定等管理操作。④超级账本构建。初始化溯源应用所使用的区块链账本,包括溯源对象标识、相关机构信息等。

业务流程见图 3-3-15。

建设要求见表 3-3-15。

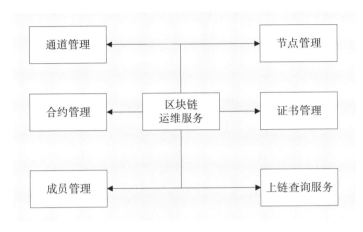

图 3-3-15 区块链运维服务设置流程

表 3-3-15 区块链运维服务设置建设要求

指标	具体内容和要求
区块链运维服务设置	① 具备智能合约管理服务、上链与查询服务、联盟成员管理服务 3 项功能 ② 支持智能合约、P2P 网络、加密算法、超级账本 4 种技术 ③ 满足隐私信息和涉密数据 2 类保密要求 二级及以上医院 具备 3 项功能、支持 4 种技术,满足 2 类保密要求 省级卫生健康行政管理部门 具备 1 项功能、支持 4 种技术、满足 2 类保密要求 省级药品监督管理部门 具备 1 项功能、支持 4 种技术、满足 2 类保密要求

2. 特许药械数据共享管理 利用网络把特许药械审批、特许药械追溯管理和特许药械使用效果监测等区块链特许药械追溯监管相关系统进行对接,实现患者、特许药械、物流、不良反应、监测、告警等全程数据信息共享管理。

具体功能:数据接口管理、运行管理、数据共享、数据交换等。

适宜技术:①RESTful 数据 Web 服务技术。浏览器使用 GET 请求方式分别对指定的 URL 资源进行查询操作。②超级账本技术。快速返回区块链所有账本状态当前的数据,而非历史变化的数据。③应用信息同步。实现登录后可信应用之间信息环境的集成。④操作审计跟踪和日志。

业务流程见图 3-3-16。

建设要求见表 3-3-16。

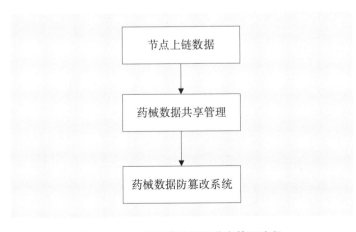

图 3-3-16 特许药械数据共享管理流程

表 3-3-16 区块链数据共享管理的建设要求

指标	具体内容和要求
特许药械数据共享管理	① 具备接口管理、运行管理、数据共享、数据交换 4 项功能 ② 支持 RESTful 数据 Web 服务技术和超级账本 2 种技术 二级及以上医院 具备 3 项功能、支持 2 种技术 省级卫生健康行政管理部门 具备 3 项功能、支持 2 种技术 省级药品监督管理部门 具备 3 项功能、支持 2 种技术

3. 特许药械数据防篡改管理 将特许药械审批管理、追溯管理和使用效果监测等全程追溯监管的相关系统对接,采用区块链技术,实现患者、医疗机构、审批单位、海关、保税仓等全部流程的重要监管数据

上链,确保特许药械追溯数据不被篡改的管理。

具体功能:区块链上链设置、监管环节数据采集上链、上链节点数据监控等。

适宜技术:①分布式账本。每个账本节点都记录整个账本的交易记录,难以在同一时间篡改超过51%的账本节点数据。②共识机制。每个节点出于对自身利益最大化的考虑,都会自发、诚实地遵守协议中预先设定的规则,判断每一笔记录的真实性,最终将判断为真的记录记入区块链之中。③防篡改检测告警。防篡改应用监测对比区块链数据与关系型数据库数据的一致性,并对关系型数据库不一致数据进行告警提示。④应用信息同步。实现登录后可信应用之间信息环境的集成。⑤操作审计跟踪和日志。

业务流程见图 3-3-17。

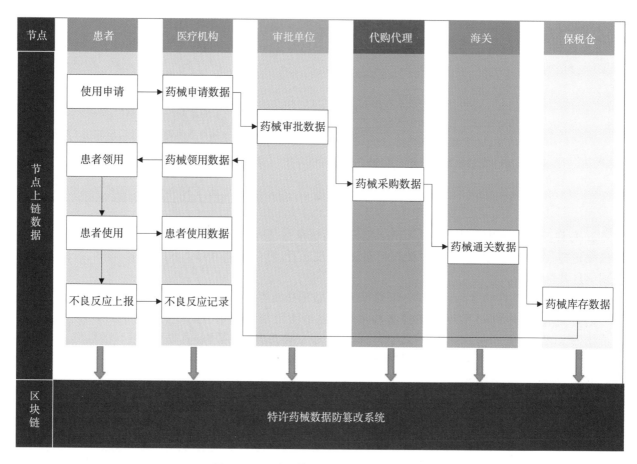

图 3-3-17　特许药械数据防篡改管理流程

建设要求见表 3-3-17。

表 3-3-17　特许药械数据防篡改管理的建设要求

指标	具体内容和要求
特许药械数据防篡改管理	① 具备区块链上链设置、监管环节数据采集上链、上链节点数据监控 3 项功能 ② 支持分布式账本、共识机制、防篡改检测 3 种技术 二级及以上医院　具备 3 项功能、支持 3 种技术 省级卫生健康行政管理部门　具备 1 项功能、支持 3 种技术 省级药品监督管理部门　具备 1 项功能、支持 3 种技术

(五)特许药械追溯管理门户

1. 统一鉴权登录管理　为了满足特许药械多单位联合监管的需要,按照特许药械的追溯监管流程,将各单位的监管业务汇集在一起的特许药械追溯管理门户的统一鉴权管理,实现单点登录管理、信息发布管理、内容功能及个性化平台设置管理等。

具体功能:单点登录、4A 管理(用户、角色、安全、其他功能)、统一鉴权登录管理、门户数据共享管理等。

适宜技术:①静态网页实现技术。如 HTML、CSS 等。②数据持久化技术组件。如 Hibernate、Mybatis 等。③客户端浏览器动态网页技术。如 Javascript。④身份认证。包括 CA 证书、CAS 登录等技术。⑤授权控制。包括角色分类、资源边界管理、操作授权等。⑥用户账号管理。包括账户创建、自动分配、变更处理等。⑦应用信息同步。实现登录后可信应用之间信息环境的集成。⑧登录审计跟踪和日志。

业务流程见图 3-3-18。

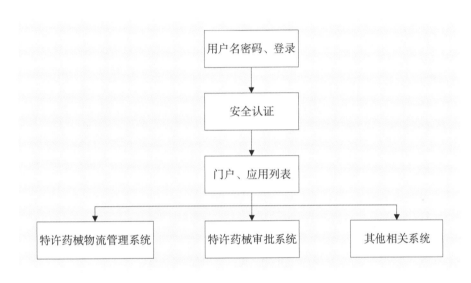

图 3-3-18　统一鉴权登录管理业务流程

建设要求见表 3-3-18。

表 3-3-18　统一鉴权登录管理建设要求

指标	具体内容和要求
统一鉴权登录管理	① 具备单点登录、4A 管理(用户、角色、安全、其他功能)、统一鉴权登录管理、门户数据共享管理等 4 项功能
	② 支持应用列表、统一菜单、模块(Widget)3 种门户技术
	二级及以上医院　　具备 4 项功能、支持 3 种技术
	省级卫生健康行政管理部门　具备 4 项功能、支持 3 种技术
	省级药品监督管理部门　具备 4 项功能、支持 3 种技术

2. 用户操作过程管理　为满足特许药械多单位联合监管的需求,分析整个平台的日常操作与安全事件。通过归类、合并、关联、优化、直观呈现等方法,帮助管理员识别系统环境中的潜在恶意威胁操作,降低外界和内部的恶意侵袭风险。

具体功能:用户操作关键内容审计、用户操作行为审计、过滤并标记危险操作、Email 通知以及短信通知等。

适宜技术:①静态网页实现技术。如 HTML、CSS 等。②数据持久化技术组件。如 Hibernate、Mybatis 等。③客户端浏览器动态网页技术。如 Javascript。④多渠道通知,包括 Email 通知、短信通知等技术应用。⑤日志采集与分析技术,如 ELK 等。

业务流程见图 3-3-19。

建设要求见表 3-3-19。

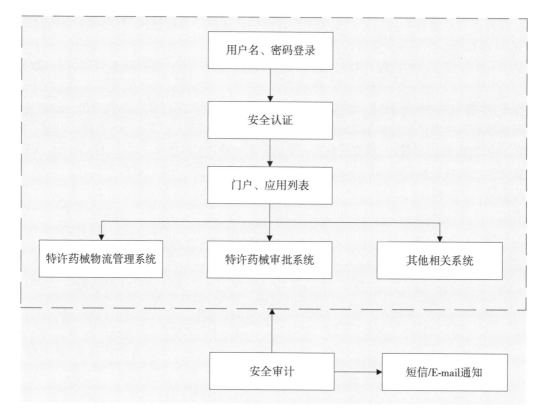

图 3-3-19　用户操作内容管理业务流程

表 3-3-19　用户操作过程管理的建设要求

指标	具体内容和要求
用户操作过程管理	① 具备用户操作关键内容审计、用户操作行为审计、过滤并标记危险操作、Email 通知以及短信通知 4 项功能 ② 支持数据持久化、多渠道通知 2 种技术 二级及以上医院　具备 4 项功能、支持 2 种技术 省级卫生健康行政管理部门　具备 4 项功能、支持 2 种技术 省级药品监督管理部门　具备 4 项功能、支持 2 种技术

（六）未来展望

当前建设内容已经满足了特许药械申请、流通、使用过程的核心监管需求。未来,随着服务标准的提升,业务流程的改善,追溯监管的链条将不断向前向后延伸,向前可延伸到患者前期问诊,向后可延伸到患者带药回家,因此在建设内容上要满足上述因业务流程改变而带来的新的监管需求。

随着当前追溯数据的积累、5G 通信技术的发展、机器学习模型的不断完善,特许药械的追溯监管还要在区块链技术的基础上,进一步融合 5G 通信技术、人工智能技术,构建医学智能诊断的知识图谱,开展人工智能远程诊疗,加强追溯结果的分析,实现诊疗服务效果的预估和评测等功能。

六、建设方法

（一）建设策略

建立特许药械的追溯体系和追溯系统是符合党中央、国务院决策部署的以保障公众用药安全为目标,以落实企业主体责任为基础,以实现"一物一码,物码同追"为方向,加快推进药品信息化追溯体系建设,强化追溯信息互通共享的指导方针。而应用区块链技术来实现特殊药械追溯监管、更是确保药械安全,确保全程监管数据真实、准确、不可篡改的最先进、最有效的技术手段。

系统建设应由特许药械医疗机构所属的管理部门主导,在省级卫生健康行政管理部门、省级药品监督管理部门等监管部门的支持下,联合特许药械申请、审批、监管、使用、监测等相关单位共同建设实施。建设过程要探索基于信息技术的创新管理制度、建立新的监管模式,最终构建以法律法规为依据、监管网络为基础、信用体系为载体、区块链技术为支撑的特许药械追溯管理系统。

建设过程要选择有区块链技术实施经验和实施能力的厂商进行详细的调研、设计、开发、实施;要建立规范的特许药械管理制度,围绕特许药械申请、审批、领用、使用、监测等各个监管环节实现全程数字化管理;要利用区块链技术的实时共享、真实可靠、不可篡改等特性,结合物联网、GIS 等技术实现特许药品及医疗器械的动态实时监管,为特许药械的全程监管提供强有力的技术支撑和信息化保障。

（二）应用技术

建议的应用技术主要包括:①系统开发语言,如 Java、Go 等。采用区块链技术将特许药械的审批、流通、存储、使用监测的全过程监管数据上链,确保数据真实、准确、不可篡改。②主流关系型或非关系型数据库。根据业务的事务性、完整性、一致性以及对于应用场景数据实时性、数据规模等追溯监管特征或用户对象的不同,选择更强调时序性、事务性、一致性的关系型数据库完成审批、流通、存储、使用监测的管理(如 Oracle、Mysql 以及各种国产主流数据库等)。对于交换数据、追溯信息存储、非实时历史报告内容查阅等采用非关系型数据库(如 MongoDB 等)方案进行非结构化存储。采用防篡改检测告警设计,使用防篡改应用监测对比区块链数据与关系型数据库数据的一致性,并对关系型数据库不一致数据进行告警提示。③应用系统架构。根据用户响应和系统集成要求的不同,采用 B/S 架构、微服务架构、分布式架构等不同的应用架构体系完成多系统之间的集成和新系统的开发。④数据存储方式。采用区块链分布式账本技术记录并存储上链数据。采用区块链共识机制,判断每一笔记录的真实性,最终将判断为真的记录记入区块链之中。⑤消息交互机制(如消息队列、Socket 等)。⑥移动智能终端(如 Android、IOS 等)应用开发。⑦移动互联、电子签章实现在线审批。⑧电子标签技术、物联网技术进行追溯数据采集。⑨基于 GIS 系统的电子围栏技术进行场景监控。

（三）建议建设模式

1. **基于行业规范的标准分类和编码** 特许药械的编码需遵循《食品药品监管应用支撑平台通用技术规范》(CFDAB/T 0402—2014)、《国家食品药品监督管理总局关于调整进口药品注册管理有关事项的决定》(国家食品药品监督管理总局令第 35 号)、《食品药品监管信息分类与编码规范》(CFDAB/T 0302—2014)、GS1 等相关国家政策法规及规范标准,同时还要遵守医疗产业发展规划和特许药械追溯体系内的制码编码标准。在符合上述标准和规范的前提下,通过编码机制的统一管理,形成数据链条,实现特许药械追溯数据的有效监管、跟踪告警和溯源。

2. **基于区块链的技术路线和架构设计** 基于区块链技术的应用架构设计,分为服务层、数据层和支撑层。服务层包括了数据上链与查询服务、智能合约管理服务、联盟成员管理服务等,这些服务在系统中进行统一设置和协同作业;数据层包括区块链、关系数据存储和非关系数据存储;支撑层是基于统一认证与权限管理、API 管理、基础开发管理、数据防篡改管理等各项技术基础之上进行设计、开发、管理及部署。区块链的部署架构为各机构提供共识节点和账本节点,接入到区块链网络。节点之间使用 P2P 网络进行账本数据传输。业务系统通过部署在区块链节点上的接口调用智能合约实现对区块链上数据的访问。

3. **基于物联网和区块链技术全过程监管** 根据特许药械监管业务需要,要保障特许药械全过程追溯监管的数据真实可信和不可篡改。因此,关键数据的采集采用系统对接和物联网设备读取的方式,设计上采用联盟链技术,相关监管机构联合构建一个跨机构的区块链网络,通过各自节点的接口服务或功能访问联盟链网络。建立区块链特许药械追溯业务流程,主要包括申请审批、进口采购、发货通关、配送收货、医疗使用、不良反应报告。在各个流程的关键节点上部署一整套智能合约用来实现重要数据的上链、查询、数据访问权限管理,数据篡改监控等功能,确保对区块链的任何数据访问都通过智能合约实现,避免用户对数据的非法访问,对合法数据访问进行留痕便于事后审计。

（四）未来建设模式

未来建设模式上,除打造一整套全程追溯监管系统,统一进行监管数据采集上链的形式,还会考虑对各监管单位已有的监管系统进行对接的形式采集关键上链数据。未来还将扩大追溯监管建设范围,一是基于前期诊疗数据、追溯数据的积累和5G通信技术的发展,开展远程问诊服务;二是利用机器学习模型和深度学习技术,构建医学智能诊断的知识图谱,支持人工智能辅助诊疗;三是基于当前系统运行多年后积累的全面真实的上链数据,建立特许药械诊疗效果预测、评估和医疗机构服务质量的科学评价体系。通过上述三个方面的拓展,实现对特许药械医疗服务事前预测、事中监管、事后评估全面完整的追溯监管,用最先进的技术助力医疗机构,为患者打造最佳服务体验。

七、建设流程

(一) 建议建设流程

特许药械追溯管理系统的建设是遵循特许药械管理体系和管理规范的前提下,以区块链技术的应用为核心,结合全程特许药械业务追溯监管流程建立起相应的业务模式和系统功能,促进业务流程的优化,确保药械使用的安全,提升患者服务效率。

1. **建设范围(1个月)**　将特许药械的申请、审批、运输、存储到患者使用全过程的关键监管环节纳入建设范围,按照"统一规划,分步实施"的策略,将众多复杂繁琐的工作内容合理安排,避免重复建设或因个别工作的拖延而影响整个建设工作,使整个项目的建设规划完整有序。

2. **技术选择(1个月)**　系统开发建议采用微服务架构模式,为采用单体式编码方式很难实现的功能提供了模块化的解决方案,易于开发和维护,同时采用追溯码、区块链、物联网等先进的技术用于特许药械追溯监管。

3. **系统设计(2个月)**　为了保障系统的先进性、高可用性和可扩展性,总体架构建议采用"面向组件"的分层体系结构,分为用户层、公众查询层、应用系统层、系统接口层、节点追溯层、信息采集层,同时要进行系统关系设计、追溯模式设计、系统接口设计。

4. **系统开发(6个月)**　根据特许药械监管流程和监管需求设计具体系统功能,包含特许药械申请审批管理、全程追溯管理、不良反应监测管理、区块链应用运维管理,以及追溯管理门户等相关系统的详细功能设计和开发实现。对各个监管环节区块链的上链数据结构、数据内容、上链设置进行详细的设计和实现。

5. **系统测试(2个月)**　在实际应用环境部署和试运行之前,对特许药械申请审批系统、不良反应监测系统和全程追溯系统的各个子功能充分测试,包括基本功能测试、追溯流程测试、接口测试、数据共享测试、业务协同测试、与外部系统交互的测试;并要对区块链技术在追溯过程中应用进行测试,包括对各个节点数据上链情况、数据存储安全性、真实性、不可篡改性等进行测试。

6. **试运行和交付(1个月)**　在试运行前,测试环境下对系统用户进行充分培训,包括使用系统后的特许药械申请审批的流程、追溯监管的流程、区块链上链的环节、系统功能介绍、系统操作技能、相关配置维护等。系统在正式部署之前需要做充分的风险评估。部署时对运行环境进行充分的准备,包括网络、服务器等硬件环境,操作系统、数据库、应用服务器中间件等软件环境,以及防火墙、杀毒软件等安全环境的准备,并对数据库、原有系统、运营环境进行备份,做好应急措施的准备。

7. **运维保障(长期)**　当系统投入正式运营后,项目实施单位应提供售后维修和技术支持服务,保障特许药械追溯管理系统的正常运行。其中项目实施单位应设有技术服务团队,配备相应的技术工程师或系统集成工程师,提供不少于一年 7×24 小时免费售后技术支持服务(包括免费升级、故障排除、性能调优、技术咨询等,并负责处理、协调硬件供应商的关系),实现项目的日常维护和技术支持。并负责对系统日常运行维护和巡检,确保项目各环节系统运行正常,解决各环节运行中出现的各种问题。提供日常 IT服务,如数据备份、设备运行状况检查、出现系统断电时的系统恢复、设备故障诊断和更换、回答使用者的问题等等。协助培训系统维护人员,确保系统能长期稳定运行。对于系统中涉及的相关硬件设备的原厂商应提供主要设备 2 年质量保证,7×24 小时故障响应服务,具体包括完成故障处置,提供电话热线服务、质保期内免费负责系统维护及抢修并确保质保期内,出现影响用户业务的故障时,保证在 2 小时内处理故障。

8. **规范建设流程**　根据特许药械追溯管理的业务特点及监管流程,要规范系统建设流程,科学划分工作阶段,实施项目管理。在明确建设需求、理清全部建设内容的基础上建议按照项目启动、项目实施、系统上线、运维保障等四个阶段开展项目建设(图 3-3-20)。

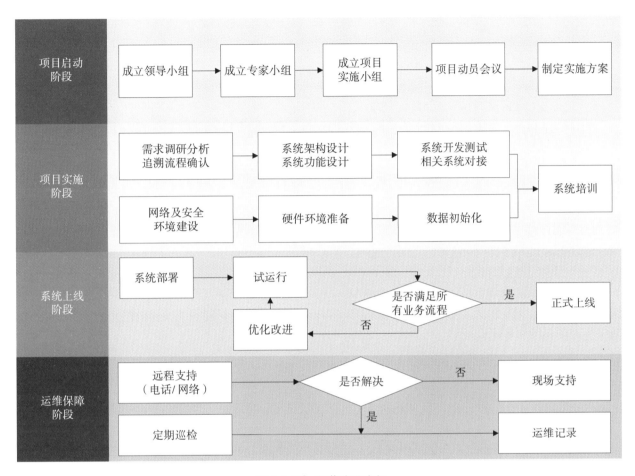

图 3-3-20　规范建设流程

(二) 未来建设流程

当前的特许药械追溯管理平台是根据药械所在区域的管理规范和管理需求进行的上链流程设计和系统功能设计。由于特许药械监管流程的特殊性和严谨性,未来建设过程除了要遵守现有流程,还要从三个方面做好优化改善:一是建设流程的标准化。未来特许药械的区块链监管可依照本项目的建设过程,采用标准化的上链流程设计、标准化的上链数据设计和相关追溯功能设计。二是知识库的构建。随着应用数据的增多,各个环节的监管数据可以进行积累,形成不同分析主题的知识库,后续建设流程可以加入知识库的分析和应用。三是开展云上运维。随着 5G 技术的发展和应用普及,网络传输性能越来越好,后续的系统和设备的运维将更多的从线下转到线上,工程师可以进行远程的实时监管和云上运维服务。

八、建设关键点

(一) 采用符合国际标准的编码编制体系

特许药械追溯管理系统监管的对象为国外进口特许药品及医疗器械,而国外进口药械多采用 GS1 标准编制,因此建设过程中要采用符合国外 GS1 编码标准的编码体系。还要遵守国家食品药品监管信息分类与编码的相关要求。

(二) 采用物联网技术保障数据真实准确

构建药械物联网是解决药械追溯和监管问题的有效途径。为保证系统数据的真实性及数据传输及时性,从入关环节开始的各个流通环节,都是通过物联网技术直接采集相关数据,减少人工干预,确保数据真实准确。

(三)采用区块链技术确保数据不可篡改

特许药械追溯需要连接监管的各个环节,通过区块链技术的应用,将追溯流程的关键监管环节数据上链,上链后无法篡改,真正实现来源可溯、去向可查、责任可追,通过最先进的技术做到良性监管,落实责任主体,安全预警。

九、建设注意事项

(一)信息处理要及时

特许药械追溯管理系统的应用过程要充分使用移动互联技术和物联网技术,无论任何事务或信息,都可通过移动终端(如智能手机、个人便捷式计算机)处理和获取,从而极大地提高平台参与者的应急能力、服务水平和工作效率。

(二)业务场景要全面

特许药械追溯管理系统追溯监管业务主要场景包括室外的流通场景、室内仓储场景和药械使用场景,如何识别建立室内、室外不同场景中的追溯关键环节,确保所有关节环节的数据能被上链监管将是本项目建设的重点关注事项。

(三)追溯链条要直观

特许药械追溯管理系统通过物联网设备、电子围栏技术对药械进行实时位置与环境信息的监管,如何将上述场景中采集的大量数据形成完整链条、进行直观展示是项目建设重点,清楚直观地展示形式有助于提升项目的整体建设效果。

参 考 文 献

黄薇薇,华佳.国外药品追溯体系对我国的启示[J].中国药事杂志,2016,30(12):1232-1234.

第四节　区块链在药品供应链跟踪与监管的应用

一、概念

基于区块链的药品供应链跟踪与监管系统,是基于联盟区块链技术,对药品供应链中涉及的生产、流通、使用等跨机构业务的环节的相关信息进行上链,以便跟踪供应链全过程及支撑政府相关监管的系统。药品监管的客观记录核心难点在于生产、流通、使用等环节可能存在主观或错漏,区块链所具有的数据不可篡改、时间戳以及交易可追溯的特性可支撑医药防伪溯源监管;区块链技术与药品供应链管理相结合能够有效弥补现行药品在生产、流通、使用、监管各个环节中的漏洞,使系统溯源功能更加完善,消费者能得到包括药品生产信息、物流信息及使用信息在内的全部溯源信息。

具体内容包括:药品供应链业务信息数据上链、药品供应链监管、药品生产、流通、使用监管、药品电子存证监管、药品电子认证监管、药品两票制监管、药品物流监管等。

涉及技术包括:分布式存储、数字交易、数据保全、智能合约、密码学、大数据、移动互联网、人工智能、物联网等技术。

二、建设背景

(一)现状分析

国内外都很重视药品的供应链监管,国外早在2006年就开展了相关工作。国内于2017年开始尝试基于区块链开展药品监管工作,并且进行精细化监管,细分成研发阶段、生产阶段、流通阶段、使用报销阶段。

1. **国外药品监管现状分析** 2006 年,WHO 发起药品采购领域反腐行动,旨在帮助各国政府加强药品采购领域的立法,规范药品采购流程,增加药品采购领域的透明度。WHO 很早就启动了药品良好治理项目(Good Governance for Medicines programme,GGM),并将 GGM 列为 2004—2007 全球药物战略优先项目。该项目旨在通过增加透明度、加强问责和提高卫生专业人员的道德来控制医药领域的腐败行为。

2007 年,药品透明度联盟(Medicines transparency alliance,MeTA)支持各成员国加强药品政策、药品采购和供应链管理中的透明度和能力建设,以减少药品领域的腐败。MeTA 重点关注药品质量、可获得性和药品价格等相关信息披露,并限定在药品采购、分销和销售 3 个领域。

2009 年 6 月,美国食品和药物管理局(Food and Drug Administration,FDA)启动增加透明度行动项目,该行动项目主要采取了寻求对公共投入的透明度、提供适当的信息公开方式、确定透明的关键障碍与问题,改变 FDA 的业务流程等多项措施。此外,FDA 成立了一个透明度专门工作小组,以增强医药行业的透明度。一直以来,FDA 十分重视药品监管透明度。为了增加药品监管的透明度,FDA 开发了 FDA 基本知识和 FDA 透明度博客两大产品,提供在线信息,来帮助公众了解 FDA 的决策与工作流程。此外,FDA 成立了一个透明度专门工作小组以增强医药行业的透明度。

2. **国内药品监管现状分析** 药品安全是如今人们生活中最重要最不可忽视的一种保护。从婴幼儿到老年人,人生各个阶段都可能涉及用药,药品安全不仅是人民关切的方面,也是政府和社会的责任。目前我国药品安全监管尚不全面,存在一些漏洞。随着各种医药安全问题的曝光,人们对药品存在一定程度上的不信赖,这对于整个社会和人们日常生活都带来了广泛的不良影响,所以保障药品安全是药品监督管理部门的重中之重。药品监管在以下环节仍存在监管不到位的情况。

(1) 药品研发阶段。药品研发阶段,需经研发筛选、临床研究以及新药上市等系列过程,每个过程中的各个环节都很重要。当前,有些企业为了更快地创造效益,在某些阶段"投机取巧",例如限制药品选材范围、药品处方未达到最优化、药品的验证不充分等,影响了药品对人类适用程度的研究。

(2) 药品生产阶段。有些企业为了追求更高的利益,忽视了药品的药性和质量。特别是一些企业在生产过程中不遵照国家药监局的要求,在生产环节中没有严格把关,造成肉眼看不到的差异;没有给制药工人普及制药知识,工人擅自更改生产工艺导致药性不一;没有按照规定要求对药品进行检查或者草草检查直接出厂,使药品出厂就存在着未知的安全隐患。

(3) 药品流通阶段。传统药品流通经过多个经销商层层加价,造成药品价格虚高,并且存在很多无资质企业通过过票、挂牌违法经营,目前国家正通过药品两票制对药品流通阶段进行监管。两票制的实行可以帮助医药市场洗牌、淘汰无资质企业、规范市场、降低药品价格。

3. **国内药品监管区块链应用发展现状** 2017 年 6 月,京东利用区块链、物联网、大数据技术已经建成了"区块链防伪追溯平台",通过与政府、行业协会、科研机构、设备制造商合作,共同打造"京东品质溯源防伪联盟"。2017 年 7 月,在中药产业创新发展高峰论坛上,中国中药协会宣布成立中药追溯专业委员会。同年 8 月,"阿里健康"联合天士力、正大天晴、广药集团、科伦药业等十余家医药企业成立中国药品安全追溯联盟,以推动药品行业形成共治的药品安全追溯态势,保障药品从生产到消费的全程安全。2019 年 1 月 30 日,《人民日报》报道重庆市渝中区食品药品监督管理局将区块链技术应用于食品药品质量监管。为了将"区块链"技术更好地应用于保障我国食品药品的安全,2020 年 1 月 19 日,经中国食品药品企业质量安全促进会批复同意,中国食品药品企业质量安全促进会(FDSA Blockchain Committee)区块链专业专委会正式成立,简称为"中国食药区块链专委会"。

(二) 需求分析

药品供应链涉及的机构、环节众多,对信息安全和隐私保护的要求高,而区块链技术则能够保证药品供应链的透明、及时和安全。

1. **药品经营环节的监管需求** 药品经营管理在药品安全管理中占有重要的位置。在药品的经营环节中,其管理重点在于不让劣质药品流向市场,更不能让不合格的药品被使用,从而确保药品使用的安全性。目前在我国药品经营中,医药企业是药品经营环节监管的重要对象,医药企业的经营条件与行为和药品安全息息相关,对医药公司的经营条件和行为进行严格的审查具有重要的意义。现今针对药品经营监管主要通过药品经营质量管理规范（good supply practice，GSP）认证实现。GSP 认证应用于整个药品流通过程，包括药品售后服务、采购、储存、验收以及销售等等。通过实施 GSP 可以为药品的稳定性和安全有效性提供可靠保证。然而，我国对医药企业实行 GSP 认证的力度有所缺乏，主要表现为企业管理人员对 GSP 认证的知识缺乏了解、意识较低；其次表现为没有建立全面的药品质量管理工作档案，甚至建立虚假药品质量管理工作记录。

2. 药品生产环节的监管需求 药品生产是监管药品安全的源头。现如今，我国在药品生产方面的管制模式主要采用生产质量管理规范认证（good manufacturing practice，GMP）。GMP 认证主要针对的重点内容是药品的均一性，以及对于药品生产中多种不合格的现象进行管理和遏制。2010 年新版 GMP 的推行给我国中小医药公司明显增加了行为的限制，许多医药企业由于自身的生产能力不足而关闭。GMP 认证主要审核的内容包括软件方面，例如生产工艺、制度规范等；硬件方面，例如生产的设备、厂房、环境；还包括生产工人、原料、卫生条件等多方面的情况。GMP 认证仅仅属于药品准入方面的监管，单方面依靠药品准入来监管难以为药品质量提供可靠的保障，因此药品质量监管依然存在较大的安全隐患。由于 GMP 认证为强制性准入标准，导致许多医药公司出现重视认证却忽略管理的现象，加上现今虚假违法的药品广告充斥市场，不仅对药品市场正常的竞争秩序带来严重的影响，而且为社会群众带来错误的药品信息，给用药安全造成恶劣的影响。

3. 药品两票制的监管需求 两票制是指药品从生产企业到流通企业开一次发票，流通企业到医疗机构开一次发票。两票制规范药品购销秩序，压缩中间环节，降低虚高价格，净化药品流通环境，以"两票"替代目前常见的多票，强化医药市场监督管理，以期进一步降低药品虚高价格，减轻群众用药负担，保障人民群众用药。传统药品采购由于经过多个经销商层层加价，造成药品价格虚高，也存在部分企业通过过票、挂牌违法经营。两票制的实行可以帮助医药市场洗牌、淘汰无资质企业、规范市场、降低药品价格。各地亟须建立一套数据监管系统，实现线上药品采购"两票制"的查验监管，落实国家药品流通"两票制"政策。

三、应用场景

药品供应链中存在复杂环节、多种机构、多业务模式的特点，在这样的背景下对药品的生产信息、流转信息、保存信息、消费信息进行跟踪与监管。利用区块链的特性能够上传医药生产商、医药供应商、医院、患者等医药产销全生命周期的信息，进行全生命周期的安全存储，实现基于"两票制"的药品供应链监管、物流监管、药品电子存证监管及药品电子认证监管等功能。基于区块链的药品供应链跟踪与监管平台将重塑整个产业，使更多的相关机构、厂商、个人都能参与到这个体系中，监管信息更加透明、及时和安全。基于平台上纳入的数据能够提供更多的增值业务，服务最终患者、配合医疗机构、帮助医药供应商、反哺于医药生产商。

四、基本原则

（一）以便捷部署、避免重建为原则

区块链作为一种新兴技术，应采用较为成熟的基础网络与技术组合，卫生健康行政管理部门不需要再次建立统一集中式的两票制监管和验票系统，不替换现存的医药供应商两票制验票系统，只需做一些接口微调并在关键节点将关键信息进行上链。

（二）以药可溯源、细到批次为目标

监管平台可基于区块链上的信息开展监管，可以快速、精准地追溯全过程，解决出厂发票、货单与医院发票、货单信息比对的细节、烦琐工作；在出现患者不良反应时，可以通过区块链上的信息，精准地追溯到医药生产商的生产批次。

（三）以规范价格、服务群众为核心

在使用药品供应链跟踪与监管平台的同时，通过国家对两票制的要求，可规范药品购销秩序，压缩中间环节，降低虚高价格，净化药品流通环境，强化医药市场监督管理，以进一步降低药品虚高价格，减轻群众用药负担，保障人民群众用药安全。

五、建设内容

药品供应链跟踪与监管平台主要包括数据交换、数据存储、数据质量、区块链服务、院内业务协同、平台配置、两票制监管、物流监管及药品电子认证管理等功能。

(一) 关键业务数据上链

药品供应链业务信息上链　在原有药品供应链系统的基础上进行改造,增加区块链关键节点信息上链,不改变原始业务流程,即可达到药品流通追溯与监管需求。

具体功能:机构信息上链、采购业务信息上链、药品信息上链、药品单据信息上链、药品物流信息上链、零售业务信息上链、医院业务信息上链等。

适宜技术:①上链数据定制和适配转换。②非对称加密、认证和授权技术。保证数据只有在拥有者授权的情况下才能访问,从而保证数据安全和个人隐私。③共识机制。即所有记账节点之间如何达成共识认定一个记录的有效性,这既是认定的手段,也是防止篡改的手段。④分布式账本。即交易记账由分布在不同地方的多个节点共同完成,而且每一个节点都记录完整的账目,因此它们都可以参与监督交易合法性,同时也可以共同为其作证。

业务流程见图 3-4-1。

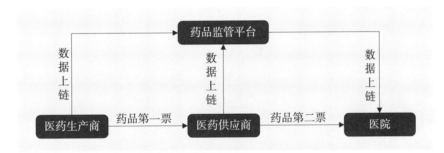

图 3-4-1　药品供应链业务数据上链流程

建设要求见表 3-4-1。

表 3-4-1　药品供应链业务信息上链的建设要求

指标	具体内容和要求
业务数据上链	① 具备医药信息上链、流通信息上链、院内出入库信息上链、数据监管 4 项功能 ② 支持数据转换、数据加密、共识机制、分布式账本 4 种技术 　二级及以上医院　具备 2 项功能,支持 4 种技术 　药品生产企业　具备 2 项功能,支持 4 种技术 　药品流通企业　具备 2 项功能,支持 4 种技术

(二) 基于区块链的药品供应链监管

1. 药品电子过程监管　2019 年国家药监局发布了《药品信息化追溯体系建设导则》和《药品追溯码编码要求》两项标准推动药品信息化追溯体系建设,将药品电子监管码与最新的区块链技术相融合,实现对药品流通全环节的电子监管与流程追溯。

具体功能:唯一监管码生成与上链、多级监管码关联等。

适宜技术:①身份认证。包括 CA 证书、短信认证、生物识别等方式。②授权控制。包括角色分配、资源边界管理、操作授权等。

业务流程见图 3-4-2。

建设要求见表 3-4-2。

2. 药品电子存证监管　药品电子存证系统利用时间戳技术,通过一键触动,实现对药品唯一监管码、交易时间戳、节点信息、发票信息、物流等信息存证,满足监管部门在执法中对电子证据存证的需要。

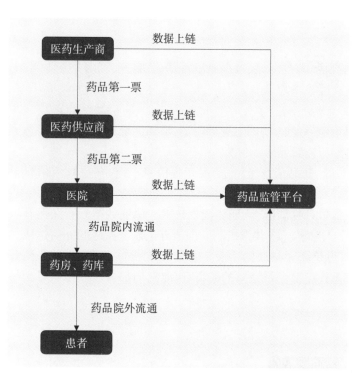

表 3-4-2 数据交换的建设要求

指标	具体内容和要求
药品电子监管	① 具备医药信息上链、流通信息上链、院内出入库信息上链、科室使用信息上链、数据监管 5 项功能 ② 支持身份认证、授权控制 2 种技术 二级及以上医院 具备 3 项功能,支持 2 种技术 药品生产企业 具备 2 项功能,支持 2 种技术 药品流通企业 具备 2 项功能,支持 2 种技术

图 3-4-2 基于区块链的药品电子监管流程

具体功能:数字交易、智能合约、节点管理、数据保全、证据存证、监管码匹配、安全审计等。

适宜技术:①基础信息存储。包括静态数据及规则类数据的存储。②身份认证。包括 CA 证书、短信认证、生物识别等方式。③授权控制。包括角色分配、资源边界管理、操作授权等。④基于智能合约。智能合约是基于这些不可篡改的数据,可以自动化的执行一些预先定义好的规则。

业务流程见图 3-4-3。

建设要求见表 3-4-3。

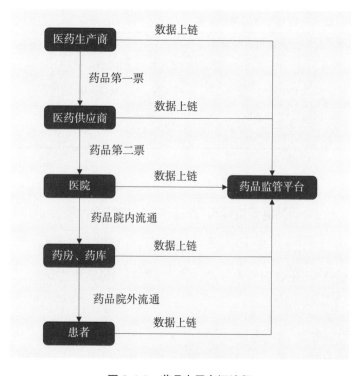

表 3-4-3 药品电子存证的建设要求

指标	具体内容和要求
药品电子存证监管	① 具备医药信息上链、流通信息上链、院内出入库信息上链、科室使用信息上链、患者使用信息上链、数据监管 6 项功能 ② 支持基础信息存储、身份认证、授权控制、智能合约 4 种技术 二级及以上医院 具备 3 项功能,支持 4 种技术 药品生产企业 具备 2 项功能,支持 4 种技术 药品流通企业 具备 2 项功能,支持 4 种技术

图 3-4-3 药品电子存证流程

3. 药品电子认证监管 支持药品状态查询或访问请求,根据权限标识与类型查询药品状态,解决药品赋码、流通和使用等各环节的用户身份认证和应用数据安全保密等问题。

具体功能:数字交易、智能合约、节点管理、数据保全、证据存证、验证对比、安全审计等。

适宜技术:①基础信息存储。静态数据及规则类数据的存储。②身份认证。CA 证书、短信认证、生物识别等方式。③授权控制。角色分配、资源边界管理、操作授权等。

业务流程见图 3-4-4。

建设要求见表 3-4-4。

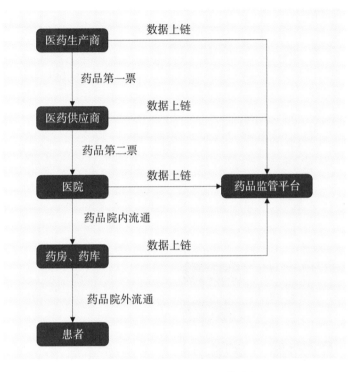

表 3-4-4 药品电子认证的建设要求

指标	具体内容和要求
药品电子认证监管	① 具备医药信息上链、流通信息上链、院内出入库信息上链、科室使用信息上链、数据监管 5 项功能
	② 支持基础信息存储、身份认证、授权控制 3 种技术
	二级及以上医院 具备 3 项功能,支持 3 种技术
	药品生产企业 具备 2 项功能,支持 3 种技术
	药品流通企业 具备 2 项功能,支持 3 种技术

图 3-4-4 药品电子认证监管流程

(三)基于区块链的药品流通监管

1. 药品两票制监管 基于区块链的药品两票制监管需要在交易节点中将关键交易数据上链,不依赖于原始系统业务流程,即可基于上链数据开展两票制监管。

具体功能:药品生产厂商信息上链、药品流通企业信息上链、医院端信息上链、两票制验票与监管等。

适宜技术:①上链数据定制和适配转换。②非对称加密和授权技术。③共识机制。④分布式账本。

业务流程见图 3-4-5。

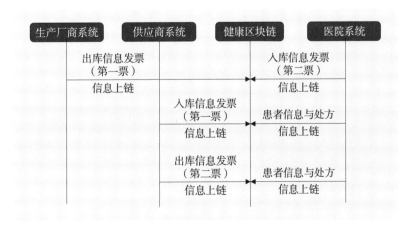

图 3-4-5 药品两票制监管流程

建设要求见表 3-4-5。

表 3-4-5 两票制监管的建设要求

指标	具体内容和要求
药品两票制监管	①具备药品生产厂商信息上链、药品流通企业信息上链、医院端信息上链、两票制验票与监管 4 项功能 ②支持数据转换、非对称加密和授权、共识机制、分布式账本 4 种技术 二级及以上医院 具备 3 项功能,支持 4 种技术 药品生产企业 具备 3 项功能,支持 4 种技术 药品流通企业 具备 3 项功能,支持 4 种技术

2. **药品物流监管** 基于区块链去中心化的技术,可以对药品物流运输过程中的安全进行实时监控,一旦出现物流运输安全事件,监管机构可以全方位了解物流运输的安全事故。另外,区块链可以与物联网、云计算结合,对物流运输的整个过程进行监控,实时查看数据信息。

具体功能:物流信息上链、GPS 系统信息上链、物流信息追溯等。

适宜技术:①上链数据定制和适配转换。②非对称加密和授权技术。③共识机制。④分布式账本。

业务流程见图 3-4-6。

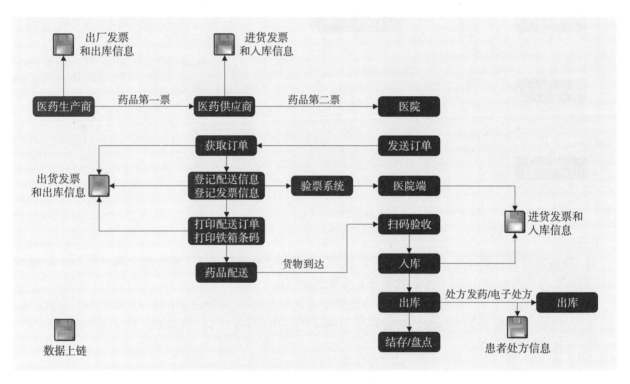

图 3-4-6 药品物流监管流程

建设要求见表 3-4-6。

表 3-4-6 药品物流监管的建设要求

指标	具体内容和要求
药品物流监管	①物流信息上链,将药品信息、供应商信息、出入库信息、物流信息上链 ②GPS 系统信息上链,将 GPS 信息以及其他物联网信息与关节流程节点时间戳信息进行上链 ③物流信息追溯,根据链上物流信息与时间戳进行完整流程追溯与监管 二级及以上医院 具备 2 项功能,支持 4 种技术 药品生产企业 具备 3 项功能,支持 4 种技术 药品流通企业 具备 3 项功能,支持 4 种技术

（四）未来展望

1. **提高药品价格透明度、推动药价合理性** 在传统医药市场中,由于医药成分成本不透明,导致市场上存在不少成本低廉,卖价却十分高昂的药品,高额的药品利润,对平价的救命药却鲜有问津。将区块链应用到医药领域,能够利用区块链技术的共识机制,将药品生产各个环节的成本实现高度透明化。"区块链+医药"不仅能让医药消费者了解药物生产成本,实现对医药消费溯源,保障医药消费者药有所依,还能避免制药公司和医院乱抬药价的现象,促进医药市场的良性发展。

2. **构建医药市场大数据,保护患者隐私与药厂版权** 消费者在就医购药过程中,医院会将患者的健康档案等较为隐私的就医信息进行打包保存。对于医院等销售药物的平台而言,在大数据时代中掌握不同用户数据能在市场上创造更多价值,让平台不断发展壮大。对于消费者而言,将隐私的个人数据交予第三方平台,存在个人信息泄露的问题,在个人数据价值上并没有享受到提供数据所应有的市场收益。消费者在对个人信息管理时,区块链的分布式算法能够为用户分配一个个人密钥,用户根据自身需求对信息进行公开化,保障用户进行数据交易过程中的安全性。此外,区块链的溯源性能让消费者在提供价值数据时获得相应回报,并保障数据原有者的权益。在去中心化的区块链医药市场中,消费者数据安全性得以保证,药厂知识产权的版权利益受到保护,传统中心化平台数据存储成本降低,医药市场的大数据环境将呈现出公平、高度安全的发展趋势。

3. **加速新药研发,实现药品精准推广** 根据整个医药行业市场评估,每年约有 3 000 亿美元的药物因无法达到预期效果而被浪费,同时存在不少患者因服用药物而受到不良副作用的毒害。在医药消费者对医药价值需求日趋增长的同时,医药研发精准化成为制药企业的市场趋势。在当前的医药精准化研发市场中,制药企业虽然缓解了医药市场对药品的价值需求,但是各个制药企业在用户大数据上仍无法实现共享,这使得企业在制药过程中的精准化效率不高,特效药研发速率缓慢。在区块链上,患者可以将自身的健康大数据进行共享,超级节点对各个患者节点的数据进行打包整合。制药企业通过购买数据来实现精准化研发,并且在研发出医药成品之后,药厂还能利用区块链的共享性,将各种特效药推广到不同需求患者的市场中。

六、建设方法

（一）建设策略

药品供应链跟踪与监管平台主要强化医药市场监督管理,进一步降低药品虚高价格,减轻群众用药负担,保障人民群众用药安全。建设方必须协调各方,对已有的信息系统实施改造,实现对药品供应链跟踪与监管平台提供服务的统一调用。依据医药跟踪监管平台的技术规范,为了最小限度地改造现有应用系统的业务功能,主要建设策略包括:

1. **面向服务的技术架构** 应采用先进成熟的系统架构,按照区块链的总体框架,基于监管平台建立区块链应用层、区块链应用支撑层、数据资源层,保证整个药品信息资源的开放性、标准化,统一资源结构、统一信息接口、统一服务规范,使得药品供应链跟踪与监管平台和医院的业务应用系统相互连接,实现业务应用的动态按需接入、快速部署、敏捷应用。依据信息平台技术规范,参考技术架构如图 3-4-7 所示。

2. **提供标准化的区块链服务** 医疗区块链平台应提供基于标准的服务交互接口,提供包括注册账号,获取机构列表,业务数据同步上链,业务数据异步上链,查询区块链交易 ID,查询区块链交易摘要等接口服务。节点用户通过区块链节点前置服务即可使用医疗区块链 SaaS 服务,包括医疗信息共享、药品信息上链、药品信息溯源、药品信息监管等。

3. **与区域全民健康信息平台的统一数据接口** 药品供应链跟踪与监管平台也是基于区域全民健康信息平台的服务应用组成部分。基于区域全民健康信息平台,可以实现跨机构的医疗卫生信息共享与交互。药品供应链跟踪与监管平台整合了医疗机构、药品供应商、药品生产厂商相关的信息,可为医疗机构的信息系统统一接入区域平台提供标准化的接口。一是通过对区域全民健康信息平台数据共享相关服务的调用,应用跨机构的医疗卫生数据;二是通过对区域全民健康信息平台采集相关的服务调用,提供医

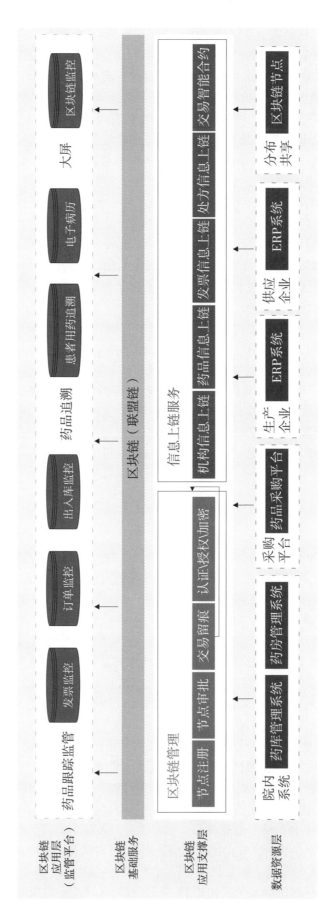

图 3-4-7 药品供应链跟踪与监管平台技术框架

院药品流通数据;三是提供接收通知的服务接口,接受来自区域全民健康信息平台的通知消息,为实现区域全民健康信息平台"推"模式的健康信息提供接口。

（二）应用技术

建议的应用技术主要包括:①系统开发语言,如 Solidity、Go、Java、Python 等。根据区块链的用户规模,如多中心临床科研和人工智能大数据应用,可采用 Java 语言;对于数据处理,可采取对于数据分析或者钻取有更多优势的 Python 语言体系等。②数据存储。根据业务的事务性、完整性、一致性以及对于应用场景数据实时性、数据规模等服务特点或者用户对象的不同,选择更强调时序性、事务性、一致性的关系型数据库完成数据上链服务,如 Oracle、SQL Server、MySQL 及各种国产主流数据库等。对于交换数据、患者信息存储、非实时历史报告内容查阅等可采用 NoSQL 数据库,如 HBase、MongoDB 等进行非结构化存储。对于经常会被客户端反复加载的字典数据、用户状态数据、用户会话控制数据等可升级为内存数据库集群,如 Memcache、Redis、SAP HANA 等。③非对称加密和授权技术。存储在区块链上的信息可根据不同安全要求采用公开或加密的方式,加密数据只有在数据拥有者授权的情况下才能访问,从而保证数据安全和个人隐私。④共识机制。所有记账节点之间如何达成共识,去认定一个记录的有效性,这既是认定的手段,也是防止篡改的手段。⑤基于 Java 或 Solidity 的智能合约。智能合约是基于这些不可篡改的数据,自动化执行一些预先定义好的规则和条款。⑥国密加解密、签名、验签、哈希算法、国密 SSL 通信协议。

（三）建议建设模式

1. 原有药品供应链平台上链系统改造　通过改造医院、药品生产企业、药品供应企业、税务局的原有系统,将关键数据信息进行数据上链,对不同安全要求的数据可采用明文或加密上链。具体哪些数据以何种方式上链,需要与医院、药品生产企业、药品供应企业、税务局进行确定,以尽量小的系统改造代价,形成药品数据上链,通过区块链技术将各个节点的上链信息串联起来,形成全新的药品供应链跟踪与监管平台,以达到药品的跟踪与监管的目的。

2. 基于区块链技术实现两票制管理　通过区块链技术对药品生产商、药品供应商、医院、税务局之间的流通信息进行上链管理,可以留存药品购销过程,压缩中间环节、净化药品流通环境、强化医药市场监督管理,以进一步降低药品虚高价格,减轻群众用药负担,保障人民群众用药安全。监管流通环节中任何一方的发票信息,准确地稽查药品发票信息不符的现象,杜绝流通环节中的各种猫腻。对于任何问题追查责任到人,真正做到药品两票制监管。

3. 基于区块链技术实现药品供应链数据监控与追溯　通过分布式存储保证数据不丢失,通过"时间戳"技术和链式结构实现数据信息可追溯,保证药品信息在区块链上不可篡改,从而确保药品从销售到使用全流程的唯一性,实现物流和信息统一。如果药品运输过程中断或药品失踪,存储在区块链的数据可为各方提供快速追踪渠道,确定药品的最后活动位置。区块链网络上一旦发现存在安全隐患的药品,通过区块链记录的药品流通信息,可以找出问题环节,方便厂商和监管部门迅速介入,并在第一时间召回问题药品。

（四）未来建设模式

1. 基于区块链技术的药品全闭环监管模式　药品使用的原材料信息、药品的制造过程信息、患者使用药品后的使用效果情况等信息,都将在基于区块链的供应链平台留下痕迹,使药品供应链监管更加完整、更加透明、更加安全。通过区块链技术的加持进行深化改造,不仅可跟踪药品的流通环节,还可监管药品的制造环节、药品的服用环节等,从而形成药品跟踪与监管的闭环,为药品流通提供进一步安全保障。

2. 实行药品一票制后的区块链监管　2015 年 2 月 28 日,国务院办公厅发布的《关于完善公立医院药品集中采购工作的指导意见》中,就提到了与药品生产企业与医院直接结算的内容。2019 年 11 月 15 日,国务院下发《关于进一步推广福建省和三明市深化医药卫生体制改革经验的通知》指出,"福建省医药电子结算中心实现医保基金对医药企业的直接支付和结算",同时对综合医改试点省份提出相关要求。目前,我国共有 11 个综合医改试点省份,包括江苏、安徽、福建、上海、浙江、湖南、重庆、四川、陕西、青海、宁夏,这些是最可能先行试行一票制的地区。如果在先试点地区试行顺利,很大可能会在全国推广。未来区块链可平滑提供对药品一票制的支持,避免重复建设。

七、建设流程

(一)建议建设流程

药品供应链跟踪与监管平台的建设主要分为信息规划、信息交互需求分析、平台服务设计与实现、平台实施与应用接入、系统运维等阶段。通过交互需求调研与分析,明确平台的交互服务功能;通过系统设计确定平台的技术实现方案;通过实施部署及应用接入,将平台产品实际应用于医院信息化环境;平台的运行维护包括通过平台的试运行验证平台运行的功能与性能,并进行纠错性与适应性维护;在平台正常运行阶段不断优化平台的功能、性能与应用环境。药品供应链跟踪与监管平台建设流程如图 3-4-8 所示。

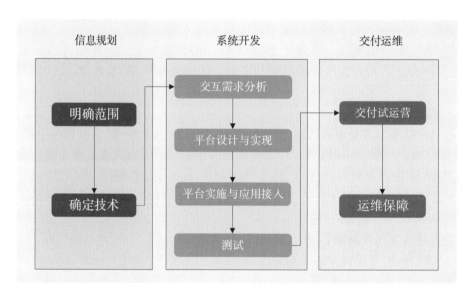

图 3-4-8　药品供应链跟踪与监管平台建设流程

1. **明确建设范围**(1 个月)　药品供应链跟踪与监管平台建设,应依据医院的信息化规划和现有条件,明确应整合的信息系统需求,以及要实现的药品生成环节、药品经营环节、药品两票制管理业务整合需求,理清院内的业务协同以及与院外区域两票制平台的交互需求。首先,应对医院的相对独立的供应链系统、已建立接口实现部分业务联动的信息系统或模块进行摸底,明确相互间的信息交互需求,如医生工作站与药房药品库存量使用交互等。其次,应用用例分析、活动图等手段建立不同应用系统间的交互需求模型,通过模型取得应用系统提供商与建设方的一致意见。再次,对交互的角色、交易流程与信息、交互服务进行定义,交易信息内容应对照卫生信息数据类标准以及药品供应链跟踪与监管平台交互规范。

2. **技术选择**(0.5 个月)　根据医院信息化建设情况、医院发展规划及信息化发展趋势,选择相应的技术实现,以满足医院医疗信息互联互通的需求。

通用技术　①系统开发语言,如 Java、.NET 等。②主流关系型及文档型非关系型数据库。③系统基于 Spring Boot 和 .NET Core 微服务架构的应用体系和分布式架构。④采用开放平台服务设计,具有开放性、扩展性和第三方对接能力。

关键技术　①支持 Java 或 Solidity 智能合约。②上链数据定制和适配转换支持;系统告警、监控及审计支持。③国密加解密、签名、验签、哈希算法、国密 SSL 通信协议。④区块链技术。

3. **系统设计与实现**(1 个月)

(1)平台设计:药品供应链跟踪与监管平台总体设计应在医院信息化总体规划的前提下进行,主要依据包括医院两票制验票系统需求分析、医院信息化总体设计、医院信息化现状、区域全民健康信息平台以及其他外部上下级之间、互联系统之间的信息交互接口。数据结构设计包括数据特征的描述、确定数据的结构特性及数据库的设计。设计时依据信息的类别、基本属性、适时性需求、规范性要求、安全性要求、完整性要求等采取不同的设计策略。同时还需兼顾医院两票制系统及其他应用子系统的实际选型及运行环境。药品供应链跟踪与监管平台资源层专注于医院主数据及信息交互资源的存储与访问,应对信息或交换文档的类别、交互需求进行区分。

(2) 接入应用接口改造:拟接入药品供应链跟踪与监管平台的应用系统,应依据平台提供的服务接口或需求接口进行改造,包括数据的提交与注册、数据的检索与获取相关的平台服务调用;接收通知消息的服务需求接口实现;基于平台的业务协同服务等。

(3) 基础设备及基础软件选择:药品供应链跟踪与监管平台在部署应用前应把服务器及网络基础设施、基础安全设备部署到位,药品供应链跟踪与监管平台宜采用独立的应用服务器、存储服务器,药品供应链跟踪与监管平台至少应通过 2 个以上主机或节点实现服务集群,以保障平台的可靠性和安全性。

4. 系统开发(3 个月) 系统开发阶段将根据系统详细设计说明,围绕数据上链存证、交易留痕、智能合约、药品追溯、药品监管、用户认证授权以及私钥管理等,对应业务需求的各程序模块 / 功能进行编码实现、编译、静态分析、单元测试、集成测试、系统测试以及打包发布工作。

5. 系统测试(1 个月) 在实际应用环境中部署与试运行之前,应对平台产品进行充分测试,包括服务接口测试、区块链服务符合性测试,管理功能测试、业务协同交互测试、临床业务信息系统的交互测试,存储与网络性能的测试以及安全与隐私保护方面的测试等。单元测试检查每个程序单元能否正确实现详细设计说明中的模块功能、性能、接口和设计约束等要求。系统测试在真实的系统运行的环境下,检查程序系统是否完整,包括硬件、外设、网络和系统软件、支持平台等,并最终满足用户的所有需求。

6. 试运行和交付(1 个月) 系统在试运行前应对区块链节点接入,以及节点的应用系统同时在线,保证在系统切换时快捷、顺畅与安全。平台在正式部署前应对平台及应用系统的切换进行充分的风险评估。部署时对运行环境进行充分的准备,包括网络、服务器等硬件环境;操作系统、数据库、应用服务器中间件等软件环境;防火墙、杀毒软件等安全环境,并对数据库、原有系统、运行环境进行备份,并做好应急措施。

7. 运维保障(1 年) 药品供应链跟踪与监管平台是医院药品信息系统的信息枢纽,支撑了医院药品流转信息的交互。平台服务支撑、应用服务器软件、数据资源的存储与管理、基础软件、基础设备及网络服务设施,制定相关的运维方案与维护计划,检查运行维护情况和服务质量,督导、协调各项运维工作,保障 7 × 24 小时不间断运行。通过数据分析和其他相关网络测试设备,发现运行中存在的问题。通过审计跟踪系统交互记录,及时发现异常,适时更新维护各种软硬件设备。定期评估药品供应链跟踪与监管平台的运行状况,包括软件与数据设备的功能、性能、交互接口的运行情况。药品供应链跟踪与监管平台的运行维护还包括平台服务的性能优化、版本的升级维护等。

8. 规范建设流程 根据医药供应链的信息化建设内容与实现特点,可将整个建设流程按照建设实施规划进行规范,一般分为项目启动、项目实施、系统上线和运维保障等四个阶段(图 3-4-9)。

(二) 未来建设流程

目前医药区块链仍处于初始阶段,部署在二级及以上医院、卫生行政管理部门、药品监管部门,主要包括技术验证和应用示范。进一步全面改造区块链技术为基础的医药信息系统,区块链技术将链接区域内各医院和监管机构。最终目标是基于基础设施的区块链技术,将医药业务场景和业务应用基于区块链的医药平台进行广泛建设。

八、建设关键点

(一) 上链信息的选择

药品信息上链是针对有监管要求的业务和基础信息上链,相关的隐私信息依旧保留在自有系统里

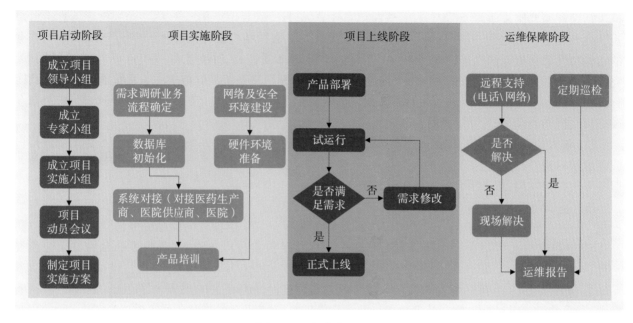

图 3-4-9　规范建设流程

面。药品生产企业将"一票"信息、药品的基础信息、药品的出库等信息进行上链;药品供应商将"二票"信息、药品的出入库等信息进行上链;医院将"一票""二票"、药品的出入库信息、医嘱、患者等信息进行上链。其他业务信息并不需要上链,这样既可以将整个供应链的信息上链,又可形成完整的供应链,既可减少服务器处理和存储压力,又可减轻各大厂商接口对接的压力。

（二）监管范围的界定

对于一个监管平台,每个角色功能权限的界定非常重要,既不要跨越职能范围又不能缺少监管内容。每个角色的边界需要定义清楚,各个角色之间的监管范围不能重叠,否则会造成监管混乱、两头监管的局面;监管的内容也不能缺失,否则会被钻空子,形成灰色地带。药品供应链监管的业务场景中信息应该分层级的公开,需要分角色、分权限进行管控,保护各药品生产厂商、供应商以及医院的信息隐私权。

九、建设注意事项

（一）药品监管上线后各方利益的平衡

作为"两票制"实施后影响最大的医药流通领域正在发生变化,这是一场围绕价格展开的价值链重组,也是一场借助政策改革的利益大博弈。"两票制"将促使药品的流通扁平化,药品的流通路径以及中间价格将变得透明、可追溯,相比较于之前的系统,药品价格体系不透明、不规范,中间流通环节的灰色地带多,使得药品监管困难重重,如何平衡各方利益是应用建设的关键因素。基于区块链实现"两票制"监管的项目也要特别注意平衡各业务方的利益。

（二）区块链药品监管新技术的接受度

应用的成败在很大程度上取决于管理战略变革的有效性。在应用新技术的过程中,每个人假设参与其中,而没有真正设身处地理解项目中每个成员需要做出的改变,那么新技术在整个应用的建设过程中必然难以推进。如果业务各方人员能看到新技术如何帮助他们实现目标,他们就更有可能采用这项技术。所以,从想要实现的目标开始,逆向规划,才找到有助于完成目标的技术。

在沟通之前,需要确定所有利益相关群体,及时沟通新技术对他们产生的影响。细分受众的分类,进行适当的沟通,疏解不同利益相关者的诉求。告诉利益相关者,新技术是如何具体提升各自的工作效率和提升竞争力,从而提高使用率。

第四章 5G 技术应用

第一节 5G 在远程会诊的应用

一、概念

依托 5G 技术,发挥 5G 大带宽、低时延、高连接的特点,实现高清视频远程会诊服务。5G 技术与远程医疗相结合,利用网络切片技术、多接入边缘计算、云计算、大数据等技术,支持 4K/8K 的远程高清视频会议和医学影像数据的高速传输与共享,通过电脑或手机端远程让专家能随时随地开展远程医疗服务。5G 远程会诊应用充分利用现有的医疗人力和设备资源,发挥大医院的医疗技术优势,为偏远地区医院在疾病诊断和治疗等方面提供信息化、移动化和数字化远程会诊服务,能够将优质医疗资源下沉,有效缓解基层和偏远地区医院的高端医学人才匮乏、服务能力不足等问题。

具体内容包括:多学科远程会诊、远程门诊会诊、移动会诊等远程会诊服务。

涉及技术包括:5G 全双工通信、5G 网络切片、多接入边缘计算、虚拟化分布式存储、数据采集、数据挖掘等技术。

二、建设背景

(一)现状分析

2020 年 5G 被认为是"新基建"七大领域的领头羊,已成为新的经济增长点,与物联网、大数据、人工智能等新兴技术紧密结合,共同推动我国经济高质量发展。相比 4G,5G 能够传输更大规模数据,连接更大规模设备,并且速度更快,时延更低,为信息通信技术基础设施提供更高效的连接能力。

1. **国外现状分析** 基于低时延、高速率、高可靠性、高带宽特征,5G 技术可保障远程会诊、远程急救、远程手术等场景数据安全与网络的高效连接,在深化医改中发挥关键作用。2019 年被称为"5G 时代"元年,普及 5G 服务成为国家间的竞争焦点。面对 5G 市场的世界竞争,很多国家纷纷将"5G"列入国家发展战略,积极布局 5G 在智能手机、智能交通、工业等领域的发展策略,努力推动在医疗健康领域的应用发展。2019 年 4 月,韩国在全世界率先宣布开始 5G 商业运营,随后美国也宣布进入 5G 时代。2020 年 G20 国家中除了德国和法国等发达国家之外,俄罗斯、印度等新兴市场国家也已实现 5G 商用化。2022 年,将有 19 个国家推出 5G 商用服务。

(1)日本。2019 年 4 月,日本向移动运营商分配 5G 频段,批准制定 5G 无线网络计划,计划五年内在日本全国范围内建设 5G 网络。在远程医疗领域,2019 年日本在和歌山县日高川町街道开展基于 5G 的远程会诊,通过 5G 实时传送该街道的患者患病部位的高精度影像到 30 公里外的和歌山县立医科大学,实现高清视频会诊。日本总务大臣石田真敏指出,日本构建 5G 社会的三大目标之一就是发展远程医疗,远程会诊是日本 5G 技术探索的重要领域。

(2) 韩国。把发展 5G 技术视为经济转型的基础，为保证 5G 发展持续稳定，促进 5G 战略高效落地，韩国政府发布"5G+ 战略"，成立"5G+ 事务委员会"。2019 年 4 月韩国实现了 5G 通信商用化，抢占商业化全球第一。2019 年 4 月 26 日，在全国推出 5G 商业服务几周后，韩国无线电信运营商 SKT 和延世大学医疗系统（YUHS）签署协议共同建设永仁 Severance 医院，这是韩国首家配备 5G 网络系统的医院，并同时开启 5G 远程医疗应用，该医院已经于 2020 年 6 月投入使用。

(3) 芬兰。2018 年 6 月，芬兰与其他北欧四国（瑞典、挪威、丹麦、冰岛）联合发布 5G 合作宣言，确定在信息通信领域加强合作，推动北欧五国成为世界上第一个 5G 互联地区。2018 年 9 月，芬兰电信运营商 Elisa 开通世界首个商用 5G 网络，成为世界上首批推出商用 5G 网络的运营商之一。诺基亚与芬兰奥卢大学合作启动 OYS Test Lab 项目，这是一个基于 5G 网络环境的医疗试验项目，主要是运用在移动急救场景中，通过为救护车和急诊部门之间的实时数据传输提供通信技术支持，医院能够监控运送中的患者，根据患者的患病情况提供相应的远程急救指导，同时可以做好急救相关专家和医疗设备的前期准备，实现医生与患者的精准匹配。

(4) 英国。2019 年 5 月，英国主要电信运营商之一 EE 公司在伦敦、卡迪夫、爱丁堡、贝尔法斯特、伯明翰以及曼彻斯特六个城市开通 5G 服务，这是英国首个正式启用的 5G 服务。英国也大力推动 5G 在远程医疗领域的应用，如英国伯明翰大学医院（UHB）NHS 信托基金会携手 BT 电信、WM5G，开发了一款基于 5G 的机器手套，护理人员使用机器手套进行超声检查，远端的医生使用控制杆通过 5G 网络发送控制讯号；手套产生微小的振动后，将护理人员的手指向医生想要触达的位置，实时查看超声波图像，使患者得到远程诊断和初步治疗。许多英国机构也正在研究和实践 5G 技术与医疗领域结合的应用场景。

2. 国内现状分析　2016 年 7 月，中共中央办公厅、国务院办公厅印发《国家信息化发展战略纲要》指出，到 2020 年我国固定宽带家庭普及率达到中等发达国家水平，第三代移动通信（3G）、第四代移动通信（4G）网络覆盖城乡，第五代移动通信（5G）技术研发和标准取得突破性进展。2016 年 12 月国务院印发《"十三五"国家信息化规划》中，16 次提到了"5G"一词，5G 已成为推动我国经济增长的关键动力。

2017 年 2 月，工业和信息化部举行的新闻发布会上，宣布我国与国际同步启动 5G 研发。2017 年 3 月，《2017 年国务院政府工作报告》中指出，"全面实施战略性新兴产业发展规划，加快新材料、人工智能、集成电路、生物制药、第五代移动通信等技术研发和转化，做大做强产业集群"。政府工作报告首次提出"第五代移动通信技术（5G）"，表明我国对 5G 技术的发展的支持已经上升到国家层面。

2017 年 4 月，国务院发布《关于推进医疗联合体建设的发展的指导意见》，指出到 2020 年，形成较为完善的医联体政策体系，所有二级公立医院和政府办基层医疗卫生机构全部参与医联体。在医疗联合体借助 5G 通信技术发展远程会诊协作网，鼓励公立医院向基层医疗卫生机构提供远程会诊等服务。

2018 年 4 月，国务院办公厅印发《关于促进"互联网 + 医疗健康"发展的意见》指出，发展"互联网 +"医疗服务，允许依托医疗机构发展互联网医院，支持医疗卫生机构、符合条件的第三方机构搭建互联网信息平台，开展远程会诊服务；鼓励医疗联合体内上级医疗机构借助 5G+ 人工智能等技术手段，面向基层提供远程会诊服务。全面推进远程会诊业务的发展，改善患者的就医环境，提升医疗效率。

2019 年 6 月 6 日，工信部向三大运营商以及中国广电发放 5G 商用牌照，标志着我国正式进入 5G 商用元年。2019 年 9 月，在国家卫生健康委指导下，由中日友好医院、国家远程医疗与互联网医学中心、国家基层远程医疗发展指导中心牵头，全国 30 余家省部级医院、中国医学装备协会、中国电信、中国移动、中国联通和华为公司共同在中日友好医院联合启动团体标准《基于 5G 技术的医院网络建设标准》（简称《标准》）的制定工作，该《标准》成为中国医院的 5G 网络基础设施规范化建设的标准。通过 5G 技术带来的 4K 高清视频远程会诊服务，可以将优质的医疗资源共享给各个医疗单位，快速提升基层医疗人员的水平。

2020 年 1 月，国家卫生健康委办公厅《关于进一步加强县域新型冠状病毒感染的肺炎医疗救治工作的通知》（国卫办医函〔2020〕83 号），指出要充分发挥医联体牵头医院的作用，利用驻点培训、现场指导、远程医疗等手段,加大对医联体内下级医疗机构的指导。2020 年 2 月《关于加强信息化支撑新型冠状病毒感染的肺炎疫情防控工作的通知》明确要积极开展远程医疗服务,充分发挥各省份远程医疗平台作用,鼓励包括省级定点救治医院在内的各大医院提供远程会诊、防治指导等服务,借助信息技术下沉专家资源,提高基层和社区医疗卫生机构应对处置疫情能力,缓解定点医院诊疗压力,减少人员跨区域传播风险。新冠肺炎疫情暴发期间,我国远程会诊在 5G 技术支持下,得到更加广泛的发展和应用。四川大学华西医院与成都市公共卫生临床医疗中心,首次实现两例新型冠状病毒肺炎 5G 远程会诊;5G 远程医疗小推车在武汉火神山医院启用,来自全国的专家可以通过远程医疗系统对隔离区患者进行远程会诊。5G 远程会诊在抗击疫情中的初露锋芒,为 5G 远程会诊的蓬勃发展提供了良好的示范带头作用。2020 年 3 月,在中共中央政治局常务委员会召开的会议上,明确提出"加快 5G 网络、数据中心等新型基础设施建设进度"。紧接着,工业和信息化发布《关于推动 5G 加快发展的通知》,再次为 5G 发展注入一剂"强心针"。5G 作为"新基建"的领头羊,是人工智能、大数据中心等其他"新基建"领域的信息连接平台。

（二）需求分析

人民健康是民族昌盛和国家富强的重要标志。自 2016 年以来,国家相继发布《"健康中国 2030"规划纲要》、《关于促进"互联网 + 医疗健康"发展的意见》等政策文件,政策红利及市场需求催生医疗健康产业蓬勃发展,医疗服务逐渐向移动化、协同化、优质化的方向迈进,远程医疗服务需求大幅增加。远程医疗服务是结合现代医学、计算机、通信和多媒体等技术,提供一种新型医疗服务方式,其目的是充分发挥大医院或专科医院的医疗技术优势,对医疗条件较差的边远地区的患者进行远距离诊断、治疗和咨询,降低医疗费用开支,以便于更好满足人们在保健方面的需要。远程会诊是远程医疗中最基本的一个应用,需要在高速、稳定且可靠的通信网络技术保障下,实现专家医生与临床医生及患者远程实时音视频交流、问诊查体、病历调阅、诊断结论等远程会诊服务。

1. **远程医疗高清视频传输需求**　我国地域辽阔,医疗资源分布不均,仅占全国医疗机构总数 8% 的三甲医院却承担着 46% 的门诊量,全国有 24.6% 的患者离开居住地 200 公里以上就诊,农村或偏远地区的民众难以获得及时、高质量的医疗服务。传统的远程会诊采用有线连接方式进行视频通信,建设和维护成本高、可移动性差、画质清晰度低、通信方式易被干扰,切换和覆盖能力不足,医学影像二维呈现方式,严重制约了专家远程会诊的准确性和效率。5G 通信时代的来临使得这些问题迎刃而解。依托 5G 网络 1G/s 传输速度,80MHz 以上带宽,小于 100ms 的传输时延和不低于 10 万 /km² 高连接数密度等性能,支持 4K/8K 的远程高清会诊和医学影像数据的实时高速传输与共享,让专家能随时随地开展多语音、多声道视频远程会议,提升诊断准确率和指导效率,为医疗过程的便捷与高效提供了有力支持。

2. **移动无线终端设备远程会诊需求**　随着手机、平板等移动终端设备的发展,移动终端上开展远程会诊的方式已经开始普及,专家已经不受空间和时间的限制,随时随地在移动终端上进行远程会诊。传统网络在移动信号的覆盖和稳定上还存在很大的问题,导致会诊过程中视频卡顿、大病历资料传输调阅缓慢,严重影响和制约了移动终端远程会诊的发展。远程会诊加入 5G 网络后,能够高速、可靠地传输大量医学图像数据文件,实现相关医疗数据的快速传输及同步调阅,解决了移动终端网络连接的高速性和稳定性,提高了专家医生远程会诊的效率。

3. **分级诊疗应用深入需求**　全面推进分级诊疗、医联体、医共体建设,促进优质医疗资源上下贯通,带动提升基层服务能力,解决人民群众看病就医问题,增强人民群众获得感。提高基层医疗机构的医疗服务能力建设,是基层医疗机构在当前深化医改中必须面对并切实予以研究解决的重要问题,而远程会诊正是帮助基层医疗机构提升服务能力的重要手段和工具。传统通信技术的远程会诊方式,不能有效实现医院间高效互联互通和信息共享,制约了分级诊疗的发展,造成国家政策实施落地困难。利用 5G 网络构建的远程会诊服务,能更好地实现优质医疗资源下沉基层、信息化资源共享,带动提升基层服务能力,解决人民群众就医困难的问题,增强人民群众获得感。

4. **网络可靠性需求**　随着远程医疗信息化不断发展,保护患者隐私安全、提供安全可靠网络环境的必要性日渐凸显。5G 网络的高可靠性能够保证在传输医疗数据时,避免出现被盗取的危险。支持网络安全机制（quality of service, QoS）和优先级、分布式云存储技术、防攻击、无缝切换不掉线、99.999% 的无故障时间等,都是 4G 远程医疗平台的通信技术远远达不到高可靠性要求标准。

三、应用场景

以 5G 技术为首的"新基建",正在为传统基建设施装上"大脑"、提供智慧,而作为最先进的移动通信技术,5G 是行业智能化转型的"中间件",是传统基础设施数字化、智能化转型的"底座"。5G 技术在医疗远程会诊中的应用包括:多学科远程会诊、远程门诊会诊、移动远程会诊等远程会诊服务。

(一) 多学科远程会诊

多学科远程会诊基于 5G 高速率特性,实现 4K 甚至 8K 的超高清视频会诊、影像病历共享调阅;实现对复杂疑难重症的跨地域、跨机构多学科专家会诊。并支持同步式和非同步式(离线)会诊应用场景。解决基层医院、偏远地区医院医疗资源匮乏、对复杂疑难重症处置能力不足等问题,提升了基层和偏远地区医院的服务能力,减少跨区域就诊,缓解人民群众"看病难"和"看病贵"的问题。

(二) 远程门诊会诊

实现门诊诊疗"全流程""全实效"和"全领域"的应用和管理,包括分诊挂号、问诊查体、检查申请、实施检查、资料传输、初步诊断和开药处置等。实现诊疗过程中影音图像数据实时传输与互动,以及临床诊室、辅诊检查、门诊药房等多部门的远程协作。

(三) 移动远程会诊

移动远程会诊是将远程会诊方式拓展到不限时间、不限地域的应用场景。移动远程会诊是基于音视频交互、病历共享、检验检查结果上传等功能,会诊专家可在会诊过程中使用移动设备"面对面"和申请医生进行视频交互,深入了解患者病情,对放射、B 超、心电图等各类检验检查报告进行共享讨论,有效解决了专家出差外地无法随时随地进行会诊的需求。

四、建设原则

(一) 统一性与规范化

采取"统一规划、总体设计"的策略,按照国家发布的《远程医疗信息系统建设技术指南》《远程医疗信息系统技术规范》《远程医疗服务管理规范(试行)》等规范要求,进行 5G 远程会诊应用总体规划与设计。

(二) 实用性和适用性

5G 远程会诊应用要与临床诊疗业务紧密结合,与医院现有会诊流程保持一致,形成远程会诊、远程门诊业务的闭环管理。同时提供会诊流程配置、会诊表单配置、报告模板配置等丰富自定义功能,以适应医院个性化需求。

(三) 标准化与开放性

系统总体结构设计需遵循国家卫生信息化建设要求和数据标准,支持医院 5G 移动医疗终端的鉴权与认证,访问和处理医疗数据,支持医疗数据基于授权的分级分类管理。应用开发必须依靠软件工程规范化、基础数据的标准化和接口的标准化指导建设。

五、建设内容

为深化医药卫生体制改革,推进建立大医院带基层的服务模式,更好地发挥三级医院专业技术优势及带头和帮扶作用,促进医疗资源下沉,合理利用资源。利用信息化手段实现优质医疗资源下沉基层、信息化资源共享,为提升基层医疗卫生机构能力建设提供技术支撑。通过 5G 通信技术构建远程会诊服务,提供多学科远程会诊、远程门诊会诊、移动远程会诊的应用,满足远程 4K/8K 高清视频会诊、影像资料实时传输、病历数据共享调阅及移动远程会诊需求。

(一) 多学科远程会诊

多学科远程会诊是指申请医疗机构向上级专家申请针对复杂性疑难重症进行远程会诊,受邀方接受申请,上级医院在会诊室组织多学科领域多个专家共同与申请医院患者主管医生进行远程视频交流,全程通过 5G 技术手段共同探讨患者病情,并出具诊断意见及报告,进一步完善并制定更具针对性的诊疗方案。

具体功能:应急视频会诊、专家预约会诊、会诊审核、病历调阅、会诊监控、会诊室管理、会诊管理、会诊记录、会诊报告、同步式会诊、离线会诊等。

适宜技术:①数据采集。通过与医院信息平台对接获取患者基本信息、历史病历、实时病历、健康档案等信息。②高清/超高清音视频会议服务。实现不同地点的临床医生和专家之间的 4K/8K 高清视频语音交流,实现各医疗机构之间一对一、一对多、多对一的远程医疗服务。③云影像传输技术。支持影像文件全序列传输和报告远程共享调阅。④患者主索引(enterprise master patient index,EMPI)。通过唯一的患者标识将多个医疗信息系统有效地关联在一起,实现各个系统之间的互联互通,保证对同一个患者,分布在不同系统中的个人信息采集的完整性和准确性。

业务流程见图 4-1-1。

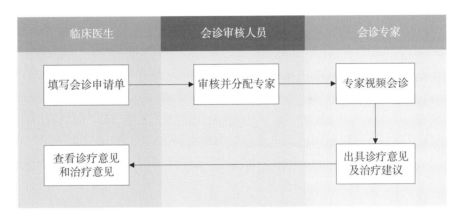

图 4-1-1　多学科远程会诊业务流程

建设要求见表 4-1-1。

表 4-1-1　多学科远程会诊的建设要求

指标	具体内容和要求
多学科远程会诊	① 具备医患双方身份数字认证、会诊申请、会诊审批、患者病历信息采集、专家会诊、病历信息调阅、专家诊断、会诊报告、会诊评价 9 项功能
	② 支持数据采集、4K/8K 高清音视频会议、云影像传输、患者主索引 4 项技术
	三级甲等医院　具备 9 项功能,支持 4 项技术
	三级乙等医院　具备 8 项功能,支持 3 项技术
	二级医院　具备 6 项功能,支持 2 项技术

(二) 远程门诊会诊

远程门诊会诊包括分诊挂号、问诊查体、检查申请、实施检查、资料传输、初步诊断和开药处置等功能,实现门诊诊疗的“全流程,全实效,全领域”闭环管理。

具体功能:远程门诊专家排班、分诊挂号、视频问诊、检查申请、检查报告传输、专家门诊结论和开药处置等。

适宜技术:①高清音视频传输技术。门诊医生可以通过高清摄像头实时观察患者体格检查情况和查阅现有病历资料,并与患者进行双向互动交流。②云影像传输技术。支持影像文件全序列传输和报告远程共享调阅。③患者信息、病历信息获取。通过医院信息平台获取患者基本信息、历史病历、实时病历、健康档案等信息。

业务流程见图 4-1-2。

建设要求见表 4-1-2。

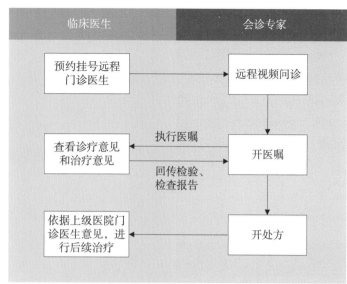

图 4-1-2　远程门诊会诊业务流程

表 4-1-2　远程门诊会诊建设要求

指标	具体内容和要求
远程门诊会诊	① 具备医患双方身份数字认证、预约挂号、患者病历信息调阅、门诊实时高清视频、专家诊断结论、开检查单、检查检验报告回传、开处方 8 项功能 ② 支持高清视频传输、云影像传输技术 2 项技术 三级甲等医院　具备 8 项功能,支持 2 项技术 三级乙等医院　具备 6 项功能,支持 2 项技术 二级医院　具备 4 项功能,支持 2 项技术

(三) 移动远程会诊

医联体、医共体中基层医疗机构临床医生可申请专家点名会诊,直接请求上级医院专家远程进行病情研判和业务指导,受邀方专家可随时随地通过手机、Pad 等方式接受会诊申请。可全程在患者床旁进行会诊,实现手机端面对面视频在线交流,与患者的主治医师对患者病情进行了深入沟通和分析,对相关临床问题进行详细诊断,并为患者出具了远程会诊的诊断报告。

具体功能:专家点名会诊、资料共享、病历调阅、会诊记录、会诊报告、会诊评价等。

适宜技术:①影像图像手机浏览。支持手机端影像文件调阅,对全序列影像进行序列对比,多图像布局,多种测量方式。如图像放缩、平移、窗宽窗位调节等 2D 操作,支持影像三维重建、最大信号投影(maximum intensity projection,MIP)、多平面重建(multi planar reformation,MPR)曲面重建(curved planar reformation,CPR)等绘制。②5G 手机实时全息通话技术。依托 5G 大带宽、高速率特点,海量数据的云自动化处理、大容量数据的无损压缩、高清影像的等比压缩、压缩后实时传输都能够实现全息通话,达到高清语音视频通话效果。③资料共享。支持手机端拍照、视频上传和调阅患者病历,实现对病人相关医疗情况及诊断结构进行共享、讨论。

业务流程见图 4-1-3。

建设要求见表 4-1-3。

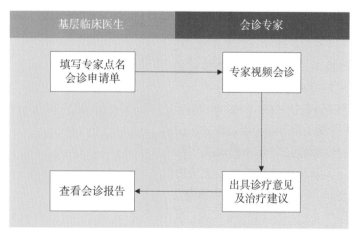

图 4-1-3　移动远程会诊业务流程

表 4-1-3　移动远程会诊建设要求

指标	具体内容和要求
移动远程会诊	① 具备专家点名会诊、资料共享、病历调阅、会诊记录、会诊报告、会诊评价 6 项功能 ② 支持影像图像手机浏览和 5G 手机实时全息通话 2 项技术 三级甲等医院　具备 8 项功能,支持 2 项技术 三级乙等医院　具备 6 项功能,支持 2 项技术 二级医院　具备 4 项功能,支持 2 项技术

（四）未来展望

随着智能化应用的不断深入，专家会诊结论采集录入方式将由传统的键盘录入方式向语音录入模式转变，通过会诊过程中语音智能识别，自动形成会诊报告。虚拟"面对面"会诊，远程会诊应用借助可穿戴式设备，通过 5G+3D 数字化模型，结合移动终端设备和传感器技术，对患者进行生命体征信息的采集、处理和计算，并传输到远端会诊中心，会诊专家佩戴 VR 头盔或眼镜，实现和患者"面对面"交流，身临其境的问诊和诊断，全面提高医疗效率。

六、建设方法

（一）建设策略

远程会诊应用服务建设需统筹考虑卫健委、医疗机构、临床医生和会诊专家信息化建设需求，需注重与临床信息系统的交互，注重医疗系统的闭环管理。要充分调研，统筹规划，遵循标准，重视系统的标准性、共享性及可兼容性，推进应用广泛开展。

1. 统筹规划分步实施 统筹考虑卫健委、医疗机构以及其他行政部门的业务领域信息化建设需求，进行符合实际情况的业务开展顶层设计和总体规划，形成统一、规范的信息化应用支撑体系。总结各部门业务信息系统开发经验教训，规范业务流程，做好详细需求分析的基础上，进行业务信息系统的建设。统筹规划、分步实施、重点示范、整体推进，扎实有效推动远程会诊业务广泛应用。

2. 统一标准资源共享 遵循国家"4631-2"医疗卫生信息化战略中标准规范体系与数据安全体系建设相关要求，统一应用建设标准，为信息互联互通、数据共享、业务协同提供重要支撑，保障医疗卫生数据信息在各医疗卫生机构的信息共享，消除建设中存在的"信息孤岛"现象。信息标准的制定主要包括数据标准、数据交换标准、共享调阅与协同服务应用接口规范、管理规范、安全标准等，基于统一的数据标准集中整合远程会诊业务涉及的医疗、医保的数据信息资源，有效保障建设应用成效。

3. 深化应用强化服务 确立以应用指导建设的理念，深入研究和实践 5G 技术在远程会诊中应用，以应用促发展，提升信息化效益。从公众对信息服务的迫切需要出发，以 5G 技术和信息化手段推进远程医疗服务向基层延伸，提供多样化、个性化、综合性的信息服务，让患者、居民、医务人员、行政管理人员都能从建设中受益。

（二）应用技术

远程会诊应用的总体技术体系贯穿项目整个生命周期过程中，包括 5G 通信技术、软件开发所使用的开发工具、以及贯穿整个软件生命周期的过程管理工具等，主要包括：①5G 全双工通信技术。通过多重干扰消除实现信息同时同频双向传输的物理层技术，使通信终端设备能够在同一时间同一频段发送和接收信号，保证高清视频的高效率。②面向服务的网络体系架构技术。5G 核心网采用面向服务的架构技术，资源粒度更小，更适合虚拟化。基于服务的接口定义，更加开放，易于融合更多的业务。③软件微服务框架技术。选择分布式微服务框架，提供微服务开发所需的配置管理、服务发现、断路器、智能路由、微代理、控制总线、全局锁、分布式会话和集群状态管理等组件，与 Spring-boot 框架无缝集成。④基于 Docker 容器集群部署技术。实现应用服务器集群部署，提高服务器的承载能力。⑤网络切片技术。基于网络功能虚拟化（network functions，NFV）和软件定义网络（software defined network，SDN）技术，网络资源虚拟化，对不同用户不同业务打包提供资源，优化端到端的服务体验，具备更好的安全隔离特性。⑥多接入边缘计算技术（multi-access edge computing，MEC）。在网络边缘提供电信级的运算和存储资源，业务处理本地化，降低回传链路符合，减小业务传输时延。⑦AVS3 数字视频编解码标准技术，支持 4K/8K 新兴媒体格式，实现无损压缩。⑧基于角色的认证授权机制。引入数字证书，对通信数据进行签名、验签，保证用户的身份认证、通信信息的完整性，通过数字签名和数字时间戳，保证业务操作的不可抵赖性。⑨云影像传输技术。支持影像文件全序列传输和报告远程共享调阅。

（三）建设模式

1. 公有云建设模式 公有云集约化部署建设模式，提供云端标准化远程会诊服务。构建基于云计算架构的云网融合 SaaS 应用平台，依托 5G+ 互联网进行网络传输，业务系统和数据部署在互联网云端，便于维护和大数据分析。在数据安全、合规性的前提下,引入跨数据中心的公有云服务资源模式,免实施,无须与医院信息系统对接,开通账号即可使用。该模式建设成本低、实施周期短。

2. 私有云建设模式 本地化私有云部署建设模式,依托 5G 网络提供私有云专网内使用的远程会诊服务。根据用户需求量身定做的云服务目录、运营和运维支撑系统,应用系统能够与医疗机构信息系统对接,实现医生工作站一键发起远程会诊应用,用户体系自动同步、用户角色统一管理无缝融合的应用场景,并按用户需求进行二次定制开发。该模式建设成本高、实施周期长。

（四）未来建设模式

云计算、MEC、大数据、人工智能、区块链等技术推动医疗信息化及远程医疗平台改造升级,未来智慧医疗受益于 5G 高速率、低时延的特性及大数据分析能力等,让每个人都能够享受及时便利的智慧医疗服务,提升现有医疗手段性能。充分利用 5G 的 MEC 能力,满足人们对未来远程医疗的新需求,如实时计算、低时延的医疗边缘云服务、AI 辅助诊疗、影像设备赋能等高价值应用场景。同时,鉴于移动医疗发展的迫切性和重要性,在业务应用方面,新技术、新能力要支持各类疾病的建模预测,实现医学造影的病灶识别和分类;基于移动终端和可穿戴等设备,满足居民个人健康数据自动采集和管理;支持基于 AI 的智能分诊,诊断辅助和电子病历书写等功能;支持基于传感网络的物联网应用架构;支持各类医疗终端设备的数据采集和利用;支持 MapReduce、Spark、Tez 等大数据分布式计算框架,其中区块链技术作为底层数据技术,可以对底层数据进行加密,实现了医疗病患隐私数据的安全可靠传输。具备多种算法库,具备大数据存储访问及分布式计算任务调度等功能,因此大量的业务在临床医学中开始探索和实践,为患者提供以数字化为特征的、智能化与个性化相结合的诊疗服务。

七、建设流程

（一）建议建设流程

5G 远程会诊应用的建设必须基于 5G 网络打造,电脑和手机端远程会诊场景中支持 4K/8K 高清视频语音传输,支持患者全息影像数据、病历数据秒级在线浏览,无时延、无卡顿,全程保证良好的会诊效果。远程会诊应用依托互联网,专网可规划设计公有云或私有云建设模式,实现医院之间多学科远程会诊、远程门诊会诊和移动远程会诊的需求。

1. 建设范围（2 周） 远程会诊应用建设范围需对医院远程会诊信息化现状进行整体调研,明确需要改进的业务流程范围,梳理远程会诊场景中的疾病诊断和治疗等方面功能要求以及移动化远程会诊需求。同时要以此为契机,优化所有涉及相关部门的工作流程,使远程会诊整个业务流程更加人性化、科学化、合理化,最终更好地为患者和临床科室服务。

2. 技术选择（2 周） 依据远程会诊建设内容和应用技术,结合医院现状评估医院 5G 远程会诊要求技术全部满足实现的可行性。综合考虑接入医疗机构数量、医院规模、接入区域范围、5G 网络覆盖情况和现阶段及将来会诊业务量等方面,评估 MEC 边缘服务器搭建的必要性。从远程会诊诊疗过程安全性、权威性角度考虑,引入医生电子签名、数字证书,建立基于用户的认证授权机制。建立支持医院 5G 移动医疗终端的鉴权与认证,访问和处理医疗数据,支持普通手机用户与医院应用系统数据隔离策略配置,设备具备防非法攻击能力。采用网络协议加密（sec internet protocol security, IPSec）对控制面和数据面进行加密。支持无线接入设备与网管、核心网之间基于数字证书的双向认证。

3. 系统设计（2 个月） 5G 远程会诊应用建设必须依托远程医疗平台或区域卫生信息平台,打通多个医疗机构之间的信息网络,实现医疗卫生信息的远程采集、传输、处理、存储和查询。提供高清音视频会议服务,满足医疗机构远程视频会诊需求。系统设计阶段需对医院进行全面调研,明确会诊业务范围、审核流程、共享数据内容、会诊表单、收费模式等,并将医院个性化需求进行整理、分析,由系统架构师进行确认和评估。明确远程会诊应用与医院 HIS、PACS、视频会议、医保等系统接口规范。阐明开发过程中技术细节、技术难点,评估功能实现需要的工作量,搭建系统的业务安全框架和开发架构。从需求设计到运维升级的每个细节都要细化落实,达到软件系统高效实现、便捷维护和持续升级的要求。

4. 系统开发（6 个月） 系统开发阶段将根据《远程会诊系统详细设计说明书》,对应各程序模块功能,进行编码实现、编译、静态分析,在程序单元中验证实现和设计说明的一致性。

(1) 架构设计。根据 5G 在远程会诊中的三大应用场景(多学科会诊、远程门诊会诊、移动远程会诊),采用基于 SpringBoot 2.x 企业级微服务架构,前后端分离敏捷开发系统,提高工作效率,分工明确;利用 shiro 技术,打造应用程序安全的四个基石:认证、授权、会话管理和加密。

(2) 数据库设计。数据库设计需遵循一致性原则、完整性原则、安全性原则、可伸缩性和可扩展性原则。根据《远程会诊应用需求规格说明书》设计节约资源、高速运行、低故障率的稳定数据库。主要包括以下步骤:①分析定义系统实体;②绘制 E-R 关系图;③构建数据库逻辑模型;④建库、建表、建视图及建索引。

(3) 设计关键业务流程。远程会诊应用关键业务设计包括:①会诊预约流程设计;②专家点名会诊流程设计;③患者主索引接口业务设计;④与 HIS 融合单点登录业务设计;⑤与集成平台对接影像、病历、检查检验报告等数据共享接口设计。

(4) 全业务系统开发。根据《远程会诊应用详细设计》开始代码开发工作。实现多学科远程会诊、远程门诊会诊和移动远程会诊等模块业务流程和功能;集成开发 5G 视频终端及音视频服务能力;对接医院信息平台获取患者基本信息、历史病历、实时病历、健康档案、影像文件、检查检验报告等信息。

5. 系统测试(3 个月)　远程会诊应用开发工作开始后,系统也同步进入测试阶段,测试过程会依次经历单元测试、集成测试、系统测试、验收测试四个主要阶段。

(1) 单元测试。按照设定好的最小测试单元进行单元测试,主要是测试程序代码,确保远程会诊系统各单元模块功能被正确的编译,测试单元具体按不同单位或不同系统类型划分有所不同,一般细化到具体功能模块的测试。主要包括用户管理、会诊申请、审核流程、进入会诊、会诊报告等的增、删、改、查基本操作功能实现,以及一些关键类和方法的测试。

(2) 集成测试。经过单元测试后,根据集成测试计划,将模块或其他软件单位组装成越来越完整的复杂系统,将各单元组合成完整的体系运行并验证结果。主要测试远程会诊系统与 HIS 一键发起会诊接口、单点登录接口、电子病历查看接口、影像共享调阅接口、报告查看接口以及与视频会议软件接口等功能联动实现情况,确定数据传递的正确性、接口调用返回的结果是否符合设计预期等内容。集成测试要进行多轮迭代测试,验证远程会诊系统与医院 HIS 之间的所有接口调用及时性、正确性和稳定性。

(3) 系统测试。远程会诊系统经过单元测试和集成测试以后,建立测试基线版本部署在测试服务器,由软件测试工程师依据系统需求规格说明书,进行系统的整体测试,包括多学科远程会诊、远程门诊会诊、移动远程会诊等功能;系统多用户并发数、影像调阅响应速度、跨区域、跨机构远程视频会议清晰度等性能;以及平台可靠性、代码执行漏洞、数据传输加密等方面进行测试。

(4) 验收测试。远程会诊系统经过系统测试后,可部署在正式服务器环境,进行验收测试。验证远程会诊系统会诊功能、审核流程、高清视频能力、医疗数据共享调阅、会诊报告、移动远程 APP 等功能是否达到设计要求,是否满足用户要求。经过测试及修复后,确保所有的功能达到建设内容要求,符合预期效果。

6. 试运行和交付(3 个月)　远程会诊应用试运行和交付环节按照建设内容和后期运维管理要求可以分为以下三个步骤。

(1) 软硬件环境准备。①网络环境准备。医院完成 5G 网络覆盖,通过部署前置机服务方式打通医院内部网络和远程会诊应用部署网络(互联网 / 专网)之间的网络连接。②硬件环境准备。准备好远程会诊应用建设所需的硬件环境,包括测试环境、培训环境、正式上线环境等所需的硬件设备。③中间件和软件部署环境准备。根据技术方案的选择,准备应用建设所需要搭建的软件环境、中间件服务,完成开发环境、测试环境、集成上线环境和用户验收环境的集成联调和多次上线模拟。

(2) 系统试运行和交付。①基础数据维护。遵循国家和行业发布标准与规范,进行基础数据维护,形成受控术语管理体系。采集医疗机构人员、科室、角色、HIS 对应编码等基础数据信息,导入远程会诊系统。②对接业务接口维护。远程会诊应用与医院 HIS、PACS、电子病历系统、区域卫生信息平台等接口会随着业务变化,接口字段会有增加和变更,以及医疗机构更换 HIS 后,需重新进行接口对接联调。③业务运行监控。无论公有云还是私有云部署,都有专人负责远程医疗应用的运营管理,监控和维护保障,若有故障出现,有专人跟踪并解决问题,输出"故障问题排查记录表"。④系统运行期间。医院作为医院信息化建设的主体,全面组织协调系统启动运行事宜,实施方为医院制定启动方案建议案,提供技术保障,解决启动运行中出现的各种技术问题,全力保障系统顺利上线。

(3)上线培训。针对医院信息科人员培训远程会诊医疗机构基本数据采集、系统参数初始化、表单模板初始化、会诊审核流程配置、用户角色权限管理等功能。针对临床科室医生、会诊专家培训会诊申请、会诊审核、进入会诊、病历调阅、会诊意见、会诊报告等功能。针对医院行政管理人员、卫健委相关人员培训远程会诊运营监管大屏、监控指标定义、工作量统计分析等功能。

7. 运维保障(1 年) 远程会诊应用采用云服务模式,为客户提供云网一体的运维保障服务。包括 5G 网络基础运维管理、远程会诊应用管理、云平台安全管理、云端存储备份管理、故障管理、运维工具和人员管理等内容。

8. 规范建设流程 根据远程会议应用建设内容与实现特点,可将整个建设流程按照建设实施规划进行规范,一般分为项目启动、技术开发、系统交付和运维保障四个阶段(图 4-1-4)。

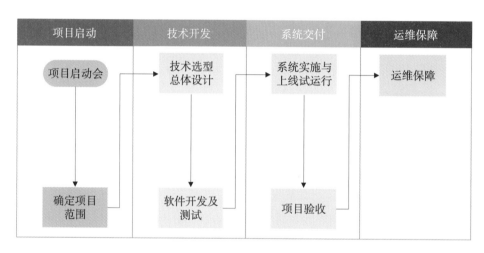

图 4-1-4 规范建设流程

(二)未来建设流程

随着智慧医院建设的领域的扩展和云上医院需求的迫切,以云计算、大数据、MEC 构建的基于区域医疗领域集约化的远程会诊平台成为主流建设模式,以运营服务为理念,汇聚全国优质专家资源,面向偏远地区医疗机构打造跨区域、跨医疗机构的协同联动、数据共享的远程会诊平台。云化的远程会诊应用的建设流程变得更加简单、方便、快速和高效。主要流程包括:需求调研、业务融合设计、接口开发联调、账号开通、参数初始化、平台运营管理等内容,云化的远程会诊应用以开放平台为核心,快速对接医院机构信息系统,深度融合业务场景,构建区域电子病历库、区域健康档案库、区域临床数据中心等,有力支撑远程会诊业务蓬勃开展。

八、建设关键点

(一)5G 网络基础建设

积极加快推进 5G 网络建设,落实区域 5G 基站规划,依据医院远程会诊使用场景、使用人员规模、5G 终端普及等实际情况为依据,针对重点区域切块建设,"点 + 线 + 面"逐步增加、拓展 5G 网络覆盖区域,完成医疗机构 5G 网络覆盖、5G 高清摄像头、4K/8K 高清显示大屏等设备配套,实现 5G 远程医疗应用场景落地。

(二)建立患者主索引

远程会诊过程中需查看患者实时病历和历史病历,为保证患者信息的唯一性和就诊记录的完整性,应建立患者唯一的主索引对患者进行管理。通过患者主索引能够将患者门诊病历、住院病历、体检病历、健康档案等信息关联,获取患者完整的电子健康信息。

(三)影像病历调阅效率

会诊过程中专家对患者电子病历、检查影像等大量医疗数据快速传输和同步调阅是影响远程诊断效率的重要因素。5G 远程会诊应用需采用影像图像无损压缩传输技术,基于 HTTP 流传输,面向专家实现会诊过程中影像、病历资料的秒级调阅和后处理,解决 4G 技术下影像资料下载速度慢、图像不清晰的瓶颈问题。

九、建设注意事项

(一)与临床系统的业务交互

远程会诊应用要构建与医院集成平台或电子病历系统的信息交互机制,获取病史、主诉、入院诊断、用药等患者病历信息,支持临床业务系统查看影像诊断报告和检查影像,使得影像信息与临床诊疗信息互为参考互相促进,提升业务质量与效率。

(二)构建 MEC 边缘服务能力

5G 远程会诊应用中高清视频通话是会诊专家进行诊断体验的重要方面,也是会诊诊断效率的重要因素。5G 网络通过 MEC 技术,将医疗业务平台下沉到更加靠近用户的网络边缘,可以进一步提高网络效率,增强服务能力,提供近距离、低延迟、高带宽的用户体验。

(三)影像数据标准化采集

影像数据的标准化采集关系到医学影像数据的丰富性,要求会诊时调阅的医学影像数据要以标准的方式采集到各种类型影像设备的影像,同时要具备非标准图像通过一定的规则手段转变为标准图像的能力,以方便后续统一管理。

参 考 文 献

[1] 科技部.G20 中 17 国 2020 年底前将推出 5G 服务[EB/OL].中华人民共和国科学技术部.国内外科技动态,2019.

[2] 互联网医疗健康产业联盟.5G 时代智慧医疗健康白皮书[R/OL].北京:互联网医疗健康产业联盟,2019.

[3] 中日友好医院,国家远程医疗与互联网医学中心,国家基层远程医疗发展指导中心,等.基于 5G 技术的医院网络建设标准[S/OL],2019.

[4] 国家卫生健康委.国家卫生健康委办公厅关于进一步加强县域新型冠状病毒感染的肺炎医疗救治工作的通知[S/OL],2020.

[5] 国家卫生健康委.关于加强信息化支撑新型冠状病毒感染的肺炎疫情防控工作的通知[S/OL],2020.

[6] 工业和信息化部.关于推动 5G 加快发展的通知[S/OL],2020.

[7] 李东泽.浅谈 5G 对远程医疗实现的价值与策略[J].中国新通信,2019,(22).

[8] 贾斐,王雪梅,汪卫国.5G 通信技术在远程医疗中的应用[J].信息通信技术与政策,2019,(6).

第二节　5G 在脑起搏器远程植入手术的应用

一、概念

5G 脑起搏器远程植入手术是指上级医院医生通过 5G 网络操作下级医院的手术机器人完成病人植入脑起搏器的远程手术。5G 脑起搏器远程植入手术是使用 5G 通信技术在位于不同地区的两家医院之间利用远程手术机器人完成的脑起搏器远程植入手术,目的是为脑起搏器植入手术相关的上下级医院医生、护士提供一整套远程手术的解决方案,为基层帕金森等神经系统疾病的病人提供接受脑起搏器治疗的手段。

具体内容包括:上下级医院共同对患者进行诊断并制订手术计划、通过 5G 医疗专网共同完成脑起搏器电极植入靶点定位、患者术中电生理测试和脑起搏器本体植入。

涉及技术包括:5G 手术云平台、5G 医疗专网、远程手术机器人、高清视频编解码、患者生理监测数据实时传输、脑起搏器远程植入。

二、建设背景

(一) 现状分析

脑起搏器植入手术是当前治疗帕金森病等神经系统疾病最有效的手段,可以在长达 10 年的时间内抑制病情持续恶化。脑起搏器植入手术的原理是将脑起搏器电极植入到患者脑内特定的区域内,通过发射电脉冲刺激患者神经元,从而治疗帕金森病等神经系统疾病。该手术具有技术含量高、操作复杂、施术精度要求高等特点,基层医院开展该手术难度较大,我国帕金森病患者在基层分布较广,具有脑起搏器植入手术能力的三甲医院很难触及广大基层患者。

1. 国外现状分析　国外帕金森病等神经系统疾病一直处于高发状态,由于具备成熟的患者服务预约机制和相对均衡的地区医疗水平,脑起搏器植入手术已成为治疗该类疾病的常用手段。相比国内聚焦帕金森等疾病的干预治疗和手术,国外医生更关注患者在植入脑起搏器后的神经系统健康状态和后续的健康管理,发展出了一套成熟的脑起搏器远程调试系统。2017 年之后各国利用 5G 远程方式实施手术稳步增长,即将交付的第五代达芬奇手术机器人支持的手术种类中已经包含了 DBS 类手术。鉴于我国的成功案例,国外有条件的医院很快会开展 5G 脑起搏器远程植入手术的探索。

2. 国内现状分析　脑起搏器植入手术对医生的专业知识和临床经验要求很高,全国可实施该手术的医生人数不足千人,且分布在大城市的龙头医院,基层患者难以得到有效治疗。受限于网络条件和相关技术的限制,2019 年之前我国尚无脑起搏器远程植入手术的案例,只能通过远程联网方式为已经安装了脑起搏器的病人进行远程电极信号调试和术后随访。2019 年 3 月 16 日中国移动携手 301 医院完成了全球首例基于 5G 网络的脑起搏器植入手术。远程手术方式植入脑起搏器需要毫秒级响应速度、毫米级精准度、实时高清视频图像,在传统的院内局域网和 4G 网络条件下无法实现,5G 网络具有的高速率、大带宽、低时延特性则可以让这种手术顺利实施,并且 5G 网络比光纤宽带更低的建设成本对基层医院具有较强的吸引力。

(二) 需求分析

我国步入老龄社会后帕金森病患者呈现爆发式增长,消耗了大量医疗资源和护理资源,亟须利用 5G、云计算、人工智能等新技术对该类神经系统疾病的预防诊断、治疗、康复进行系统化的体系建设。

1. 脑起搏器普及需求　脑起搏器植入手术目前在国内实施数量不多,很多病人不了解或不敢尝试使用脑起搏器进行治疗,基层医生缺乏对脑起搏器的了解,不敢推荐病人进行脑起搏器手术治疗,造成病人在帕金森等疾病药物控制效果下降后错过了最佳治疗时机,给自己和家属带来了痛苦;鉴于脑起搏器植入手术的难度,很多基层医院不具备实施该手术的能力,病人需要转院转诊到省会大医院才能实施手术,增加病人开销并给医保报销带来困难。

2. 提高手术质量需求　脑起搏器植入手术对医生要求较高,医生需要不断通过手术提高施术水平,以远程手术方式进行脑起搏器植入可以让下级医院的医生参与到手术当中,并给上级医院的主刀医生更多锻炼机会;同时 5G 远程手术云平台提供的远程示教功能给异地观摩手术的医生和护士创造了学习机会;云平台内保存的影像数据,手术操作数据,患者生理监测数据为上下级医院提高手术质量提供了数据保障。

3. 术后电极调试需求　脑起搏器植入手术完成后患者需要定期回到医院对脑起搏器电极的脉冲信号进行调试,以往患者从三甲医院手术回家后,没有基层医院配合手术医生进行电极脉冲信号调试,患者经常延误调试时机或减少调试次数,甚至不调试,降低了脑起搏器的治疗效果,也给医生出具后续诊断方案带来了不确定性;基层医院具备 5G 脑起搏器远程手术能力后,患者可以在当地进行术后电极调试,也可以针对脑起搏器植入后引发的皮肤感染提早处置,防止被迫摘除脑起搏器。

三、应用场景

在神经系统疾病高发地区的应用。部分边远地区由于环境污染、传染病等原因导致神经系统疾病高发,并且这些地区通常医疗条件不发达病人很难接触到脑起搏器植入手术,只能长期通过服药控制疾病进程,在药物效果减退后无法得到进一步治疗导致病情加速恶化;部分患有神经系统疾病的病人行动不便易走丢,出现震颤、癫痫症状后如果不能得到及时救治会出现生命危险,家属担心患者生命危险不敢带病人去大城市三甲医院接受脑起搏器植入手术,增加了家庭经济开销、给患者带来了痛苦;在当地基层医院建立 5G 脑起搏器远程手术服务能力,可以对这部分病人及时诊断、及时手术,提高病人生活质量避免更大的经济损失。

四、建设原则

(一)脑起搏器植入全周期服务

术前需要对患者进行全面评估,由神经内科、神经外科、神经心理科、精神科、康复科等科室判断患者是否适合手术,分析手术能解决哪些问题,手术中可能会遇到哪些问题并针对性地制订出手术方案,上级医院有义务协助下级医院完成对患者的术前服务。术后需要每年对患者进行复查,判断运动症状和非运动症状的进展程度,及时调整药物和脑起搏器参数,上级医院需要监督下级医院及时复查手术患者。

(二)运营管理精细化

在术前服务环节,上级医院各相关科室要与下级医院形成互动,共同完成对患者的分析判断并制订手术计划,此过程需要上下级医院制订出详细的配合方案与联动机制;在围术期环节,上级医院的手术医生、下级医院的医护人员、上下级医院网络和设备维护人员需要高效的组织协调机制,确保手术顺利实施;在术后调试环节,上级医院的程控医生和下级医院的神经科、康复科医生要有明确的患者随访机制,定期联系患者调试电极参数并检查有无其他症状。

(三)注重数据采集与共享

5G 脑起搏器远程植入手术会产生大量的文档和数据,常见如手术信息、病历记录、手术机器人操作数据、影像和视频数据等,还有和脑起搏器相关的术中电生理测试记录、电极靶点定位数据等,这些数据在病人后续治疗方案调整和脑起搏器电极脉冲调试中具有重要作用,需要完好保存。除 5G 手术云平台中记录保存的手术数据和视频外,病人的术前诊断、检查结果和病人术后的随访、电极调试记录都需要在上下级医院间共享,方便医护人员学习复查手术方案、提高医疗服务能力。

五、建设内容

5G 脑起搏器远程植入手术主要分为手术云平台建设、脑起搏器远程植入手术建设、网络和硬件建设。

(一)手术云平台

手术云平台包含手术信息管理、数据存储、手术流程引导、远程示教、手术知识库。

1. 手术信息管理　利用 5G 手术云平台对上下级医院的人员、设备、物品进行精细化管理、对手术和麻醉相关人流、物流进行全程管理。

具体功能:术前访视、手术申请、手术安排、会诊室排班管理、手术室排班管理、患者安全管理、器材核对、药品管理、麻醉安排、术中麻醉记录、麻醉复苏等。

适宜技术:①手术名称和编码库。②手术信息核查。③麻醉知识库。④会诊室信息管理。⑤手术室信息管理。

业务流程见图 4-2-1。

建设要求见表 4-2-1。

2. 数据存储　在手术云平台中填写手术相关信息、记录设备并保存会术中视频。

具体功能:填写手术计划、设备和器材表、药品目录、导入病人电子病历、导入病人的检查和评估结果、导入脑起搏器相关信息、记录 CT 和 MRI 检查结果、保存手术机器人操控和力反馈数据、保存患者手术全程生理监测数据、保存电生理测试结果、保存患者高清术野视频、保存医生操作视频等。

适宜技术:①关系型数据库。②NoSQL 数据库。③数据存储服务。④数据交换技术。⑤视频编码技术。

业务流程见图 4-2-2。

建设要求见表 4-2-2。

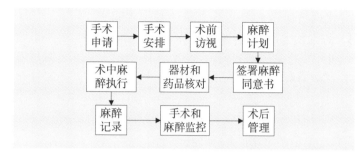

图 4-2-1　手术信息管理业务流程

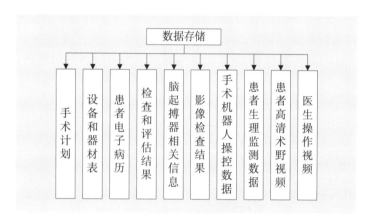

图 4-2-2　数据存储业务流程

表 4-2-1　手术信息管理建设要求

指标	具体内容和要求
手术信息管理	① 具备术前访视、手术申请、手术安排、会诊室排班管理、手术室排班管理、患者安全管理、器材核对、药品管理、麻醉安排、术中麻醉记录、麻醉复苏 11 项功能 ② 支持手术名称和编码库、手术信息核查、麻醉知识库、会诊室信息管理、手术室信息管理 5 种技术 三级甲等医院　具备 9 项功能、支持 5 种技术 三级乙等医院　具备 6 项功能、支持 2 种技术 二级医院　具备 5 项功能、支持 2 种技术

表 4-2-2　数据存储建设要求

指标	具体内容和要求
数据存储	① 具备填写手术计划、设备和器材表、药品目录、导入病人电子病历、导入病人的检查和评估结果、导入脑起搏器相关信息、记录 CT 和 MRI 检查结果、记录手术机器人操控和力反馈数据、记录患者生理监测数据、记录电生理测试结果、保存患者高清术野视频、保存医生操作视频 12 项功能 ② 支持关系型数据库、NoSQL 数据库、数据存储服务、数据交换技术、视频编码技术 5 种技术 三级甲等医院　具备 11 项功能、支持 5 种技术 三级乙等医院　具备 7 项功能、支持 4 种技术 二级医院　具备 4 项功能、支持 3 种技术

3. **手术流程引导**　5G 手术云平台对手术实施过程中的每个步骤进行描述和提示,负责在每个步骤中对所用设备进行辅助调试和测试,并给出操作教程。

具体功能:显示手术计划、提示手术操作步骤、手术进程控制、辅助设备调试、监控数据报警等。

适宜技术:①手术计划分步显示。②脑起搏器远程植入手术知识库。③云平台界面交互。④设备调试信息读取。⑤患者生理监控数据采集。

业务流程见图 4-2-3。

建设要求见表 4-2-3。

4. **远程示教**　为满足异地参与单位观摩远程手术和多方会诊的需求,基于 5G 内容分发网络,手术云平台可以将手术中产生的医疗数据和视频数据在多个观摩会场同步共享并配音讲解。

具体功能:手术计划发布、远程示教申请和审核、视频流设置、手术视频直播、手术视频点播、插播语音讲解、生成手术视频记录、手术视频记录查看等。

适宜技术:①5G 内容分发网络。②视频编解码技术。③高清视频流媒体播放。④音频流播放。

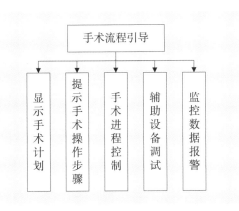

图 4-2-3 手术流程引导业务流程

表 4-2-3 手术流程引导建设要求

指标	具体内容和要求
手术流程引导	① 具备显示手术计划、提示手术操作步骤、手术进程控制、辅助设备调试、监控数据报警 5 项功能 ② 支持手术计划分步显示、脑起搏器远程植入手术知识库、云平台界面交互、设备调试信息读取、患者生理监控数据采集 5 种技术
	三级甲等医院 具备 5 项功能、支持 5 种技术
	三级乙等医院 具备 4 项功能、支持 4 种技术
	二级医院 具备 1 项功能、支持 2 种技术

⑤手术记录自动生成。

业务流程见图 4-2-4。

建设要求见表 4-2-4。

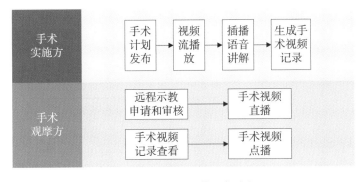

图 4-2-4 远程示教业务流程

表 4-2-4 远程示教建设要求

指标	具体内容和要求
远程示教	① 具备手术计划发布、远程示教申请和审核、视频流设置、手术视频直播、手术视频点播、插播语音讲解、生成手术视频记录、手术视频记录查看 8 项功能 ② 支持 5G 内容分发网络、视频编解码技术、高清视频流媒体播放、音频流播放、手术记录自动生成 5 种技术
	三级甲等医院 具备 8 项功能、支持 5 种技术
	三级乙等医院 具备 7 项功能、支持 4 种技术
	二级医院 具备 5 项功能、支持 4 种技术

5. 手术知识库 手术知识库是储存有脑起搏器选型信息、供应商信息、适应病症等信息的综合性数据库系统,医护人员和技术人员可以通过检索知识库获取手术相关的信息。

具体功能:脑起搏器选型信息、供应商信息、适应病症的诊断治疗信息、远程植入手术案例、行业前瞻性报道和论文、海外概况、5G 手术云平台使用方法、远程手术设备使用教程等。

适宜技术:①信息检索。②信息分类存储。③视频解码。

业务流程见图 4-2-5。

建设要求见表 4-2-5。

（二）脑起搏器远程植入手术

脑起搏器植入手术分为患者术前服务、脑起搏器手术操作。

1. 患者术前服务 使用手机 APP 对患者推送脑起搏器知识普及和远程手术案例讲解、解答患者疑问、对患者进行到院检查以判断患者是否适合脑起搏器植入手术。

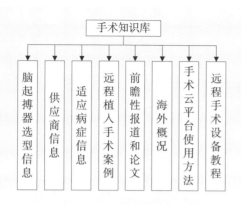

图 4-2-5 手术知识库业务流程

表 4-2-5 手术知识库建设要求

指标	具体内容和要求
手术知识库	① 具备脑起搏器选型信息、供应商信息、适应病症的诊断治疗信息、远程植入手术案例、行业前瞻性报道和论文、海外概况、5G 手术云平台使用方法、远程手术设备使用教程 8 项功能 ② 支持信息检索、信息分类存储、视频解码 3 种技术 三级甲等医院 具备 8 项功能、支持 3 种技术 三级乙等医院 具备 7 项功能、支持 3 种技术 二级医院 具备 4 项功能、支持 3 种技术

具体功能：患者服务 APP、脑起搏器知识推送服务、远程手术案例讲解、患者在线问答功能、查看医生信息、患者到院咨询、脑起搏器术前检查等。

适宜技术：①安卓和 IOS 平台的 APP 技术。②关键词搜索。③信息推送服务。④在线医患沟通。⑤医生信息检索。

业务流程见图 4-2-6。

建设要求见表 4-2-6。

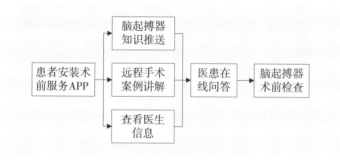

图 4-2-6 患者术前服务业务流程

表 4-2-6 患者术前服务建设要求

指标	具体内容和要求
患者术前服务	① 具备患者服务 APP、脑起搏器知识推送服务、远程手术案例讲解、患者在线问答功能、查看医生信息、患者到院咨询、脑起搏器术前检查 7 项功能 ② 支持安卓 /IOS 平台的 APP 技术、关键词搜索、信息推送服务、在线医患沟通、医生信息检索 5 种技术 三级甲等医院 具备 7 项功能、支持 5 种技术 三级乙等医院 具备 6 项功能、支持 4 种技术 二级医院 具备 5 项功能、支持 3 种技术

2. 脑起搏器手术操作 上下级医院共同完成对患者的脑起搏器远程植入手术操作。

具体功能：安装固定头架、CT 和 MRI 扫描、靶点定位、手术机器人电极植入、电生理测试方案、术中电生理测试、测试结果分析、埋入线管、埋入 DBS 系统等。

适宜技术：①脑起搏器固定头架。②CT 和 MRI 扫描。③5G 手术机器人。④脑起搏器电生理测试。⑤5G 医疗专网。⑥5G 手术云平台。

业务流程见图 4-2-7。

建设要求见表 4-2-7。

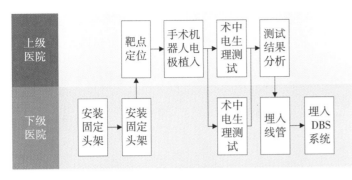

图 4-2-7　脑起搏器手术操作业务流程

表 4-2-7　脑起搏器手术操作建设要求

指标	具体内容和要求
脑起搏器手术操作	① 具备安装固定头架、CT 和 MRI 扫描、靶点定位、手术机器人电极植入、电生理测试方案、术中电生理测试、测试结果分析、埋入线管、埋入 DBS 系统 9 项功能 ② 支持脑起搏器固定头架、CT 和 MRI 扫描、5G 手术机器人、脑起搏器电生理测试、5G 医疗专网、5G 手术云平台 6 种技术 三级甲等医院　具备 8 项功能、支持 6 种技术 三级乙等医院　具备 3 项功能、支持 4 种技术 二级医院　具备 2 项功能、支持 2 种技术

（三）网络和室内设备

包含上级医院会诊室和下级医院手术室的网络建设和室内设备建设。

1. **上级医院会诊室**　上级医院会诊室需要围绕远程手术的操作步骤进行建设,要具备符合 5G 手术标准的带宽和延迟条件、高清视频显示装置、手术机器人控制装置等。

具体功能:5G 室内基站、5G 医疗专网、4K 高清显示器、高清摄像头、运行 5G 手术云平台的电脑、麦克风和音箱、手术机器人操作控制台等。

适宜技术:①5G 医疗专网。②5G 室内小基站。③4K 高清视频录制和播放设备。④远程手术机器人控制系统。

业务流程见图 4-2-8。

建设要求见表 4-2-8。

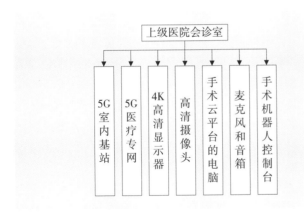

图 4-2-8　上级医院会诊室业务流程

表 4-2-8　上级医院会诊室建设要求

指标	具体内容和要求
上级医院会诊室	① 具备 5G 室内基站、5G 医疗专网、4K 高清显示器、高清摄像头、运行 5G 手术云平台的电脑、麦克风和音箱、手术机器人操作控制台 7 项功能 ② 支持 5G 医疗专网、5G 室内小基站、4K 高清视频录制和播放设备、远程手术机器人控制系统 4 种技术 三级甲等医院　具备 7 项功能、支持 4 种技术 三级乙等医院　具备 6 项功能、支持 3 种技术 二级医院　具备 2 项功能、支持 1 种技术

2. **下级医院手术室**　下级医院手术室需要具备脑起搏器远程植入所需的全部硬件设备,要具备稳定的 5G 医疗专网。

具体功能:5G 室内基站、5G 医疗专网、CT 和 MRI 影像采集设备、固定头架、脑起搏器、电生理测试设备、患者生理监测设备、4K 高清显示器、高清摄像头、云平台引导显示器、麦克风和音箱、远程手术机器人等。

适宜技术:①5G 医疗专网。②5G 室内小基站。③4K 高清视频录制和播放设备。④远程手术机器人。⑤CT 和 MRI 影像。⑥脑起搏器。⑦患者生理监测。

业务流程见图 4-2-9。

建设要求见表 4-2-9。

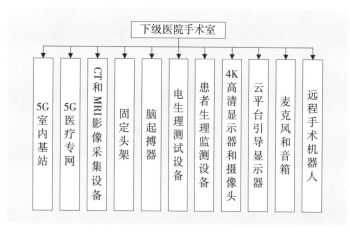

图 4-2-9 下级医院手术室业务流程

表 4-2-9 下级医院手术室建设要求

指标	具体内容和要求
下级医院手术室	① 具备 5G 室内基站、5G 医疗专网、CT 和 MRI 影像采集设备、固定头架、脑起搏器、电生理测试设备、患者生理监测设备、4K 高清显示器和高清摄像头、云平台引导显示器、麦克风和音箱、远程手术机器人 11 项功能 ② 支持 5G 医疗专网、5G 室内小基站、4K 高清视频录制和播放设备、远程手术机器人、CT 和 MRI 影像、脑起搏器、患者生理监测 7 种技术 三级甲等医院 具备 11 项功能、支持 7 种技术 三级乙等医院 具备 8 项功能、支持 4 种技术 二级医院 具备 4 项功能、支持 3 种技术

(四)未来展望

在"健康中国"战略和"新基建"背景下,5G 基础网络会全面普及、手术云平台愈加成熟和先进、脑起搏器和电极小型化和手术机器人智能化已经成为主流发展方向,未来 5G 脑起搏器远程植入手术会向三个方向发展。

1. **脑起搏器植入微创化** 目前脑起搏器植入通常的做法是把脑起搏器埋入患者肩部的皮肤表层下,通过一根导线连接患者脑中的电极,对患者头部、颈部、肩部造成了一定程度的创伤;部分患者植入脑起搏器和电极后会发生皮肤感染,严重者甚至会被迫摘除脑起搏器;未来新材料的应用会减少发生感染的概率,并且脑起搏器会逐步小型化,以微创化的方法实施脑起搏器植入手术会成为现实。

2. **手术机器人智能化** 手术机器人是 5G 脑起搏器远程手术实施的关键,手术机器人目前在使用上依然存在一些不便,在术前准备、术中使用、术后回收等环节需要专业技术人员辅助操作和调试,并且手术机器人和 5G 医疗专网、手术云平台需要进行适配,主刀医生在操作手术机器人之前需要进行大量练习,在某些手术步骤中机器人需要现场医生辅助操作才能完成。未来手术机器人会向智能化、易用化方向发展,以改进当前使用中遇到的问题。

3. **远程居家调试** 患者植入脑起搏器和电极后需要定期前往医院对电极刺激信号进行调试,未来脑起搏器也可以通过家庭内的适配装置实现 5G 联网,上级医院的程控医生可以直接通过 5G 网络在家中为用户进行调试,遇到震颤、病情突发恶化的患者也可以直接在家中和医生联网进行电极修正。

六、建设方法

(一) 建设策略

参与 5G 脑起搏器远程手术建设的院内部门包括上下级医院的神经外科、神经内科、手术室、设备科、信息技术科、行政管理科等部门,外部参与单位还包括电信运营商、云平台供应商、设备供应商和材料供应商,牵涉人员和单位众多,需要统筹规划。

1. 自上而下结合分步实施 上级医院神经外科应具备在院内实施脑起搏器植入手术能力,上级医院选择一家在本地和下级医院所处地区具有成熟 5G 基础网络的电信运营商作为 5G 医疗专网和远程医疗云平台的供应商,考察其远程医疗云平台是否具备完整的远程手术支撑能力;确定电信运营商后即可对其远程手术云平台进行二次开发,使其符合脑起搏器远程植入手术的需求;待脑起搏器远程植入手术云平台验收测试合格后对下级医院的手术室进行网络和设备改造并培训医护人员。根据远程医疗三级分类原则,可优先在上下级医院间建立远程会诊能力,在下级医院的医护人员了解脑起搏器并积累一定量的用户后建立远程诊断能力,在下级医院具备远程手术设备等基础硬件条件后再建立远程手术能力。

2. 以患者需求为建设目标 随着脑起搏器在临床应用领域的不断扩展,除原有的原发性帕金森病、特发性震颤、扭转痉挛、癫痫和强迫症、严重抑郁症、严重焦虑症和恐怖症、神经性厌食症、痉挛型脑瘫等功能疾病外,现在已经有针对精神分裂症、抽动秽语综合征、慢性顽固性疼痛、植物状态、物质成瘾等症状的治疗方法,每一种症状的手术和治疗方法均有不同;下级医院应当针对当地患者病症类型选择脑起搏器远程手术的建设范围,根据情况患者的病情和需求有针对性的建设 5G 脑起搏器远程手术能力。

(二) 应用技术

系统开发通常基于电信运营商的 5G 手术云平台,根据云平台的开发文档,可以选用 Java、.Net 等开发语言;采用 XML 形式和医院已有信息系统进行接口通信;针对患者的术前服务可以采用 Android、IOS 等移动终端应用开发;手术的高清视频可以根据编解码设备的硬件性能选用 H.264/H.265 标准进行编码解码,采用 MP4 格式封装。

(三) 建议建设模式

1. 与电信运营商密切合作 5G 脑起搏器远程植入手术依赖于电信运营商的 5G 网络和云计算技术,国内电信运营企业均十分重视 5G 在医疗领域的应用探索,其 5G 医疗专网的承载能力已趋于成熟稳定、大部分运营商已经具有 5G 远程手术成功案例和完善的远程手术云平台,医院只需要针对脑起搏器远程植入手术的需求,在电信运营商的远程手术云平台上进行定制开发即可满足使用要求。

2. 上级医院托管运营 通常上级医院在 5G 脑起搏器远程植入手术的建设中处于主导地位,下级医院在对患者群体进行调研后认为需求量可以满足建设远程手术室条件,可以将院内手术室托管给上级医院,由上级医院派团队建设下级医院的远程手术室并帮助下级医院建立完整的技术和服务体系。

(四) 未来建设模式

在 5G 脑起搏器远程植入手术未来建设模式中,可采用自主建设结合"融资租赁、产品和服务集成"等组合建设模式;对于手术机器人这种需要一定资金投入的设备,采用融资租赁方式可以降低医院财务负担,扩大手术规模;随着脑起搏器向智能化、联网化发展,脑起搏器供应商可以在手术过程中直接为医院提供技术支持,在患者术后电极调试工作中发挥更大作用。

七、建设流程

(一) 建议建设流程

5G 脑起搏器远程植入手术需要结合下级医院神经外科专业方向、服务规模、患者特点来决定手术的适应病症;根据下级医院发展规划来决定远程手术的建设程度;通过技术和业务场景的融合,规划设计 5G 手术云平台与医院内部信息系统基础架构的融合对接。

1. 建设范围(2~3 周)

(1)适应病症诊断和术前准备工作建设。根据下级医院当地患者病症分布,由上级医院培训下级医院的医护人员诊断方法和脑起搏器治疗方式。

(2) 脑起搏器植入手术能力建设。术前检查和评估、术中电生理测试、CT 检查、MRI 检查、头部固定支架、患者生理监测设备。

(3) 5G 云平台建设。患者生理监测数据传输、视频传输、手术机器人操作和力反馈信号传输、视频示教、远程观摩、手术数据保存。

(4) 网络和设备建设。5G 医疗专网和 5G 室内小基站、手术机器人、手术机器人操控装置、视频拍摄、视频显示。

2. 技术选择(3~5 周) 5G 脑起搏器远程植入手术需要结合医院的特点和重点建设范围进行技术适配,推动移动互联网技术、云计算、大数据等新技术应用,在远程手术场景下解决上下级医院配合问题,将已有业务场景服务能力升级与新技术、新方法、新思路的引入有机融合。

(1) 5G 手术云平台。既要满足和上下级医院信息系统的兼容性和互通性,也要具备一定的扩展能力并方便医院根据实际应用场景对云平台的功能进行二次开发。同时支持数据导出导入功能,支持多种视频编解码和不同码率的传输。

(2) 脑起搏器和电极。对常见病症有针对性的治疗方案,广泛应用于国内各家医院,具有大量成功案例,带有良好的售后支持。

(3) 手术支持设备。视频采集设备和显示器满足 4K 清晰度、手术机器人满足兼容 5G 通信标准、生理监测设备带有实时网络数据传输功能。

3. 系统设计(2 周) 根据 5G 手术云平台当前提供的功能和适应病症的分类,有针对性地进行需求分析和论证,具备脑起搏器植入手术信息、电子病历、手术进程监控、生理监控数据采集、麻醉管理、视频传输、手术机器人操控、脑起搏器调试管理、手术物流管理等主要功能。

4. 系统开发(5~6 周) 系统开发阶段将根据当前 5G 手术云平台基础功能,对应 5G 脑起搏器远程植入手术业务需求的各个功能模块进行二次开发和全新开发;其中手术信息、电子病历、麻醉管理、视频传输、手术机器人操控、手术物流管理等功能可以依据手术云平台现有功能模块进行二次开发;手术进程监控、电极远程调试、电极靶点定位、术中电生理测试等脑起搏器植入手术特有功能进行全新开发;在开发过程中要遵循手术云平台的定制开发的技术文档,使用云平台提供的 SDK 组织编程人员进行编码实现,在开发过程中要和云平台服务商的技术人员保持密切沟通,协同开发。

5. 系统测试(4~6 周) 在系统开发完成后需要组织技术人员和业务人员对系统进行测试,主要分为独立模块测试,整合测试,模拟演练测试。

(1) 独立模块测试。对手术信息、电子病历、麻醉管理等独立功能模块进行功能测试,参与测试人员包括上级医院医生、开发人员、云平台技术人员。

(2) 整合测试。此步骤需要上下级医院配合进行,主要对 5G 网络、5G 手术云平台、手术和视频设备进行全功能测试、可靠性测试、性能测试、压力测试;参与测试人员包括上级医院医生、系统开发人员、云平台技术人员、下级医院网络技术人员、运营商网络技术人员、项目实施小组成员。

(3) 模拟演练测试。此步骤需要实际模拟病人围术期的全部流程,主要对手术各个环节之间的衔接,各部门人员和系统之间的配合进行模拟测试,找出系统可能存在的问题点或待优化点;参与测试人员包括上下级医院医护人员和技术人员、系统开发人员、云平台技术人员、运营商网络技术人员、项目实施小组成员。

6. 试运行和交付(8 周) 本环节主要分为软硬件环境准备、系统试运行、上线交付、上线培训 4 个过程。

(1) 软硬件环境准备。需要准备好上下级医院的 5G 医疗专网、手术云平台、上级医院会诊室和下级医院手术室内的设备等。

(2) 系统试运行。需要对手术云平台内的基础数据进行初始化和录入、上下级医院已有信息系统和手术云平台的接口进行对接。

(3) 系统交付。系统上线交付包含试运行和正式运行两个阶段,其中技术准备、业务流程制定、管理规章制度是保障系统正式运行成功的三大关键因素。系统启动运行期间云平台服务商、设备供应商、上级医院技术人员需要全力保障系统顺利上线。

(4) 上线培训。项目小组成员需要组织上级医院技术人员对下级医院技术人员进行培训,让后者熟悉云平台各个功能模块的使用方法,能独立操作网络设备和手术设备;同时需要组织上下级医院医护人员熟悉手术的流程步骤及相关的管理规章制度。

7. 运维保障(6~10 周) 上下级医院应针对各自在远程手术中的分工分别制订运维方案与维护计划,检查运行维护情况和服务质量,督导协调各项工作。适时更新维护各种软硬件设备,定期评估系统运行状况。

(1) 远程支持。针对日常使用中遇到的问题,上级医院技术人员、云平台服务商和设备供应商需要提供相应的技术支持;在手术实施期间需要安排专人针对突发情况及时提供远程技术支持。

(2) 现场支持。如果出现的问题无法远程解决,实施方需要派人进行现场技术支持,排除故障解决问题。

8. 规范建设流程 根据 5G 脑起搏器远程植入手术的特点,可将整个建设流程按照建设实施规划进行规范,一般分为项目启动、项目实施、系统上线和运维保障四个阶段(图 4-2-10)。

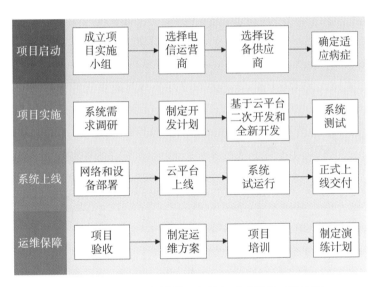

图 4-2-10 5G 脑起搏器远程植入手术规范建设流程

(二) 未来建设流程

未来 5G 脑起搏器远程植入手术选用的 5G 手术云平台已经具备了对应病症的功能模块及良好的接口技术规范和设备兼容性;医院只需要对云平台的功能模块进行简单配置,购置相应的手术设备即可开展业务。由云平台运营商对云平台接口重新配置即可兼容上下级医院信息系统的数据库接口,实现数据同步和信息共享,从而直接进入到系统测试和试运行交付步骤,极大地简化了建设流程。

八、建设关键点

(一) 患者服务和可信度

5G 脑起搏器远程手术属于新生事物,基层患者普遍缺乏对脑起搏器的了解甚至存在误解,对 5G 远程手术缺乏信任。上级医院应帮助下级医院建立完整的知识库体系和宣教文案,并培训下级医院的医护人员手术相关事项和案例。下级医院应根据患者和家属的知识、经验和信息获取能力制定对应的脑起搏器和 5G 远程手术普及方式,采用案例讲解或知识库软件等多种方式为患者提供术前服务,增加患者的信任度。

（二）手术应急预案

5G 脑起搏器远程植入手术涉上下级医院众多部门的协调与配合,在手术实施过程中可能遇到网络或设备失效、人员操作错误、患者术中突发生命危险等紧急情况;在建设过程中要充分考虑到可能存在的风险点,上级医院应帮助下级医院制订应急预案并定期进行模拟演练,在手术过程中要求电信运营商安排专人保障网络连接稳定通畅,有条件的医院可以提供备用网络设备和远程手术设备。

（三）手术质量控制

5G 脑起搏器远程手术需要下级医院配合上级医院完成术前检查、手术计划制订、手术材料准备、电极靶点定位、术中麻醉、开颅手术、电生理测试、脑起搏器植入等关键步骤,其中很多步骤操作难度大、精度要求高;上下级医院应联合制定手术标准流程和管理方法、在医院间建立患者投诉响应机制、在平时开展视频示教和模拟训练、在术前制订严谨的手术计划并严格执行。

九、建设注意事项

（一）手术数据的利用提升

5G 远程手术的实施离不开云平台的辅助,手术过程中产生的音视频、生理监控数据、机器人操控数据、手术计划等关键信息都会存储在云平台中;这些信息对上下级医院医护团队手术技术提升、人员培训、科研数据采集利用具有重大意义;在建设过程中应当确保数据的一致性、规范性,以便进一步应用于临床和科研。

（二）患者术后服务

患者在进行脑起搏器植入手术后的半年之内需要每个月对电极脉冲信号进行调试,该工作一般由上级医院的程控医生完成,程控医生会根据病人的状况对电极刺激参数和服用药物种类和药量进行调整,从而达到最佳治疗效果;如果患者遇到严重异动、病情突然加重、植入位置皮肤感染等突发情况,也需要上级医院及时指导下级医院对患者妥善处置。

（三）技术和管理强化

5G 脑起搏器远程植入手术对医院信息化建设提出了更高要求,上下级医院需要共同具备了解 5G 远程手术相关网络知识、具有设备操作和维护能力的工程技术人员,保证术前准备、术中支持、术后回收各个环节的正确实施;远程手术涉及上下级医院、电信运营商、脑起搏器厂家,具有参与部门多、参与人员多、专业领域多、设备器材多的特点,各单位需要配合制定管理流程和管理办法,各科室间配合应科学、合理、规范,确保手术各项工作组织有度、衔接有序、平衡高效。

参 考 文 献

［1］FARIA MA. Violence,mental illness,and the brain-A brief history of psychosurgery. Surgical Neurology International,2013,4(1):91.

［2］徐欣,凌至培,余新光,等. 多通道微电极记录在帕金森病脑深部电刺激定位中的作用［J］.临床神经外科杂志,2016,13(06):401-406.

［3］VOLKMANN J,HERZOG J,KOPPER F,et al. Introduction to the programming of deep brain stimulators. Movement Disorders,2002,17(Suppl 3):S181-S187.

［4］MACHADO A,REZAI AR,KOPELL BH,et al. Deep brain stimulation for Parkinson's disease:surgical technique and perioperative management. Movement Disorders,2010,21(Suppl 14):S247-S258.

［5］张平,陶运铮,张治. 5G 若干关键技术评述［J］.通信学报,2016,37(7):15-29.

［6］赵全军,钱阳明,田增民,等. 长航中不同海况下脑外科手术定位机器人系统的精度测试［J］.中华航海医学与高气压医学杂志,2012,19(6):379-381.

第五章 互联网技术应用

第一节 互联网在医联体的应用

一、概念

通过应用互联网技术建立起的医联体信息平台,将各个相关医疗机构的资源进行整合,构建起多级联动的医疗服务体系,进而达到为患者提供一致性的医疗服务。基于互联网技术的医联体信息平台是以健康问题为导向,以数据共享为基础,协同区域内医疗机构为居民和医疗工作者提供远程会诊、双向转诊、家庭医生签约、电子健康档案等多种医疗服务,让区域内居民及各级医疗工作者方便获得健康管理和诊疗服务,提高医联体内医疗卫生资源配置和使用效率,提升基层医疗卫生服务能力,向下级医院、基层社区中心提供医疗协同服务,推进医疗资源的共享与下沉。

具体内容包括:预约服务、远程会诊、双向转诊、便民服务、家庭医生签约服务、健康教育、电子健康档案等多种服务。

涉及技术包括:异构数据整合、嵌入式开发、高清音视频交互、数字音视频处理、语音识别、可穿戴设备、数据采集、个人健康数据智能分析、医学知识库、大数据分析、人工智能等技术。

二、建设背景

(一) 现状分析

随着疾病医治程度的日益复杂,医疗技术的不断完善发展,建立完善的医疗机制,对于目前国家大力推进的分级诊疗普及,医疗资源的互联共享,各个医疗机构的医疗水平提升,实现医疗公平与医疗体系数字化已经成为从政府到医疗单位整个社会发展的大势所趋。实现未来医疗纵深扁平化,推动各机构间、医生间的信息共享和服务协同,各医业业务机构(基层医疗卫生机构、医院等)之间患者资料共享等交互业务。

1. **国外现状分析** 从国际范围来看,联合医疗模式作为一种医疗服务供给的组织方式,正在成为当前许多国家整合医疗资源的新选择。

(1) 美国。普遍采用了整合医疗服务网络,将不同层级的卫生保健机构或工作者联系起来,形成有组织的相互协作的服务网络,向特定的患者人群和社区居民提供统一的医疗服务。它不仅在临床上要为社区居民健康负责,在财务上也要承担控制医疗成本的责任。

(2) 英国。整合医疗已成为其卫生战略规划的一部分。近年来,英国探索建立了整合医疗网络,推进医疗服务体系的资源整合和一体化,主要做法包括初级卫生保健之家和一站式医疗与社会照护服务。前者以全科医疗为基础,承担 90% 的卫生保健服务,支持自我保健、家庭保健和长期护理管理,并与公共卫生工作相衔接;后者整合原来分割的医疗服务为一体化社会照护体系,为患者提供一站式医疗服务。

(3) 德国。通过疾病管理计划的实施,加强了慢病管理、初级治疗与专科治疗、门诊治疗与住院治疗间的协作,进一步促进慢病患者的早期健康干预与沟通,提升了医疗质量,并降低了医疗成本。

2. 国内现状分析　2011 年 1 月 28 日,上海首个"区域医疗联合体"在卢湾区签约启动。截至 2013 年底,北京市共有朝阳医院医疗联盟、友谊医院医疗共同体、世纪坛医院医疗联合体、中日友好医院医联体、平谷区域统一医疗体系、北京儿童医院集团等 6 个试点的区域医联体,分别从下列的不同层面及不同角度进行建设,包括专科对口扶持、业务指导、远程会诊、双向转诊、信息互通、在部分社区医疗机构及乡卫生院设立区域专科中心、联合药品配送等对医联体建设进行了初步探讨并取得了一定成果。2017 年,《国务院办公厅关于推进医疗联合体建设和发展的指导意见》发布,要求在县域主要组建医疗共同体,重点探索以县级医院为龙头、乡镇卫生院为枢纽、村卫生室为基础的县乡一体化管理,与乡村一体化管理有效衔接,充分发挥县级医院的城乡纽带作用和县域龙头作用,形成县乡村三级医疗卫生机构分工协作机制,构建三级联动的县域医疗服务体系。统筹推进省、市、县各级基层卫生数据中心的集约化建设,优化系统架构,实现与医疗信息互联互通。区域医联体的明确提出标志着我国县域医疗卫生信息化进入了一个全新阶段。2018 年 12 月,为了加速推进优质医疗资源下沉,让群众看病更安全、更方便,陕西全省共组建医疗集团、专科联盟、远程医疗协作网等各种形式医联体 280 个,86 所省内、省外三级医院派出 119 个医疗队对口帮扶 101 家县级医院,建立起覆盖所有贫困县和县级以下基层医疗机构的帮扶体系。2019 年 10 月,南京市出台《南京市深化医药卫生体制改革实施方案(2019—2020 年)》,要求推进医联体建设有序发展,建立科学合理的分级诊疗制度。

(二) 需求分析

在全社会对健康越发重视的今天、医疗资源总量不足、优质医疗资源分配不均、基层医疗机构诊疗服务能力不足的背景下,各地相继开展医联体模式探索。医联体在发挥积极作用的同时,也面临着各种问题与挑战。

1. 诊疗信息共享的需求　医疗联合体需要加强对患者信息、患者诊疗信息、医学知识信息的共享,以横向一体化的模式逐步提高医疗服务连续性和协同覆盖能力。以信息共享为基础,通过医疗服务和医疗质量管理一体化标准建设,逐步实现基本医疗服务均衡化和公共卫生服务均等化,为居民提供高效、安全、优质、无缝隙的一体化健康服务。

2. 医疗资源共享的需求　医疗联合体内医疗机构发展不均衡,资源参差不齐,差距较大,需要强化各家医院之间的医疗业务协同,建立起健全的会诊转诊制度,通过向下级医院、基层社区中心提供医疗协同服务,推进医疗资源的共享与下沉,确保提高基层医疗的医疗质量和服务水平,促进医联体内医疗资源的高效利用。在加强医疗质量控制的基础上,区域内医疗卫生机构间互认检查检验结果,利用信息系统实现检查检验报告存储和调阅。

3. 临床业务协同的需求　医联体内各医院需要根据功能定位及各成员单位的业务特点,采取一对一、一对多、多对一等方式建立合作关系。建立患者双向转诊绿色通道,根据双向转诊的临床标准,结合专科会诊意见,建立会、转诊档案,按照患者自愿、分级诊治、连续治疗、安全便捷和尽量减轻患者就医费用负担的原则,实现医联体内各成员单位间患者双向转诊和预约就诊安全快捷。

4. 多方协同机制的需求　要真正落实医疗联合体服务体系,就需要在医保付费方式、药品保障供应、协作工作流程、有效控制费用、医务人员流动管理、利益核算和结算等方面进行机制创新,这就需要医疗联合体信息平台能有效地对各种机制的改革和创新提供可靠的技术保障措施。

三、应用场景

利用互联网 + 智慧医联体云平台,整合现有人口健康信息系统的健康档案信息服务、医疗资源预约服务,结合医疗资源,为居民提供便民惠民以及医疗咨询等有针对性的服务,形成面向居民的一站式移动医疗服务系统,搭建医院、医生与患者之间的沟通桥梁,满足患者的基本医疗信息需求,促进患者的合理就医。具体应用功能包括：①整合医疗数据资源，为患者提供检查检验结果查询、体检报告查询等。②合理分配专家号源、医技资源等紧俏医疗资源，为居民提供在线会诊及转诊服务。③候诊信息推送服务，实现在候诊环节通过手机客户端对诊间叫号信息的查询。④建立统一支付平台实现在线费用缴纳，及时准确的完成对账及结算，减少在院内的排队。⑤通过手机或其他手持设备对健康监护设备所采集的居民个人体征等健康信息进行感知，采集、上传至信息平台，满足动态居民电子健康档案的建设。⑥通过健康体检包测量健康体征，实现对血糖、血氧、血压、脉率、身体质量指数（body mass index，BMI）、体温等基本健康指标的解析、记录，并应用无线网络环境自动传输至信息平台。⑦家庭医生通过健康管理工作站调阅居民日常体征测量数据、近期的健康趋势图、医院的就诊摘要、居民健康档案等临床参考数据，发送健康建议、就诊通知等健康管理措施，按居民健康状况，设置个性化体征预警方案、健康管理方案。⑧通过信息平台实现线上线下服务整合，完成医疗机构与药店及药品配送企业的业务协同，实现基于平台的处方信息流转，方便居民在院外取药，实现对医院所开具需外配处方的管理。

四、基本原则

（一）政府主导统筹规划

落实政府规划、指导、协调、监管、宣传等职能，以城市和县域为重点，根据区域医疗资源结构布局和群众健康需求，按照业务相关、优势互补、双向选择、持续发展等要求，兼顾既往形成的合作关系，统筹安排医疗机构组建医联体。

（二）资源下沉提升能力

利用三级公立医院优质资源集中的优势，通过技术帮扶、人才培养等手段，发挥对基层的技术辐射和带动作用。鼓励医联体内统一管理模式，发挥集约优势，推进区域医疗资源共享，发挥科技引领与支撑作用，提高医疗服务体系整体能力与绩效。

（三）便民惠民群众受益

坚持以人民健康为中心，逐步实现医疗质量同质化管理，强化基层医疗卫生机构的居民健康"守门人"能力，推进慢性病预防、治疗、管理相结合，促进医联体建设与预防、保健相衔接，方便群众就近就医，减轻疾病负担，防止因病致贫返贫，促进健康产业发展和经济转型升级，增强群众获得感。

五、建设内容

根据功能定位及各成员单位的业务特点，采取一对一、一对多、多对一等方式建立合作关系，实现医联体内各成员单位间患者双向转诊和预约就诊安全快捷。以信息网络、电子商务、电子支付、现代物流等现代服务支撑共性技术为基础，建立医疗协同共享信息平台，将医联体内多家、多级医院构成一个"医疗网络"，传输和共享患者的医学信息，减少患者就医费用和时间。

（一）预约服务

网上预约主要为居民提供医疗服务、基本公共卫生服务的预约，以减少现场排队挂号的等候时间。同时也提醒医护人员在约定时间对预约者提供相应的服务。

具体功能：预约登记、预约取消、预约资源同步、预约资源管理、患者信用管理等。

适宜技术：①基于互联网的非医疗业务功能集成。将挂号、缴费、查询、检查、检验、体检、日间手术安排、治疗管理、床位预约、签约等预约服务功能集成到互联网。②号源池统一管理。对不同预约途径（包括网络、电话、窗口、诊间、社区等）的号源进行统一管理，对医联体内所有医疗机构的号源进行统一管理、统一调配。③智能导诊知识库。利用医学知识库，通过人体图、症状列表等形式进行疾病自测，根据病情精准推荐就诊医院、科室、医生的相关信息。④实名认证。支持线下认证（居民身份证、居民健康卡等）、线上认证（居民身份证、居民健康卡、银行卡）。⑤预约信用管理。建立预约信用管理，对挂号后未就诊、诊疗后未付费等患者建立信用管理，保障医患双方的利益。

业务流程见图 5-1-1。

建设要求见表 5-1-1。

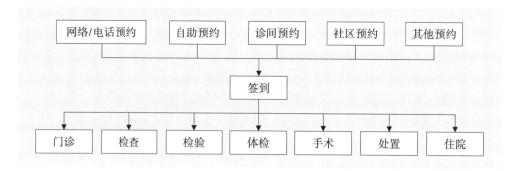

图 5-1-1 预约服务流程

表 5-1-1 预约服务建设要求

指标	具体内容和要求
预约服务	① 具备包括预约登记、预约取消、预约资源同步、预约资源管理、分时段预约、患者信用管理 6 项功能 ② 提供实名制挂号、预约健康档案建档、预约检查、预约体检、预约手术、预约治疗、预约入院登记、预约随访、预约复诊 9 项预约服务 三级甲等医院 具备 5 项功能、提供 7 项服务 三级乙等医院 同上 二级医院 具备 3 项功能、提供 5 项服务

（二）远程会诊

1. **会诊申请** 会诊申请医生提供患者基本资料、病历、检查、检验等资料，预约挂号会诊专家进行技术指导，实现智能化开单申请、推送、接受、查询、反馈等管理。

具体功能：具备会诊申请单的填写与接收、会诊申请提交与修改、专家库信息查询、专家排班和号源管理、电子资料组织与传送、会诊申请查询等。

适宜技术：①患者身份认证。通过居民身份证、居民健康卡、医保卡等身份证件进行认证。②患者病历信息采集。通过患者健康档案浏览器组件共享患者病历信息，对于纸质病历通过精拍仪快捷提取。③断点续传。将下载或上传任务划分为几个部分，每一个部分采用一个线程进行上传或下载，碰到网络故障时可从已经上传或下载的部分开始继续上传下载未完成的部分。④实时消息提醒。使用短信、移动智能终端应用，实时消息提醒。⑤转诊单自动生成。⑥检验检查知识库及项目智能组合。

业务流程见图 5-1-2。

建设要求见表 5-1-2。

2. **会诊服务** 专家与患者、专家与医务人员之间异地"面对面"的互动，在医学专家和患者之间建立起全新的联系，使患者在原地、原医院即可接受远地专家的会诊并在其指导下进行治疗和护理，实现专家足不出户即可进行病情会诊，提高行医效率。

具体功能：病历资料浏览、音视频交互病情讨论、病历资料交互、会诊报告编写与发布、会诊报告模板管理等。

适宜技术：①数字音视频处理。支持标准语音视频协议，支持抗干扰、抗噪声处理，支持远程语音视频交互。②视频压缩传输。支持标准视频编码协议，支持高清图像传输，高效编码传输与保存高清视频数据。③图像数据标准化处理。确保对医学影像、心电图、病理图片的浏览，支持 jpg、gif 等图像、图片文件的浏览。④患者病历调阅。提供患者病历调阅相关途径。⑤开具的医嘱信息自动完成关键信息完整性的校验，完成处方合理性审核。⑥支持通过有线或无线方式，通过桌面终端、移动终端等实现消息提醒。⑦语音识别技术。

业务流程见图 5-1-3。

建设要求见表 5-1-3。

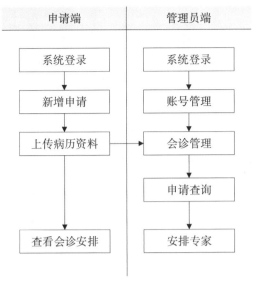

图 5-1-2　会诊申请流程

表 5-1-2　会诊申请建设要求

指标	具体内容和要求
会诊申请	① 具备会诊申请单的填写与接收、会诊申请提交与修改、专家库信息查询、专家排班和号源管理、电子资料组织与传送、会诊申请查询 6 项功能 ② 支持患者身份认证、患者病历信息采集、断点续传、实时消息提醒、转诊单自动生成、检验检查知识库、项目智能组合 7 项技术 三级甲等医院　具备 6 项功能、支持 4 项技术 三级乙等医院　同上 二级医院　具备 6 项功能、支持 3 项技术

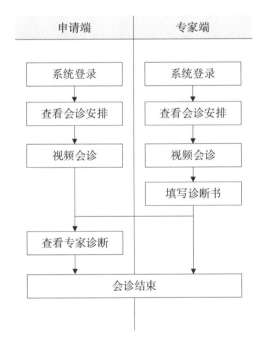

图 5-1-3　会诊服务流程

表 5-1-3　会诊服务建设要求

指标	具体内容和要求
会诊服务	① 具备病历资料浏览、音视频交互病情讨论、病历资料交互、会诊报告编写发布与修改、会诊报告模板管理 5 项功能 ② 支持数字音视频处理、视频压缩传输、图像数据标准化处理、患者病历调阅、开立的医嘱信息自动完成关键信息完整性的校验、消息提醒、语音识别技术 7 项技术 三级甲等医院　具备 5 项功能、支持 6 项技术 三级乙等医院　同上 二级医院　具备 5 项功能、支持 4 项技术

3. **会诊管理**　对已经申请完成的会诊进行质控的操作,可以查看会诊申请的详细信息,对于自动抓取的信息,可以进行逐一查看,并确定是否符合会诊要求,对于不符合要求的会诊,可以对会诊进行退回操作,并输入退回原因,以告知申请医生。

具体功能:会诊流程管理、病历资料管理、会诊报告浏览、随访管理、会诊服务评价等。

适宜技术:①专家身份认证。通过用户名及密码、Ukey、授权码、人脸识别等进行认证。②会诊流程监控与问题统计。③随访情况信息统计。④会诊病历归档。汇总会诊患者的病历文档信息,自动实现文档档案备份存储,生成原始凭证永久保留。⑤远程会诊相关知识库。⑥远程会诊工作量可视化统计分析。

业务流程见图 5-1-4。

建设要求见表 5-1-4。

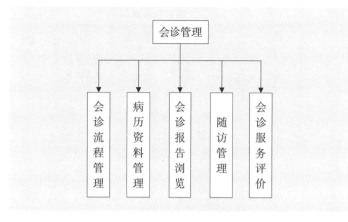

图 5-1-4 会诊管理

表 5-1-4 会诊管理建设要求

指标	具体内容和要求
会诊管理	① 具备会诊流程监控、病历资料管理、会诊报告浏览、随访管理、会诊服务评价 5 项功能
	② 支持专家身份认证、会诊流程监控与问题统计、随访情况信息统计、会诊病历归档、远程会诊相关知识库、远程会诊工作量可视化统计分析 6 项服务
	三级甲等医院 具备 4 项功能、支持 5 项服务
	三级乙等医院 同上
	二级医院 具备 3 项功能、支持 4 项服务

(三) 双向转诊

1. 上转管理 基层医院完成预约挂号、预约检查、转院申请等操作,向上级医院进行申请及获得上级医院的信息反馈。

具体功能:转诊申请、接诊机构查询、接诊管理、转诊过程管理、病历资料管理、转诊过程提醒、转诊记录、查询报表统计等。

适宜技术:①双向转诊知识库。根据诊断、体征、症状、危急程度等信息判断是否转诊。②患者身份识别。通过居民身份证、居民健康卡等身份证件识别个人信息。③患者信息共享。患者基本信息、费用信息、电子病历、检验检查等数据在转诊医院之间及区域信息平台之间进行共享。④实时消息提醒。⑤患者状态跟踪。⑥支持转诊患者治疗状态跟踪和提醒。⑦表单模型。

业务流程见图 5-1-5。

建设要求见表 5-1-5。

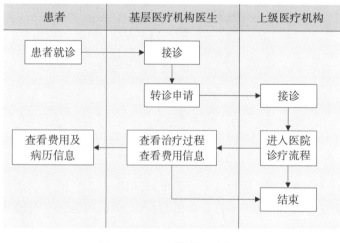

图 5-1-5 双向转诊上转管理

表 5-1-5 上转管理建设要求

指标	具体内容和要求
上转管理	① 具备转诊申请、接诊机构查询、报表统计、接诊管理、转诊过程管理、病历资料管理、转诊过程提醒、转诊记录查询 8 项功能
	② 支持患者信息共享,包括患者基本信息、费用信息、电子病历、检查检验 4 项信息
	三级甲等医院 具备 8 项功能、支持 3 项信息共享
	三级乙等医院 同上
	二级医院 具备 7 项功能、支持 2 项信息共享

2. 下转管理 上级医院出院患者信息自动下转至患者所属基层医疗机构,由基层对患者进行随访与院后管理,引导患者当地复查复诊,降低患者医疗费用支出,减少患者奔波时间。

具体功能:转诊下转申请、病历资料回传、病历资料管理、转诊过程提醒、接诊管理、报表统计等。

适宜技术：①双向转诊知识库。根据体征、症状等信息判断是否转诊。②患者身份识别。通过居民身份证、居民健康卡等身份证件识别个人信息。③患者病历汇总。患者基本信息、费用信息、电子病历、检验检查等数据在转诊医院之间及区域信息平台之间进行汇总共享。④实时消息提醒。⑤转诊统计管理模型。⑥数据分析处理。对转诊病种、转诊人数等数据分析，使用报表工具实现数据的图形化展示。

业务流程见图 5-1-6。

建设要求见表 5-1-6。

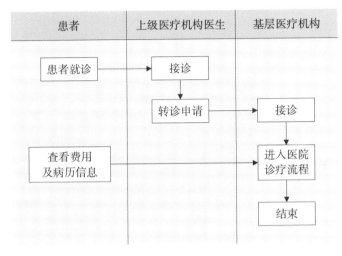

图 5-1-6 双向转诊下转管理

表 5-1-6 下转管理建设要求

指标	具体内容和要求
下转管理	① 具备转诊下转申请、病历资料回传、病历资料管理、转诊过程提醒、接诊管理、报表统计 6 项功能 ② 支持患者信息共享，包括患者基本信息、费用信息、电子病历、检查检验、诊断结果 5 项信息 三级甲等医院 具备 6 项功能、支持 4 项信息共享 三级乙等医院 同上 二级医院 具备 5 项功能、支持 2 项信息共享

（四）便民服务

1. 健康信息服务 提供统一的健康资讯服务内容，居民通过 APP、微信公众号等查看热门资讯、健康教育、预防接种、儿童健康、孕产妇健康、老年保健、慢性病等方面资讯。同时为医联体提供健康资讯服务后台发布程序，根据当地情况建立健康资讯类别，发布各类健康资讯服务。

具体功能：信息发布、信息管理、信息审核、热门信息推送等。

适宜技术：①移动智能终端（如 Android、iOS 等）应用。②信息发布。通过手机 APP 等方式可以直接发布资讯服务。③自动审核。④智能推送。通过互联网 + 的技术根据个人的病历，主动推送给个人相关的健康教育文章，进行慢病防治。

业务流程见图 5-1-7。

建设要求见表 5-1-7。

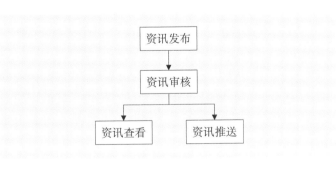

图 5-1-7 健康咨询服务

表 5-1-7 健康咨询服务建设要求

指标	具体内容和要求
健康咨询服务	① 具备信息发布、信息管理、信息审核、热门信息推送 4 项功能 ② 支持 APP、Pad、短信信息、微信公众号 4 种显示方式 三级甲等医院 具备 4 项功能、支持 3 种显示方式 三级乙等医院 同上 二级医院 具备 3 项功能、支持 2 种显示方式

2. **电子健康卡服务**　居民能通过微信服务号、APP申请、使用个人的居民电子健康卡,也能通过医院服务窗口、自助机或各类互联网医疗健康服务应用随时申请及使用,享受各类医疗卫生服务,增强就医的获得感和幸福感。

具体功能:电子健康卡申请、电子健康卡绑定、缴费、就诊、查询、基本公卫服务等。

适宜技术:①实名认证。支持线下认证(居民身份证、电子健康卡)、线上认证(居民身份证、电子健康卡)②电子健康卡跨区域、跨医院查询。通过患者手机、医生工作站在线查询个人健康信息,实现不同医疗机构间的电子病历信息、基本公共卫生信息、传染病信息的共享调阅。③第三方支付。

业务流程见图5-1-8。

建设要求见表5-1-8。

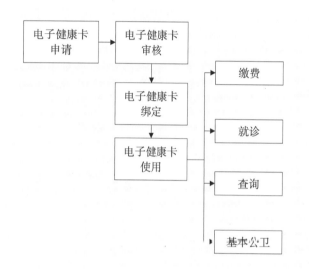

图 5-1-8　电子健康卡服务

表 5-1-8　电子健康卡服务建设要求

指标	具体内容和要求
电子健康卡服务	① 具备电子健康卡申请、电子健康卡绑定、缴费、就诊、查询、基本公卫服务6项功能 ② 支持实名认证、电子健康卡跨区域医院查询、第三方支付3项服务 三级甲等医院　具备6项功能、支持3项服务 三级乙等医院　同上 二级医院　具备5项功能、支持2项服务

3. **健康档案调阅服务**　居民通过网上信息门户查询自己的健康档案,包括基本信息、门(急)诊及住院就诊信息、疾病信息、用药信息(电子处方)、健康教育、预防接种、健康管理、疾病管理、影像信息(电子胶片)等相关信息,同时还能够查询健康一体机监测的数据、智能健康监测数据、医生随访数据等。档案查询可提供按时间、按疾病类别、按服务机构等不同的检索方式。

具体功能:基本信息查询、门(急)诊及住院就诊信息查询、疾病信息查询、用药信息查询、健康教育、预防接种、健康管理、疾病管理、影像信息查询等。

适宜技术:①信息整合。支持健康档案信息的关联整合。②信息查询。提供便捷的信息查询手段,支持模糊查询。③档案调阅。支持多途径调阅展示,包括自助设备、移动智能终端应用等。④移动互联网大数据分析。

业务流程见图5-1-9。

建设要求见表5-1-9。

4. **家庭医生签约服务**　以全科医生为核心,以家庭医生服务团队为支撑,通过签约的方式,促使具备家庭医生条件的全科(临床)医生与签约家庭建立起一种长期、稳定的服务,以便对签约家庭的健康进行全过程的维护,为签约家庭和个人提供安全、方便、有效、连续、经济的基本医疗服务和基本公共卫生服务。

具体功能:在线咨询、健康记录、智能设备绑定、购药申请、履约记录、随访及服务评价等。

适宜技术:①移动智能终端(如 Android、iOS 等)应用。医护人员通过智能终端、移动设备等就可便捷开展工作。②可穿戴设备数据采集。通过智能床垫、健康小屋一体机等健康检测设备进行测量,将血糖、血压等健康数据同步到健康档案之中。③知识库应用。通过人工智能给出健康评估报告、指导意见,并

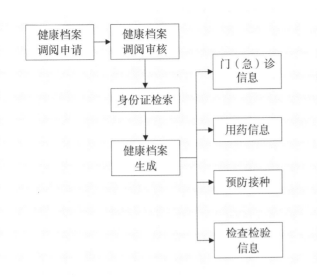

图 5-1-9　健康档案调阅服务

表 5-1-9　健康档案调阅服务建设要求

指标	具体内容和要求
健康档案调阅服务	①备基本信息查询、门(急)诊及住院就诊信息查询、疾病信息查询、用药信息查询、健康教育、预防接种、健康管理、疾病管理、影像信息查询9项功能 ②支持信息整合、信息查询、档案调阅、移动互联网大数据分析4项服务 三级甲等医院　具备7项功能、支持4项服务 三级乙等医院　同上 二级医院　具备5项功能、支持3项服务

在设备监测到血糖、心率等指标异常时主动进行提示,以便医生可以对患者进行及时的远程诊疗。④智能推送。

业务流程见图 5-1-10。

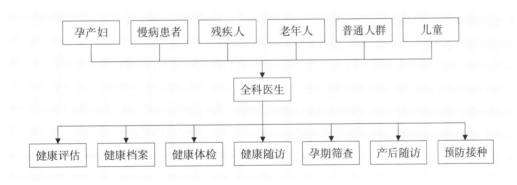

图 5-1-10　家庭医生签约服务

建设要求见表 5-1-10。

表 5-1-10　家庭医生签约服务建设要求

指标	具体内容和要求
家庭医生签约服务	①具备在线咨询、健康记录、智能设备绑定、购药申请、履约记录、随访及服务评价等7项功能 ②支持移动智能终端、可穿戴设备数据采集、知识库应用、智能推送4项服务 三级甲等医院　具备6项功能、支持3项服务 三级乙等医院　同上 二级医院　具备5项功能、支持2项服务

5. **健康教育服务**　用于对健康知识的推广与普及、网上健康知识的检索与浏览、健康知识文档的上传与下载等。面向公众提供健康普及知识以及针对性的健康指导,并向已建立健康档案的服务对象提供与其健康状况相适应的健康指导。

具体功能:健康知识发布、健康知识检索、健康知识上传、健康知识下载、健康指导等。

适宜技术:①内容自定义。②健康数据多条件检索。③推送规则设置。根据具体推送内容,设置推送规则,包括点对点推送、定向广播推送、标签推送、分群推送等。④移动互联网大数据分析。

业务流程见图 5-1-11。

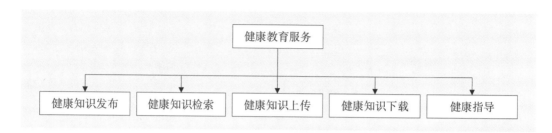

图 5-1-11 健康教育服务

建设要求见表 5-1-11。

表 5-1-11 健康教育服务建设要求

指标	具体内容和要求
健康教育服务	① 具备健康知识发布、健康知识检索、健康知识上传、健康知识下载、健康指导 5 项功能 ② 支持内容自定义、健康数据多条件检索、推送规则设置、移动互联网大数据分析 4 项服务。 三级甲等医院 具备 4 项功能、支持 3 项服务 三级乙等医院 同上 二级医院 具备 3 项功能、支持 2 项服务

6. 检查检验查询服务 患者可在手机端在线查看检验检查报告,也可通过自助终端设备打印检验检查报告,患者能够主动获悉等候报告单所需时间,进而合理安排就医时间,快速、自主地取得检验检查报告单,在较短的时间内获得医生的诊治,提高了医疗活动效率,同时减少了医院检验检查科室繁重的打印任务,避免人工分发可能造成的失误,提高患者就医满意度。

具体功能:自助打印、自助查询、报告共享等。

适宜技术:①信息整合查询服务。支持患者信息、申请项目、医疗资源信息、检验检查报告、医疗费用等信息的综合查询。②自助设备自助打印。实现检验、检查报告等的自助打印。③信息共享方式。支持多种方式共享,包括自助设备、移动智能终端应用等。

业务流程见图 5-1-12。

建设要求见表 5-1-12。

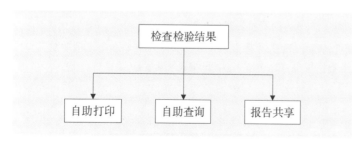

图 5-1-12 检查检验共享服务

表 5-1-12 检查检验共享服务建设要求

指标	具体内容和要求
检查检验共享服务	① 具备自助打印、自助查询、报告共享 3 项功能 ② 支持信息整合查询服务、自助设备打印、信息共享方式 3 项服务 三级甲等医院 具备 3 项功能、支持 3 项服务 三级乙等医院 同上 二级医院 具备 3 项功能、支持 3 项服务

（五）医联体平台

1. **基础组件** 基础组件是一套综合工具和一组实践证明共享最佳平台,它形成了性能完整、开放和模块化的解决方案,旨在满足医疗系统中开发软件和基于软件的服务。

具体功能:注册服务、患者主索引管理(enterprise master patient index,EMPI)、标准管理、单点登录、临床文档共享服务、临床文档自动构建、健康档案浏览器、健康档案服务、卫生资源管理、服务管理、健康档案信息共享和业务协同服务、安全管理、卫生管理者门户、医务人员门户、公众门户等。

适宜技术:①注册信息模型。②实体唯一标识生成。③标准化建模。④机构级主索引的域配置。⑤数据检索与查重。⑥信息加密处理。⑦应用信息同步。可信应用之间信息环境的继承。⑧身份认证。CA证书、短信认证、人脸识别等。⑨授权控制。包括角色分配、操作授权。⑩性能监控。对平台集成能力和稳定性的指标设定、监测规则的设定和异常提醒、辅助故障分析、故障点可视化展示、关联因素提示。

业务流程见图 5-1-13。

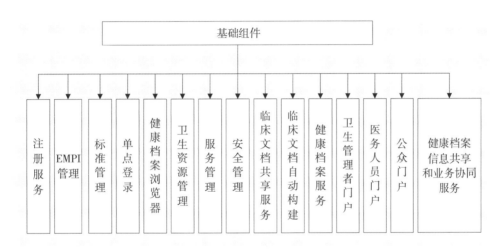

图 5-1-13 基础组件流程

建设要求见表 5-1-13。

表 5-1-13 基础组件建设要求

指标	具体内容和要求
基础组件	① 具备注册服务、EMPI 管理、标准管理、单点登录、临床文档共享服务、临床文档自动构建、健康档案浏览器、健康档案服务、卫生资源管理、服务管理、健康档案信息共享和业务协同服务、安全管理、卫生管理者门户、医务人员门户、公众门户 15 项功能 ② 支持注册信息模型、实体唯一标识生成标准化建模、机构级主索引的域配置、数据检索与查重、信息加密处理、应用信息同步、身份认证、授权控制、性能监控、辅助故障分析 10 项技术 三级甲等医院 具备 12 项功能、支持 10 项技术 三级乙等医院 同上 二级医院 具备 8 项功能、支持 9 项技术

2. **数据中心** 医疗数据中心的存储策略、服务功能和编码机制对加快医疗卫生信息化建设起到了很好的推动作用,大数据的应用、信息共享、备份与运维、互联互通、数据化是为"云"平台的相关应用系统搭建坚实的基础。

具体功能:基本信息库、业务文档库、HER 共享文档库、数据仓库、交换数据库、数据采集、数据质量管理等。

适宜技术:①中间件。消息中间件或服务总线。②数据抽取。包括全量抽取、增量抽取。③数据交换运行引擎。对变量、任务、事务等规则的设定。④参数配置。支持对数据源、资源、任务、适配器等参数的可视化配置。⑤数据备份策略。可配置全备份、增量备份、差异备份。⑥资源目录库。资源项与分布式信息资源的信息关联。⑦临床文档信息库。电子病历信息建模,支持临床信息的动态更新、订阅与发布。⑧数据质量评价知识库。⑨可视化。使用图形来表示信息和数据。借助图表、图形和地图等可视化元素,数据可视化工具可便捷地查看和了解数据中的趋势、异常值和模式。⑩联机分析处理(on-line line analytic processing,OLAP)。多个角度多个维度的分析数据。

业务流程见图 5-1-14。

建设要求见表 5-1-14。

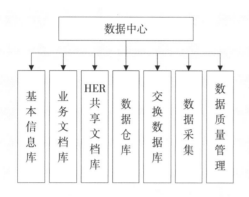

图 5-1-14　数据中心流程

表 5-1-14　数据中心建设要求

指标	具体内容和要求
数据中心	① 具备基本信息库、业务文档库、HER共享文档库、数据仓库、交换数据库、数据采集、数据质量管理 7 项功能 ② 支持中间件、数据抽取、数据交换运行引擎、参数配置、数据备份策略、资源目录库、临床文档信息库、数据质量评价知识库、可视化、联机分析处理 10 项技术 三级甲等医院　具备 7 项功能、支持 10 项技术 三级乙等医院　同上 二级医院　具备 5 项功能、支持 8 项技术

(六) 未来展望

1. 新技术运用　通过云计算实现基础运行环境支撑,动态计算资源和存储资源服务,提供智能导诊、受试者筛查等基于大数据的应用,把可穿戴的设备,像智能手环等智能设备和系统链接起来,扩展移动应用。增加智能临床辅助诊断,智能辅助决策,通过区块链技术来提供电子健康档案的管理。整体来说,将云计算、大数据、物联网、移动互联网、人工智能、区块链等技术都运用到产品里面。

2. 全生命周期健康档案　以全生命周期健康服务及管理为目标导向,从流程优化入手,把数字化与精细化融合到各个环节,形成人员全生命、物资全周期、系统全共享。进而实现跨部门、跨行业、跨健康状态的大健康服务体系建设目标。把疾病、亚健康、健康三类人群统称作顾客,主动实施全生命周期健康管理。主动向顾客公开和邀约顾客全程参与诊疗过程,利用区块链技术实行维基式维护和公开医疗信息,包括主客观病历、费用等,最终形成全生命周期的健康档案,让健康档案有迹可循,有理有据。

3. 数字孪生　利用基因组学数据、健康数据、疾病数据、行为习惯数据在虚拟世界重建真实人体。全面真实将个人的状态呈现,既能用于医学研究,也能方便我们了解自身,更能精准定位疾病所在,相关影响因素等。

六、建设方法

(一) 建设策略

1. 强化基础,规范管理。系统建设的基础工作包括标准化工作、定额工作、计量工作、信息工作、规章制度及职工培训等。它为系统建设各项专业管理提供所需的最基本的记录、标准和制度,是完善各项系统建设工作的最必要的条件,因此强化基础和规范管理是系统建设的关键策略之一。

2. 总体规划,分步实施。"总体规划,分步实施"符合人们分析问题解决问题的普遍规律,有利于积累系统建设的经验,增强信息化系统建设的勇气和决心。充分融合现有系统的业务功能和数据,以信息化支撑标准统一、服务规范的医疗医联体和健康医联体体系建设,最终达到预防为主、医防结合、以健康为中心的业务目标。

（二）应用技术

建议的应用技术主要包括:①应用系统架构。根据用户响应和系统集成要求的不同,可采用B/S架构、C/S架构、N层架构、分布式架构等不同的应用架构体系完成多系统之间的集成或者新系统的开发。②智能导诊知识库。③个人健康数据智能分析。④消息交互机制(如消息队列、Socket等)。⑤数字音视频处理。支持标准语音视频协议,支持抗干扰、抗噪声处理,支持远程语音视频交互。⑥视频压缩传输。支持标准视频编码协议,支持高清图像传输,高效编码传输与保存高清视频数据。⑦移动智能终端(如 Android、iOS 等)应用开发。⑧嵌入式开发。⑨移动互联网大数据分析。⑩可穿戴设备数据采集。通过智能床垫、健康小屋一体机等健康检测设备进行测量,将血糖、血压等健康数据同步到健康档案之中。

（三）建议建设模式

1. **依托区域内卫生信息专网**　依托区域内卫生信息专网,建立医联体数据中心(包括居民主索引库、全员人口信息库、电子健康档案库、电子病历数据库、卫生健康资源库等五大数据库)和医联体基础信息平台,整合梳理医联体内机构的业务数据,提供医疗数据采集、共享、利用、挖掘等服务,实现医联体内各级各类医疗机构信息系统的互联互通,并完成与区域卫生信息平台的互联,在此基础上建立面向医院的患者共享、病历共享、双向转诊、资源预约、医技协同等医疗协作应用,建立面向卫生健康行政管理部门的运行监控、质量监管、绩效考核等综合管理应用,建立面向患者的互联网、移动互联网的创新服务应用。

2. **加强成员信息平台能力建设**　医联体成员有医院信息集成平台建设能力的,可以通过建设医院信息集成平台,按照医联体平台提供的标准接口,以云服务实现与医联体平台互联互通。对于无信息平台建设能力的医联体成员,可以采用在本院部署医联体数据交互前置服务器方式实现与医联体平台互联互通。通过医联体平台提供两种接入方式,在医联体内部机构的异构平台基础上实现健康数据一体化管理。

（四）未来建设模式

1. **云计算**　医联体平台及相关信息化产品以云计算为资源池,根据区域规模、服务范围、发展速度,提供可动态调整的计算资源、存储资源和安全服务等。

2. **大数据**　以全生命周期健康大数据平台为依托,打造区域诊疗服务、健康管理新模式。

3. **物联网**　通过物联网技术将离散的健康管理数据融入到区域健康大数据平台,实现居民的全生命周期健康记录。

4. **移动互联网**　通过移动互联网方式让区域内居民及各级医疗工作者方便获得健康管理和诊疗服务。

5. **人工智能**　以大数据为依托,运用人工智能助力区域医联体建设,推进"基层检查、上级诊断"的模式,开展临床辅助诊断等人工智能技术的应用,提升了区域医疗诊断水平。

七、建设流程

（一）建议建设流程

1. **建设范围(1 个月)**　根据医院自身的特点,合理提出与应用软件系统相配套的软环境建设方案,以及网络运行环境建设方案。通过移动化技术手段,在不改造基层医疗机构业务系统的同时,可以快速实现医联体双向转诊与医疗信息共享等主要业务。支持现有异构的医院信息系统接入医联体平台,在平台侧解决医联体内异构医疗系统数据、业务互通的问题。

2. **技术选择(1 个月)**　对于数据库的选择,一方面考虑医院对相关类型数据库的维护技术实力,另一方面考虑与其他已有临床信息系统的数据交互兼容,原则上建议选择主流关系型数据库,例如 Oracle、SQL Server 等;在充分测试和确保安全的基础上,可以开展国产数据库的应用。应用系统架构根据用户响应和系统集成要求的不同,可以采用 B/S 架构、C/S 架构、N 层架构、分布式架构等不同的应用架构体系完成多系统之间的集成或者新系统的开发。

3. **系统设计（3个月）** 要实现医联体的建设，区域内各机构与医疗服务相关的信息系统能够互联互通和信息一致是基础和关键。区域卫生信息平台是国家统一规划并制定了一系列技术规范和建设指南的标准化平台，因此依托区域卫生信息平台来实现区域内各机构信息系统互联互通和业务应用协同是必然选择。在具体设计时，要根据区域内已有信息化基础、建设资金和运维人员等资源情况。在技术层面上，医联体信息平台以数据交换平台和统一消息总线服务来支撑各系统之间互联互通；在业务层面上，医联体信息平台以包括标准数据集、数据元目录及值域代码和疾病、药品、医疗服务项目字典在内的标准规范体系来支撑业务应用协同。

4. **系统开发（6个月）** 系统开发阶段将根据系统详细设计说明，对应业务需求的各程序模块/功能进行编码实现、编译、静态分析、单元测试和打包发布工作，在程序单元中验证实现和设计说明的一致性。根据需求的共性化和个性化的差异情况不同，医联体建设内容可以大致分为基于套装产品进行二次开发实现与基于医联体业务定制化需求全新代码级项目开发实现方式两种情况。

（1）基于套装产品进行二次开发实现方式。在系统主体上固化了软件的功能结构，预留一部分参数配置，针对部分场景下的"最佳业务实践"引导用户施行通用性较强的"标准化"管理模式。这样的软件在具体应对过程中还需要适量的二次开发或者客户化工作以满足企业的有限改动需求。这种"开盒即用"的方式往往具有良好的系统架构和稳定的系统性能，能够适应一定领域的市场需求，但较难满足不同用户的个性化需求。

（2）基于医联体定制化需求全新代码级开发方式。基本上是从全面满足客户的个性化需求出发，进行软件的定制。这种定制开发的软件系统能够满足特定用户的大部分需求，但开发者很难全面考虑软件的扩展性、稳定性等架构因素。定制化产品因此虽能较快速适应客户的需求变化，但软件知识得不到有效的积累，整体实现成本较高，也很难提高开发的效率。建议在定制开发类项目中，优先选择有相关应用场景的开发经验和成熟积累了开发中间件平台、开发框架的实现团队，从而复用团队开发资源，减小开发模式难度，缩短开发周期，提高软件研发生产力。

5. **系统测试（2个月）** 此阶段的主要工作是在接口开发完成后，参照用户签署的《需求分析报告》中描述的需求，模拟真实的流程进行全流程测试，其中包括业务流程测试，数据校验测试，压力测试，数据同步测试等，保证培训和试运行阶段能顺利进行；以"软件质量为目标，贯穿整个软件生命周期、覆盖软件测试生命周期"的领先测试服务模式，真正做到了"软件测试越早介入越好的原则"，从软件生命周期的每一个环节把控软件产品质量；提供软件产品质量度量依据，提供软件可靠性分析依据。

6. **试运行和交付（1个月）** 此阶段的主要工作是在用户真实环境下，对用户网络及硬件设备进行测试，对软件系统进行容量、性能压力、数据迁移、日常维护以及缺陷跟踪和修复等方面内容测试，确保系统各项功能均能正常使用，并且符合用户签署的《需求分析报告》中描述的需求，同时把尽可能多的潜在问题在正式运行之前发现并改正，并进一步提高有关人员的操作水平，规范操作。

（1）编制计划：与用户实施负责人商议具体测试及试运行时间、地点及人员等安排，并由项目组编制《试运行计划》。

（2）发试运行通知：在测试及试运行开始前2天，按照《试运行计划》，将时间、地点及人员等信息通知用户实施负责人。

（3）搭建环境及数据准备：在试运行开始前搭建好软件环境、硬件环境、网络环境、调通线路；检查软件、硬件、网络、线路等各个环节是否有问题。由各部门和生产单位整理提供试运行基础数据，系统所需各类数据完整可用。

（4）试运行总结：试运行完成，试运行中设备、软件的运行情况良好，试运行中业务流程和操作环节符合预期期望，试运行顺利通过。

（5）上线培训：项目组培训负责人与用户实施负责人组织相关人员参加培训，详细讲解软件使用方法，解答用户疑问，并向操作人员提供软件使用手册。

7. **运维保障（长期）** 对于服务的后期运维管理需要规划并制订系统支持模型落实计划，保障相关系统能够满足 7×24 小时提供服务。

（1）远程支持：针对日常使用中遇到的问题，医院技术人员或业务人员可以通过拨打服务热线电话进行技术咨询或对产品提出意见和建议，实施方需提供 7×24 小时响应机制。

（2）现场支持：如果出现的问题远程无法解决，实施方需提供现场支持，安排技术人员对整个系统进行检测，对系统存在的潜在安全或故障隐患进行分析，并提出相应的解决方案，排除故障，解决问题。

（3）服务分类：软件技术服务、培训服务、管理和咨询服务、配套软件供应服务、Internet 技术服务等。

（4）服务方式：对问题直接反馈，服务人员通过对问题进行排查，发现问题并解决问题。专职人员记录问题发生的经过、问题处理的详细过程并整理记入客户档案。

（5）用户档案：安排专门的技术人员管理客户档案，为项目进行编号，实时追踪项目建设的情况，不定期对系统建设的软硬件提出修改、升级方案，通过建立的"用户注册卡"和"售后服务卡"等客户档案，快速、准确地查找所需资料，对项目需求进行预测、分析，提供多方位、多角度、多元化服务。

（6）定期巡检：实施方需定期对用户系统进行例行检查，尽量将产生故障的可能性降至最低，充分发挥和利用在以往其他项目中所积累的经验，采取科学严谨的分析方法，做出准确的分析和判断，为系统正常运行提供有力的保障。

8. 规范建设流程　根据医联体信息化建设内容与实现特点，可将整个建设流程按照建设实施规划进行规范。整个建设流程可分为：项目启动、需求调研、安全评估、环境准备、数据初始化、接口开发、代码测试、系统安装测试、系统培训、系统试运行及总体验收等（图 5-1-15）。

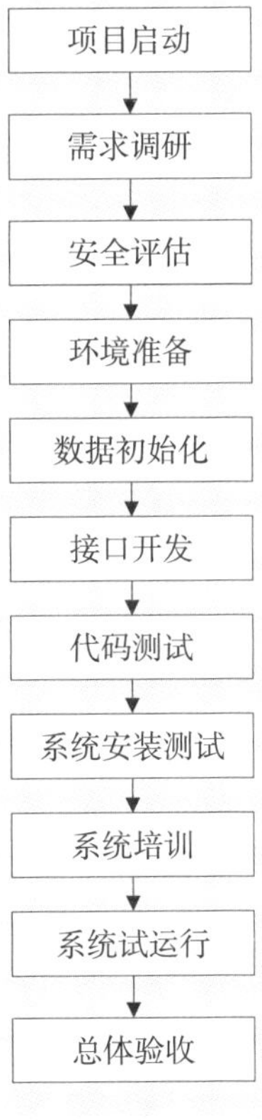

（二）未来建设流程

通过统一数据标准、通信标准和服务标准，形成标准统一的业务集成和数据交换体系，实现医联体之间各类应用的互联互通、即插即用，避免形成信息孤岛。采用公有云方式架设，利用虚拟化技术降低用户对硬件设备及运维的投入，节省基础设施费用，实现分布式管理，快速实现信息化建设和管理模式复制。

建立了统一的数据标准后，下一步为大数据深入应用做建设。通常将企业级数据分为前、中、后三层结构，具体为前台应用、中台服务、后台存储计算，其中：前台是具体的数据应用，重点关注客户应用场景、解决企业消费者的实际问题；中台是数据交换与服务，重点关注数据的质量管理及如何安全共享；后台是存储与计算，重点关注数据处理速度与成本。大数据平台的应用未来基于高性能、高可靠的数据传输技术，支撑大数据交换与清洗加工；基于元对象设施（meta object facility，MOF）、自动化分析技术，对未来产生超亿级规模的数据模型进行管理；基于微服务和高性能分布式技术，可实现高性能的数据共享服务能力。帮助医疗机构有效的管理和利用数据资产。

八、建设关键点

（一）标准规范体系建设

标准化建设是卫生信息化建设的基础工作，是进行信息交换与共享的基本前提。标准体系要按照国家、行业和地方标准化方针和政策，运用标准化原理，根据信息系统建设对标准化的总需求，遵循国家卫生健康委的标准规范，制定出适合本地医疗卫生服务机构业务工作流程、信息化建设规范和信息系统运行需要的标准规范。

（二）互联互通业务协同

区域内各机构与医疗服务相关的信息系统能够互联互通和信息一致是基础和关键。根据区域内已有信息化基础、建设资金和运维人员等资源情况，在市级或县级建立医联体信息平台。技术层面上，医联体信息平台以数据交换平台和统一消息总线服务来支撑各系统之间互联互通，业务层面上，医联体信息平台以包括标准数据集、数据元目录及值域代码和疾病、药品、医疗服务项目字典在内的标准规范体系来支撑业务应用协同。

图 5-1-15　规范建设流程

流程图内容：项目启动 → 需求调研 → 安全评估 → 环境准备 → 数据初始化 → 接口开发 → 代码测试 → 系统安装测试 → 系统培训 → 系统试运行 → 总体验收

（三）数据的采集与治理

医联体信息平台过程除了业务规范、数据标准的电子病历文档以及符合数据库设计模式以外，应注重对智能系统的自动运行数据、环境数据、其他相关应用系统临床数据，以及个人健康数据的采集、治理与整合，建立统一规划的数据中心，形成可供分析利用的数据资源库。

（四）网络信息安全建设

医联体信息平台由于承载着医联体内的业务协同和数据共享任务，其安全性和稳定性尤其需要重点考虑。在平台建设初期时，就应该将安全评估、安全建设统一进行同步设计同步建设。在平台建设期间，做好代码检测，减少漏洞的产生；在平台上线前，做好安全评估；在平台运行维护期，做好日常的安全管理；需要加强平台内的数据安全管理，既要用好数据，更要做好数据安全管理。

九、建设注意事项

（一）业务规范化

规范工程涉及各类业务的流程、相关单位/机构以及对应职责等，以更顺利的推进相关业务开展，此类规范还需各业务管理单位召集完成。区域医疗协同服务业务规范主要制定全县层面的跨机构、跨区县的医疗协同服务业务规范，包括预约服务、双向转诊、远程会诊、影像学会诊、病理学会诊、委托读片等。公共卫生协同服务业务规范明确区分公卫机构、医院、基层各自的职责，以及如何联动。基层机构功能规范可指导基层机构信息化的建设与完善。通用类业务规范如制定统一健康卡业务规范，包括卡编码，卡管理，卡使用等。

（二）接口规范化

制定各相关系统与区县级平台的互联规范，包括未来建设的公卫平台接入市级平台的规范，区级平台数据采集接口及数据交换规范等。除此之外，还需逐步考虑与国家卫生系统的接入规范、数据落地接口以及与区县级其他外部系统的接口规范，如与公安系统进行实有人口数据的交换。

（三）应用规范化

平台依据建设要求将提供多种通用应用及服务供医院、公卫、基层医疗卫生机构及其他政府行政管理部门进行使用，如提供的应用、服务，包括健康档案调阅，智能提示，统一健康卡查询等，需制定相应的使用规范。

（四）代码规范化

整个平台的开发工作，应参考 CMMI 软件成熟度标准，对代码及开发进行规范管理，其中包括命名规范、接口规范、文档规范、测试规范等等，确保代码可移交可读，可复用。

第二节　互联网在医疗供应链的应用

一、概念

利用互联网技术优化改善医疗供应链的信息系统，提高医院供应链运作效率与管理水平。以"互联网＋"为依托，将云计算、人工智能、大数据等新兴技术运用到医疗供应链中，构建出智能化的医疗供应链管理系统，实现物流、信息流、资金流的高效融合与数据交互，解决传统医疗供应链存在的数据孤岛、效率低下等问题，提升供应链整体运作效率，形成智能化、生态化、集成化、可视化的医疗供应链管理体系。

具体内容包括：供应商管理、供采协同、医院高值耗材管理、智能耗材柜应用管理等。

涉及技术包括：移动互联网、UDI 条码、RFID 标签、二维码、便携式打印、文字识别、指纹仪和读卡器验证等技术。

二、建设背景

（一）现状分析

随着国家医改和医院信息化建设的逐步深入，在取消了药品加成和耗材加成后，医院通过药品和耗材获取的利润必然会逐渐降低,医院必须向精细化管理转变,特别是通过供应链优化来寻求利润。很多医院在日常工作中忽视信息化的建设和使用,相关管理人员在规划建设时也容易忽视信息化建设,这一问题使得医院耗材供应链的信息化管理难以取得预期成效。医院迫切需要善用互联网技术提升医院的管理能力和创新水平,推进新兴信息技术应用,将互联网技术、供应链业务和管理方法相结合,打通院内、院外供应链系统,实现信息资源共享,数据及时交互,有效改进医院供应链管理运作效率。

1. **国外现状分析**　国外发达国家对供应链管理非常重视,国外医院的供应链管理早已纳入医院日常管理的细节之处,供应链上各环节做到紧密配合,已经进入飞速发展阶段。国外医院从内部和外部对医院供应链各环节进行合理调节,采用多种方法、多层面逐步改进物流与供应链的管理。在内部以需求拉动为核心,以满足使用需求为目标,建立集成化的供应链运作模式,外部与少数供应商建立战略联盟关系,达到规模经济和资源的优化配置。

(1)加拿大:魁北克省维多利亚皇家医院于 2001 年对内部手术室进行了物流业务流程重组,针对手术室排污系统问题,制定了一套有效的解决方案。首先对存储区域进行集成化管理,以防出现零散、有菌无菌区域不分的现象;其次采用先进的、更为科学的垂直高密度储存系统代替原有储存模式;再次采用全自动智能补货系统,保障物资的及时供应;最后对医院内部物流进行重组,规范业务操作流程。经过以上供应链环节的优化和再造,维多利亚医院的手术室物流重组项目获得了巨大成功,该医院总体年劳动改善率达三分之一,供应链供应效率提升达 30% 左右,医护人员的无效率劳动时间也大幅度降低,同时还为医院减少资源耗费达 40 余万美元。

(2)美国:美国保健财务管理协会提供的报告称,美国一些医院在供应链管理方面取得了显著成效,具体做法如下:一是医院外部注重与上级部门的沟通与合作,努力寻求政策支持,增强与同行业、同领域的沟通和交流,分享实践经验,提高行业整体竞争力,培养供应链上医院与供应商的战略联盟关系,通过绩效评价、信息共享和互利互惠等合作来达到共赢;二是医院内部对内部物流管理涉及的各环节进行绩效评估指标的测定,强化人员考核意识,对医护人员进行标准化培训,对治疗流程、用药规范等进行统一指导;三是建立信息管理系统,整合多方信息,提供决策支持,及时满足需求,注重提高采购效率,使用准时制采购方法,强化控制采购环节,提高库存管理水平,同时优化物资的采购和库存环节的管理流程。

2. **国内现状分析**　国内医院物流还处于起步和探索阶段,有很多医院沿袭着传统计划经济时期的管理方式,没有将供应链管理提升到战略高度去进行全局思考,只注重医疗技术的提高和重点学科的建设。医院供应链管理环节相对比较粗放,使得物资供应方面占用医院大量人力、物力和财力。在供应链的流通环节,采用人工递交纸质申领单、使用电话或传真向众多的供应商下采购订单,财务人员要下库房与库管员及采购员进行手工对账等繁杂且费时的作业流程,缺乏一套信息管理系统将内部流程进行串联和整合,也没有将准时制生产方式(just in time,JIT)采购及"零库存"的理念运用到实际管理中。

目前,供应链在医院的应用主要体现在内部物流模块的功能性开发上,如物资申领、采购、库存等环节,部分医院在供应链管理中应用了智能耗材柜、高值耗材追溯、唯一器械标识(unique device identification,UDI)技术、射频识别(radio frequency identification,RFID)技术、光学字符识别(optical character recognition,OCR)技术等,明显提升和改进工作效率及业务管理水平。在供应商管理上也开始逐步深度应用互联网技术,扩大供应商选择范围,实现线上招投标、线上报价、线上评选等,大数据技术也逐步应用到了供应商评价中。互联网技术在不同医院供应链管理中的应用程度不同,在实现全方位管理、系统性建设上,还需要进行长远的规划。

(1)四川大学华西医院:通过以护理单元为单位,建立临床科室二级库。根据每一护理单元内二级库耗材品项和需求特点,将耗材拆分至符合卫生技术标准的最小包装。根据前一年不同科室不同耗材的实际领用量及包装数量需求,分别设立安全基数及补货点(触发配送至安全基数的库存数量),实现达到补货点时,医院资源规划(hospital resource planning,HRP)系统内自动触发科室领用申请。同时 HRP 内自动汇总需配送物资清单,一级库按申请耗材的科室耗材品项和数量,每天以住院楼为单位,制定配送时间及配送路线及时配送,以先进先出的原则,规范货架上耗材摆放,将科室耗材补充至安全基数水平。应用医院供应链管理技术后,平均临床收货时间降低 68.42%,临床科室二级库平均库存存量降低 13.72%,配送人员日均配送次数降低 56.25%。

（2）桂林医学院附属医院：医院上线了供应宝平台，实现了院内物流管理加院外协同的医院供应链管理方式升级。在"两票制"等新医改要求下，医院亟须加强供应链管理，通过这一平台帮助医院提高供应商管理效率，保证供应链高效透明，真正实现医院的精细化管理和高效运营。该平台在落地过程中，平台开发公司与医院进行了充分的交流与沟通，最终这一平台实现了院内物流和采购管理，院外对供应商资质、耗材信息、耗材溯源、订单计费等全方位管理，有效解决医院供应链管理中的难题，搭建起了院内外供应链高效运营的服务平台，为医院的精细化和高效运营提供保障。

（二）需求分析

基于医疗供应链的现状分析，医院迫切需要应用互联网技术提升医院管理水平，推进信息化应用，提高医院供应链运作效率。

1. 医疗供应链全程可视管理需求　互联网技术的应用，为供应链建设管理过程中实现数据共享，打破了生产企业、供应商、物流公司、医院等供应链各方之间的信息屏障，实现了供应链各环节信息的及时传输、实时共享和集成应用。供应链各参与方能够及时反映供应链全过程状态和运营，追踪物流、交易状态和活动，实现对供应链运营过程中的及时检测和操控。

2. 医疗供应链业务数据处理需求　由于医院科室大多根据经验订货，为保证耗材的及时充足供应，从临床科室到库房，再到采购部门，采购需求往往逐级扩大，信息传递的"牛鞭效应"明显，极易造成库房积压。同时科室订货缺乏科学管控，计划编制不够准确，导致库存不足且零星配送的频率与日俱增，极大的影响了医用耗材配送的计划性，浪费大量人力资源。

3. 医疗供应链管理效率提升需求　医用耗材种类繁多，一般三甲医院的常用物资字典就有 1 万多条，而且物资消耗量大、采购频繁、供应商众多，医院迫切需要信息化手段提高医疗供应链运作效率。特别是国家在大力推进医共体建设，医院走向集团化管理，医院的供应链管理不再是针对医院本身，还要扩展到成员单位，对供应链的效率提升有了更高的期待。

三、应用场景

（一）集中采购

在国家推进医共体建设过程中，医院集团化管理趋势明显。互联网技术下的医疗供应链建设，除了单体医院之外，医疗集团、医共体等医疗机构，将供应链建设应用于集中采购，整合成员机构分散的资源，发挥规模采购优势，获得更加优惠的价格，降低供求对接成本。通过集中采购吸引更多优秀供应商，为医院耗材供应、售后服务等提供更有价值的支持，形成医院与供应商长期稳定的战略合作关系。

（二）智慧物联

利用互联网技术构建相对完善的医疗供应链管理平台，打破医疗机构和供应商之间信息沟通屏障，实现药品耗材从生产、供应、使用等各环节的全程可追溯。在院内物流管理中，通过智能耗材柜、RFID、物流机器人等技术应用，提高院内自动化管理水平，降低人工成本。同时建设物流信息共享平台和分析决策等系统，为医疗机构和物流企业之间实现信息化运作，实现供应链系统化管理。

（三）供应链金融

利用基于互联网技术的供应链管理平台，为医院及供应商的采购销售交易提供应收账款确权、流转等供应链金融管理服务。供应商委托互联网管理平台，将医院的应收账款转让给银行，向银行申请在线供应链融资服务。银行根据接收到的互联网平台发送的供应商客户信息、历史交易记录、推荐信息以及供应商的应收账款信息等，在符合条件的情况下为供应商提供网络银行融资服务。

四、建设原则

（一）供应链全过程安全与可控性原则

医院供应链管理流程包括医疗物资的采购计划、采购订单、仓储、配送、使用等环节，这些环节又各自涉及其相关的子环节，并产生出相应不同的组织载体，任意一个环节处理不当都可带来临床医疗的不安全隐患。在信息系统建设过程中,供应链的全过程安全可控应放在首要位置。

(二)供应链管理标准化与规范化原则

进行医疗供应链的整合重组,实现各节点之间无缝连接,标准化与规范化是一项非常重要的基础性工作。系统建设前期要做好全局性筹划,充分考虑供应链各模块之间的接口需要,保证实物流、信息流、资金流在供应链当中顺畅运作,发挥供应链的优势,为数据的有效利用做好基础建设。

(三)供应链相关方信息交互协同原则

医疗供应链系统内的不同模块之间、供应链系统与医院其他信息系统之间,进行数据字典对照配置,通过数据接口实现不同系统之间的信息交互,打破信息孤岛,实现信息共享、数据实时传递,建立医疗供应链相关方的利益共享与风险分担机制,在信任、承诺的基础上深入合作。

五、建设内容

应当涵盖供应链业务全流程,主要包括供应商管理、供采协同、医院高值耗材管理、智能耗材柜应用管理等业务。

(一)供应商管理

1. **供应商注册**　建设供应商注册平台,供应商按要求提交信息注册账号,上传相关资质证件至平台审核,审核通过后使用医院分配的院内编码申请绑定医院,医院端审核通过后即完成注册与医院绑定。

具体功能:具备供应商注册信息填写、资质证件上传、资质证件审核、医院编码绑定、院端审核等。

适宜技术:①基于互联网的供应商注册业务功能集成。将注册申请、资质证件上传、资质证件审核、医院绑定等功能集成到互联网。②信息查询服务。支持查询供应商注册信息处理状态与处理进度。③信息提醒服务。支持有供应商提交申请时,医院端能接收到提醒信息。

业务流程见图 5-2-1。

建设要求见表 5-2-1。

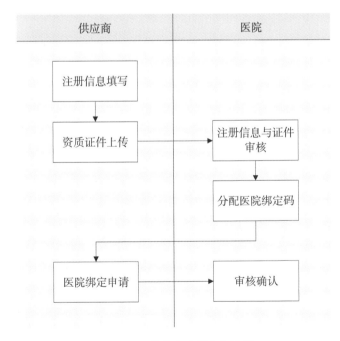

图 5-2-1　供应商注册业务流程

表 5-2-1　供应商注册建设要求

指标	具体内容和要求
供应商注册	① 具备供应商注册信息填写、资质证件上传、资质证件审核、医院编码绑定、院端审核 5 项功能 ② 支持供应商注册、信息查询、信息提醒 3 项技术 三级甲等医院　具备 5 项功能、支持 3 项技术 三级乙等医院　具备 5 项功能、支持 2 项技术 二级医院　具备 3 项功能、支持 2 项技术

2. **产品目录管理**　供应商通过导入或手工新增的方式,创建并维护自有产品及品规,通过绑定产品品规与医院耗材建立关联关系,在产品上绑定相关资质证件,自动同步至医院管理端,满足一次维护即可复用的业务场景。

具体功能:具备供应商产品目录创建、产品信息维护、产品品规与医院耗材建立关联、资质证件绑定产品、产品与证件绑定信息同步至医院、新品推送等。

适宜技术:①基于互联网的供应商产品目录与医院耗材字典相关联。将供应商产品信息上传、产品信息维护、产品与资质证件的绑定、产品与证件绑定信息同步至医院等功能集成到互联网。②信息查询服务。支持查询供应商产品目录、产品目录与资质证件的绑定状态。③新品推送服务。支持供应商可将产品信息与相关资质证件信息,推送至医院审核。

业务流程见图 5-2-2。

建设要求见表 5-2-2。

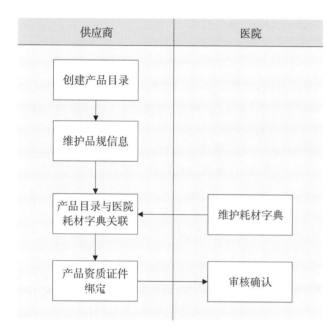

图 5-2-2　产品目录管理业务流程

表 5-2-2　产品目录管理建设要求

指标	具体内容和要求
产品目录管理	① 具备供应商产品目录创建、产品信息维护、产品品规与医院耗材建立关联、资质证件绑定产品、产品与证件绑定信息同步至医院、新品推送 6 项功能 ② 支持供应商产品目录导入、手工新增、信息查询、新品推送 4 项技术 三级甲等医院　具备 6 项功能、支持 4 项技术 三级乙等医院　具备 5 项功能、支持 3 项技术 二级医院　具备 3 项功能、支持 3 项技术

(二) 供采协同

1. 订单管理　医院将已经生成的采购订单通过供应链系统发送给供应商,供应商收到订单后,基于订单信息生成送货单,并将送货单信息通过供应链系统同步至医院管理端,实现订单信息协同。

具体功能:具备院内系统下采购订单、采购订单推送供应商、供应商接收订单进行确认、通过订单生成送货单等。

适宜技术:①基于互联网的订单推送服务。院内系统下采购订单通过互联网通知供应商,供应商接收订单进行确认操作。②信息查询服务。支持查询订单信息、订单处理状态等信息,并且支持信息同步。③送货单生成服务。支持通过订单生成送货单,完善送货单耗材动态属性信息。④送货单打印和条码打印服务。支持送货单在线打印和条码打印。

业务流程见图 5-2-3。

建设要求见表 5-2-3。

表 5-2-3　订单管理建设要求

指标	具体内容和要求
订单管理	① 具备院内系统下采购订单、采购订单推送供应商、供应商接收订单进行确认、通过订单生成送货单 4 项功能 ② 支持订单推送、信息查询、送货单生成、送货单打印和条码打印 4 项技术 三级甲等医院　具备 4 项功能、支持 4 项技术 三级乙等医院　具备 3 项功能、支持 3 项技术 二级医院　具备 3 项功能、支持 2 项技术

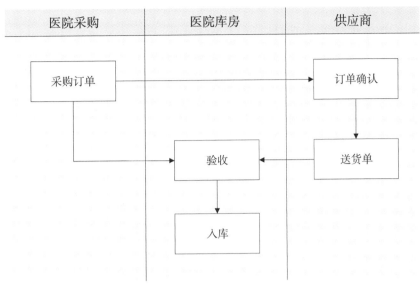

图 5-2-3 订单管理业务流程

2. **结算管理** 以送货单、入库单等作为结算依据,供应商生成发票推送至医院审核,通过后进入结算流程,实时同步审核与结算状态,掌握医院付款进度。

具体功能:具备供应商发票信息录入、供应商生成发票推送至医院审核、结算单据及发票开具情况账目汇总等。

适宜技术:①基于互联网的发票信息推送服务。供应商生成发票推送至医院审核,通过后进入后续结算流程。②信息查询服务。实时同步审核与结算状态,掌握医院付款进度。③支持代销对账。自动获取医院代销结算单据,对结算单据及发票开具情况进行账目汇总。④OCR 识别技术。支持自动识别发票信息,将发票信息自动录入系统。

业务流程见图 5-2-4。

建设要求见表 5-2-4。

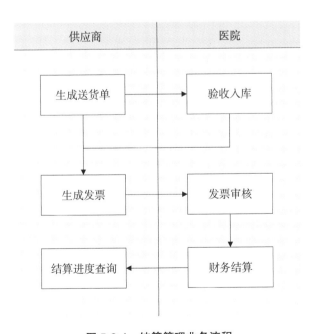

图 5-2-4 结算管理业务流程

表 5-2-4 结算管理建设要求

指标	具体内容和要求
结算管理	① 具备供应商发票信息录入、供应商生成发票推送至医院审核、结算单据及发票开具情况账目汇总 3 项功能 ② 支持发票信息推送、信息查询、代销对账、OCR 识别 4 项技术 三级甲等医院 具备 3 项功能、支持 4 项技术 三级乙等医院 具备 3 项功能、支持 3 项技术 二级医院 具备 2 项功能、支持 2 项技术

（三）医院高值耗材管理

1. **条码管理**　对高值耗材及植入性耗材实行条码管理,实现一物一码,耗材在院内通过验收后进行贴码,在院内流转将条码作为唯一标识,对耗材进行全程跟踪闭环管理。

具体功能:具备条码信息写入、耗材全程追溯等。

适宜技术:①UDI条码技术。将耗材信息通过UDI条码技术进行写入。②RFID标签技术。打印RFID标签,粘贴在对应耗材上,做到一物一码。③电子扫描技术。通过电子扫描设备扫描RFID标签,读取信息并写入系统。④信息存储与统计查询。支持耗材使用情况统计查询,以及流经环节的追溯。

业务流程见图5-2-5。

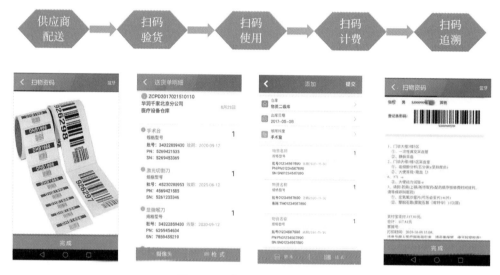

图5-2-5　条码管理业务流程

建设要求见表5-2-5。

表5-2-5　条码管理建设要求

指标	具体内容和要求
条码管理	① 具备条码信息写入、耗材全程追溯2项功能 ② 支持UDI条码技术、RIFD标签技术、电子扫描技术、信息存储与统计查询4项技术 三级甲等医院　具备2项功能、支持4项技术 三级乙等医院　具备2项功能、支持3项技术 二级医院　具备1项功能、支持3项技术

2. **扫码计费管理**　医院高值耗材每个都有一个唯一条码,每个耗材的条码都在系统中对应唯一的一个收费项目,手术室在使用后收费时扫描耗材上的条码,生成计费记录及代销品出库。

具体功能:具备耗材与收费项目对应设置、通过扫码产生计费数据、通过扫码生成代销品出库单、医院信息系统(hospital information system,HIS)与物流系统数据交互等。

适宜技术:①UDI条码技术。将耗材信息通过UDI条码技术进行写入。②RFID标签技术。打印RFID标签,粘贴在对应耗材上,做到一物一码。③电子扫描技术。通过电子扫描设备扫描RFID标签,读取信息并写入系统。④自动计费与生成代销出库单。通过扫码自动产生计费记录,自动生成代销出库单。⑤信息存储与统计查询。支持耗材使用情况统计查询,以及流经环节的追溯。

业务流程见图5-2-6。

建设要求见表5-2-6。

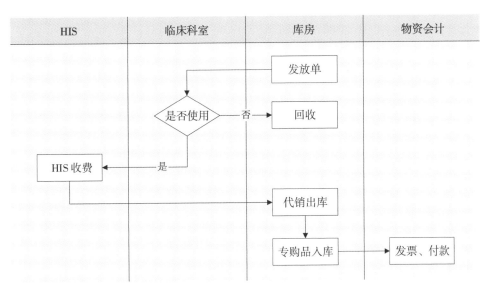

图 5-2-6　扫码计费管理业务流程

表 5-2-6　扫码计费管理建设要求

指标	具体内容和要求
扫码计费管理	①具备耗材与收费项目对应设置、通过扫码产生计费数据、通过扫码生成代销品出库单、HIS 系统与物流系统数据交互 4 项功能 ②支持 UDI 条码技术、RFID 标签技术、电子扫描技术、自动计费、自动生成代销出库单、信息存储与统计查询 6 项技术 三级甲等医院　具备 4 项功能、支持 6 项技术 三级乙等医院　具备 3 项功能、支持 5 项技术 二级医院　具备 2 项功能、支持 4 项技术

3. **零库存管理**　医院对高值耗材采用代销模式,实际耗用后再与供应商结算,以降低库存成本。科室根据需求申领高值耗材,供应商收到订单信息后,送货到物资科验收,物资科在物资管理系统出库后,再送到相应科室,高值耗材使用后系统生成结算单,作为供应商的结算依据,实现高值耗材零库存管理。

具体功能:具备医院科室申领信息录入、根据申领信息生成订单、订单信息推送至供应商、供应商线上生成送货单、送货单信息推送至医院、医院科室使用后生成结算单等。

适宜技术:①基于互联网的信息推送服务。医院订单信息、供应商送货单信息,通过互联网连接医院与供应商,做到信息同步。②信息查询服务。查询统计订单信息、订单状态、结算进度等。③支持代销对账。自动获取医院代销结算单据,对结算单据及发票开具情况进行账目汇总。④OCR 识别技术。支持自动识别发票信息,将发票信息自动录入系统。

业务流程见图 5-2-7。

建设要求见表 5-2-7。

表 5-2-7　零库存管理建设要求

指标	具体内容和要求
零库存管理	①具备医院科室申领信息录入、根据申领信息生成订单、订单信息推送至供应商、供应商线上生成送货单、送货单信息推送至医院、科室使用后生成结算单 6 项功能 ②支持信息推送、信息查询、代销对账、OCR 识别 4 项技术 三级甲等医院　具备 6 项功能、支持 4 项技术 三级乙等医院　具备 5 项功能、支持 3 项技术 二级医院　具备 3 项功能、支持 2 项技术

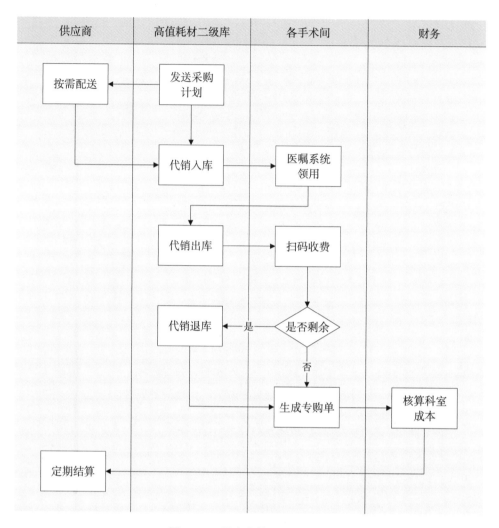

图 5-2-7 零库存管理业务流程

（四）智能耗材柜应用管理

1. 供应商配送 供应商把医用耗材送达医院后,可放入智能货柜,智能货柜运用 RFID 技术自动计算耗材的入库 / 入库数量、出库 / 出库数量、经手人等信息。

具体功能:具备耗材条码信息写入、耗材条码信息读取、智能耗材柜与院内系统数据交互、智能耗材柜与供应商数据交互、智能耗材柜权限管理、智能耗材柜授权信息识别、自动盘库等。

适宜技术:①UDI 条码技术。将耗材信息通过 UDI 条码技术进行写入。②RFID 标签技术。打印 RFID 标签,粘贴在对应耗材上,做到一物一码。③电子扫描技术。通过电子扫描技术自动计算耗材的入库、出库、数量及操作人等信息。④信息存储与统计查询。支持耗材使用情况统计查询。⑤人脸识别技术或指纹识别技术。设置授权使用人员的信息,智能耗材柜通过人脸识别技术或指纹识别技术,识别操作人。⑥盘库及数据分析技术。根据耗材的放入、取出耗用、在柜耗材数量,定期进行自动盘库。

业务流程见图 5-2-8。

建设要求见表 5-2-8。

2. 自动补货 供应商通过智能耗材柜管理系统查看医疗耗材使用情况及库存信息,低于最低库存时自动进行补货。

具体功能:具备耗材使用查询、耗材使用预测分析、库存信息查询、最低库存设置、补货提醒等。

适宜技术:①基于互联网的信息同步。将智能耗材柜库存信息、耗材使用信息及时推送至供应商。②预测分析技术。根据历史耗用量,结合同比数据、环比数据,做好下一周期的耗材耗用预测。③消息提

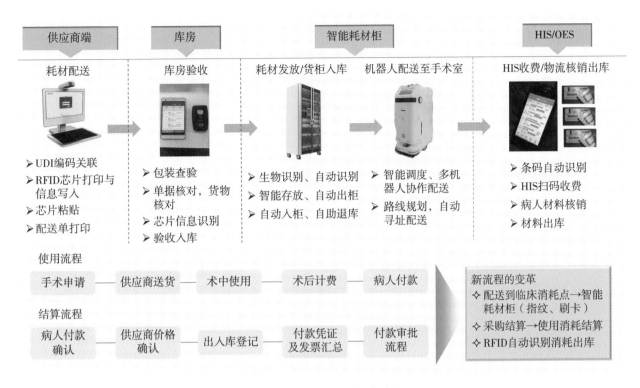

图 5-2-8　供应商配送业务流程

表 5-2-8　供应商配送建设要求

指标	具体内容和要求
供应商配送	① 具备耗材条码信息写入、耗材条码信息读取、智能耗材柜与院内系统数据交互、智能耗材柜与供应商数据交互、智能耗材柜权限管理、智能耗材柜授权信息识别、自动盘库 7 项功能 ② 支持 UDI 条码技术、RFID 标签技术、电子扫描技术、信息同步技术、人脸识别技术或指纹识别技术、盘库及数据分析 6 项技术 三级甲等医院　具备 7 项功能、支持 6 项技术 三级乙等医院　具备 6 项功能、支持 5 项技术 二级医院　具备 5 项功能、支持 4 项技术

醒与推送。当智能耗材柜耗材库存低于最低库存时,系统自动通过互联网推送提醒消息至供应商进行补货。

业务流程见图 5-2-9。

建设要求见表 5-2-9。

表 5-2-9　自动补货建设要求

指标	具体内容和要求
自动补货	① 具备耗材使用查询、耗材使用预测分析、库存信息查询、最低库存设置、补货提醒 5 项功能 ② 支持基于互联网的信息同步、预测分析技术、消息提醒与推送 3 项技术 三级甲等医院　具备 5 项功能、支持 3 项技术 三级乙等医院　具备 4 项功能、支持 2 项技术 二级医院　具备 2 项功能、支持 1 项技术

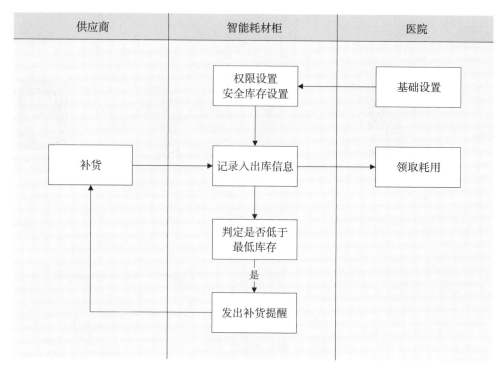

图 5-2-9 自动补货业务流程

（五）未来展望

随着"互联网+"、数字化、区块链、智能化等技术迅速发展,医疗供应链行业整合速度加快,基于互联网的全渠道医药零售与服务平台、C2B2M、B2C、B2B、O2O 等模式成为众多医药企业发展的方向。医疗供应商企业将会加速形成规模化,在以销售、配送的基础服务上,提升相应的增值服务,为医院终端客户提供更多服务。在资本注入、市场拉动、技术驱动的背景下,医疗供应链系统会更加成熟,可以通过区块链、物联网等技术消除医院与供应商之间的信息不对称问题,实现信息实时共享。利用数据分析和人工智能技术实现智能决策,对医疗供应链运营过程中的风险进行自动识别和自主分析解决。未来的医疗供应链系统将会充分具备互联网、区块链、大数据、人工智能等现代信息技术,同时还具有很强的技术渗透能力,供应链管理者可以通过对大量现代信息技术的综合运用,推动新技术的研发和应用进程,实现技术创新和管理革新。

六、建设方法

（一）建设策略

医院供应链信息化战略是一个系统工程,要考虑医院已有的系统,要解决各系统的兼容性,要从上到下、内部到外部到整个系统的设计规划,围绕医院战略目标进行设计。此外,医院供应链信息化战略的操作层面涉及医院内外部人员,让医护人员及相关供应商使用简单且易操作,为使用人员带来便利,让医护人员更愿意接受信息化应用。

（二）应用技术

主要包括:①系统开发语言,如 Java、.NET、Python 等。②主流关系型或非关系型数据库。根据业务的事务性、完整性、一致性以及对于应用场景数据实时性、数据规模等,选择更强调时序性、事务性、一致性的关系型数据库,如 Oracle、SQL Server、MySQL 以及各种国产主流数据库等。③应用系统架构。根据用户响应和系统集成要求的不同,可以采用 B/S、C/S、N 层架构、分布式架构等不同的应用架构体系完成多系统之间的集成或者新系统的开发。④消息交互机制,如消息队列、Socket 等。⑤移动智能终端(如 Android、IOS 等)应用开发。⑥电子扫描、移动互联网、UDI 条码、RFID 标签、二维码、便携式打印、OCR 文字识别、智能耗材柜、人脸识别技术、指纹仪和读卡器验证、扫码计费、新品推送、订单推送、代销对账、预测分析技术、信息存储与统计查询等应用技术。

（三）建议建设模式

1. **前瞻性顶层设计**　围绕为医院内医护人员和医院外供应商提供一体化物流服务和差异化增值服务的战略目标进行建设，在信息化管理模式建立时确定供应链建设目标，统筹信息化与供应链业务的整合，顶层设计要具有前瞻性，要具备 3~5 年的领先策略。

2. **全过程质量控制**　在需求调研环节、系统设计环节、开发实施环节、系统测试环节、系统培训环节、上线准备环节、上线运行环节等进行全面质量控制。建立验收评价机制，验收内容包括功能验收、接口验收、性能验收、项目交付文档验收等。

3. **信息化建设与业务管理提升相融合**　通过基础数据整理、信息采集、业务流程建设等方面逐步对医疗供应链管理机制进行改革，利用信息分析对供应链业务流程进行改进，并对改进后的实行情况进行审核与评价，根据其评价结果再次进行调整，保证信息化建设与业务管理提升相互融合。

（四）未来建设模式

未来医疗供应链建设将利用智能设备、物联网、云计算及人工智能等新兴技术，实现医疗资源的最佳配置，降低成本并提高效率，在目前"业务主导型"的模式下，将会逐步提高用户体验。未来医疗供应链信息系统建设流程，不仅仅考虑到业务的实现，还需要将新技术、良好的客户体验融入到系统建设中。对医疗供应链建设具备优势的医疗机构，可以采用主动性的流程控制战略，运用智慧技术对医疗供应链不同环节进行重新设计与调整，对供应链业务流程进行优化，从而使医疗供应链上下游更加协同。基于主动集成的流程控制战略使医疗机构逐渐成为整个供应链中的主导力量，依靠大数据、云计算等技术不断完善医疗供应链流程设计，并且在严密的质量控制之下，降低供应链问题发生率，提高供应链响应速度。

七、建设流程

（一）建议建设流程

医疗供应链的信息化建设，以医院实际业务为前提，借助计算机等信息化设备，实现供应链数据的采集与整理，提高医院业务管理水平与工作效率。

1. **建设范围（1 个月）**　医疗供应链业务信息管理系统的建设范围包括两大部分：业务建设及技术建设。业务建设包括供应商资质证件管理、供采协同管理、医院高值耗材管理、智能耗材柜等业务的建设；技术建设包括网络及安全建设、应用服务器及数据库服务器的硬件准备及相关软件的安装设置、RFID 识别技术、OCR 识别技术等。

2. **技术选择（1 个月）**　为了使医疗供应链业务信息管理系统更快完成部署，更灵活应对供应链业务的扩展，应评估不同业务模块的技术要求。供应商管理需要支持供应商注册、产品目录导入 / 手工新增、信息查询、信息提醒、新品推送等技术。供采协同管理需要支持订单推送、信息查询、送货单生成、送货单打印、条码打印、代销对账、OCR 识别等技术。医院高值耗材管理需要支持 UDI 条码技术、RFID 标签技术、电子扫描技术、自动计费、自动生成代销出库单、信息存储与统计查询等技术。智能耗材柜需要支持电子标签、人脸识别技术、指纹仪和读卡器验证、盘库及数据分析、预测分析技术等技术。

3. **系统设计（2 个月）**　医疗供应链业务信息管理系统为提高医院供应链业务工作效率，需完成供应商管理、订单管理、库房管理、医院高值耗材管理、智能耗材柜等业务应用的系统设计，同时需要与 HIS、实验室信息管理系统（laboratory information system，LIS）、医学影像存档与通讯系统（picture archiving and communication systems，PACS）等现有系统进行无缝对接。因供应链业务范围比较广，涉及使用人员比较多，在系统设计阶段需要做好供应链上下客户沟通，让更多的使用者参与设计，这样才能保证设计的系统与实际业务高度匹配。

4. **系统开发（3 个月）**　在开发人员充分理解医疗供应链业务流程和功能需求之后，开发团队进行全面的系统开发，将医疗供应链业务信息管理系统分成系统级开发和模块级开发。在开发过程中，保证各个业务模块化应用与整体系统之间顺畅调试运行。

医疗供应链系统开发需完成以下建设目标:①功能目标。供应商管理要实现供应商线上注册、医院管理端线上审核、供应商产品目录上传或导入等功能,供采协同要实现医院采购订单线上流转、基于订单供应商生成送货单、线上发票信息同步、线上对账等功能,医院高值耗材管理要实现一物一码的条码管理、扫码计费、零库存管理等功能,智能耗材柜要实现授权管理、按用户权限存放与领取、自动核定耗材数量、自动补货提醒等功能。②性能目标。医疗供应链管理系统需要做到方便系统维护,系统界面美观,系统功能简易明了,符合用户的操作习惯,系统数据处理流畅,响应时间短。③安全目标。医疗供应链管理系统采用数据库安全监测技术,对系统用户按角色进行权限设置,监控用户行为,确保系统的安全运行。

5. 系统测试(1 个月)　在进行系统测试之前,测试人员要熟知医疗供应链业务流程,清楚每项业务发生的前后顺序,明白每一项业务的详细流程和各个环节涉及的角色。另外还需要掌握一定的应用技术原理,比如 UDI 条码技术、RFID 标签技术、OCR 识别技术等。在整个业务有了总体认识的基础上,再把业务分块,在供应链系统中将相应的模块与业务对应起来。只有把业务和系统功能完全对应上了,才有可能对供应链管理系统进行全面的覆盖测试。

测试要尽量做到全覆盖,一是按医院正常的供应链业务场景进行测试,包括供应商注册、订单处理、高值耗材条码管理、智能货柜管理等,按照正常的顺序,用正确的测试数据测试系统,检查系统的结果是否与预期结果相同。二是测试医院异常的供应链业务场景,即输入异常的测试数据测试系统,查看系统提示哪些异常信息,并查看是否有异常判断。三是特殊数据的处理,即在输入测试数据时,输入边缘数据、空值等特殊字符,查看供应链系统是否做了数据录入范围和要求的判断。经过首次测试后,把得出的错误信息,以 BUG 报告的形式展现出来,转发给开发部门相应人员进行修改。BUG 修改完毕后,更新系统,对已往的错误信息进行二次测试,以确保错误信息的正确修改。待医疗供应链系统完全达到质量标准后,方可视为测试完成。

6. 试运行和交付(2 个月)　医疗供应链系统测试工作全部完成之后,进入试运行阶段。通过试运行发现系统建设与开发中存在的问题,进一步完善系统建设内容,同时通过实际运行中对系统功能与性能的全面考核,来检验系统在长期运行中的整体稳定性和可靠性。在系统正常运行一段时间后,确定整个系统运行流畅,即可完成系统的正式交付。

(1) 硬件与软件:列出运行系统所需要的机器设备及硬件设施,比如智能耗材柜、RFID 标签打印机、RFID 扫描枪、OCR 高拍仪以及服务器等,说明其中的新型设备及其专门功能,包括设备规格与技术参数、处理器型号及内存容量、输入及输出设备的型号和数量、联机与脱机状态、数据通信设备的型号和数量等。列出支持软件,包括要用到的操作系统、数据库系统、编译(或汇编)程序、测试支持软件等。

(2) 试运行:根据医疗供应链系统功能模块,针对供应商管理、供采协同、高值耗材管理、智能货柜管理等功能和使用对象分别组织培训,并进行供应链系统的实际操作演练。对医院内医护人员和医院外供应商在供应链系统的日常操作予以记录,对系统发生的问题,分重点分层次予以解决,并由此提出针对性的措施。记录并总结医疗供应链系统在试运行过程中的管理和维护问题,总结经验,以便系统正常运行时参考。

(3) 交付:医疗供应链系统正式上线运行后进行系统交付,系统交付时,注明交付的软件产品编号、内容清单、存储媒体等信息,系统实施人员应将完善后的操作文档,包括医疗供应链系统部署说明、供应商管理操作说明、供采协同操作说明、医院高值耗材管理操作说明、智能耗材柜管理操作说明、试运行记录与运维说明等相关文档,提交给供应链系统运维人员,并确保操作说明文档与实际情况一致。

7. 运维保障(12 个月)　在医疗供应链管理系统正式交付之后,应制定完备的运维保障方案。建立统一的维保电话及网络联系方式,当供应链系统出现故障或系统使用者有疑问时,医院技术人员或业务人员能及时联系到系统开发者,及时解决问题,系统开发方需提供 7×24 小时响应服务。如通过电话或网络方式不能解决的,需及时派遣相关人员前往现场进行处理,对医疗供应链系统存在的潜在安全或故障隐患进行分析,提出相应的解决方案。同时系统开发方需对医疗供应链系统各模块运行状态进行定期检测,掌握供应链系统在医院内部及医院外供应商的使用情况,保证系统的持续正常运行。无论是远程支持、现场支持还是定期巡检,都要做好运维记录。

8. 规范建设流程　编制医疗供应链管理系统建设流程,保证系统建设工作正常有序进行,让开发中各个环节更紧凑,实现医疗供应链系统建设工作过程流程化,提高系统建设质量,按期交付(图 5-2-10)。

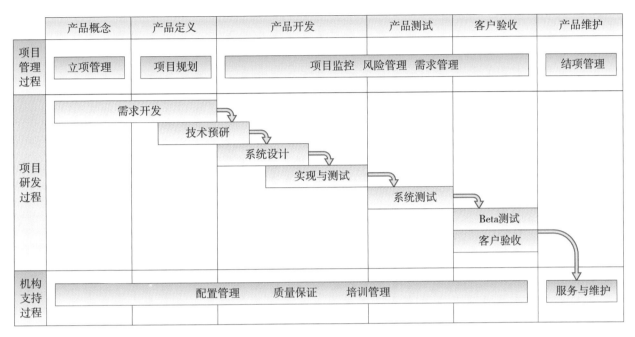

图 5-2-10　医疗供应链系统建设流程

(二)未来建设流程

未来医疗供应链信息系统建设流程,将在强调业务流程的基础上,引入云计算、中台等新技术,变革信息系统建设。云计算在软件的开发中发挥了很大的积极作用,云计算可以将计算机的所有资源,通过局域网或者是广域网进行统一管理与调配,实现更加高效与快捷的存储内容、信息共享、数据处理。另外,中台是一个能够同时支撑多个业务,让业务之间的信息形成交互和增强的机制;中台是把一些广泛适用的经验,从具体的业务中抽离出来,变成一个通用模块,从而能够被其他多个业务复用,进而降低信息化的开发成本,提升效率。

八、建设关键点

(一)做好医院库存管理建设

建立供应商库存机制,在对高值耗材实行"零库存"管理基础上,实现对医用耗材全面的"零库存"管理。对于高值耗材以及可计费的低值耗材,实行"以销定结"的管理模式,即耗材真实消耗计费以后,物权由供应商转移到医院。严格控制不可计费的低值耗材数量,并将科室二级库签收耗材作为物权转移点,同供应商进行结算。

(二)做好医院二级库房建设

医用耗材二级库是医用耗材的直接供应部门,对医用耗材的合理使用及安全保证承担着重要的责任。在保障临床医疗需求的前提下,可通过建立健全二级库耗材计划、领用、消耗、计费四要素的关联关系,完善二级库由申请到配送再到消耗的流程,做到真正的账实相符,杜绝"跑、冒、滴、漏"现象,实现对医用耗材二级库的精细化管理。

(三)做好供应商管理的建设

供应商是医院供应链的上游,控制着医用耗材进入医院的源头,完善和加强对供应商的管理,可以优化医院对供应商选择,加深医院与供应商之间的信任,有利于医院同供应商一起将原有的博弈关系转变为合作共赢的战略关系,更好地服务于医院供应链。医院对供应商的改进,围绕建立供应商平台、建立供应商评价体系和奖惩机制等方面进行。

九、建设注意事项

(一)注重数据挖掘与应用性

通过医疗供应链系统建设,对医院数据进行深度挖掘,分析和发现其中一些有深度的、潜藏的问题或者有价值的内在规律,并对这些问题进行解决、对内在规律进行分析应用,提高系统数据运用的灵活性,从而为医院的决策提供数据支持,不断提高和完善医院的运营管理,促进医疗供应链系统建设与供应链业务管理相辅相成发展。

(二)注重用户参与和体验感

在医疗供应链的业务流程再造和信息系统设计过程中,要充分考虑包括医护人员和供应商在内的所有参与人员的操作体验。医疗供应链系统不同于其他专业管理系统,所涉及的用户较多,要通过信息系统建设规范医疗供应链中各项业务的标准作业步骤,整合业务角色,提高页面友好度,使得操作简单易用。

(三)注重医院信息安全管理

需要应用与医疗供应链信息系统相匹配的信息安全技术,包括杀毒软件及防火墙技术等,确保网络系统应用的安全性。对访问医疗供应链系统的用户设置高密级的权限,按角色赋予不同的权限,对系统管理员的可靠性进行评估,确保系统数据的安全性。另外,需要特别注意服务器的管理,对服务器进行优化维护与定期检测,确保服务器的稳定性。

参 考 文 献

[1]宗晓祥,李振叶,万隆,等.医院耗材供应链一体化管理的应用[J].信息技术与信息化,2020,241(04):102-104.

[2]徐丽君,顾进华.国内外移动互联网医疗应用现状及未来发展趋势探讨[J].信息与电脑(理论版),2020,448(06):173-175.

[3]晁孟华,周华,康乐.国内外医院物流系统比较[J].中国高新技术企业,2013,(23):162-163.

[4]任行.国外移动医疗体系发展现状[J].中国数字医学,2013,(04):99-101.

[5]谢德衡."互联网+"背景下智慧医疗应用现状分析[J].计算机产品与流通,2020,(06):164-164.

[6]罗冰洁,黄进,吴晓东.基于HRP的医院科室二级库耗材自动补货管理[J].中国医疗设备,2019,34(1):137-139.

[7]张佩嘉,谭洁."互联网+医疗"服务模式的应用现状及展望[J].护理研究:上旬版,2017,(28).

[8]李俊霞.供应链金融在医疗行业的应用实践——以Q医院为例[J].齐鲁珠坛,2020,(02):6-7.

[9]孙国强,由丽李,陈思,等.互联网+医疗模式的初步探索[J].中国数字医学,2015,(06):25-28.

第三节　互联网在临床资料共享与发布的应用

一、概念

应用互联网技术面向患者及医疗机构实现临床资料共享与发布的各种应用。临床资料共享与发布的应用是以患者为中心,以信息共享、便民惠民为目的,应用互联网技术等先进理念,结合医疗业务场景,为患者和医疗机构提供基于临床资料共享与发布的智慧便民的多种应用,利用大数据、人工智能、5G移动通信网络技术的手段拓宽了医院服务的范围,优化了医院的诊疗流程,提高了医院管理水平,推动了医院服务转型,患者可以随时随地与医生联系,加强了信息沟通,提高了患者就医满意度和获得感。

具体内容包括:智能预约、智能导诊、检验报告查询、检查报告查询、医疗费用查询、诊断及处方查询、网络复诊、智能随访、健康宣教等多种形式的医疗服务。

涉及技术包括:5G移动通信网络、空间定位、生物识别、大数据、数据抽取、数据清洗、数据预处理、分布式存储、数据挖掘与建模、自然语言处理、机器学习、并行计算等技术。

二、建设背景

(一) 现状分析

1. 国外现状

(1) 美国:全球互联网医疗最早是起源于美国,美国互联网医疗有一半可以说是政策支持孵化出来的。美国通过保险计划的支付,激励政策以及对医院的评估方法,直接刺激医院去使用互联网医疗,大大刺激了互联网医疗市场的高速发展。与此同时,美国医、药分离,以及允许医生多点执业也都为互联网医疗的发展提供了良好的环境。1996 年美国政府出台《健康保险携带和责任法》《经济与临床健康信息技术法案》等专项法案,规定 18 类信息为隐私信息,界定医疗信息电子化等细节,并制定对应的处罚与整改措施。2010 年奥巴马政府颁布《平价医疗法案》,加大互联网医疗服务报销范围和力度。2017 年 5 月 27日,美国得克萨斯州是全美 50 个州最后一个废除互联网医疗不能进行初诊规定的州。Teldoc 数据显示,经过 15 年的发展,美国已经完成了 200 多万次初诊行为,累计为用户节省了 4.93 亿美元,尚没有大的医疗事故发生。美国凯撒医疗集团的互联网医疗发展也很迅速,52% 的初诊通过在线完成。美国已有数据证明,通过对公民进行远程互联网干预、诊断以及治疗,健康人群的患病风险及患者的误诊风险被有效控制。

(2) 欧洲:在欧洲国家互联网医疗的技术发展与美国不相上下,受地理位置、交通、互联网覆盖范围、医疗技术水平等因素影响,跨国家、跨区域之间的医疗技术共享成为欧洲互联网医疗服务的突出特点。例如瑞士与德国直接开展了传输静态图像的远程冷冻切片医疗服务,西班牙建成了连接欧洲大陆的静态图像传输系统等。互联网技术在医疗服务中的应用给欧美各国带来显而易见的好处,提升区域整体医疗水平,加强区域医疗资源整合,推动高新技术发展,减少医疗资源浪费,为患者提供更加便捷的服务,更好地发挥医疗机构的社会效益和经济效益。

2. 国内现状　2018 年 4 月,国务院办公厅出台《关于促进"互联网 + 医疗健康"发展的意见》(国办发〔2018〕26 号)强调,健全"互联网 + 医疗健康"服务体系,发展"互联网 +"医疗服务,鼓励医疗机构应用互联网等信息技术拓展医疗服务空间和内容,构建覆盖诊前、诊中、诊后的线上线下一体化医疗服务模式。2018 年 7 月 17 日,国家卫生健康委员会和国家中医药管理局组织制定了《互联网诊疗管理办法(试行)》《互联网医院管理办法(试行)》《远程医疗服务管理规范(试行)》。2020 年 2 月 21 日,《关于加强医疗机构药事管理促进合理用药的意见》发布,指出要规范"互联网 + 药学服务"。浙江、山东等地也出台相关举措积极探索互联网购药,主要网络售药平台也对个人健康信息登记和疫情防控相关提示进行规范。梳理其中比较关键的政策可以发现,2018 年以前国家对互联网医疗的态度由谨慎逐步转向开放,主要以推动建设远程诊疗、医联体、分级诊疗为主,并逐步放开第三方机构参与互联网医疗服务。此后,互联网医疗发展路径逐渐清晰,国家相继发布了互联网医疗的纲领性文件及互联网诊疗、互联网医院、远程医疗三个配套文件,进一步明确互联网医疗收费问题。2016—2026 年我国互联网医疗的年复合增长率将维持在 33.6% 的水平,预计在 2026 年达到将近 2 000 亿元的市场规模。

(二) 需求分析

1. 分级诊疗应用需求　通过互联网技术在临床资料共享平台中的应用,能够实现医疗机构之间数据互联互通,业务上高度协同,发挥上下级医疗机构之间的自身医疗价值,提高医疗机构优质资源利用率,同时对基层医疗机构起到帮扶的作用。通过优化医疗机构现有患者就诊服务流程,帮助医疗机构引导患者合理就医、智慧就医,在确保医疗公平的前提下合理分流患者,使得优质医疗资源合理下沉,促进分流诊疗制度落地,有效减少上级医疗机构就诊压力。

2. 患者智慧就医需求　随着移动互联网、物联网、人工智能为代表的信息技术发展迅猛,患者对利用互联网技术提高医疗信息化服务质量、缓解"就医难"和"三长一短"问题的呼声越来越强烈。通过移动互联网方式向患者及家属提供不限时间、地点的信息化服务,有效提升便民惠民服务水平,扩展医院服务模式。通过移动信息查询、移动支付、网络复诊等功能,有效缩减患者的排队次数和排队时间,减少患者来院频次和停留时间,同时缓解窗口服务压力。患者及家属将可以享受到诊前、诊中、诊后的全流程在线就医服务。

3. 医院运营效益需求　通过互联网技术在患者就医过程中的应用,医疗机构整合内部资源,通过不同的服务应用入口,实现医疗机构资源的有效释放,把非诊疗环节转移到互联网端,扩大医疗机构服务半径。完全打通院内院外、线上线下,逐渐把患者服务从院内延伸到院外,从诊中拓展到诊前、诊后,为患者解决病痛,进而构建完整的互联网+医疗应用场景,改善引流、分流等问题,减少患者等候时间,提高医疗服务效率。通过无纸化应用、医疗服务流程再造、制度改进、岗位优化等医疗资源的整合和利用,从而降低医疗机构运营成本,提升医疗机构工作效率。

三、应用场景

通过建设临床资料共享应用,将病案资料以数字化的形式提供给患者,患者可以通过移动端的微服务应用按照就诊时间顺序、病历类别等进行分类排序,便于患者整理和查阅病历资料。通过互联网手段,针对部分常见病、慢性病的患者,能够在线通过图文、电话、视频进行网络复诊,与医生进行实时互动,在线获取处方,支持药品配送到家,实现足不出户线上问诊。通过构建医生端微服务,医生使用智能手机即可查看所关注的在院患者的检验、检查结果,医疗、护理等电子病历文书和医嘱及其执行结果,实现了患者临床信息院内院外均能浏览,改变了传统的医疗模式,有效提高医疗效率和对病人的服务水平,同时针对部分常见病、慢性病患者,医生在掌握患者病历资料后,可以在线开具处方、在线写病历,处方经药师审核后,药品直接物流配送到家。实现诊疗服务从院内延伸到院外,通过网上随访等功能及时了解患者院外的病情及用药情况,通过网络复诊、健康宣教等功能对患者的康复进行有效的干预。

四、建设原则

(一) 标准化和适用性

医院信息化经过多年的发展,各条业务线的系统繁多,各个系统的开发技术平台、业务数据标准、业务开展模式各不相同,信息孤岛问题严重。系统的设计要遵循国家和地方信息化相关标准,坚持统一、规范、标准的原则。通过建立医院信息平台,实现临床资料共享平台的应用,可以使各个业务系统实现业务和数据的互联互通、信息共享,使院内整体信息系统能够高效、稳定的运营。

(二) 先进性和灵活性

临床资料共享与发布库应用的设计需具备新时代的先进性和良好的灵活性。通过云计算、大数据技术、人工智能、5G通信等新兴信息技术的使用,确保系统在建成后的相当一段时间内仍保持技术的先进性,从而避免信息系统的重复建设,节约资源和成本。同时,系统的设计应该能够根据医院业务的发展、医疗政策的调整、用户使用习惯的变化等进行持续改进和灵活调整。

(三) 实用性和适宜性

构建一套实用的、成熟的、完整的临床数据发布平台,以创新的方式来储存和呈现完整的医疗资料,实现以病人为核心,以时间为主线,以临床事件为单位的"患者就诊信息树",保证系统能够客观全面地反映患者就医的完整过程,实时动态显示医嘱数据的执行状态和执行结果,能有效地协助医院现有的临床、质量、科研和行政管理部门,实现更有效的医疗管理和更高的医疗服务质量。

五、建设内容

(一) 互联网技术应用

1. 智能预约　为患者提供智能预约服务,支持患者在院外通过移动互联网对就医服务进行预约,为患者提供实名制注册、智能初诊预约、分时段挂号预约、智能检查、检验预约、体检预约、日间手术预约、入出院预约、复诊预约等预约服务,覆盖患者诊前、诊中、诊后全流程智能就医预约服务。

具体功能:患者注册、预约登记、预约取消、预约资源同步、预约资源管理、患者信用管理等。

适宜技术:①号源池统一管理。对不同预约途径(包括网络、电话、窗口、诊间、社区等)的号源进行统一管理,对医院内网预约平台和互联网预约平台的号源进行实时同步。②智能分时预约。实现剩余可挂号源智能分时排序和分配。③实名认证。支持线下认证(居民身份证、居民健康卡等)、线上认证(居民身份证、居民健康卡、银行卡)。④统一医技预约。门诊、住院患者通过医生开具的电子申请单实现统一医技预约服务,系统自动将预约时间和检查项目推送给患者。⑤复诊预约。根据初诊患者的就医情况记录,系统智能预约复诊时间和医生,并将预约结果推送给患者确认。⑥预约信用管理。建立预约信用管理,对挂号后未就诊、诊疗后未付费等患者建立信用管理,保障医患双方的利益。

业务流程见图 5-3-1。

建设要求见表 5-3-1。

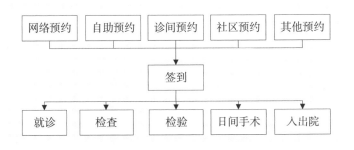

图 5-3-1　智能预约业务流程图

表 5-3-1　智能预约建设要求

指标	具体内容和要求
智能预约	① 具备包括患者注册、预约登记、预约取消、预约资源同步、预约资源管理、分时段预约、患者信用管理 7 项功能 ② 提供注册、智能初诊预约、实名制挂号、检查、检验、体检、日间手术、入出院、复诊 9 项服务 三级甲等医院　具备 6 项功能、提供 6 项服务 三级乙等医院　具备 5 项功能、提供 5 项服务 二级医院　具备 3 项功能、提供 3 项服务

2. **智能导诊**　通过智能导诊功能,建立相关疾病、症状、治疗方式知识库,通过问题生成器和病历分类器建立知识库内容与提问内容、推荐科室之间的联系,最终实现分诊科室的智能推荐,以及相关疾病的预测。

具体功能:患者症状编辑、症状问答、智能导诊结果推送等。

适宜技术:①患者症状编辑与问答支持人体图与症状列表两种模式。②智能导诊支持移动端和智能机器人两种方式。③系统需建立疾病、症状、治疗方式等知识库。

业务流程见图 5-3-2。

建设要求见表 5-3-2。

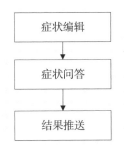

图 5-3-2　智能导诊业务流程图

表 5-3-2　智能导诊建设要求

指标	具体内容和要求
智能导诊	① 具备人体图与症状列表等 2 项功能 ② 提供移动端、自助机和智能机器人 3 项服务 ③ 提供疾病、症状、治疗方式 3 个知识库 三级甲等医院　具备 2 项功能、提供 2 项服务、提供 3 个知识库 三级乙等医院　具备 1 项功能、提供 1 项服务、提供 2 个知识库 二级医院　推荐要求

3. **网络复诊** 通过网络复诊功能,患者能够查看科室和医生的基本信息,并对复诊医生进行智能预约,能够在线支付相关诊疗费用,并通过图文、语音、电话、视频等方式与医生进行在线沟通,在沟通的过程中还支持患者发送病历相关资料。医生能够在线查看患者发送的病历资料,在线写病历,在线开具处方、检查检验单等,处方单经药师审核后,药品通过物流配送直接送到患者手中。诊疗服务从院内延伸到院外,提高了患者就医的满意度和获得感。

具体功能:复诊预约、在线支付、在线候诊、在线问诊、在线处方、药品配送、满意度评价等。

适宜技术:①号源池统一管理。对不同预约途径(包括网络、电话、窗口、诊间、社区等)的号源进行统一管理。②智能的患者身份识别。支持居民身份证、居民健康卡、生物识别等识别方式。③支持柜台、自助机、移动支付、网上支付等多种支付方式。④在线复诊支持图文、音频、视频等多种方式。⑤药品配送支持自取和物流配送两种服务。

业务流程见图5-3-3。

建设要求见表5-3-3。

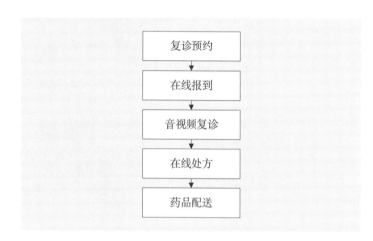

图 5-3-3 网络复诊业务流程图

表 5-3-3 网络复诊建设要求

指标	具体内容和要求
网络复诊	① 具备图文、音频、视频3项功能
	② 提供自取和物流配送2项服务
	三级甲等医院 具备3项功能、提供2项服务
	三级乙等医院 同上
	二级医院 推荐要求

4. **智能随访** 实现患者诊疗、康复过程中的智能随访管理,根据不同科室、不同疾病、患者在治疗过程中的不同阶段智能制定和生成随访计划,自动推送给患者进行随访跟踪和随访记录,充分了解和记录患者对医院服务的评价以及治疗效果,随访包括常规随访、临床随访和科研随访,以满足各类临床业务及科研教学的实际需要。

具体功能:随访计划、随访量表制定、随访跟踪、随访记录、随访数据与临床数据整合、随访工作量和分析等。

适宜技术:①患者诊疗和随访信息共享。按照政府发布或指定的信息标准实现门诊和住院信息、随访信息的跨系统共享和处理。②随访计划自动生成。按照病种模板自定义随访计划和随访周期,按病种或按科室制定随访问卷。③随访问题及健康教育知识库。④随访服务数据统计分析。应用数据挖掘技术对随访服务进行统计分析。⑤随访跟进服务。利用网络和移动通信技术实现随访跟进服务。⑥语音识别。将语音转换成随访文本记录。

业务流程见图5-3-4。

建设要求见表5-3-4。

(二)未来展望

1. **商保支付** 通过应用互联网技术整合医疗机构信息系统资源,为医疗机构引入保险机构,丰富患者就医支付方式,增强患者医疗商保支付意愿。同时通过商保平台实现医疗、保险机构数据互联互通,患者无须提交纸质材料及等待商保公司审核,赔付钱款快速到账,降低患者看病成本,减轻患者就医压力,有效缓解患者"看病贵"问题。

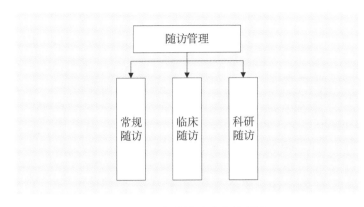

图 5-3-4 智能随访业务流程图

表 5-3-4 智能随访建设要求

指标	具体内容和要求
智能随访	① 具备随访计划、随访量表制定、随访跟踪、随访记录、随访数据与临床数据整合、随访工作量和分析、随访评价 7 项功能
	② 提供问卷、电话、网站、微信、APP 5 种方式
	三级甲等医院 具备 6 项功能、提供 4 种方式
	三级乙等医院 具备 5 项功能、提供 3 种方式
	二级医院 具备 4 项功能、提供 2 种方式

2. **医药分家** 随着医疗机构内患者就医看病压力增加,国家陆续出台相关指导意见,明确了"药品零加成""降低药占比"等政策,通过电子处方流转技术,实现药品处方流转到药房、药店,加快推进"医药分家",减轻医疗机构药占比压力,满足患者用药需求,同时,协同配合卫健委、医保局、药监局等部门监管,提高用药监管效率。

3. **电子发票** 电子发票的使用将大幅节省医疗机构在发票上的使用成本,包括发票印制成本、运输成本、医院发票管理成本等。而且电子发票系统可以与医疗机构内部的财务管理系统相结合,发票相关资料进行全面电子化集中管理,有助于医疗机构本身的账务处理,提升了医疗机构的信息化水平,增强了医疗机构的工作效率。

六、建设方法

(一) 建设策略

互联网技术在临床资料共享与发布中的应用,以患者为中心、以医务人员为主体,本着"充分利用原基础,体现集约化建设,保障信息安全"的思想,采取项目带动策略,实现网络延伸、系统复用、存储共享扩容,整体提高工作效率,需要遵循如下策略:

1. **业务应用由易到难策略** 互联网技术在临床资料共享与发布中的应用主要用于更好地满足患者智慧就医的需求,简化患者就医流程,为患者提供更便捷、更高效的就医服务。应用设计将考虑患者易用性、简化就医流程等方面,同时计算机硬件更新换代快,价格逐年降低,应用设计应该遵循由易到难策略,顶层统一设计、分步部署实施,一味地贪大求全并不可取,以免给医院带来不必要的资源浪费。

2. **业务应用可扩展性策略** 互联网技术在临床资料共享与发布中的应用涉及患者端、医生端、药师端、管理端等多层应用,功能应用非常庞大、功能模块繁多、功能设计烦琐,应用必须具备良好的灵活性与可扩展性,能够根据互联网医疗业务不断深入发展的需要,提供扩大设备容量、增加患者数量、提高服务质量的功能,具备支持多种网络传输协议、多种物理接口的能力,提供技术升级、设备更新的灵活性。在资源整合过程中对已接入网络的患者不应产生影响,软件升级时不应影响患者的使用。

3. **管理与技术结合策略** 互联网技术在临床资料共享与发布中的应用必须遵循三级等保的相关要求,医疗数据的安全和保密性是建设过程中的重中之重。应用安全升级改造是一个复杂的工程,涉及人员、技术、操作等多重要素,医疗机构单靠技术或单靠管理都不可能轻易实现。必须将各种应用安全技术与运行管理机制、人员思想教育与技术培训、安全规章制度建设相结合,才能更好的保障互联网技术在患者就医服务过程中的数据安全问题。

（二）应用技术

互联网技术在临床资料共享与发布中的应用涉及众多新兴技术。通常使用的技术包括：①技术架构。采用大数据框架，构建基于 Hadoop 的医院生态系统，提供强大的数据统一存储和计算能力。②数据采集。采用 ETL 技术（Sqoop、Hive），历史数据采用 Hadoop ETL 组件 Sqoop，将关系型数据库的历史数据一次性导入到 Hadoop 及 MySQL 中，增量数据则借助二次开发的 ETL 来完成。③数据处理。采用基于 YARN 的 Spark 并行计算框架，利用内存进行多重迭代和并行计算（Spark、MLib），将分析结果存储在 Hbase 或 Hive 中。④数据存储。基于 CDH 进行部署和开发，数据集中存储在分布式文件系统 HDFS 和列式数据库 HBase 中。非结构化文档存储在 HDFS，结构化数据按照分表的方式进行存储，即每种数据存储于一张 HBase 表中，计算结果存储与 HDFS 或者 HIVE 中。⑤数据库。根据业务数据规模及应用场景的数据实时性，建议采用 Oracle、SQL Server、MySQL 以及各种国产主流数据库等。⑥消息交互机制。建议采用消息队列、Socket 等技术。⑦智能移动终端。支持 Android、iOS 手机、一体式自助机等。⑧识别技术。支持二维码、蓝牙、RFID 等识别技术。

（三）建议建设模式

互联网技术在医疗领域中的应用涉及大数据处理、人工智能、5G 移动通信技术、云计算等众多前沿技术的应用，对于技术人才的储备要求较高，医院相关技术人员储备比较薄弱，不足以有效地支撑互联网医疗信息管理系统的应用和发展，建议采取技术外包的模式，充分利用专业厂商的技术优势，结合医院自身的医学专业特色，共同建设互联网医疗信息管理系统。根据《互联网医院管理办法（试行）》第十二条"实体医疗机构独立申请互联网医院作为第二名称，应当包括'本机构名称 + 互联网医院'。"这种模式就是由一家实体医院发起，通过自建互联网医疗平台，直接面向公众开展互联网服务。原则上，该类互联网医院的建设、运营、管理等均由实体医院主导，互联网企业仅提供技术支持。智慧医院水平较高的实体医院往往采用这种模式，如上海市儿童医院互联网医院、北京医院互联网医院、浙大一院互联网医院等。

（四）未来建设模式

人工智能、5G 移动通信技术、大数据处理、云计算等技术的快速发展为互联网医疗的建设提供了新的思路和模式。未来基于公有云的医疗数据存储和处理将随着云计算的快速发展而逐步普及，将改变医院现有的建设模式。医疗数据在云端的存储可以实现跨院区、跨区域的业务应用，极大地方便了远程会诊、远程手术、远程教学、影像检验诊断、网络复诊等相关医疗服务的开展。医院的应用业务部署到云端不仅节省硬件采购成本，也节省了后期运维服务成本，从而减轻了医院的经济压力，提高了医院的运营效率和管理水平。

七、建设流程

（一）建议建设流程

1. 建设范围（1 个月）　针对整个系统的应用场景进行科学调研、整体规划、分步实施，使得医院业务服务流程更加科学化、人性化、便利化，最终使应用系统能够更好地服务于广大患者群众。本次系统的建设范围主要包括以下五个方面：

（1）智能预约：为患者提供智能预约服务，支持患者在院外通过移动互联网对就医服务进行预约。平台为患者提供实名制注册、智能初诊预约、分时段挂号预约、智能检查、检验预约、体检预约、日间手术预约、入出院预约、复诊预约等预约服务，覆盖患者诊前、诊中、诊后全流程智能就医预约服务。

（2）智能导诊：通过智能导诊功能，建立相关疾病、症状、治疗方式知识库，通过问题生成器和病历分类器建立知识库内容与提问内容、推荐科室之间的联系，最终实现分诊科室的智能推荐，以及相关疾病的预测。

（3）网络复诊：诊疗服务从院内延伸到院外，提高了患者就医的满意度和获得感。通过网络复诊功能，患者能够查看科室和医生的基本信息，并对复诊医生进行智能预约，能够在线支付相关诊疗费用，通过图文、语音、电话、视频等方式与医生进行在线沟通，在沟通的过程中还支持患者发送病历相关资料。医生能够在线查看患者发送的病历资料，在线写病历，在线开具处方、检查检验单等，处方单经药师审核后，药品通过物流配送直接送到患者手中。

(4) 智能随访:实现患者诊疗、康复过程中的智能随访管理,根据不同科室、不同疾病、患者在治疗过程中的不同阶段智能制订和生成随访计划,自动推送给患者进行随访跟踪和随访记录,从而充分了解和记录患者对医院服务的评价以及治疗效果,随访包括常规随访、临床随访和科研随访,以满足各类临床业务及科研教学的实际需要。

2. 技术选择(1 个月) 临床资料共享平台全面收集院内各个信息系统的数据,并对数据进行分析、整理,使数据有序化,为进一步的使用、发挥价值提供数据基础。临床资料共享平台的数据聚合使用 Hadoop、HBase、ETL 等大数据技术,全面收集 HIS、PACS、LIS、EMR 以及各类小型医疗信息系统的数据信息,通过智能医疗数据处理引擎,对数据进行有序化处理,建立患者统一索引,形成患者就诊记录和报告的有序关联,构成临床资料共享平台,为数据的挖掘利用提供基础。

基于数据聚合模块提供的大数据基础,配合发布管理模块和数据应用体系的各类应用产品,可以为医院管理者、医务人员、患者等不同层面的用户群体构建丰富的数据利用场景。无论是分级诊疗、多中心临床研究、移动 APP 还是临床科研项目,临床资料共享平台一体化的医疗大数据解决方案都能完美的提供数据基础和业务模型支持。基于数据聚合平台提供的医疗资料数据接入整合能力,可以随需扩展接入医联体或其他科研单位的医疗资料。同时提供移动 APP 的应用扩展,方便在 APP 中集成慢病管理等服务组件,也可根据需求为医务人员、患者定制移动 APP 服务。

3. 系统设计(1 个月) 临床资料共享平台在数据聚合的基础上,通过数据发布管理模块为各类业务需求提供数据支持,在数据层面提供数据安全输出和调配管理机制。通过数据调度管理模块为院内业务(比如网络复诊、智能导诊等)提供数据模型支持,也可以为院外及其他机构的第三方合作伙伴提供灵活、可控的数据接口定制。

在安全性方面,数据发布管理模块内置的安全机制支持对数据范围、流向的控制,支持授权 + 验证的数据范围形式,通过院内前置机、专线网络等多重安全技术提供可靠的安全支撑。系统主要安全特性:①对数据访问、数据流向增加审计环节。②提供授权 + 验证的数据范围形式。③对外发布内容可控。④用户隐私信息脱敏。⑤前置机、RSA、SSH 等安全技术。

不同于传统的数据传输接口,基于临床资料共享平台可以从宏观上定义数据业务的实例化过程,做到全局掌控。在微观上,通过临床资料共享平台的配置管理服务和控制台,可以达到针对具体患者、具体就诊次、某一报告的监管监控,可以对调阅数据的类型、时段进行前置配置,在运行过程中的数据流向和异常情况进行有效监管。

4. 系统开发(2 个月) 临床资料共享平台的软件开发流程,包括了智能预约、智能导航、智能导诊、网络复诊、智能随访等相关应用场景的需求分析,针对制定的需求分析设计软件的功能和实现的算法和方法,软件的总体结构设计和功能应用模块设计、编码和调试、程序联调和测试以及编写、程序发布等一系列操作以满足医院和患者的互联网医疗应用需求、解决患者的相关服务问题,系统交付后,还需要对系统进行维护、升级、需求二次开发等相关售后服务。

5. 系统测试(1 个月) 临床资料共享平台应用开发和运行测试工作划分为以下五个阶段:单元测试、集成测试、系统测试、用户接受测试、回归测试。

(1) 单元测试:对软件中的基本组成单位进行的测试,如一个模块、一个过程等。它是软件动态测试的最基本的部分,也是最重要的部分之一,其目的是检验软件基本组成单位的正确性。一个软件单元的正确性是相对于该单元的规约而言的,单元测试以被测试单位的规约为基准。单元测试的主要方法有控制流测试、数据流测试、排错测试、分域测试等。

(2) 集成测试:在软件系统集成过程中所进行的测试,其主要目的是检查软件单位之间的接口是否正确。它根据集成测试计划,一边将模块或其他软件单位组合成越来越大的系统,一边运行该系统以分析所组成的系统是否正确,各组成部分是否合拍。集成测试的策略主要有自顶向下和自底向上两种。

(3) 系统测试:对已经集成好的软件系统进行彻底的测试,以验证软件系统的正确性和性能等满足其规约所指定的要求,检查软件的行为和输出是否正确并非一项简单的任务。因此,系统测试应该按照测试计划进行,其输入、输出和其他动态运行行为应该与软件规约进行对比。

（4）用户接受测试：验收测试旨在向用户展示该软件系统满足其用户的需求，测试数据通常是系统测试数据的子集，这是软件在投入使用之前的最后测试。

（5）回归测试：在软件维护阶段，对软件进行修改之后进行的测试，其目的是检验对软件进行的修改是否正确。这里修改的正确性有两重含义：一是所作的修改达到了预定目的，如错误得到改正，能够适应新的运行环境等等；二是不影响软件的其他功能的正确性。

6. 试运行和交付（3个月） 软件系统经过测试证明达到双方约定的交付标准后，软件公司向医院提交开发的目标安装程序、数据库的数据字典、用户安装手册、用户使用指南、需求分析报告、设计报告、测试报告等双方合同约定内的成果物。

（1）实施准备阶段。入场调研、前期准备、需求确认、产品方案设计，确认项目实施计划，服务器安装，包括安装数据库及必要的数据采集组件，测试服务器性能。

（2）实施开发阶段。与医院确定临床资料共享数据发布内容和数据规则，与各业务系统接口人进行逐一对接，对数据一致性完成基础测试、系统联调、系统测试、修改 BUG、确认上线计划、部署应用服务器。

（3）系统试用阶段。指导部分医护人员和患者进行试用体验，准备推广物料，包括易拉宝、宣传册、桌牌、横幅等。

（4）系统推广运行和交付。正式上线，对医护人员进行培训，对患者进行指导使用，实施总结汇报。

7. 运维保障 在系统试运行期间及应用验收后3个月内，软件公司应提供专人驻场服务，实时为使用者解决问题。在应用验收3个月后，软件公司可采用现场及非现场相结合的服务方式进行技术支持。

（1）现场支持：①该应用系统各功能模块服务期内提供每天24小时的维护响应，接听医院系统使用过程中的报障电话，做好报障记录，安排人员及时解决，15分钟内到达现场，解决后进行记录归档；在维护期间，为医院设立技术档案，用于记录系统维护、升级、应用等状况。②实时监控该应用系统各功能模块的运行状态，版本更新情况，确保在用的本技术开发服务系统为最新版本。③负责协助对用户非正常操作造成的软件系统故障进行恢复。④软件公司需为医院检测软硬件产品运行状况、提交分析报告，现场解决使用过程中出现的问题。

（2）电话咨询：软件公司应免费提供7×24小时电话支持服务，解答医院在系统使用、维护过程中遇到的问题，及时提出解决问题的建议和操作方法。

（3）远程在线诊断和故障排除：对于电话咨询无法解决的问题，软件公司工程师需经医院授权远程登录到系统进行免费的故障诊断和故障排除。

（4）重大技术问题处理：对重大的技术问题，软件公司技术支持部门应协调组织技术专家小组进行会诊，以确保系统的正常运行。①系统重大错误：响应时间为15分钟，2小时到现场，2小时内提供解决方案及相应的补救措施，解除一般性故障。②系统非重大错误：响应时间为15分钟，2小时内提供解决方案并进行错误的修改。

（5）免费培养系统管理员：系统试运行期间，软件公司负责为医院培训至少4名系统维护人员，以保证医院相关人员能正确地掌握使用和维护的基本技能，并达到相当的维护水平，基本操作现场培训不少于4周。

（6）免费培训工作站操作员：系统试运行期间，医院指定相应科室专职人员负责协调产品试运行过程中的故障处理和培训工作，软件公司负责为医院培训工作站操作人员，基本操作现场培训不少于4周。

8. 规范建设流程 根据应用系统信息化建设内容与实现特点，可将整个建设流程分为项目启动、项目实施、系统上线和运维保障四个阶段（图5-3-5）。

（二）未来建设流程

未来互联网技术在医疗应用的信息化建设中需要满足"互联网+"的应用场景和新技术的发展要求，在满足临床信息系统以及医院管理信息系统的前提下，进一步开发基于互联网医疗大数据的人工智能应用，基于患者个人信息、生理指标等信息实现对患者疾病风险的预测，基于移动医疗终端和可穿戴设备等实现居民健康档案管理和慢病管理。最终，患者在一定区域内的医院、基层医疗机构以及居家产生的医疗健康信息数据能够互联互通，医院能够联合其他医疗机构，为患者提供全生命周期、精准化的智慧医疗

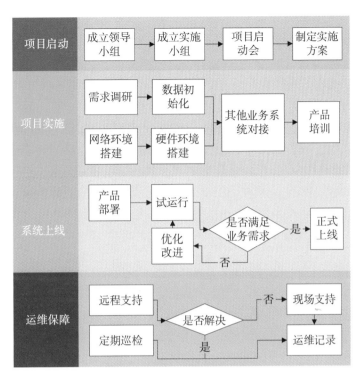

图 5-3-5　规范建设流程图

健康服务。

八、建设关键点

(一) 信息资源建设

数据不等于信息,数据只是信息的表现形式。数据是客观事物的原始记录,信息则是经过加工处理之后的数据。并不是所有的原始数据都能成为信息,需要在需求驱动下,经过专门的筛选、分析、梳理、归纳,按照一定的条件进行组织并发布,才能成为信息。医院信息系统每天都在采集大量的诊疗操作原始数据,将这些海量的数据,按着目标需求,通过专门的组织和人员,定期进行有的放矢地梳理、归纳和整合,才能将其转化为非常重要的信息。医院信息资源建设的核心和本质是信息资源的共享和开发利用。医院信息资源作为生产要素、无形资产和社会财富。提高医院信息资源共享和开发利用水平是增强医院服务保障能力和医疗竞争力的必然选择。

(二) 共享平台建设

患者、医务人员、医院管理者的问题实际上是数据管理和数据利用问题。一是目前医院的数据量级已经达到了大数据的规模,应该由信息化向数据化转变,由分散信息向聚合数据的转变;由单一的面向业务的数据展示,向数据整合利用与价值输出的转变。医疗资料共享平台以医院现有的信息系统为基础,基于大数据、人工智能技术,通过移动互联网、APP 等主流技术和终端,充分释放数据的价值,唤醒沉睡在各个临床系统中的数据。二是医疗资料共享平台使用 Hadoop、HBase、ETL 等大数据技术,全面收集 HIS、PACS、CIS、LIS、EMR 以及各类小型医疗信息系统的数据信息,通过大数据处理引擎,对数据进行有序化处理,建立患者统一索引,形成患者就诊记录和报告的有序关联,构成医疗资料共享平台,为数据的挖掘利用提供基础。三是基于医疗资料共享平台数据聚合后提供的大数据基础,配合发布管理模块和数据应用体系的各类应用产品,可以为医院管理者、医务人员、患者等不同层面的用户群体构建丰富的数据利用场景。

九、建设注意事项

(一) 数据处理

互联网医疗数据中存在大量的非结构化数据,对于此类数据的结构化处理则是应用建设中需要注意的重要事项。对于非结构化数据的处理采用自然语言结构化、上下文语义标注、医学术语标准化、医学本体构建等技术手段,实现非结构化文本的关键信息提取,使结构化的医疗数据符合计算机可识别标准,提升医疗数据后期分析处理的速度和效率,为后期开展科学研究做好数据准备。

（二）数据安全

互联网医疗应用建设过程中,保障患者隐私和数据安全则是整个项目中最关键、最重要的工作。在患者隐私方面,既采用了关联手机号码的短信验证方式,又采用了多因子身份验证的方式判断其是否有权访问用户信息,比如采用了患者的社保卡、就诊卡、身份证等多种信息进行确认。在数据安全方面,首先所有的数据服务器都架设在院内,充分保障数据可控性;其次,通过数据加密、访问权限控制、系统防火墙、端口控制、网络专线等多种安全策略,达到《网络安全等级保护》三级要求,最大限度地确保数据的安全。

参 考 文 献

廖生武,刘天生,赵云,等.欧美发达国家远程医疗服务模式对我国的启示.中国卫生事业管理,2015,(10):730-732.

第六章　云计算技术应用

第一节　云计算在医疗影像云的应用

一、概念

基于云计算技术将医学影像检查图像及报告数据在云端存储,供医生及患者共享调阅及远程诊断的一种医学影像服务。利用云计算技术,面向区域及医院提供影像数据云端存储、备份、信息共享及影像诊断协同服务,解决医院影像数据存储难、应用难、共享难等问题;面向患者提供云胶片服务,提升患者就医体验;打通医疗机构间的壁垒,采用互联网思维实现医疗影像检查数据的共享和医疗机构间的业务协同,为居民卫生健康服务提供数据和决策支撑依据。

具体内容包括:影像数据归档存储、影像共享调阅、影像病历浏览器、医院影像管理、患者影像档案、微信报告推送、胶片授权分享、胶片报告监管、远程诊断申请、远程影像诊断、诊断质控等。

涉及技术包括:医学影像数据采集、图像解析压缩、数据传输加密、云端归档存储、云端数据共享调阅、应用容器化、三维阅片、多平面重建、曲面重建、虚拟手术刀、虚拟内镜及 AI 人工智能等技术。

二、建设背景

(一) 现状分析

随着现代计算机与信号集成技术的飞速发展,医学影像学也在探索、创新、完善中快速发展,医学影像设备的数字化与信息化建设已成为时代潮流与发展的新趋势,数字化医学影像设备的市场需求也在不断增长,这一产业的发展前景广阔。数字化医学影像设备的市场需求,由于利润丰厚,大大刺激了世界各国在此领域的投入,成为国际竞争最激烈的市场之一。随着大数据、云计算、物联网等技术不断成熟,也给全球医学影像产业的发展提供了强有力的技术支撑。其中,云计算市场规模巨大,发展前景良好。近几年来中国的云计算市场发展受到国家相关政策的扶持,总体呈现上升的发展趋势。

1. 国外现状分析　国外远程放射学的应用广泛,发展迅速。在欧洲,由于医疗成本不断上升,医疗财政预算又不断下降,使低成本高收益的远程放射学技术有了用武之地。2010 年,欧洲医学影像存档与通信系统(picture archiving and communications system,PACS)和远程放射学设备的市场容量就有 1.43 亿美元,年增长率超过 13%。美国放射影像医生的薪资是中国、印度等发展中国家的十几倍,降低成本的需求以及悬殊的薪资差距,使得美国积极发展远程放射学,开展放射影像外包服务。印度因此成为吸引到美国放射影像外包最多的国家之一。在放射影像外包中,印度的医生对影像进行初步解读,美国医生再对其进行复核。这样的分工提高了放射影像的解读效率,并且印度与美国的时差使得放射影像解读工作可以24 小时不间断地进行。国际医疗服务外包不仅降低了美国医疗机构的成本,也大大提高了它们的生产效率。目前主要有两类医学影像中心模式。第一类是含设备的医学影像中心。在美国,很多医院不配影像设备,当地有专门做医学影像中心的公司,里面有最好的 CT,有患者需要做影像检查,开个单子到那儿做,购买医学影像中心的服务;第二类是纯服务类型,即虚拟影像中心的模式。针对有设备的医院所产生的大量影像数据,把专家和患者的需要对接起来。通过建立云端的医学影像中心,连接基层医院,专家在异地看到影像就可以出报告。经过最初几年的普及和市场预热后,近一年来全球云计算开始迎来规模化发展,云计算产业链也逐渐形成了软硬件平台提供商、系统集成商、服务提供商、应用开发商组成的产业架构,价值链上、下游各个部分有了自己的代表群体。在《联邦云计算战略》发布近 10 年后,美国联邦政府首席信息官苏泽特·肯特于 2019 年 6 月发表修订版《联邦云计算战略》,更新了云计算战略,加快机构采用基于云的解决方案"智慧上云"。新版战略授予政府机构广泛的权力,采用具有更多先进技术的解决方案,降低从传统 IT 基础设施迁移上云的难度,明确了安全性、采购和人员等三个关键支柱,这表明美国政府的云计算产业政策开始走上"快车道"。基于云计算软件即服务(software-as-a-service,SaaS)模式的业态是很丰富的。谷歌、亚马逊、微软等都积极同传统医学设备与影像公司,如通用、飞利浦、西门子等深度合作进行"云"上应用探索创新。医学影像中心连接多家医院,医院的片子通过网络自动上传到医学影像中心,医学影像中心的医生看片、出报告。国外这样的情况已经非常普遍,产业链也已经非常成熟。

2. 国内现状分析　我国医院信息化经历了 30 余年的发展,已进入了数字化和信息化时代。随着大型数字化医疗设备在医院普及使用,各种医院管理信息系统和医疗临床信息系统的发展,医疗信息化使医院工作流程发生了创新变化。2018 年 4 月,国办印发《关于促进"互联网 + 医疗健康"发展的意见》(国办发〔2018〕26 号),提出了促进互联网与医疗健康深度融合发展的一系列政策措施。各地政府相继提出"建立区域检验检查数据交换平台,建立完善跨区域跨机构临床检验、医学影像、病理检查等信息共享和结果互认制度,实现检验检查结果跨机构互认"。目前动态的、高清的、低剂量的、大覆盖范围的容积 CT 成为主流设备,基于普通 PC 的各类影像数据重建和分析功能得以实现,图像处理及分析功能由过去的解剖向功能分析转变。远程影像诊断的智能化应用逐渐显示出它的临床价值,图像处理也从单机工作站应用向真正的网络应用转变。当前我国正处在大力发展医疗信息化的过程,医疗信息化建设的核心之一是实现医疗信息的资源处理与共享,特别是医疗机构共享医学影像信息的需求变得更为迫切,因此整合区域内不同医疗机构的数字化医学影像设备,构建一个以处理、存储和管理区域内患者的医学影像信息为核心,面向区域内临床医疗机构的医学影像信息共享平台就显得尤为重要。国内的阿里巴巴、腾讯和华为等互联网巨头,都积极同传统医学设备与影像公司,如通用、飞利浦、西门子、锐珂、联影等深度合作。云计算作为时下热门的互联网资源处理与共享技术,为医疗影像业务带来了巨大的效益和便利,具有无限的发展前景,可以预见云计算技术在该领域的应用,具有巨大的潜力。

(二)需求分析

随着新型影像设备的不断出现,互联网和移动互联网的发展,远程医疗业务得以不断拓展,传统PACS 图像存储和患者留存胶片,已经不能满足医院当前的应用需求,医生对于患者的医学影像大数据的应用和处理的需求变得越来越迫切。现有数据传输型技术的 PACS 系统所提出的提高网络带宽、提升硬件配置的解决方案,已经不能适应医院信息化建设要求,主要问题如下:

1. 医疗影像数据存储传输难　在医院的信息化数据中,医学影像数据几乎占据了 95%,呈现单体数据量大的特点,相应的对影像数据的传输也提出了非常高的要求。随着科学技术和医院自身的发展,越来越先进的影像设备会产生大量的影像数据,这些数据对医院网络带来的影响几乎是灾难性的,医院影像数据传输十分困难。

2. 检查结果互认业务需求　以往跨地区、跨医院就诊时,碰到重复的检查项目,由于检查结果难以互认,患者只能重新检查。为避免患者在各大医院间重复拍片检查,降低患者医疗费用,近几年国家大力推行同级医疗机构间检查检验结果互认。获取完整清晰的影像数据是互认工作最基本的要求,而医用胶片打印的有限影像信息无法满足这一需求。

3. 传输型解决方案制约发展　随着检查设备越来越先进,医生对医学影像处理的要求越来越高,当前的影像会诊系统只能对医学影像进行简单的二维处理,并且对网络要求较高,需要对患者影像进行传输后才能调阅,因此传输型的会诊系统远远不能满足医院专家的要求,无法实现随时随地影像调阅与诊断,严重制约了业务发展的形态,也浪费了许多医生宝贵的时间。

4. 医学影像应用移动化　近几年医疗 IT 技术发展日新月异,移动医疗已经成了医疗信息化的重要特征和标志。医院为了紧跟时代先进技术发展步伐,逐步规划建设了适合医院发展的移动医疗系统,最终实现了移动查房,移动护理等新的工作模式,医学影像的应用实现移动化既是难点,也是最关键价值点,原因是现有 PACS 技术对网络带宽和终端硬件有非常高的要求。

综上所述,建设以医学影像数据管理和影像分析为核心的云应用,不仅可以满足日益增长的医学影像数据存储、信息共享、业务协同、专业应用和集中管理的需求,而且对推进分级诊疗及检查检验共享互认的落地有着重要意义。

三、应用场景

结合当前医疗行业发展现状和医疗影像业务的特征,将医疗影像云的主要应用场景分为三大类。第一类医学影像数据存储备份是将医学影像数据从现有的医院数据中心通过网络转存至第三方云平台,实现 PACS 应用备份、影像数据容灾备份和永久存储等功能,满足在自然灾害、硬盘故障、黑客攻击、人为损坏等情况下,医疗机构能够持续稳定的对外提供服务。第二类是将医院 PACS 系统产生的影像数据和报告数据采集上云,通过云端为患者提供全序列的影像资料共享及存储服务,避免重复检查,有效减少放射检查中给身体带来的辐射伤害,节省患者的医疗费用和国家的医保支出,同时提升患者的就医体验和多元化健康服务的需求。第三类构建区域远程影像诊断中心,实现"社区拍片,专家诊断"。实现区域内、医联体内医院间影像信息的互通、共享,有效提高管理部门对影像数据的监管水平。

(一) 影像数据归档存储

在医院的信息化数据中,医学影像呈现出单体数据量大的特点,同时医院建设本地存储的周期长、费用高。医疗影像云面向医疗机构提供影像数据(在线、近线、离线)存储及备份服务,用户可根据自身实际情况,弹性存储影像数据,极大减少医院固定资产投入,降低医院运营成本,解决医院影像数据存储难问题。

(二) 患者影像和报告调阅

与医院 PACS 系统或影像设备对接,采集影像数据和报告数据同步上云。面向患者提供影像图像和报告的调阅服务。患者可通过手机查看自己的检查报告和影像图像,从而替代传统的塑料胶片和纸质报告。避免患者排队取报告,提高患者的就医体验。患者需要在异地就诊时,无须携带传统的塑料胶片和纸质报告,只需携带手机,通过云胶片的授权分享功能,授权医生通过手机等方式扫描分享的二维码查看患者的影像图像。

(三) 基层拍片专家诊断

目前我国基层医疗机构专业影像诊断医生不足、学历层次较低,基层医疗机构与城市大医院之间缺乏医疗信息传播与交流,基层患者很难得到大医院专家的服务。此外,医学影像诊断医生需要有多年的培训和诊断才能准确阅片。这种高门槛也使得专业诊断医生资源缺口严重。通过远程影像诊断服务医学影像专家可以在千里之外的影像诊断中心、办公室甚至家中为基层患者及医疗机构提供疑难影像诊断、托管、审核服务,实现区域内、医联体内医院间影像信息的互通、共享,有效提高管理部门对影像数据的监管水平。

四、建设原则

(一) 统一标准与信息共享

通过信息手段实现医疗影像资源的整合与共享,必须有统一的标准来规范,区域医疗影像云的建设要执行统一的业务标准、数据标准和技术标准,确保整个系统横向、纵向互通、互联、互动,促进医疗资源与健康需求的合理流动与有效匹配。

(二)协同应用与提升效能

应用建设核心目标是实现区域影像业务的协同服务,以提升区域医疗服务质量,提高医疗服务水平,增进医疗服务均衡。通过区域医疗影像云的建设,为医改服务,使医疗服务资源通过系统的整合和共享,实现优质医疗资源分布的集约化,扩大服务覆盖面。

(三)安全保障与同步建设

基于云计算技术,建立网络安全信任体系、网络安全防护体系以及网络安全服务体系,为医疗影像云提供网络安全基础保障、系统应用信任保障和系统安全运维保障,从数据安全传输、数据安全存储、网络安全运维等方面提供系统化的安全支持。

五、建设内容

医疗影像云利用大数据、云计算等技术,面向医疗机构提供影像数据存储、备份、远程影像诊断以及医生桌面和移动智能终端基础影像调阅、高级影像应用处理等功能。用户可根据自身实际情况,弹性存储影像数据,弹性使用云客户端,极大减少医院固定资产投入并降低医院运营成本。解决医院影像数据存储难、共享难问题。基于影像云存储进一步面向患者提供云胶片服务,给医院节省传统胶片采购成本的同时进一步提升患者就医体验。

(一)影像云存储服务

通过与医院 PACS 系统的对接,将影像数据上传至云端进行长期存储,影像数据对应的报告数据也要上传至云端存储,影像数据和报告数据的存储采用分布式对象存储架构,影像数据和报告数据围绕患者主索引进行归档存储管理。提供异地安全备份存储的增值服务,确保用户数据安全有效。

具体功能:影像数据归档存储、影像共享调阅、影像图像浏览器、医院影像管理等。

适宜技术:①数据归档存储。利用对象存储、云计算,为医院提供医学影像数据的云端存储备份、归档加密、实时恢复等服务;支持医学数字成像和通信(digital imaging and communications in medicine,DICOM)传输协议;支持简单存储服务(simple storage service,S3)协议的对象存储。②影像共享调阅。医院数据调阅时,院内 PACS 需要通过标准的 DICOM 接口向院内的前置机发起数据恢复请求,院内前置机收到请求后,按照请求的影像检查 ID 等信息将请求的数据从云端读取后发送给 PACS,PACS 接收到数据后,数据调阅完成。③影像图像浏览器。支持对全序列影像进行序列对比、多图像布局、多种测量方式、图像放缩、平移、窗宽窗位调节等 2D 操作,支持三维重建、最大信号投影(maximum intensity projection,MIP)、多平面重建(multi planar reformation,MPR)、曲面重建(curved projection reformation,CPR)等绘制。④医院影像管理。通过存储、流量、请求等多维度对影像进行数据统计,可以通过时间来进行查询任何一个时间段的存储量、流量、请求、明细等数据。

业务流程见图 6-1-1。

建设要求见表 6-1-1。

表 6-1-1 影像云存储服务的建设要求

指标	具体内容和要求
影像云存储服务	① 具备网关参数配置、查看网关传输状态、配置视图数据库、数据接口、影像数据采集、图像压缩、数据存储归档、数据临时存储、数据匹配、数据上传、影像后处理分析、影像一致性输出、图像内容检索、影像调阅、诊断报告数据采集、医学影像设备数据自动采集 16 项功能 ② 支持放射、核医学、超声、病理、心电 5 种医学影像信息类型 三级甲等医院 具备 16 项功能、支持 5 种医学影像信息类型 三级乙等医院 具备 12 项功能、支持 4 种医学影像信息类型 二级医院 具备 10 项功能、支持 2 种医学影像信息类型

(二)云胶片服务

基于移动互联网、云计算技术,为患者提供电子胶片服务,替代传统塑料胶片,可在手机上随时随地

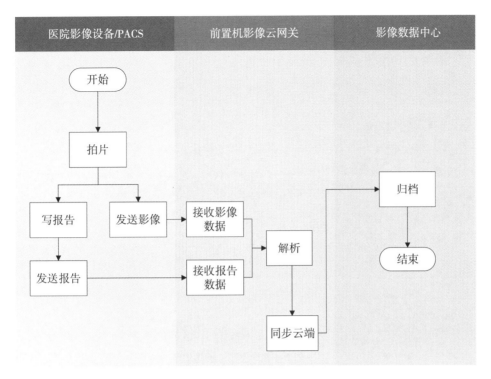

图 6-1-1　影像云存储服务业务流程

查看影像图像及报告信息,并可授权医生了解病史和辅助诊断,帮助实现影像检查互认,减少重复检查和资源浪费。

具体功能:患者影像档案、微信报告推送、胶片授权分享、胶片报告监管、手机影像查看等。

适宜技术:①影像图像手机浏览器。支持手机端对全序列影像进行序列对比、多图像布局、多种测量方式、图像缩放、平移、窗宽窗位调节等 2D 操作,支持三维重建、MIP、MPR、CPR 等绘制。②患者影像检查档案。通过医院微信公众号进入云胶片绑定个人信息,绑定后可查看患者当前检查和历史检查记录,自动按时间形成影像档案。③胶片报告监管。医院管理人员可以通过报告监管系统,实现对医院内云胶片使用情况的监管及维护。④电子胶片二维码分享。自动生成电子胶片二维码,开放调用应用程序编程接口(application programming interface,API),实现与医院 PACS 及报告系统集成。

业务流程见图 6-1-2。

建设要求见表 6-1-2。

表 6-1-2　云胶片建设要求

指标	具体内容和要求
云胶片服务	具备数据清洗匹配、图文报告、授权分享、用户绑定短信通知、二维码查阅、历史检查查询、用户管理、医院微信公众号集成、医院报告系统集成、查看影像、全序列影像对比、多图像布局、多种测量方式、图像缩放、平移、窗宽窗位调节、三维重建、MIP、MPR、CPR 19 项功能 三级甲等医院　具备 19 项功能 三级乙等医院　具备 15 项功能 二级医院　具备 10 项功能

（三）远程影像诊断服务

基于云计算实现区域内影像数据集中存储、高性能影像处理、区域影像大数据分析及影像数据共享。通过整合区域内各医疗机构的医学影像信息和服务,实现区域内影像设备及影像诊断专家资源的充分共享和协作,均衡医疗资源、提高基层医院诊疗水平、提高影像设备利用率、提升医疗服务质量和效率,帮助

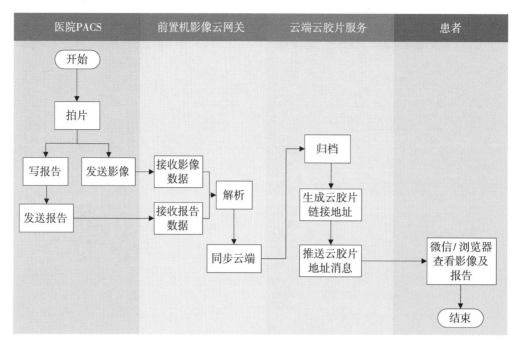

图 6-1-2　云胶片业务流程

基层医疗机构提升影像服务能力,减少重复检查、误诊、医师资源不足等问题。

具体功能:拍片查询、诊断申请、诊断报告、影像诊断、诊断质控、诊断管理、统计分析、影像数据归档存储、影像数据备份等。

适宜技术:①数据归档存储。利用云存储、云计算和安全能力,为医院提供医学影像数据的云端存储备份、归档加密、实时恢复等服务,支持 DICOM 传输协议,支持 S3 对象存储。②影像图像浏览器。支持多终端对全序列影像进行对比,多图像布局,多种测量方式,图像缩放,平移,窗宽窗位调节等 2D 操作,支持三维重建、MIP、MPR、CPR 等绘制。③AI 人工智能。利用云计算能力能够进行 AI 人工智能辅助诊断,快速标记和出具诊断意见。④质控与统计包括影像质量统计、技师评片、集体评片、报告书写质量统计、技师的影像总体质量统计、诊断报告质量统计等。⑤结构化影像诊断报告,报告可做痕迹比对。⑥诊断管理。诊断管理主要包括锁定 / 释放诊断、填写诊断报告、影像阅片、查询申请单、诊断模板等。

业务流程见图 6-1-3。

建设要求见表 6-1-3。

表 6-1-3　远程影像诊断建设要求

指标	具体内容和要求
远程影像诊断服务	① 具备拍片查询、填写诊断申请单、申请单管理、撤销申请单、打印申请单、影像文件上传、锁定 / 释放诊断、填写诊断报告、影像阅片、诊断模板管理、痕迹比对、历史检查、报告打印、统计分析、视频通话、多方会诊、书写会诊建议、影像数据采集、影像后处理分析、影像数据标准化处理、影像数据存储归档、影像数据存储管理、图像压缩、信息加密处理、信息安全管理、云端影像下载查看 26 项功能 ② 提供远程影像、核医学、超声、内镜、心电图、肌电图、脑电图、病理 8 项诊断服务 三级甲等医院　具备 26 项功能、提供 8 项服务 三级乙等医院　具备 19 项功能、提供 4 项服务 二级医院　具备 15 项功能、提供 2 项服务

(四) 未来展望

医疗影像数据是医疗数据的重要组成部分,从数量上看超过 90% 以上的医疗数据都是影像数据。据统计,医学影像数据年增长率为 63%,而放射科医生数量年增长率仅为 2%,放射科医生供给缺口很大。

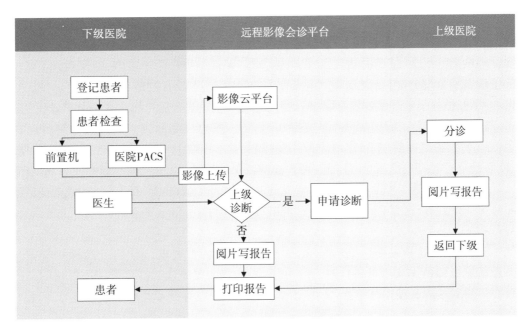

图 6-1-3 远程影像诊断业务流程

人工智能技术与医疗影像的结合有望缓解此类问题。人工智能技术在医疗影像的应用主要指通过计算机视觉技术对医疗影像进行快速读片和智能诊断。人工智能在医学影像中应用主要分为两部分:一是感知数据。即通过图像识别技术对医学影像进行分析,获取有效信息;二是数据学习和训练环节。通过深度学习海量的影像数据和临床诊断数据,不断对模型进行训练,促使其掌握诊断能力。目前,人工智能技术与医疗影像诊断的结合场景包括肺癌检查、糖网眼底检查、食管癌检查以及部分疾病的核医学检查和病理检查等。利用人工智能技术进行肺部肿瘤良性恶性的判断步骤主要包括数据收集、数据预处理、图像分割、肺结节标记、模型训练、分类预测等内容。通过获取放射性设备如 CT 扫描的序列影像,对图像进行预处理以消除原 CT 图像中的边界噪声,然后利用分割算法生成肺部区域图像,并对肺结节区域进行标记。通过 3D 卷积神经网络的模型进行训练,以实现在肺部影像中寻找结节位置并对结节性质进行分类判断。

未来建设中,依托医疗影像云数据,结合 AI 能力打造影像疾病筛查平台,平台提供 CT/DR 疾病筛查、疾病评估及风险预警服务,帮助医生提升诊断效率,借助人工智能赋予医生第二双眼睛。通过平台的大量影像数据进行机器训练学习,不断提升 AI 的诊断准确度,后期建设中平台陆续提供 DR 胸部疾病早筛、DR 儿童生长发育早筛预警、乳腺疾病早筛、CT 骨疾病早筛、CT 肺部疾病筛查、CT 脑卒中筛查等 AI 诊断服务。

六、建设方法

(一) 建设策略

医疗影像云的建设应该坚持"规划自上而下、保证整体性;实施自下而上、保证可行性"的指导思想。按照"统一规划,统一管理,统一标准,统一建设,分步实施,统筹兼顾,循序渐进,全面集成"的原则。具体有以下三方面的建设策略。

1. 统一规划,统一标准。统一规划,就是统一制定建设总体规划和总体设计。医疗卫生各职能部门和相关单位在总体规划和总体设计的统一指导下,在总结各部门业务信息系统开发经验教训,规范业务流程,做好详细需求分析的基础下,进行业务信息系统的建设。统一标准,就是建设过程中必须要采用统一的业务标准、数据标准、技术标准,以利于实现应用各组成部分之间互联互通。统一数据存储中心、统一流程管理、统一影像即时计算中心,支撑任意规模的影像即时区域协作。统一化管理,让影像数据共享、影像数据处理成为常态应用化的、先进的、有应用黏度的解决方案。

2. 分步实施注重效益。要建设好应用,必须遵循整体规划,分步实施的原则。要切实做好需求调查和总体设计,避免片面追求进度,仓促上马,以最大限度地降低实施风险、消除隐患。在实施开始的时候,应该站在医疗机构的立场上,使产品贴合医疗机构需求。按计划进行分步实施,确保实施工作少走弯路。分步实施的价值在于合理分配,当完成一个个里程碑的时候,才可以有效地对问题进行分解,了解并考虑到当前客户的问题,抓住重点开展实施,而这样的分步实施、重点突破的工作方式正是效益优先的体现。

3. 实用先进安全可靠。应用建设必须坚持实用先进、安全可靠原则。在保证系统界面友好、操作简单、直观灵活、高效快速的前提下,尽可能采用先进、开放、成熟的计算机软硬件技术、信息技术及网络通信技术,使系统具有较高的性价比、良好的可扩充性及可伸缩性,以适应医疗影像业务发展和变化的需求。采用云计算为核心的影像数据中心架构,包括了用户接入、压力分配、动态资源调整、任务迁移、容灾以及弹性即时影像计算等,拥有高冗余性、高安全性以及高弹性。

（二）应用技术

应用技术主要包括:①应用系统架构,根据用户响应和实时性要求,采用了 B/S 架构模式,分布式微服务架构。影像服务的使用要求具备长时连续可用,因此整个服务体系需要采用高可用的架构设计,采用 KeepAlive、Nginx、Linux 虚拟服务器(linux virtual server,LVS)等技术实现服务集群的不间断可用。系统开发语言如 java、.net、shell、vue 等。②数据采集采用标准 DICOM 数据协议对接,具备影像数据的实时采集和稳定传输。如具备 C-Store/C-Move/Retrieve 标准通信方式。③数据传输安全性。在医院影像类数据体量较大的情况下,具备高效的传输转存能力,能够具有一定的安全加密机制,主流采用 HTTPS 加密方式或者通过 SSL 对端加密。影像数据的敏感性注定了需要较高级别的安全机制避免隐私数据的泄漏,因此需要采用安全机制实现数据的调阅和共享,可使用 OAUTH(open authorization,一种开放的协议,为桌面、手机或 WEB 应用提供了一种简单的,标准的方式去访问需要用户授权的 API 服务)、ES(elasticsearch,一种基于 Lucene 的搜索服务)进行日志记录分析和追踪。④对象存储。大量数据对接转存,需要存储服务端具备较高的存储并发能力,可选用分布式文件对象存储,其扩展性、可靠性以及安全性都比较高,具备较好的数据恢复机制,如天翼云对象存储(object-oriented storage,OOS)。数据存储后因影像数据的连续性特征,要保证具有较高的数据完整性和一致性,因此需要采用 HASH 和 MD5 等技术进行数据一致性校验。⑤主流关系型或非关系型数据库。根据业务的事务性、完整性、一致性、数据准确读取实时性、数据规模和使用用户的不同,选择实时性、事务性、一致性较高的关系数据库进行数据的归档、调阅和索引记录,如 Mysql,Oracle 等主流数据库。针对实时、热点调阅的影像和快速需要解析的影像数据,采用内存数据库,如 Redis,MemCache。⑥阅片服务支持多系统、多平台。可通过统一资源定位器(uniform resource locator,URL)快速集成,图像"0"下载阅片,支持横竖屏自适应,符合不同浏览屏幕需要。DICOM 图像支持 CT、MR、PT、DX、CR、XA、US 多种图像浏览,支持 JPEG 图像压缩(Joint Photographic Experts Group,JPEG)和 JPEG2000 图像压缩。支持 2D 图像浏览、3D、MIP、MPR、CPR 绘制,支持虚拟手术刀、虚拟内镜等高级后处理功能。⑦移动终端基于可适配的方式,可集成于医院微信公众号、小程序、Android、IOS 等多终端设备中,实现无缝调阅和共享。⑧容器化。影像数据的采集需要单点对接,容器化技术可以减少实施周期和提升整个存储传输的稳定性,如采用 Docker 技术,可以使得部署更为简单。⑨消息队列。采用消息队列可以保证数据采集传输归档的准确性和可靠性,高并发的数据归档需要保证数据不丢失,如采用 RabbitMQ、RocketMQ 实现并发数据索引归档。⑩实时动态监控机制。采用 Netty 等技术实现客户端到服务端数据接收、解析、存储等业务资源的监控和监控消息的传递,完成端到端服务的及时动态可控的流程监测。

（三）建设模式

1. 公有云建设模式 公有云是一种对公众开放的云服务,能支持数目庞大的请求,而且因为规模的优势,其成本偏低。公有云由云供应商运行,为最终用户提供各种各样的 IT 资源。云供应商负责从应用程序、软件运行环境到物理基础设施等 IT 资源的安全、管理、部署和维护。在使用 IT 资源时,用户只需为其所使用的资源付费,无须任何前期投入,所以非常经济,同时云服务提供商能保证其所提供的资源具备安全和可靠等非功能性需求。医院只需与部署在公有云的平台进行对接,即可享用平台所提供的服务。

2. 混合云建设模式　混合云是把公有云和私有云结合到一起的方式,是让用户在私有云的私密性和公有云灵活的低廉之间做一定权衡的模式。客户可以将非关键的应用部署到公有云上来降低成本,而将安全性要求很高、非常关键的核心应用部署到完全私密的私有云上。通过使用混合云,客户可以享受接近私有云的私密性和接近公有云的成本,并且能快速接入大量位于公有云的计算能力,以备不时之需。不足之处是现在可供选择的混合云产品较少,在私密性方面不如私有云好,在成本方面也不如公有云低,操作起来较复杂。

(四) 未来建设模式

在5G带动的万物互联时代,海量数据的存储和运算对云计算需求激增,而当前完全基于中心的云计算已无法很好支持低时延的应用。5G边缘计算可以通过更靠近应用侧的数据处理能力,更好地实现物与物之间的传感、交互和控制,给云计算市场带来巨大增量空间。移动边缘计算(mobile edge computing,MEC)是指靠近物或数据源头的网络边缘侧,融合网络、计算、存储、应用核心能力的开放平台。就近提供智能互联服务,满足行业在数字化变革过程中对业务实时、业务智能、数据聚合与互操作、安全与隐私保护等方面的关键需求。在未来的建设中,通过MEC平台,医疗影像云快速实现服务本地化部署。用户直接访问本地医疗影像云服务,本地业务数据流无须经过核心网,直接由MEC平台分流至本地医疗影像云服务。本地业务分流可以降低回传带宽消耗和业务访问时延,提升医疗影像云业务的用户体验。

七、建设流程

(一) 建议建设流程

应用的建设必须以建立基于医学影像数据存储和影像计算应用的数据中心为核心,结合专业方向、服务规模、互联网化程度统筹设计,并进行中长期规划。依托互联网,规划设计公有云与混合云建设模式,实现医院日益增加的医学影像数据存储、信息共享、业务协同、专业应用和集中管理的需求。

1. 建设范围(1个月)　对区域及其医院信息化现状进行整体调研,明确需要改进的业务流程范围。医疗影像云的建设不仅要满足日益增加的医学影像数据存储、信息共享、业务协同、专业应用和集中管理的需求,更要以此为契机优化所有涉及的相关部门的工作流程,使影像云整个业务流程更人性化、更科学、更合理,最终更好地为患者和临床科室服务,常规建设内容包括以下方面:①影像云存储服务。提供影像数据长期存储、异地安全备份的增值服务,确保用户数据安全有效。②云胶片服务。为患者提供影像电子胶片、授权医生了解病史和辅助诊断,帮助实现影像检查互认。③远程影像诊断服务。面向卫健委等医疗管理部门和医疗集团建设远程影像诊断中心,提供远程阅片、远程报告等功能,帮助基层医疗机构提升影像服务能力。

2. 技术选择(1个月)　医疗影像云建设的核心是建立基于医学影像数据存储和影像计算应用的数据中心,数据中心由一系列服务器和存储设备构成,根据区域业务需要配置数据管理服务器集群、影像数据存储池、影像统一计算服务器集群等,满足区域影像云服务对影像数据即时访问、即时调阅、即时处理的先进影像服务需要。影像资源交换与共享设计,采用影像统一高性能计算的方式,避免影像大数据在区域网内频繁传输,原始数据加载到各个统一影像计算单元。在区域影像系统内部,原始影像数据从各家医院的影像设备传输到平台数据存储中心,在系统底层,影像计算单元,通过数据存储地址直接快速获取所需要的影像数据;高级或标准集成接口API,可以按照某家医院、某个患者ID、某一次或若干次检查的UID进行影像数据的获取,并在区域网内,通过区域主索引及影像UID来共享影像数据。

3. 系统设计(1个月)　医疗影像云通过部署在医院前置机的影像云网关服务,实现医院的影像、报告数据的采集及云端归档管理。以满足平台为各级医疗机构提供服务的需求。实施前经过全面调研后,需要将医院的需求进行汇总,然后由系统架构师进行最终确认和评估系统需求,在系统设计中对常见应用场景给出最恰当的整体实现解决方案,并对医院既有资产进行利旧。通过对设计目标、规划软硬件条件、外围系统接口对接的方式等因素综合考虑、整体设计实现,给出结合传统医院内部和互联网外部技术融合的开发规范。详细设计中着眼于系统的“技术实现”,并阐明技术细节、解决主要难点,评估自己的团队实现特定的功能需求需要的代价,并搭建系统的业务安全框架和核心实现架构。从需求设计到运维升级的每个细节都要细化落实,推动多团队参与设计,从而达到高效率实现、便捷维护和持续升级。

4. 系统开发(3 个月)　系统开发阶段将根据系统详细设计说明,对应业务需求的各程序模块/功能进行编码实现、编译、静态分析、单元测试和打包发布工作,在程序单元中验证实现和设计说明的一致性。①影像云网关。影像云网关工作在七层网络协议的应用层,图像通信都采用 DICOM3.0 标准,低层协议采用 TCP/IP 协议。服务器首先以 TCP/IP 方式初始化一个端口,进行对网络的监听,在收到一个请求后,服务器端要检查对方的 IP 地址是否有效,即能否被服务器识别,另外还要检查对方请求的服务是否在本系统所支持 DICOM 服务范围之中。在检查通过后,服务器端发给对方一个承认请求的回答,双方即可建立连接,进行数据的传输。由于现在广泛使用的网络都支持 TCP/IP 协议,因此只要通信双方都采用 DICOM 标准,数据即可在大多数通信网络上传输。DICOM3.0 定义了许多服务,其中最基本的两类服务包括存储服务与查询提取服务。存储服务主要是对图像数据的接收与发送,查询提取服务则是对 PACS 工作站进行数据查询与图像提取的响应。②数据归档管理。将采集的影像数据,按照其内部的逻辑关系和语义、语法等规则,对其关联、清洗、归并和整合,形成具有特定应用流程或特定应用规则的数据集合。③数据监管。主要面向平台管理维护人员,提供可视化的管理界面对分布在各个前置机的采集器及数据进行监管维护。同时还需要对每个采集节点进行认证、服务的订阅发布进行管理,并且对每个采集节点的运行情况及数据采集情况进行实时的监控和监管,确保每个采集节点高效、及时、稳定的运行。④影像云胶片。患者通过二维码、短信通知、微信公众号等实现多终端查看或分享影像及报告。⑤远程影像诊断系统。远程影像诊断业务主要是针对基层医院无法给出诊断结果的疑难病例,由基层医院发起诊断申请给上级医院,由上级医院协助下级医院给出诊断结果和报告。

5. 系统测试(2 个月)　医疗影像云在正式上线前,一般会将系统测试细化为四个阶段,包括单元测试、集成测试、放行测试、验收测试。①单元测试。系统功能开发完毕后,研发人员对影像云网关、影像云服务端、云胶片及远程影像诊断各功能单元模块的类、函数进行编译测试,测试是否可正常编译,是否可达到预期的效果。②集成测试。经过单元测试后,研发人员分别针对各功能模块进行验证,确保影像数据传输、云端存储及调阅的正常;确保云胶片、远程影像诊断各功能模块满足医院业务需求;确保后台及接口服务符合设计预期效果。经过多轮次的迭代测试确保应用各功能模块正常、准确及稳定。③放行测试。经过单元测试和集成测试以后,研发人员按照配置说明进行部署,项目经理编写测试用例,提交测试人员进行放行测试。测试人员依据系统设计规格说明书及测试用例,测试影像云网关、影像云服务端、云胶片及远程影像诊断各功能模块能否达到测试用例中定义的实现效果,是否满足医院及用户的需求,同时对应用性能及安全进行测试,验证是否满足业务需要,并出具测试报告。④验收测试。放行测试通过后提交医院对应用功能进行试运行,验证接收及云端存储数据的一致性及可用性;验证各功能模块满足医院影像数据归档存储、患者影像报告调阅及基层拍片专家诊断业务场景的需要。

6. 运行和交付(1~3 个月)　运行和交付环节按照建设内容和后期参与应用、运维管理的医院用户对象特点,可分为以下步骤:

(1) 软硬件环境准备:①网络环境准备。需要根据医疗影像云的特点,对医院内部网络和互联网应用之间的联通、安全、性能进行设计与准备,确保应用的业务和技术支撑,实现内容如核心交换、骨干网络、跨院区路由整合、安全网关、楼层汇聚、桌面接入、移动 WIFI 部署、互联网接入、内容分发网络(content delivery network,CDN)、网络安全监控、环境及安全管理与访问接入控制等网络环境。②前置服务器准备。根据选择的产品,与实施方充分沟通,准备好建设所需的前置服务器,包括系统运行环境和网络运行环境。③网关服务部署。根据技术方案的选择,完成前置服务器影像云网关服务开发环境、测试环境、集成上线环境和用户验收环境的集成联调和多次上线模拟。

(2) 试运行和交付:①基础数据维护。包括为机构分配编号、开通对象存储、分配对象存储访问密钥、配置医院接口信息,前置服务器系统环境配置,影像云网关及服务端运行参数配置等。②相关业务数据对接。通过标准 DICOM 方式实现与医院 PACS 及设备影像信息的采集和传输,PACS 及设备按照 DICOM 传输协议配置相关参数即可完成影像数据的自动路由;医院 PACS 系统通过前置服务器开放的 REST 接口完成报告数据的同步;前置服务器通过影像云服务端开发的 API 接口服务完成云端对象存储的归档及调阅。③业务运行监控。通过应用提供的业务监控系统监控影像数据采集是否正常。④数据校验。对医院发送的影像数据和上云影像数据进行校验,验证数据上传的完整性,输出数据校验报告。

(3) 上线培训:针对医院信息科人员培训影像云医疗机构基本数据配置、系统参数初始化、数据维护、用户角色权限管理等功能。针对临床科室医生、诊断专家培训诊断申请、诊断审核、诊断报告、影像调阅等功能。针对医院行政管理人员、卫健委相关人员培训运营监管大屏、监控指标定义、工作量统计分析等功能。

7. 运维保障(1~3 年)　为保障医疗影像云客户服务工作流程的有效执行力,确保产品质量管控工作有效进行。提升对用户反映问题快速响应、快速应对以及产品服务的及时妥善处理能力,制定流程化客户运维保障处理规范。提高服务质量,强化各环节服务支撑和管控,给客户提供强有力的运维保障。

(1) 日常运维服务:①每月制定巡检作业与优化计划,包括网络、影像云主机、前置服务器、影像云网关、云胶片、远程影像诊断系统等相关运行维护内容。②根据巡检报告,分析网络、影像云主机、前置应用服务器等系统 CPU、I/O,内存、交换区在一段时期内的繁忙程度,提出性能调优、资源重组的维护计划。③根据巡检报告,分析网络及服务器资源负荷情况,估测系统处理能力是否满足影像云业务运行的需要,提出设备扩容升级维护方案。④分析对象存储的使用情况,结合业务数据增长、在线保存及临时空间要求,估测系统容量配置是否满足业务需求,提出存储扩容的方案。⑤根据影像云故障处理报告,分析系统故障存在原因,提出预防性措施,制定优化方案,避免同类故障再次发生。

(2) 监控及安全检查服务:对医疗影像云服务提供日常巡检每日不少于 1 次、月巡检不低于 1 次的系统安全健康检查服务,通过应用提供的日志系统及监控服务及时发现和纠正可能出现的系统故障及数据传输问题,为云应用的连续稳定运行提供保障。

(3) 故障处理及响应服务:采用双机热备的部署方式,确保发生故障时,影像云业务快速切换到相应的备份服务器上,以保证业务的正常运行。影像云业务系统发生故障时,将在故障发生后立即响应,并在承诺时间内加以解决。故障解决过程中,运维人员全程关注事件,及时协调沟通各方面的资源,并对服务质量进行回访。

8. 规范建设流程　根据医疗影像云平台建设内容与实现特点,可将整个建设流程按照建设实施规划进行规范,一般分为项目启动、项目实施、系统上线和运维保障四个阶段(图 6-1-4)。

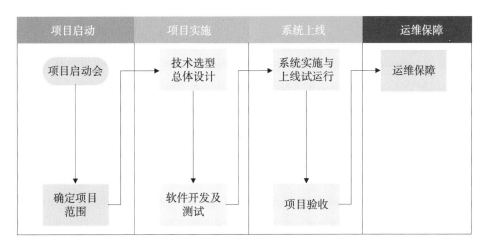

图 6-1-4　建设流程

(二) 未来建设流程

未来医疗影像云平台的建设需要满足"互联网 +"的场景应用和新技术发展要求。可以采用 docker、K8S(Kubernetes,谷歌一种开源的容器编排引擎)等技术手段,借助 MEC 边缘计算的能力,打造融合网络、计算、存储、应用核心能力的开放平台。

1. 应用容器化　云胶片、云存储、影像阅片工具等应用进行 docker 容器化改造。服务端数据库镜像构建、云端服务 docker 镜像构建、服务端影像索引信息镜像构建、数据上传模块镜像构建、服务端调阅模块镜像构建。

2. 应用 K8S 编排 云网关数据上传模块任务编排、服务端调阅任务编排、服务端中间件任务编排、服务端数据库持久化编排、Kubernetes 各服务组建之间通信实现。

3. 整体联调验证 Kubernetes 本地集群环境搭建、云网关数据上传模块流程测试、网关数据库上传服务中心流程测试、云胶片服务中心和外部调阅流程测试。

八、建设关键点

(一)标准化数据采集

影像及报告数据的标准化采集关系到医疗影像云数据的丰富性及可用性,一方面要以标准的方式采集到各种类型影像设备的影像数据,另一方面还要采集到院内 PACS 产生的结构化及非结构化的患者、检查、报告数据,同时要对产生的检查报告及影像数据进行关联、清洗、归并和整合,形成具有特定应用流程或特定应用规则的数据集合。

(二)数据云存储管理

实现影像数据的标准化云端存储,依据数据的产生时间、机构、调阅频次、重要程度设立在线、近线、离线等多级存储,并提供云端数据的批量迁移、备份工具,实现历史数据批量迁移及云端上传归档,实现影像数据的高效存储与交互,实现数据多重容灾备份,满足在自然灾害、硬盘故障、黑客攻击、人为损坏等情况下,医疗机构能够持续稳定的对外提供服务。

九、建设注意事项

(一)影像调阅效率

影像调阅速度是医生诊断体验的重要方面,也是影响影像诊断效率的重要因素。随着医院先进检查设备的应用,薄层检查增多,诊断医生浏览影像不再依照图像生成顺序,浏览图像的选取更灵活。影像信息系统可以采用 HTTP 的流式传输技术、面向阅片诊断医生实现影像的及时按需调阅,影像处理与运算全部放在云端,通过网络,终端只显示结果,实现影像原始数据的"0"下载应用。

(二)数据安全传输

信息在传输过程中保证保密性、完整性、可靠性,防篡改,使用相关加密技术,对数据的传输进行加密,对传输双方的身份加以鉴别。医院业务数据先传输到一台安全服务器暂存,然后通过这台安全服务器通过互联网 VPN 专线与影像云平台通信,通过中转的方式解决医院信息安全问题。同时在医院网络边界部署防火墙及网闸设备,实现与互联网隔离。

参 考 文 献

[1] 李新献. 基于云计算的医学影像存储系统的设计与实现[J]. 电子世界,2019,(9):164-165.

[2] 徐珑,耿一博,王明泽,等. 国内外远程医疗现状分析及在神经外科的应用[J]. 医学信息学,2018,39(6):18-21.

[3] 王岳. 发达国家医疗费用控制机制[J]. 中国卫生,2008,(6):70.

[4] 朱小兵. 基于云计算的第三方医学影像服务模式亟待政策和观念破[EB/OL]. https://www.hit180.com/10820.html,2014.

[5] 孙昊旻. 数字生态系统在大型医疗设备公司中的应用研究[J]. 中国管理信息化,2019,22(10):90-93.

[6] 沈丽宁,熊冰,李为,等. 我国医学影像互认进展与共享模式研究[J]. 中国卫生事业管理,2018,35(12):15-17+43.

[7] 肖晓华,苏茹茹,潘振威. 二三级医院影像学检查结果互认现状及影响因素研究[J]. 中国医院管理,2019,39(5):20-22.

[8] 陈家应,朱亚,王萱萱. 大力发展基层卫生推进分级诊疗制度建设[J]. 南京医科大学学报(社会科学版),2019,19(1):5-9.

[9] 张哲峰,陈潇雨. 基于医疗影像云平台实现跨区域的影像共享[J]. 现代信息科技,2019,(12).

第二节　云计算在区域卫生一体化健康档案建设的应用

一、概念

运用云计算技术的区域卫生一体化健康档案管理,实现医疗保健对象健康状况的信息资源的安全存储和传输,各级授权用户均可访问。采用分布式存储系统存储健康档案和容器化编排管理承载应用,支持公有云、私有云和混合云等新型动态环境中构建和运行可弹性扩展的应用,支持微服务应用管理、源码管理、镜像中心、预警大屏和健康档案运行情况实时监测等技术,实现居民电子健康档案管理、健康档案质控、健康档案共享、居民健康管理、面向居民及医疗卫生人员的健康档案调阅等功能,构建区域信息资源中心与医疗卫生机构间的业务协同和信息交互,满足全业务过程的健康管理,提升健康服务质量和服务效率。

具体内容包括:居民健康档案管理、家庭档案管理、慢性病患者健康管理、电子健康档案质量控制、电子健康档案移动端应用等,覆盖事前、事中、事后的线上线下一体化医疗健康服务模式。

涉及技术包括:容器、持续交付、分布式存储、微服务以及不可变基础设施和声明式 API 等云计算技术。

二、建设背景

(一) 现状分析

居民电子健康档案是居民健康管理(疾病防治、健康保护、健康促进等)过程的规范、科学记录。以居民个人健康为核心,贯穿整个生命过程,涵盖各种健康相关因素,实现信息多渠道动态收集、及时更新,并且能够保持信息连续性的健康数据档案,满足居民自身需要和健康管理的信息资源。以区域内健康档案信息采集和存储为基础,实现自动产生、分发、推送工作任务清单的区域一体化健康档案系统,为区域内各类卫生机构开展医疗卫生服务活动提供支撑,是医院信息系统向临床应用、三级预防等治疗措施深入发展的前提和保障。

1. 国外现状分析　国外对电子健康档案的研究,始于 20 世纪 60 年代中后期,伴随着电子病历的研究而开展。随着对电子病历系统化研究的日益深入,美国、日本等发达国家的诸多大学、研究机构、厂商纷纷投入这一领域的研究工作。

(1) 美国:美国是电子健康档案建设的倡导者,1968 年 Weed 等首先提出个人健康导向记录(problem oriented medical record,POMR),要求医生在医疗服务中采用以个体健康问题为导向的记录方式。经过近 50 余年的发展,美国在电子健康档案的组织建设、标准制定、隐私安全保护等方面积累了丰富的经验。2002 年美国成立 HL-7 电子健康档案专业小组来负责电子健康档案的研究、交流与协作。2007 年《电子健康档案系统功能(ANSI/HL-7 EHR)》成为世界上第一个电子健康档案系统的国家标准。时任美国总统奥巴马不遗余力地推行电子健康档案,推动实现"每一个美国人都建立自己的电子健康档案"这一目标。即便如此,美国电子健康档案(electronic health record,EHR)的应用情况也并不理想,尤其是个人诊所和小型医疗机构。

(2) 英国:该国卫生部分别于 2005 年及 2007 年投资 55 亿及 64 亿英镑计划用 10 年时间建立全科医生数据系统、医生网络软件系统和欧洲健康档案项目等。目前,这一系统可以支持"选择和预约"、患者可获取自身的电子健康档案并办理出院手续等功能;医生可实现包括电子健康档案、网上预约、电子处方、医学影像共享及远程医疗咨询等功能。此外,苏格兰与北爱尔兰地区也开展了地区电子健康档案建设工作,并探索实现与英国国家卫生服务体系中标识符对接。

(3) 加拿大:2005 年 5 月由联邦政府投资的加拿大卫生信息通路公司建设的 EHR 系统中有两个关键子系统,包括药物信息系统和诊断影像系统。加拿大电子健康档案发展 10 余年来,已在全国范围内建成多个系统,并实现系统间的互联互通;诊断影像系统实现影像信息全国范围内的共享,几乎所有加拿大公立医院的影像学检查都实现了无胶片化;药物信息系统已在一半左右的急诊室和三分之一的社区药店部署,减少了药物之间不良反应和药物滥用,目前加拿大卫生信息化建设已取得较为显著的成效。

2. 国内现状分析　我国的居民健康档案建设从 20 世纪 70 年代开始逐步开展,主要用于预防儿童常见传染病。到 80 年代初,我国出现了专门针对孕妇和产妇的保健记录档案,也逐渐开始建立中小学生健康档案。从 90 年代开始,居民健康档案快速发展,内容不断丰富,档案建立对象也逐渐由病人向普通民众转变。健康档案最初以手写纸质档案为主,之后逐渐被电子健康档案替代。经过近十年的发展,我国先后启动了多个有关数据集标准、数据集标准体系和卫生信息标准基本框架等方面的研究,逐渐建立了居民健康档案所需的信息标准和管理模式。2009 年 5 月,原卫生部发布了《基于健康档案的区域卫生信息平台建设指南(试行)》,全国积极探索以电子健康档案共享为目标的基层卫生服务机构信息系统的互联互通,各地普遍开展了包括基层医疗卫生系统、村卫生室计算机装备在内的县域医疗卫生信息化建设,基本实现了区域医疗机构信息基础设施的广覆盖。《国家基本公共卫生服务规范(2011 年版)》明确电子健康档案在建立完善、信息系统开发、信息传输全过程中需遵循国家统一的相关数据标准与规范,逐步实现各医疗卫生机构间数据互联互通,实现居民跨机构、跨地域就医行为的信息共享。2016 年由中共中央、国务院印发的《"健康中国"2030 规划纲要》提到 2030 年人人拥有规范化的电子健康档案和功能完备的健康卡,健康档案与大多数医改政策融合,满足社区居民的预防、医疗、保健、康复、健康教育、生育指导等"六位一体"的卫生服务需求及提供经济、有效、综合、连续的基层卫生服务的重要保证。《国家卫健委关于深入开展"互联网 + 医疗健康"便民惠民活动的通知》(国卫规划发〔2018〕22 号),结合区域全民健康信息平台,实现现有公共卫生信息系统与居民电子健康档案的联通整合,重点健全高血压、糖尿病等老年慢性病以及食源性疾病管理网络。

纵观我国电子健康档案的发展状况,居民电子健康档案共享服务体系仍需完善,各地区对信息建设内容和信息服务功能定位的认识还未达成统一,宏观组织指导的力度不够,导致居民电子健康档案在建设和应用上受到制约。第一,应用发展不平衡。存在地区、机构信息系统应用水平差异大,工作人员系统录入工作量大,面向居民主动提供电子健康信息服务、健康管理等便民惠民应用不足。尤其是部分内地和偏远地区,电子健康档案建设仍处于初级阶段,应用发展滞后。第二,行业标准不规范。存在地区、机构缺乏统一的信息规划;部分区域机构采用不同的公司开发软件来建设居民电子健康档案;采用的信息系统标准规范执行不够、数据格式不统一、信息整合共享难度较大等问题;电子健康档案存在数据不完整、不规范、逻辑性和一致性不高等问题。第三,数据信息不互通。各地已建区域信息系统与疾病控制、妇幼保健等条线业务管理系统能够实现数据联通的比例较低,区域机构内部各信息系统之间互联互通程度比较有限,无法有效支撑电子健康档案信息动态共享和协同服务的开展。第四,健康档案难使用。电子健康档案系统的公共卫生模块和医疗服务模块之间信息共享性差,居民就诊的电子病历信息无法自动更新到电子健康档案中,需再次录入,浪费了大量的人力、物力,严重降低了电子健康档案的使用率,形成了"死档"现象。第五,隐私安全不重视。对居民隐私权的保护方面,我国至今还没有一部专门针对健康档案的法规。这就使得在健康档案的利用过程中,无法可依,在健康档案开放利用工作中个人隐私没有得到有效的保护。第六,系统更新不灵活。面对居民日益丰富的电子健康档案应用需要,信息共享、弹性扩展、快速迭代等需求力不从心,迫切需要设计一种能够在各种复杂环境、复杂需求下,仍然能够对业务进行快速迭代、持续创新的架构模式。国家卫健委要求积极稳妥推进电子健康档案向个人开放,健全和优化电子健康档案面向个人开放服务的渠道,实现电子健康档案数据库与电子病历数据库互联对接,全方位记录、管理居民健康信息,推动居民电子健康档案在线查询和规范使用,更好地管理和保障居民健康。

(二) 需求分析

居民健康需求日益多元化,信息服务在提高居民健康水平中发挥着越来越重要的作用。随着新兴技术快速发展,医疗健康服务协同越来越依靠健康信息共享,居民电子健康档案与区域卫生信息网络正在成为医疗卫生信息化的前沿阵地,区域卫生信息网络的核心是居民电子健康档案服务的共享。完整记录个人全生命周期的健康信息和医疗活动,并能被经授权在不同系统共享,让医疗人员和个体便捷获得,是实现互联互通,业务高效协同,提升服务质量,支撑新时代民众健康需求的基石。

1. 自我健康管理的需要 居民通过身份认证、授权他人查阅自己的健康档案。系统、完整地了解自己不同生命阶段的健康状况和接受健康卫生服务的各项指标,通过与电子健康档案动态关联,方便接受医疗卫生机构的健康咨询和指导,有助于提高自我预防意识和识别健康危险因素的能力,更好地进行自我健康管理。

2. 支撑管理健康的需要 持续积累、动态更新的电子健康档案可以让医务工作者全面地了解患者的健康状况,有助于及时发现重大健康隐患、筛选高危人群并实施相应的防治措施,从而达到预防疾病和促进健康的目的。基于患者知情授权下的健康档案共享,实现跨机构、跨地域就医和医疗业务远程多学科协同,来提高医疗服务质量,可以更好地管理健康信息,减轻患者负担,促进患者与医生之间进行深入交流、达成良好配合。

3. 政府卫生决策的需要 全周期的个人健康档案能及时、有效地提供各类卫生统计信息,帮助医疗卫生管理者客观地评估居民健康水平、医疗服务质量和效果以及医疗费用负担等情况。通过建立个人、家庭和社区健康档案,能够掌握社区居民的健康状况和疾病构成,了解社区居民主要健康问题和卫生问题的流行病学特征,为区域卫生规划、卫生政策制定、突发公共卫生事件的应急指挥提供翔实的决策依据。

三、应用场景

基于云计算技术的区域一体化健康档案管理实现三个应用场景:①电子健康档案信息的管理。居民电子健康档案管理是基层医疗卫生服务机构为辖区内常住居民建立医疗卫生服务记录,健康管理人员对居民健康档案管理的过程。构建智能化健康档案质控体系,实现电子健康档案的质量监测、分析和管理,从源头上保障了档案数据的准确性、一致性、及时性与完整性。②电子健康档案在线共享与调阅。在保障个人信息安全的情况下,实现电子健康档案向个人、卫生业务人员开放。对于居民个人,可以了解和掌握本人健康状况的动态变化情况。居民看病时,卫生业务人员通过查看健康档案信息,可以了解居民的健康状况,存在的健康危险因素,所患疾病的检查、治疗及病情变化的情况,从而对居民的健康状况做出综合评估,采取相应的治疗措施,进行针对性的健康指导,从而提高其为居民开展卫生服务的质量。③电子健康档案辅助绩效评价。电子健康档案自动抽样、个案产出建档率、高糖规范管理率等指标,减轻人工考核负担,提升真实性。

四、建设原则

(一)标准化

为满足健康档案在区域内、区域间信息实时共享、交换,系统建设过程中要做好标准规范制订和顶层设计工作,要把标准化工作作为最重要的基础性工作,做到统一标准、规范接口、改善流程、易于拓展、安全运行。系统建设须遵循国际、国内、地方和行业统一的基础类标准、数据类标准、技术类标准、管理类规范,全面采用通用的标准化要求,提高系统可靠性和通用性,保证区域和机构之间的交换通道互联互通,提供数据支撑和信息服务。

(二)先进性

系统采用先进科学的云计算技术,包括容器、DevOps、服务编排、微服务、不可变基础设施和声明式API等技术,软件体系结构、软件系统设计方法及低耦合架构设计理念,保证先进性。基于先进、标准的中间件平台系统和技术,保障平台的开放性和通用性。同时提供可扩展机制,技术上采用开放式体系架构,使系统具备较强的动态适应性。设计上兼顾满足已知需求的处理能力和性能要求,也要充分考虑到业务模式发展、服务方式的转变,以及技术体系、标准发展的可能性,延长业务生命周期处理和服务能力,满足因业务迅速发展而带来的扩展应用需求。

(三)实用性

健康档案系统建设要结合实际应用场景,系统软件环境、设计实现坚持实用性原则,在保证总体设计安全、可靠、前瞻性和先进性的同时,确保建设切合实际、符合现状需求,满足业务需求,切实解决健康档案在业务工作中存在的问题。同时,保证软硬件投入具有较好的性价比,力求达到资金投入少、实用价值高、应用效益好的效果,确保信息化系统整体运行效率。

五、建设内容

标准化电子健康档案以全生命周期为核心,记录个人从出生到死亡整个生命历程的健康、保健及医疗信息,需要跨越不同的机构和业务系统实现档案信息交换和共享,是提高医疗质量、诊疗效率,促进病人康复,降低医疗费用的有效手段。基于云计算技术设计的无状态微服务,可以实现多副本弹性扩容,保障电子健康档案系统的高可用,减少运维成本;利用云计算容器编排技术,可以实现服务自动部署、灰度发布,使得业务更新迭代能够平滑过渡。

(一)全生命周期居民健康档案管理

1. 居民健康档案管理

具体功能:档案建立、档案查询、档案迁移、档案更新、档案开放、档案查重、档案作废、智能提醒等。

适宜技术:①全生命周期档案管理。包括居民个人基本信息、健康体检、重点人群健康管理记录和其他医疗卫生服务记录档案管理服务。②预约建档。通过互联网移动端居民可自助完成个人或家庭健康档案的预约建档服务。③信息无缝融合。实现与其他业务系统的数据对接,无缝融合到健康档案中,实现健康信息互联互通。④数据跟踪监测。通过物联网穿戴设备将健康体征信息采集到个人健康档案,形成个人健康数据的实时跟踪管理。

业务流程见图 6-2-1。

建设要求见表 6-2-1。

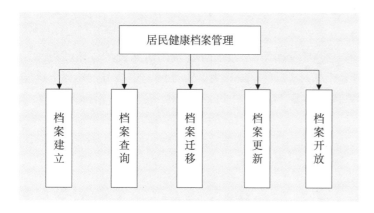

图 6-2-1　居民健康档案管理流程

表 6-2-1　居民健康档案管理建设要求

指标	具体内容和要求
居民健康档案管理	① 具备档案建立、基本信息修改、档案查询、档案更新、档案删除、档案迁移、档案查重、档案合并、死亡注销、开放使用、智能提醒 11 项功能
	② 支持档案查询、统计分析 2 种技术
	社区卫生服务中心(站)　具备 11 项功能、支持 2 种技术
	乡镇卫生院(村卫生室)　同上

2. 家庭健康档案管理

具体功能:家庭档案建立、档案查询、档案导入、家庭档案修改、档案删除、智能提醒等。

适宜技术:①档案关联。以家庭为单位建立基本健康信息记录,家庭成员的档案通过标识与家庭档案关联。②家庭健康评估。家庭的基本资料、家系图、家庭评估资料、家庭主要问题目录、问题描述和家庭各成员的健康记录。③疾病筛查预测。家庭档案建立为筛选辖区内疾病的预防、监控以及预测提供客观依据。

业务流程见图 6-2-2。

建设要求见表 6-2-2。

3. 慢性病管理

具体功能:高血压筛查、高血压高危管理、高血压管理、2 型糖尿病筛查、2 型糖尿病高危管理、2 型糖尿病管理,慢阻肺管理、脑卒中管理、肺结核管理、冠心病管理、工作提醒等。

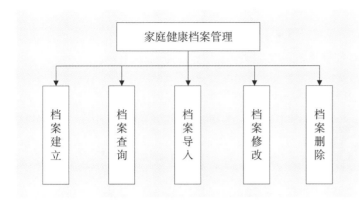

图 6-2-2 家庭健康档案管理流程

表 6-2-2 家庭健康档案管理建设要求

指标	具体内容和要求
家庭健康档案管理	① 具备家庭档案建立、档案导入、档案查询、档案修改、档案删除、档案增减、智能提醒 7 项功能 ② 支持批量查询、统计分析 2 种技术 社区卫生服务中心(站) 具备 5 项功能、支持 2 种技术 乡镇卫生院(村卫生室) 同上

适宜技术:①慢病知识库。根据知识库规则引擎智能推送专项随访计划、执行专项任务。②信息互联互通。实现与其他业务系统的数据对接,无缝融合到健康档案中,实现健康信息互联互通。③智能健康干预。对具有慢性病高危人群危险因素特征者,通过健康教育等方式指导其主动定期监测自身指标变化情况。④人物健康画像。利用云计算的技术能力,结合各类分析算法,更好地呈现大众健康画像,集中、精准、高效地提供研究曲线,为慢病的规范化管理提供数据支撑。

业务流程见图 6-2-3。

建设要求见表 6-2-3。

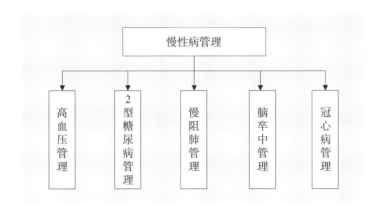

图 6-2-3 慢性病管理流程

表 6-2-3 慢性病管理建设要求

指标	具体内容和要求
慢性病管理	① 具备慢性病患者信息上报、筛查率自动生成、治疗率自动生成、控制率自动生成、规范管理率自动生成 5 项功能 ② 支持信息审核、查询、导出、数据质量控制、统计分析、可视化展示 6 种技术 社区卫生服务中心(站) 具备 5 项功能、支持 5 种技术 乡镇卫生院(村卫生室) 同上

（二）智能化健康档案质控

通过构建智能化的档案质控体系,实现事前质控方案制定、事中实时质控、事后决策分析三管齐下的全过程闭环管理,提升电子健康档案质量,为全民健康信息互联互通,基本公共卫生服务项目的规范性,智能核查和向居民开放应用等运用奠定基础。

具体功能:具备设置质控专项、设置质控指标、设置专项规则、制定质控方案、质控预警、质控决策分析等。

适宜技术:①质控数据集。采用国家发布的相关数据标准和行业标准,进行数据集的设置,保证系统在标准化基础上进行质控。②档案质控规则配置。涵盖对居民健康档案、老年人健康管理、高血压患者健康管理、糖尿病患者健康管理、孕产妇健康管理、0~6 岁儿童健康管理服务、严重精神病障碍患者等业务专项质控规则的配置功能,质控维度包括完整性、规范性、有效性、一致性、周期性、真实性。③规则设计。具备决策表、决策树、评分卡、规则流等类型的业务规则设计工具,具备工作流、规则引擎和个性化业务规则定义等功能,从各个角度满足复杂业务规则设计的需要。④数据分析处理。应用建模工具对档案质控明细数据进行分析处理,为管理者决策的提供数据支持依据。⑤质控数据集成展现。支持集成化展示界面展示质控结果,支持数据的图形化展示,包括直方图、饼图、雷达图等。⑥数据质控。对健康档案的大数据处理可以采用主流大数据处理技术,实现对数据质控的实时处理能力。

业务流程见图 6-2-4。

建设要求见表 6-2-4。

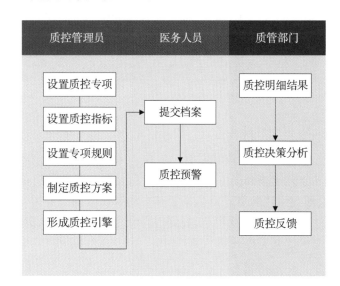

图 6-2-4　智能化健康档案质控业务流程

表 6-2-4　智能化健康档案质控建设要求

指标	具体内容和要求
档案质控	① 具备档案质控规则设置、质控专项设置、质控方案制定、质控规则执行、质控提醒、质控问题反馈、质控结果决策分析 7 项功能 ② 支持信息审核、查询、导出、数据质量控制、统计分析、可视化展示 6 种技术
	社区卫生服务中心(站)　具备7项功能、支持5种技术
	乡镇卫生院(村卫生室)　同上

（三）线上线下一体化应用

基于家医签约,充分发挥家庭医生"健康守门人"作用。应用"互联网＋"技术拓展医疗服务空间和内容,构建覆盖诊前、诊中、诊后的线上线下一体化互联网医疗健康服务模式。通过互联网＋移动端应用,将家医工作延伸到院外,实现家庭医生在线签约。签约医生对签约居民实行预约挂号和转诊服务、进行基本医疗服务管理、公共卫生服务管理、居民健康服务管理、健康科普教育服务能和居民进行健康互动,指导居民自主健康管理,真正实现预防、治疗、康复和健康服务为一体化的医疗服务模式,最终保障居民的满意度。

具体功能:健康档案开放、健康管理、健康监测、在线咨询、健康科普、预约服务、转诊服务等。

适宜技术:①慢病管理。医生可通过移动端实现签约居民的慢病随访、用药指南等。②可进行线上预约挂号、预约检查等预约服务。③健康档案调阅。通过移动终端设备居民可调阅个人的健康档案信息。④医患沟通支持。通过文字、语音、视频等即时通信方式实现患者沟通。⑤实时监测。利用移动互联网建立与居民的实时连接,利用智能设备、物联网等技术精准、连续监测居民健康状况,实现以居民为核心的服务模式。

业务流程见图 6-2-5。

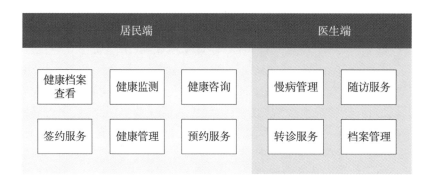

图 6-2-5　线上线下一体化应用业务流程

建设要求(表 6-2-5):

表 6-2-5 线上线下一体化应用建设要求

指标	具体内容和要求
线上线下一体化应用	① 具备线上个人健康档案开放、预约服务、健康监测、慢病随访、转诊服务、实现与线下业务范围进行打通融合 6 项功能 ② 支持信息审核、查询、导出、数据质量控制、统计分析、可视化展示 6 种技术 社区卫生服务中心(站) 具备 5 项功能、支持 4 种技术 乡镇卫生院(村卫生室) 同上

六、建设方法

(一)建设策略

建议地方卫生行政机构牵头,邀请在医院和公卫信息化建设领域具有丰富项目经验、有医疗卫生机构系统集成能力的承建单位支撑,结合应用实际考虑当下着眼未来顶层设计。系统设计要打通医疗卫生机构和疾控、计免、血站、妇幼、保健等各个涉及健康档案类目的行政机构,做好顶层设计、整体规划、分步实施、平稳过渡、确保安全、互联互通,最终实现健康档案数据实时更新,一处录入多处使用,避免重复工作、降低死档率,让完整的、真实的健康档案伴随居民全生命周期。

(二)应用技术

建议的应用技术主要包括:①系统开发。实现可采用 .NET 或 Java 等平台开发,主流的关系数据库或非关系数据库,B/S、C/S 等应用架构。②应用的承载方式。可以采用 Docker 技术,进行容器化管理,减少应用的部署成本整合。③集群中的容器应用管理。可以采用 Kubernetes 等主流容器编排技术,可以为应用提供弹性扩容、故障自愈、自动化部署等特性支持。④微服务的管理。可以采用 Istio、Linkerd 等主流服务网格技术,实现负载均衡、流量控制、安全管理、遥测观察等。⑤持续交付流程。可以采用 Git 做源码管理,Jenkins 做流水线构建,Harbor 做镜像中心,实现从开发到交付的流水线作业。⑥监控预警。可以采用 Prometheus 做日志数据收集,使用 Grafana 实现预警大屏,实现对健康档案的运行情况实时观测。⑦健康档案的文件存储。可以采用 Ceph 等分布式存储系统,提高存储的安全性、可扩展性。⑧健康档案的数据缓存。可以采用 Redis 进行数据缓存,提高整个系统的吞吐量。⑨健康档案大数据处理。可以采用 Flink、Spark 等主流大数据处理技术,实现对数据的实时处理。⑩健康档案的统一入口管控。可以采用 Openresty、Envoy 等高性能、可扩展的反向代理技术,实现高并发下的运行时要求。

(三)建议建设模式

1. 按临床业务和健康管理需求建设 基础档案文书书写是建立标准健康档案的基本文书模板,经区域医政管理部门审核,参照国家、省市统一建设要求,作为建档书写标准,可进行新建、删除、整体传送,满足结构化点选。慢病档案文书书写是建立相对标准的慢病文书模板,经区域医政部门审核,参照国家、省级统一建设要求,作为建档书写标准,可进行新建、删除、整体传送,满足结构化点选和自由文本录入。电子健康档案质控管理要求健康档案贯穿整个临床诊疗过程,与医院信息系统各个应用环节互联互通,产生的数据实时共享对接,最大限度提高自动化建档、居民主动参与、健康档案对居民开放。就医诊疗数据在注重隐私和授权情况下,提供多种方便、快捷、有效的服务模式,居民对自己的健康档案信息可提请修改,最大限度提高正确率和使用率。

2. 基于区域一体化平台建设 区域健康档案的信息化建设应服从于国家、省市及当地的信息化统一建设策略,作为居民诊疗业务交互与数据传输的基本信息,电子健康档案建设需要完全符合区域交互的标准,通过区域一体化平台实现健康档案与各临床信息系统之间的数据交换与共享。通过数据中心建设,实现以电子健康档案为核心的居民健康数据采集,对居民所有重要健康数据进行集中管理,为数据展现和数据挖掘提供支持,为医院学科建设和国家全民健康策略提供持续增长的数据战略资源。

(四) 未来建设模式

未来电子健康档案将全面摒弃纸质健康档案的使用,所有数据信息上云,覆盖全域的医疗卫生健康信息系统,与医院核心业务系统全面互通。居民健康档案将是医疗核心业务的重点和基础,利用云计算等信息技术,全国建立统一的居民健康档案,通过云计算技术随时共享、医防融合、业务流程闭环管理,促进医院和社区的合作与资源共享,实施规范化管理。深度融合医疗业务数据和生活暴露数据,与5G、物联网、区块链等技术共同推进居民全量健康数据,并通过计算机自我学习能力、自动洞察、自我捕获、主动抓取数据,进行分析学习,更好地服务民众健康。建立在居民全周期、全量的数据基础上的电子健康档案管理系统,高效服务于医疗健康业务,同时在预防接种管理、传染病防治、生活健康管理、智慧餐饮、智慧旅游等领域逐步完善,与生物医药、生物检测等领域深度结合,一起构建人口健康数据库,在居民生活的方方面面提供数据支持。

七、建设流程

(一) 建议建设流程

从研发视角,基于云计算技术的区域一体化健康档案建设主体流程分为确定建设范围、技术选择、系统设计、系统开发、系统测试、试运行与交付、运维保障等阶段。

1. **建设范围(1个月)**　为确定区域一体化健康档案管理的建设范围,需要首先明确总体建设目标,由行政部门牵头组织、信息部门配合、公卫相关业务部门支撑,通过需求调研、分析、专家方案论证等活动明确建设范围。①确定调研对象。区域一体化健康档案需求的调研对象范围为行政机构管理人员、应用管理职能科室领导和直接应用科室人员。②制定调研内容。以功能引导、建设标准与规范点为基础调研表,确定现有的软硬件基础。调研内容应包括:管理需求,机构的管理目标、现有管理体系和各级管理指标分解、各级决策辅助和报表的展现内容和形式;业务需求,依据需要展现的表单格式,明确填写的内容与规则,明确需要采集的业务数据范围、数据流程和属性的需求。③确定调研形式。常见的形式为访谈和问卷调研。承建方通过和用户方领导层、业务层人员的访谈式沟通,从宏观掌握用户的具体需求方向和趋势,了解现有的组织架构、业务流程、硬件环境、软件环境、现有的运行系统等具体情况和客观信息。通过需求调研、方案论证后确定建设范围包含业务建设部分及技术建设部分。业务建设部分包括居民电子健康档案管理、家庭健康档案管理、慢性病管理、智能化健康档案质控以及线上线下一体化的便民惠民应用等业务建设。技术建设包括网络及安全建设、应用服务器及数据库服务器的硬件准备及相应软件的安装设置、各终端硬件的准备及相应软件的安装等。

2. **技术选择(1个月)**　根据区域一体化健康档案的业务需求及可及的软硬环境,选取适宜的应用技术。在开发语言的选择上,建议选择主流的开发语言,如C#、Java等。在数据库的选择上,建议选择数据保有量大的数据库,建议选用国产数据库。采用国密算法。同时需要结合机构的特点和重点建设范围进行技术需求调研与适配,推动移动互联网技术、云计算、大数据、5G、人工智能、物联网等新应用,使得更广范围内的互联互通和智能化的健康管理成为可能。健康档案质控管理应具备质控知识库,利用标准库、规则引擎等知识库辅助健康档案质量控制,实现智能化的质量管理,提高档案质量管理水平。建议采用移动智能终端对居民的健康情况进行移动管理,通过物联穿戴设备实时采集体征信息,并能及时补充到居民健康档案中。

3. **系统设计(1个月)**　由承建方的系统分析师、架构师、设计师主导,按照需求规格文档要求进行细化的技术设计,形成可供工程师进一步实现的功能结构、数据结构和系统结构,以及支撑性的接口对接、系统集成、信息安全、运营保障等技术方案,主要产出物包括概要设计报告、详细设计说明书等。系统设计从以下三个层面展开:

(1) 架构设计:在整体设计方案上必须严格按照健康档案有关规范,以保证系统的完善和稳定性;从技术设计扩展性和系统功能扩展性两个方面考虑系统的扩展性;从系统学习、安装和使用等多个方面考虑系统的可维护性;分析每种类型对外数据接口的具体情况,达到灵活、安全、方便的目标。

(2) 数据库设计:按照区域公共卫生当前业务量和未来发展趋势计算系统数据库规模,合理划分系统所用表空间的大小;根据业务和设备情况设计数据库表的性能参数,达到规范、合理的目标。

(3) 功能设计:全生命周期居民健康档案管理(档案建立、档案查询、档案迁移、档案更新、档案开放、档案查重、智能提醒、统计查询、高血压筛查、高血压高危管理、高血压管理、2型糖尿病筛查、2型糖尿病高危管理、2型糖尿病管理,肺结核管理、慢阻肺管理、脑卒中管理、冠心病管理),智能化健康档案质控(设置质控专项、设置质控指标、设置专项规则、制定质控方案、质控预警、质控决策分析、质控结果排名),线上线下一体化便民惠民应用(健康档案开放、健康管理、健康监测、在线咨询、健康科普、预约服务、转诊服务)。通过以上功能建设,实现以居民健康全生命周期为核心,记录个人从出生到死亡整个生命历程的健康、保健及医疗信息管理,提供跨越不同的机构和业务系统实现档案信息交换和共享。

4. 系统开发(3个月) 基于中台技术开发平台,对建设范围的系统功能进行程序编码开发。系统开发工作内容至少包括:①制定编码实现标准和规范。严格遵守编码标准和开发规范。②系统功能模块的理解和进一步细化。以模块为单位进行逻辑设计,编辑模块流程图。③建立系统物理数据库。搭建系统开发环境。④开发系统各个模块应用程序。包括前端展现和后台管理程序,主要实现系统设置、个人档案管理、家庭档案管理、高血压专项管理、高血压高危管理、2型糖尿病专项、2型糖尿病高危、健康档案报表、质控管理、质控统计、移动居民端应用、移动医生端应用等模块开发。⑤对系统功能模块自测、互测以及代码和数据库脚本走查。编码自测完成后,进行内部测试,包括针对需求本身的功能测试以及问题回归测试。⑥编写系统相关文档和手册。

5. 系统测试(1个月) 当系统开发工作基本完成之后,在系统正式上线前,一般会将系统测试细化为四个阶段:单元测试、集成测试、系统测试、验收测试。由承建方的测试工程师主导,将经过集成测试的软件作为整个应用系统的一部分,与系统中其他部分如网络、安全、硬件等系统结合起来,在实际运行环境上进行的一系列严格有效地测试,以发现软件潜在的问题,保证系统的正常运行,并满足用户需求,测试通过后,最终形成缺陷记录、测试报告、安装包、系统操作手册等相关资料。

6. 试运行和交付(2个月) 系统经过需求调研确定、软件开发、测试通过后,在试运行和交付过程中主要包括三方面的工作。

(1) 环境准备:一是网络准备。区域一体化健康档案应用于整个区域内的不同机构,为了实现不同机构的信息互通,在基础环境建设时应考虑都统一接入局域网(一般为卫生专网)。二是硬件环境准备。包括培训环境、测试环境、上线环境所需的硬件设备。三是软件环境。系统实施所需的操作系统、数据库系统、杀毒软件以及系统安装部署所需的基础软件等。

(2) 实施部署:实施部署中包括4个方面的工作:系统的部署实施、相关系统接口的对接完成、系统基础参数的设置维护、使用人员的系统培训。在实施部署中系统接口对接是技术人员集中完成的工作,基础参数设置则需要技术人员与使用方共同梳理检查,确保系统运行的基础数据准确性。培训工作完成的质量关系到上线成功与是否能正常运行。对培训工作要确定培训对象、培训计划、培训方案、培训材料、培训实施与培训反馈,使培训工作真正落到实处。

(3) 上线运行:系统上线运行包括模拟运行和正式运行阶段,系统部署、业务培训及管理配套是成功上线的关键因素,要确保每个部分的工作切实落实,跟踪反馈每个部分工作的质量。系统模拟运行及上线运行阶段都需要各参与部门与实施方密切协作,提前制定计划和上线方案、应急预案、技术保障方案等,确保系统顺利切换上线。

7. 运维保障(2年)

(1) 远程维护支持:针对区域一体化健康档案应用系统日常使用遇到的问题,施工方需提供7×24小时响应机制,利用信息化系统进行集中监控和远程运营维护工作。

(2) 现场维护支持:如果出现的问题远程无法解决,施工方需提供现场支持,安排技术人员对整个系统进行检测,对系统存在的潜在安全隐患、日常运行日志或故障隐患进行分析,并提出相应的解决方案,排除故障,解决问题。

(3) 定期巡检:施工方需定期对管理系统进行例行检查,尽量将产生故障的可能性降至最低,充分发挥和利用以往其他项目中所积累的经验,采取科学严谨的分析方法,做出准确的分析和判断,为系统正常运行提供有力的保障。

针对远程维护、现场维护、定期巡检,要做好运维记录,同时对运维服务做好结果反馈,完成问题闭环处理。

8. **规范建设流程** 依据系统建设方案,按照软件工程的规范进行应用管理,科学地划分工作阶段,在符合区域整体信息化建设规划的前提下,可将基于云计算技术的区域一体化健康档案建设分为业务需求分析、初期数据梳理、信息系统集成、系统实施部署、系统运营维护等 5 个阶段(图 6-2-6)。

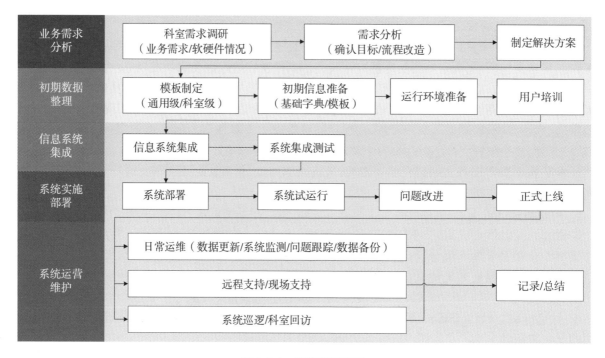

图 6-2-6 规范建设流程

（二）未来建设流程

1. **功能模块化** 按需配置区域一体化健康档案系统的深化应用。通过最新一代中台 + 微服务架构,可以实现业务系统的深度联通。按照区域公共卫生的工作需要,将各个业务系统中的功能独立拆分出来,以功能模块为基础,自由组合、按需配置,实现区域工作站的一体化操作。

2. **应用集成化** 不断完善一体化业务应用集成。通过一体化应用集成,实现公卫数据统一存储,减少区域硬件投入;进行数据整合与页面整合,采用同一数据表,避免数据差异,同时系统界面统一设计,减少实际工作中在各个业务系统间来回切换的操作时间;促进应用集成,进行工作任务清单的整合和居民全生命周期健康数据的一体化展示。

八、建设关键点

（一）完善数据标准治理

通过业务字典、药品字典、疾病代码、费用代码、检验稽查、医嘱字典、手术字典等数据集维护,建立电子健康档案数据质控的数据元,形成统一、标准的数据质量检测基础;从应用层、服务层等多个层面,建立区域统一的术语资源库,解决区域各业务系统相互交换数据时术语解释和术语转换的工作。

（二）做好健康档案质控

从完整性、规范性、一致性、有效性、周期性、真实性等多个维度进行居民健康档案的质量控制,保证档案内容完整、保证表单内部、表单与表单之间的规范、一致,保证采集数据的值域、长度、类型等准确有效。按照一定周期,从数据层面与业务层面,进行多源佐证和事物关联分析,保证档案的真实性,从而避免死档、不规范、不完整档案的产生,更好地保障居民的基层医疗健康。

（三）打造医疗公卫闭环

通过家庭医生与专科医生相结合,慢病患者在上级医院临床确诊后,信息推送相应的责任医生;责任医生判断后引入数据完善档案慢病专项;责任医生或家庭医生按慢病专项工作要求进行慢病管理,病情发生异变时再去上转到上级医院进行临床诊断、治疗,从而实现临床医疗与公共卫生的闭环化服务,实现从"以患者治病为中心"向"以居民健康为中心"的转变。

九、建设注意事项

（一）智能质控促进电子健康档案"活"起来

在浙江嘉善县试点过程中,运用健康档案智能质控程序,从完整性、规范性、有效性、一致性、周期性、真实性等多维度对全县 50 余万份电子健康档案数据进行质控管理,共发现不规范电子健康档案 30.89 万份,不规范率占 62%,老年人不规范健康管理 5.88 万例,高血压不规范健康管理 5.37 万例,糖尿病不规范健康管理 1.55 万例。健康档案智能质控程序使基层医务人员精准快速定位到有问题的档案,在大大减轻工作量的基础上,花了一个月左右的时间全面完善提升居民电子健康档案的质量。在依法保护个人隐私的前提下实现了档案向居民的全面开放,今后居民可以自己查阅自己的健康档案,对自己的体检数据、身体存在哪些问题都能看到,这样大大提高了档案的真实性。以居民电子健康档案普及推广和务实应用为导向,充分发挥电子健康档案的基础信息支撑和便民服务作用,使档案"活"了起来。

（二）全周期一体化促进健康数据"活"起来

嘉善县通过融合共享的电子健康档案平台,全面推进电子健康档案系统、区域诊疗系统以及妇幼保健、免疫规划、严重精神障碍患者管理等专业公共卫生系统的互通共享;全面落实数据传输,在统一电子健康档案系统的功能架构、传输标准、质控规范基础上,整合了居民在嘉兴市、县级医院,卫生服务中心,服务站的全生命周期健康数据。嘉善县居民在医院就诊,医生能实时全方位的调阅居民的健康档案,对重复检验检查进行提醒互认,对相似疾病治疗情况进行大数据汇总实时推送展示,医生能动态及时知晓居民的疾病史、过敏史,治疗和用药情况,电子健康档案与居民就医开始密切相关,电子健康档案利用率稳步提高,目前健康档案已被调阅 88.58 万次,2019 年调阅量 35.17 万次,年同比增长 133%,调阅率增长迅猛,对居民健康起到保障作用,在公卫和临床工作中发挥重要作用,让健康数据真正用起来"活"起来。

（三）互联网 + 应用促进居民自我健康管理"活"起来

在移动端提供线上线下相融合的连续性医疗卫生服务,整合家庭医生签约服务,提供公众查询、预约挂号、健康自诊、健康咨询、预约体检、健康管理、跟踪随访等服务。目前嘉善县月均预约挂号人次达 1.1 万,查询档案服务达月均 2.1 万次,这些措施大大促进了居民主动参与健康管理,让健康管理触手可及"活"起来。

参考文献

［1］JAN GREENE. Obama's $19 Billion Boon to Health Care IT: Mammoth Investment Fasttracks Electronic Health Records ［J］. Annals of Emergency Medicine, 2009, 53(5): A24-27.

［2］舒婷,徐帆,李红霞. 国内外电子病历数据开放现状分析与建议［J］. 中华医院管理杂志, 2019, (12): 1013-1016.

［3］刘帅,谢笑,谢阳群,等. Pondering on Personal Health Information Management ［J］. 现代情报, 2014, 34(9): 43-50.

［4］郭珉江,代涛,万艳丽,等. 加拿大卫生信息化建设经验及启示［J］. 中国数字医学, 2015, 10(7): 15-19.

［5］高启胜,任建萍. 我国社区居民健康档案信息化管理的 SWOT 分析［J］. 健康研究, 2010, 30(6): 433-436.

［6］陈丽玉,江文辉. 学生健康体检资料管理系统的应用与体会［J］. 海峡预防医学杂志, 2002, (3): 63.

［7］武文娣,吴静,李敏,等. 我国社区居民健康档案的发展与研究趋势［J］. 中国卫生统计, 2007, (4): 444-446.

［8］张玲,曾庆秋. 社区居民健康档案信息化管理现状分析与展望［J］. 中国社区医师(医学专业), 2012, 14(33): 318-319.

［9］杨慧琴. 社区居民健康档案管理的问题与管理工作的改进措施［J］. 心理医生, 2017, 23(24): 303-304.

［10］彭春华,彭秋凤. 我国电子健康档案发展中存在的主要问题及对策研究［J］. 中国药物经济学, 2014(z2): 436-437.

［11］姜倩. 我国社区居民健康档案的发展与趋势探究［J］. 办公室业务, 2016(7): 120.

［12］夏启寿,殷晓玲. 云计算服务中安全动态访问控制在电子健康档案系统中的应用［J］. 安庆师范学院学报(自然科学版), 2017, 23(4): 62-67+74.

第三节　云计算在区域电子病历信息共享的应用

一、概念

应用云计算技术为区域内各医疗卫生机构提供电子病历信息共享服务。在保障数据安全的前提下实现电子病历信息的采集、分布式存储、实时在线调阅,实现了区域医疗与预防、公共卫生与保健、教学与科研一体化管理,落实了分级诊疗政策及业务协同管理,同时显著降低了医院 IT 支出,这是实现区域业务整合、信息互联互通、信息共享的核心基础,对于开展高效、优质的临床诊疗、科研以及管理工作具有深远意义。

具体内容包括:基础信息(患者、医护人员、数据元字典、流程模板等)、资源目录、电子病历文档信息的集成服务,云端数据的存储、索引服务,电子病历文档信息的调阅、订阅和发布等。

涉及技术包括:跨机构文档共享、统一术语、中间件、ETL、基础信息服务、资源目录服务、电子病历文档服务、应用门户、分布式存储、云计算虚拟化等。

二、建设背景

(一) 现状分析

在医疗卫生行业,云计算正在逐渐步入成熟化阶段,其使用范围越来越广。云计算已经成为海量电子病历存储分析、医疗影像处理的重要技术选项,云计算充分发挥了灵活性的优势,以及易于使用的方式,提供了对应用程序和资源的实时和远程访问,为区域医疗卫生机构实现医疗资源共享和信息互联互通提供了重要技术支撑。

1. 国外现状分析

(1) 美国:云计算在医疗行业的应用始于虚拟化,主要包括服务器虚拟化、应用虚拟化和客户端(桌面)虚拟化三种类型。区域电子病历应用共有两种模式,一种是软件即服务模式(software as a service,SaaS),即医生软件和患者数据存储在电子病历应用供应商的远端服务器或者存储在第三方数据中心,所有医生都需要在线登录电子病历应用,患者病历信息在电脑或智能手机上通过互联网浏览器打开,应用升级速度快,平均一周一次。另一种是应用服务提供商模式(application service provider,ASP),医生必须要在其电脑上安装远程登录软件。2010 年以来,随着移动医疗等新技术的应用及美国政府对医疗信息技术(hospital information technology,HIT)行业的政策支持,云计算在医疗行业的应用逐渐深入,出现了云平台、区域电子病历等应用。同时,美国政府部门为保证安全性,也适时对云计算的相关法律法规和行业规范进行调整。Practice Fusion 是美国最大的医患社区和基于云计算的电子病历供应商,超过 12 万医疗专业人士和 8 000 万患者使用该应用,2015 年电子病历应用访问诊记录超过 1.78 亿次。2014 年,全美最大电子病历供应商 Epic Systems 正式进入云端服务领域,为医院集团和基层小型医院提供云端存储服务,Epic 提供云服务的主要目标是帮助客户降低电子病历的使用和存储成本,应对财务压力,实现电子病历信息的共享。2017 年加州大学圣迭戈分校(university of california, san diego,UCSD)医学中心将其电子病历应用迁移到由 Epic 托管的云端,把数据从传统的数据中心转移到一个更加优惠、可靠、安全的病历存储库中,并于 2017 年 11 月与加州大学欧文分校实现了电子病历共享。

(2) 英国:英国政府设立专门的国家医疗服务体系(National Health Service,NHS)、伦敦 IT 项目组、英国电信公司和 RiO 应用开发商 CSE 医疗公司,负责开发实施英国国家卫生信息框架及电子病历 RiO2RiO 应用,该应用可授权医生查阅其他同类医疗机构的电子病历,还可对病历进行部分编辑,实现各医疗组织之间能够安全保密的快速交换患者电子病历信息。自 2020 年初新型冠状肺炎疫情发生以来,NHS 的医疗服务机构面临着病人增加使传统人工服务工作量增大,每天产生的大量机密数据导致数据中心的存储压力倍增,数字化转型已经成为"2020 个性化医疗保健"政策的目标,通过在整个医疗保健应用中部署基于云计算等创新技术的框架,实现资源多样化,保持安全敏捷的网络,从而为医护人员及患者提供更快、更无缝的服务,进而改善患者的治疗效果。

(3)加拿大:2002年建立Canada Health Infoway非营利性机构负责国家电子病历和相关发展策略的制订,主要目的是建立覆盖患者全生命周期的电子病历信息并且为医疗机构及患者提供查询服务,加拿大在2010年已为50%的人口建立了电子病历。2020年4月,Omnimed公司与加拿大健康信息公司签署新协议,加快虚拟医疗和电子处方技术在电子病历中的整合。Purkinje是加拿大领先的医疗卫生信息应用软件提供商,开发的MYLE SaaS临床信息化应用是基于云计算技术,以电子病历为核心的临床信息平台,包括医疗全业务流程管理、医生医嘱和电子病历应用、支持付费管理、医疗物资管理等应用,是加拿大首家获得云托管许可及首家获得国家安全认证的以电子病历(electronic medical record,EMR)为核心的SaaS健康解决方案,在魁北克省和新不伦瑞克省超过8 000名用户使用MYLE,在新西兰、澳大利亚、新加坡、美国等国家拥有众多用户。

(4)日本:日本后生劳动省于2001年制定“面向保健医疗领域信息化的云设计”规划,以系统化、网络共享、综合发展为理念完成普及电子病历的目标,实现国家层级的医疗全程监管,和覆盖全国的电子病历信息服务体系。截至2017年,日本规模以上医院的电子病历普及率已经达到80%,不过缺点是不同医疗机构与组织的数据格式与相关医学标准没有统一,无法对各个领域的医疗数据进行联合分析。针对庞大的数据,随着人工智能领域的发展,2020年以来,日本准备应用AI等新兴技术支持健康医疗的发展。

2. 国内现状分析 区域电子病历信息共享受技术和政策两方面的推动。技术方面,云计算技术的崛起是大势所趋,对区域性应用和数据共享有着天然优势。政策方面,国家力推的分级诊疗、区域卫生信息平台对电子病历共享提出了要求,而涉及数据共享,基于云计算技术的解决方案相较传统架构模式更为廉价。国内多家企业都推出了基于云计算的医院信息系统(hospital information system,HIS)及电子病历应用,整体可分为面向专科医院、区域基层医疗机构、医院集团等3种类型。2016年2月,安徽省亳州市智慧医疗建设启动,上线云HIS。截至2017年6月,安徽省亳州市已有978家医疗机构通过云HIS实现了信息实时共享,亳州人口健康信息平台借助云HIS实现了1 500多家医疗机构的互联互通,其中覆盖了1家三级医院、8家二级医院及当地所有已使用云HIS的基层医疗机构,应用已实现上转1 780人次、下转3 239人次,累积诊疗信息达3.8亿条,为分级诊疗应用建设提供了海量数据支持。2016年5月中国平安推出健康云“随身病历”是以电子病历管理为核心的、面向患者、基于云智能医疗大健康平台应用,患者可通过该应用整理自身电子病历资料,在就医时可以把详细的历史病情提供给医生,帮助医生快速做出正确判断,最大限度减少重复检查和漏诊、误诊的情况发生。2019年上半年,福建省厦门市中医门诊电子病历云在全市两家中医院和39家基层医疗卫生机构上线试运行,截至2019年12月,累计开展中医诊疗1 000余人次,为基层医生提供了全面的智能化中医辅助应用,反馈效果良好,极大提升了基层中医诊疗效率。随着中医电子病历数据的进一步应用和积累,该应用通过深度学习,形成针对各种病症的治疗方案集知识库,自动对病状识别判断,辅助基层医生诊断决策,持续提高诊断的准确性和高效性。

(二)需求分析

区域医疗作为医疗协同发展的主要方式,不同地区不同级别医疗机构信息化水平发展不平衡,信息应用集成难度大,“信息孤岛”问题严重,基层医疗机构信息化运维保障能力不足等问题一直得不到有效解决,加之信息安全保障机制尚不健全等问题的存在,严重制约了相关工作的推进。随着近年来云计算的不断发展和完善,灵活便利的集中式管理和快速上线等特性在推动国家分级诊疗制度上的优势正在不断突显,其与电子病历的结合,一方面,能加快我国整体医疗信息化建设进程,尽早实现全民健康信息的互联互通,改善医疗服务供给能力;另一方面,电子病历信息的区域共享对提升居民健康管理水平,降低整体医疗支出也都有着支撑性作用。

1. **优化业务流程提高临床工作效率** 基于云计算技术的区域电子病历信息共享可以使电子病历信息从创建、存储、归档到数据的挖掘和利用都在云端进行,各个环节相互交叉衔接,使病历的管理和使用在很大程度上得到简化,优化了医疗业务流程。在病历书写、质控、病案管理等环节提高医护人员的工作效率。

2. **提升诊疗服务连续性及就医体验** “基层首诊、双向转诊、急慢分治、上下联动”作为分级诊疗制度的核心内涵,主要目标是实现"以电子病历为核心"的信息资源整合利用、信息交换共享为支撑的区域医疗协同,提升整体诊疗服务能力,使民众能够便捷享受优质、连续性的医疗资源。

3. 加强病历质控提升临床监管能力 区域电子病历信息共享按照统一的建设标准,可以最大限度保障电子病历信息的互联互通和综合利用,同时可以利用统一的数据标准和质控规则提高数据质量,提升医疗卫生机构和主管部门的监管能力,进而实现区域内临床服务质量同质化目标。

三、应用场景

随着分级诊疗制度的推行,在区域医疗体系的搭建过程中,各地在信息化支撑领域纷纷采用云计算技术作为基础技术框架来实现医疗业务的协同与监管、临床服务的支撑与质控、医疗资源的统筹与协作等目标,其中电子病历信息共享与管理作为重要内容,不管是在县域医联体、医疗集团、连锁诊所等区域医疗体系中,还是在信息化建设和使用过程中始终居于核心地位。

区域电子病历信息共享主要是利用云计算技术实现区域内各医疗卫生机构基础信息(患者、医护人员、数据元字典、流程模板等)、资源目录、电子病历文档信息的集成服务,云端数据的存储、索引服务,电子病历文档信息的调阅、订阅和发布等共享服务。旨在实现跨机构、跨区域、跨部门的医疗信息互联互通、数据共享,为全面实现医疗数据的综合分析利用,推动各医疗卫生机构医患资源的灵活流动和结构优化及业务的高效协同。

四、建设原则

(一)业务协同的应用架构设计

电子病历作为临床信息应用的核心,其区域共享的意义在于实现更大范围的医疗业务协同,以满足患者在诊疗过程的不同阶段对不同等级医疗资源的需求,这不仅可以为患者匹配相适应的医疗资源,而且有利于整体医疗资源的优化配置和集约化利用,因此电子病历的区域共享建设要以医疗机构间的业务协同作为出发点和落脚点,以支撑患者能够在不同医疗机构间流转,临床诊断、检查、治疗等医疗业务可无缝衔接为目标来设计整个业务应用。

(二)统一标准的病历信息整合

区域电子病历信息共享是实现医疗机构间业务协同的基础,统一标准和规范将大大降低各应用间的集成难度。严格遵循国家、省、市及行业电子病历标准和数据规范,在此基础上制定统一的数据编码标准、统计指标体系标准、功能规范标准,最终形成标准统一的区域电子病历信息,生成覆盖患者全生命周期的诊疗信息,实现区域内医院间的横向信息共享和各层级医疗机构间的纵向信息共享。

(三)集中化建设的部署和管理

区域电子病历信息共享利用云计算技术的集中部署、扩展灵活、按需分配、统一管理等特性,既能保证医疗机构快速上线,也能支持在海量数据下及时准确的存储和获取电子病历信息。可快速应对国家医疗制度改革对业务流程带来的变动和对临床质量控制的要求,可提供与其他各政务应用、居民健康应用间的数据交换和共享接口,推动分级治疗制度落地,符合监管要求。

(四)数据分析系统优化和迭代

区域电子病历信息共享涵盖 HIS、实验室信息管理(laboratory information system, LIS)、医学影像存档与通讯系统(picture archiving and communication systems, PACS)、心电、手麻、重症监护、合理用药、移动医疗等临床支撑应用的所有数据,是患者最完整、最详细的临床信息资源。通过对数据进行挖掘分析不仅可以对患者实施循证医疗,精准用药、提升临床医师医疗水平、提升医院运营效率,还可以根据临床诊断等信息了解区域内整体健康状况、发病趋势等信息,从而促进相关医疗资源的高效利用。

五、建设内容

(一)云数据集成服务

利用云计算技术实现电子病历信息从区域各医疗卫生机构的数据集成服务。

具体功能：支持电子病历信息的云端采集、云端更新等。

适宜技术：①跨机构文档共享。包括文档通用模型架构、文档模型及模板、文档提交-注册等。②电子病历文档集成服务。包括电子病历信息的采集、更新等。③统一术语。包括患者、医疗机构、科室、医务人员的术语管理等。④中间件。例如消息中间件或企业服务总线（enterprise service bus，ESB）。⑤抽取转换加载（extract transform load，ETL）。数据全量抽取、数据增量抽取、数据清洗、数据加载。

业务流程见图6-3-1。

建设要求见表6-3-1。

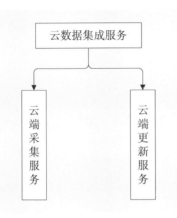

图6-3-1　云数据集成服务业务流程

表6-3-1　云数据集成服务建设要求

指标	具体内容和要求
云数据集成服务	① 具备数据的云端采集、云端更新2项功能 ② 支持跨机构文档共享、电子病历文档集成服务、统一术语、中间件、ETL 5种技术 三级甲等医院　具备2项功能、支持5种技术 三级乙等医院　同上 二级医院　同上

（二）云数据存储服务

利用云计算技术实现电子病历信息云端数据存储服务。

具体功能：支持电子病历信息的云端存储、数据索引等。

适宜技术：①跨机构文档共享。包括存储库通用模型架构、文档存储机制等。②基础信息存储服务。包括患者、医护人员、数据元字典、流程模板的存储。③资源目录存储服务。包括资源与分布式信息资源的信息索引及关联。④电子病历文档存储服务。包括电子病历信息的存储、索引等。⑤分布式存储，包括分布式文件系统（hadoop distributed file system，HDFS）、Redis、Mysql。⑥云计算。包括虚拟化等。

业务流程见图6-3-2。

建设要求见表6-3-2。

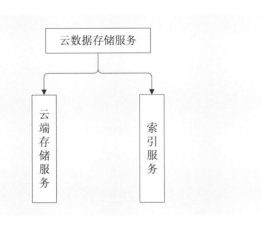

图6-3-2　云数据存储服务业务流程

表6-3-2　云数据存储服务建设要求

指标	具体内容和要求
云数据存储服务	① 具备数据的云端存储、索引2项功能 ② 支持跨机构文档共享、基础信息存储服务、资源目录存储服务、电子病历文档存储服务、分布式存储、云计算6项技术 三级甲等医院　具备2项功能、支持6种技术 三级乙等医院　同上 二级医院　同上

（三）云数据共享服务

利用云计算技术实现云端电子病历信息的共享服务。

具体功能：支持电子病历信息的调阅、订阅和发布等。

适宜技术：①跨机构文档共享。包括文档订阅 - 发布服务模式、跨域文档检索和获取等服务。②电子病历文档共享服务。包括电子病历信息的调阅、订阅和发布等服务。③应用门户。包括网站、微信公众号、支付宝服务窗、小程序等应用。

业务流程见图 6-3-3。

建设要求见表 6-3-3。

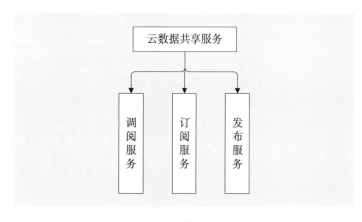

图 6-3-3 云数据共享服务业务流程

表 6-3-3 云数据共享服务建设要求

指标	具体内容和要求
云数据共享服务	① 具备电子病历信息的调阅、订阅和发布 3 项功能
	② 具备跨机构文档共享、电子病历文档共享服务、应用门户 3 项技术
	三级甲等医院 具备 3 项功能、支持 3 种技术
	三级乙等医院 同上
	二级医院 同上

（四）未来展望

1. "无边界"医疗服务 区域电子病历信息共享构建了统一的病历信息、临床医疗过程的全覆盖及"医技药护"之间的协同，利用共享的医疗服务资源，基于标准化的治疗方案和指南及统一的治疗管控机制，可实现"无边界"的连续性医疗服务。

2. 智能化电子病历 区域电子病历信息共享的建设整合了大量临床数据信息，通过自然语言处理、机器学习等技术，从病历数据中学习，形成从临床诊断、用药安全、诊疗方案推荐及质控的全流程智能化体系，为后续实现精准个性化诊疗、科研教学及药品研发奠定基础。

六、建设方法

（一）建设策略

基于云计算的区域电子病历信息共享作为实现区域内医疗卫生信息资源的集中管理、统一调配、按需服务、诊疗信息共享、医疗机构间业务协同和互操作的基础，涉及多家医疗机构的人、财、物的管理，建设周期长，投资大，涉及面广，应坚持"总体规划，顶层设计，上下联动，分步实施"的原则，全盘规划区域电子病历信息共享建设和统筹实施，打破信息化建设各自为政的格局，避免重复建设，解决信息集成应用整合难题，整合资源，协调发展，有序推进。可从以下两方面考虑。

1. 基础设施云服务建设 区域电子病历信息共享中所涉及的服务器、存储、网络等所有资源汇集并采用虚拟化资源池管理，每个资源池自动完成所属的应用资源定制。虚拟化管理最大优点就是资源利用率高，用户的物理设施投入低。整个应用运转优化、数据存储计算、安全防护和日常运维等都可以由专业机构统一管理。基础设施云服务建设主要完成物理设备的集中管理，实现关键在于物理设备的虚拟化和分布式数据管理与容错，可根据实际业务情况选择公有云、私有云或混合云的建设模式。可自建或采购基础设施供应商的云服务硬件。

2. 技术平台云服务建设 建立满足区域电子病历信息共享业务开展、足够安全可靠的技术支撑平台。第一，平台能够实现包括开发、集成、动态建模、测试、部署、个性化配置、数据处理及运维等应用软件全生命周期的管理，便于快速开放各类应用及服务。第二，平台应提供标准和可复用的服务交互接口，包括患者、医务人员、统一术语等数据的注册、管理；基于电子病历共享文档为基础的数据集成、存储与共享服务,实现平台与各医疗机构的互联互通。第三,提供与区域信息平台的统一数据接口,实现区域内电子病历信息与居民健康档案、医疗管理、医院运营、公共卫生、疾病预防等信息的共享与交互。

（二）应用技术

建议的应用技术主要包括:①应用开发语言。可采用 Java、.Net 等主流开发语言,成熟的面向服务架构（service oriented architecture,SOA）建设具备开放性、标准化、统一的业务及接口服务。②B/S 应用架构。③跨机构文档共享。包括存储库通用模型架构、文档存储机制等。④统一术语。包括患者、医疗机构、科室、医务人员的术语管理等数据的注册和匹配管理。⑤中间件。如消息中间件或 ESB 实现共享文档的调阅、订阅和发布。⑥数据 ETL。采用 ETL 实现数据采集、抽取、清洗和转换。⑦分布式存储。包括 HDFS、Redis、Mysql 等。实现基础信息服务、资源目录服务和电子病历文档等数据在云端的存储、索引及管理。⑧云计算。包括虚拟化等。

（三）建议建设模式

1. **分散式建设**　紧扣区域电子病历信息共享的核心内容—数据,各医疗机构保留原有应用、机房和运维人员,根据一体化管理要求和数据标准及规范对现有电子病历应用进行改造,然后通过云端集成平台实现区域内电子病历信息互联互通、集中存储和调阅,以此为基础实现电子病历信息共享和业务协同。此模式需要整合不同厂商的异构应用,对应用集成能力要求较高,应用灵活性和易管理性较弱。

2. **集中式建设**　区域内建立统一的数据中心,建设统一的电子病历应用,同时结合基于云计算技术的 HIS、PACS、LIS 等信息应用,建成一体化和集约化的区域电子病历信息平台,供成员单位统一使用,有效提升整体协同水平、提高运营效率、降低人员轮转难度。此模式是县域医共体和城市医疗集团的主流建设模式,平台兼顾电子病历和公共卫生等应用,对推进分级诊疗制度的落地有着十分积极的作用。

3. **云服务购买**　以上两种模式多见于公立医疗机构,通常是以卫健委或指定的中心医院来牵头建设。随着医疗行业的逐步放开,民营医疗集团、医生集团和连锁式诊所等也在不断地壮大和发展,因为受IT 技术能力、规模和经济能力等因素影响,其对基于云计算技术的电子病历应用和信息共享也有着十分旺盛的需求,市场上也涌现出了一批第三方的云服务供应商,提供的服务包括云电子病历、云 HIS 等,为其提供即开即用的一站式服务,不用担心服务器、存储、操作系统和安全等问题,这是一种值得期待和探索的建设模式。

（四）未来建设模式

1. **医疗大数据整合治理**　在区域电子病历信息共享有效解决了电子病历数据持续增长带来的存储、整合、利用的基础上,与区域信息平台的健康档案、个人健康等信息进行对接,建立覆盖患者全生命周期的医疗健康数据,与民政、公安及教育等领域进行融合,建立大数据资源中心,实现对大数据全生命周期的治理。政府部门、医疗卫生机构可按需对大数据进行挖掘、分析与利用。

2. **区块链加强数据安全**　区块链在数据保密、智能合约等方面具有天然的优势,具备一致性、不可篡改性、可追溯性等特点。利用区块链技术在身份验证、数据查询等应用环节通过算法加密,保证数据传输和访问的安全,实现电子病历的不可篡改、分级查阅和调阅可追溯等目的。

七、建设流程

区域电子病历信息共享的建设涉及医疗卫生机构多、涉及人员多、对接应用数量多等特点,为保证应用的科学性和高效率建设,对应用的设计应进行统一的顶层设计和规划。在设计时,应参考应用软件的生命周期,仔细分析各个环节、医疗卫生机构的业务流程,构建起整体的业务框架。具体实施过程中,应实现各项功能的协调,注重应用程序的总体功能,从全局出发进行分析。充分利用云计算的诸多优势,完成规范统一的电子病历信息采集、存储、共享功能,充分考虑到节点失效的问题,并使应用平台保持整体上的完整性和一致性。

（一）建议建设流程

1. **建设范围（3 周）**　区域电子病历信息共享的建设是以业务需求为驱动,同时也受各地医疗卫生机构自身条件制约,需求多样性是区域电子病历信息共享的建设难点,需要根据各地医疗卫生机构的发展目标和管理体系进行统一规划,明确业务需求和建设范围。建设范围主要包括:①云数据集成服务。实现电子病历信息从区域各医疗卫生机构的数据集成服务。②云数据存储服务。实现电子病历信息云端数据存储服务。③云数据共享服务。实现云端电子病历信息的共享服务。

2. 技术选择(2 周)　基于云计算技术的区域电子病历信息共享建设运用多种技术,在国家电子标准规范的基础上实现电子病历信息的共享,开发语言上可采用 JAVA 或 .Net 作为主体开发技术,基于 SOA 完成应用功能建设。

(1) 云数据集成服务:遵循国家电子病历数据集和电子病历共享文档实现跨机构文档共享及术语的统一管理,采用 ETL 技术实现各医疗卫生机构数据采集、抽取、清洗和转换,实现云端数据的整合集成。

(2) 云数据存储服务:利用 HDFS、Redis、Mysql 等分布式存储技术实现基础信息服务、资源目录服务和电子病历文档等数据在云端的存储、索引及管理。采用虚拟化技术,实现大规模集群环境下各类应用组件的可视化快速部署、运维和实时监控及各种服务的统一资源管理。

(3) 云数据共享服务:利用消息中间件或企业服务总线 ESB 实现共享文档的调阅、订阅和发布,通过网站、微信公众号、支付宝服务窗及小程序等应用实现电子病历信息在各终端的共享、访问。云端电子病历信息的共享服务,通过大数据分析技术实现电子病历信息综合分析应用。

3. 系统设计(4 周)　采用 SOA 架构,多层设计模式,主要包括云数据采集、云数据存储、云数据共享等。云数据采集根据建设范围及需求从区域内各医疗机构获取相应数据并进行处理,云数据存储根据电子病历共享文档进行整合组织后进行存储,云数据共享提供统一的访问接口服务及 PC、移动端应用实现对数据的访问、共享。概要设计时需对常见应用场景给出最恰当的解决方案,制定开发规范,搭建应用的核心构架。详细设计过程需要明确技术细节、验证技术难点。同时,需从以下两方面重点考虑应用架构设计。

(1) 架构设计:整体设计方案必须严格保证遵循相关法律法规和标准规范,以保证应用的合规性和稳定性,从技术设计扩展性和功能扩展性两个方面考虑应用的扩展性;从系统学习、安装和使用等多个方面考虑系统的可维护性;分析各类电子病历共享文档对外接口服务的具体情况,达到灵活、安全和方便的目标。

(2) 数据库设计:根据区域电子病历共享的数据采集、存储及访问业务量和未来发展趋势计算应用的数据库规模,合理划分数据库空间大小;根据业务和设备情况设计数据库的性能参数,达到规范、合理的目标。

4. 系统开发(5 周)　根据区域电子病历信息共享的详细设计说明书,对应业务需求的各程序模块功能进行编码实现、编译、静态分析、单元测试和打包发布工作。主要包括:①平台架构,采用 J2EE 技术平台或 .NET 平台,采用面向服务架构,实现区域电子病历信息平台的数据采集、数据存储、数据共享及权限管理、角色管理、功能模块管理、接口管理、系统日志管理等功能。②数据库,根据数据库设计模型建立物理数据库。③业务功能,实现区域电子病历信息共享的数据抽取、数据清洗、数据整合、数据存储、PC 及移动端应用等功能。另外,应用开发工作应该按照开发任务的关联性做好优先级和并发控制,以尽可能地缩短开发周期,提高开发工作效率。④外部接口,区域内拟接入区域电子病历共享的医疗卫生机构,根据区域电子病历信息共享应用提供的服务接口或需求接口进行改造,实现医疗卫生机构电子病历数据的提交、更新、调阅和订阅。

5. 系统测试(4 周)　系统测试是应用正常运行的基础,进行充分测试,确保应用的各个功能满足业务需求。主要包括:①单元测试。主要针对区域电子病历的平台管理、数据采集、数据更新,数据存储、数据索引、数据访问、电子病历信息调阅、电子病历信息订阅及发布、应用门户、外部访问接口等功能逐一测试,确保各单元模块被正确的编译,测试单元的具体划分按不同的单位或不同的系统类型有所不同,一般细化到具体模块的测试,还有具体到类、函数的测试等。②集成测试。对区域电子病历信息从数据的采集、数据存储、数据访问、应用门户展示及相应配套的智能终端(手机、Pad 等)、网络带宽等基础设施进行系统性流程测试,验证系统各模块间或者多个相关系统之间组合后的功能联动实现情况,确定模块接口连接的成功与否,数据传递的正确性、接口调用返回的结果是否符合设计预期等内容,集成测试可根据需要进行多轮迭代测试。③系统测试。根据系统设计规格说明书,测试整体系统的性能和功能是否和用户需求相符合,系统运行是否存在漏洞等。④验收测试。由用户作为测试主体,在上线部署并通过试运行后,根据建设范围和审批过的设计变更申请记录,以及规格说明书来做全面相应测试,以确定软件满足所有的建设内容要求或者设计变更,确保功能达到符合的效果。另外,测试阶段务必重点关注电子病历信息共享的准确性,保障各医疗卫生机构源数据、采集、存储、共享四个环节数据的一致性。

6. 试运行和交付(3周)　经过需求调研确认、软件设计与开发、并通过测试后,在试运行和交付阶段,主要包括以下两方面的工作。

(1) 准备工作:①软件部署。搭建区域电子病历软、硬件环境,如应用服务器、中间件服务器,部署区域电子病历应用及中间件、ETL等软件,完成开发环境、测试环境、上线环境和用户验收环境的集成联调和上线模拟。②基础数据维护。区域电子病历信息须遵循国家和行业发布标准与规范,进行电子病历共享文档的模板维护、字段映射、医疗卫生机构、科室、人员等基础数据维护,形成统一术语管理体系,因涉及对接外部厂商多,涉及业务、数据复杂,前期基础数据准备是否充分,将直接影响应用的上线和用户体验。③用户培训。对接入医疗卫生机构用户进行应用功能、操作等技术培训,确保上线时操作熟练、顺畅。④云基础设施。根据选择的基础设施云服务,充分准备好培训环境、测试环境、上线环境所需的云服务器、数据库、存储、网络等基础设施。⑤上线计划和方案。提前制订上线运行、应急、技术保障等方案,以保障应用的顺利上线。

(2) 运行和交付:①运行。在软件部署、基础数据维护、系统整体联调测试、上线运行调试、用户培训等准备工作完成后,区域电子病历信息共享的试运行可在单个医疗卫生机构的科室逐步上线,运行过程中,重点关注数据采集、更新、存储、调阅、外部接口访问等各环节数据的一致性,并针对运行中发现的问题进行修正,直至全民投入使用。②交付。上线运行后,需提供应用的安装说明书、配置说明书、操作说明书、培训课件等技术资料。

7. 运维保障(长期)　区域电子病历信息共享正式上线后,要满足区域内所有医疗卫生机构电子病历信息的采集、存储、共享访问等职能,为保障应用 7×24 小时不间断稳定运行。①针对云平台的电子病历共享服务、应用服务器软件、中间件、门户应用分别制订相关的运维方案与维护计划。②通过云管理平台对于云基础设施(CPU、内存、存储、性能等)进行远程监控,并可通过短信、邮件等进行故障的预警通知。③针对区域电子病历信息共享应用运行中出现的问题,可通过拨打服务热线电话进行技术咨询或对应用提出意见和建议,承建方需提供 7×24 小时响应机制。

8. 规范建设流程　项目实施需要通过标准的项目管理,明确项目各阶段的任务、起点和终点、产出物和阶段目标,各阶段完成后,进行专家小组评审,只有评审通过后才能进入下一阶段的工作。在项目管理过程中,需要依据项目规划进行过程控制,整体建设阶段及流程,可以参考以下模型(图6-3-4):

(二) 未来建设流程

充分发挥云计算统一管理和按需分配的优势,一方面以数据为中心支撑各医疗机构内部应用和跨机构的业务协同工作,实现底层基础数据资源的复用和共享。另一方面可以利用微服务和中台等新兴架构和思想快速实现应用功能组织和流程设置,实现电子病历信息共享的更多个性化应用。同时还可以结合大数据、人工智能和区块链等新兴技术,为临床和科研等不同应用场景提供更加便捷和规范化的实用工具。另外,还可以利用沉淀数据,结合事件追踪、热图对比等分析方法决定信息化建设方向和建设重点。

八、建设关键点

(一) 行业标准应用

区域电子病历信息共享建设是实现各级医疗卫生机构、各科室之间信息的共享交换与传输,是推进区域内分级诊疗、双向转诊等协同业务的重要基础,另外电子病历作为临床的核心业务,其应用效果已纳入到公立医院绩效考核中,所以在区域电子病历信息共享建设中须严格遵循《电子病历基本数据集》(WS 445—2014)、《电子病历共享文档规范》(WST 500—2016)、《电子病历系统功能应用水平分级评价方法及标准(修订征求意见稿)》等标准规范,建设统一标准、规范的区域级电子病历信息共享服务。

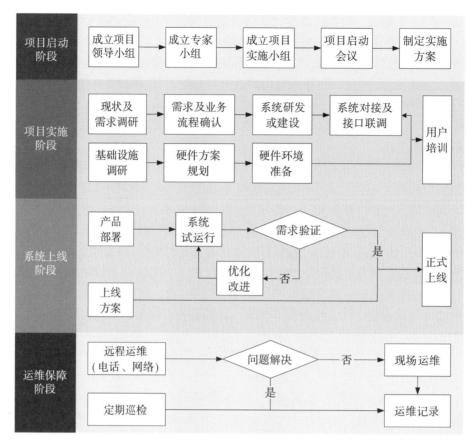

图 6-3-4　规范建设流程

（二）网络资源保障

云计算的应用对于网络和带宽等基础设施有着较强的依赖性，为了保障电子病历在共享过程中安全稳定的运行，需要在建设过程中统筹区域网络资源，加强网络拓扑的整体规划，在网络带宽、链路等方面做适当的预留和冗余，最好实现负载均衡，尤其加强偏远及落后地区的资源投入，提升整体应用的安全性和稳定性，为区域内电子病历的使用和医疗协同业务提供强有力的基础性保障。

（三）技术路线选择

在云计算的环境下，软件应用的开发、使用及运维等都发生了明显变化，对软件技术路线的选择提出了新的要求，需要软件必须与云计算匹配，能够适应以虚拟化为核心的云平台的运行环境，可基于互联网提供软件应用，充分考虑不同医疗机构的差异化需求，加强数据结构和应用灵活性设计。加强信息安全建设，提升应用在开放环境中的防攻击和隐私保护能力。另外，应用可在 PC、手机和 PDA 等多种终端运行。

九、建设注意事项

（一）加强标准建设缩小应用水平差距

在区域电子病历信息共享应用建设过程中，存在医疗机构间信息化应用水平参差不齐、硬件设施等运行环境不同等问题，往往需要进行轻量化设计，在数据结构及功能深度等方面与传统电子病历应用间还存在一定差异，目前多数只能应用在二级及以下医疗机构，在分级诊疗制度的落地过程中又需要与上级医院（三级医院为主）的应用和业务做对接，这给整体的应用设计和集成工作带来了较大挑战，需要加强信息标准化建设，缩小各医疗卫生机构间应用和业务能力的差距。

（二）提高数据质量提升业务协同能力

区域电子病历信息共享应用一方面要满足医疗卫生机构日常诊疗行为的需要，另一方面还要加强区域内医疗业务协同和提升整体临床服务质量,其中数据准确性、完整性等数据质量问题决定了整体使用效果。随着分级诊疗制度的推进和医共体和医疗集团的发展,电子病历信息内容会更加丰富,对临床质控和业务监管的力度会不断加大,如引入基于云计算技术的合理用药、临床路径等规范化诊疗工具等,需要在整体应用建设和使用过程中不断更新和完善相关标准规范,提升数据质量,以支撑业务发展。

（三）创新协同机制确保长期稳定运行

在医疗政策驱动下,各地全民健康信息平台、紧密型医共体的建设如火如荼,电子病历的区域共享作为其中重要建设内容也必不可少,在以往建设经验和使用效果中我们不难看出,各地在前期建设中都十分重视,人财物等各类资源投入都有一定保障,但在应用建成之后,受政策、利益、监管等多种因素影响,各参与方缺乏必要的激励机制,导致协同业务数量和质量都差强人意,所以项目建设后期需要创新服务体系、管理体制和运行机制,从而保障业务稳定发展和应用长期运行。

参 考 文 献

刘辉,徐乐勤,陈少玫.厦门市中医门诊电子病历云的建设与应用[J].中国卫生信息管理.2019,16(6):690-693+712.

第七章 物联网技术应用

第一节 物联网在慢性病患者管理的应用

一、概念

基于物联网和互联网技术为慢性病患者提供全面、连续、主动的健康管理。在生物 - 心理 - 社会医学模式的指导下,基于国家分级诊疗制度推行的任务要求,利用物联网技术做到监护监测与院内院外深度服务的真正结合,促进慢性病管理变"被动管理"为"自主管理",实时掌握患者健康动态,建立健康档案管理、健康分析评估、健康干预计划、动态跟踪随访、健康咨询、健康教育、家庭 - 社区 - 医院联动双向转诊等有效、科学、合理的慢性病健康管理策略,构建覆盖全生命周期的慢性病健康管理服务。

具体内容包括:对慢性病关键健康指标进行高频次、高时效、长期性监测,结合居民数据(诊疗数据、疾病管理数据等)开展慢性病评估和相关危险因素分析,实现智能化制定个性化干预方案,并推送给慢性病患者。

涉及技术包括:物联网(IOT)、生物信息采集和编码、无线通信(4G、5G、WIFI、蓝牙等)、移动互联网、"互联网 +"、智能硬件、电子病历结构化和 NLP 自然语言处理、大数据多主体医疗标签画像、机器学习等技术。

二、建设背景

(一)现状分析

医疗健康物联网是指将传感器、近距离通信、互联网、云计算、大数据、人工智能等物联网相关技术与医学健康领域技术相融合,全方位连接医生、健康管理者、居民、患者以及医疗健康设备、器材、药品、环境等服务因素,支持医疗数据的自动识别、定位、采集、跟踪、管理、共享,推动医疗健康行业实现全面的信息化模式,提高服务效率,以患者为中心,实现医疗健康服务智能化(图 7-1-1)。

将物联网技术广泛融合应用于健康服务、医疗卫生、养老供给等医疗健康领域各个环节,覆盖从家庭社区到医院,从疾病诊疗到健康管理等医疗健康服务的各个方面,实现对医疗对象、医疗健康信息和公共卫生安全的智能化感知、监控、决策和管理,为提高健康干预与管理能力,提升医疗服务和管理质量,持续改善健康水平,提供更全面的支撑,推动实现全人群、全生命周期健康管理。

1. 国外现状分析

(1)美国:在 20 世纪,美国慢性病患病率不断上升,医疗费用急剧上涨,其 75% 的卫生保健费用都是花在慢性病的防治上。1969 年美国联邦政府将健康维护组织纳入国家医疗保障计划体系,1971 年为其提供立法。20 世纪 90 年代中期,疾病管理出现在美国卫生保健市场,之后人群健康管理出现并逐渐成为

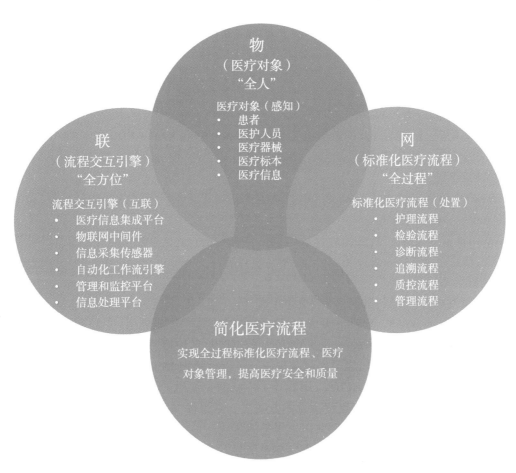

图 7-1-1　医疗健康物联网核心理念

社会普遍认可的能有效降低医疗成本的主要策略。2009 年美国 IBM 公司与佛罗里达大学的研究人员携手合作,利用一只体积仅有黄豆般大小的嵌入式传感器和特殊软件,使社区医院的医生足不出户就能及时了解他负责患者的血糖、血压变化情况。2010 年以后,美国的家庭健康检测技术和服务企业多点开花,针对慢性病管理的技术创新初见成效。2012 年,由 Apple、Fitbit、Netflix 和几家公共卫生组织的高管领导的 Kinsa,研发了首例经 FDA 批准的医生推荐智能温度计,并与远程医疗服务领先提供商 Teladoc 达成合作。2017 年,旧金山 Qardio 公司研发了致力于应对慢性心脏病的监测系统,提供方便实时、医疗级水平的心电监测,其中 QardioCore 动态心电(ECG)监护仪于当年 8 月获得欧洲合格认证(CE 标志)。2017 年,总部位于硅谷的 Alivecor 公司先后推出 KardiaBand、KardiaMobile 和 KardiaPro 产品,其中 KardiaBand 是 Apple Watch 的腕带式 ECG 读取器,于 2017 年被 FDA 批准为医疗器械。KardiaMobile 支持智能手机实时显示心电图,KardiaPro 支持人工智能 ECG 数据仪表板,跟踪患者的体重血压等风险因素,并使用人工智能对其进行分析,提醒用户注意潜在的问题。

(2) 欧盟:2015 年 3 月成立了物联网创新联盟(Alliance for Internet of Things Innovation,AIOTI),2016 年组建物联网创新平台(Internet of Things European Platform Initiative,IOT-EPI),通过"地平线 2020"研发计划,在物联网领域投入近 2 亿欧元,重点选取智能可穿戴设备和智能养老在内的五个方面开展大规模示范应用,积极开发低成本高效预防、治疗和管理疾病与残疾的解决方案,以提高人类健康水平、延长寿命。

(3) 德国:德国的健康管理与德国的医疗保险体系紧密结合。德国的医疗保险主要有法定健康保险和私人健康保险。2002 年,德国政府通过立法把疾病管理纳入法定医疗保险体系范畴。2008 年,德国私人保险公司启动慢性病护理管理方案。该方案以患者为中心,考虑慢性病危险因素和个人不良行为方式,采用美国健康管理策略,对全人群进行健康管理,其目的是使更多的人获得更多健康服务。

（4）芬兰：芬兰的健康管理始于20世纪70年代北卡累利阿省对心血管疾病的干预和评估项目。以社区为平台，发动各种社区组织和当地健康保健机构共同参与，强调通过改变自然和社会环境来影响和改变人们不良生活方式；干预策略主要有媒体宣传、举办专题节目、医生参与等，干预效果由国家公共卫生学院每年进行评估。之后芬兰政府陆续进行了一系列卫生保健管理改革，如开展新公共卫生管理、质量管理、权力下放管理、以患者为中心的管理等。

（5）日本：2004年信息通信产业的主管机关总务省（MIC）提出2006—2010年间IT发展任务"u-Japan战略"。该战略目的之一就是希望通过信息技术的高度有效应用，促进医疗系统的改革，解决高龄少子化社会的医疗福利等问题。

（6）韩国：2006年韩国确立了u-Korea战略，其中提到要建立无所不在的智能型社会，让民众在医疗领域可以随时随地享有智慧服务。

发达国家积极制定政策标准，为医疗健康信息化行业发展创造良好环境。美国企业在健康管理领域积极探索，推出物联网慢性病管理应用。

2. 国内现状分析

（1）国家政策现状：2008年，国家出台《卫生系统"十一五"IC卡应用发展规划》，提出要加强医疗行业与银行等相关部门、行业的联合，推进医疗健康领域的"一卡通"产品应用，扩大IC卡的医疗服务范围，建立RFID医疗卫生监督与追溯体系，推进医疗信息系统建设，加快推进IC卡与RFID电子标签的应用试点与推广工作。2009年5月23日，原卫生部首次召开了卫生领域RFID应用大会，围绕医疗器械设备管理、药品、血液、卫生材料等领域的RFID应用展开了广泛的交流讨论。在《卫生信息化发展纲要》中，IC卡和RFID技术被列入原卫生部信息化建设总体方案之。伴随着"新医改"的推进，物联网技术和设备逐渐应用于公共卫生服务，有力地推进了公共卫生服务的落地。2014年6月，杭州市人民政府发文推进"医养护一体化智慧医疗服务"体系建设（杭政办〔2014〕8号），医养护一体化智慧医疗服务是指利用信息技术，整合部门资源，以医疗护理康复进家庭为基础，拓展日托及机构养老健康服务内涵，根据居民不同需求，因地制宜地提供可及、连续、综合、有效、个性化的医疗、养老、护理一体化的健康服务新模式。医养护一体化模式对接现有区域卫生信息平台及各项应用，并应用云计算、物联网、大数据等先进技术，实现跨部门信息互联互通，完成大型医疗设备基础设施共享、医疗健康管理软件系统部署、协同医疗体系搭建、个人健康数据包括个人行为物联网感知设备健康数据采集、产品与服务标准化及医疗资源集成整合等七项内容（图7-1-2）。

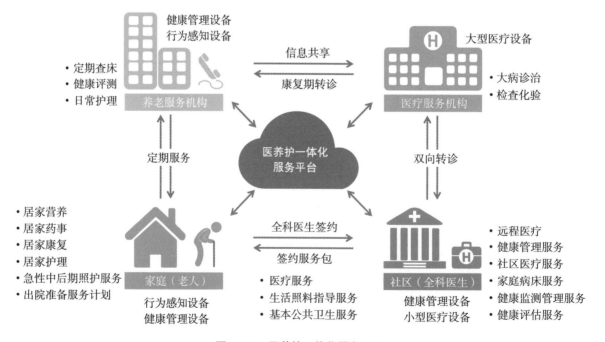

图 7-1-2　医养护一体化服务流程

2015 年以后,医疗健康物联网政策陆续布局,产业顶层设计不断优化。2016 年 7 月国务院发布《"十三五"国家科技创新规划》,明确将物联网列入我国重点发展的新一代信息技术。2016 年 10 月,中共中央、国务院发布《"健康中国 2030"规划纲要》,部署全面推进实施健康中国战略,明确提出要规范和推动"互联网 + 健康医疗"服务,创新互联网健康医疗服务模式。2016 年 12 月,国务院办公厅印发《关于全面放开养老服务市场提升养老服务质量的若干意见》,推进"互联网 +"养老服务创新。发展智慧养老服务新业态,开发和运用智能硬件,推动移动互联网、云计算、物联网、大数据等与养老服务业结合,创新居家养老服务模式,重点推进老年人健康管理、紧急救援等服务。2017 年 1 月,工业和信息化部印发《物联网的"十三五"规划(2016—2020 年)》,提出"十三五"期间将加快物联网与医疗行业的深度融合,面向医疗领域组织实施行业重大应用示范工程,推进物联网集成创新和规模化应用。2017 年 2 月,工业和信息化部、民政部、原国家卫生计生委印发了《智慧健康养老产业发展行动计划(2017—2020 年)》。其中明确指出发展健康养老数据管理与服务系统为重点任务之一。运用互联网、物联网、大数据等信息技术手段,推进智慧健康养老应用系统集成,对接各级医疗机构及养老服务资源,建立老年健康动态监测机制,整合信息资源,为老年人提供智慧健康养老服务。2018 年 4 月 28 日,国务院办公厅正式发布《关于促进"互联网 + 医疗健康"发展的意见》(国办发〔2018〕26 号),就促进互联网与医疗健康深度融合发展作出部署,积极推动互联网与医疗健康服务融合。各地方政府纷纷出台对接政策,推动医疗健康物联网应用落地。

(2) 地方落实现状:为落实国家关于医疗物联网发展的指导方针,各地政府先后陆续出台相关政策举措,加强医疗健康物联网规划实施。2016 年 9 月,江苏省无锡市发布的《无锡市"十三五"科技创新规划》中提出加速物联网在医疗等领域的应用,鼓励应用示范模式创新,启动实施物联网产业技术创新专项,力争在物联网领域形成一批高价值知识产权、战略性产品和先导性产业,打造无锡创新驱动的特色标志。2016 至 2018 年,江苏省、福建省、新疆维吾尔自治区、江西省、浙江省杭州市、福建省厦门市、山东省威海市陆续出台政策,支持物联网健康产业发展。2018 年 5 月,江苏省无锡市政府发布《关于进一步支持以物联网为龙头的新一代信息技术产业发展的政策意见》,旨在推动无锡物联网及新一代信息技术产业做大做强,加快打造经济发展的"新引擎"。其中无锡市卫生计生委牵头江苏曼荼罗软件股份有限公司承建的基于物联网技术的智能健康管理系统,包括向市民和社区医生的物联网健康管理平台,以及面向医疗机构和政府职能部门的市级医疗数据中心两部分。该系统充分发挥物联网技术优势,实现可穿戴设备实时采集居民健康生理数据,管理数据编入电子健康档案,电子病历、健康档案、个人自测数据形成数据链,有效支撑了健康档案的动态管理,为公共卫生服务提供强有力的支撑。截至 2019 年底,发放可穿戴物联网设备近万台,设备月均使用率 15.39 次,"健康 e 家"APP 注册人数近 20 万人,周活跃率 53%。该系统利用物联网技术密织居民健康信息采集网络,实现基层医疗服务智能化升级;利用大数据、云计算技术"全息化"呈现区域医疗信息,推动医疗资源高效协同,为区域医疗服务提供"强基"、"增效"的解决方案。2017 年该平台被国家卫健委基层卫生司评为全国基层卫生信息化十大"优秀案例"、2018 年度"中国商业联合会科学技术奖"特等奖、2018 年度"国家金卡工程"金蚂蚁奖、"公共服务平台奖"健康 E 家、2018"未来医疗 100 强 - 医疗物联网 TOP5"等奖项(图 7-1-3)。

(二) 需求分析

根据经济合作与发展组织(Organization for Economic Co-operation and Development,OECD)统计数据,全球每千人拥有的卫生技术人员平均为 10.6 人,全球每千人拥有的医疗床位数平均为 4.9 张。随着全球人口老龄化进一步加剧,慢性病患者增多及年轻化,医疗资源缺乏与分布不均未得到根本性扭转,供需缺口为医疗健康物联网产业发展带来广阔空间。医疗健康物联网借助可穿戴设备实现贯穿用户全生命周期的数据采集、监测、预警,后台大数据模型对各项数据指标进行动态、智能、综合分析,服务于患者的健康管理和医生的辅助诊疗,有效缓解医疗资源供需矛盾。

1. 慢性病防治形势严峻,新技术应用不足。慢性病已成为影响国家经济社会发展的重大公共卫生问题。随着我国工业化、城镇化、人口老龄化进程不断加快,居民生活方式、生态环境、食品安全状况等对健康的影响逐步显现,慢性病发病、患病和死亡人数不断增多,慢性病的死亡已经成为居民最主要的死因,

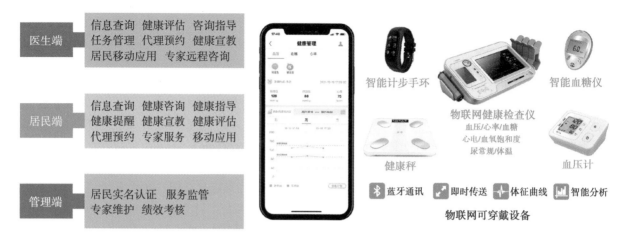

图 7-1-3 无锡市智能健康管理平台

群众慢性病疾病负担日益加重。慢性病影响因素的综合性、复杂性决定了防治任务的长期性和艰巨性。新技术应用不足加剧了慢性病防治的严峻形势,急需通过物联网、大数据和人工智能等技术手段解决慢性病危险因素的物联网多维数据采集、人工智能慢性病风险分析、个性化方案推荐与互联网推送等。

2. 慢性病监测手段欠缺,智能化水平滞后。慢性病监测手段欠缺,导致医生和慢性病干预者缺少患者有效的生活习惯和生活行为数据,如日常生理指标、膳食、运动、行为习惯、健康心理等多方面数据。慢性病患者自主监测的生命体征数据不连续且不能被及时了解和监控,使得对慢性病患者的诊疗防治手段大众化,难以做出智能化、个性化、精准化的诊疗防治方案。

3. 慢性病干预效果不显,个性化干预缺失。慢性病的管理主要集中在社区公共卫生和家庭医生服务中,虽然基层医疗卫生人员对慢性病的管理采取了一些普适性的干预措施,例如定期的血糖血压的测量,随访和健康评估等干预服务,但病情监测难以持续,数据分析利用缺失、防控专业人员业务水平有待提高,健康教育限于说教等造成干预效果不明显,患者认可度低,患者主动参与意识薄弱。个性化干预缺失,导致慢性病患者无法获得最符合自身情况的健康管理方案,影响慢性病管理效果。

三、应用场景

基于物联网技术为慢性病患者提供健康管理应用,主要为居民和慢性病患者提供不间断的个性化慢性病管理服务,或者为公共卫生活动提供慢性病管理服务。物联网慢性病患者管理中的应用将改变传统的不连续的慢性病管理方式,基于居民和患者个体现状提供全天候、个性化、智能化的慢性病管理方案,达到预防慢性病发生、延缓慢性病进程、减少并发症、降低伤残率、延长寿命、提高生活质量并降低医疗费用的效果。

四、基本原则

(一)数据交互标准化

应用系统在设计时就要充分考虑术语与编码标准、感知类标准、数据交换方法和数据交换格式等传输类标准、平台技术要求和数据处理等应用服务类标准、标识体系和分类命名以及测试与认证类等共性类标准。各系统、设备的设计、选型要遵循国家、行业和团体发布的相关标准和规范,保证相关健康信息系统、设施和健康信息共享技术手段的互相兼容和互操作,使健康信息或数据达到兼容和一致,以推动健康信息的数字化、网络化和全球共享。

(二)物联接入安全化

物联网技术应用于慢性病患者健康管理的过程中,除了要具备传统网络的安全保障体系,还要充分考虑进行感知交互的设备与设备之间、设备与系统,系统与系统之间的数据保密性、可靠性、完整性,以及未经授权不能进行身份识别和跟踪等。后台数据服务器必须保持对非授权访问途径的严格禁止,在任何情况下,只有被授权的人员、设备才能进行相关数据的修改,以免造成医疗信息的丢失或篡改。

（三）设备使用认证化

高精度、低成本、低功耗、稳定可靠的传感器,特别是生物微传感器,用于人体诊断、监护和治疗,需要具备生物相容性、医学安全性、不干扰被测量等诸多特点。优先选择通过国家权威机构认证的医疗健康物联网应用和设备,确保系统符合国际和国家标准、便于实现软硬件协同和互联互通、提升用户体验、保障设备和系统安全可靠。

五、建设内容

物联网慢性病健康管理信息化,主要是利用物联网和人工智能等技术,围绕慢性病健康指标监测、人工智能慢性病风险评估和个性化干预指导等3个健康管理过程,实现对慢性病患者的慢性病管理服务。

（一）物联网慢性病健康指标监测

1. **慢性病管理注册与查询服务。** 为慢性病患者提供基于互联网的患者信息录入、实名认证、健康指标、随访评估信息、健康体检信息、健康状况信息查询服务,实时了解个人慢性病情况并主动管理。

具体功能:慢性病患者基本信息录入、修改和查询、慢性病患者实名信息认证、健康指标查询、随访评估信息查询、健康体检信息查询、健康状况信息查询等。

适宜技术:①条码、二维码、RFID识别。②患者主索引注册服务。③身份信息确认。④患者信息共享。⑤可扩展支持更加灵活和智能的患者识别及关联建议。⑥引入电话/短信验证码等双因素认证和人脸识别、指纹验证等生物识别方式。

业务流程见图7-1-4。

建设要求见表7-1-1。

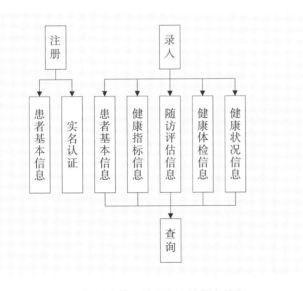

图7-1-4　慢性病管理注册与查询服务流程

表7-1-1　慢性病管理注册与查询服务建设要求

指标	具体内容和要求
注册与查询	① 具备慢性病患者注册、实名认证、信息查询等3种功能 ② 支持健康指标信息、随访评估信息、健康体检信息、健康状况信息等4项查询服务 ③ 具备线上、现场等2种渠道 三级甲等医院　具备3项功能、支持4种应用、具备2种渠道 三级乙等医院　具备2项功能、支持3种应用 二级医院　具备1项功能、支持2种应用

2. **物联网健康指标采集**　通过物联网可穿戴设备采集慢性病患者的健康指标数据,形成标准化格式并上传。

具体功能:设备绑定、设备与APP连接、物联网可穿戴智能设备数据采集等。

适宜技术:①生物信息采集技术。支持通过各种传感器采集患者生命体征信息。②生物信息编码技术。将采集到的患者体征信息转换成标准统一编码,便于传输和存储。③物联网技术。④无线通信技术(包括4G、5G、WIFI、蓝牙等)。⑤无线互联网技术。提供APP,便于操控和统一管理物联网设备。

业务流程见图7-1-5。

建设要求见表7-1-2。

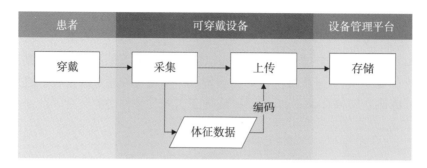

图 7-1-5　物联网健康指标采集流程

表 7-1-2　物联网健康指标采集建设要求

指标	具体内容和要求
采集方法	① 具备设备绑定、设备与 APP 连接、可穿戴智能设备数据采集 3 种功能 ② 应用 WIFI、4G、5G、蓝牙 4 种技术 三级甲等医院　具备 3 种功能、应用 4 种技术 三级乙等医院　具备 3 种功能、应用 3 种技术 二级医院　具备 3 种功能、应用 2 种技术

3. 物联网慢性病随访管理　基于物联网技术和人工智能实现慢性病患者随访管理,了解和记录患者对慢性病服务的评价和治疗效果,包括日常随访、护理随访、家庭随访等,满足各类临床业务及科研教学的实际需要。

具体功能:随访计划、随访量表制定、随访跟踪、随访记录、随访数据与临床数据整合、随访工作量和分析等。

适宜技术:①患者诊疗和随访信息共享。实现随访信息跨系统共享和处理。②随访计划自动生成。自定义随访计划和随访周期。③随访问题及健康教育知识库。④数据挖掘技术,实现随访服务数据统计分析。⑤随访跟进服务。

业务流程见图 7-1-6。

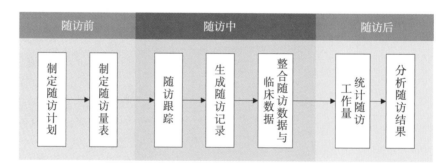

图 7-1-6　物联网慢性病随访管理流程

建设要求见表 7-1-3。

表 7-1-3　物联网慢性病随访管理建设要求

指标	具体内容和要求
慢性病随访管理	① 具备随访计划、随访量表制定、随访跟踪、随访记录、随访数据与临床数据整合、随访工作量、随访分析 7 种功能 ② 支持高血压随访量表、糖尿病随访量表、心血管疾病随访量表 3 种量表 三级甲等医院　支持 7 种功能、3 种量表 三级乙等医院　支持 5 种功能、2 种量表 二级医院　支持 3 种功能、2 种量表

(二)人工智能常见慢性疾病风险评估

1. 慢性病指标体系建立 通过真实世界大数据技术,采集慢性疾病患者的生理指标、生物遗传指标、环境因素指标、行为因素指标、流行病学指标以及医疗服务指标,建成慢性病指标体系。

具体功能:慢性疾病患者的生理指标库、生物遗传指标库、环境因素指标库、行为因素指标库、流行病学指标库以及医疗服务指标库等。

适宜技术:①结构化电子病历技术。将慢性病患者生理指标生成结构化慢性病指标库体系。②NLP自然语言处理技术。对非结构化的自然语言进行结构化转换。

业务流程见图 7-1-7。

建设要求见表 7-1-4。

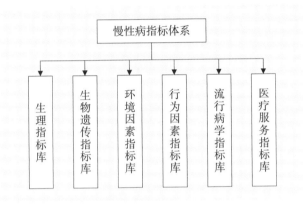

图 7-1-7 人工智能常见慢性疾病风险评估流程

表 7-1-4 人工智能常见慢性疾病风险评估建设要求

指标	具体内容和要求
慢性病指标体系	① 具备慢性病疾病患者的生理指标库、生物遗传指标库、环境因素指标库、行为因素指标库、流行病学指标库以及医学服务指标库 6 种指标库 ② 应用电子病历结构化技术、NLP 自然语言处理 2 种技术 三级甲等医院 具备 6 种指标库、应用 2 种技术 三级乙等医院 具备 5 种指标库、应用 2 种技术 二级医院 具备 4 种指标库、应用 1 种技术

2. 慢性病评估模型构建 基于慢性病临床数据,创建慢性病危险因素评估模型,探寻慢性病发病的关键因子,为慢性病患者筛查、居民健康指导提供依据。

具体功能:慢性病危险因素选择、危险因素设定、系数修正、表达方式生成等。

适宜技术:①结构化电子病历技术。将慢性病危险因素生成结构化慢性病评估模型。②NLP自然语言处理技术。对非结构化的自然语言进行结构化转换。

业务流程见图 7-1-8。

建设要求见表 7-1-5。

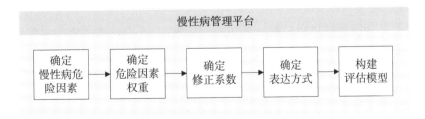

图 7-1-8 慢性病评估模型构建流程

3. 慢性病及危险因素评估 基于形成的慢性病评估模型,根据病前预防、慢性病发现、慢性病诊疗、慢性病随访等慢性病管理不同阶段,面向医疗卫生管理机构、医疗机构、患者等用户提供慢性病风险评估、慢性病高危病例分析、管理效果分析等应用服务。

表 7-1-5　慢性病评估模型构建建设要求

指标	具体内容和要求
慢性病评估模型构建	① 具备慢性病危险因素选择、危险因素设定、系数修正、表达方式生成 4 种功能
	② 包含基本信息、家族病史、精神压力、生活习惯、医疗保健、现有异常、体检数据 7 种评估模型
	三级甲等医院　支持 4 种功能、包含 7 种模型
	三级乙等医院　支持 3 种功能、包含 5 种模型
	二级医院　支持 2 种功能、包含 3 种模型

具体功能:选择慢性病模型、导入慢性病指标数据、计算慢性病危险因素结果、结果可视化展现等。

适宜技术:①结构化电子病历技术。提供结构化的风险评估量表。②NLP 自然语言处理技术。对风险评估量表中非结构化的自然语言进行结构化转换。③数据运算。计算慢性病危险因素结果。④数据可视化技术。将生成的慢性病危险因素分析结果以可视化的方式展现。

业务流程见图 7-1-9。

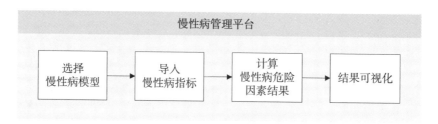

图 7-1-9　慢性病及危险因素分析流程

建设要求见表 7-1-6。

表 7-1-6　慢性病及危险因素分析建设要求

指标	具体内容和要求
分析应用	① 具备慢性病模型选择、慢性病指标数据导入、慢性病危险因素结果计算、结果可视化展现 4 种功能
	② 支持慢性病风险评估、慢性病高危病例分析、管理效果分析 3 种服务
	③ 应用电子病历结构化技术、NLP 自然语言处理技术、数据运算技术、数据可视化技术 4 种技术
	三级甲等医院　具备 4 种功能、支持 3 种服务、应用 4 种技术
	三级乙等医院　具备 4 种功能、支持 2 种服务、应用 3 种技术
	二级医院　具备 3 种功能、支持 1 种服务、应用 2 种技术

(三) 个性化干预与推送

1. 慢性病个性化干预模型创建和匹配　基于诊疗大数据,运用慢性病诊疗方案分类、效果评估和推荐模型,面向医生提供慢性病患者个性化诊疗干预模型,加强临床辅助决策能力,提升医生慢性病诊疗效率。基于干预方案和患者关键指标数据进行标签化处理形成标签数据动态画像分析,智能匹配慢性病个性化干预方案。

具体功能:干预模型创建、干预方案智能匹配、干预方案推送、干预效果比较分析等。

适宜技术:①人工智能技术。采用迁移学习、半监督学习、二次学习等人工智能技术构建精准医学模型。②干预方案智能匹配算法,支持患者画像、慢性病干预画像、慢性病趋势画像等相似度精准匹配,智能推荐干预方案。③干预方案智能比较分析技术。

业务流程见图 7-1-10。

建设要求见表 7-1-7。

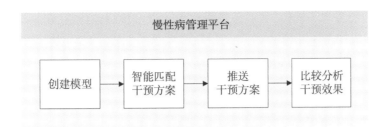

图 7-1-10 慢性病个性化干预模型创建和匹配流程

表 7-1-7 慢性病个性化干预模型创建和匹配建设要求

指标	具体内容和要求
干预模型	① 具备干预模型创建、干预方案智能匹配、干预方案推送、干预效果比较分析等 4 种功能
	② 应用人工智能技术、干预方案智能匹配算法技术、干预方案智能比较分析技术等 3 种技术
	三级甲等医院 具备 4 种功能、应用 3 种技术
	三级乙等医院 具备 3 种功能、应用 2 种技术
	二级医院 具备 2 种功能、应用 2 种技术

2. **慢性病个性化干预信息推送** 基于干预模型,智能匹配患者画像,并生成个性化的干预方案(包括多种形式的干预内容)。将个性化干预方案通过多种渠道推送至用户。

具体功能:生活干预信息推送、饮食干预信息推送、运动干预信息推送、药物干预信息推送等。

适宜技术:①人工智能技术。根据慢性病干预方案,结合患者画像,分析个性化干预信息的推送对象。②互联网技术。通过互联网将干预方案和信息推送至终端。③移动互联网技术。通过移动互联网技术将干预方案和信息推送至移动终端。

业务流程见图 7-1-11。

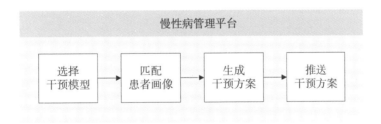

图 7-1-11 慢性病个性化干预信息推送流程

建设要求见表 7-1-8。

表 7-1-8 慢性病个性化干预信息推送建设要求

指标	具体内容和要求
干预方案推送	① 具备慢性病生活干预、饮食干预、运动干预、药物干预 4 种慢性病干预功能
	② 支持手机移动 APP、微信公众号、微信小程序、支付宝小程序、邮箱 5 种推送服务
	③ 提供文本、图像、视频、动画、人工 AI 互动 5 种形式的干预内容
	三级甲等医院 具备 4 种干预功能、支持 5 种推送服务、提供 5 种干预内容
	三级乙等医院 具备 3 种干预功能、支持 4 种推送服务、提供 4 种干预内容
	二级医院 具备 2 种干预功能、支持 3 种推送服务、提供 3 种干预内容

(四) 大数据医疗多主体标签画像

通过对医疗卫生资源库、电子病历库、健康档案库等医疗健康大数据分析,将医疗卫生过程中的多个主体拆分为多种类型的资源与子属性,从业务场景出发建设多种画像体系,包括个人主体、疾病主体、医师主体、科室主体、医疗机构主体、医联体主体、区域主体、药品主体、治疗主体、手术主体、耗材主体、检验检查主体、治疗方案主体等13种主体画像。

具体功能:医疗健康数据后结构化、标签定义、标签属性数据、形成特定主体的画像、标签主体关系知识图谱等。

适宜技术:①低标注依赖的后结构化文本挖掘,将医疗健康文本数据结构化,形成属性、指标等业务特征类结构化数据。②基于FHIR资源以及本地化实际情况的标签定义,支持13种主体等标签定义,支持基础标签、事实标签、模型标签、高级标签。③标签属性数据,支持自回归语言模型(Autoregressive LM)和自编码语言模型(Autoencoder LM)等预训练通用模型自动识别采集标签数据。④形成主体画像(标签组),基于业务场景,形成特定的主体画像,支持任务画像、机构画像、物品画像、业务画像等。⑤标签主体关系组成的知识图谱构建,通过定义的多种主体、主体间的关系构建医学知识图谱,形成医学知识的智能导航。

业务流程见图7-1-12。

建设要求见表7-1-9。

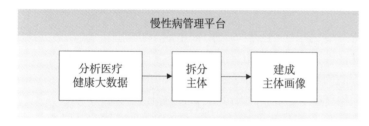

图 7-1-12　大数据医疗多主体标签画像流程

表 7-1-9　大数据医疗多主体标签画像建设要求

指标	具体内容和要求
标签画像	① 具备大数据分析、主体拆分、画像构建3种功能
主体	② 构建个人主体、疾病主体、医师主体、科室主体、医疗机构主体、医联体主体、区域主体、药品主体、治疗主体、手术主体、耗材主体、检验检查主体、治疗方案主体13种主体画像
	三级甲等医院　具备3种功能、构建13种画像
	三级乙等医院　具备3种功能、构建9种画像
	二级医院　具备2种功能、构建6种画像

(五)物联网设备的维护与管理

物联网设备的维护与管理是通过健康管理平台对居民使用的血糖、血压等可穿戴设备的管理和维护。支持远程对物联网设备状态、使用情况的信息采集。按照居民的实际情况,合理分析各类影响因素。构建物联网实体资源网络,连接公共卫生、医疗临床业务和管理业务信息系统,实现设备的运营、监控、管理,并可对物联网设备进行效益分析,最大化设备的利用价值。

具体功能:供应商管理、采购管理、设备入库管理、设备出库管理、设备盘点管理、设备转移管理、设备维修管理、设备折旧管理、设备报废管理、设备标签管理、设备效益分析、预警管理等。

适宜技术:①物联网设备远程盘点。采用无线和移动技术,盘点物联网健康终端设备。②物联网设备折旧算法。依据物联网设备折旧模型,测算物联网设备折旧情况,包括年限平均法、工作量法等。③物联网设备状态管理。实现物联网设备在线、离线移动信息获取,实时了解物联网设备使用状态及相关故障信息等。④物联网设备负荷和效益分析。实现对单个设备的使用数据进行管理,实时了解物联网设备的负荷及效益。

业务流程见图7-1-13。

建设要求见表7-1-10。

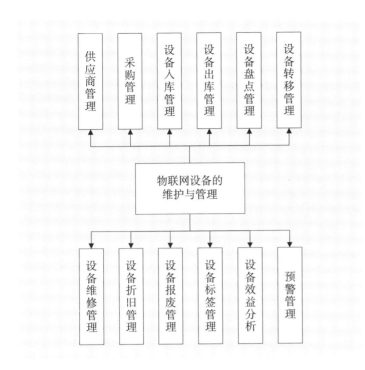

图 7-1-13　物联网设备的维护与管理流程

表 7-1-10　物联网设备的维护与管理建设要求

指标	具体内容和要求
物联网设备信息管理	① 具备供应商管理、采购管理、设备入库管理、设备出库管理、设备盘点管理、设备转移管理、设备维修管理、设备折旧管理、设备报废管理、设备标签管理、设备效益分析、预警管理 12 项功能 ② 支持远程盘点和条形码盘点 2 种技术 三级甲等医院　具备 12 项功能、支持 2 种技术 三级乙等医院　具备 12 项功能、支持 2 种技术 二级医院　具备 12 项功能、支持 2 种技术

（六）未来展望

随着物联网、大数据、人工智能、5G 技术的发展,单独业务的转型易导致与其他业务之间的壁垒。新的数字化转型趋势是通过医疗物联网、医疗云、医疗大数据应用等信息技术,打破了各机构在传统健康管理模式下信息孤立的局限性,使各部门实现了有效的协调和互补。在智慧医疗生态下,慢性病健康管理将实现全方位感知患者,通过相关设备、系统和流程,做到实时感知、测量、捕获和传递患者信息。基于传感器技术的发展,监护设备稳定可靠微型化多功能,通过物联网 +5G,实现相关健康信息实时共享,人工智能基于大数据标签画像,在医疗机构监督管理下对重点监测人群进行积极主动生活干预,使家庭病床及居家养老更安全可靠。

六、建设方法

（一）建设策略

基于物联网的慢性病管理业务将改变传统的慢性病治疗方法,主要涉及卫生健康行政管理部门、基层医疗机构、二三级医院、居民等部门和角色,涉及建设环境复杂。物联网采集的可穿戴设备数据具有一定程度的隐私性,对信息安全要求较高。需要经过充分的研究与论证。建设过程中需要遵循以下策略:

1. 技术发展引领慢性病管理优化　物联网、人工智能技术日新月异,创新的可穿戴设备层出不穷,在建设物联网慢性病管理应用过程中,建议采用最新的,通过相关认证的合格的物联网可穿戴设备,如无创血糖设备、胰岛素注射泵、植入性长效监测设备等新产品新技术,不断完善慢性病管理指标数据的采集范围,通过实时、有效、多维度数据优化慢性病管理流程和干预方案。

2. 物联设备的平台化标准化接入　物联网设备的接入建立统一的设备接入平台,适配各类传输标准、传输规范和技术接口。为接入的可穿戴物联网设备提供统一的管理和维护服务,将各类设备传输的数据转化为服务和医疗卫生标准的可用的机构化数据。

3. 慢性病管理智能化辅助决策定位　随着物联网和人工智能技术的发展,各类风险评估模型和智能化干预方案的可靠性和准确性不断提高,为了保障慢性病管理服务的严谨性和严肃性,系统提供的评估结果和干预方案都必须通过人工的审核才可以应用于患者的实际干预,计算机技术在整体慢性病管理过程中只是辅助专业医疗卫生服务人员的工具,不建议直接使用。

（二）应用技术

利用多种新技术组合,建立一条有效、科学、合理的慢性病健康管理策略,指导居民进行有效的生活方式干预,对慢性病患者进行个体化治疗及随访,不仅能有效降低慢性病发病率,减少医疗费用,也有利于改善疾病的预后,提高患者的生活质量,适应了新医改的发展方向,有利于解决医疗卫生资源分布不均的情况。①物联网技术,实现生物数据全天候监测、自动采集和编解码。②结构化电子病历技术和NLP自然语言处理技术,构建全结构化的慢性病风险评估模型和指标体系。③画像技术,基于患者个人画像和风险评估模型来进行疾病预防,指定最符合患者情况的个性化慢性病干预方案并推送。④智能匹配算法和比较分析技术,支持患者画像、慢性病干预画像、慢性病趋势画像等相似度精准匹配,智能推荐干预方案,干预方案智能比较分析技术。⑤人工智能技术,采用迁移学习、半监督学习、二次学习等人工智能技术构建精准医学模型。人工智能技术与大数据技术结合,实现慢性病管理预测,将患者的生命指标量化,利用数据进行科学精准的诊断。以弥补人力在预测和判断方面的不足,减轻医护人员的工作负担。⑥"互联网+"技术,基于有线和无线互联网架设慢性病管理平台和业务体系。

（三）建议建设模式

建议采用以下三种模式建设基于物联网的慢性病患者管理应用:

1. **慢性病自主管理模式**　目前的慢性病管理由医生主导,由医生提供治疗方案,患者处于"被动管理"的地位。管理方式和流程与非慢性病差别不大。但是,由于慢性病具有长期性特点,所以医生无法全程跟进慢性病管理。因此,慢性病管理需要转变思路,利用新技术为患者提供优质、连续、全程的慢性病管理服务,促进患者日常"自主管理"慢性病,提高慢性病治疗效果,实现慢性病患者生活质量的提高。

2. **慢性病事前预防模式**　目前慢性病管理多侧重于发病后的治疗和干预。但是,慢性病致病原因多为不良生活习惯。如果将在日常对居民进行健康指导,改变不良生活习惯,将大大降低慢性病发病的概率。物联网技术可以为卫生健康行政管理部门提供翔实的慢性病管理数据,以便分析慢性病成因,进而指定一个地区的慢性病预防策略。

3. **慢性病管理市场化运营模式**　未来慢性病管理是有居民主动发起,医疗卫生机构会成为平台的服务提供方,结合着市场化、产业化、规模化效应,打造市场化、主动性、多元化的慢性病管理模式,为居民提供更丰富的慢性病管理服务。以共建、共享、共赢的模式合作运营。物联网设备接入规模化,设备接入传输的多样化,持续监测数据的巨量化等特性,可和中国电信、移动、联通等国内的运营商合作,依托运营商的物联网接入平台和云存储服务实现对物联网设备的统一接入和数据存储;和专业的慢性病管理机构合作对慢性病管理的危险分析和干预方案等智能化的模型和算,进行科学性,有效性论证;建立市场化的运营服务,和运营商建立合作运营模式,保障服务的长期有效运营。

（四）未来建设模式

当前物联网技术在慢性病患者健康管理中的应用,尚局限于信息化服务,而慢性病患者健康管理涉及流程长、部门多,信息化只是其中的一个环节。慢性病患者健康管理在时间维度包括病前预防、病中诊疗和病后随访,空间维度包括居家健康管理、医疗机构服务和卫生健康行政管理部门的监管。因此,未来的慢性病患者健康服务,需要以信息化为纽带,整合时间和空间维度的各方资源,为患者提供全方位的健康管理服务。

七、建设流程

（一）建议建设流程

1. **建设范围(1个月)**　由卫生健康行政管理部门组织、医疗机构和居民参与,通过调研、分析等活动明确建设范围。选择固定的慢性病病种作为物联网技术应用的业务场景,选定老年人群体作为物联网技术应用的主要对象。主要任务包括业务需求调研、需求分析、方案制订,最后形成可条目化的需求规格说明。

2. **技术选择(1个月)**　由信息部门组织、医疗机构和居民参与,承建方主导,通过调研、分析等活动明确主要技术选择。对于不同的慢性病,应针对疾病特点选择合适的传感器和可穿戴设备。主要任务包括技术调研、方案编制和综合可行性论证等。最后形成各方认可的需求规格说明书和技术方案。

3. **系统设计(1个月)**　由承建方系统分析师、架构师、设计师主导,按照需求规格文档要求进行细化的技术设计,形成可供工程师进一步实现的功能结构、数据结构和系统结构,医技支撑性的接口对接、系统集成、信息安全、运营保障和技术方案。基于电子病历结构化技术和 NLP 自然语言处理技术,构建全结构化的慢性病风险评估模型和指标体系;通过真实世界大数据技术,采集慢性疾病患者的生理指标、生物遗传指标、环境因素指标、行为因素指标、流行病学指标以及医疗服务指标,建成慢性病指标体系。主要产出物包括设计报告、详细设计说明书等。

4. **系统开发(3个月)**　由承建方的开发、测试、集成工程师主导,运用软硬件设计、测试和集成工具等,依据系统设计成果将系统设计阶段形成的指标体系和业务流程转化到可实际运行的代码、数据和硬件资源。本系统客户端包括 PC 端、移动终端和物联网设备,物联网设备利用无线网络技术与移动终端相连。需要根据设备类型选择相应的指标采集方式。系统开发的主要活动包括模块设计、代码实现和集成。建议选择符合国家标准的物联网设备。

5. **系统测试(3个月)**　由承建商的测试工程师主导,在实际运行环境下进行一系列严格有效的测试,以发现系统潜在的问题,保证系统的政策运行,并满足用户需求。测试对象包括物联网设备、慢性病患者健康管理平台、终端系统,需要基于 4G、5G、WIFI 等不同的网络环境完成测试。测试内容主要包括功能测试、健壮性测试、性能测试等。

6. **试运行与交付(3个月)**　在真实业务环境中、正式运行系统之前进行尝试性运行,以修正系统缺陷,实现与业务的融合。系统在试运行前应对平台管理员、慢性病终端用户进行基本的操作培训。本系统基于物联网技术、互联网技术和无线互联网技术,试运行期间需要在各种网络条件下运行,以保证系统可以正常使用和交付。主要活动包括环境准备、试运行方案编制、应急方案编制等。

7. **运营维护保障(长期)**　运维保障以事件跟踪为主线,以解决 IT 运维管理中的八大管理问题(流程管理、事件管理、问题管理、变更管理、发布管理、运行管理、知识管理、综合分析管理)为目的。本系统使用对象包含机构和慢性病人群两类,考虑到慢性病人群使用本系统的全天候特性,系统需要配备 7×24 小时的运维团队。对机构的主要运维活动包括系统级别告警监控、紧急恢复和定位、数据备份维护、性能优化、容量评估等,对慢性病人群的主要运维活动包括远程支持等。

8. **规范建设流程**　根据物联网技术在慢性病患者管理中的应用的建设内容与实现特点,可将整个建设流程按照建设实施规划进行规范,一般分为项目启动、项目实施、系统上线和运维保障四个阶段(图7-1-14)。

(二)未来建设流程

未来物联网技术将广泛的应用与个人的健康生活,物联网的基础建设将由国家统一建设,新生儿在出生的时候,就可能会植入生物识别芯片,用于代替目前正在使用的各类身份证件和银行账号,个人在全生命周期中会按照年龄阶段,身体健康状况,植入或开启新的检测指标用于对自身的全方位检测,并在个人授权的情况下开放给对应的医疗卫生机构,用于自身的健康管理。

八、建设关键点

(一)物联数据标准化

基于物联网的可穿戴设备是本系统的数据来源,数据的准确性直接影响到后续能否形成可用的数据资源池。目前市面上可穿戴设备种类丰富,厂商数据标准不一,这给数据整合造成了极大困难,需要由卫生健康行政管理部门牵头,召集业内头部厂商,共同编制全行业公认的数据标准,并强制要求各厂商执行。

(二)模型算法专业化

有效的健康干预取决于专业的慢性病评估模型,慢性病评估模型设计依赖专业度极高的医学知识、真实世界慢性病管理数据、生活和环境变量、以及个体特征等信息,无论采用已有的教科书或国家标准

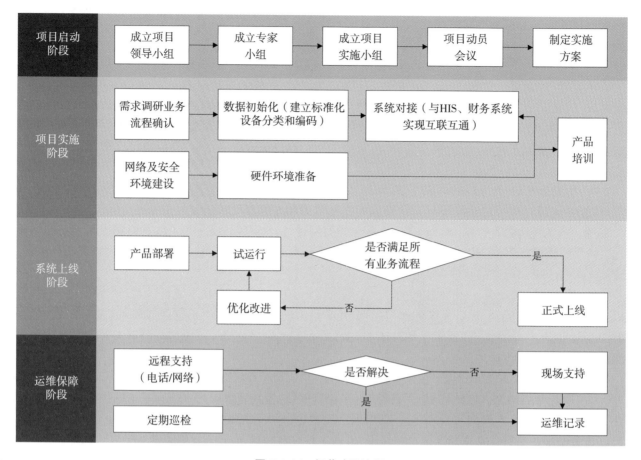

图 7-1-14　规范建设流程

规范,还是人工智能初始化的模型,在最终的健康管理使用过程中必须经过专业的医学和健康管理人员评估。

（三）患者画像精确化

慢性病管理的关键是有效地将干预措施与患者画像的精准匹配,匹配的精确性取决于画像的精确性,画像精准的核心包括,真实数据、持续积累、实时获取、多维融合、算法标签和质量监控等关键过程与技术选型与实施。

九、建设注意事项

（一）引导居民使用习惯

如果居民没有形成固定的使用习惯,会产生以下两个后果:一是无法有规律的上传健康指标数据;二是个性化干预方案的执行效果将大打折扣。因此需要强化居民使用习惯,落实建设效果。

（二）PDCA 模型算法优化

人类疾病谱是在不断变化的,慢性病风险评估模型在建设使用的同时,应该建立基于真实世界慢性病管理的人工智能算法,持续对评估模型和指标体系进行动态更新,使之跟上疾病发展和生活习惯演变的步伐,同时更加完善。

（三）数据隐私安全保障

慢性病管理数据属于居民隐私数据,本项目数据使用部门众多。慢性病风险评估过程中,需要严格规范各种评估量表的使用授权。另外,当可穿戴设备采集的数据用于公共卫生数据分析时,需要对患者信息进行脱敏处理。

第二节　物联网在婴儿防盗的应用

一、概念

通过物联网技术与嵌入式技术结合智能感知设备,实时定位、门禁视频监控及婴儿智能脚环的智能感知,打造婴儿从出生到出院的全过程管理。采用最新物联网技术以及服务感知通信技术,在医院产科、儿科病区、月子中心等场所部署物联网设备及通道预警器,依托 RFID、125K 射频识别技术,实现对新生儿出生至出院的全过程监控与保护,从根本上保护婴儿安全,保障家庭及医院各方权益。

具体的内容:婴儿安全管理、位置管理、母婴防抱错匹配、异常事件预警、设备状态监控、新生儿信息查询、账户管理、数据同步等。

涉及的技术:通用技术包含基于 .net framework 的 C# 语言开发及关系型数据库 mysql、采用三层 C/S 逻辑架构,应用技术包含 WPF 框架技术、WCF 通讯开发平台、mqtt 消息队列遥测传输技术、RFID 射频识别技术等。

二、建设背景

(一) 现状分析

新生儿在医院内被盗的事件时有发生,而此类事件的发生已经给包括医院、受害人及其家庭在内的当事各方带来了灾难性的后果。目前大多数医院妇产科在婴儿初生后,一般采用给母亲、婴儿佩戴标志带,来识别母亲及婴儿。此标志带为纯物理性质,容易被调换。在婴儿出院前,家属及医护人员都会有婴儿被弄错或者丢失的顾虑。而在管理制度上,医院采取限制探视时间、限制探视人数、控制闲散人员等措施进行控制,但是由于家属急切地希望探望母婴,在实际管理中很难做到。同时还有许多情况都会成为婴儿抱错、被盗的隐患:进入的大门为敞开式,人行楼梯也可以直接通往病房区,以及每间母婴室也是敞开式,外人很容易进入,并且不同母婴室的人员可以随便走动。

1. 国外现状分析　国外的调查表明,56% 的婴儿被盗案件发生在母婴病房内。而最近几年发生的多数案例也已经证明:医院内新生婴儿被盗事件与是否采用母婴同室方式并没有太大的关联。当前的盗窃婴儿犯罪趋于团伙化和专业化,犯罪人员甚至伪装成医院内部工作人员伺机作案。婴儿家属可能在极端情况下也会采用自盗或内外勾结等方式盗走婴儿并向医疗机构非法索取赔偿。种种迹象表明,目前医院对产科的开放式管理、简单的视频监控、出入口人员盘问的方式无法从根本上解决婴儿被盗现象。国外在该方面的起步较早,"蓝标"公司早在 2007 年就已经在法国有了将近 50 家医院,而每年有超过 11.5 万的婴儿在使用该公司的产品。在美国,基本上每家医院只要有妇产科的,都会安装婴儿安全自动防盗系统。从技术的角度上分析,像美国、法国、新加坡等发达国家采用的技术均是低频定位加上 RFID 数据传输来实现的。即采用在婴儿身上佩戴"电子脚链",出入口安装定位装置,全病区部署 RFID 信号接收器的方式。

2. 国内现状分析　而在国内,新生婴儿在医院内被盗的事件时有发生,而此类事件的发生已经给包括医院、受害人及其家庭在内的当事各方带来了灾难性的后果。在 2018 年 4 月 2 日,国家卫生健康委员会发布的《全国医院信息化建设标准与规范(试行)》中也明确了实现新生儿安全服务的必要性。这些医院的婴儿被盗案件也能很容易地从公开媒体上查询到,现有医院大部分是通过常规的手段来避免此类事件发生。①在主要出入口部署视频监控,监控室 24 小时安排人员值守,但此种方式主要以事后回溯为主,且现实情况中存在隐私区域,不能完全覆盖监控范围,此种方式无法实时发现及判断风险。 ②医院在待产妇入院时通过入院须知宣传安全防范,但此种方式效果很差,母婴安全基本属于不设防状态。③部分医院采用门禁系统严格限制病区内外人员出入,此方式能通过减少人员流动从而降低安全风险,但患者 / 陪护频繁出入,有效的鉴权和身份识别方式仍是此种方式待解决的主要问题,同时管理上不够人性化。④医院最常见的方式就是保卫人员定时巡逻,此种方式对安保人员的敬业度、专业度、风险识别关系较大,无法实时发现风险,同时巡视也存在周期性。

（二）需求分析

通过对国内多家三甲医院的实际调研得出,目前多数医院对婴儿防盗系统在新生儿的防盗防抱错都表现出很高的认可度及良好的信任度。目前国内仍存在大多数院方对新生儿的管理都没有形成一套完整的防盗机制,基本都采用原始的方式,如在病区出口安排专门的人员进行看守、在出口位置安装摄像头或者门禁,更有医院的产科直接是开放式管理。以上所有的方式都是医院对婴儿防盗的一些基本的防范措施,却无法在根本上解决婴儿被盗的风险,消除医院和家属对被盗的顾虑。

（三）技术需求

1. 新生儿脚环通过传感识别,基于射频识别技术 RFID,通过病区覆盖的物联网硬件设备,完整的数据传输硬件链路与后台数据服务引擎结合,实现新生儿的防盗、定位等一系列业务功能。

2. 母婴防盗业务系统采用三层 C/S 逻辑架构,通过在客户端与数据库之间加入的"中间层",处理数据采集、数据合法性检验、基本数据运算,以及界面组件生成、组件状态管理等界面数据。适用医院内部局域网应用场景下,实时响应度高,数据安全可靠。

3. 业务系统设计基于 Windows 环境,适配 Windows 环境下各类应用系统服务器,兼容 Windows 平台下各类开发组件。

4. 业务数据库采用关联式数据库管理系统 mysql,占用内存小,执行速度快,可移植性高,支持多平台使用,配置管理相对其他数据库更易于系统管理人员培训使用。

三、应用场景

系统应用于医院产科、儿科、新生儿科及月子中心等。通过在医院安装信号接收装置和出口监视器,在婴儿身上佩戴可发送 RF 射频信号且对人体无害的电子标签实现安全监护功能,同时母亲佩戴配对的腕带,进一步实现母婴身份识别的功能。信号接收装置能随时接收到婴儿电子标签所发出的 RF 信号,据此信号判断婴儿安全状态,可以对企图盗窃婴儿的行为及时报警并追踪信号。系统采用先进的技术手段取代了落后的人防手段,彻底升级了婴儿防盗系统,提高了医院的管理水平和管理层次,从根本上防止了婴儿被人从医院内盗走,同时防止婴儿错抱,有效保护了婴儿安全,保障各方权益。

四、建设原则

（一）快捷化的一键式业务操作

针对产科对婴儿在院期间的业务流程进行提炼,将每个业务流程精简成"一键式"操作。方便快捷完成出入院管理、外出管理、报警处理等业务。系统直接与 HIS 数据库对接,减少信息的重复录入。当报警事件产生时,系统能快速指示发生报警的准确位置。

（二）先进的定位实时监控技术

新生儿电子标签内置高灵敏度的运动传感器,实时记录及判断标签的运动及佩戴状态,用于辅助判断报警事件,提高报警准确度。可对病区内新生儿位置实时监控,并具备标签的区域定位、位置跟踪、活动路径寻迹等功能,实时监控佩戴防盗标签的婴儿所处的位置。

（三）安防监控系统融合性

通过在医院产科、儿科病区部署物联网设备及通道出口监视器,充分利用物联网实时定位技术、门禁视频监控及婴儿智能脚环的智能感知功能,实现婴儿从出生到出院的全过程管理,全面有效地防止婴儿被盗窃或抱错等情况发生,从根本上保护婴儿安全,保障了家庭及医院各方权益。

五、建设内容

婴儿和母亲佩戴的标签,均为有源 RFID 远距离标签。在婴儿活动空间内布置物联网 AP,对接 HIS 系统查询当前在院患者的病人信息,从而实时采集婴儿的信息。在病区出入口安装出口监视器进行管理。每个婴儿腕带信息都会自动上传至系统进行数据处理,对婴儿进行全方位,全时段的监控。婴儿标签一且被佩戴至婴儿脚踝后,私自取下、非法剪断或者擅自离开产科,系统均会触发声光报警信息。其中,母亲标签包含母婴身份信息匹配管理功能。婴儿与母亲标签自婴儿出生后开始佩戴,直至出院时取下。系统总体架构见图 7-2-1：

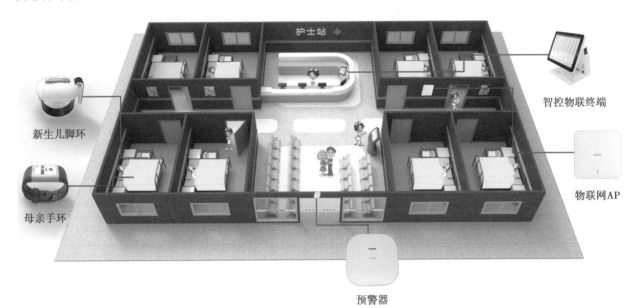

新生儿脚环

母亲手环

护士站

智控物联终端

物联网AP

预警器

图 7-2-1　系统总体架构图

（一）新生儿身份 ID 绑定

可重复使用的智能脚环　主要用于婴儿防盗的腕带式有源电子标签。它不仅具有防水、防脱落等特点,而且还为医院提供对婴儿的实时监控和追踪,大大提高了对婴儿的管理水平。充电器可同时给 10 个婴儿标签、10 个母亲标签快速充电(2 小时之内),充电后可使用一个产妇住院周期。

具体功能:定位识别、母婴防抱错感应等。

适宜技术:①RFID 射频识别。②125K 定位技术。

业务流程见图 7-2-2。

建设要求见表 7-2-1。

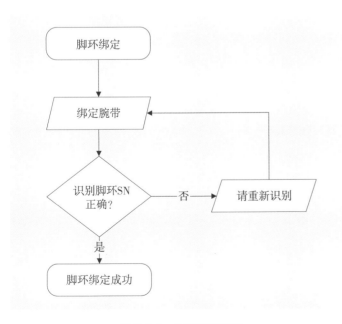

图 7-2-2　脚环绑定流程

表 7-2-1　穿戴设备技术要求

指标	具体内容和要求
穿戴设备技术要求	① 具备定位识别、母婴防抱错、状态预警 3 项功能 ② 支持腕带重复使用、标签可充电设计 2 种技术 三级甲等医院　具备 3 种功能、支持 2 种技术 三级乙等医院　具备 3 种功能、支持 1 种技术 二级医院　具备 2 种功能、支持 1 种技术

（二）安全管理服务

1. 新生儿管理服务

具体功能：数据同步、脚环绑定、母婴绑定、更换脚环、离科授权、离科回院、解绑出院等。

适宜技术：①低功耗 RFID。②125K 定位。③MQTT 数据传输等技术。

业务流程见图 7-2-3。

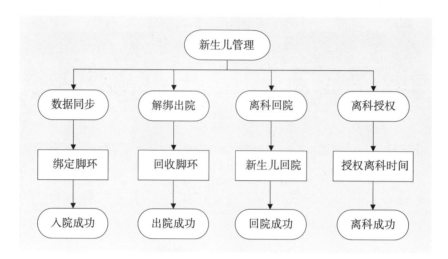

图 7-2-3　新生儿管理服务流程

建设要求见表 7-2-2。

表 7-2-2　新生儿管理服务要求

指标	具体内容和要求
新生儿管理服务	① 具备数据同步、脚环绑定、母婴绑定、更换脚环、离科授权、离科回院、解绑出院 7 项功能 ② 支持脚环定位、低功耗、MQTT 数据传输 3 种技术 三级甲等医院　具备 7 项功能、支持 3 种技术 三级乙等医院　具备 5 项功能、支持 2 种技术 二级医院　具备 3 项功能、支持 2 种技术

2. 风险预警

具体功能：区域预警、脚环预警、低电量预警、母婴识别预警、离科超时等。

适宜技术：①出入口报警。②脚环 125K 感应技术。③MQTT 数据传输等。

业务流程见图 7-2-4。

建设要求见表 7-2-3。

表 7-2-3　风险预警服务要求

指标	具体内容和要求
风险预警服务	① 具备区域预警、脚环预警、低电量预警、母婴识别预警、离科超时 5 项功能； ② 支持出入口报警、脚环定位、MQTT 数据传输、视频联动、门禁联动 5 种技术。 三级甲等医院　具备 5 项功能、支持 5 种技术。 三级乙等医院　具备 4 项功能、支持 4 种技术。 二级医院　具备 3 项功能、支持 3 种技术。

3. 账户管理

具体功能：账号权限管理、添加、删除、更新账户、可通过授权账号、密码登录查看系统详细信息等。

适宜技术：①WPF。②WCF 技术。

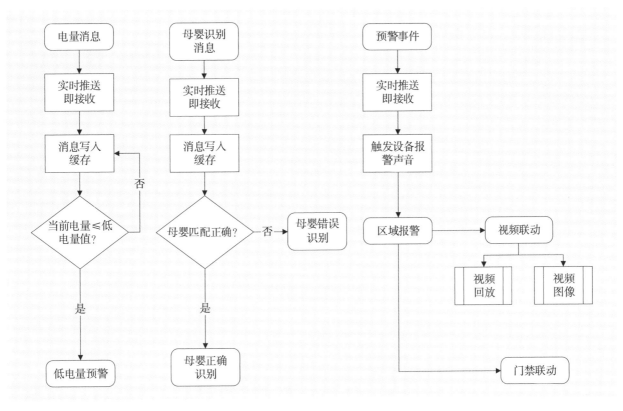

图 7-2-4　风险预警流程

业务流程见图 7-2-5。

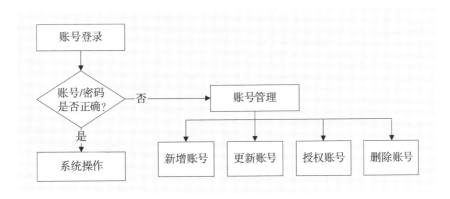

图 7-2-5　账户管理方式

建设要求见表 7-2-4。

表 7-2-4　账户管理方式要求

指标	具体内容和要求
账户管理方式	① 具备添加、删除、更新账户、授权账号、密码登录等方式查看以及授权系统详细信息 5 项功能 ② 支持 WPF、WCF 2 种技术 三级甲等医院　具备 5 项功能、支持 2 种技术 三级乙等医院　具备 4 项功能、支持 2 种技术 二级医院　具备 3 项功能、支持 1 种技术

（三）数据同步

院内数据联动 对接 HIS，查询录入新生儿住院信息，为在院新生儿与脚环绑定提供先决条件。
具体功能：HIS 数据查询、住院信息录入、业务呈现、婴儿管理、报警事件、定位功能、母婴防抱错等。
适宜技术：①医院信息系统 Web 接口。②数据库接口、视图、存储过程等。
业务流程见图 7-2-6。

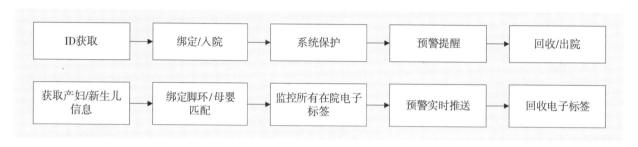

图 7-2-6 数据同步

建设要求见表 7-2-5。

表 7-2-5 院内数据联动要求

指标	具体内容和要求
院内数据联动	① 具备 HIS 对接数据查询、住院信息录入、业务呈现、母婴 HIS 信息、出入院时间等详细信息 5 项功能 ② 支持 Web 接口、数据库接口、视图、存储过程 4 种技术 三级甲等医院 具备 5 项功能、支持 4 种技术 三级乙等医院 具备 4 项功能、支持 3 种技术 二级医院 具备 3 项功能、支持 3 种技术

（四）未来展望

联动公安实现云化监控。依托院内安防系统，联动公安城市天眼系统，结合医院视频技术及物联网技术，一旦系统实时产生报警，报警信息和实时视频、图片信息将会立刻传递至公安系统。实现警情视频图像上传到 110 指挥中心，第一时间掌握现场情况，判断警情种类，协助公安干警第一时间了解警情、处理警情、合理安排警力的出动，为案情侦破工作提供有利证据。公安指挥中心通过点播的方式对各医院产科进行巡察，方便及时发现问题，做出快速反应，为出警赢得宝贵的时间，同时变被动接警为主动监管。在遇到突发事件时便于第一时间了解现场实际状况、锁定关键目标、组织人力部署从而尽早排除险情，而且也在架构上极大降低了系统复杂度、提高稳定性和工作效率。

六、建设方法

（一）建设策略

产品与医院原有的门禁、视频监控系统很好的融合，通过在医院产科、儿科病区部署物联网设备及通道出口监视器，充分利用物联网实时定位技术、门禁视频监控及婴儿智能脚环的智能感知功能，实现婴儿从出生到出院的全过程管理，全面有效地防止婴儿被盗窃或抱错等情况发生。

1. **防脱落设计** 腕带与电子标签连接并使用后，系统功能启用，当腕带和标签完整的从婴儿身体上脱落后，电子标签的人体感应系统发生作用，并发出报警，以确保婴儿在系统保护范围内。

2. **防被盗设计** 整个监护区域部署有 RFID 读卡网络，当婴儿所佩戴的标签和腕带被拆卸时，系统产生报警。在区域边界安装出口预警器，当佩戴标签的婴儿没有经过系统的认证签出而被非法抱出，经过区域边界时，系统产生报警。

3. **防抱错设计** 家长在出院时,系统会要求操作的医生或护士严格核对婴儿信息,并通过婴儿所带的腕带和婴儿母亲的住院号来确保不会抱错。第一,婴儿腕带上有一个唯一的序列号,如果腕带上的序列号与出院时婴儿所带的腕带序列号不一致,就无法办理出院。第二,系统也要求出院时输入婴儿母亲的住院号,如果号码不正确,也无法办理出院手续。

(二) 应用技术

建议的应用技术主要包括:

1. 系统开发基于 Windows 环境,基于 .net framework 平台,采用 C# 开发语言进行主要功能模块开发,数据库采用 mysql 关联式数据库管理系统。

2. 三层 C/S 逻辑架构,通过在客户端与数据库之间加入一个"中间层",用于处理数据采集、数据合法性检验、基本数据运算,或界面组件生成、组件状态管理等界面数据,特别适用于医院内部局域网应用场景,极大保障了系统实时性、安全性和稳定性。

3. 客户端使用 WPF 搭建用户界面,做到开发过程中界面设计人员与开发人员分工合作,通过数据绑定功能,使得客户端前后台能够快速轻松进行数据绑定,甚至通过转换器触发各种行为的变更。

4. 服务端使用 WCF 框架进行编写,使得客户端与服务端数据通信实现多种序列化方式,服务端设置为服务守护模式,服务器异常情况发生后,自动触发重启系统。

5. 客户端与服务端实时通信采用 mqtt 进行消息传输,具有实时性、低延迟效果。对产生的预警能够及时通知到客户端并且显示对应消息;客户端与内置的母婴标签射频识别模块,进行识别匹配操作,减少护士人员手工录入操作。

6. 标签端通过 RFID 射频识别技术,与读写设备之间进行非接触式的数据通信,自动识别母婴信息并获取相关数据,自动化判断是否触发异常事件。

(三) 建设模式

新生儿全生命周期的在院安全管理服务。通过全新的基于 RFID 技术的新生儿电子防盗系统应用设计方案,由于 RFID 具有远距离非接触快速准确的读取特性,非常适合用对新生儿特征信息进行读取和监控。当婴儿办理入院并佩戴婴儿标签后,系统进行实时防护;当婴儿出院时,医务人员进行相关操作并准确核对和输入相关信息后,系统解除防护,家长可以顺利抱着婴儿出院;当婴儿需要暂时离开监护区域,医务人员对其进行临时签出操作;当婴儿重新回到监护区域,医护人员再对其进行签入操作。

(四) 未来建设模式

在未来建设模式中,需求调研的方式主要强调对原有院内业务流程的抽象、多系统流程节点的服务组合。可采用"自主建设 + 安防联动"等组合建设模式,结合医院聚焦服务对象,采用"院内外报警一体化"的实现路径,实现医院、保卫、属地派出所联动等信息化建设成果,满足医院战略发展,并支持业务流程的持续改进和再造。

依托医院信息系统和安防平台,结合医院视频技术及物联网技术,新生儿未经授权被带离医院、产科,系统实时产生报警,将报警信息及实时的视频、图片信息传递至公安系统。实现警情视频图像上传到110 指挥中心,第一时间掌握现场情况,判断警情种类,协助公安干警第一时间了解警情、处理警情、合理安排警力的出动,为案情侦破工作提供有力证据。

公安指挥中心通过点播的方式对各医院产科进行巡察,方便及时发现问题,做出快速反应,为出警赢得宝贵的时间,同时变被动接警为主动监管。不但能够在遇到突发事件时便于第一时间了解现场实际状况、锁定关键目标、组织人力部署从而尽早排除险情,而且也在架构上极大降低系统复杂度、提高稳定性和工作效率。

七、建设流程

建议建设流程

1. **建设范围(1周)** 技术主要应用于医院产科、儿科、新生儿科及月子中心等。运用射频识别技术,将定位、视频监控联合起来,通过在医院安全区域安装信号接收装置和安全与非安全区域安装出口监视器,在婴儿身上佩戴可发送 RFID 射频信号且对人体无害的电子标签实现安全监护功能,实现对企图盗窃婴儿行为及时报警提示并追踪信号。

2. 技术选择(2周)　采用基于 RFID 技术,由于 RFID 具有远距离非接触快速准确的读取特性,以物联网技术解决医院新生儿安全问题,以生物识别技术确定母婴实名身份等等,将已有业务场景服务能力升级与新技术、新方法、新思路的引入有机融合。

3. 系统设计(2周)　实施前经过全面调研后,需要将医院的需求进行汇总,然后由系统架构师进行最终确认和评估系统需求,在系统设计中对常见应用场景给出最恰当的整体实现解决方案,并对医院既有资产进行利旧。通过对设计目标、规划软硬件条件、外围系统接口对接的方式等因素综合考虑、整体设计实现,从需求设计到运维升级的每个细节都要细化落实,推动多团队、多供应商参与设计,从而达到高效率实现、便捷维护和持续升级。

4. 系统开发(7周)　系统开发阶段使用语言为 C#,存储形式为服务器硬盘及磁盘阵列,运行环境为操作系统 Windows 7、Windows 8,数据库为 Mysql 5.6,根据时间先后安排,对项目需求调研设计开发实现。

(1)需求分析设计。包括需求调研、网络布线、HIS 接口开发、硬件配置、硬件设备安装、系统安装调试、系统测试、系统需求确认、系统培训上线、系统文档编辑。

(2)设计实现。需求调研、网络布线、HIS 接口开发、硬件配置、硬件设备安装、系统安装调试、系统测试、系统需求确认、系统培训上线、系统文档编辑。

基于医院客制化需求全新代码级开发方式,基本上是从全面满足客户的个性化需求出发,进行软件的定制。这种定制开发的软件系统能够满足特定用户的大部分需求,但开发者很难全面考虑软件的扩展性、稳定性等架构因素。客制化定制产品因此虽能较快速适应客户的需求变化,但软件知识得不到有效的积累,整体实现成本较高,也很难提高开发的效率。建议在定制开发类项目中,优先选择有相关应用场景的开发经验和成熟积累了开发中间件平台、开发框架的实现团队,从而复用团队开发资源,减小开发模式难度,缩短开发周期,提高软件研发生产力。

5. 系统测试(3周)　当系统开发工作基本完成之后,在系统正式上线前,一般会将系统测试细化。

(1)测试环境:在系统开发过程中和开发结束后试运行之前,使用真实环境进行模拟测试。一般细化到具体模块的测试,还有具体到类、函数的测试等。

(2)试运行环境测试:在试运行期间,应尽量使用真实系统运行环境来运行本系统,以保证试运行的效果,同时可以发现环境存在的问题,避免再次切换环境所带来的时间、人力、效率上的消耗。

(3)系统测试:经过环境测试模拟后,将相关系统按照配置说明进行部署,并依据系统设计规格说明书中,测试整体系统的性能、功能等是否和用户需求相符合,系统运行是否存在漏洞等。

(4)验收测试:由用户作为测试主体,在上线部署并通过试运行后,根据建设范围和审批过的设计变更申请记录,以及规格说明书来做全面相应测试,以确定软件满足所有的建设内容要求或者设计变更,确保功能达到符合的效果。

6. 试运行和交付(7周)

交付上线前培训。系统管理员、业务骨干操作人员的培训贯穿于基础数据录入、数据测试和专业培训的始终,这些人员在参加数据录入和数据测试的过程中,实际上就已经掌握了系统的基本应用,也目睹了系统正式运行之后的常见错误现象和解决办法,因此在系统试运行期间以及系统正式上线以后,这些参加数据录入和数据测试的人员将与工程技术人员一起,帮助指导本科室人员在相关服务体系上完成本职工作。针对系统管理和维护人员的培训,包括熟练使用管理工具,了解多个患者服务对接系统之间的数据结构与流转机制,熟悉患者服务之间的业务个体与整合流程要求,掌握系统各模块的安装和调试方法。针对业务操作人员的培训包括能独立操作并会使用本岗位涉及软件的各种功能(图 7-2-7)。

7. 运维保障(1年)　对于服务的后期运维管理需要规划并制定系统支持模型落实计划,保障相关系统能够满足 7×24 小时提供服务。

(1)远程支持:针对日常使用中遇到的问题,医院技术人员或业务人员可以通过拨打服务热线电话进行技术咨询或对产品提出意见和建议,实施方需提供 7×24 小时响应机制。

（2）现场支持：如果出现的问题远程无法解决，实施方需提供现场支持，安排技术人员对整个系统进行检测，对系统存在的、潜在安全或故障隐患进行分析，并提出相应的解决方案，并排除故障，解决问题。

（3）定期巡检：实施方需定期对用户系统进行例行检查，尽量将产生故障的可能性降至最低，充分发挥和利用在以往其他项目中所积累的经验，采取科学严谨的分析方法，做出准确的分析和判断，为系统正常运行提供有力的保障。

8. **规范建设流程** 将整个建设流程按照建设实施规划进行规范，一般分为项目启动、项目实施、系统上线和运维保障四个阶段（图7-2-8）。

八、建设关键点

（一）工作模式多样化

系统提供多种工作模式：静音、正常、警戒，供用户选择。模式选择依然采用物理按键的方式，方便医护人员自由选择与操作。

（二）架构精简扩展化

系统支持多种扩展，包括安防拓展、婴儿定位功能拓展、与各移动终端间业务联动、第三方RFID运用拓展。行业最精简的系统架构，安装简便。

（三）保护机制主动化

每隔一段时间，需向控制端发出信号，使得系统可以及时了解每个标签的工作情况，为所有婴儿提供最大程度的安全保护。

（四）院内外报警一体化

结合医院聚焦服务对象，采用"院内外报警一体化"的建设路径，联动医院、保卫、属地派出所联动等信息化建设成果。从而提高安全精准度、更精确的响应盗窃行为。

九、建设注意事项

（一）流程和服务的设计平衡

业务流程优化是一项策略，通过不断发展、完

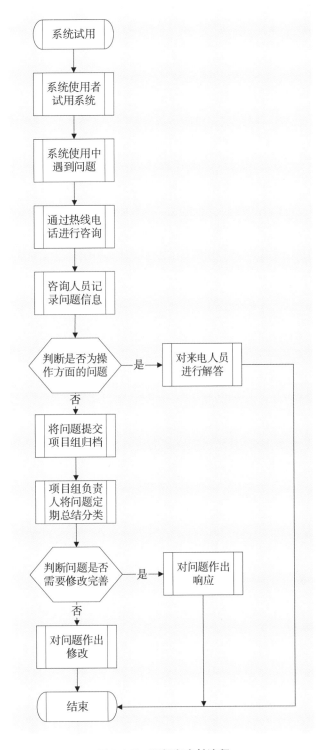

图 7-2-7 运行和交付流程

善、优化业务流程来保持医院的服务竞争优势和潜能挖掘。在历史的业务流程信息化建设时，常常更多的从科室以及医护工作人员的工作流畅度来考虑，立足于服务提供者的局部操作最优，边界概念和责任主体意识较强，并没有将患者作为信息化的重要参与者进行深入的需求调研和对象研究。因此，在母婴安全流程的设计和优化实施过程中，要根据患者服务体验、关心重点、发展趋势和科室建设等方面，对流程进行不断的试错和改进，平衡业务流程优化和患者服务体验，以此取得最佳的效果。

（二）和安防打通的连接注意

婴儿防盗系统是独立的一套放置在产科病区的系统，在产科病区通过RFID技术搭建一个安全防护

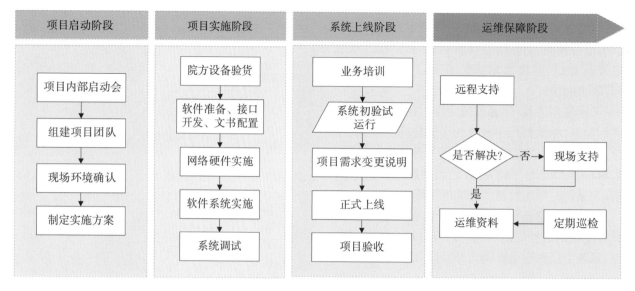

图 7-2-8　建设流程

区域,不管婴儿通过何种方式只要离开此安全区域,系统会马上报警,因此在部署时并不会影响医院的原有任何系统。报警装置可以与三甲医院的安防系统相连接,最大限度地保障婴幼儿、家属及院方的共同利益,以此取得最佳的效果。

（三）自主运维安全设计

系统采用关键设备双机热备、系统离线模式、灾难故障系统自恢复,断电、断网环境下仍可继续工作,实现在线服务运维自动化。

参 考 文 献

［1］戴志辉,李娟,张素琼.医院病区智能安全防控系统的设计［J］.中国医学装备,2014,（12）:72-73.

［2］JACQUELINE HINER,JEANINE PYKA,COLLEEN BURKS,et al.Preventing Infant Abductions:An Infant Security Program Transitioned Into an Interdisciplinary Model［J］.The Journal of Perinatal & Neonatal Nursing,2012,（1）:47-56.

［3］DANNY PATEL,SHAD ROUNDY,JULIO L,et al.PicoRadio Supports Ad Hoc Ultra-Low Power Wireless Networking［J］.Computer,2000,33（7）:42-47.

第三节　物联网在医疗废弃物信息化监管的应用

一、概念

运用物联网技术实现监管部门和使用单位对医疗废弃物的信息化管理。基于物联网传输技术实现了医疗废弃物业务数据自动化采集功能,使称重、收运、交接等现场操作达到信息化、无纸化的效果。借助云计算异构数据采集技术、海量数据分布式存储技术、云平台高可用技术等大数据和云计算技术,将庞大的业务数据汇聚至监管云平台,实现了异构数据采集和存储功能,满足了医疗废弃物监管对数据实时性和准确性的要求。依托大数据分析和数据可视化技术,对业务数据进行深度挖掘,实现了实时预警、辅助决策分析、业务活动追溯等监管功能,达到了监管智能化和实时化的效果。

具体内容包括:医疗废弃物业务数据采集、医疗废弃物转运、医疗废弃物追溯、业务数据统计分析、医疗废弃物业务实时监管、业务单据打印等。

涉及技术包括:物联网传输技术、异构数据采集技术、海量数据分布式存储技术、大数据分析技术、云平台高可用技术、云环境数据安全技术、数据灾备技术、数据可视化展示技术等。

二、建设背景

随着物联网技术的发展和应用,新的技术和应用方法正不断被用于赋能传统产业。在医疗废弃物监管领域,通过运用射频识别(radio frequency identification,RFID)、智能传感器等技术,使医疗废弃物管理实现了数字化与规范化。这不仅是体现一个医疗机构整体水平的重要标志,也是改善医疗机构环境的有效措施,更是预防医疗机构内交叉感染、防止疾病传播、保护环境、保障人体健康、提高医疗护理质量的重要手段和保障。加强医疗废弃物规范管理是切实杜绝由于医疗废弃物流失导致的感染风险,对控制传染病的流行、污染环境具有重要意义。

(一)现状分析

医疗废弃物具有极强的传染性、生物毒性和腐蚀性,是一种影响广泛、危害较大的特殊废弃物。医疗废弃物如处理不当,会对水体、土壤、空气造成污染,并极易成为病毒传播源头。目前,国内外都对医疗废弃物的收运、处置建立了严格的监管体系,以避免医疗废弃物对人体、环境、社会造成危害。

1. 国外现状分析　根据 WHO 的数据表明,每年全世界进行的注射约达 160 亿次。事后并非所有针头和注射器都能得到妥善处理,由此引起了伤害和感染风险并给重复使用制造了机会。凡经历被感染源的病人用过的针头刺伤的人分别有 30%、1.8% 和 0.3% 的风险感染乙型肝炎病毒、丙型肝炎病毒和艾滋病病毒。为应对医疗废弃物的管理,WHO 编制了第一版全球性综合指导文件《安全管理医疗活动的废物》。它涉及的方面包括监管框架、规划议题、尽量减少废弃物、废弃物的回收、搬运、储存、运输、处理和处置的方法以及培训。WHO 与其他合作伙伴协作,还研制了一系列关于医疗废弃物管理的良好做法的培训模块,涵盖废弃物管理活动的各个方面,从废弃物的界定和分类到指导如何同时使用非焚烧或焚烧方式来安全处置医疗废弃物,以此来推动世界范围内的医疗废弃物管理。在美国,医疗废弃物分类处置过程受到《资源保护和回收法》(the Resource Conservation and Recovery Act,RCRA)的监管。整个处置过程分为以下 4 个阶段:①收集和隔离。②储存和运输。③处理(焚化、高温灭菌、辐射等)。④处置(掩埋、排水系统等)。所有过程必须符合 OSHA 的标准规范,以此来保护生态环境和人体健康。

2. 国内现状分析　医疗废弃物安全无害化处置是保障城市环境安全的重要工作,我国在过去医疗废弃物管理还不太规范的情况下,曾经出现过私自盗卖医疗废弃物的案例。据云南省生态环境厅官网消息,2010 年 8 月 6 日,昆明市公安局环保分局破获了一起非法倒卖医疗废弃物案件。新华社南京 2016 年 12 月 21 日电,南京市公安局栖霞分局历时三个多月,成功侦破南京市首起医疗废弃物污染环境案件,此类案件的屡见不鲜也促使国家相关监管部门严厉打击非法医疗废弃物倒卖。2019 年 3 月 28 日,生态环境部固体废弃物与化学品司在例行新闻发布会上表示,医疗废弃物严重威胁人民群众的身体健康和生态环境安全,必须查明废弃物来源和产品流向,依法严肃处理,绝不姑息。2020 年 2 月国家卫生健康委《关于印发医疗机构废弃物综合治理工作方案的通知》为各级医疗卫生机构的医疗废弃物管理制定了明确的工作方案,要求做好医疗机构内部废弃物分类和管理、做好医疗废弃物处置、做好生活垃圾管理、做好输液瓶(袋)回收利用、开展医疗机构废弃物专项整治、落实各项保障措施、做好宣传引导、开展总结评估,通过这八项任务,打好污染防治攻坚战,加强医疗机构废弃物综合治理,实现废弃物减量化、资源化、无害化。

近年来,世界范围内的传染病频发对医疗废弃物的监管提出了更严峻的挑战和更高的要求,各级卫生健康行政部门和各级各类医疗卫生机构要高度重视医疗废弃物和机构内生活垃圾的管理工作,严格落实相关法律法规和规章规定,履行主体责任,规范医疗废弃物分类收集、贮存、转运和处置的全过程管理。在现阶段的医疗废弃物监管信息化建设当中,各类机构以及信息化服务商都严格按照国家制定的医院信息化标准及规范,建立医疗废弃物自动化、可追溯的闭环监管体系,助力卫生健康行政部门、环境保护主管部门、各级医疗卫生机构和医疗废弃物集中处置单位探索实施医疗废弃物信息化管理方式,对医疗废弃物分类收集、暂存、转运、处置进行全过程监管,实现数据信息的互通共享,充分利用信息化技术,完善信息交流和工作协同机制,保障人民群众身体健康和环境安全。

(二)需求分析

1. 医疗废弃物收运业务流程信息化管理需求　传统的医疗废弃物监管存在可以改进的空间。如医疗废弃物的内部交接都还停留在手工操作和记录的阶段,不仅有纸质单据保存不方便、统计不便捷等弊端,也不利于管理人员及时掌握医疗废弃物收集处置信息。交接纸质凭证需要在办公场所长期保存,占用大量空间,还可能由于现场交接而附着具有感染性的病菌并被带到办公场所,存在较大隐患。通过将医疗卫生机构内的医疗废弃物的收运业务进行信息化改造、升级,使业务流程标准化、规范化。结合使用电子联单取代纸质联单,实现收运业务无纸化操作。

2. 医疗废弃物收运业务流程实时可监管需求　2020年1月以来,新冠肺炎疫情给我国造成了经济损失,其传播速度使全国范围内的医疗卫生机构都放大了传统医疗废弃物管理手段的弊端。数据靠一线收运人员的手工采集,不仅精度低、实时性差,无法实现实时数据汇总上报,难以支撑实时的数据统计分析,无法为业务流程预警、全业务流程监管决策提供有力支撑。因此采用物联网、区块链、大数据、人工智能等新兴技术来对其进行充分的监管、数据统计分析及预警,实现实时得到高传染性的数据汇总和统计分析,及时的预警介入和实时监管,有着很高的紧急性和迫切性。

3. 医疗废弃物收运业务流程全程可追溯需求　医疗废弃物泄漏或流入市场,都会对人民群众和社会造成严重危害,因此医疗废弃物的收运、存储、处置等各环节都肩负着巨大的社会责任。传统的手工操作加大了医疗卫生机构对医疗废弃物业务各环节监控、追溯和定责的难度,使医疗卫生机构在后勤保障板块的管理效率得不到有效的提升。针对此项管理难点,通过物联网数据采集技术,减少甚至去除手工操作的环节,确保数据的真实性,理清业务环节的责任范围,做到医疗废弃物管理的"事后追溯"。

三、应用场景

(一)医疗废弃物业务数据现场采集

在医疗废弃物产生、转运、暂存现场,通过部署手持机、智能称重和打印设备、RFID标签卡、读写器等物联网设备,实时收集医疗废弃物各业务环节的数据,使业务现场成为医疗废弃物信息化监管的第一数据入口,并且支持多院区、多机构的区域数据实时采集。

(二)医疗废弃物监管

各监管部门,可通过信息化、数字化、智能化的医疗废弃物监管系统,对辖区内各医疗卫生机构、固废处置单位的医疗废弃物业务进行实时的掌控和监管,健全公共卫生管理体系,提升城市运营水平。

(三)医疗废弃物交接收运

医疗废弃物出库是医疗卫生机构内的最后一道程序,医疗废弃物管理流程从院内转到了院外即医疗废弃物处置单位,通过多方认可的数据共享机制,可以实现产生和处置单位间医疗废弃物的在线对账,规避数据不精准、不及时带来的责任和经济风险。

四、建设原则

(一)统一标准和统一规范

医疗废弃物管理信息化建设必须在统一标准、统一规范的原则下开展,所有平台、系统、软件和网络支持以及医疗卫生服务行为的信息化表达等都要参照国际通用标准,遵循国家和行业标准、规范以及地方政府部门的有关规定。保证信息的标准化、规范化,保证各相关单位和各业务系统信息资源的整合、共享和信息系统的互联互通,上下兼容。

(二)经济实用和持续发展

医疗废弃物管理信息化建设要坚持经济适用,注重投入产出效益。对于医疗废弃物管理信息化建设项目在论证和评估时,要充分考虑建成后运营方式、增值效益、应用效益和成本消耗,避免出现建得起用不起或建成后不能正常运行等状况,探索和研究可持续运营模式,真正发挥好医疗废弃物管理信息化在卫生改革与卫生事业发展中的重要支撑作用。

(三)优异可靠和操作友好

医疗废弃物种类繁多,存在物品潮湿、有腐蚀性、有刺激性气味等特点,其工作环境相对恶劣,因此要求整体系统具有工业级别的稳定性能,确保从终端设备到后台监管平台的耐用可靠,充分考虑一线工作人员的综合素质,提供友好、易操作的业务工具。

五、建设内容

基于物联网技术,实现医疗卫生机构的医疗废弃物收集和处理过程数据的精确采集与监管,解决数据失真和错误,消除人工误差带来的影响;减少人工操作环节,减轻工作量;通过大数据和人工智能技术,对业务数据进行分析挖掘,构建医疗废弃物全业务流程追溯监管体系,为预警预测、辅助决策、定责追溯提供支撑。

未来,5G 和边缘计算技术将使终端设备与数据中心间的数据传输更快捷、安全;大数据和 AI 技术将使相关业务管理人员的决策变得更简单,区块链技术使医疗废弃物监管真正实现"一网统管"。未来,"物联网 + 场景"势必成为医疗废弃物监管业务的新模式。

医疗废弃物收运现场业务

1. 现场医疗废弃物收集 通过集成物联网技术的手持式设备,方便业务人员在收集医疗废弃物时采集数据。

具体功能:智能称重、现场打印、RFID 识别、巡更签到、交接签名、数据上传等。

适宜技术:①终端设备集成智能传感器,实现智能化、自动化数据采集,方便业务人员记录医疗废弃物的收集地点、重量、种类等信息。②支持蓝牙、LORA、NB-IoT、5G 等多种无线通信协议,实现业务数据实时传输。

业务流程见图 7-3-1。

建设要求见表 7-3-1。

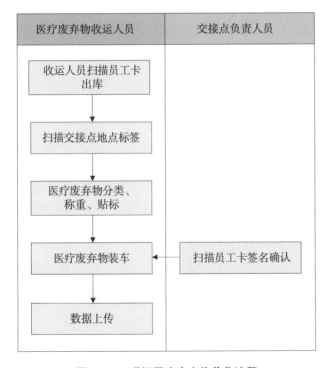

图 7-3-1 现场医疗废弃物收集流程

表 7-3-1 现场医疗废弃物收集建设要求

指标	具体内容和要求
现场医疗废弃物收集	① 具备医疗废弃物称重、业务数据传输、无线标签打印、人员签到签名等 4 项业务功能 ② 支持 RIFD 标签识别等 1 项识别技术 三级及以下医疗卫生机构 具备 4 项业务功能、支持 1 项识别技术

2. 医疗废弃物出入库 通过转运车或周转箱,将医疗废弃物转运至医疗卫生机构内的暂存场所,最后由固废处置单位负责清运。

具体功能:医疗废弃物转运、暂存场所 RFID 读写、暂存场所重量核对、转运车辆定位等。

适宜技术:①出入库管理。通过在暂存场所部署 RFID 读写设备,智能识别医疗废弃物出入库件数,并通智能称重设备,核对出入库重量。②支持固废处置单位清运车辆的定位。

业务流程(图 7-3-2):

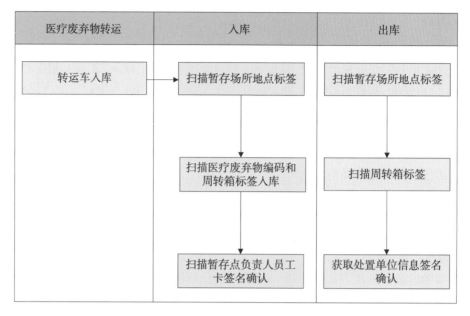

图 7-3-2　医疗废弃物出入库业务流程

建设要求见表 7-3-2。

表 7-3-2　医疗废弃物出入库建设要求

指标	具体内容和要求
医疗废弃出入库	①具备医疗废弃物装车转运、暂存场所智能称重、暂存场所 RFID 读写 3 项业务功能 ②支持暂存场所 RFID 识别、转运车辆定位 2 项技术 　三级及以下医疗卫生机构　具备 3 项功能、支持 2 项技术

3. 医疗废弃物监管追溯　实现对医疗废弃物业务数据的自动化汇聚,并自动生成监管台账,对医疗废弃物的转移交接等环节可能出现的异常实时预警,对整个医疗废弃物收运流程进行在线监管。对异常流失的医疗废弃物进行溯源,规范并优化医疗废弃物业务的流程管理,防止医疗废弃物的流失和泄漏,构建医疗废弃物全生命周期管理;同时数据能与上级平台对接上传。

具体功能:医疗废弃物明细查询、医疗废弃物状态查询、数据统计分析、预警统计分析、出入库管理、收运活动记录等。

适宜技术:①数据分析服务。借助大数据和人工智能技术,对业务数据进行深度挖掘,提供预测预警、辅助决策等服务。②业务流程可追溯。全程记录医疗废弃物产生、转运、交接、处置的全流程,形成可追溯的监管体系。

业务流程见图 7-3-3。

建设要求见表 7-3-3。

表 7-3-3　医疗废弃物监管追溯体系建设要求

指标	具体内容和要求
医疗废弃物监管追溯业务端	①具备医疗废弃物业务明细查询、预警、异常查询、数据统计分析、单据查询、单据统计、信息应急输入、收运活动记录追溯、出入库查询、出入库导出、图标绘制 11 项业务功能 ②提供消息编辑、收取、发送 3 项消息服务 　三级及以下医疗卫生机构　具备 11 项业务功能、提供 3 项消息服务

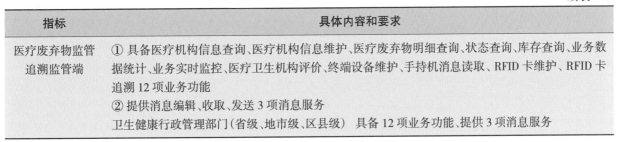

指标	具体内容和要求
医疗废弃物监管追溯监管端	① 具备医疗机构信息查询、医疗机构信息维护、医疗废弃物明细查询、状态查询、库存查询、业务数据统计、业务实时监控、医疗卫生机构评价、终端设备维护、手持机消息读取、RFID 卡维护、RFID 卡追溯 12 项业务功能 ② 提供消息编辑、收取、发送 3 项消息服务 卫生健康行政管理部门(省级、地市级、区县级)　具备 12 项业务功能、提供 3 项消息服务

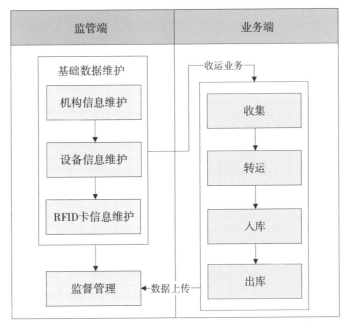

图 7-3-3　医疗废弃物监管追溯流程

六、建设方法

(一) 建设策略

1. 平台建设软硬件相结合　医疗废弃物信息化建设主要是涵盖医疗废弃物处理的各个环节,需要整合各类软件系统和硬件设备,其中软件系统包括医疗废弃物收运业务数据采集系统、医疗废弃物监管平台等;硬件设备包括智能转运车、标签打印机、手持设备、人员工卡、定点标签、周转箱等。在功能范围确认后,抽象提炼实现要点和流程再造,之后再确定硬件的主要技术指标,因此需要明确设计思路,更好的整合平台的所有软硬件系统。

2. 医疗废弃物全生命周期管理　医疗废弃物监管平台等实现了医疗废弃物信息的全数字化管理,自动记录医疗机构每日产生医疗废弃物的信息,通过无线网络将数据实时发送到数据中心,从而将医疗废弃物产生、收集、入库、出库这一系列状态和数据实时记录下来并可以实时查看,做到可以远程实时监控管理院内医疗废弃物的整个生命周期。

3. 信息系统开发全流程管控　信息系统大多采用传统瀑布模型进行软件开发工作,部分信息系统尝试使用敏捷型开发模式。其弊端是一旦需求改动,需要付出很大代价进行调整。敏捷开发的核心是迭代,通过不断地理解需求范围、不断的迭代,完成软件开发工作。但敏捷开发过程中开发人员和运维工程师之间缺乏协作仍然会减慢开发过程和发布。因此需要一种全新的方法,保证兼顾效率、质量、开发、运维,即 DevOps 方法。DevOps 允许用较少复杂问题的持续软件交付来修复和更快地解决问题。通过提供 DevOps 工具,实现对应用程序开发的全生命周期管控。

（二）应用技术

1. 基于RFID和数字化签名技术的电子登记单 系统采用RFID和数字化签名技术实现电子登记单，在安全性、签名的准确性上有了很大的提高，减少了人工记录的工作量和由此带来的数据误差，确保了系统的有效运转。

2. 智能化和集成化的医疗废弃物收集处置专用设备 集成了 RFID 读写、二维码 / 条码、蓝牙无线通信等技术，自动完成医疗废弃物的称量、标识、识别、追踪和追溯，提高了的收运人员的工作效率、质量。设备之间自动的连接、组网、数据交换、业务协调，使得系统的灵活性大大的提高，既方便了使用又提高了效率。

3. 基于云计算的部署方式 云计算技术拥有高可靠、弹性伸缩、高安全、高性价比等优势。通过在公有云平台搭建独立的 VPC，结合网页防篡改等云安全技术，在公有云平台部署安全可靠的医疗废弃物监管追溯系统。可通过 IPSec 等网络技术，实现公有云平台与用户数据中心的互联互通。

4. 云端数据分析技术 通过对医疗废弃物业务数据的深入分析，建立具有业务针对性的数据模型，并进行模型训练，对包括医疗废弃物监管在内的医疗机构后勤管理，甚至智慧城市运营管理形成强有力数据支撑，以及智慧化的辅助决策支撑。

（三）建议建设模式

1. 基于业务流引擎的医疗废弃物管理 一般情况下，大多数应用场景都用编程式开发，编程式开发的好处非常明显：直接、高效、自由，当然其缺点就是有些变化都要进行代码上的修改，一旦出问题，导致的结果也比较严重。因此，需要业务流引擎开发，通过流程化开发，增强代码的复用性，降低软件开发成本及测试成本，提升软件的可维护性，降低维护成本。由电子化流程保证操作规范化，如果不按照规范则无法将数据计入系统，而管理人员也可以实时通过系统看到操作人员的业务操作，便于监督管理。

2. 基于IT技术的统一运营管理 为满足医疗废弃物处理的需求，医疗机构采用了非常多的 IT 新技术，包括云、PaaS、大数据、AI 等，同时为了运维管理这些技术，又开发了一系列的运营管理工具，包括：云管理工具 CMP、监控工具、事件和告警管理工具、自动化工具、日志管理工具、安全扫描工具、堡垒机工具、账号管理工具、CMDB 工具、IT 服务管理工具、DevOps 工具等。运维工具种类繁多，难以统一管理，需要开发一款统一运营平台，实现对一系列信息化工具的统一管理，降低运维压力，提升管理水平。

（四）未来建设模式

考虑万物互联和人工智能在未来建设模式中，将强调从系统工程的角度依据各医疗机构的战略目标、业务能力、运营期望、技术创新、资源储备、信息化建设水平等方面综合考虑，形成医疗废弃物信息化建设"顶层设计"思路和实现路径，合理的规划出医疗废弃物处理和监管的业务框架与协同关系，再进而细化确认医疗废弃物信息化的相关需求和建设任务。在未来的建设模式中，需求调研的方式主要强调对原来医疗废弃物处理、监管流程的抽象和多系统流程节点的服务组合，和对应外部互联网的快速接入能力，可以采用"自主建设"结合"融资租赁、服务托管、PPP、价值代偿"等组合建设模式，结合信息平台、云计算、大数据、物联网、人工智能、移动互联网技术，聚焦医疗废弃物管理体系，依据"生命周期开发、整体规划、统筹准备、逐层分解"的组合信息系统方法论，以架构云化、微服务化为技术选择标准，支撑医疗废弃物信息化建设稳步推进。

七、建设流程

现代信息系统建设是一个复杂的系统性工程，在其建设过程中必须结合机构内信息化建设现状和业务现状，在建设流程上进行顶层规划，自上而下的推进信息系统建设。并且还需考虑未来信息技术的发展与业务流程演进，为未来的信息化建设夯实基础。

（一）建议建设流程

1. 建设范围（1 周） 医疗废弃物管理是医疗卫生机构后勤保障工作中的重要组成部分，也是智慧城市建设中的一个安全要素。针对医疗废弃物管理业务的各个环节，进行全场景、全流程的整体调研，明确业务流程进行物联网化改造升级的范围，不仅为一线工作人员提供方便，更要以此为契机优化业务流程，构建医疗卫生机构内医疗废弃物全生命周期管理体系,全面提升医疗卫生机构后勤保障效率,使医疗卫生机构的医疗废弃物管理流程更科学、更合理、更智能,也为患者提供洁净、安全的就医环境。其建设范围包括以下几点:①医疗废弃物收集现场。为收集人员提供智能的物联网终端设备,便于医疗废弃物的称重、分类、转运和数据传输。②医疗废弃物暂存场所。提供暂存场所入库称重、核对功能。通过智能终端设备采集实时动态的出入库和库存信息,为医疗废弃物监管追溯平台提供预警、分析、追溯的数据依据。③医疗废弃物处置场所。在一些实验室、传染病医院等特殊的医疗卫生机构,会有灭菌、焚烧等医疗废弃物处置场所。通过在处置场所部署信息系统,实时获取医疗废弃物的处置信息。

2. 技术选择(1周) 在面向医院运营的相关功能信息化建设过程中,需要结合医院信息化建设的现状以及发展方向,进行技术需求调研和设配,推动物联网、区块链、边缘计算等技术在医疗卫生机构的落地应用,增强人与设备、设备与设备间的交互,提升现有业务场景的能力。

(1) 医疗废弃物物联网数据采集。利用无处不在的物联网终端设备和终端传感器,第一时间采集业务数据。在具体实现上,适宜技术应着重移动物联网技术,边缘计算技术,整体上提高数据传输的速率和安全。

(2) 医疗废弃物监管追溯平台。通过该平台的数据挖掘分析,帮助医疗卫生机构和处置单位优化业务流程,为监管机构的监管提供便利。该平台将是多方信任的平台,在技术上,应着重区块链和人工智能技术,推动多方共识机制的建立。

3. 系统设计(1周) 医疗废弃物的相关技术演进趋势,需要各级医疗机构根据自身发展规划和技术变革趋势相结合,针对具体的医疗废弃物处理和监管的场景选择相应的技术实现,以满足医疗废弃物信息化的系统需求。实施前经过全面的调研,需要将各个医疗机构对于医疗废弃物处理和监管的需求进行汇总,然后由系统架构师和资深开发人员进行确认和评估系统需求,在系统设计中对常见的应用给出最恰当的整体实现解决方案以及最贴近真实情况的医疗废弃物信息化的开发规范。详细设计着眼于平台、系统的"技术实现",并阐明技术细节、解决主要难点,评估实施团队实现全部工作量的成本和代价。搭建系统的核心技术实现框架和现场业务流程框架,从需求设计到运维升级的每个细节都要细化落实。推动多团队、多供应商参与设计,从而达到高效率实现、便捷维护和持续升级。

4. 系统开发(3周) 系统开发阶段根据系统详细设计说明,对业务需求的各模块、功能进行编码实现、编译、静态分析、单元测试和打包发布工作。根据业务需求的共性化和个性化的差异情况不同,采用基于标准医疗废弃物监管业务流程的二次开发实现方式,即系统主体根据相关管理条例、法律法规固化业务流程,同时根据医疗卫生机构的个性流程进行定制开发。

5. 系统测试(2周) 医疗废弃物监管追溯系统是一个相对复杂的系统,涉及各种物联网终端设备通信协议和标准的集成、硬件技术和前端应用的集成,还要考虑安全与系统性能的平衡和取舍等。因此,需要采取优化的手段和技术,尽可能地发挥出各方面的性能特性,并将其整合成一个高性能的系统,以保证系统的处理速度和响应时间。从总体上说,系统优化的主要目的可包括以下三点:①保证系统可以满足设计的功能要求和物联网终端设备接入要求。②测试系统可以承载的最大负荷。③测试和细化各种技术方案,选择最优化配置。系统测试内容主要包括以下4项:

(1) 单元测试:单元测试的依据是详细设计描述,要对模块内所有重要的业务功能设计测试用例,以便发现模块内部的错误。单元测试采用白盒测试技术,系统内多个模块可以并行地进行测试。其内容包括:模块接口测试、模块局部数据结构测试、模块中所有独立执行通路测试、模块的各条错误处理通路测试、模块边界条件测试。

(2) 集成测试:按设计要求把通过单元测试的各个模块组装在一起之后,进行集成测试,我们采用增量式集成测试,增量式集成测试有两种模式:自顶向下集成测试和自底向上集成测试。其测试内容包括:医疗废弃物业务数据经过接口有无丢失、一个模块对另一模块是否造成了不应有的影响、几个子功能组合起来能否实现主功能、误差积累达到的程度、全局数据结构错误、编写测试用例时要充分考虑影响模块接口的因素。

(3) 系统测试:完成集成测试以后,在模拟系统环境或真实的生产环境中进行系统测试,测试该系统是否达到了系统需求和功能规格说明中的要求。其内容包括:功能测试(业务功能、监管功能、追溯功能)、性能测试、物联网终端设备对接测试、外部接口测试、人机界面测试、强度测试、冗余测试、可靠性测试、安全性测试、恢复测试。

(4)压力测试:系统通过上述的单元测试、集成测试和系统测试后,将对本系统进行全面的压力测试,保证本系统能承担最大的流量负载以及物联网终端设备接入负载,增强系统的稳定性和健壮度。

6. 试运行和交付(11 周)　系统的试运行和交付按照项目管理和运维要点,结合医疗废弃物管理业务的实际场景,分为以下几个步骤:

(1)第 1 周:硬件方面,根据医疗废弃物收集业务现场的医疗废弃物产生量、业务员人数、收集点数量、暂存点数量等实际情况评估硬件设备需求,包括终端物联网设备数量、配置、规格尺寸等。软件方面,根据院内实际收集流程、线路,制订相应的解决方案和实施方案。

(2)第 2 周:合同签订之后为用户订购标准化物联网设备,也可根据用户实际需求定制客制化的设备,并完成业务系统初始化以及相应的二次开发,步骤分为:①不锈钢转运车及其他设备定制生产。②医疗废弃物现场采集系统配置、医院机构信息初始化、业务数据初始化。③地点和员工数据信息初始化。④医疗废弃物监管信息平台软件二次开发。

(3)第 9 周:物联网终端设备交货、现场安装、配置、联调。步骤分为:①软硬件送货上门,提供现场集成、安装部署、调试、技术支持、培训跟踪指导服务。②为医疗卫生机构确认的收集点、暂存点进行编码。③完成现场物联网终端设备初始化配置、绑定并测试联调。④医疗废弃物监管信息平台系统部署、联调测试。

(4)第 10 周:相关人员培训及跟踪支持,培训内容包括:①在医疗卫生机构和项目实施方的协调和组织下,对所有业务相关人员进行现场业务操作培训,并发放现场业务人员员工编码。②提供所有现场物联网终端产品的培训资料,并提供跟车技术指导。③针对医疗卫生机构内 IT 人员和监管人员,提供监管信息平台操作培训。

(5)第 11 周:在医疗卫生机构的配合和支持下,进行整个医疗废弃物信息化监管的试运行,待验收通过后,为现场软硬件设备和监管平台提供质保期内的免费维保服务。

7. 运维保障(长期)　针对医疗废弃物监管追溯系统的建设,搭建完整的售后服务体系,以保障系统上线后的运作质量。保障体系如下:

(1)建立一套规范的客户服务体系,客户可通过客户服务中心或客户服务部门来解决系统问题以及现场设备使用中出现的问题,并在发生紧急问题时,如监管平台云服务器宕机、业务数据丢失等,通过客户服务中心联系公司的管理层,以此为医疗废弃物监管追溯系统的用户提供具有针对性的售后服务。

(2)建立针对性的技术支持中心,提供以下 3 项支持服务:①巡检服务。用户支持中心将定期派技术专员去用户工作现场,检查系统运行状况、物联网终端设备工作状况、转运车辆工作状况等,指导收运人员操作现场设备,指导 IT 人员或监管人员操作系统,主动发现问题并解决问题,为医疗卫生机构内的医疗废弃物收运业务流程的优化和创新提供咨询和建议。②问题共享。用户支持中心将分类各种问题,并确保通知技术支持工程师可能出现的问题,给予必要的技术故障诊断和维修操作指导。

8. 规范建设流程　根据医疗废弃物物联网升级改造建设内容和特点,可分为以下 4 个阶段(图 7-3-4):

(二)未来建设流程

未来的医疗废弃物管理将面临疫情、灾害等各种应急突发事件的考验,对部署环境、系统可靠性提出了更高的要求。未来可尝试将更多信息化技术运用到业务场景中去。①快速部署。在面对突发事件时,需要将应用快速部署到前线,构建数据中心与边缘节点的应用服务模式,实现统一发布、自动运维。②高度兼容。在万物互联的时代,物联网中的设备将成几何形的增长,不同设备可能有着不同的接入标准和通信协议,未来须考虑具有高度兼容性能的物联网开放平台,集成各种物联网终端设备,促进万物互联的医疗废弃物管理的发展。

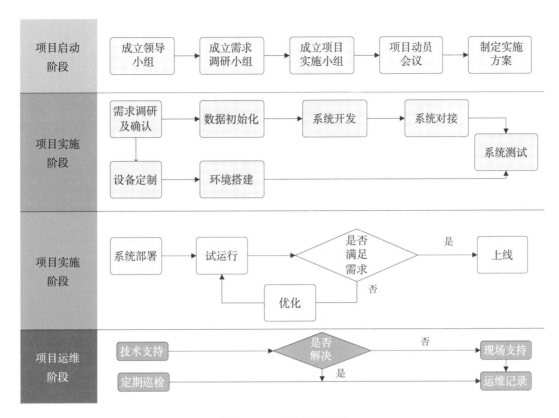

图 7-3-4 项目实施流程

八、建设关键点

（一）满足监管部门制定的信息化电子联单规定

在相关政策的允许和支持下，逐步取代纸质单据，实现无纸化操作，实现医疗废弃物收运全业务流程的信息化、数据化。

（二）实现医疗废弃物业务数据实时性

数据的实时性将有利于提升医疗废弃物监管的效率和决策能力，增强对医疗废弃物泄漏或遗失的应急处置能力。

（三）实现医疗废弃物业务数据一致性

数据的一致性将有助于医疗废弃物产生单位和处置单位之间业务数据的对账，有效避免由于数据不一致而导致的扯皮情况，降低监管难度。

九、建设注意事项

（一）降低基础设施建设要求

医疗废弃物业务的工作环境恶劣，系统涉及相关设备必须具有很高的适应性和耐用性，能短时间快速部署，并且可以无缝平滑地扩展业务的范围，轻易推广到多家医院。

（二）提高监管系统操作性

工作在医疗废弃物业务第一线的员工往往不具备操作负责系统的能力，因此操作设备必须具有简便、友好的操作特性。

（三）坚持监管系统开放性

系统充分考虑外部用户的使用与对接，向监管部门提供实时医疗废弃物状况，同时留出接口对接外部已有的信息系统。

第八章　机器人应用

第一节　护理机器人在病房健康教育的应用

一、概念

通过应用护理机器人实现对住院患者标准化、同质化、渐进式的护理健康教育管理。通过护理机器人自主完成对住院患者的护理健康教育工作,采用渐进式、多媒体教育方式,实现护理健康教育的标准化和规范化,便于患者及家属理解护理健康教育内容,更好地配合治疗,促进患者身心健康,实现病房健康教育的科学化、精细化、智能化。

具体内容包括:电子地图、室内精准定位导航、机器人自主行走、自主充电、拍照摄像、健康宣教、智能问答、个性化护理健康教育管理等。

涉及技术包括:C/S/S 三层架构、机器人终端、主流系统开发语言(Java、.Net、Python 等)、关系型 / 非关系型数据库、支持病区 2D 地图、获取定位坐标信息、路径规划算法、语音合成、语音识别、多媒体播放、半自动编码、护理健康教育知识库等。

二、建设背景

健康教育是通过有计划、有组织、有系统的社会教育活动,使人们自觉地采纳有益于健康的行为和生活方式,消除或减轻影响健康的危险因素,预防疾病,促进健康,提高生活质量,同时对教育效果做出评价。护理健康教育是护理学与健康教育学相结合的一门综合应用学科,是以患者及其家属为研究对象,利用护理学和健康教育的基本理论和基本方法,通过对患者及家属进行有目的、有计划、有评价的健康教育活动,提高患者自我保健和自我护理能力,达到预防疾病、保持健康、促进康复、建立健康行为、提高生活质量的目的。随着医学模式转变,"以患者为中心"的整体护理已在全国开展,整体护理工作不仅要求做好患者身心的全方位护理,更要做好患者的健康教育,护理健康教育在临床护理工作中具有越来越重要的意义。

(一)现状分析

护理健康教育作为护理工作的重要组成部分,随着理论实践的发展,从过去的"以疾病为中心"向"以患者为中心"和"以人的健康为中心"的方向转化。随着社会老龄化不断加速,优质护理资源的缺乏,人力成本的逐渐增加,给机器人在护理领域应用提供了机遇。随着机器人技术的不断发展,世界各国都在研究机器人在医疗护理工作中的应用,护理机器人在健康教育方面的应用也迎来了高速发展的机会。

1. **国外现状**　国外发达国家护理健康教育起步较早,20 世纪 70 年代开始就重视护理健康教育研究,在护理健康教育方面有较大投入,近 30 年来欧美发达国家高度重视机器人在护理领域的运用,其中美日等国家在护理机器人领域走在了前列。

（1）美国：最早研究和生产护理机器人的国家，多种机器人的发源地，拥有大批全球一流的机器人设计、制造公司。1984年，护理机器人的典型代表—机器人HelpMate出世，这是一种全自主移动机器人系统，上面安装了多种传感器，拥有避障功能和自主导航功能，可以通过人机界面操作指定目的地，完成运送药品、食物、医疗记录等任务。

（2）日本：在发展机器人方面一直走在世界前列，20世纪80年代，日本一家公司研制出了一种为患者服务的机器人，能够协助护士做一些护理工作，如给患者送水、按时间表准时给患者送药。1992年日本树彦川教授研制成一种用语言控制的机器人，可以按照人的语言命令去完成工作，当坐在轮椅上的人说"我要喝汤"，这个机器人就会回答"遵命"，然后开始工作。松下公司在2009年推出了一款独特的机器人床，旨在帮助腿脚不灵便的老年人和残疾人移动，从而实现生活自理。2019年11月，从事机器人开发的Tmsuk和从事护理相关业务的高山商事推出护理监控机器人SOWAN，在护理站周围自动行驶，每当发生异常情况时，护理机器人会自动冲到房间并通知医护人员现场情况来做出及时的治疗。

2. 国内现状　我国护理健康教育事业起步较晚，20世纪90年代之后，随着医院服务模式由"以疾病为中心"向"以患者为中心"的转变，医院护理健康教育得到广泛重视和发展，护理健康教育成为医院实施优质护理的重要组成部分，贯穿于护理工作的全过程。护理健康教育正在经历一个迅猛发展和崛起的阶段，健康教育已成为一种护理和治疗手段。国务院在《中国制造2025》（国发〔2015〕28号）及"十三五"规划纲要等规划性指导文件中明确提出，要重点发展护理机器人等高性能诊疗设备，积极鼓励国内护理机器人的创新。作为机器人技术与医学工程技术结合的产物，护理机器人已经广泛地应用到康复护理、假肢和康复治疗等方面。2018年1月4日，国内首台护理机器人在青岛大学附属医院核医学科投入使用，提供健康教育、体征测量、送药、巡床、辐射防护监测、放射性废物处理及低碘配餐等服务，在保护护理人员的同时，减轻了护士的工作负担。随着我国高度重视机器人在护理方面的应用，护理机器人的智能应用水平快速提升，未来机器人在护理方面的智能应用技术会有弯道超车的机会。

（二）需求分析

1. 业务需求分析　患者住院治疗期间需要对患者及其家属进行的护理健康教育。常用的护理健康教育方法主要有口头讲解、图文宣传、视听材料播放和示范训练等。由于患者住院时间相对较长，护理人员对患者比较了解，可根据患者的病情、心理变化，进行有针对性的教育，促进患者身心康复。传统的护理健康教育一般由护士对照健康教育大纲，口头对患者进行宣教，缺乏系统的、个性化的护理健康教育内容，健康教育形式单一，时机把握不当，语言缺乏艺术性和吸引力，流于形式，甚至部分护士可能忘记进行健康宣教，导致患者收效不理想。随着医学模式转变，护理健康教育需要贯穿于整个疾病治疗全过程，建立科学化、系统化的护理健康教育指导体系，针对教育和引导患者提高预防疾病的意识，提高患者健康知识知晓率，使患者养成良好卫生习惯和健康生活方式。

护理健康教育需要实现：①标准化护理健康教育。护理健康教育内容实行标准化，对患者不同的住院治疗阶段提供标准化的健康教育内容以及固定的展示形式，达到健康教育的同质化管理，避免因为护士资历水平差异及表达方式不同造成健康教育效果迥异。②渐进式护理健康教育。根据患者住院治疗的不同阶段，有针对性的教育患者当前阶段需要注意的健康教育内容，避免一次性将所有教育内容宣讲完毕，造成患者或家属无法及时领会甚至遗忘。③个性化护理健康教育。根据患者的病情发展，宣讲针对患者当前病情需要注意的护理健康教育内容，利于患者病情好转，提高护理健康教育的针对性效果。④丰富的护理健康教育形式。提供丰富多彩的护理健康教育形式，包括语音、图文及视频等方式，便于患者或家属理解护理健康教育内容，提高护理健康教育效果。

2. 技术需求分析　国务院在《中国制造2025》及"十三五"规划纲要等规划性指导文件中明确提出"要重点发展护理机器人等高性能诊疗设备，积极鼓励国内护理机器人的创新"。借助机器人自主行走、智能导航、智能语音识别、语音合成、多媒体展示及护理健康教育知识库等技术，可以实现机器人自主到患者床旁，根据预设的教育路径分阶段对患者进行循序渐进式护理健康教育，避免护士因为工作繁忙导致对患者的护理健康教育不及时，根据护理健康教育知识库对患者开展标准化、个性化护理健康教育，可以有效避免因为护士个人资历水平问题造成的健康教育效果差异，借助多媒体进行语音、图文及视频等多媒体健康教育形式,方便患者或家属理解护理健康教育内容,更好地配合治疗,机器人可以逐步替代护士进行护理健康教育工作,使护理健康教育过程循序渐进,护理健康教育内容更加标准规范,健康教育形式更加丰富多样,提升护理健康教育的同质化管理水平,最终促进患者身心康复。

三、应用场景

(一)入院场景

涉及患者办理入院时的护理健康教育,教育内容包括病房环境介绍、住院规章制度介绍,如查房制度、探视制度、病区环境管理制度等,借助语音广播、多媒体显示屏等设备,护理机器人可对患者及其家属进行健康教育,通过语音、图文、视频以及基于人工智能技术的智能问答等多样化的宣教形式,让患者更容易理解消化宣教内容,积极调整心态,尽快适应医院环境,从而配合治疗和护理,促进身心康复。

(二)住院场景

涉及患者住院期间进行的护理健康教育,教育内容包括患者所患疾病的病因、发病机制、症状、并发症、治疗原则、生活起居、饮食等,依托机器人自身的定位导航等技术,机器人可在病房自主行走,个性化的护理健康教育知识库可以结合患者的症状、体征等病情信息,进行针对性、个性化的护理健康教育,全过程无须护理人员人工干预,减少护士工作量。

(三)手术场景

涉及患者手术前后进行的护理健康教育,教育内容包括与手术有关的适应行为训练说明、功能训练说明以及预防术后并发症的行为训练说明等,手术健康教育采用分期健康教育模式,术前健康教育将由护理机器人根据手术计划提前一天到病床前向患者说明手术注意事项、进行术前评估等工作,可以有效解除患者焦虑,提高患者对手术的承受能力。在病人进手术间、实施麻醉过程中、手术过程中以及手术结束后等阶段,对病人出现的不适给予安慰和指导,如在手术过程中播放一些使人放松的轻音乐,通过护理机器人个性化的规范指导,提高手术治疗效果,减少并发症。

(四)出院场景

涉及患者出院时进行的护理健康教育,教育内容包括医疗效果说明、病情现状和预后说明、继续用药说明、定期复查说明等,护理机器人会针对不同患者自主进行具有针对性、个性化的护理健康教育,确保患者或家属及时知晓当前自我保健和自我护理内容,帮助患者出院后继续巩固疗效、防止疾病复发和意外情况的发生,使者了解应急情况的处理。

四、建设原则

(一)规范护理健康教育内容

机器人在护理健康教育的应用,需要规范护理健康教育内容,实现护理健康教育内容的标准化和规范化;根据患者住院的不同阶段设置针对性的护理健康教育内容,达到护理健康教育的同质化管理,整体提高护理健康教育的效果。

(二)丰富护理健康教育形式

借助护理机器人上的语音广播、多媒体显示屏等设备,实现宣教形式的多样化,包括语音教育、图文教育及视频教育等多媒体展现形式,以及基于人工智能技术的智能问答,让患者更容易理解消化护理健康教育内容,提高护理健康教育的效果。

(三)优化护理健康教育流程

根据患者所处不同治疗阶段,由护理机器人对患者及时、自主进行具有针对性、个性化的护理健康教育,确保患者或家属及时知晓当前自我保健和自我护理内容,提高护理健康教育的效果,督促和促进患者的治疗与康复。

五、建设内容

主要包括机器人基础功能和个性化护理健康教育管理两个部分。

（一）护理机器人

替代护士自主对患者及家属进行护理健康教育。

具体功能：电子地图、路线规划、定位导航、自主行走、自主充电、拍照摄像、健康宣教、智能问答等。

适宜技术：①支持病区2D地图。②获取定位坐标信息。③路径规划算法。④语音合成。根据健康宣教文字内容自动合成语音输出。⑤语音识别。自动识别患者或家属的提问并转换成文字。⑥半自动编码。吸收外部规则，生成套用的编码。

业务流程见图8-1-1。

建设要求见表8-1-1。

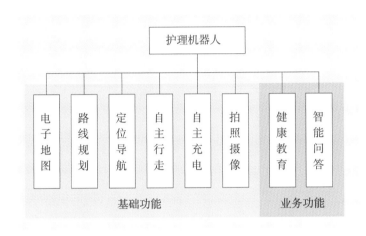

图 8-1-1 护理机器人功能

表 8-1-1 机器人建设要求

指标	具体内容和要求
护理机器人	① 具备电子地图、路线规划、定位导航、自主行走、自主充电、拍照摄像、健康宣教、智能问答8项功能 ② 支持病区2D地图、获取定位坐标信息、路径规划算法、语音合成、语音识别、半自动编码6种技术 三级甲等医院 具备8项功能、支持6种技术 三级乙等医院 不作要求 二级医院 不作要求

（二）健康教育管理

1. **健康教育内容**　对住院患者进行护理健康教育的内容包括入院期间对病房环境介绍、住院规章制度介绍、住院期间对患者所患疾病的介绍、手术前后适应行为训练说明、预防术后并发症行为训练说明，以及出院时对医疗效果、病情现状、预后、继续用药及定期复查等说明。

具体功能：护理健康教育内容包括入院教育、住院教育、手术前教育、手术后教育及出院教育等。

适宜技术：①护理健康教育知识库。根据患者基本信息（如性别、年龄等）、患者实时病情信息（如症状、体征等）及患者住院治疗的不同阶段，提供针对性、个性化的护理健康教育内容。②模板管理。③临床数据集成与调阅。

业务流程见图8-1-2。

建设要求见表8-1-2。

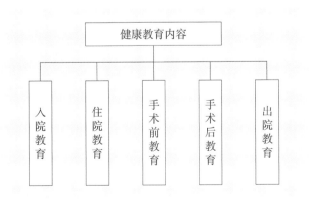

图 8-1-2 健康教育内容

表 8-1-2 健康教育内容建设要求

指标	具体内容和要求
健康教育内容	① 具备入院教育、住院教育、手术前教育、手术后教育及出院教育5项内容 ② 支持护理健康教育知识库、模板管理、临床数据集成与调阅3种技术 三级甲等医院 具备5项内容、支持3种技术 三级乙等医院 具备5项内容、支持2种技术 二级医院 具备5项内容、支持1种技术

2. 健康教育方式　对住院患者进行护理健康教育的方式,通过多样化的健康教育方式,有利于患者理解消化护理健康教育内容,提高护理健康教育效果。

具体功能:护理健康教育方式包括语音教育、图文教育、视频教育等。

适宜技术:①多媒体播放。支持各种视频影音播放格式。②语音合成。根据健康宣教文字内容自动合成语音输出。

业务流程见图 8-1-3。

建设要求见表 8-1-3。

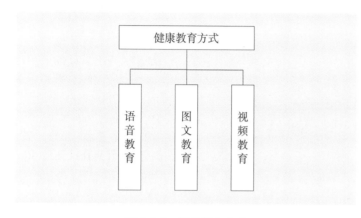

图 8-1-3　健康教育方式

表 8-1-3　健康教育方式建设要求

指标	具体内容和要求
健康教育方式	① 具备语音教育、图文教育、视频教育 3 种方式
	② 支持多媒体播放、语音合成 2 种技术
	三级甲等医院　具备 3 种方式、支持 2 种技术
	三级乙等医院　具备 2 种方式、支持 1 种技术
	二级医院　具备 1 种方式

3. 健康教育路径　根据患者住院治疗的不同阶段,设置不同的健康教育内容及健康教育展示形式。

具体功能:教育路径维护、教育内容维护、教育方式维护等。

适宜技术:①路径编辑器。②患者信息调用。调用患者阶段信息。

业务流程见图 8-1-4。

建设要求见表 8-1-4。

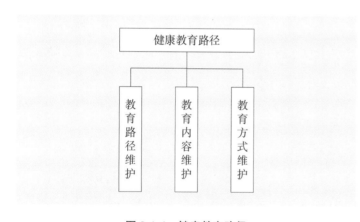

图 8-1-4　健康教育路径

表 8-1-4　健康教育路径建设要求

指标	具体内容和要求
健康教育路径	① 具备教育路径维护、教育内容维护、教育方式维护 3 项功能
	② 支持路径编辑器、患者信息调用 2 种技术
	三级甲等医院　具备 3 项功能、支持 2 种技术
	三级乙等医院　具备 3 项功能、支持 1 种技术
	二级医院　具备 2 项功能

（三）未来展望

1. 专科化、专病化　未来护理机器人在护理健康教育方面将会向专科化、专病化发展,依赖专科专病知识库对患者进行更有针对性的护理健康教育,甚至机器人的基本功能也会根据专科专病的需求进行调整升级。

2. 移动化、随身化　未来护理健康教育将不再局限于医院病房,贯穿患者整个医疗及康复全程,将从院内延伸到院外,做到移动化、智能化,展现形式也将不再局限于护理机器人,可以依赖患者移动终端等智能设备进行随时随地的健康教育。

六、建设方法

(一)建设策略

1. 教育内容标准规范 规范护理健康教育内容,实现护理健康教育内容的标准化和规范化,根据患者住院的不同阶段设置针对性的护理健康教育内容,达到同质化护理健康教育管理。

2. 教育过程自主进行 借助护理机器人对患者进行自主护理健康教育,完全替代护士的护理健康教育工作,全过程无需护理人员人工干预,减少护士工作量,实现病房健康教育的科学化。

3. 展现形式丰富多样 提供形式丰富多样的护理健康教育内容,包括语音教育、图文教育及视频教育等多媒体展现形式,以及基于人工智能技术的智能问答,有效提高病房健康教育的质量。

(二)应用技术

应用技术主要包括系统架构、开发语言、数据库、机器人相关等技术。①系统架构可以分为 B/S 架构、C/S 架构、N 层架构、分布式架构等不同的系统架构体系,系统架构可采用 C/S/S 三层架构体系,分别为机器人终端、应用服务器端及数据库服务器端。②主流系统开发语言包括 Java、.Net、Python 等,系统涉及应用服务器端及机器人终端两部分系统开发,应用服务器端开发语言建议选择主流的适应 B/S 架构的开发语言,机器人终端开发语言建议选择界面优美且适应机器人操控的开发语言。③数据库分为关系型或非关系型数据库,系统开发尽量做到数据库无关性(即支持使用任意主流数据库),建议支持医院保有量大的数据库避免医院二次采购,建议支持国产主流数据库。④机器人相关技术主要涉及支持病区 2D 地图、获取定位坐标信息、路径规划算法、语音合成、语音识别、多媒体播放和半自动编码等。

(三)建议建设模式

1. 基于机器人的护理健康教育 传统对患者的护理健康教育,护士需要口头对照健康教育大纲,健康教育内容无标准,健康宣教形式单一,流于形式,健康教育效果差。通过机器人替代护士进行护理健康教育,不仅可以替代护士的健康教育工作,减少护士工作内容,而且可以做到护理健康教育内容标准规范,护理健康教育形式丰富多样,护理健康教育过程循序渐进,护理健康教育效果更好,有利于患者更快的康复。

2. 构建个性化健康教育知识库 传统对患者的护理健康教育,内容相对固定,无法针对患者的病情进行针对性的宣教。作为护理机器人的核心知识库直接关系健康教育的应用效果,构建个性化的护理健康教育知识库,机器人可以通过识别患者的症状、体征等病情信息,进行针对性、个性化的护理健康教育,确保患者或家属及时知晓当前自我保健和自我护理内容,提高护理健康教育的效果,督促、促进患者的治疗与康复。

(四)未来建设模式

1. 云端知识库构建 护理健康教育知识库作为护理机器人的核心需要不断丰富完善,未来运算量会越来越大,未来建议将护理健康教育知识库部署在云端,有利于知识库的不断充实完善,也有助于通过云端海量分布式运算能力,快速响应机器人的护理健康教育知识请求。

2. 5G 技术应用 5G(5th generation mobile networks,第五代移动通信技术),具有高速率、低延迟、省能源、低成本、高容量和大规模设备连接等特性。5G 技术切合了护理机器人在病房的复杂环境下对无线网络的应用需求,能满足机器人互联和远程交互应用需求,利用 5G 网络将机器人无缝连接,可实现数据共享、敏捷互联、应用云化、智慧决策,实现云端知识库的访问、信息可视化与共享、精准定位追踪等应用场景起着重要支撑作用。

七、建设流程

(一)建议建设流程

1. 建设范围(2 周) 建设范围包括机器人基础功能及护理健康教育业务功能两个方面,机器人基础功能包括电子地图、路线规划、定位导航、自主行走、自主充电、拍照摄像等。护理健康教育业务根据不同的应用场景建设范围包括入院教育、住院教育、手术前后教育及出院教育等内容。

2. 技术选择（1周）　根据护理健康教育业务需求及机器人等软硬件环境，选取适宜的应用技术。在开发语言的选择上，应用服务器建议选择主流的开发语言（如C#、Java等），机器人终端应用建议选择界面美观的开发语言。在数据库的选择上，建议选择医院保有量大的数据库，建议选用国产数据库。还包括机器人终端的选择、无线网络环境构建等。

3. 系统设计（4周）　根据需求分析及技术选择，进行系统设计，包括流程设计、功能设计、性能设计、约束条件、外部接口设计等。在流程设计上要充分利用信息技术，减少环节，简化重构流程。在功能设计上尤其要考虑到机器人自主操作可能出现的极端问题，如患者无法识别、机器人电量不足、网络信号覆盖不全等问题。如通过设计多重患者身份识别方法来避免单一识别方法失效的问题。在提高患者体验上尽量采用患者无感的方式（如采用面部识别确认患者身份等）。在性能设计上尽量模拟常规护患对话模式，提高计算效率及网络传输效率，提高系统的响应速度，提高患者体验。

4. 系统开发（12周）　包含机器人基础功能和个性化护理健康教育管理功能两部分，其中机器人控制系统开发平台由开放、可重组的硬件平台和软件平台组成，可根据不同病房应用场景需求进行定制化的二次开发，实现机器人基础模块功能。另一方面个性化护理健康教育管理功能开发基于SOA的服务架构，对建设范围的系统功能进行程序编码开发，系统开发工作内容至少包括：①制定编码实现标准和规范，并严格遵守编码标准和开发规范。②系统功能模块的理解和进一步细化，以模块为单位进行逻辑设计，编制模块流程图。③建立系统物理数据库，搭建系统开发环境。④开发系统各个模块应用程序，包括前端展现和后台管理程序。⑤对系统功能模块自测、互测以及代码和数据库脚本走查。编码自测完成后，进行内部测试，包括针对需求本身的功能测试以及问题回归测试。⑥编写系统相关文档和手册。鉴于护理工作琐碎细致、护理人员细致入微、护理需求多元变化的特点，为让护理机器人提供的各项功能能够有效满足上述护理特性，建议开发人员与护理人员共同组成开发小组，确保系统开发能够不偏离既定的各项系统功能目标。在护理机器人整体开发过程中，可以采用敏捷开发模式，开发人员与护理人员共同快速完成系统功能开发的迭代螺旋升级过程，高效完成系统开发。

5. 系统测试（4周）　系统开发完成后，需要对护理机器人进行充分测试，确保电子地图、定位导航、自主行走、自主充电、拍照摄像、健康宣教、智能问答、个性化护理健康教育管理等功能都能满足业务需求，除了功能测试、性能等常规测试外，为了进一步确认机器人的使用效果，还需要在病房嘈杂环境下对语音识别的影响、患者方言的识别及无线网络等因素进行测试。

6. 试运行和交付（4周）　包括网络环境部署、软硬件环境准备、使用维护培训、试点运行及全面交付。由于每个病区的护士站、病房及床位等布局存在差异，无线网络覆盖情况也有差异，不同科室护理健康教育内容有不同，同一科室不同患者或者同一患者不同阶段护理健康教育内容也有不同，因此在全院推广使用时，护理机器人需要针对不同的环境、科室以及病情阶段开展针对性的调试，科室每个病区的电子地图需要进行调整，无线网络覆盖情况也要进行调优，护理健康教育内容也要与相关科室护理人员进行完善。

7. 运维保障（1年）　系统交付后，需要进行运维保障，确保系统持续稳定运行。运维保障内容包括机器人的日常管理、无线网络的信号调优、系统功能升级完善等。

8. 规范建设流程见图8-1-5。

（二）未来建设流程

以护理健康教育知识库为核心，利用云计算、大数据等技术，将护理健康教育知识库放在云端，通过5G网络与护理机器人进行数据交换，一方面放在云端有利于知识库内容的不断充实丰富，另一方面利用大数据等技

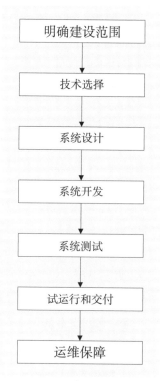

图8-1-5　规范建设流程

术进行知识库的自我学习、自我完善,此外借助云端海量分布式运算能力有利于缩短知识库的服务响应时间。

八、建设关键点

(一) 精准定位导航

病区的平面结构一般比较复杂,每个病房床位设置也不一致,机器人需要能够自主进行室内精准定位导航,能够自主精准导航到每个床位、自动充电点等位置。此外由于病区人流量大,机器人自主行走过程中要能主动避障,避免碰到人和设备等物体。

(二) 个性化知识库

个性化护理健康教育由于针对性强,往往患者更容易接受,健康教育效果更好。护理机器人实现个性化护理健康教育需要强大知识库支撑,针对不同专科或专病以及患者所处不同治疗阶段,需要选择不同的、开放型知识库,支持护理健康教育知识不断更新,更好地为患者服务。

九、建设注意事项

(一) 网络信号覆盖

病房结构复杂、隔间多,常规部署方案通常做不到无线信号病区全覆盖,导致部分区域无线信号较弱或无信号,需要对每个病房进行无线信号测试,对于无线信号较弱或无信号的病房,要专门进行无线信号加强。此外,同一病区还需要实现无线信号零漫游,机器人一直在病房自主走动,因此要避免因为无线信号漫游切换导致网络中断,影响机器人进行护理健康教育的效果。

(二) 患者身份验证

在病房对患者进行护理健康教育之前,需要对患者身份进行验证,患者身份验证可以通过多种方式,包括人脸识别、声纹识别、腕带确认等,建议优先考虑对患者无感的人脸识别方式,使整个护理健康教育过程更加和谐。

参 考 文 献

[1] 孙楷强,臧嘉帅,张明芳. 老年人护理服务机器人设计研究. 工业设计,2020,1:55-56.
[2] 林靖生,吴韬. 基于 SLAM 技术的医疗服务机器人. 科技创新与应用,2018,22:74-76.

第二节　医疗物流机器人的应用

一、概念

医疗物流机器人是指具备自动导航和自动驾驶的用于在医院内部进行物资自动配送的智能机器人。医疗物流机器人是自动导引运输车(automated guided vehicle, AGV)的一种, AGV 指装备有电磁或光学等自动导引装置,它能够沿规定的导引路径行驶,具有安全保护以及各种移载功能的运输车。

具体内容包括:同步构图、自动驾驶、智能避障、自动充电、配送物品、一键呼叫、任务调度、机器调度、任务查询、信息管理、远程监控、大数据运营等。

涉及技术包括:同步定位与构图(simultaneous localization and mapping, SLAM)、物联网(internet of things, IOT)技术、数据建模与分析技术、超文本传输协议(hyper text transfer protocol, HTTP)反向代理、负载均衡技术等。

二、建设背景

(一) 现状分析

智慧医院的发展离不开智慧后勤的保障,智慧后勤的保障离不开物流系统的建设。医院传统物流系统主要依靠气动物流、轨道箱式物流,而新型的物流系统则引入了物流机器人作为重要的一种补充方式。

1. 国外现状分析　在医疗领域,发达国家医院引入医院物流机器人较早,使用较多,如德国、新加坡、日本及一些北欧国家等,主要应用于药房药品配送、实验室标本传送、餐饮配送、废弃物清理及环保消毒等多个领域。目前欧美、新加坡等地区的医院基本使用"物流机器人+气动物流"的方式解决医院物流问题。

国外主要的医院物流机器人生产企业有瑞士瑞仕格、美国爱森以及德国德列孚等。据资料显示,在医院这一细分市场,国外两个主要的竞争企业是瑞仕格和爱森,他们合计占领国外 90% 的医院物流机器人市场。其中,爱森公司成立于 2004 年,瑞仕格成立于 1961 年,两者均有超过 15 年的医疗行业服务经验,是这一领域名副其实的领头羊。但是两者在我国的市场拓展并不顺利,落地医院寥寥,究其原因,一是因为价格过高,两者市场售价均为国内厂家售价两倍以上;二是他们采用国内代理销售的模式,技术支持仍然极度依赖于国外,在日常运营和售后维护上都体验极差。

2. 国内现状分析　国内医院在手术室、住院部、血液标本中心及静脉用药集中调配中心(pharmacy intravenous admixture services,PIVAS)中心存在大量的物品配送运输需求。传统医院物流采用"医院护士 + 专职递送护工 + 手推车 + 医用电梯"物流运输,存在着成本高、易感染、管理难、追溯难等多种弊端,问题如下:

(1) 运输任务繁重:各个物流运输中心的距离一般较远。医院物资的手推车满载重量大概有 200kg。每天任务繁多,需要运输药品、医疗器械、被服等各类物资。

(2) 护工招工难:近年来,我国大部分服务性机构都不同程度面临用工荒问题,沿海发达城市尤为显著。医院工作场所的特殊性,务工人员担心接触病人等会受到传染。医院运输工作是简单重复、枯燥的体力劳动,年轻人往往不愿意干。

(3) 配送效率低:运输护工管理难度大,护士催单监控、问题协调、装卸货清点工作量大。运输护工责任心不足,存在拿错物品、送错地方情况。护士手工登记物资,无物品追溯,传递安全性无保障。

目前国内物流机器人处于发展早期,已有深圳易普森、上海钛米等多家公司产品在国内部分地区医院试点,可以预见物流机器人这一产品将会得到普遍的应用。

(二) 需求分析

通过引入物流机器人进行物资配送,主要来源于以下方面的需求。

1. 保护护士护工健康权益　使用机器人进行物资运输可以实现无接触配送,特别是在新冠疫情期间,可以避免医护人员交叉感染,保护护士护工的健康权益。

2. 提高医疗物资运输效率　机器人自动配送大幅提升物资运输效率,将护士护工从手推车、提篮式的烦琐低效工作方式解放出来。

3. 提高医疗物资管理质量　物流机器人系统可以实现与医院信息化系统对接,从而实现物资运输的闭环管理,防偷窃遗失,方便进行物资盘点与追溯。

(三) 技术需求

为满足医院配送需求,实现全院物流配送的可靠性、安全性、兼容性,需要达到以下技术要求。

(1) 机器人需要保证 SLAM 技术和控制算法的成熟和稳定性,配合视觉传感器,超声雷达,红外线等多传感器对周围环境的感知和定位,构图成功后不需要其他预先铺设任何轨迹,实现实时避障、自动驾驶。

(2) 机器人需要搭乘不同形态箱体,包含一体化、托运式、开放式等多样化的箱体,满足医院多场景的物品配送需求。

(3) 为符合医院不同的物品配送,机器人的载重量范围 30~100kg,可爬最大 5° 的坡度,速度 0.5~1.5m/s。

三、应用场景

(一) 住院药房药品至病区配送

住院病区药品配送可分为两大类:长期医嘱和临时医嘱。长期医嘱配送一般集中在早上 9 点到 10 点以及下午 3 点到 4 点两批集中配送,其他根据科室情况配送临时医嘱。夜间配送一般从下午 6 点持续到晚上 8 点或 10 点。住院药房典型应用场景流程如下:①医护人员通过操作终端,申请运输需求。输入需要运输物资的类别、数量、目的地信息,并提交申请。②系统自动分配机器人行驶到中心药房发货门口。③医护人员通过刷卡、指纹、密码等权限确认后打开柜门,装入货物,关闭柜门,通过机器人的操作界面发送配送指令。④机器人自动行驶到目的地科室,并语音通知科室医护人员收货。⑤科室医护人员通过权限确认后打开柜门,取出货物,关闭柜门。⑥机器人依次送完各个目的地科室后,返回中心药房的待命区域。

(二) PIVAS 输液包至病区配送

PIVAS 输液包配送也可分为两大类:长期医嘱和临时医嘱。长期医嘱输液配送占比超过 70%,临时医嘱输液配送占比约 30%。PIVAS 输液包配送有明显的配送高峰特征,高峰时期配送工作量较大,需要配备更多人力、物力资源。其高峰主要集中在早上 8 点到 9 点半之间。PIVAS 典型应用场景流程如下:①PIVAS 医护人员通过操作终端,申请运输需求。输入需要运输物资的类别、数量、目的地信息,并提交申请。②系统自动分配机器人行驶到 PIVAS 发货门口。③PIVAS 医护人员通过权限确认后打开柜门,装入货物,关闭柜门,通过机器人的操作界面发送配送指令。④机器人自动行驶到目的地科室,并语音通知科室医护人员收货。⑤科室医护人员通过权限确认后打开柜门,取出货物,关闭柜门。⑥机器人依次送完各个目的地科室后,返回 PIVAS 的待命区域。

(三) 手术室库房至手术室内部物资配送

医院手术室内部涉及配送的物资包括:高值耗材、一般耗材、手术器械、药品等,还有污物器械回收。对于高值耗材需要做到全程可追溯管理,解决手术室内人员工作压力大、高值物品配送追溯难问题。通过物流机器人的一键呼叫功能,开放移动耗材管理柜,将原来手术室内手推的物流车转换为自动驾驶机器人物流车,且应该设计成开放式,即拿即放,方便操作。

(1) 耗材派送模式:耗材库房根据手术计划,提前准备好各手术室所需耗材,并分类打包好,装填入机器人里面。然后库房工作人员选择多个目的地,配送到各个手术间门口,通知手术间内人员取货,取货结束后,机器人再回到库房等待临时任务。手术室耗材派送模式典型应用场景流程如下:①手术室护士根据手术类型,通过下单系统向库房提交需要运输物资的运输申请。系统上可以选择手术包类型,数量等信息。②库房人员通过操作终端获知手术室的需要运输物资申请,并准备好相关物资。③库房审核通过操作终端申请机器人运输。④系统自动分配机器人行驶到库房发货门口。⑤库房人员装入货物,通过机器人的操作界面发送配送指令。⑥机器人自动行驶到目的地科室,并语音通知手术室护士收货。⑦手术室护士取出货物,关闭柜门。⑧机器人依次送完各个目的地手术室后,返回库房的待命区域。

(2) 耗材领用模式:有一些临时需要用到的耗材,手术间护士直接利用呼叫按钮呼叫机器人。机器人里面已有部分耗材库存,直接自动驾驶到手术间门口,提醒护士取货即可。做到"随叫随到、随需随取"模式。手术室耗材领用模式典型应用场景流程如下:①手术室护士需要申领临时用到的手术耗材时,通过机器人 APP 呼叫系统向机器人提出运输申请,此时机器人箱体已有部分耗材库存。②机器人根据 APP 上收到的需求目的地任务指令,依据内部自建的地图自动导航至目的地。③机器人到达目的地,护士收到取货语音提示,通过自身的开门权限,打开箱门,即时取货。④护士按需取货完毕,关好箱门,机器人收到当前任务完成指令。⑤机器人依次送完各个目的地手术室物品后,返回库房的待命区域,等待下一次任务。

(四) 检验科标本自动化配送

检验科标本配送包括门诊、急诊不定时血液、体液、粪便等标本,住院病区固定时段标本配送、临时标本配送以及检验实验室内部标本转运几个环节。检验科典型应用场景流程如下:①门诊抽血室或体检科等医护人员通过操作终端申请运输需求,输入需要运输标本的类型、数量、目的地信息,并提交申请。②系统自动命令机器人行驶到抽血室或体检科门口。③医护人员通过权限确认后打开柜门,装入标本,关闭柜门,通过机器人的操作界面发送配送指令。④机器人自动行驶到目的地科室,并语音通知检验科室医护人员收货。⑤检验科室医护人员通过权限确认后打开柜门,取出标本,关闭柜门。⑥机器人依次送完各个目的地科室后,返回门诊抽血室或检验科的待命区域。

（五）消毒供应中心无菌物品配送

消毒供应中心分内部与外部配送。内部配送主要面向手术室,从消毒供应中心将无菌手术包、辅料包等配送到手术室库房;外部配送主要为给门诊、住院、医技等科室提供无菌敷料及器械等物资。消毒供应中心物资配送工作特点是任务重、工作范围广、内外部配送隔离等特点。供应中心典型应用场景流程如下:①消毒供应中心医护人员通过操作终端申请运输需求,输入需要运输的各类无菌物品类型、数量、目的地信息,并提交申请。②系统自动命令机器人行驶到消毒供应中心门口。③医护人员通过权限确认后打开柜门,装入各类无菌物品,关闭柜门,通过机器人的操作界面发送配送指令。④机器人自动行驶到目的地科室,并语音通知科室医护人员收货。⑤科室医护人员通过权限确认后打开柜门,取出各类无菌物品,关闭柜门。⑥机器人依次送完各个目的地科室后,返回消毒供应中心的待命区域。

四、建设原则

（一）实用性和便捷性

系统建设内容所涉及的范围本着简单、实用的原则,所规划的需求都是从医疗机构不同角色的用户对物流系统使用的基本需求出发。系统使用方便、快捷,用户身份认证支持用户、密码、指纹、刷卡等多种方式,支持一键呼叫机器人、自动配送、自动开关门等,用户只需简单点一点,即可完成想要的任务,无须复杂的操作。

（二）可靠性和稳定性

系统设计时采用了先进成熟的软硬件技术与平台,在安全体系建设和系统切换等各方面考虑周到、切实可行。软件平台具有主备切换避免单点故障,系统有容灾机制、数据保护机制、故障自恢复机制等,建成的系统将安全可靠,稳定性强,把各种可能的风险降至最低。

（三）安全性和保密性

系统设计把安全性放在首位,配送过程人员安全、物品安全以及后台系统数据安全,既考虑信息资源的充分共享,也考虑了信息的保护和隔离;系统在各个层次对访问都进行了控制,设置了严格的操作权限;通过身份认证、授权、系统日志、系统监控、系统容错、数据加密等多种技术手段保障系统和数据的安全性、可审计性。

五、建设内容

（一）机器人基础功能

1. 同步构图 机器人从未知环境的未知地点出发,在运动过程中通过重复观测到的地图特征(比如墙角、柱子等)定位自身位置和姿态,再根据自身位置增量式的构建地图。

具体功能:感知、定位、构图等。

适宜技术:①前端处理传感器获取的数据,并将其转化为相对位姿或其他机器人可以理解的形式。②后端处理最优后验估计的问题,即位置、地图等的最优估计。

业务流程见图8-2-1。

建设要求见表8-2-1。

2. 自动驾驶 机器人在接收到行进任务后,根据提前构建的地图,自动进行定位和导航,执行自动驾驶。

具体功能:环境感知、自动定位、计算分析、路径规划、控制执行等。

适宜技术:①机器人定位需要做到厘米级,常见有三类定位:相对定位、绝对定位和组合定位。②自动驾驶第一层是点到点的非时间相关性拓扑路径规划;第二层是实时的毫秒级避障规划;第三层是将规划分解为纵向加速度和横向角速度规划。③控制执行包括机器人执行纵向和横向规划。

业务流程见图8-2-2。

建设要求见表8-2-2。

3. 智能避障 机器人在行进过程中遇到障碍物,需要根据进行实时的躲避,保证行驶的安全。

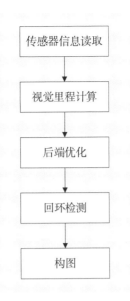

图 8-2-1 同步构图流程

表 8-2-1 同步构图建设要求

指标	具体内容和要求
同步构图	① 具备感知、定位、构图 3 项功能 ② 提供超声波、激光雷达、立体视觉、摄像头、信标、陀螺仪、编码器、电子罗盘 8 种传感器 三级甲等医院 具备 3 项功能、提供 8 种传感器 三级乙等医院 具备 3 项功能、提供 7 种传感器 二级医院 具备 3 项功能、提供 6 种传感器

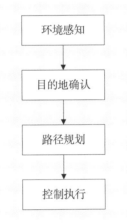

图 8-2-2 自动驾驶流程图

表 8-2-2 自动驾驶建设要求

指标	具体内容和要求
自动驾驶	① 具备环境感知、自动定位、计算分析、路径规划、控制执行 5 项功能 ② 支持激光雷达 SLAM、激光雷达强度扫描图像、合成图像、高斯 4 种混合地图等定位方法 三级甲等医院 具备 5 项功能、支持 4 种定位方法 三级乙等医院 具备 5 项功能、支持 3 种定位方法 二级医院 具备 5 项功能、支持 2 种定位方法

具体功能：障碍物检测、躲避绕行、备选路径等。

适宜技术：①机器人避障算法基于从传感器获取的信息。②通过深度学习的方法构建避障的模型，让机器人通过模型训练学习避障的控制，具备自我改进和环境适应能力。

业务流程见图 8-2-3。

建设要求见表 8-2-3。

4. **自动充电** 机器人运行过程需要充电时进入自动充电流程。

具体功能：低电量提醒、低于设定阈值自动充电等。

适宜技术：①机器人自动充电需要预设充电位。②机器人在充电时从当前位置自动导航到充电桩，对上充电口后开始充电。

业务流程见图 8-2-4。

建设要求见表 8-2-4。

5. **物联控制** 机器人需要有与外部设备系统具有互联互通的能力，比如在行驶过程中遇到门禁、电梯需要自动通过门禁，自动搭乘电梯。

具体功能：自动呼叫电梯、检测电梯区域、搭乘电梯、释放电梯、检测门禁区域、呼叫开门、通过门禁、

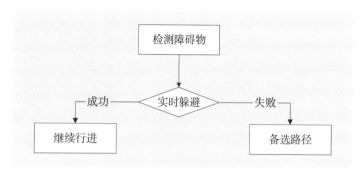

图 8-2-3　智能避障流程图

表 8-2-3　智能避障建设要求

指标	具体内容和要求
智能避障	① 具备障碍物检测、躲避绕行、备选路径 3 项功能 ② 支持机器人遇到障碍绕行、执行备用路径 2 种策略 三级甲等医院　具备 3 个功能、支持 2 种策略。 三级乙等医院　同上 二级医院　具备 1 个功能、支持 1 种策略

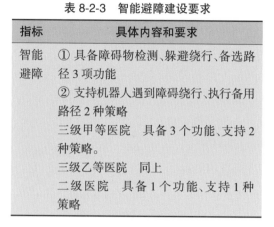

图 8-2-4　自动充电流程图

表 8-2-4　自动充电建设要求

指标	具体内容和要求
自动充电	① 具备低电量提醒、自动充电、充电时呼叫限制 3 项功能 ② 支持机器人充电完成进行语音、电话 2 种提醒 三级甲等医院　具备 3 个功能、提供 2 种提醒 三级乙等医院　同上 二级医院　具备 2 个功能、提供 1 种提醒

释放门禁等。

适宜技术：①机器人通过 LORA（Long Range Radio，远距离无线电）协议与电梯梯控模块通信。②机器人通过蓝牙协议与蓝牙标签通信。③机器人通过 LORA、蓝牙协议与门禁模块通信。

业务流程见图 8-2-5。

建设要求见表 8-2-5。

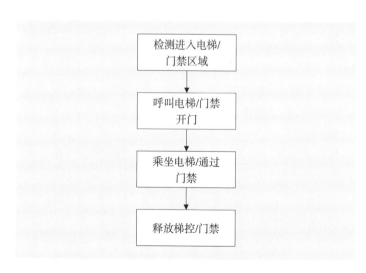

图 8-2-5　物联控制流程图

表 8-2-5　物联控制建设要求

指标	具体内容和要求
物联控制	① 具备自动呼叫电梯、检测电梯区域、搭乘电梯、释放电梯、检测门禁区域、呼叫开门、通过门禁、释放门禁 8 项功能 ② 支持 WIFI、蓝牙、LORA 3 种协议 三级甲等医院　具备 8 项功能、支持 3 种协议 三级乙等医院　具备 8 项功能、支持 2 种协议 二级医院　具备 4 项功能、支持 1 种协议

6. **身份认证**　机器人在操作过程中需要进行身份认证,可以进行多种身份认证方式。

具体功能:指纹、RFID(Radio Frequency Identification,射频识别)卡、密码、人脸识别等。

适宜技术:①用户事先录入指纹。②机器人预置带 RFID 功能的卡。③在管理后台设置用户及密码。④通过管理员录入用户人脸特征用于人脸识别。

业务流程见图 8-2-6。

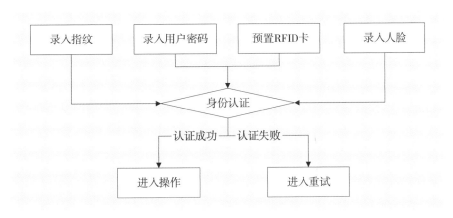

图 8-2-6　身份认证流程图

建设要求见表 8-2-6。

表 8-2-6　身份认证建设要求

指标	具体内容和要求
身份认证	①具备指纹、密码、RFID 卡、人脸 4 项认证功能
	②支持认证失败后重试三次,仍失败需等待 5 分钟后再试 2 种重试机制
	三级甲等医院　具备 3 个功能、支持 1 种机制
	三级乙等医院　具备 2 个功能、支持 1 种机制
	二级医院　具备 1 个功能、支持 1 种机制

(二) 机器人运行任务

1. **配送物品**　选择目的地自动送物,具有单点和多点配送模式。

具体功能:身份认证、选择目的地、配送物品、物品到达提醒、接收物品、自动返程等。

适宜技术:①身份认证。指纹认证、RFID 卡认证、用户密码认证。②选择目的地可选择单个或者多个。③机器人的箱体可以是单箱体、多箱体或开放式箱体。④配送物品机器人会根据目的地规划合适的路径,配送过程可以自主导航、自主搭乘电梯、自动打开门禁等。

业务流程见图 8-2-7。

建设要求见表 8-2-7。

2. **一键呼叫**　医护人员呼叫机器人,机器人行驶到呼叫点。

具体功能:选择机器人、呼叫命令排队、机器人到达提醒等。

适宜技术:①选择机器人方式。可手动选择具体某一个机器人和系统自动分配机器人。②机器人状态。可查看要选择机器人的状态。③机器人当前在执行任务,呼叫命令进行排队。④呼叫成功后,机器人到达目的地,系统进行提醒。

业务流程见图 8-2-8。

建设要求见表 8-2-8。

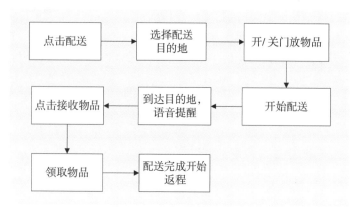

图 8-2-7　配送物品流程

表 8-2-7　配送物品建设要求

指标	具体内容和要求
配送物品	① 具备身份认证、选择目的地、配送物品、物品到达提醒、接收物品、自动返程6项功能 ② 支持配送任务最多不超过20个目的地 三级甲等医院　具备6个功能、支持20个目的地 三级乙等医院　具备5个功能、支持10个目的地 二级医院　具备4个功能、支持5个目的地

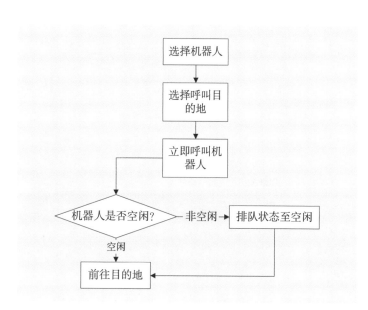

图 8-2-8　一键呼叫流程

表 8-2-8　一键呼叫建设要求

指标	具体内容和要求
一键呼叫	① 具备选择机器人、呼叫命令排队、机器人到达提醒3项功能 ② 支持机器人充电完成进行语音、电话2种提醒方式 三级甲等医院　具备3种功能、支持2种提醒方式 三级乙等医院　同上 二级医院　具备2种功能、支持1种提醒方式

3. 充电任务　医护人员按下充电按钮,机器人前往充电桩,到达充电桩后进行充电。

具体功能:身份验证、前往充电桩、进行充电等。

适宜技术:①身份验证。执行充电任务需要身份验证。②前往充电桩。机器人按照规划路径前往充电桩。③充电操作。到达充电桩开始进行启动充电操作。

业务流程见图 8-2-9。

建设要求见表 8-2-9。

（三）调度系统

1. 任务调度　基于配送任务的需求进行计划的分配,确定班次,每次任务的运载容量,并依据运输需求进行管制,根据业务重要程度设定任务优先级,在紧急情况下执行特定的策略等等。

具体功能:计划任务、临时任务、紧急任务等。

适宜技术:①对于医院物流运输固定的需求,可通过计划任务调度管理来执行。②对于医院物流临时性的需求,可通过临时任务调度管理来执行。③对于医院物流突发紧急性的需求,可通过紧急任务调度管理来执行。

业务流程见图 8-2-10。

建设要求见表 8-2-10。

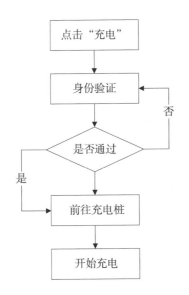

图 8-2-9　充电任务流程

表 8-2-9　充电任务建设要求

指标	具体内容和要求
充电任务	① 具备身份验证、前往充电桩、进行充电 3 项功能 ② 支持指纹、密码、RFID 卡、人脸 4 种认证方式 三级甲等医院　具备 3 种功能、支持 3 种认证方式 三级乙等医院　具备 3 种功能、支持 2 种认证方式 二级医院　具备 3 种功能、支持 1 种认证方式

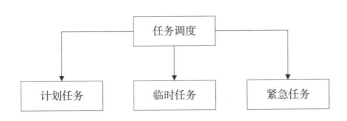

图 8-2-10　任务调度流程

表 8-2-10　任务调度建设要求

指标	具体内容和要求
任务调度	① 具备计划任务、临时任务、紧急任务 3 种任务类型 ② 支持单任务单机器、多任务单机器、多任务多机器 3 种执行策略 三级甲等医院　具备 3 种类型、支持 3 种策略 三级乙等医院　具备 2 种类型、支持 2 种策略 二级医院　具备 1 种任务类型、支持 1 种策略

2. 机器调度　根据在执行任务中的机器遇到的各种情况进行处理。

具体功能：区域规划、区域管制、优先级调度、电梯调度、拥塞控制、流量自适应等。

适宜技术：①系统支持在多重约束条件下的机器人故障或异常时的调度算法设计，及时对异常情况进行处理，保障物流机器人的有序执行。②对于机器人在各种复杂场景下的调度策略支持可配置。③当机器人进入管制区域，因管制区域机器人数量有限制，其他机器则在区域外等候，直到区域内数量限制释放。④对于非管制区域，机器不限制数量，可自由通行。当在两台机器人即将相遇，二者距离超过设定的范围，按优先级设定，暂停其中一台，让其中一台继续运行，离开设定范围后，另一台继续运行。⑤调度系统执行电梯调度模块，调度系统从候选电梯中获取电梯运行当前的状态，优先选择离本楼层最近的电梯调度，如电梯已达到 80% 的运载负荷，则选择其他电梯。如果两台电梯条件相同，则调度一台离电梯等候区最近的那台。⑥对同一楼宇或楼层机器人数量进行管控，并实时进行运行监控，当发现新增任务或机器人运行到不同位置导致可能出现拥塞时，调度系统会就对机器人执行临时停靠的策略，当其他事件比如电梯事件触发拥塞条件解除后，再唤醒机器人继续执行任务。⑦可以根据人流量动态调整机器人数量限制，保证了人流高峰时段的运行安全。

业务流程见图 8-2-11。

建设要求见表 8-2-11。

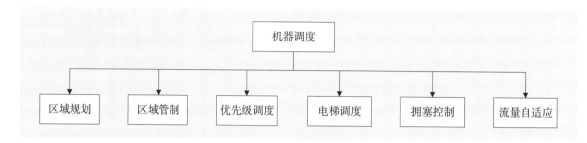

图 8-2-11　机器调度流程

表 8-2-11　机器调度建设要求

指标	具体内容和要求
机器调度	①具备区域规划、区域管制、优先级调度、电梯调度、拥塞控制、流量自适应 6 项功能 ②支持待机区、收发工作区、管制区、疏散区、充电区、电梯等待区、临时停靠区域 7 种区域规划 三级甲等医院　具备 6 种功能、支持 7 种区域类型 三级乙等医院　具备 5 种功能、具备 6 种区域类型 二级医院　具备 4 种功能、具备 4 种区域类型

（四）医护系统

1. 任务查询　任务查询可通过不同终端查询机器人运行任务，状态等信息。

具体功能：运行任务查询、任务状态查询、地图查询、任务统计等。

适宜技术：①机器人实时上报任务状态、实时位置等信息。②使用权限管理对不同医护人员进行分组设置。③根据不同权限可查看和导出周、月、季度、年度运行报告。

业务流程见图 8-2-12。

建设要求见表 8-2-12。

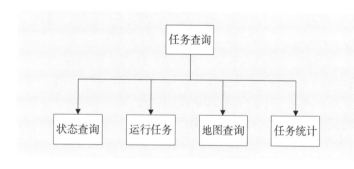

图 8-2-12　任务查询流程

表 8-2-12　任务查询建设要求

指标	具体内容和要求
任务查询	①具备状态、任务、地图查询 3 项功能 ②支持按时间、设备、统计任务 3 种维度查询 三级甲等医院　具备 3 种功能、支持 3 种查询 三级乙等医院　同上 二级医院　具备 2 种功能、支持 1 种查询

2. 信息管理　管理医院物流配送数据相关的信息。

具体功能：全院物流运行信息管理包括收集、查询、统计、使用等。

适宜技术：①使用医院内部网络和物联网技术，实时收集机器运行数据。②保证通信传输过程数据安全，进行数据分级授权。③对数据的使用做好日志审计。④数据存储在医院内部网络，做好数据备份。

业务流程见图 8-2-13。

建设要求见表 8-2-13。

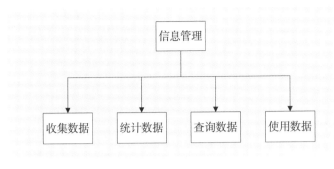

图 8-2-13　信息管理流程

表 8-2-13　信息管理建设要求

指标	具体内容和要求
信息管理	① 具备信息收集、查询、统计、使用 4 项功能 ② 支持对电梯、门禁、蓝牙标签、声光 4 种设备信息管理 三级甲等医院　具备 4 项功能、支持 4 种设备 三级乙等医院　具备 3 项功能、支持 3 种设备 二级医院　具备 2 种功能、支持 2 种设备

（五）监控运营

1. 远程监控　对机器人进行远程监控。

具体功能:控制机器人前进、后退、左转、右转、自动避让、停止、控制等。

适宜技术:①通过 TCPIP、HTTP、MQTT 等软件协议实现对机器人的监控。②通过 WIFI、4G、5G 等无线通信协议实现对机器人的联网控制。

业务流程见图 8-2-14。

建设要求见表 8-2-14。

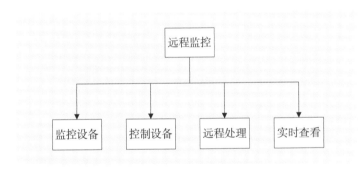

图 8-2-14　远程监控流程

表 8-2-14　远程监控建设要求

指标	具体内容和要求
远程监控	① 具备对机器人前进、后退、左转、右转、自动避让、停止 6 种远程控制功能 ② 支持 TCPIP、HTTP、MQTT 3 种软件协议 ③ 支持 WIFI、4G、5G 等 3 种无线通信协议 三级甲等医院　具备 6 种功能、支持 3 种软件协议、支持 3 种无线通信协议 三级乙等医院　具备 5 种功能、支持 2 种软件协议、支持 3 种无线通信协议 二级医院　具备 3 种功能、支持 2 种软件协议、支持 1 种无线通信协议

2. 大数据运营　支持大数据运营系统,通过数据分析提升系统的运营水平。

具体功能:信息获取、信息查询、数据分析、数据可视化等。

适宜技术:①大数据系统自动获取数据制度,用数据跟踪各部门科室的物品配送,对配送的任务、时间、数量进行细分。②使用分布式数据库技术、关系型数据库技术进行数据存储。③建立运行数据分析模型,训练模型、应用模型、优化模型。

业务流程见图 8-2-15。

建设要求见表 8-2-15。

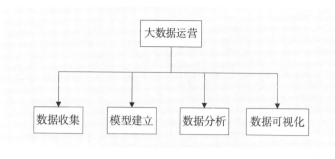

图 8-2-15　大数据运营流程

表 8-2-15　大数据运营建设要求

指标	具体内容和要求
大数据运营	① 具备结构数据、偏差数据、趋势 3 项数据类型分析功能
	② 支持饼图、柱状图、条形图、折线图、散点图 5 种可视化方式
	三级甲等医院　具备 3 项功能、支持 5 种方式
	三级乙等医院　具备 3 项功能、支持 4 种方式
	二级医院　具备 2 项功能、支持 3 种方式

六、建设方法

(一) 建设策略

医疗物流机器人建设是一项系统工程,需要根据医院的实际情况,即根据医院配送业务需求、需要改造的实施环境、配备的功能区、机器人型号、网络配置、后台功能等,确定最优实施方案,选择优质的供应商和服务商,并确定统一的项目组织、目标与计划。具体有以下三方面的建设策略。

1. 范围由点到面、先易后难的次序。医疗物流机器人建设是一项系统工程,需要根据医院的实际情况,即根据医院配送业务的优先级需求,建议本着由点到面、先易后难的原则,逐步开展实施,比如可以从配送需求最紧迫的场景出发,先在一栋楼的某几个楼层之间进行配送,这样需要改造的基础设施、配备的功能区也相对容易。

2. 建设开发模式采用敏捷项目管理。考虑到系统建设的复杂性以及需求可能出现的变更,建议以小步快跑、增量式开发的敏捷项目管理,这样做最大的好处是可以适应变化,减少返工和浪费。在敏捷项目管理过程中,参与项目的人员可以保持开放、密切、自由的沟通,如果发现偏差,就要采取适当的措施进行纠正,让项目实施回到正轨。

3. 建设模式设备平台采购及代运营。考虑到机器人是一个复杂的软硬件平台,涉及人工智能、云技术、大数据等先进的技术,医院的信息科和设备科都不具备自建的能力,如果要自研的话成本高,需要招募专业化的团队和人才,这样周期长、见效慢。因此最快落地的方式是设备平台采购并交给服务商代运营。院方只需要作为需求方提出需求和改进点,把焦点放在如何运用平台和系统最大化提升医院的物流能力方面。

(二) 应用技术

建议的应用技术包括:①SLAM 作为机器人导航的核心技术,包括特征提取、数据关联、状态估计、状态更新以及特征更新等,用于解决移动机器人在未知环境中运行时定位导航与地图构建的问题。②机器人平台帮忙机器人实现 SLAM 学习与测距测量,使得机器人可以更好地像人类一样进行思考。③IOT 技术,通过各种信息传感器、射频识别技术、全球定位系统、红外感应器、激光扫描器等装置与技术,实时采集任何需要监控、连接、互动的物体或过程,采集其声、光、热、电、力学、化学、生物、位置等各种需要的信息,通过各类可能的网络接入,实现物与物、物与人的泛在连接,实现对物品和过程的智能化感知、识别和管理。在医疗物流机器人系统中,机器人具有激光雷达、超声波、3D 摄像头、红外传感器、声光传感器、RFID、蓝牙、LORA 等模块可以和外部环境进行感知,并与电梯、门控系统等通信,实现与外部互联互通的能力。④系统开发语言采用流行的 Java、Go、JS 等为主。⑤数据库采用主流关系型数据库 Mysql,为提升系统性能采用 Redis 作为内存数据库集群。

（三）建议建设模式

1. 基于基层工作者体验的用户思维　当前医疗物流机器人主要是为了替代护工人工进行物资配送，避免差错，提升效率，方便管理。对于物资配送中遇到的场景和问题，护工是最有发言权的。因此本系统的建设需要站在护工的角度出发，倾听护工的声音，把他们在实际日常工作中遇到的问题都进行深入分析，解决他们的痛点问题，才能真正让机器人系统实用方便、可落地。

2. 基于全院物资配送效率的管理思维　当前医疗物流机器人以满足基础场景下的药品物资配送为主，随着医院物流管理水平的不断提升，将来全院所有的物资配送都可以纳入物流管理体系。因此最大化的提升系统的配送效率需要统一规划、科学决策，既要保证着眼当前满足日常工作开展需求，又要面向未来做可扩展性的设计，避免过渡投资或浪费。

（四）未来建设模式

医疗物流机器人的流行与普及已经是大势所趋，考虑到整体拉通建设，部分地区部分单位预算不足的情况，未来医疗机器人的建设模式可以是部分自筹、融资租赁、服务托管等多种灵活建设模式。

七、建设流程

（一）建议建设流程

医疗物流机器人建设必须以医院战略为核心出发点，结合医院专业科室、服务规模、患者特点等统筹设计、中长期规划，考虑医院信息化及建筑楼宇的基础设施的现状，通过多种物资配送场景的梳理，规划传统物流系统与现代智慧物流对接，建立统一的物流系统综合解决方案，并实现物流系统与医院现有信息化系统对接，实现系统互联互通及数据共享。

1. 建设范围（2周）　为明确项目边界，系统建设包括几个方面。①机器人基础功能。②机器人运行任务。③调度系统。④医护系统。⑤监控运营。

2. 技术选择（1周）　基于建立稳固、高效、响应快捷、易于扩展和维护的项目建设目标，选择符合高并发、高负载、高可用的可扩展分布式网络系统搭建需求的业界公认先进且开源的基础件和中间件，包括但不限于 Nginx、MySQL、Redis、RabbitMq、MQTT（Message Queuing Telemetry Transport，消息队列遥测传输协议）、ElasticSearch 等作为系统的架构组件。

3. 系统设计（4周）。

（1）系统 IT 架构：前端域名使用 CDN（Content Delivery Network，内容分发网络）缓存加速；后端 API（Application Programming Interface，应用编程接口）域名使用 SCDN 防护。通过 Nginx 分发实现集群访问，使用阿里云 SLB（Server Load Balancing，服务器负载均衡）实现负载均衡和高可用，避免单点故障。

系统 IT 架构分为：①展示层。通过 Web 端对物流机器人的所有管理数据进行配置、管理、维护。②应用层。通过 WebSocket、Restful 接口交互。③支撑层。提供消息推送服务、定时服务、消息中间件、缓存服务资源层。④资源层。提供平台运行的基础资源支持，包括关系型数据库和非关系型数据库，并提供对资源的统一管控手段。⑤硬件基础设施层。包含实体计算资源、虚拟资源、网络设备、存储设备、操作系统。

（2）系统技术架构：①前置层。为负载层，使用 Nginx 进行负载均衡、反向代理。②前端层。为系统展示层，主要采用 Vue 技术实现，Ant-Design-Vue 为前端 UI 框架，Axios 用来与后端进行 HTTP 通信，Websocket 负责与后端保持长连接，及时更新页面数据，Canvas 和 Openlayers 用于地图服务。③应用层。为系统提供应用服务能力层，应用系统采用面向对象方法，MVC（Model View Controller，模型视图控制）设计模式将模型、视图、控制器进行分离，低耦合实现应用功能。应用层主要以 SpringBoot 为框架，集成 Mybatis、redis、Websocket、Rabbitmq、MQTT、Log4j2、Oauth2 等依赖，实现对数据库、消息队列、缓存、长连接、日志、认证授权的支持。④基础服务层。主要依赖缓存服务 Redis、数据库服务 MySql、大数据服务 ElasticSearch。

4. 系统开发（12周）　系统开发阶段将根据系统概要设计及详细设计说明，对应业务需求的各程序模块或功能进行编码实现、编译、静态分析、单元测试和打包发布工作,在程序单元中验证实现和设计说明的一致性。根据需求的共性化和个性化的差异情况不同,分为主干分支与特性分支并行开发,做到不同机器人形态的产品需求统一版本。

5. 系统测试(5周)　为了保证系统质量,需要在版本发布之前分阶段进行测试,包括:

(1) 单元测试:按照设定好的最小测试单元进行单元测试,主要是测试程序代码,确保各单元模块被正确的编译,测试单元的具体按不同的单位或不同的系统类型有所不同,一般细化到具体模块的测试,还有具体到类、函数的测试等。

(2) 模块测试:开发人员单独测试某个模块的功能,依赖的其他模块或公共接口可以通过模拟或打桩实现。主要验证单个模块的质量,为后续测试提供基础质量保障。

(3) 集成测试:经过模块测试后,根据集成测试计划,将模块或其他软件单位组装成越来越完整的复杂系统,将各单元组合成完整的体系运行并验证结果。主要测试同系统各模块间或者多个相关系统之间组合后的功能联动实现情况,确定模块接口连接的成功与否,数据传递的正确性、接口调用返回的结果是否符合设计预期等内容。

(4) 系统测试:经过集成测试以后,将相关系统按照配置说明进行部署,并依据系统设计规格说明书中,测试整体系统的性能、功能等是否和用户需求相符合,系统运行是否存在漏洞等。

(5) 验收测试:由用户作为测试主体,在上线部署并通过试运行后,根据建设范围和审批过的设计变更申请记录,以及规格说明书来做全面相应测试,以确定软件满足所有的建设内容要求或者设计变更,确保功能达到符合的效果。

6. 试运行和交付(4周)　系统的试运行和交付按照建设内容和后期参与应用、运维的医院用户对象特点,建议可以分为以下几个步骤。

(1) 软硬件环境准备:①网络环境准备。需要根据患者服务系统的特点,对医院内部网络和互联网应用之间的联通、安全、性能进行设计与准备,确保应用的业务和技术支撑,实现内容如核心交换、骨干网络、跨院区路由整合、安全网关、楼层汇聚、桌面接入、移动WIFI部署、互联网接入、CDN、网络安全监控、环境及安全管理与访问接入控制等网络环境。②硬件环境准备。根据选择的产品,与实施方充分沟通,准备好项目建设所需的硬件环境并对物流系统涉及的基础设施电梯、门控等进行改造,在相关通道张贴必要的提示标签等。③中间件和软件部署环境准备。根据技术方案的选择,与软件提供方进行沟通,准备项目建设所需要搭建的软件环境、中间件服务器,并完成开发环境、测试环境、集成上线环境和用户验收环境的集成联调和多次上线模拟。

(2) 系统试运行:①基础数据维护。对机器人运行相关的数据的配置,包括楼宇信息、用户信息、权限信息、地图信息等。②相关业务数据对接。系统采用模块化、组件化设计,预留专用接口,易于后续扩展。

(3) 系统交付:系统上线包括了试运行和正式运行两个阶段,在系统启动运行期间,医院作为医院信息化建设的主体,全面组织协调系统启动运行事宜,实施方为医院制定启动方案建议案,提供技术保障,解决启动运行中出现的各种技术问题,全力保障系统顺利上线。

(4) 上线培训:系统管理员、业务主要操作人员的培训贯穿于基础数据录入、数据测试和专业培训的始终,培训针对业务操作人员,要求能独立操作并会使用本岗位涉及物流机器人操作的各种功能。

7. 运维保障(1年)　对于物流机器人系统,需要连续稳定运行,并满足 7×24 小时提供服务,并提供以下多种能力支持。

(1) 远程支持:针对日常使用中遇到的问题,医院技术人员或业务人员可以通过拨打服务热线电话进行技术咨询或对产品提出意见和建议,实施方需提供 7×24 小时响应机制。

(2) 现场支持:如果出现的问题远程无法解决,实施方需提供现场支持,安排技术人员对整个系统进行检测,对系统存在的潜在安全或故障隐患进行分析,并提出相应的解决方案,并排除故障,解决问题。

(3) 定期巡检:实施方需定期对用户系统进行例行检查,尽量将产生故障的可能性降至最低,充分发挥和利用在以往其他项目中所积累的经验,采取科学严谨的分析方法,做出准确的分析和判断,为系统正常运行提供有力的保障。

8. 规范建设流程　根据医疗物流机器人系统建设内容与实现特点,可将整个建设流程按照建设实施规划进行规范,一般分为项目启动、项目实施、系统上线和运维保障四个阶段。

（二）未来建设流程

未来医疗物流机器人系统建设需要满足"互联网+"的场景应用和新技术发展要求,非常适合云计算基础能力的建设尝试。对于物流服务也可以认为是一种云服务,这样不用一次性投资,可以将这部分服务能力托管给第三方,只需要租赁即可,可以按使用时间或配送物质重量收费等等。在这种模式下,未来系统建设就变成第三方服务商投资建设,医疗机构付费使用的流程。

八、建设关键点

（一）机器人自动导航与避障

医疗物流机器人不同于传统气动物流或轨道物流,后者运输线路是固定且没有障碍物,前者运输线路基本确定,但实际运行轨迹受到环境的干扰,比如行人、推车或其他障碍物,并且在不同的人流量下实际的场景会变得更加复杂,在特定的情况下通道会变得狭窄等等。因此机器人不仅仅需要具备按既定的路线自动导航,还需要有敏锐的障碍物识别和避让能力,要做到360°无死角。

（二）机器人自动乘电梯

机器人运输物资的路线经常都需要跨越楼层,因此乘坐电梯是基本的需求。一方面机器人需要有与电梯互联的能力,能够呼叫电梯,并且自动选择目的楼层,具备自动乘坐电梯的功能。另一方面电梯空间狭窄,如果不是为机器人设置专梯,人机混乘的情况下,电梯内的拥挤程度直接影响机器人乘坐,一旦首次搭乘失败,还需要尝试重试。

（三）多机调度自适应算法

当需要提升物流系统整体运力时,需要启动多机调度模式,让尽可能多的机器人参与运输。但机器人的增加可能会导致机器人在通过公共区域时排队从而导致拥塞,反而降低了运输效率,因此需要有一种自适应的调度算法,能否根据拥塞程度决定派出机器人的数量和间隔时间,以达到最佳的调度效果。

九、建设注意事项

（一）新技术、新产品与现有方案融合

医疗物流机器人作为新兴的物流技术,有自身的优缺点,需要与传统的气动、轨道物流等方案进行深度融合,相互补充,构建全院整体物流方案。

（二）机器人部署与医院实际场景的结合

物流机器人运行前需要进行地图的构建,与电梯、门禁的打通,需要进行现场的施工与测绘,实际的应用场景也会有特殊性,需要进行场景化的设计与需求完善。

参 考 文 献

［1］李智博,胡运伦,向超. 物流机器人的发展及运用研究［J］. 中国物流与采购,2020,（15）:74-75.

［2］陈明智. 仓储物流机器人集群协同调度系统研究［D］. 硕士学位论文:江汉大学,2019.

［3］蒲兴. 医院建筑物流系统规划设计研究［D］. 硕士学位论文:深圳大学,2019.

［4］钟丽君,廖紫琼,赖宝龙. 风险管理在静脉用药调配中心的应用［J］. 中国处方药,2020,18（09）:36-38.

［5］王庆庆,米娜瓦尔·哈帕尔,宋奕辰,陈迹. 静脉用药调配中心临时医嘱集中调配运行方式探讨［J］. 中南药学,2017,15（06）:848-850+858.

［6］陈红娜,杨正云,涂云云,等. 公立医院高值耗材全流程管理探讨［J］. 新会计,2020,（08）:48-51.

［7］贾金秀,蔡卫新,孙金菊,等. 信息闭环系统模式下血液标本转运一体化管理的效果评价［J］. 护理学报,2019,26（08）:13-15.

［8］唐红,袁超群,李丹,等.箱式物流系统在消毒供应中心的应用分析［J］.中国医疗设备,2019,34(08):158-160.

［9］郭晓阳.基于机器视觉的智能移动机器人避障方法研究［D］.硕士学位论文:华中科技大学,2018.

［10］魏星光.基于数据包标记的拥塞控制机制的研究［D］.硕士学位论文:江南大学,2009.

［11］熊胜利.敏捷式项目管理的实践和研究［J］.现代信息科技,2020,4(07):26-28.